国家卫生健康委员会"十四五"规划教材

全国中等卫生职业教育教材

供护理专业用

成人护理（上册）
——内外科护理

第 2 版

主　编　阴　俊　战金霞
副主编　李　萍　吴　坚　王子彪　刘文芳

编　者　（以姓氏笔画为序）

王子彪（沈阳市中医药学校）　　　　　杨　浩（长治医学院附属和平医院）
代思琦（九江市卫生学校）　　　　　　杨朝会（昭通卫生职业学院）
巩春艳（黑龙江省鹤岗卫生学校）　　　吴　坚（四川省宜宾卫生学校）
师　思（长治卫生学校）　　　　　　　宋春玲（石河子大学护士学校）
刘　博（黑龙江护理高等专科学校）　　宋淑燕（山东省青岛第二卫生学校）
刘文芳（衡水卫生学校）　　　　　　　张　韩（广东省潮州卫生学校）
刘丽红（北京市海淀区卫生学校）　　　战金霞（山东省烟台护士学校）
闫　婧（太原市卫生学校）　　　　　　娄元彤（景德镇市卫生学校）
阴　俊（长治卫生学校）　　　　　　　顾　骞（山东省烟台护士学校）
李　宁（山东省临沂卫生学校）　　　　黄丽萍（东莞职业技术学院）
李　萍（本溪市卫生学校）　　　　　　焦平利（北京市昌平卫生学校）
李底平（吕梁市卫生学校）　　　　　　瞿红霞（萍乡市卫生学校）
李胜萍（首都医科大学）

人民卫生出版社
·北京·

版权所有，侵权必究！

图书在版编目(CIP)数据

成人护理.上册,内外科护理/阴俊,战金霞主编.—2版.—北京：人民卫生出版社,2022.11
ISBN 978-7-117-33924-7

Ⅰ.①成… Ⅱ.①阴… ②战… Ⅲ.①内科学－护理学－中等专业学校－教材②外科学－护理学－中等专业学校－教材 Ⅳ.①R47

中国版本图书馆 CIP 数据核字(2022)第 202001 号

人卫智网	www.ipmph.com	医学教育、学术、考试、健康，购书智慧智能综合服务平台
人卫官网	www.pmph.com	人卫官方资讯发布平台

成人护理（上册）——内外科护理
Chengren Huli (Shangce) ——Neiwaike Huli

第 2 版

主　　编：阴　俊　战金霞
出版发行：人民卫生出版社（中继线 010-59780011）
地　　址：北京市朝阳区潘家园南里 19 号
邮　　编：100021
E - mail：pmph @ pmph.com
购书热线：010-59787592　010-59787584　010-65264830
印　　刷：北京铭成印刷有限公司
经　　销：新华书店
开　　本：850×1168　1/16　印张：41　插页：1
字　　数：872 千字
版　　次：2015 年 1 月第 1 版　2022 年 11 月第 2 版
印　　次：2022 年 12 月第 1 次印刷
标准书号：ISBN 978-7-117-33924-7
定　　价：99.00 元

打击盗版举报电话：010-59787491　E-mail：WQ @ pmph.com
质量问题联系电话：010-59787234　E-mail：zhiliang @ pmph.com
数字融合服务电话：4001118166　　E-mail：zengzhi @ pmph.com

修订说明

为服务卫生健康事业高质量发展,满足高素质技术技能人才的培养需求,人民卫生出版社在教育部、国家卫生健康委员会的领导和支持下,按照新修订的《中华人民共和国职业教育法》实施要求,紧紧围绕落实立德树人根本任务,依据最新版《职业教育专业目录》和《中等职业学校专业教学标准》,由全国卫生健康职业教育教学指导委员会指导,经过广泛的调研论证,启动了全国中等卫生职业教育护理、医学检验技术、医学影像技术、康复技术等专业第四轮规划教材修订工作。

第四轮修订坚持以习近平新时代中国特色社会主义思想为指导,全面落实《习近平新时代中国特色社会主义思想进课程教材指南》《"党的领导"相关内容进大中小学课程教材指南》等要求,突出育人宗旨、就业导向,强调德技并修、知行合一,注重中高衔接、立体建设。坚持一体化设计,提升信息化水平,精选教材内容,反映课程思政实践成果,落实岗课赛证融通综合育人,体现新知识、新技术、新工艺和新方法。

第四轮教材按照《儿童青少年学习用品近视防控卫生要求》(GB 40070—2021)进行整体设计,纸张、印刷质量以及正文用字、行空等均达到要求,更有利于学生用眼卫生和健康学习。

第四轮教材修订编写工作于2021年正式启动,将于2022年8月开始陆续出版,供全国各中等卫生职业学校选用。

2022 年 7 月

前　言

本教材为第2版《成人护理》上册，即内外科护理分册，主要供中等卫生职业教育护理专业学生和临床工作者使用。

教材内容涵盖内科、外科、传染科常见病、多发病病人的护理。教材以培养高素质技术技能型护理人才为目标，在现代护理观的指导下，精选和优化组合教学内容，详细阐述了成年人各系统常见疾病的护理及健康指导，侧重解决临床护理中的实际问题。

教材注重课程思政，在传承了第1版教材优点的基础上从护理岗位需求出发，通过"工作情景与任务"引导，着力培养学生"敬佑生命、救死扶伤、甘于奉献、大爱无疆"的护理精神，提升学生的职业荣誉感。教材采用理实一体化设计，纳入新技术、新工艺、新规范，设置"边学边练"内容，充分体现就业导向。本教材内容融入护士执业资格考试考点，章节后附有思考题。

教材编写涉及的疾病治疗与护理要点参考国家最新的疾病相关指南和诊疗规范。本书配有PPT课件、自测题等数字化教学资源，便于教师组织教学及学生学习参考。

教材在编写过程中得到各位编者及相关单位领导、同行的关心和支持，教材内容和图表参考了相关的著作和教材，在此一并表示衷心的感谢！

虽然我们对此教材倾注了大量的心血，投入了极高的热情，但是由于水平有限，书中难免有不妥和疏漏，恳请广大师生和临床工作者提出宝贵意见，以便再版时修改和完善。

阴　俊　战金霞
2022年6月

目 录

第一章 总论 1

第一节 走进成人护理 1
第二节 体液代谢失衡病人的护理 4
　一、正常体液平衡 4
　二、水和钠代谢失衡病人的护理 5
　三、钾代谢失衡病人的护理 10
　四、酸碱代谢失衡病人的护理 15
第三节 休克病人的护理 21
第四节 营养支持病人的护理 28
第五节 麻醉病人的护理 33
　一、麻醉的分类和方法 34
　二、麻醉前病人的护理 35
　三、麻醉后病人的护理 37
第六节 围手术期病人的护理 41
　一、手术前病人的护理 42
　二、手术室护理工作 48
　三、手术后病人的护理 60
第七节 浅表软组织感染病人的护理 66

第二章 循环系统疾病病人的护理 74

第一节 心力衰竭病人的护理 74
　一、慢性心力衰竭病人的护理 75
　二、急性心力衰竭病人的护理 81
第二节 心律失常病人的护理 84

第三节 原发性高血压病人的护理 97
第四节 冠状动脉粥样硬化性心脏病病人的护理 104
　一、心绞痛病人的护理 105
　二、急性心肌梗死病人的护理 108
第五节 心脏瓣膜病病人的护理 115
第六节 感染性心内膜炎病人的护理 120
第七节 心肌疾病病人的护理 124
第八节 心包疾病病人的护理 127
第九节 周围血管疾病病人的护理 131
　一、原发性下肢静脉曲张病人的护理 131
　二、血栓闭塞性脉管炎病人的护理 136

第三章 呼吸系统疾病病人的护理 142

第一节 急性呼吸道感染病人的护理 143
　一、急性上呼吸道感染病人的护理 143
　二、急性气管-支气管炎病人的护理 146
第二节 慢性支气管炎和慢性阻塞性肺疾病病人的护理 148

一、慢性支气管炎病人的护理　148
二、慢性阻塞性肺疾病病人的护理　151
第三节　慢性肺源性心脏病病人的护理　159
第四节　支气管哮喘病人的护理　165
第五节　支气管扩张症病人的护理　173
第六节　肺炎病人的护理　178
第七节　呼吸衰竭病人的护理　183

第四章　消化系统疾病病人的护理　190

第一节　胃炎病人的护理　190
一、急性胃炎病人的护理　191
二、慢性胃炎病人的护理　193
第二节　消化性溃疡病人的护理　196
第三节　肝硬化病人的护理　206
第四节　肝性脑病病人的护理　215
第五节　细菌性肝脓肿病人的护理　220
第六节　胆道疾病病人的护理　225
第七节　急性胰腺炎病人的护理　237
第八节　上消化道大出血病人的护理　242
第九节　溃疡性结肠炎病人的护理　248
第十节　急性阑尾炎病人的护理　252
第十一节　肠梗阻病人的护理　258
第十二节　直肠肛管良性疾病病人的护理　263
第十三节　腹外疝病人的护理　269
第十四节　急腹症病人的护理　274

第五章　泌尿系统疾病病人的护理　280

第一节　尿路感染病人的护理　280
第二节　慢性肾小球肾炎病人的护理　285
第三节　肾病综合征病人的护理　290
第四节　慢性肾衰竭病人的护理　296
第五节　泌尿系统结石病人的护理　304
第六节　泌尿系统损伤病人的护理　308
一、肾损伤病人的护理　308
二、膀胱损伤病人的护理　312
三、尿道损伤病人的护理　316
第七节　良性前列腺增生病人的护理　319

第六章　损伤病人的护理　325

第一节　机械性损伤病人的护理　325
第二节　烧伤病人的护理　331
第三节　胸部损伤病人的护理　339
一、肋骨骨折病人的护理　339
二、损伤性气胸病人的护理　341
三、损伤性血胸病人的护理　344
第四节　腹部损伤病人的护理　348
第五节　颅脑损伤病人的护理　352
第六节　破伤风病人的护理　359

第七章　肌肉骨骼系统疾病病人的护理　364

第一节　骨折病人的护理　364

第二节　关节脱位病人的护理　377
第三节　颈肩痛和腰腿痛病人的护理　383
一、颈椎病病人的护理　383
二、腰椎间盘突出症病人的护理　389
第四节　化脓性骨髓炎病人的护理　394

第八章　风湿性疾病病人的护理　399

第一节　类风湿关节炎病人的护理　399
第二节　系统性红斑狼疮病人的护理　404

第九章　肿瘤病人的护理　411

第一节　概述　411
第二节　原发性支气管肺癌病人的护理　416
第三节　食管癌病人的护理　420
第四节　胃癌病人的护理　425
第五节　原发性肝癌病人的护理　429
第六节　胰腺癌病人的护理　433
第七节　大肠癌病人的护理　437
第八节　肾癌病人的护理　442
第九节　膀胱癌病人的护理　446
第十节　乳腺癌病人的护理　453
第十一节　骨肿瘤病人的护理　459

第十章　血液系统疾病病人的护理　464

第一节　贫血病人的护理　464
一、缺铁性贫血病人的护理　465
二、再生障碍性贫血病人的护理　469
第二节　白血病病人的护理　473
第三节　出血性疾病病人的护理　482
一、原发免疫性血小板减少症病人的护理　483
二、过敏性紫癜病人的护理　486
三、血友病病人的护理　488

第十一章　内分泌及代谢系统疾病病人的护理　492

第一节　甲状腺疾病病人的护理　492
一、单纯性甲状腺肿病人的护理　492
二、甲状腺功能亢进症病人的护理　494
三、甲状腺功能减退症病人的护理　501
第二节　库欣综合征病人的护理　504
第三节　糖尿病病人的护理　507
第四节　骨质疏松症病人的护理　517
第五节　痛风病人的护理　521

第十二章　神经系统疾病病人的护理　525

第一节　颅内压增高与脑疝病人的护理　525
第二节　颅内肿瘤病人的护理　533
第三节　脑血管疾病病人的护理　538
一、短暂性脑缺血发作病人的护理　538
二、脑梗死病人的护理　542
三、脑出血病人的护理　548
四、蛛网膜下腔出血病人的护理　550
第四节　三叉神经痛病人的护理　554

第五节 急性炎症性脱髓鞘性多发性神经病病人的护理 556
第六节 癫痫病人的护理 560
第七节 帕金森病病人的护理 565

第十三章 传染性疾病病人的护理 572

第一节 流行性感冒病人的护理 572
第二节 病毒性肝炎病人的护理 576
第三节 艾滋病病人的护理 584
第四节 肾综合征出血热病人的护理 588
第五节 狂犬病病人的护理 595
第六节 流行性乙型脑炎病人的护理 600
第七节 流行性脑脊髓膜炎病人的护理 605
第八节 细菌性痢疾病人的护理 610
第九节 伤寒病人的护理 615
第十节 肺结核病人的护理 620

附录 630

教学大纲（参考） 630
参考文献 646

第一章 总论

学习目标

1. 具有认真负责的职业态度,尊重病人,与病人进行良好沟通。
2. 掌握体液失衡、休克、营养支持、围手术期、浅表软组织感染病人的评估要点和主要护理措施。
3. 熟悉体液失衡、休克、营养支持、围手术期、浅表软组织感染病人的主要护理诊断。
4. 了解体液失衡、休克、营养支持、围手术期、浅表软组织感染病人的健康指导。
5. 能初步运用护理程序,对体液失衡、休克、营养支持、围手术期、浅表软组织感染病人正确实施护理。

第一节 走进成人护理

 工作情景与任务

导入情景

护士小黄入职后的第一个夜班,她充满了期待。晚上8点左右来了一个外伤的病人,医嘱对该病人进行静脉输液。

工作任务:

1. 和病人沟通交流,解释操作目的,取得病人的配合。
2. 处理护理过程中的突发问题。

（一）成人护理的概念

成人护理是维护和促进成人健康的一门临床护理学科，涵盖了成人期病人常见病、多发病的护理内容。随着人们健康需求的发展变化，护理任务由治病为主趋于预防保健，工作场所由医院向社区、家庭延伸。

成人护理要求按护理程序实现对病人的整体护理。护理程序包括五个部分：护理评估、护理诊断、护理目标、护理措施、护理评价。

成人护理按照生命周期模式，将临床中内科、外科、传染科病人的常见病、多发病进行重新归类，优化组合，围绕解决病人的健康问题进行护理实践。

（二）成人各期身心特点及护理指导

成人期指25～60岁这个年龄段。成人期按成年人的心理和生理特点，又可分为成人早期（25～40岁）和成人后期（40～60岁）。成人期是童年、少年、青年各阶段发展结果集中表现的时期，人的身体发育成熟，各种生理活动相对稳定。

1. 成人早期（25～40岁）

（1）身心特点：成人早期大脑和身体发育完全，身体各项指标和功能达到比较好的状态。28岁左右是大脑和身体达到巅峰的年龄时期，思维敏捷，反应迅速，筋强体壮，器官功能好。到了35岁，器官功能开始慢慢下降。

成人早期是人生的黄金时期，这一时期的成人体力、精力旺盛，社会经验和文化知识逐步积累，成为社会各项事业、生产和活动的基本力量，是家庭养老育幼的主要承担者。社会对成人早期的期望是承担应负的责任和义务，结婚生育，具有良好的协作精神，为一生的事业奠定基础。

（2）护理指导：成人早期的病人所患疾病多为急性病变或意外伤害。护士应注意及时观察并发现病情变化，帮助病人保持与亲友的联系，设定较为现实的生活目标，提供有效的护理服务和健康指导。

2. 成人后期（40～60岁）

（1）身心特点：成人后期身体的各种功能如体力、精力、抗病力呈下降趋势，并随年龄的增加而日渐明显。脸部老年斑和皱纹出现，头发开始变白。到了50岁左右，器官功能进一步衰退，逐渐失去生育能力，韧带和肌腱的严重衰退使身体不能灵活自如。60岁以后，牙齿开始脱落，器官退化加重，弯腰驼背现象出现，体力下降，逐步向老年期过渡。

成人的身心功能虽逐步衰退，但创造力在较长时间里仍可保持很高的水平，知识经验和熟练技能在不断增长。学习的速度虽然放慢了，但思维深刻。成人的意志品质高度发展，毅力更大，坚持性更强，在工作中更具有自信心和安全感，工作更具有目的性，效率高。

（2）护理指导：成年人承担着多种角色，是家庭重要的生活和精神支柱，负担较重，他们健康状况的好坏对家庭影响较大。护理此期病人时，护士要注意给予病人更多的感情支持，耐心倾听他们的诉说，适当鼓励和赞扬。

（三）成人护理对护士的素质要求

1. 高尚的道德素质　护士要热爱护理事业，尊重生命，忠于本职工作，甘于无私奉献；要具备高度的责任心和严谨的工作作风，把病人的健康放在首位，视"除人类之病痛，助健康之完美"为己任，心存病人，尊重病人，爱护病人，平等对待病人，真正做到医者仁心。

护士要针对不同病种的病人，耐心、细致地进行解释和指导，给予病人亲人般的关怀和安抚，用真诚的语言和护理行为最大限度降低病人的恐惧、焦虑。护士需对工作认真负责、一丝不苟，严格执行各项操作规范，认真遵守各项规章制度，对病人细心观察、精心护理。

2. 扎实的业务素质　护士要刻苦钻研业务技术，掌握扎实的护理理论知识、熟练地进行护理技术操作；要养成终身学习的观念，不断获取新知识、应用新技术、充实专业知识和技能；要拥有细致的观察力、敏锐的判断力和应急处理能力；不仅能独立完成护理工作，还要具有较强的人际沟通能力和团队协作能力。只有将知识融会贯通，发现和思考工作中出现的新问题，提出新设想、新方法，才能在医学技术不断发展、医疗需求不断增长、护理实践不断进步的时代，胜任护士岗位工作，为护理事业做出自己的贡献。

3. 良好的身心素质　护理工作是体力与脑力劳动相结合的工作，护理的服务对象是人，需要护士具有健康的体魄、开朗的性格、稳定的情绪、和蔼的态度，适应成人护理的工作特点；吃苦耐劳，勇于克服困难，有效地调节和控制不良情绪；保持旺盛的精力，沉着冷静地处理工作中遇到的各种问题，为病人创造良好的医疗氛围，促进病人的身心康复。

（四）成人护理的学习方法

1. 端正学习态度　树立正确的世界观、人生观和价值观，树立稳固的专业思想，明确学习目的。成人护理涉及的疾病种类多、范畴广，努力学好成人护理的内容，才能开始更好地为人类健康服务。

2. 以现代护理观念为指导　护理的服务对象是整体的、处于不同健康状态的人。成人护理将人视为一个整体，将护理工作视为一个整体，将护理与环境视为一个整体。现代护理理念拓宽了护士的职责、拓展了护士的职能。在掌握成人护理基本知识的基础上，注重对病人进行护理评估，发现病人的健康问题，提出护理诊断，制订护理目标并实施相应的护理，在实施中及时评价和调整，运用成人护理知识和技能来帮助病人解决健康问题。

3. 理论联系实际　成人护理是一门实践性很强的应用学科，既有丰富的理论知识需要学习，也要结合病人实际情况进行护理实践。在学习过程中，将书本知识与护理实践灵活结合，继承吸收，总结提高。在护理实践中，要具备整体观念，仔细观察，认真护理，提高发现问题、分析问题和解决问题的能力，成为一名合格的护士。

总之，希望同学们通过成人护理的学习，不断适应时代变革和人类健康服务需求，加强自身的历练和培养，提高综合素质，科学地运用护理程序，给予病人生理、心理、社会、文化等全方位的护理，使病人真正得到人文关爱和优质服务，不断推动护理事业向前发展。

（阴　俊）

第二节　体液代谢失衡病人的护理

　工作情景与任务

导入情景

李先生,28 岁。近日进食后频繁呕吐,尿少色深,明显消瘦,浑身乏力。入院后查体:发育正常,营养差,精神恍惚,嗜睡,皮肤干燥松弛,眼窝深陷,R 17 次/min,BP 120/75mmHg。

工作任务:

1. 评估李先生可能存在的护理问题。
2. 请根据评估结果初步制订护理计划。

体液是由水和溶解于其中的电解质、低分子有机化合物及蛋白质等组成,广泛分布于组织细胞内外。成人体液总量占体重的 60%。体液维持机体的正常生理功能,是生命活动的基础。体液在神经－内分泌系统的调节下,保持动态平衡。许多原因都可能引起人体的水和电解质平衡紊乱,导致疾病的发生。

一、正常体液平衡

体液平衡包括水的平衡、电解质的平衡、酸碱平衡三大平衡。

(一)水的平衡

水是体液的重要组成部分。人体摄入水主要依靠饮水和摄入食物,正常成人 24 小时出入水量为 2 000～2 500ml。成人男性体液总量约占体重的 60%,成人女性体液总量约占体重的 55%,儿童的体液占比相对较多。体液中 40% 为细胞内液,其余为细胞外液。细胞外液又分为组织间液(约占体重的 15%)和血浆(约占体重的 5%)。正常情况下,人体每日水的摄入量与排出量相对稳定,维持着动态平衡(表 1–1)。

表 1–1　水的平衡

入水量/ml		出水量/ml	
饮水	1 000～1 500	尿	1 000～1 500
食物含水	700	呼吸蒸发	350
内生水	300	皮肤蒸发	500

续表

入水量 /ml		出水量 /ml	
		粪便	150
总量	2 000~2 500	总量	2 000~2 500

（二）电解质的平衡

细胞外液与细胞内液的电解质浓度有较大的差异。细胞外液的阳离子以 Na^+ 为主，正常值为 135~145mmol/L，正常成人钠的日需要量为 5~9g；血清中的阴离子以 Cl^- 为主，其次为 HCO_3^-。细胞内液的阳离子以 K^+ 为主，血钾正常值为 3.5~5.5mmol/L，正常成人钾的日需要量为 2~3g，阴离子以 HPO_4^{2-} 与蛋白质为主。此外，血浆中含少量的 Ca^{2+} 和 Mg^{2+}，血钙正常值为 2.25~2.75mmol/L，血镁正常值为 0.70~1.10mmol/L。

（三）酸碱平衡

正常血液的 pH 为 7.35~7.45。人体对酸碱平衡的调节由血液的缓冲系统、肺的呼吸、肾的调节三个途径来完成。血液缓冲系统中最重要的缓冲对是 HCO_3^-/H_2CO_3，正常时二者比值约 20:1，是调节酸碱平衡迅速和首先发挥作用的途径，但持续时间较短；肺主要通过呼吸运动排出挥发性酸（主要是二氧化碳）来调节酸碱平衡；肾是酸碱平衡调节的重要器官，所有非挥发性酸和过剩的碳酸氢盐都由肾排出。

二、水和钠代谢失衡病人的护理

细胞外液中水和钠的关系极为紧密，一旦发生代谢紊乱，失水和失钠常同时存在，但不同病因导致的失水和失钠的程度会有所不同。水、钠代谢紊乱分为脱水和水中毒 2 种类型。根据血钠和血浆渗透压的变化，脱水可分为等渗性脱水、低渗性脱水、高渗性脱水 3 种类型。

【护理评估】

（一）健康史

评估病人是否存在水、钠摄入不足、排出过多病史；缺水缺钠后是否给予合理处理。询问病人能否正常摄入水、钠；重要脏器有无功能障碍病史，能否接受常规补液治疗。

1. **高渗性脱水** 又称原发性脱水。水、钠同时丢失，但缺水比例大于缺钠，细胞外液渗透压增高，血清 $Na^+>150mmol/L$。常见病因有：

（1）水分摄入不足：如吞咽困难、禁食、过分控制病人的入水量、鼻饲高浓度的肠内营养液或静脉注射大量高渗液体等。

（2）水分丢失过多：如糖尿病病人因血糖未控制所致的高渗性利尿、大面积烧伤暴露疗法、高热病人大量出汗等。

2. **低渗性脱水** 又称慢性脱水或继发性脱水。水、钠同时丢失，但缺钠比例大于缺

水,细胞外液呈低渗状态,血清 Na$^+$<135mmol/L。慢性失液是造成低渗性脱水的主要原因。常见病因有:

(1) 胃肠道消化液持续丢失:如长期胃肠减压、反复呕吐或慢性肠瘘、肠梗阻。

(2) 大面积创面的慢性渗液。

(3) 治疗性原因:如使用排钠利尿药、治疗等渗性脱水时过多补水而忽略补钠。

3. **等渗性脱水** 又称急性脱水或混合性脱水,是外科病人常见的脱水类型。水和钠成比例丢失,血容量减少但血清钠和血浆渗透压仍在正常范围内。常见病因有:

(1) 消化液的急性丢失:如大量呕吐、腹泻、肠瘘等。

(2) 体液丢失于第三间隙:如肠梗阻、烧伤、腹腔内或腹膜后感染等。

边学边练

评估"工作情景与任务"中李先生体液失衡的类型。

(二) 身体状况

1. **高渗性脱水** 突出的症状是口渴,随后逐渐出现皮肤弹性减退、黏膜干燥及眼窝内陷等脱水征象。因体液渗透压升高,抗利尿激素分泌增加,造成尿量减少及尿比重增高。脱水严重时可出现神经系统功能障碍,如高热、狂躁、昏迷。根据脱水程度不同,病人可有不同表现(表 1-2)。

表 1-2 高渗性脱水病人的身体状况

缺水程度	临床表现	占体重比例
轻度	口渴,尿量减少、尿比重高	2%~4%
中度	极度口渴、口舌干燥,皮肤弹性下降,眼窝凹陷,尿少、尿比重高	4%~6%
重度	出现中枢神经系统功能障碍,可有烦躁不安、躁动、躁狂、幻觉、昏迷等,尿量明显减少,并可出现脱水引起的高热,称为脱水热	>6%

2. **低渗性脱水** 以较早出现周围循环衰竭为特点,如体位性低血压、血压下降,甚至休克等;因体液渗透压低,病人无口渴,而缺钠所致乏力、头晕、表情淡漠、恶心呕吐、腓肠肌抽痛等症状较为明显;早期因细胞外液渗透压降低,抗利尿激素分泌减少,尿量不减或略有增多,但尿比重低,尿钠、尿氯含量下降(低渗尿);随后由于血容量下降,醛固酮和抗利尿激素均增多,尿量减少。根据缺钠的程度不同,病人可有不同表现(表 1-3)。

表1-3 低渗性脱水病人的身体状况

缺钠程度	临床表现	血清钠离子浓度
轻度	乏力、头晕、手足麻木，尿量正常或偏多	130~135mmol/L
中度	除以上表现外，还有恶心、呕吐、脉搏细速、血压下降、体位性低血压	120~130mmol/L
重度	除以上表现加重外，还出现口渴、抽搐、休克、昏迷等	120mmol/L 以下

3. 等渗性脱水 临床表现介于高渗性脱水和低渗性脱水之间，既有缺水的表现又有缺钠的表现，出现恶心、厌食、乏力、少尿等，但口渴不明显，血清钠在正常范围。当体液在短时间内丢失量达体重的5%时，可有脉搏细速、肢体湿冷、血压不稳等血容量不足的表现。

（三）心理社会状况

外科体液失衡大多起病急骤，较易引起病人及家属的恐慌、焦虑；病人由于全身不适，甚至出现中枢神经功能障碍或循环功能障碍，还可伴有原发病所致的各种不良心理反应。

（四）辅助检查

红细胞计数、血红蛋白量、血细胞比容轻度升高。高渗性脱水，尿比重>1.025，血清钠>150mmol/L；低渗性脱水，尿比重<1.010，血清钠<135mmol/L；等渗性脱水，尿比重基本正常或稍增高，血清钠正常。

（五）治疗要点

积极治疗原发疾病，根据脱水性质和程度合理补液。

1. 高渗性脱水 轻度脱水者饮水即可纠正，不能饮水或中重度脱水者应静脉补液治疗，首选5%葡萄糖溶液。治疗期间应监测全身情况及血钠浓度，酌情调整后续补充量。高渗性脱水者体内总体钠是减少的，只不过是由于失水多于失钠，故当脱水症状基本纠正，尿量增加，尿比重和血清钠降低时，应适当补充等渗盐水，以防发生继发性低渗性脱水。

2. 低渗性脱水 轻中度缺钠病人，一般补充5%葡萄糖氯化钠溶液或0.9%氯化钠溶液，重度缺钠病人适量补充3%~5%氯化钠溶液，以提高细胞外液渗透压。补充高渗盐水时应严格控制滴速，每小时不应超过100~150ml，随后根据病情及血钠浓度再调整输液方案。

3. 等渗性脱水 轻度等渗性脱水病人可口服含盐饮料，不能饮水者静脉补充等渗盐水或平衡盐溶液。在纠正脱水后，排钾量会有所增加，血清K^+浓度也因细胞外液量的增加而被稀释降低，故而注意预防低钾血症的发生。

血容量不足或已发生休克者，应以平衡盐溶液（如碳酸氢钠与等渗盐水混合液、乳酸钠与复方氯化钠混合液）为主进行扩容。0.9%氯化钠溶液的渗透压虽然等同于血浆，但

Cl^-含量远高于血浆,故大量输入0.9%氯化钠溶液有可能发生高氯性酸中毒。平衡盐溶液的成分更接近血浆,是可大量使用的等渗性盐水。但对休克或肝功能不全者不宜使用乳酸钠林格溶液,因其进入人体内后生成的乳酸必须在有氧条件下经肝脏转化分解。

【常见护理诊断/问题】

1. 体液不足　与大量失液有关。
2. 有皮肤完整性受损的危险　与体液不足引起的皮肤干燥、弹性下降有关。
3. 有受伤的危险　与意识障碍、低血压有关。
4. 知识缺乏:缺乏预防脱水的知识。
5. 潜在并发症:休克、酸碱平衡失调、低钾血症等。

【护理目标】

病人体液量恢复平衡,脱水症状和体征改善;病人未发生并发症,或并发症得到及时发现和处理;病人获得有关脱水的疾病预防知识。

【护理措施】

(一)一般护理

1. 口腔护理　对禁食者加强口腔护理,能进食者加强营养。养成良好的卫生习惯,保持清洁口腔。
2. 维持皮肤和黏膜的完整性　加强病情观察,预防压力性损伤。严重口腔黏膜炎症者,每2小时进行一次口腔护理,并遵医嘱给予药物治疗。
3. 减少受伤的危险　①监测血压:定时监测血压,告知血压偏低或不稳定者在改变体位时动作宜慢,以免因体位性低血压或眩晕而跌倒受伤。②给予安全防护:移去环境中的危险物品,减少意外受伤的可能;建立安全保护措施,对定向力差及意识障碍者,加床挡保护、适当约束及加强监护等,以免发生意外。

(二)心理护理

护士要对病人在治疗与护理过程中表现出的焦虑、烦躁、恐惧等各种情绪予以理解,关心爱护病人,帮助病人缓解疾病压力及焦虑心理,减轻恐惧感,增强病人战胜疾病的信心。

(三)病情观察

补液过程中严密观察补液效果,注意不良反应。及时处理异常情况,为制订和调整补液方案提供依据。

1. 保持输液通畅　注意输液管道内滴注是否顺利,按要求控制滴注速度。观察穿刺部位有无液体渗漏与肿胀。
2. 记录液体出入量　应详细记录饮食入量、静脉输液量、尿量及呕吐量、腹泻量、引流量等。及时计算24小时出入量数据,为调整输液方案提供依据。
3. 严密观察治疗效果　①生命体征:如血压、脉搏、体温的改善情况。②精神状态:如萎靡、嗜睡等症状的改善情况。③脱水征象:如皮肤弹性下降、眼窝内陷等表现的恢复程度。④辅助检查:如尿常规、血常规、血清电解质及中心静脉压等的变化趋势。

（四）治疗配合

重点是维持充足的体液量,做好液体疗法护理。补液时需遵循定量、定性、定时的原则,并根据病情变化边治疗、边观察、边调整。

1. **定量** 包括生理需要量、已经损失量和继续损失量3个部分。

（1）生理需要量:在静息情况下,正常人每日生理基础需要量。成人每日可补充水分2 000~2 500ml,其中包括等渗盐水或平衡盐溶液500ml,5%~10%葡萄糖溶液1 500~2 000ml。

（2）已经损失量:或称累积失衡量,即从发病到就诊时已经累积损失的体液量。临床上可按照缺水和缺钠程度估算已经损失量。为了适应机体的体液调节能力,第1天只补充估算量的1/2,其余量在第2天酌情补充。

（3）继续损失量:或称额外损失量,是治疗过程中继续丢失的体液量。如在液体疗法方案执行后,病人出现高热、出汗、腹泻、呕吐或胃肠减压等体液丢失情况。这部分损失量的补充原则是"丢多少、补多少",尽可能等量、等质补充。故对呕吐、腹泻、体液引流等病人要严格记录其排出量。发热病人,体温每升高1℃,按3~5ml/kg体重补充;大汗湿透一身衬衣裤时约丢失低渗液体1 000ml;气管切开病人呼吸中的失水量是正常人的2~3倍,即每日要额外丢失水分350~700ml。正常生理性失液(如尿量、呼吸蒸发等)不属于继续损失量。

估算第1个24小时内补液总量包括"生理需要量+1/2已经损失量"。估算第2个24小时补液总量包括"生理需要量+1/2已经损失量+第1天的继续损失量"。

2. **定性** 原则是缺什么补什么。

（1）生理需要量:按成人每日对糖、盐的基础需要量估算,一般补氯化钠4~6g,相当于0.9%氯化钠500ml;氯化钾3~4g,相当于10%氯化钾30~40ml;葡萄糖100~150g,相当于5%~10%葡萄糖溶液1 500~2 000ml。

（2）已经损失量:根据体液失衡类型,选择补充液体的种类。

（3）继续损失量:根据实际丢失体液的成分进行补充。

3. **定时** 根据体液丢失的量、速度及重要脏器的功能状态合理安排补液的速度。

4. **补液方法** 口服补液较安全,不能口服或口服不能满足病情需要者则选择静脉补液。静脉补液时一般应遵循以下原则:①先盐后糖,但高渗性脱水例外。②先晶后胶,先输入晶体液以改善血液浓缩状态。③先快后慢,即重要脏器的功能良好时,第1个8小时补充总量的1/2,剩余1/2总量在后16小时内均匀输入。迅速改善缺水缺钠状态后,应减慢滴速,防止加重心肺负担。④液种交替,避免长时间输注单一液体造成新的失衡。⑤尿畅补钾,一般要求尿量达到40ml/h以上方可补钾。

边学边练

为"工作情景与任务"中的李先生制订补液计划。

(五)健康指导

1. 生活指导 注意口腔卫生;卧床者定时翻身,病情允许情况下,鼓励病人下床活动,定时排便。
2. 疾病知识指导 向病人及家属宣传水、钠对维持人体健康的重要性,告知正常成人每日需要摄入的钠量、饮水量及正常的排尿量。出现可能造成缺水与缺钠的原因,如腹泻、呕吐、大汗、高热等,应及早诊治并补充水分,以含盐饮料为宜。
3. 用药指导 注意合理补充液体,防止体液失衡。能口服补液则尽量不要静脉补液。
4. 心理支持 增加护患沟通,有效解决问题,倾听病人主诉,及时疏导病人的不良情绪。

【护理评价】

病人体液量是否得到有效补充;病人皮肤是否保持完整;病人是否获得有关脱水的预防知识。

知识拓展

水中毒(稀释性低钠血症)

水中毒又称稀释性低钠血症,是由于机体水摄入量超过排出量,水潴留于体内,致血浆渗透压下降和循环血量增高,临床较为少见。常见病因有:①肾功能不全,不能有效排出多余水分。②各种原因所致的血浆抗利尿激素分泌过多。③大量摄入不含电解质的液体或静脉补充水分过多。病情严重者会出现脑水肿、肺水肿和心力衰竭。

水中毒病人一般表现为软弱无力,可出现头痛、呕吐、视力模糊、嗜睡、惊厥、昏迷等脑水肿表现,也可出现呼吸困难、咳大量粉红色泡沫样痰等肺水肿表现。

实验室检查可发现红细胞计数、血红蛋白量、血细胞比容和血浆蛋白量降低,血浆渗透压降低。

治疗原发病,一经诊断即应限制水的摄入(700~1 000ml/d)。脱水利尿常用20%甘露醇或呋塞米。肾衰竭病人采取透析疗法排出体内积水。

三、钾代谢失衡病人的护理

钾是机体重要的电解质之一,正常人体内约90%的钾储存于细胞内,细胞外液中的钾仅约 1.4%。钾具有维持细胞新陈代谢、保持细胞静息电位、调节细胞内外渗透压及酸碱平衡等多种重要的生理功能。正常血清钾浓度为 3.5～5.5mmol/L。血清钾浓度低于 3.5mmol/L 称为低钾血症；血清钾浓度高于 5.5mmol/L 称为高钾血症。临床上以低钾血症常见。

低钾血症病人的护理

【护理评估】

1. 健康史　询问病人既往身体状况，评估病人是否存在导致低钾血症的病因。常见的致病因素有：

（1）入量不足：如长期禁食、消化道梗阻、昏迷等。

（2）排出过多：如频繁严重的呕吐、腹泻、长期胃肠减压、肠瘘等从消化道丢失大量钾或长期应用呋塞米或噻嗪类利尿剂，急性肾损伤多尿期，以及盐皮质激素过多使肾排出钾过多。

（3）分布异常：碱中毒时细胞内外氢钾交换，细胞外液的钾离子进入细胞内；当糖原合成、蛋白质合成时，钾随之转入细胞内，如输入大量葡萄糖溶液和胰岛素。

2. 身体状况

（1）肌无力：是低钾血症较早的临床表现。一般先出现四肢软弱无力，后累及躯干和呼吸肌。病情严重者，可出现腱反射减弱或消失、弛缓性瘫痪（软瘫）。一旦累及呼吸肌，可出现呼吸困难甚至窒息。

（2）消化道功能障碍：出现厌食、恶心、呕吐、腹胀、肠蠕动消失等肠麻痹表现。

（3）心脏功能异常：主要表现为心脏节律异常和传导阻滞。严重缺钾者可导致心脏收缩期停搏。

（4）代谢性碱中毒：病人发生低钾性碱中毒，可出现头晕、躁动、口周及手足麻木、面部及四肢抽动、手足抽搐等表现。

3. 心理社会状况　病人由于低钾血症出现无力，易造成烦躁不安；因心律失常，病人产生焦虑或恐惧感。

4. 辅助检查　血清钾低于 3.5mmol/L；心电图 T 波低平、倒置，ST 段下降，QT 间期延长，出现 u 波（图 1-1）。

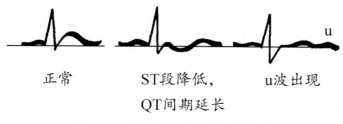

图 1-1　低钾血症心电图改变

5. 治疗要点

(1) 病因治疗:寻找和去除引起低钾血症的原因,如术后鼓励病人及早恢复饮食,积极治疗造成呕吐、腹泻的原发疾病,食用含钾丰富的饮食等。

(2) 合理补钾:对严重低钾血症或出现明显并发症者,及时补钾。纠正低钾血症时不宜操之过急,通常采用分次补钾、边治疗边观察的方法。

【常见护理诊断/问题】

1. 活动无耐力　与低血钾导致的软弱无力、眩晕、嗜睡有关。
2. 有受伤的危险　与肌无力、意识恍惚有关。
3. 潜在并发症:心律失常　与心肌兴奋性增高有关。

【护理目标】

病人肌力恢复;病人无意外伤害发生;病人的潜在并发症得到有效预防,或并发症一旦发生,能得到及时发现与处理。

【护理措施】

1. 一般护理　根据病人情况采取合适体位,协助乏力、翻身困难的病人改变体位,防止压力性损伤形成;病情较重者卧床休息,加强陪护,避免意外伤害;给予营养丰富的饮食。

2. 心理护理　加强医患沟通,积极疏导病人焦虑、恐惧等不良心理,鼓励病人说出心理感受,增强病人战胜疾病的信心。解释静脉补钾的要求,帮助病人及家属克服急躁心理,使其积极配合治疗和护理。

3. 病情观察　密切观察病人的精神状态、生命体征、原发病情况。监测尿量、血清钾及心电图变化,一旦发生心律失常应立即通知医生,积极协助治疗。

4. 治疗配合

(1) 减少钾的丢失:积极遵医嘱给予止吐、止泻等治疗,以减少钾的继续丢失。

(2) 遵医嘱合理补钾:口服补钾比较安全,应为首选,常选用氯化钾缓释片口服。鼓励病人多进食含钾丰富的食物,如肉类、牛奶、香蕉、新鲜蔬菜等。不能口服者考虑10%氯化钾注射液稀释后静脉滴注,静脉补钾务必遵循以下原则:

1) 严禁直接静脉注射10%氯化钾注射液,以防心搏骤停。

2) 尿少不补钾:成人每小时尿量大于40ml或每日尿量大于500ml方可补钾。

3) 浓度不过高:静脉补钾时浓度不宜超过0.3%,即1 000ml溶液中加入10%氯化钾注射液不宜超过30ml(相当于氯化钾3g)。

4) 滴速不过快:成人静脉滴注速度不宜超过60滴/min,严禁直接静脉注射氯化钾注射液,以免血钾突然升高导致心搏骤停。

5) 总量不过多:可依据血清钾降低程度,每日补充氯化钾3~6g。

(3) 病情观察:补钾过程中需密切观察病人的精神状态、肌张力、腱反射、胃肠道功能等变化,动态监测血清钾浓度。快速补钾或补钾量大时应行心电监护,以保证病人的安全。

边学边练

护患角色扮演,模拟护理低钾血症病人。

护理学而思

王女士,因持续腹泻入院,神志差,主诉头晕、心慌、乏力。实验室检查:血 K^+ 2.4mmol/L,血 Na^+ 140mmol/L,血 Cl^- 103mmol/L。心电图检查:aVF、V_1、V_5 导联 ST 段下降,aVF 导联 T 波双向,V_3 导联出现 u 波。

请思考:
1. 王女士目前的主要护理诊断是什么?
2. 如需补钾,护理过程中应遵循哪些原则?

5. 健康指导

(1) 生活指导:指导病人平衡饮食,保证钾的摄入;长期使用排钾利尿剂者,应注意定期监测血钾状况。

(2) 疾病知识指导:解释易造成低钾血症的高危因素,如呕吐、腹泻、使用利尿剂、胃肠减压等。

(3) 用药指导:说明口服补钾的优势和方法,鼓励能经口进食者口服补钾,指导病人选择含钾丰富的食物。

【护理评价】

病人肌力是否恢复;病人是否无意外伤害发生;病人的潜在并发症是否得到有效预防,或并发症一旦发生,能否得到及时发现与处理。

高钾血症病人的护理

【护理评估】

1. 健康史　询问病人既往身体状况,评估病人是否存在导致高钾血症的病因。常见的致病因素有:

(1) 入量过多:如补钾过多、过快、浓度过高,输入大量库存血。

(2) 排出减少:常见于肾功能障碍,应用保钾利尿剂(如螺内酯、氨苯蝶啶),盐皮质激素不足等。

(3) 分布异常:酸中毒时细胞内钾离子进入细胞外液;严重的组织损伤,如大面积挤压伤。

2. 身体状况

(1) 神经-肌肉应激性改变:轻度高钾血症病人应激性增强,病人可有手足感觉异常、麻木、疼痛,肌肉轻度抽搐;重度高钾血症病人则应激性降低,病人常出现四肢无力、腱反射消失,甚至弛缓性麻痹。

(2) 消化系统改变:可出现恶心、呕吐、肠绞痛、腹泻等。

(3) 循环系统改变:出现心动过缓、心室颤动、心搏骤停于舒张期。

3. 心理社会状况　全身乏力、心律失常等表现可引起病人和家属的恐慌、焦虑感。

4. 辅助检查　血清钾高于 5.5mmol/L;心电图 T 波高尖,QRS 波群增宽,QT 间期延长等(图 1-2)。

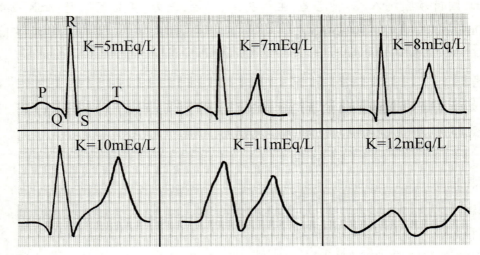

图 1-2　高钾血症心电图改变

5. 治疗要点

(1) 病因治疗:积极治疗原发病,改善肾功能。

(2) 通过禁钾、抗钾、转钾、排钾的治疗方式,降低血清钾浓度,拮抗高钾对心肌的抑制。

【常见护理诊断/问题】

1. 活动无耐力　与高钾血症导致的软弱无力、神志淡漠有关。

2. 有受伤的危险　与肌无力、意识恍惚有关。

3. 潜在并发症:呼吸困难或窒息、心律不齐或心搏骤停。

【护理目标】

病人肌力恢复;病人无意外伤害发生;病人的潜在并发症得到有效预防,或并发症一旦发生,能得到及时发现与处理。

【护理措施】

1. 一般护理　根据病人情况采取合适体位,协助乏力、翻身困难的病人改变体位,防止压力性损伤形成;病情较重者卧床休息,加强陪护,避免意外伤害;给予营养丰富的饮食。

2. 心理护理　加强医患沟通,积极疏导病人焦虑、恐惧等不良心理,鼓励病人说出心里的感受,增强战胜疾病的信心。帮助病人及家属克服急躁心理,积极配合治疗。

3. 病情观察　密切观察病人的精神状态、生命体征、原发病情况。监测尿量、血清钾及心电图变化,一旦发生心律失常应立即通知医生,积极协助治疗。如发生心搏骤停,立即实施心肺复苏。

4. 治疗配合

(1) 禁钾:停用一切含钾药物及食物(水果、果汁、牛奶等含钾较多)。

(2) 抗钾:钙与钾有对抗作用,可应用10%葡萄糖酸钙注射液20ml加等量25%葡萄糖注射液缓慢静脉推注,拮抗钾离子对心肌的抑制作用。

(3) 转钾:促使K^+转入细胞内。常用方法有:①碱化细胞外液,静脉给予5%碳酸氢钠注射液,促使K^+移入细胞内或由尿排出。②促进糖原合成,给予25%葡萄糖注射液100~200ml,每5g糖加入胰岛素注射液1U静脉滴注,必要时每3~4小时重复给予。

(4) 排钾:可使用排钾利尿剂如呋塞米、阳离子交换树脂口服或保留灌肠;肾功能不全或上述治疗无效时,可采取腹膜透析或血液透析。

5. 健康指导

(1) 生活指导:保证外科病人有足够热量供给,避免体内蛋白质、糖原大量分解而释放钾离子。对肾功能不全或长期服用保钾利尿药者,日常饮食应限制含钾食物或药物。

(2) 疾病知识指导:改善肾功能,预防高钾血症发生;严重损伤者,需彻底清创,控制感染。

(3) 用药指导:静脉补钾应严格遵守补钾原则。

【护理评价】

病人肌力是否恢复;病人是否无意外伤害发生;病人的潜在并发症是否得到有效预防,或并发症一旦发生,是否能得到及时发现与处理。

四、酸碱代谢失衡病人的护理

酸或碱过量超出机体的调节能力,即会出现酸碱平衡失调。正常血液的pH为7.35~7.45。当血液的pH<7.35为酸中毒,pH>7.45为碱中毒。临床上酸碱平衡失调有四种基本类型,由代谢因素引起的为代谢性酸或碱中毒,由呼吸因素引起的为呼吸性酸或碱中毒。其中常见的是代谢性酸中毒。

代谢性酸中毒病人的护理

代谢性酸中毒是指由于代谢性因素引起体内HCO_3^-原发性减少,是临床上常见的酸碱紊乱类型。

【护理评估】

1. 健康史　询问病人既往身体状况,评估病人是否存在导致代谢性酸中毒的病因。常见的致病因素有:

（1）酸性物质产生过多：见于各种原因引起的缺血缺氧或组织低灌注时，因无氧酵解增强而使乳酸增加。如高热、感染、严重的损伤、休克等，也可见于糖尿病或长期不能进食者，体内脂肪分解过多引起酮症酸中毒。

（2）碱性物质丢失过多：见于腹泻、肠梗阻、肠瘘等使碱性消化液大量丢失。

（3）酸性物质排出减少：如急性肾损伤使体内酸性代谢产物排出障碍。

2. 身体状况

（1）呼吸功能代偿：典型症状为代偿性呼吸加深加快；糖尿病、严重饥饿等所致酸中毒因酮体生成过多，病人呼气中可出现酮味（烂苹果气味）。

（2）心肌抑制、血管扩张：表现为心率快、心音弱、血压偏低、颜面潮红，但休克病人发生代谢性酸中毒者皮肤可因缺氧而发绀。

（3）中枢抑制：酸中毒抑制脑细胞代谢活动，病人可有疲乏、眩晕、嗜睡等表现，严重者神志不清或昏迷。

3. 心理社会状况　代谢性酸中毒常随原发疾病对呼吸、循环等系统产生明显影响，使病人和家属产生焦虑或恐惧感。

4. 辅助检查　主要经过血电解质、血气分析等动态监测以协助评估病情状况（表1-4）。

表1-4　代谢性酸碱失衡后检验指标的变化

项目	正常值	酸中毒	碱中毒
血pH	7.35～7.45	<7.35	>7.45
CO_2CP	23～31mmol/L	<23mmol/L	>31mmol/L
HCO_3^-	22～27mmol/L	<22mmol/L	>27mmol/L
BE	−3～+3mmol/L	负值加大	正值加大

5. 治疗要点

（1）控制原发病：积极治疗原发疾病。

（2）促进机体调节：轻度代谢性酸中毒（血浆HCO_3^- 16～18mmol/L），适当补液以纠正脱水，轻度代谢性酸中毒往往可随之纠正。

（3）必要时补碱：重度代谢性酸中毒（HCO_3^-<15mmol/L），临床上往往根据病人体重和临床症状，首先补充5%$NaHCO_3$ 100～250ml不等，补碱量宜少不宜多，以后再根据实验室检查结果调节用量。

【常见护理诊断/问题】

1. 焦虑　与病情加重、担心预后有关。

2. 活动无耐力　与神经-肌肉兴奋抑制有关。

3. 潜在并发症：意识障碍、高钾血症。

【护理目标】

病人心理状态平稳;呼吸次数及节律恢复正常;并发症得到有效预防,或得到及时发现和处理。

【护理措施】

1. 一般护理

(1) 代谢性酸中毒者往往精神萎靡、乏力,卧床期间应协助其变换体位,改善舒适度,防止压力性损伤;病情允许下床者应有陪护,注意循序渐进增加活动,防止跌倒。

(2) 对意识障碍者,要全面加强生活护理,避免意外损伤。

2. 心理护理　加强与病人的心理沟通,减轻其思想顾虑,增强病人对代谢性酸中毒及原发疾病治疗的信心。

3. 病情观察　加强病情的动态观察,重视病人的主观感受,观察病人意识、生命体征及原发疾病体征的变化,了解血清电解质、血气分析等动态监测的结果。纠正酸中毒后,应关注血清 K^+、Ca^{2+} 浓度是否降低。

4. 治疗配合　配合医生治疗原发病。遵医嘱静脉滴注碱性药物。静脉补充5%碳酸氢钠溶液时注意以下几点:① 5%碳酸氢钠(高渗)不必稀释,直接静脉滴注。但滴速应缓慢,首次用量一般宜在2~4小时滴完,以免发生高钠血症。②碱性溶液宜单独滴入,不加入其他药物。③补给5%碳酸氢钠溶液时,应从病人补液总量中扣除等量生理盐水,以免补钠过多。④酸中毒时,血清钾离子增多,血清中解离的钙离子也增多,掩盖了低钾血症和低钙血症的表现,当补充碳酸氢钠后,低钾血症和低钙血症的表现明显,必要时遵医嘱进行补钾、补钙治疗。

5. 健康指导

(1) 生活指导:注意日常膳食平衡,避免长时间饥饿状态,养成良好作息习惯。

(2) 疾病知识指导:呕吐、腹泻、肠梗阻、肠瘘等病人应尽早治疗,避免代谢性酸中毒等并发症发生;糖尿病者应注意控制好血糖,均衡饮食,预防酮症酸中毒。

(3) 康复指导:关注肺、肾等重要器官功能,维护酸碱平衡的正常调节功能。

边学边练

为"工作情景与任务"中的李先生提供饮食护理及健康指导。

【护理评价】

病人心理状态是否平稳;呼吸次数及节律是否恢复正常;并发症是否得到有效预防,或得到及时发现和处理。

代谢性碱中毒病人的护理

代谢性碱中毒是指由于代谢性因素引起体内 HCO_3^- 原发性增多。

【护理评估】

1. 健康史　询问病人既往身体状况,评估病人是否存在发生代谢性碱中毒的原因。常见的致病因素有:

(1) 酸性物质丢失过多:如幽门梗阻、急性胃扩张、持续胃肠减压等,使胃酸大量丢失、体内 HCO_3^- 增多所致;同时 Cl^- 丢失,造成细胞外液中 HCO_3^- 增多,而形成低氯性碱中毒;胃液中 K^+ 浓度高于细胞外液,胃液丢失会引起低钾血症而导致低钾性碱中毒。这是外科病人发生代谢性碱中毒常见的原因。

(2) 碱性物质摄入过多:如长期服用碱性药物,或酸中毒时补碱过量。

(3) 低钾性碱中毒:低钾时,K^+ 从细胞内释出,Na^+、H^+ 进入细胞内,引起细胞内酸中毒、细胞外碱中毒。

2. 身体状况　代谢性碱中毒缺乏特异性的临床表现,病人可有呼吸浅而慢;伴有低钾血症时,表现为心律失常等;由于碱中毒使血中钙离子(Ca^{2+})减少,可出现手足抽搐、麻木、腱反射亢进等;脑细胞代谢活动障碍,可有眩晕、嗜睡、谵妄或昏迷等表现。

3. 心理社会状况　由于疾病影响病人的呼吸、循环功能,病人甚至出现眩晕、嗜睡等,可使病人及家属产生焦虑或恐惧。

4. 辅助检查　血 pH 和 HCO_3^- 增高,二氧化碳结合力(CO_2CP)及碱剩余值也增大。因呼吸抑制而代偿性 $PaCO_2$ 稍上升。血 K^+ 可下降,尿呈碱性。

5. 治疗要点

(1) 治疗原发疾病:代谢性碱中毒的治疗关键在于治疗原发疾病,解除病因。对胃液丢失所造成的代谢性碱中毒,可输入 0.9% 氯化钠溶液或葡萄糖氯化钠溶液。

(2) 纠正低钾血症:代谢性碱中毒几乎都伴有低钾血症,故需同时补钾,但应在病人尿量大于 40ml/h 后开始。

(3) 应用酸性药物:严重代谢性碱中毒者,可适当应用酸性溶液尽快中和细胞外液中过多的 HCO_3^-。

【常见护理诊断/问题】

1. 低效性呼吸型态　与呼吸改变有关。
2. 有受伤的危险　与意识改变及四肢抽搐有关。
3. 潜在并发症:低钾血症。

【护理目标】

维持正常的体液平衡,恢复正常呼吸型态;手足抽搐缓解;增加舒适感,无意外伤害发生;及时发现和处理低钾血症。

【护理措施】

1. 一般护理　根据病人情况,采取合适的体位,协助乏力、翻身有困难的病人改变体位,防止压力性损伤形成;采取安全措施,如使用床挡或移开障碍物等,加强观察和陪护,保护病人避免意外受伤。

2. 心理护理　加强与病人进行沟通,减轻其思想顾虑,增强病人战胜疾病的信心。

3. 病情观察　仔细观察神经及精神方面的异常表现,记录出入量,监测血气分析及血清电解质浓度改变。

4. 治疗配合

（1）配合医疗方案,积极控制致病因素。

（2）遵医嘱及时采取纠正碱中毒的措施。对病情较轻的病人,一般补充 0.9% 氯化钠和适量氯化钾后,病情多可改善。对病情较重的病人,遵医嘱给予口服氯化铵 1~2g,每日 3 次。每 4~6 小时重复测定血 Na^+、K^+、Cl^- 和 CO_2CP 值,根据病情变化情况随时调整处理方案。

（3）有手足抽搐者,遵医嘱给予 10% 葡萄糖酸钙注射液 20ml 静脉缓注。

5. 健康指导

（1）疾病知识指导:解释易造成代谢性碱中毒的高危因素,如幽门梗阻、持续胃肠减压、长期服用碱性药物等。告知病人和家属手足抽搐、麻木的原因,缓解病人焦虑情绪。

（2）用药指导:对酸中毒病人避免补碱过量,定时进行血气分析及监测血清电解质。

【护理评价】

病人体液是否恢复平衡,呼吸型态是否恢复正常;手足抽搐是否缓解;是否增加舒适感,有无意外伤害发生;并发症是否得到及时发现与处理。

护理学而思

王先生,55 岁,因急性幽门梗阻频繁呕吐入院,禁食,持续胃肠减压。病人自诉头晕、恶心、四肢乏力、大小便量少。查体:T 36.5℃,P 110 次/min,R 12 次/min,BP 120/80mmHg,血清 K^+ 3.0mmol/L,动脉血 pH 7.5,HCO_3^- 35mmol/L。

请思考:

1. 该病人目前主要的护理诊断是什么?
2. 针对该病人的主要护理诊断,应采取哪些护理措施?

呼吸性酸中毒病人的护理

呼吸性酸中毒是指肺通气或换气功能障碍,导致体内 CO_2 潴留而引起的高碳酸血症。致病因素包括呼吸道梗阻、胸部损伤及严重气胸、全身麻醉过深、镇静剂过量、肺不张及肺炎等。主要表现有呼吸困难、气促、发绀、乏力、头痛甚至谵妄或昏迷。辅助检查可见血 pH 下降,血 $PaCO_2$ 增高,因肾代偿作用 CO_2CP 略增高。护理要点有:

1. 控制致病因素。
2. 改善肺通气、换气功能,如吸氧、鼓励深呼吸、促进咳痰,必要时可行气管切开、使用呼吸机辅助呼吸等。

3. 对意识障碍者,采取保护措施,防止意外发生。

呼吸性碱中毒病人的护理

呼吸性碱中毒是因肺换气过度,体内 CO_2 排出过多、血 $PaCO_2$ 下降所致的低碳酸血症。致病因素包括癔症、高热、中枢神经系统疾病、颅脑损伤、使用呼吸机不当等。主要表现有心率增快,手足和口周麻木及针刺感,肌肉震颤,手足抽搐,部分病人可有呼吸急促的表现。病人还可能发生晕厥、表情淡漠或意识障碍。辅助检查可见血 pH 升高,$PaCO_2$ 下降,CO_2CP 代偿性略降低。护理要点有:

1. 控制致病因素。
2. 必要时用纸筒罩住口鼻以增加吸入气体的 CO_2 含量,或让病人吸入含 5% CO_2 的氧气。
3. 手足抽搐者可给予 10% 葡萄糖酸钙缓慢静脉注射。
4. 加强陪护,防止意外跌倒损伤的发生。

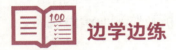
边学边练

指导病情轻的病人缓解呼吸性碱中毒症状。

混合性酸碱平衡失调病人的护理

在临床上,常有两种或两种以上类型的酸、碱中毒同时存在,即形成混合性酸碱平衡失调。如休克病人因缺氧,体内乳酸增多,多发生代谢性酸中毒,当合并休克肺时可引起呼吸性酸中毒;代谢性酸中毒病人如呼吸代偿过度,使二氧化碳分压降低又会合并呼吸性碱中毒;幽门梗阻病人易形成代谢性碱中毒,但长期饥饿、供给营养不足,体内脂肪分解生成多量酮体又可引起代谢性酸中毒。

混合性酸碱平衡失调中的一种为主要紊乱,其余为过度代偿或代偿不全所致,其酸碱检验指标可能相互抵消而呈正常值。正确诊断除仔细分析病史、临床表现外,尚需做动态血气分析或其他特殊检查。

治疗时以纠正酸碱平衡失调的主要紊乱类型为主,因而护理时可参考病人存在的主要酸碱失衡类型给予护理措施,同时密切观察其他酸碱失衡类型的临床征象,以便及时发现与处理。

(师 思)

第三节 休克病人的护理

工作情景与任务

导入情景

小王,28岁。上班途中发生交通事故,腹部疼痛被送入医院急诊。查体:T 38.2℃,P 128次/min,R 30次/min,BP 70/54mmHg。情绪紧张、极度烦躁、面色苍白;左季肋区疼痛。实验室检查:血WBC $21×10^9$/L,N 88%。辅助检查:腹腔穿刺抽出不凝固的血液。初步诊断:脾破裂。

工作任务:

1. 评估小王目前存在的主要护理问题。
2. 在医生到来之前,为伤员小王实施紧急救护。

休克是由于多种致病因素造成有效循环血量锐减,导致机体组织灌注不足、微循环障碍而产生的临床危急综合征。有效循环血量是指单位时间内在心血管系统中运行的血液量,约占全身总血容量的80%~90%。影响有效循环血量的三大因素:①充足的血容量,以供心脏在收缩时能将之送往全身的组织或器官。②有效的心脏收缩,产生心排血量。③良好的周围血管张力,能收缩或扩张血管,以维持正常的血压。

上述三个因素彼此相互平衡运转,维持一种"动态平衡"。任何原因使三者之一发生改变,均可引起有效循环血量减少,各器官组织微循环灌注不足而发生休克。休克的典型表现为面色苍白、皮肤湿冷、血压下降、心率加快、脉搏细速、尿量减少、烦躁不安或表情淡漠,甚至昏迷等。

休克按原因可分为低血容量性(包括失血性和创伤性)休克、感染性休克、心源性休克、神经源性休克和过敏性休克五类。其中低血容量性休克和感染性休克在临床上常见。

【护理评估】

(一)健康史

评估引起休克的各种原因,如有无腹痛和发热,有无大量失血、失液、严重损伤等,有无严重的心脏疾病、过敏等身体状况。

(二)身体状况

根据休克的发病过程,临床可分为休克代偿期和休克失代偿期(表1-5)。

1. 休克代偿期 微循环缺血期,血液重新分配以保证心、脑等重要组织器官的血液供应。病人表现为神志清醒,精神紧张,兴奋或烦躁不安;皮肤苍白,四肢发凉;脉搏加快,血压变化不大,但因舒张压升高,使脉压缩小;呼吸增快;尿量正常或减少。此时若处理得

表1-5 休克不同时期的临床表现

分期	程度	神志	口渴	皮肤黏膜色泽	皮肤黏膜温度	脉搏	血压	体表血管	尿量	估计失血量
休克代偿期	轻度	神志清楚，伴有痛苦表情，精神紧张	口渴	开始苍白	正常或发凉	100次/min以下，尚有力	收缩压正常或稍升高，舒张压增高，脉压缩小	正常	正常或稍少	20%以下（800ml以下）
休克失代偿期	中度	神志尚清楚，表情淡漠	很口渴	苍白	发冷	100~200次/min	收缩压为70~90mmHg，脉压小	表浅静脉塌陷，毛细血管充盈迟缓	尿少	20%~40%（800~1600ml）
	重度	意识模糊，甚至昏迷	非常口渴，可能无主诉	显著苍白，肢端青紫	厥冷（肢端更明显）	速而细弱，或摸不清	收缩压70mmHg以下或测不到	毛细血管充盈非常迟缓，表浅静脉塌陷	尿少或无尿	40%以上（1600ml以上）

当,休克较容易得到纠正,否则很快进入休克失代偿期。

2. **休克失代偿期** 微循环淤血期,组织器官灌注进一步减少。病人表现为表情淡漠、反应迟钝,甚至出现意识模糊或昏迷;皮肤和黏膜发绀,四肢厥冷;脉搏细速或不能扪及;血压进行性下降或测不出;尿量减少或无尿。若发展到微循环衰竭期,可继发弥散性血管内凝血(disseminated intravascular coagulation,DIC),出现皮肤、黏膜瘀斑或消化道出血。若出现进行性呼吸困难、烦躁、发绀,给予吸氧仍不能改善,应警惕并发急性呼吸窘迫综合征。此期病人常继发多器官功能衰竭而死亡。

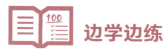
边学边练

动态评估休克病人的病情变化。

(三)心理社会状况

评估病人及家属有无紧张、焦虑或恐惧等不良情绪反应;评估病人心理承受能力和对疾病治疗、预后的认知程度。

(四)辅助检查

1. **血、尿、便常规检查** 红细胞、血红蛋白降低提示失血,反之则提示失液;血细胞比容增高提示血浆丢失;白细胞计数及中性粒细胞比例增高提示感染;尿少、尿比重增高提示血液浓缩或血容量不足;粪便隐血试验阳性或黑便提示有消化道出血。

2. **血生化检查** 包括肝肾功能、动脉血乳酸盐、血糖、电解质等检查,有助于了解病人是否合并多器官功能障碍综合征及细胞缺氧程度。

3. **动脉血气分析** 有助于了解病人水、电解质、酸碱平衡及呼吸功能状态。休克时,因缺氧和无氧代谢,可出现 pH 和 PaO_2 降低,而 $PaCO_2$ 明显升高。

4. **凝血功能** 检测血小板计数、出凝血时间、血浆纤维蛋白原、凝血酶原时间及其他凝血因子。血小板计数 $<80×10^9/L$、血浆纤维蛋白原 $<1.5g/L$、凝血酶原时间较正常延长 3 秒以上时,应考虑弥散性血管内凝血。

5. **中心静脉压(central venous pressure,CVP)** 代表右心房或胸腔段腔静脉内的压力,其变化可反映全身血容量及右心功能,临床常通过连续动态监测 CVP 准确反映右心前负荷。正常值为 5~12cmH$_2$O。CVP<5cmH$_2$O 表示血容量不足;CVP>15cmH$_2$O 表示有心功能不全;CVP>20cmH$_2$O 则提示充血性心力衰竭。

(五)治疗要点

尽早去除病因,迅速恢复有效循环血量,纠正微循环障碍,增强心肌功能,以恢复机体正常代谢,防止出现多器官功能障碍综合征。

1. **急救措施**

(1)积极处理原发病及创伤,对大出血的病人,立即采取措施控制出血,如加压包扎、止血带结扎止血等,必要时可使用抗休克裤。快速扩容,建立静脉通路。

(2) 保持呼吸道通畅,吸氧,必要时进行气管插管或气管切开。

(3) 采取休克体位,以增加回心血量及减轻呼吸困难。

(4) 尽量减少搬动,骨折处临时固定,必要时应用止痛剂。

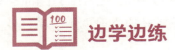

小组成员角色扮演,模拟情景对本节"工作情景与任务"中的小王进行现场紧急救护。

抗休克裤的应用

抗休克裤是专为紧急抢救各种原因所致的低血容量性休克病人而设计,是一种完全包绕腿部和腹部的装置。通过施加压力,最大限度地将这两个部位的血液输送到躯干和头部的血液循环之中,使得体内有限的血液实现最优分配,以确保心、脑等生命重要器官的血液供应。

2. 补充血容量　是纠正组织低灌注和缺氧的关键。原则是及时、快速、足量。一般先快速输入晶体液,后输胶体液,必要时进行成分输血或输全血。

3. 积极处理原发病　尽快恢复有效循环血量后,及时针对原发疾病(如内脏大出血、消化道穿孔、急性梗阻性化脓性胆管炎等)进行手术处理。有时应在积极抗休克的同时实施手术,以免延误抢救时机。

4. 纠正酸碱平衡失调　轻度酸中毒经迅速补充血容量,改善组织灌流,即可得到缓解,故休克早期轻度酸中毒者无需特别处理。但休克严重、酸中毒明显、扩容治疗效果不佳时,仍需应用碱性药物纠正,常用 5% 碳酸氢钠溶液。由于酸性环境有利于氧与血红蛋白解离,增加组织的氧气供应,有助于休克复苏,故应遵循"宁酸勿碱"的原则,一次应用碱性药物不宜过多。

5. 应用血管活性药物　若经补液、纠正酸中毒等措施后仍未能有效改善休克时,可酌情采用血管活性药物,主要包括血管收缩剂、血管扩张剂及强心剂。

6. 治疗 DIC,改善微循环　休克发展至 DIC 阶段,需应用肝素抗凝治疗。DIC 晚期,纤维蛋白溶解系统亢进,可使用抗纤维蛋白溶解药如氨基己酸,以及抗血小板黏附和聚集的阿司匹林、双嘧达莫等。

7. 应用糖皮质激素　对于严重休克及感染性休克病人可使用糖皮质激素,扩张血管,改善微循环,防止细胞内溶酶体破坏,增强心肌收缩力,增加心排血量。

【常见护理诊断/问题】

1. 体液不足　与大量失血、失液有关。
2. 气体交换障碍　与心排血量减少、组织缺氧、呼吸改变有关。
3. 有感染的危险　与免疫力降低有关。
4. 体温异常　与感染、组织灌注不良有关。
5. 有受伤的危险　与微循环障碍、烦躁不安、神志不清等有关。

【护理目标】

病人能维持体液平衡,生命体征平稳;病人呼吸道通畅,呼吸平稳,血氧及二氧化碳分压维持在正常范围;病人未发生感染或感染发生后被及时发现并处理;病人体温维持正常;病人未发生意外损伤。

【护理措施】

（一）一般护理

1. 卧床与体位　病人绝对卧床,减少搬动,保持安静。取平卧位或中凹位,以增加回心血量,改善重要内脏器官的血供。

2. 保持气道通畅,促进气体交换　①昏迷病人,头偏向一侧,或置入通气管,以防舌后坠或呕吐物误吸。②听诊发现肺部有湿啰音或喉头有痰鸣音时,应及时清除呼吸道分泌物。③病情允许时,鼓励病人做深呼吸及有效咳嗽,并协助拍背;遵医嘱给予雾化吸入,必要时吸痰;协助病人做双上肢运动,促进肺扩张,以改善缺氧状况。④用鼻导管间断给氧,氧浓度一般为40%～50%,氧流量为6～8L/min,以提高血氧浓度;严重呼吸困难者可协助医生行气管插管或气管切开,并尽早使用呼吸机辅助呼吸。

3. 保暖　低体温者可采用盖棉被等措施予以保暖,也可将病室温度调至20℃左右,但切忌应用热水袋、电热毯等进行体表加温,以防皮肤血管扩张,使心、肺、脑、肾等重要脏器的血流灌注进一步减少,不利于休克的纠正。若需输血,应将库存血复温后再输入。

4. 防止损伤　①保持床单清洁、平整、干燥。②病情允许时每2小时翻身、拍背1次;按摩受压部位皮肤,防止压力性损伤发生。③对烦躁或神志不清的病人,应加床挡保护以防意外损伤,必要时四肢以约束带固定。

5. 减轻疼痛　创伤后剧烈疼痛可加重休克,应遵医嘱予以止痛。由于休克病人的外周循环较差,多考虑静脉给药。若病人存在呼吸障碍则禁用吗啡类止痛剂。

（二）心理护理

休克病人大多处于恐慌、焦虑不安的状态。因此,在救护过程中,保持沉着冷静,安慰病人,消除其紧张、焦虑情绪,鼓励病人树立战胜疾病的信心。

（三）病情观察

1. 意识　反映脑组织血液灌注和全身循环状况。若神志清醒,说明循环血量已基本足够;休克加重时,病人表情淡漠、烦躁不安、谵妄、嗜睡或昏迷,则说明缺血缺氧已致脑功能障碍。

2. 生命体征

（1）血压：评估病人的血压和脉压是否正常。休克时病人收缩压常低于90mmHg，脉压常小于20mmHg。

（2）脉搏：休克早期脉率增快，病情加重时脉细弱。临床常用脉率/收缩压（mmHg）计算休克指数，帮助判定休克的有无和轻重。休克指数为0.5多提示无休克；大于1.0~1.5提示有休克；大于2.0为严重休克。

（3）呼吸：评估呼吸次数及节律，注意有无呼吸急促、变浅、不规则；呼吸增至30次/min以上或降至8次/min以下提示病情危重。

（4）体温：多数休克病人体温偏低，但感染性休克病人可有高热，若体温突升至40℃以上或骤降至36℃以下，常提示病情危重。

3. 皮肤色泽及温度　是体表灌流情况的标志。应观察病人有无皮肤和口唇黏膜苍白、发绀、花斑，有无四肢湿冷等；补充血容量后是否出现四肢转暖、皮肤干燥等末梢循环好转征象。暖休克病人也可表现为皮肤干燥潮红、手足温暖，应注意鉴别。

4. 尿量　是反映肾血液灌注情况的重要指标。若尿量小于25ml/h，且比重增加，则表明血容量仍不足。若血压正常，而尿量仍少且比重降低，则提示有急性肾损伤的可能。当尿量维持在30ml/h以上时，则表明休克在改善。

5. 辅助检查的动态监测　熟知各项实验室相关检查和血流动力学监测的结果，了解休克状态和治疗效果，及时调整护理计划。

（四）治疗配合

1. 补充血容量，恢复有效循环血量

（1）建立静脉通路：迅速建立两条以上静脉输液通道。大量快速补液（除心源性休克外）。周围血管萎陷或肥胖病人静脉穿刺困难时，应立即行中心静脉穿刺，并同时监测CVP。

（2）合理补液：一般先快速输入扩容作用迅速的晶体溶液，首选平衡盐溶液，也可选用3%~7.5%的高渗盐溶液以减轻组织肿胀；后输入扩容作用持久的胶体溶液，如低分子右旋糖酐、血浆、羟乙基淀粉（706代血浆）、全血、血清白蛋白等。根据病人的临床表现、心肺功能特别是动脉血压及CVP等进行综合分析，合理安排及调整补液的速度和量。血压和CVP均低时，提示全身血容量明显不足，需快速大量补液；血压低而CVP高时，提示血容量相对较多或可能心功能不全，此时应减慢输液速度，适当限制补液量，以防发生急性肺水肿或心力衰竭（表1-6）。

表1-6　中心静脉压与补液的关系

CVP	BP	原因	处理原则
低	低	血容量严重不足	充分补液
低	正常	血容量不足	适当补液

续表

CVP	BP	原因	处理原则
高	低	心功能不全或血容量相对过多	给强心剂,纠正酸中毒,舒张血管
高	正常	容量血管过度收缩	舒张血管
正常	低	心功能不全或全血容量不足	补液试验

2. 用药护理

（1）血管活性药物：①应用过程中,应监测血压的变化,遵医嘱及时调整输液速度,预防血压骤降引起的不良后果。使用时从低浓度、慢速度开始,每 5~10 分钟测一次血压。血压平稳后每 15~30 分钟测一次,并按药物浓度严格控制滴数。②严防药物外渗,若注射部位出现红肿、疼痛,应立即更换注射部位,患处用 0.25% 普鲁卡因封闭,以免发生皮下组织坏死。③血压平稳后,逐渐降低药物浓度,减慢速度后逐渐停药,以防突然停药引起不良反应。

（2）增强心肌功能药物：对于有心功能不全的病人,应遵医嘱给予增强心肌功能的药物,用药过程中,注意观察心律变化及药物的副作用。

3. 观察和防治感染　休克时病人处于应激状态,抵抗力下降,容易发生感染。因此,严格无菌操作,加强留置尿管的护理;有创面或伤口者,及时更换敷料,保持创面清洁干燥;遵医嘱合理应用抗生素。

（五）健康指导

1. 生活指导　向病人及家属讲解休克的原因,指导病人加强自我防护,避免损伤和意外伤害。

2. 疾病知识指导　向病人及家属讲解各项治疗、护理措施的必要性及疾病的转归过程。向病人及家属宣传意外损伤后的初步处理和自救知识。

3. 康复指导　指导病人出院后注意营养和休息,如出现高热或感染,应及时就诊。

【护理评价】

病人体液是否平衡,生命体征是否平稳;病人是否呼吸道通畅,呼吸平稳;有效循环血量是否恢复,组织灌注不足是否得到改善;血气分析结果是否维持在正常范围;病人是否未发生感染,或感染后被及时发现和控制;病人体温是否维持在正常范围;病人是否未发生意外损伤。

（师　思）

第四节 营养支持病人的护理

 工作情景与任务

导入情景

张先生,40岁,饱餐后在田间劳动,约2小时后突感剧烈腹痛,以脐周为甚,伴恶心呕吐,呕吐物为食物,自行服用止痛药后略缓解,但半小时后又出现剧痛,呈持续性伴阵发性加剧,无放射性。张先生大汗淋漓,辗转不安,不愿平卧,呕吐频繁,腹部膨隆明显,遂转送入院,初步诊断为小肠扭转。

工作任务:

1. 评估张先生是否存在营养支持的指征。
2. 指导张先生进行营养支持。

营养支持是指在饮食摄入不足或不能的情况下,通过肠内或肠外途径补充或提供人体必需的营养素。外科病人机体会因创伤、感染或手术应激反应而处于高分解代谢状态,存在较高的营养风险,需要及时进行干预。早期给予营养支持治疗可降低院内感染风险,减少并发症的发生。

营养支持的方法主要有肠内营养和肠外营养。肠内营养方法包括口服、鼻饲、管饲等。肠外营养主要是通过静脉途径给予病人所需的营养要素。

(一) 肠内营养

肠内营养是经胃肠道途径,供给人体代谢所需营养素的一种营养支持方法,可口服或经喂养管给予。其优点是:①营养物质经肠道和门静脉吸收,能很好地被机体利用,符合生理过程。②维持肠黏膜细胞的正常屏障功能;③严重代谢并发症少,安全、经济。因此,凡具有肠道功能者应首选肠内营养。

肠内营养制剂主要有:①非要素型制剂,以整蛋白为主,口感较好,适用于胃肠道功能正常或基本正常者。②要素型制剂,以蛋白水解产物(或氨基酸)为主,不含乳糖和膳食纤维,不需要消化即可直接或接近直接吸收,适用于胃肠道消化、吸收功能部分受损者。③组件型制剂,以某种或某类营养素为主,对完全型肠内营养制剂进行补充或强化,以适应病人的特殊需要。④疾病专用型制剂,是根据不同疾病特征设计的特殊治疗用制剂,以满足个性化营养支持的需要。

(二) 肠外营养

肠外营养是经静脉途径供给营养素的营养支持方式。全部营养素完全经肠外获得的营养支持方式称为全肠外营养。其优点是不受输入浓度、速度限制,可持续滴注。肠外营养用于胃肠道功能障碍或衰竭者。

肠外营养制剂主要有：①复方氨基酸注射液。②脂肪乳注射液。③葡萄糖注射液。④多种微量元素注射液、生理盐水注射液、氯化钾注射液。⑤注射用水溶性维生素、脂溶性维生素。

【护理评估】

（一）健康史

了解病人的发病原因、病情。评估病人生命体征、胃肠道功能、静脉通道等。评估病人的配合情况、自理能力、心理状况。了解病人对疾病和营养支持的认知程度。

（二）身体状况

1. 营养状况的评估　为病人做全面检查,查血生化及肝、肾、心、肺功能,以了解病情及身体器官的功能状态。测量体重,低于标准体重的10%,提示营养不良。测量肱三头肌皮褶厚度、上臂中部肌周长,低于标准值的10%,提示营养不良。

2. 胃肠道功能的评估　包括胃黏膜屏障功能、胃排空功能、胃肠道消化吸收功能、胃肠道蠕动功能和胃肠道血流量。通过胃肠道功能评估,为正确选择肠内营养或肠外营养提供依据。

（三）心理社会状况

了解病人及家属对营养支持重要性和必要性的认识程度,对营养支持的接受程度和对营养支持费用的承受能力。

（四）辅助检查

1. 肌酐/身高指数　是反映体内肌肉含量的指标。

2. 蛋白测定　营养不良时,血白蛋白、转铁蛋白及前白蛋白浓度均有不同程度的下降。

3. 免疫状态测定　周围淋巴细胞计数低于 $1.5 \times 10^9/L$,提示营养不良。

4. 氮平衡试验　留取病人24小时尿液,测定其中尿素氮的含量。

（五）治疗要点

准确判断病人的营养状态、胃肠功能,决定适当的营养方式;选择适当的营养途径;及时发现和防治并发症。

1. 肠内营养的输入途径

（1）经鼻胃管:常用于胃肠功能正常,非昏迷以及经短时间管饲即可过渡到口服饮食的病人,是临床常用的肠内营养途径。其优点是操作简单、易行。缺点是可发生反流、误吸、鼻窦炎,并增加上呼吸道感染的发生率。

（2）经鼻空肠管:优点在于导管通过幽门进入十二指肠或空肠,使反流与误吸的发生率降低,病人对肠内营养的耐受性可增加。但要求在喂养的开始阶段采用,营养液的渗透压不宜过高。

（3）经皮内镜下胃造瘘:是指在纤维胃镜引导下行经皮造瘘,将喂养管置入胃腔。其优点是减少了鼻咽与上呼吸道感染,可长期留置。适用于昏迷、食管梗阻等长时间不能进食且胃排空良好的重症病人。

（4）经皮内镜下空肠造瘘:是在内镜引导下行经皮空肠造瘘,将喂养管置入空肠上端。其优点是除可减少鼻咽与上呼吸道感染外,还可减少反流与误吸的风险。在喂养的同时可行胃十二指肠减压,并可长期留置喂养管。适合于有误吸风险及需要胃十二指肠减压的重症病人。

2. 肠外营养的输入途径

（1）经周围静脉肠外营养:适用于短期肠外营养(时间<2周)、部分补充营养或中心静脉置管和护理有困难时。

（2）经中心静脉肠外营养:适用于长期、全量补充营养时。

【常见护理诊断/问题】

1. 营养失调:低于机体需要量　与消耗增大、不能进食有关。
2. 有体液失衡的危险　与液体输入不足、输入过量或液体种类比例失调有关。
3. 潜在并发症:吸入性肺炎、腹泻、气胸、血管损伤、空气栓塞、感染、代谢紊乱、血栓性浅静脉炎等。

【护理目标】

病人营养不良得到纠正;病人体液平衡;病人的潜在并发症得到有效预防,或并发症一旦发生,能得到及时发现与处理。

【护理措施】

（一）一般护理

1. 安置合适卧位　无特殊禁忌证者,进行肠内营养时,取床头抬高30°~45°的半卧位,有助于防止营养液反流和误吸。喂养结束后宜保持半卧位30~60分钟。
2. 营养液现用现配　严格执行无菌操作,配制好的营养液24小时内可用,备用时储存于4℃冰箱,使用前需常温下复温0.5~1小时。肠外营养液尽可能用输液泵输注,合理安排输入速度,保证营养液于24小时内输注完毕。

（二）病情观察

1. 若病人突然出现呛咳、呼吸急促或咳出类似营养液的痰液时,疑有误吸可能。鼓励和刺激病人咳嗽,排出吸入物和分泌物,必要时经鼻导管或气管镜清除误吸物。
2. 经胃进行肠内营养时,每次输注营养液前及连续输注过程中(每隔4小时)评估胃内残留量,若超过100~150ml,应减慢或暂停输注,适当调整喂养量,必要时遵医嘱使用胃肠促动药,以防胃潴留引起反流和误吸。
3. 准确记录病人24小时出入液量,遵医嘱动态监测血糖、电解质、肝肾功能,评估营养状况,发现异常及时汇报医生处理。

(三)治疗配合

1. 肠内营养支持病人的护理

(1) 输注原则：应遵循循序渐进原则，开始时采用低浓度、低剂量、低速度，逐渐增加。浓度由 12% 渐增至 25%，滴速由 40ml/h 开始，每次不宜超过 200ml。食物、药物磨碎后用水稀释，充分溶解，以免堵塞管道。管饲时食物温度在 30～40℃。

(2) 管道护理：①选择管径适宜的喂养管：管径越粗，对食管下段括约肌的扩张作用越大，发生胃内容物反流的机会也越大。②妥善固定喂养管：经鼻置入的管道应妥善固定于鼻翼及面颊部；造瘘管采用缝线固定于腹壁。③输注前确定喂养管尖端位置是否恰当：首次借助 X 线检查确定管端位置；输注前观察管道在体外的标记有无变化，判断管道是否移位。④保持通畅：管饲导管喂食前、后用 10～20ml 温水冲洗管道。⑤导管每 3～5 天更换 1 次，盛放营养液的器具及接管每日更换。

(3) 并发症护理

1) 恶心、呕吐：主要原因有胃排空障碍，注入速度过快、过量，营养液的渗透压过高，脂肪比例过高，营养液的温度过低等。注意营养液输注的浓度、速度、总量和温度，遵循由低到高、由少到多、由慢到快的原则，营养液预热至 38～40℃左右。如果是由于胃排空障碍所致，应用胃肠促动药。

2) 腹泻：是肠内营养支持中常见的并发症。应随时调整胃肠营养液的浓度；选用无乳糖的营养液，并给病人口服胰酶；纠正低蛋白血症，增加肠黏膜绒毛的吸收能力；如果腹泻严重，则暂时停用肠内营养，改用肠外营养支持。

3) 腹胀与肠痉挛：输注速度过快、营养液温度过低、高渗透压均可发生肠痉挛、腹痛和腹胀。

4) 误吸：病人取半卧位，防止反流引起误吸；在输注营养液过程中，每 4 小时抽吸 1 次胃内残余液体量，如大于 150ml，暂停输注营养液；误吸时出现呛咳、咳出营养液样物、喘憋或呼吸急促，应鼓励病人咳嗽，立即吸出胃内营养液，必要时经气管镜清除吸入的异物。

5) 黏膜和皮肤损伤：主要是长期留置硬质鼻饲管压迫所致。选用质地柔软、口径适宜的喂养管。用油膏涂拭鼻腔黏膜起润滑作用，防止鼻咽部黏膜长期受压而产生溃疡。经肠造瘘者，保持造瘘口周围皮肤干燥、清洁，防止造瘘口周围皮肤损伤。

 边学边练

护患角色扮演，根据模拟病人的临床表现，评估其可能存在的并发症并予以解决。

2. 肠外营养支持病人的护理

(1) 合理安排输液顺序和控制输液速度：①对已有水电解质紊乱者，先予纠正。②输注速度不超过200ml/h,常连续匀速输注,不可突然大幅度改变输液速度。③根据病人24小时出入量合理补液,维持水、电解质、酸碱平衡。

(2) 管道护理:①妥善固定导管。注意观察置管深度,防止移位、外渗。观察穿刺点有无局部感染症状,如红肿、硬结、脓性分泌物。可疑导管感染时遵医嘱留取血培养及拔除导管留取导管尖端进行细菌培养。②遵守无菌操作原则。导管穿刺点局部消毒后,更换无菌贴膜,操作中严格遵循正确手卫生原则,戴口罩、手套,严格执行无菌技术操作,使用最大无菌屏障预防感染。③定期更换导管。外周静脉导管使用72~96小时后更换,以预防静脉炎的发生。长期输注病人选择中心静脉导管。④保持管路通畅。输注结束时应用生理盐水或肝素稀释液脉冲式正压封管。

(3) 并发症护理

1) 静脉导管感染:表现为静脉置管处局部红、肿、热、痛,出现寒战、高热等,外周血白细胞计数升高。一旦出现上述表现应立即拔除导管,并做细菌培养和药敏试验。

2) 空气栓塞:表现为病人面色苍白、出冷汗、呼吸急促、胸痛、动脉血气分析值异常。一旦发生空气栓塞应立即让病人取左侧卧位,头低脚高;通知医生及时处理;协助从中心静脉管道中抽气,同时嘱病人屏气;监测血气分析变化。

3) 体液过多:原因是病人心功能差,溶液输注过快、过量。病人出现心悸、气促、胸闷,咳粉红色血性泡沫痰,软组织水肿,心率增快、CVP>15cmH$_2$O,应立即报告医生及时处理。遵医嘱应用强心、利尿药物;病人取坐位或半坐卧位;吸入经50%乙醇湿化的氧气,减轻肺水肿。

4) 代谢性并发症:如糖代谢紊乱,发生原因为补充不足、糖代谢异常、肠外营养浓度高和速度快、肝功能损害等。

5) 气胸:主要原因是穿刺置管时角度过大,穿透血管壁并刺穿胸膜。一旦发生气胸,应立即停止穿刺,退出穿刺针,局部压迫,密切观察呼吸情况,给病人吸氧,出现呼吸困难应及时引流胸膜腔积气。

(四) 健康指导

1. 生活指导　耐心解释营养治疗的重要性和必要性,取得病人配合。告知病人术后恢复经口饮食是循序渐进的过程,当病人胃肠道功能恢复,在允许摄食情况下,鼓励病人经口摄食或行肠内营养,以降低和防止肠外营养相关并发症。指导病人和家属饮食护理的内容,保持均衡饮食。

2. 康复指导　指导携带喂养管出院的病人及家属掌握居家喂养方法和护理方法,包括营养液的输注技术、营养状况的自我监测、导管的护理等。向肠外营养者说明深静脉置管的重要性,保持管路通畅的重要性;翻身或活动时,避免导管和输液器受压、扭曲、滑脱;避免用手抓撕敷贴而导致管道脱落;治疗结束需要拔管时,告知拔管后要压迫穿刺点5~10分钟,防止空气进入血液引起空气栓塞。

3. 随访指导　定期随访,监测家庭内营养支持的效果。制订饮食计划,指导均衡营养,嘱病人定期到医院复诊。

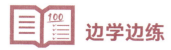

边学边练

护患角色扮演,对病人开展健康指导。

【护理评价】

病人营养不良是否得到纠正;病人体液是否平衡;病人的潜在并发症是否得到有效预防,或并发症一旦发生,是否能得到及时发现与处理。

 知识拓展

静脉药物配置中心

静脉药物配置中心,是根据国际标准建立的集临床药学与科研为一体的医疗机构。它是在符合药品生产质量管理规范、依据药物特性设计的操作环境下,由受过培训的药学技术人员,严格按照操作程序,进行包括全静脉营养液、细胞毒性药物和抗生素等静脉用药的配制,为临床药物治疗与合理用药服务。

(师 思)

第五节 麻醉病人的护理

 工作情景与任务

导入情景

病人,女,32岁,在局部浸润麻醉下行"前臂纤维瘤切除术",局部注入利多卡因300mg。注药后约10分钟,病人出现眩晕、寒战、四肢抽搐、惊厥,继而出现呼吸困难、血压下降、心率减慢。

工作任务:
1. 正确为该病人作出护理评估并提出护理诊断。
2. 正确对病人采取护理措施。

麻醉是指应用药物或其他方法使病人的全身或局部暂时失去感觉,以达到无痛的目的,为手术或其他医疗检查及治疗提供条件。麻醉药物对机体的生理功能会产生不同程度的干扰,甚至危及生命。要认真做好麻醉前准备、麻醉中配合和麻醉后护理,才能确保病人的安全和取得满意的麻醉效果。

麻醉前应全面评估病人,明确其对麻醉和手术的耐受情况,认真做好麻醉前准备;麻醉中应严密监测病人的呼吸、循环、神经系统重要脏器的功能,维持和调控病人的生理功能,及时发现并处理麻醉并发症;麻醉后应关注病人的复苏情况,确保病人安全度过麻醉恢复期。

一、麻醉的分类和方法

根据麻醉作用部位和所用药物的不同,临床麻醉可分为局部麻醉、椎管内麻醉、全身麻醉三大类。

(一)局部麻醉

局部麻醉简称局麻,指将局麻药应用于身体局部,暂时阻断某些周围神经的冲动传导,使这些神经所支配的区域产生麻醉作用,病人局部无痛而意识清醒。局麻是一种简便易行、安全有效、并发症较少的麻醉方法,适用于较表浅、局限的手术。

1. 常用局麻药物　按照化学结构不同,局麻药可分为两大类:①酯类,包括普鲁卡因、丁卡因等,此类药物可能引起过敏反应。②酰胺类,包括利多卡因、丁哌卡因(布比卡因)等。

2. 常用麻醉方法

(1)表面麻醉:将穿透力强的局麻药应用于黏膜表面,使其透过黏膜而阻滞黏膜下的神经末梢,产生麻醉作用的方法,称为表面麻醉,常用于鼻、眼、咽喉、气管及尿道等处的浅表手术或检查。

(2)局部浸润麻醉:沿手术切口线分层注入局麻药,阻滞神经末梢,称为局部浸润麻醉。

(3)区域阻滞麻醉:围绕手术区,在其四周和底部注射局麻药,阻滞手术区的神经干和神经末梢,称为区域阻滞麻醉,适用于局部肿块切除。

(4)神经阻滞麻醉:将局麻药注入神经干、丛、节的周围,阻滞其神经传导,使所支配的区域产生麻醉作用,称为神经阻滞麻醉,常用于颈丛、臂丛神经阻滞,肋间神经阻滞,指(趾)神经阻滞等。

(二)椎管内麻醉

椎管内麻醉是将局麻药注入椎管内的某一腔隙,使部分脊神经的传导功能发生可逆性阻滞的麻醉方法。椎管内麻醉属于广义上的局部麻醉,但由于有其特殊性,临床上习惯将其单独分类。椎管内麻醉期间,病人意识清醒、镇痛效果确切、肌肉松弛良好,但对呼吸和循环功能影响明显,甚至可能危及生命;对内脏牵拉反应抑制作用较弱,病人易发生恶心、呕吐反应。椎管内麻醉根据注药部位不同,分为蛛网膜下腔阻滞麻醉(简称腰麻)和硬膜外隙阻滞麻醉。

1. **蛛网膜下腔阻滞** 指将局麻药注入蛛网膜下腔,阻断部分脊神经的传导功能,使其支配的相应区域产生麻醉作用的方法,适用于2~3小时内的下腹部、盆腔、下肢及肛门会阴部的手术。

2. **硬脊膜外隙阻滞麻醉** 简称硬膜外麻醉,指将局麻药注入硬脊膜外间隙,阻断部分脊神经的传导功能,产生节段性脊神经阻滞,使其支配的相应区域产生麻醉作用的方法。硬膜外麻醉分为单次阻滞麻醉和连续阻滞麻醉两种。硬膜外麻醉适用范围较广,常用于横膈以下各种手术,也可用于颈、胸部手术。

(三) 全身麻醉

全身麻醉简称全麻,指麻醉药经呼吸道吸入或静脉注射进入体内,产生中枢神经系统抑制,使病人意识暂时消失、全身痛觉丧失、遗忘、反射抑制和一定程度的肌肉松弛。全身麻醉是目前临床上常用的麻醉方法,它包括吸入麻醉和静脉麻醉。

1. **吸入麻醉** 指将挥发性麻醉药物或气体经呼吸道吸入肺内,再经肺泡毛细血管吸收进入血液循环,到达中枢神经系统,产生全身麻醉的方法。由于麻醉药经肺通气进入体内和排出,故麻醉深浅程度的可控性较其他方法更为容易,应用广泛。

2. **静脉麻醉** 指将麻醉药经静脉注射进入体内,通过血液循环作用于中枢神经系统而产生全身麻醉的方法。其优点是诱导快、对呼吸道无刺激、不污染手术室、麻醉苏醒期较平稳,使用时无需特殊设备;缺点为麻醉深度不易调节,容易产生快速耐药,无肌松作用,长时间用药后可致体内蓄积和苏醒延迟,常用于吸入性麻醉的诱导以及复合麻醉。

复合麻醉是合并或配合使用不同药物和/或方法施行麻醉的方法。复合麻醉有利于减少使用单一药物或方法所产生的不良反应,提高麻醉效果。

二、麻醉前病人的护理

任何麻醉都可能给病人带来不同程度的损害和风险。为了保障病人麻醉期间的安全,增强病人对手术和麻醉的耐受性,避免麻醉意外,减少麻醉后并发症,必须做好麻醉前评估和准备工作。

【护理评估】

1. **健康史** 了解病人麻醉史、手术史、药物过敏史;有无烟酒嗜好;询问激素类药、镇痛催眠药、抗高血压药、抗凝药、降血糖药等药物使用情况。

2. **身体状况**

(1) 了解病人生命体征的变化,评估病人神志、精神状态及营养情况。

(2) 评估心、肺、肝、肾、脑等重要器官功能情况。

(3) 了解有无发热、贫血、凝血功能障碍和体液失衡等情况。

(4) 了解有无牙齿松动或义齿等。

(5) 检查穿刺部位有无皮肤感染、脊柱畸形等。

3. 心理社会状况　评估病人及家属对麻醉方式、麻醉前准备、麻醉中护理配合和麻醉后康复知识的了解程度,是否存在焦虑或恐惧等不良情绪,有无担心的问题,家庭和工作单位对病人的支持程度等。

4. 辅助检查

(1) 实验室检查:血常规、尿常规、便常规、出凝血时间测定和肝肾功能、血清电解质测定等生化检查。

(2) 胸片、心电图检查:了解心、肺有无异常。

【常见护理诊断/问题】

1. 焦虑/恐惧　与担忧手术、麻醉效果和预后等有关。

2. 知识缺乏:缺乏麻醉等有关知识。

3. 潜在并发症:呼吸或循环功能异常、药物的不良反应等。

【护理目标】

病人的焦虑、恐惧心理减轻,情绪稳定;病人对麻醉有充分的认识,能说出麻醉及护理的相关知识及配合要点;病人未发生并发症,或并发症一旦发生,能得到及时发现与处理。

【护理措施】

1. 一般准备

(1) 休息与营养:病人应注意休息,保证睡眠。麻醉前应指导病人加强营养,尽量改善病人营养不良状况,遵医嘱纠正脱水、电解质紊乱和酸碱平衡失调,提高麻醉耐受力。

(2) 胃肠道准备:常规做好胃肠道准备,以免手术期内发生胃内容物反流、呕吐或误吸以及由此导致的窒息或吸入性肺炎。通常成人择期手术前禁食8~12小时,禁饮4小时,新生儿、婴幼儿禁食(奶)4~8小时,禁水2~3小时,以保证胃排空。急症手术病人也应充分考虑胃排空问题。

2. 心理护理　对于麻醉和手术,病人常感到紧张、焦虑,甚至恐惧。这些心理反应对其生理功能有不同程度的干扰,并可能对整个围手术期产生不良影响。术前应有针对性地消除病人的思想顾虑和焦虑情绪,耐心听取并解答其疑问。过度紧张者,遵医嘱给予药物辅助治疗;有心理障碍者,应请心理医生协助处理。

3. 病情观察

(1) 生命体征:严密监测病人体温、脉搏、呼吸、血压情况。

(2) 了解病情:病情是否平稳,能否按计划手术。血压、血糖是否控制在适度范围。

(3) 其他:术日晨了解女病人是否月经来临;有无牙齿松动,义齿是否取出。

4. 麻醉配合

(1) 控制伴随疾病:遵医嘱治疗合并的内科疾病尤其是冠心病、糖尿病和高血压等,使病人各脏器功能处于较好的状态。

（2）麻醉前用药

1）用药目的：①消除病人紧张、焦虑及恐惧情绪，减少全麻药的副作用。②缓解或消除麻醉操作可能引起的疼痛和不适，增强麻醉效果。③抑制呼吸道腺体分泌，减少唾液分泌，维持呼吸道通畅。④消除因手术或麻醉引起的不良反射，如牵拉内脏引起的迷走神经反射，抑制交感神经兴奋，维持血流动力学的稳定。

2）常用药物：①镇静药和催眠药：有镇静、催眠、抗焦虑及抗惊厥作用，对局麻药的毒性反应也有一定的预防作用。催眠药常用苯巴比妥；镇静药常用地西泮。②镇痛类药物：具有镇静与镇痛作用，与全身麻醉药有协同作用，可减少麻醉药用量。椎管内麻醉时作为辅助用药，以减轻内脏牵拉反应。常用药物有吗啡和哌替啶。③抗胆碱类药物：抑制腺体分泌，解除平滑肌痉挛及迷走神经兴奋对心脏的抑制作用，常用药物有阿托品和东莨菪碱。

3）用药时间和途径：麻醉前用药一般在麻醉前 30～60 分钟肌内注射。精神紧张者，可于术前晚口服催眠药或镇静药，以消除病人的紧张情绪。

5. 健康指导

（1）生活指导：按时禁食、禁饮，减少麻醉中、麻醉后呕吐的可能性；如果发生恶心、呕吐，头部应偏向一侧，防止误吸，同时放松情绪、深呼吸，配合护士清理口腔分泌物。

（2）疾病知识指导：帮助病人认识麻醉前的相关知识，使病人对麻醉的风险及可能出现的并发症有足够的认识和心理准备，从而更好地配合麻醉的护理工作。

【护理评价】

病人是否情绪及心理状态平稳；病人是否对麻醉有充分的认识，能说出麻醉及护理的相关知识、配合要点；病人并发症是否得到预防，或并发症一旦发生，是否能得到及时发现与处理。

三、麻醉后病人的护理

【护理评估】

1. 健康史　应了解手术过程及术中麻醉情况，如麻醉方式、麻醉药使用情况；术中失血量、输血量及补液量；术中排尿情况；术中有无呕吐及呼吸、循环等异常情况。

2. 身体状况　评估麻醉、手术对机体的影响，重点关注不同的麻醉方法可能出现的并发症。

（1）局麻药不良反应

1）毒性反应：局麻药吸收入血，一旦血药浓度超过一定阈值，就会发生毒性反应，严重时可危及病人生命安全。常见原因：①一次用量超过病人的耐受量。②意外注入血管内。③注药部位血供丰富，吸收增快。④病人因体质衰弱等原因导致耐受力降低。

毒性反应主要表现为中枢神经系统和心血管系统的影响，且中枢神经系统对局麻药更为敏感。①中枢毒性表现:轻度反应时病人常出现舌或口唇麻木、头痛眩晕、耳鸣、视物模糊、多语、寒战、惊恐不安和定向力障碍等;如果继续发展,则可意识丧失,并出现面肌和四肢的震颤、抽搐和惊厥,甚至呼吸停止。②心血管毒性表现:早期表现为心率增快、血压升高等;严重时出现心率减慢、血压下降、心律失常,甚至心搏骤停。

边学边练

评估本节"工作情景与任务"中病人的身体状况,提出主要护理诊断。

2) 过敏反应:酰胺类药物罕见,酯类药物发生机会较多。如在使用少量局麻药后,出现荨麻疹、咽喉水肿、支气管痉挛、低血压及血管神经性水肿等,严重时可危及生命。

(2) 椎管内麻醉并发症

1) 循环功能异常:血压下降、心率减慢等,甚至出现心脏停搏。

2) 呼吸功能异常:胸闷气短、咳嗽无力、发绀等,甚至出现呼吸骤停。

3) 消化功能异常:恶心、呕吐。

4) 尿潴留:因支配膀胱的副交感神经纤维很细,对局麻药很敏感,阻滞后恢复较晚,即使皮肤感觉恢复,仍可发生尿潴留。下腹部、肛门或会阴部手术后切口疼痛及病人不习惯卧床等因素也可引起尿潴留,表现为膀胱内充满尿液不能排出。

5) 头痛:主要因腰椎穿刺时脑脊液流失,颅内压下降,颅内血管扩张刺激所致。常出现在术后2~7天,表现为抬头或坐立位时头痛加重,平卧时头痛减轻或消失。

6) 局麻药的毒性反应:多见于硬膜外麻醉,常因导管误入血管内或局麻药吸收过快所致。

(3) 全身麻醉的并发症

1) 呼吸道梗阻:呛咳、呼吸困难,甚至窒息。常为分泌物或呕吐物误吸、舌后坠、口腔分泌物堵塞、喉头水肿、喉痉挛等所致。

2) 呼吸抑制:呼吸减弱,甚至呼吸停止。

3) 吸入性肺炎及肺不张:由误吸、痰液黏稠致呼吸道阻塞引起。

4) 低血压:主要原因有失血过多、麻醉过深及手术刺激对心血管的抑制所致。

5) 心律失常:因手术刺激、缺氧等因素而诱发。

6) 苏醒延迟或不醒:与麻醉药物种类、麻醉程度、有无呼吸系统或循环系统并发症等有关。

3. 心理社会状况 评估病人对麻醉后不适的认知及情绪反应。多数病人麻醉结束后早期可无明显的心理反应,当麻醉出现并发症时,病人可表现出焦虑,甚至恐惧。

4. 辅助检查 常规检测生命体征、血氧饱和度、血常规、尿常规,进行血电解质检查、血气分析,评估重要脏器功能有无异常改变等。

【常见护理诊断/问题】

1. 有受伤的危险　与全麻未完全清醒或感觉未完全恢复有关。
2. 潜在并发症:局麻药毒性反应、腰麻后头痛、尿潴留、呼吸道梗阻、呼吸抑制、心律失常、血压下降、吸入性肺炎、肺不张等。

【护理目标】

病人未发生意外伤害;病人未发生并发症,或并发症一旦发生,能得到及时发现与处理。

【护理措施】

1. 一般护理

(1) 饮食护理:全麻、椎管内麻醉病人术后早期禁食、禁饮,6小时后根据麻醉及病情恢复情况,遵医嘱给予合理饮食。

(2) 体位:硬膜外麻醉不会导致头痛,但因阻滞交感神经,血压多受影响,所以平卧(可不去枕)4~6小时;腰麻后应常规去枕平卧6~8小时,以预防腰麻后出现头痛。全麻未清醒者,取去枕平卧位,头偏向一侧,使口腔分泌物或呕吐物易流出,避免误吸。

(3) 防止意外损伤:在病人的苏醒过程中,应有专人守护。对有躁动者应做好防护,必要时加以约束。

(4) 维持体温正常:多数全麻、大手术病人体温偏低,应注意保暖;少数病人,尤其是小儿,全麻后偶有高热,甚至惊厥,应物理降温。

(5) 吸氧:全麻、大手术及年老体弱者术后常规给予低流量吸氧,待病人情况稳定后,可遵医嘱停止吸氧。

(6) 其他:局麻对机体影响小,若术中无异常,一般不需特殊护理。门诊手术后,留院观察30分钟,未出现异常即可以离开。

2. 心理护理　鼓励病人表达心理感受,耐心、细致地解释病人提出的问题,向病人及家属介绍麻醉及术后注意事项。对于过于紧张难以自控者,应告知医生,必要时遵医嘱给予镇静药。

3. 病情观察

(1) 意识、精神:病人是否清醒,有无麻醉药所致的幻觉及异常行为。

(2) 生命体征:根据病人情况,在麻醉后早期,每15~30分钟测量并记录生命体征,直到病人清醒。病人出现异常时,报告医生并协助处理。

(3) 液体出入:观察并记录补液量、尿量、伤口渗血情况及引流液的性质和量。

(4) 肢体感觉、运动:观察评估病人肢体感觉、运动有无异常。

(5) 其他:病人有无恶心、呕吐、头痛、尿潴留等异常情况。

4. 麻醉配合

(1) 维持呼吸功能:①保持呼吸道通畅:全麻病人术前禁烟2周。全麻后未清醒前去枕平卧,头转向一侧。舌后坠者托其下颌,头部后仰,必要时放置口咽通气道;及时清除口咽部分泌物；喉头水肿者给予吸氧、糖皮质激素治疗，严重者行气管切开。②协助呼吸：呼吸减弱或呼吸困难者，应持续吸氧；必要时继续维护或协助气管插管与机械人工呼吸等。

（2）维持循环功能：维持心功能和保持血压稳定，常规行心电监护，必要时监测中心静脉压。发现血压下降、心律失常等异常，及时报告医生，遵医嘱处理。

（3）局麻药不良反应的护理

1）毒性反应的护理：主要预防措施有5项。①一次用药量不应超过限量。②注药前回抽，无回血再注射。③根据病人具体情况及用药部位酌减剂量。④如无禁忌，局麻药内可加入适量肾上腺素。⑤麻醉前给予苯二氮䓬类或巴比妥类药物，以提高毒性阈值。

处理：一旦发生毒性反应，立即停药，保持呼吸道通畅，尽早给氧，积极对症处理，维持生命体征平稳。如发生呼吸、心搏骤停，应立即进行心肺复苏。

边学边练

角色扮演，针对本节"工作情景与任务"中的病人情况采取护理措施。

2）过敏反应的护理：因局麻药皮肤过敏试验的假阳性高达50%，故不必常规做皮试，若病人有过敏史，可选用酰胺类局麻药；一旦发生过敏反应，立即停药，保持呼吸道通畅，给氧，遵医嘱注射肾上腺素，同时给予糖皮质激素和抗组胺药；维持循环稳定。

（4）麻醉后并发症的护理

1）防治腰麻后头痛：腰麻后头痛多在麻醉术后1~2日内开始，第3天剧烈，多数病人7日内症状消失，个别病人可长达6个月以上。疼痛位于枕部、顶部或颞部，呈搏动性，抬头或坐立位时加剧，平卧后减轻或消失，也有部分病人表现为持续头痛。主要预防措施：①术后常规去枕平卧6~8小时。②保证输入足量液体，防止脱水。

处理：①取平卧位休息，每日补足液体。②遵医嘱给予镇痛或镇静类药物。③用腹带捆紧腹部。④严重者于硬膜外腔注入生理盐水等。

2）尿潴留：通过术前指导，向病人或家属解释术后出现尿潴留的原因，指导病人练习床上排尿，嘱病人术后一旦有尿意及时排尿，以防止出现尿潴留。

处理：①利用条件反射诱导排尿，如听流水声或用温水冲洗会阴部。②可热敷、按摩下腹部、膀胱区，或针灸相关穴位促进排尿。③遵医嘱肌内注射副交感神经兴奋药如卡巴胆碱。④必要时留置导尿管。

（5）缓解疼痛：随着麻醉作用消失，病人手术部位可出现程度不等的疼痛，影响病人的睡眠、早期活动和饮食。传统的术后镇痛方法有口服药物、肌肉、皮下、静脉注射药物和直肠给药等。这些方法存在局限性和隐患，如：①不能及时止痛。②血药浓度波动大，有效镇痛时间有限，镇痛效果往往不够满意。③不能个体化用药。④重复肌内注射造成注射部位疼痛，对病人产生不良的心理影响。目前以硬膜外镇痛和病人自控镇痛法为好。

护士应告知病人及家属自控镇痛装置正确的使用方法及注意事项；避免翻身、活动时导管扭曲折叠或导管脱落等。

知识拓展

病人自控镇痛

病人自控镇痛即在病人感到疼痛时，可自行按压自控镇痛装置的给药键，按设定的剂量注入镇痛药，从而达到止痛效果。它弥补了传统镇痛方法存在的镇痛不足和忽视病人个体差异，以及难以维持血药浓度稳定等问题。自控镇痛装置包括：注药泵；自动控制装置，一般用微电脑控制；输注管道和防止反流的单向活瓣等。

（6）对症处理：恶心呕吐者，积极预防误吸，查明原因，对症处理；椎管穿刺部位血肿或感染者，配合医生积极给予止血、抗感染治疗，必要时切开椎板减压、排脓。

5. 健康指导

（1）疾病知识指导：麻醉后不适或出现并发症，一般具有时间性，随着麻醉药物作用的消失，可不留任何后遗症。

（2）随访指导：少数腰麻后头痛者出院时仍未缓解，不必忧虑，注意休息和营养，均能自愈。

【护理评价】

病人意外受伤是否得以预防；并发症是否得到有效预防，或并发症一旦发生，是否能得到及时发现与处理。

（刘文芳）

第六节　围手术期病人的护理

工作情景与任务

导入情景

病人，男，17岁，主因转移性右下腹痛3天来诊，伴有恶心、呕吐，呕吐物为胃内容物。1小时前突然疼痛加剧，有里急后重感，排1次黏液便。查体：全腹有压痛、反跳痛、肌紧张，以右下腹为重。门诊以"急性腹膜炎、阑尾穿孔"收住院，拟急诊行手术治疗。查体：T 39℃，P 138次/min，R 28次/min，BP 110/70mmHg。护士发现病人在得知需手术治疗后，情绪极度紧张，拒绝与人沟通。

工作任务：
1. 评估病人病情，列出主要的护理诊断。
2. 进行术前准备，做好手术后护理。

围手术期是指从确定手术治疗时起，到与本次手术有关的治疗基本结束为止的一段时间，它包括手术前、手术中、手术后三个阶段。①手术前期：从病人决定接受手术到将病人送至手术台。②手术期：从病人被送上手术台到病人手术后被送入复苏室（观察室）或外科病房。③手术后期：从病人被送到复苏室或外科病房至病人出院或继续追踪。围手术期护理是指在围手术期为病人提供全程、整体的护理。其目的是加强术前至术后整个治疗期间病人的身心护理，通过全面评估，充分做好术前准备，并采取有效措施维护机体功能，提高手术安全性，减少术后并发症，促进病人康复。

病人的术前准备与疾病的轻重缓急、手术范围的大小有密切关系。按照手术的时限性，外科手术可分为三种。①急症手术：如外伤性肝、脾破裂等病情危急，需要在最短时间内进行必要的准备后立即手术，以抢救病人的生命。②限期手术：如各种恶性肿瘤根治术等，手术时间虽可选择，但不宜延迟过久，应在尽可能短的时间内做好术前准备。③择期手术：如一般的良性肿瘤切除术等，手术的时间不会影响治疗的效果，可在充分的术前准备后选择合适时机进行手术。

一、手术前病人的护理

手术前护理的重点在于做好病人身心两方面的准备，给予病人有关手术的健康指导，以便病人更安全地耐受手术。

【护理评估】
（一）健康史
重点了解与本疾病有关或可能影响病人手术耐受力及预后的病史。

1. 一般资料　如性别、年龄、职业、文化程度、生活习惯、是否有烟酒嗜好等。
2. 现病史　了解本次疾病的发病原因、表现及处理过程。
3. 既往史　注意是否有手术史、外伤史及过敏史。详细询问病人有无心脏病、高血压、糖尿病、哮喘、慢性支气管炎、结核、肝炎、肝硬化、肾炎、贫血等病史及既往对疾病的治疗等。
4. 用药史　如抗凝药、镇静药、抗生素、降压药、皮质激素等的使用情况及不良反应。
5. 月经、生育史　如女性病人的月经情况及婚育史等。
6. 家族史　家族成员有无同类疾病、遗传病史等。

（二）身体状况
1. 营养状态　有无贫血、水肿；通过临床检查、人体测量、生化检查等多项营养评价手段,判定机体营养状况,确定营养不良的类型和程度,评估营养不良所致的危险性。

2. 主要器官及系统功能状况　术前进行全面体格检查,了解病人心、肺、肝、肾、消化系统、内分泌系统、血液系统以及免疫系统功能等。

3. 手术耐受力　评估病人的手术耐受力。①耐受良好:全身情况较好、无重要内脏器官功能损害、疾病对全身影响较小者。②耐受不良:全身情况不良、重要内脏器官功能损害较严重、疾病对全身影响明显、手术损害大者。

(三)心理社会状况

病人因担心手术效果及危险性,惧怕麻醉、疼痛、术后并发症,以及经济负担、家庭角色变化等,常有焦虑、恐惧等心理及情绪状态的改变。故术前应了解病人的心理问题及产生心理问题的原因,了解家庭成员对病人的关心及支持程度,了解家庭的经济承受能力等。

(四)辅助检查

了解实验室各项检查结果,如血、尿、便三大常规和血生化检查结果,了解 X 线、B 超、计算机断层扫描(CT)及磁共振成像(MRI)等影像学检查结果,以及心电图、内镜检查报告和特殊检查结果。

【常见护理诊断/问题】

1. 焦虑/恐惧　与缺乏手术和麻醉的相关知识、担忧疾病预后及经济负担重、医院环境陌生等有关。

2. 营养失调:低于机体需要量　与疾病消耗、营养摄入不足有关。

3. 睡眠型态紊乱　与疾病导致的不适、环境改变和担忧有关。

4. 知识缺乏:缺乏术前准备、手术治疗等相关知识。

5. 体液不足　与疾病所致体液丢失、液体摄入量不足等有关。

【护理目标】

病人情绪平稳,能配合各项检查和治疗;营养状态改善;病人安静入眠,休息充分;病人和家属能说出治疗、护理的相关知识及配合要点;病人体液得以维持平衡,无水、电解质及酸碱平衡失调,主要脏器灌注良好。

【护理措施】

(一)一般准备与护理

1. 饮食护理和休息　加强饮食指导,鼓励病人摄入营养丰富、易消化的食物;急腹症病人需禁饮食,给予静脉输入营养物质。消除引起不良睡眠的诱因,创造安静舒适的环境,告知病人放松技巧,改善病人的睡眠。病情允许者,适当增加白天活动,必要时遵医嘱给予镇静安眠药。

2. 适应性训练　包括术前练习在床上大小便,教会病人自行调整卧位和床上翻身的方法,指导病人练习术中体位,教会病人正确的深呼吸、咳嗽和咳痰方法。

3. 呼吸道准备　目的是改善通气功能,预防术后并发症。主要措施是吸烟者,术前 2

周戒烟;训练深呼吸和有效咳嗽,增加肺通气量;已有肺部感染者,遵医嘱给予抗生素;痰液黏稠者,可采用雾化吸入,并配合拍背或体位引流排痰。

4. 胃肠道准备 ①成人从术前8~12小时开始禁食,术前4小时开始禁饮,以防麻醉或术中呕吐引起窒息或吸入性肺炎。必要时可行胃肠减压。②消化道手术病人,术前1~2天开始进食流质饮食。③非肠道手术前,嘱病人术前1天晚上排便,必要时行灌肠或口服导泻剂,促使残留粪便排出,以防麻醉后肛门括约肌松弛,粪便排出,增加污染机会。④结直肠手术,于术前3天开始做肠道准备。⑤幽门梗阻者术前洗胃。

5. 手术区皮肤准备 目的是清除皮肤上的病原微生物,以防切口感染。

(1)洗浴:术前1日下午或晚上,清洁皮肤。协助病人沐浴、洗头、修剪指甲、更换清洁衣服等。细菌栖居密度较高的部位(如手、足),或不能接受强刺激消毒剂的部位(如面部、会阴部),术前可用氯己定反复清洗。腹部手术者,应注意脐部清洁。若皮肤上有胶布粘贴的痕迹或油脂,用松节油或75%的酒精擦净。

(2)备皮:注意与病人沟通,保护病人隐私,体现人性化服务;操作时动作平稳轻柔,避免刮伤皮肤。手术区域若毛发细小,可不必剃毛;若毛发影响手术操作,手术前应予剃除。备皮范围包括切口周围至少15cm的区域,不同手术部位的备皮范围见表1-7、图1-3,备皮方法见表1-8。

表1-7 常见手术皮肤准备的范围

手术部位	备皮范围
颅脑手术	剃除全部头发及颈部毛发,保留眉毛
颈部手术	上自唇下,下至乳头水平线,两侧至斜方肌前缘
乳房及前胸手术	上至锁骨上及肩上,前至健侧锁骨中线,后至腋后线
胸部手术	上自锁骨上及肩上,下至脐水平,包括同侧上臂和腋下,胸背均超过中线5cm
腹部手术	上自乳头水平线,下至耻骨联合,两侧至腋后线,清洁并消毒脐部
腹股沟区及阴囊部手术	上自脐水平线,下至大腿上1/3内侧,两侧至腋后线,包括会阴部,剔除阴毛
肾脏手术	上自乳头水平线,下至耻骨联合,前后均过正中线
会阴部及肛门手术	上自髂前上棘,下至大腿上1/3,包括会阴及臀部,剔除阴毛
四肢手术	以切口为中心包括上下方各20cm以上,一般为全周整个肢体备皮或上下各超过一个关节,修剪指甲

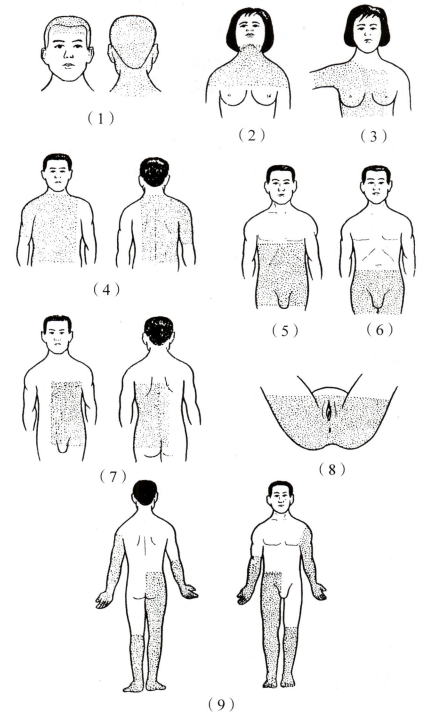

图1-3 手术区皮肤准备范围

(1) 头部手术;(2) 颈部手术;(3) 乳房及前胸手术;(4) 胸部手术;(5) 腹部手术;(6) 腹股沟及阴囊部手术;(7) 肾区手术;(8) 会阴及肛门手术;(9) 四肢手术。

表1-8 备皮方法

步骤	操作方法
1. 核对	核对姓名、床号、床尾卡及腕带
2. 检查	确定手术部位,检查备皮范围内有无皮肤损伤、感染、皮肤疾病等,铺防渗治疗巾保护床单位,暴露备皮部位
3. 清洁	用温水及皂液擦洗局部皮肤
4. 剃毛	用海绵蘸取皂液涂擦备皮区域,一手绷紧皮肤,一手持剃皮刀,分区、顺毛发生长方向剃净(以免损伤毛囊)毛发,剃毛刀应与皮肤成45°角,腹部需用酒精棉签清除脐部污垢和油脂
5. 清洗	用毛巾浸热水洗去局部毛发、皂液。如病情允许可督促或协助病人沐浴,修剪指甲,更换清洁衣裤
6. 病人安置	协助病人取舒适卧位

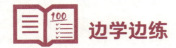

边学边练

角色扮演,给本节"工作情景与任务"中的病人进行手术区皮肤准备。

6. 备血和补液　拟行大、中手术前,遵医嘱做好血型鉴定和交叉配血试验,备好一定数量的浓缩红细胞或血浆;凡有水、电解质、酸碱平衡失调或贫血者,术前予以纠正。

7. 术日晨的护理　①检查手术野皮肤准备是否符合要求。②测量并记录生命体征,若发现病人有体温、血压升高或女性病人月经来潮时,及时报告医生,必要时延期手术。③进入手术室前,指导病人排空尿液,手术时间在4小时以上或是盆腔手术者,留置导尿管,使膀胱处于空虚状态,以免术中误伤。④遵医嘱术前半小时给术前用药。⑤胃肠道及部分上腹部手术者应安置胃管。⑥病人入手术室前取下义齿、首饰等。⑦准备手术中需要的物品,如病历、影像资料、药品、引流瓶等,并随病人带入手术室。⑧与手术室接诊人员仔细核对病人、手术部位及名称等,做好交接。

(二)心理护理

1. 建立良好的护患关系　了解病人的病情及需要,给予解释和安慰。通过适当的沟通技巧,取得病人信任,尊重病人的权利和人格,为病人营造一个安全舒适的术前环境。

2. 心理支持　鼓励病人表达感受,倾听其诉说,帮助病人宣泄恐惧、焦虑等不良情绪;耐心解释手术必要性,介绍医院技术水平,增强病人对于治疗的信心。

3. 指导病人了解手术的相关知识　帮助病人认识疾病、手术的相关知识,解释术前准备、术中配合和术后注意事项,说明术前准备的必要性,讲解手术室环境及手术大致过程,对术中病人关心的问题给予耐心解释,使病人逐步掌握术后配合技巧及康复知识,并对手术的风险及可能出现的并发症有足够的认识和心理准备。

(三)术前检查

遵医嘱协助病人完成术前各项心、肺、肝、肾功能及凝血时间、凝血酶原时间、血小板计数等检查,必要时监测有关凝血因子。

(四)特殊准备与护理

1. **急症手术者** 在最短时间内做好急救处理的同时进行必要的术前准备。及时给予心理疏导,稳定病人情绪;按常规备皮、配血、做药物过敏试验及麻醉前准备;立即禁食、禁饮;有休克者尽快建立静脉通道,迅速补充血容量等。

2. **营养不良** 生化检查血清白蛋白在 30~35g/L 者补充富含蛋白质的饮食;若血清白蛋白低于 30g/L、血清转铁蛋白低于 1.5mg/L、体重 1 个月内下降 5% 者,存在营养不良,术前遵医嘱尽可能行肠内或肠外营养支持,以利于术后组织修复和创口愈合,提高机体抵抗力。

3. **高血压** 血压在 160/100mmHg 以下时不做特殊准备。若血压高于 180/100mmHg,术前遵医嘱用合适的降压药物,使血压稳定在一定的水平,但不要求降至正常后才做手术。若原有高血压病史,在进入手术室时血压急骤升高者,应及时告知手术医生和麻醉师,根据病情和手术性质决定实施手术还是延期手术。

4. **心脏病** 急性心肌梗死病人发病 6 个月内不行择期手术;6 个月以上且无心绞痛发作者,在严密监测下可施行手术;心力衰竭病人,在心力衰竭控制 3~4 周后再进行手术。

5. **糖尿病** 糖尿病病人对手术耐受性差,一般术前将血糖水平控制在正常或轻度升高状态(5.6~11.2 mmol/L)为宜。

(五)健康指导

1. **生活指导** ①戒烟,早晚刷牙,饭后漱口,保持口腔卫生。②术前加强营养,注意休息和活动,提高抗感染能力。③注意保暖,预防上呼吸道感染。

2. **疾病知识指导** 向病人及家属介绍疾病、手术及麻醉的相关知识,使其理解手术的必要性,掌握术前准备的具体内容。

3. **康复指导** 指导病人进行术前适应性锻炼,包括深呼吸锻炼、床上活动、床上使用便盆等。

【护理评价】

病人情绪及心理状态是否平稳,能配合治疗和护理;病人营养状态是否得以改善;病人是否睡眠良好;病人对疾病是否有充分认识,能说出治疗与护理的相关知识及配合要点;病人体液能否维持平衡。

边学边练

评估本节"工作情景与任务"中的病人,提出护理问题,制订术前护理措施。

二、手术室护理工作

手术室是为病人实施手术治疗的重要场所。手术室护理工作的重点是保证病人安全、严格无菌操作和进行恰当的术中配合,以确保麻醉和手术得以顺利进行。目前,手术室护士更趋于专业化,手术室专科护士的培养是我国手术室护理实践发展的策略和方向。

(一)手术室布局与环境

1. 位置 手术室应选择在大气含尘浓度较低的地方,并尽可能远离污染源,以保持空气洁净。低层建筑一般选择在中上层或顶层,高层建筑则设在中部。手术室要与手术科室、检验科、血库、消毒供应中心、复苏室、监护室等相邻近,最好有直接通道和通信设备。

2. 布局 应当遵循医院感染预防与控制的原则,做到布局合理、分区明确、标志清楚,人流、物流顺畅和洁污区域分开的基本原则。手术室按照洁净程度分3个区。

(1)非洁净区:设在手术室外侧,包括接收病人区、办公室、会议室、标本室、污物室、资料室、电视教学室、值班室、更衣室、医护人员休息室、手术病人家属等候室等。病人和工作人员应从不同通道进入手术室,交接病人应保持安静,病人在此换乘手术室平车进入手术间。

(2)准洁净区:设在手术室中间,包括通向限制区的走廊、物品准备室、麻醉恢复室、洗涤室、石膏室等。该区是非洁净区进入洁净区的过渡区域,必须按规定更衣、戴专用帽子和口罩方可进入;凡已手臂消毒或已穿无菌手术衣者,不可进入此区;进入者不得大声谈笑和高声喊叫。

(3)洁净区:设在手术室内侧,包括手术间、洗手间、手术间内走廊、无菌物品间、药品室、麻醉准备室等。非手术人员或非在岗人员禁止入内,此区内的一切人员及其活动都须严格遵守无菌原则。

3. 建筑要求 手术间的数量与手术科室床位之比一般为1:(20~25)。手术间的面积按照不同用途设计大小。天花板、地面及墙壁应选用坚实、光滑、无缝、易清洗、防火、耐消毒液腐蚀的材料制成。墙角应呈弧形,不易蓄积灰尘。手术间应有隔音、空气过滤净化装置,以防手术间相互干扰。保持空气清洁,室内温度应保持在21~25℃,相对湿度为40%~60%。

4. 装备与设施 手术间的基本配备包括多功能手术床、器械台、无影灯、麻醉机、输液柜、药品及敷料柜、读片灯、升降台等。现代化的手术室有中心供气系统、中心负压系统、中心压缩空气、各种监护仪、X 线摄影装置、显微外科设备、多功能控制面板、电视教学系统等。

(二) 手术室管理

手术室需要有良好的管理制度以保证手术室的洁净环境。

1. 手术室规章制度　手术室应认真执行各项消毒隔离制度，无关人员不得擅自进入；患有急性感染性疾病，尤其是上呼吸道感染者不得进入手术室；凡进入手术室的人员，必须换上手术室的清洁鞋帽、衣裤和口罩。手术室内人员应保持肃静，尽量避免咳嗽或打喷嚏，尽量减少人员活动。手术安排应将无菌手术及有菌手术严格分开；当一个手术室需连续做数个手术时，应先做无菌手术，后做污染或感染手术；手术室无菌物品应定期消毒，及时准备好手术用品及器械，急救物品应备齐；医院层流净化手术室，手术过程中应尽量减少手术间的开门次数，严禁开门进行手术。

2. 手术间的清洁和消毒　为保证手术的无菌环境，要建立严格的清洁消毒制度。每日手术结束后应及时对手术间进行清洁与消毒。日常的空气净化和消毒可以使用层流洁净系统、喷洒或熏蒸化学消毒剂；地面及室内物品用消毒液擦拭后再经紫外线照射消毒。

(三) 手术室常用手术器械与物品

1. 布类

(1) 手术衣：分大、中、小三号，用于遮盖手术人员身体，起隔离作用。手术衣前襟及腰部为双层，袖口为松紧口。折叠时衣身反面向外，领子在外侧。

(2) 手术单：包括大单、中单、手术巾及各种部位的手术单、洞巾等，它们均有各自的尺寸及折叠方法。

(3) 包布：为双层，用以包裹手术用品及敷料。布类物品应选择质地细柔厚实的棉布，采用高压蒸汽灭菌，保存时间为 7~14 日，过期应重新灭菌。目前应用一次性无纺布制作并经灭菌处理的手术衣帽、布单可直接使用，但仍不能完全代替布类物品。

2. 敷料类　包括吸水性强的脱脂纱布和脱脂棉花，前者包括不同大小的纱布垫、纱布块、纱布球("花生米")及纱布条；后者包括棉垫、带线棉片、棉球及棉签。敷料类用于术中止血、拭血、压迫及包扎等。各种敷料制作后包成小包，高压蒸汽灭菌。感染性手术用过的敷料需按规定送指定地点焚烧处理。

3. 器械类

(1) 基本器械：①切割及解剖器械，包括手术刀(图1-4)、手术剪(图1-5)、剥离器、骨凿、骨剪等。②夹持及钳制器械，包括止血钳(图1-6)、其他钳类及镊子(图1-7)、持针器(图1-8)等。③牵拉器械，包括各种拉钩、胸腹牵开器(图1-9)。④探查及扩张器械，包括各种探条、探子、探针等。⑤吸引器头(图1-10)。基本器械术后用多酶溶液浸泡刷洗、流水冲净、干燥、水溶性润滑剂保护，分类打包后高压蒸汽灭菌。锐利手术器械、不耐热手术用品或各种导管采用化学灭菌法，如采用 2% 的戊二醛浸泡 10 小时，用无菌水冲净后方可使用。

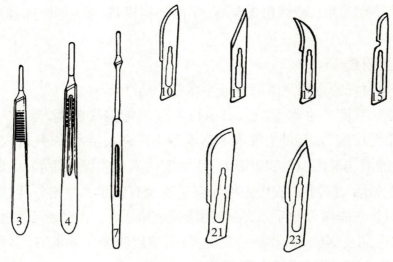

图 1-4 手术刀

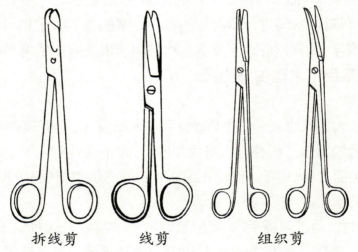

拆线剪　　　　线剪　　　　　组织剪

图 1-5 手术剪

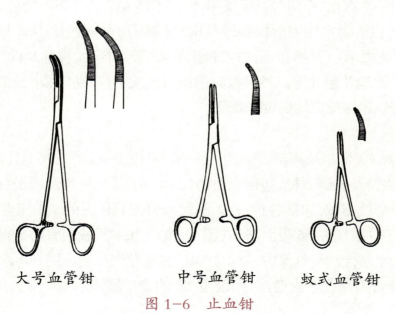

大号血管钳　　中号血管钳　　蚊式血管钳

图 1-6 止血钳

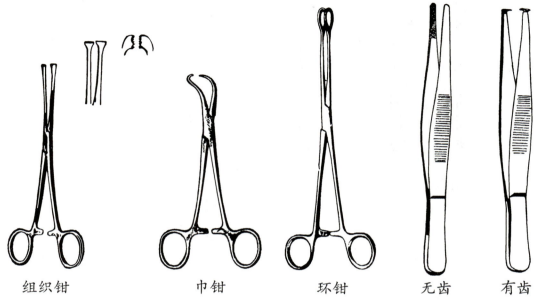

组织钳　　　巾钳　　　环钳　　　无齿　　有齿

图 1-7　钳子及镊子

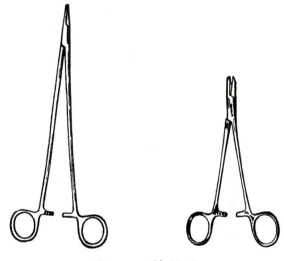

图 1-8　持针器

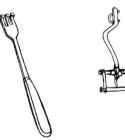 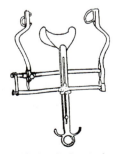 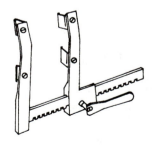

皮肤拉钩　　三翼腹壁自动牵开器　　胸腔自动牵开器

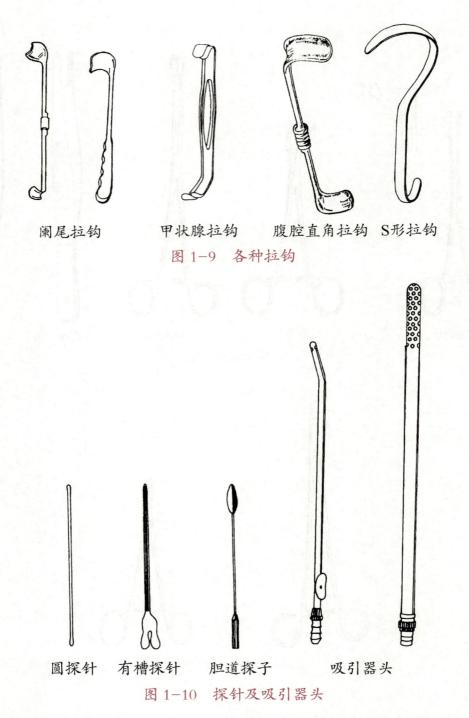

阑尾拉钩　　甲状腺拉钩　　腹腔直角拉钩　S形拉钩

图 1-9　各种拉钩

圆探针　有槽探针　胆道探子　　吸引器头

图 1-10　探针及吸引器头

（2）特殊器械：包括内镜类、吻合器类、其他精密仪器（如高频电刀、激光刀、电钻等）。可根据制作材料选用不同的灭菌方法，较好的方法是环氧乙烷灭菌。

4. 缝针及缝线　缝针有圆针和三角针两类。前者用于缝合血管、神经、脏器、肌肉等软组织；后者用于缝合皮肤或韧带等坚韧组织。缝合线用于缝合组织和脏器，或结扎血管以止血。缝线的粗细以号码表明，常用 1～10 号，号码越大线越粗。细线则以 0 标明，0 数越多线越细。缝线分为不可吸收和可吸收两类。

5. 引流物　常用的有管状引流、"烟卷"引流、纱布条引流、橡皮片引流等。可根据手术部位、创腔深浅、引流液的量和性质等选择适合的引流物。

6. 手术器械及物品传递　按手术步骤向医生传递器械、敷料、缝针等手术用物,做到主动、迅速、准确无误。传递任何器械时,都要以柄轻击术者伸出的手掌。传递时,手术刀的刀锋向上,不可将刀刃指向术者传递以免造成损伤,弯针应以持针器夹在中、后1/3处。缝线用无菌巾保护好。传递针线时,应事先将线头拉出6～9cm,防止线滑脱。手术时根据实际需要,选择合适的刀柄和刀片。刀柄与刀片应分开存放和消毒。刀片应用持针器夹持安装,切不可徒手操作,以防割伤手指。

边学边练

常用手术器械、物品的识别和应用。

(四)病人及手术人员的准备

1. 病人准备

(1) 一般准备:病人应在手术前提前送入手术室,护士按照手术安排表仔细核对病人信息,确认手术部位,清点所带药品及各项物品无误,做好麻醉和手术前的各项准备工作。同时,加强心理护理,减轻病人焦虑或恐惧。

(2) 体位安置:巡回护士根据病人的手术部位,调整手术床或利用体位垫、体位架、固定带等物品安置合适的手术体位。具体要求:①尽量保证病人的安全与舒适。②充分暴露手术区域。③不影响呼吸及循环功能。④肢体及关节不能悬空,应支托稳妥。⑤妥善固定,避免血管及神经受压、肌肉损伤、压力性损伤等并发症。⑥便于麻醉及监测。⑦重视病人的隐私与尊严,不过分暴露病人的身体。常用的手术体位有以下几种(图1-11):

1) 仰卧位:适用于腹部、颅面部、颈部、骨盆及下肢手术等,为常见的体位。

2) 侧卧位:适用于胸、腰部及肾的手术。

3) 俯卧位:适用于脊柱及腰背部手术。

4) 截石位:适用于会阴部和腹-会阴联合手术。

5) 半坐卧位:适用于鼻、咽部手术。

(3) 手术区皮肤消毒:安置好手术体位后,需对手术区域皮肤进行消毒,以杀灭手术切口及其周围皮肤上的病原微生物。消毒前先检查手术区域皮肤的清洁程度、有无破损及感染。目前应用较多的是碘伏消毒,碘伏属中效消毒剂,可直接用于皮肤、黏膜和切口消毒。消毒方法为用碘伏涂擦病人手术区域皮肤2遍即可。植皮时,供皮区用75%乙醇消毒3遍。消毒范围包括手术切口周围15～20cm的区域,若可能延长手术切口时,应适当扩大消毒范围。消毒原则:①以手术切口为中心,向四周涂擦。②已接触污染部位的药液纱布球不能回擦。③感染伤口或肛门会阴部皮肤消毒,应从外周向感染伤口或肛门会阴处涂擦。

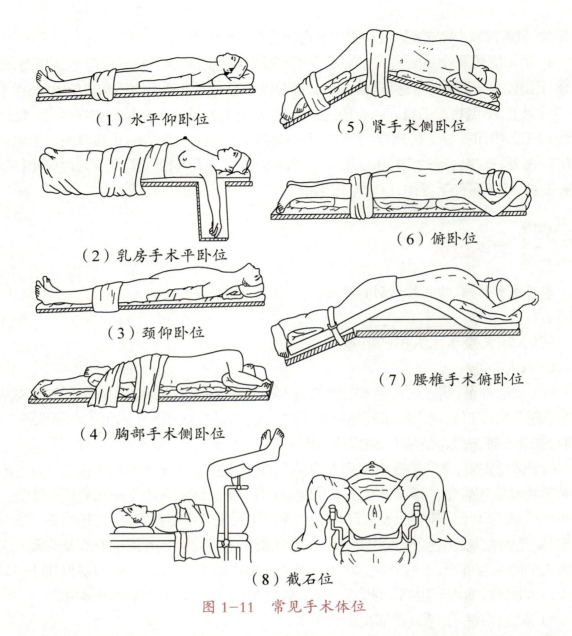

图 1-11 常见手术体位

（4）手术区铺单：皮肤消毒后铺无菌单，目的是建立无菌安全区，仅显露手术切口必需的皮肤区，其余部位予以遮盖，以避免和减少术中污染。铺单的原则是除手术区外，手术区周围应有 4~6 层无菌单覆盖，外周至少有 2 层。以腹部手术为例，一般铺三重巾单，先铺无菌巾，又称切口巾，即用 4 块无菌巾遮盖切口周围，4 块无菌巾用巾钳固定后，再铺 2 块无菌中单，后铺手术洞单，洞单两侧和足端应悬垂于手术台边缘下至少 30cm。手术单铺盖后则不宜移动，如果必须移动，只能由手术区向外移，不可向内移。

边学边练

角色扮演，为本节"工作情景与任务"中的病人安置手术体位、消毒、铺单。

2. 手术人员准备

（1）一般准备：手术人员进入手术室时，应先换穿手术衣裤和手术室专用鞋，自身衣物不可外露。戴专用手术帽及口罩，遮盖头发、口鼻。剪短指甲，并去除甲缘下的积垢。手臂皮肤有感染或破损，不能参加手术。

（2）外科手消毒：是指外科手术前医护人员用流动水和洗手液揉搓冲洗双手、前臂至上臂下1/3，再用手消毒剂清除或者杀灭手部、前臂至上臂下1/3暂居菌和减少常居菌的过程。外科手消毒包括洗手和消毒2个环节。原则为：①先洗手，后消毒；②不同病人手术之间、手套破损或手被污染时，应重新进行外科手消毒。洗手采用"七步洗手法"，消毒方法有冲洗法和免冲洗法。

1）洗手：洗手前仔细检查手部皮肤有无破损，修剪指甲。①流动水淋湿双手，再取适量洗手液均匀涂抹至整个手掌、手背、手指和指缝，按"七步洗手法"认真揉搓双手（不少于15秒），注意清洗双手所有皮肤，包括指背、指尖和指缝，环形揉搓手腕、前臂及上臂下1/3处，两侧在同一平面交换进行，不得回搓。②冲洗：流动水沿指尖→双手→前臂→肘部→肘上1/3冲洗（注意流动水向一个方向冲洗，不可来回冲洗，始终保持指尖向上）。③擦干：取无菌干手纸（灭菌小毛巾）擦干双手，旋转依次擦干腕部、前臂和上臂下1/3；同法擦干另一只手（不可往返擦拭）。

2）消毒：①冲洗手消毒法：按照外科洗手的方法与要求完成外科洗手。取适量手消毒剂涂抹至双手的每个部位、前臂和上臂下1/3，并认真揉搓3~5分钟；在流动水下从指尖向手肘单一方向地冲净双手、前臂和上臂下1/3，用经灭菌的布巾彻底擦干。冲洗水应符合国家规定标准，冲洗水水质达不到要求时，手术人员在戴手套前，应用速干手消毒剂消毒双手。手消毒剂的取液量、揉搓时间及使用方法遵循产品使用说明。②免冲洗手消毒法：按照外科洗手的方法与要求完成外科洗手。先取适量手消毒剂放置在左手掌上；将右手指尖浸泡在手消毒剂中（≥5秒）；将手消毒剂涂抹在右手、前臂直至上臂下1/3，确保通过环形运动环绕前臂至上臂下1/3，将手消毒剂完全覆盖皮肤区域，持续揉搓10~15秒，直至消毒剂干燥。再取适量手消毒剂放置在右手掌上；在左手重复以上过程。最后，取适量手消毒剂放置在手掌上；揉搓双手直至手腕，揉搓方法按照"七步洗手法"的步骤进行，揉搓至手部干燥。手消毒剂的取液量、揉搓时间及使用方法遵循产品使用说明。

暂居菌寄居在皮肤表面，常规洗手易被清除；常居菌是能从大部分人体皮肤上分离出来的微生物，是皮肤上持久的固有寄居菌，不易被机械摩擦清除，一般情况下不致病，在一定条件下能引起导管相关感染和手术部位感染等。故手臂清洗消毒后还要穿无菌手术衣、戴无菌手套，以防止细菌进入手术切口。

（3）穿无菌手术衣：①取手术衣，在较宽敞的地方，提住衣领两角，衣袖向前位将衣展开，衣内面朝向自己，双手只可触碰手术衣内面。②将手术衣向上轻轻抛起，双手顺势插入袖中，两臂前伸，不可高举过肩，也不可向两侧展开，以免触碰污染。③若穿对开式手术衣，由巡回护士在穿衣者背后抓住衣领内面，协助拉袖口，并系好衣领后带。穿衣者双手交叉,身体略向前倾,用手指夹起腰带递向后方;巡回护士在背后接住腰带并系好(图1-12)。④若穿全遮盖式手术衣则应戴好无菌手套后,将腰带一端提起,由巡回护士用无菌持物钳夹持腰带,绕穿衣者1周后交穿衣者自行将腰带系好(图1-13)。⑤穿好手术衣后,穿衣者双手需拱手保持在肩以下、腰以上、胸前视线范围内。

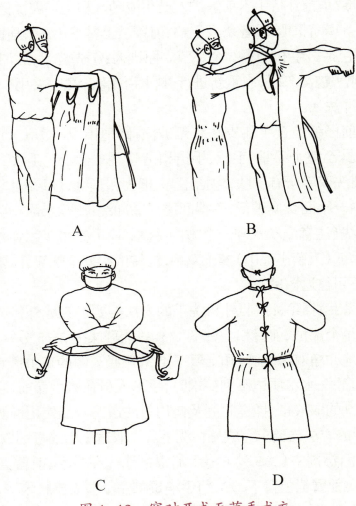

图1-12 穿对开式无菌手术衣

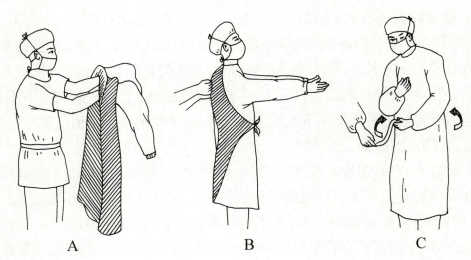

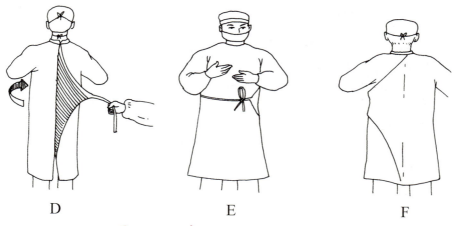

图 1-13　穿全遮盖式无菌手术衣

（4）戴无菌手套：分闭合式戴法和开放式戴法。

1）闭合式（图 1-14）：右手隔衣袖取左手套，将手套指端朝向手臂，拇指相对，放于左手衣袖上，两手拇指隔衣袖插入手套反折部并将之翻转于袖口；同法戴右手套。

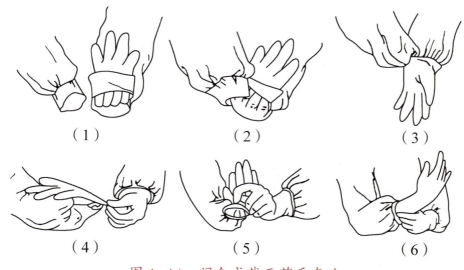

图 1-14　闭合式戴无菌手套法

2）开放式（图 1-15）：掀开手套袋，捏住手套口的翻折部（手套的内面），取出手套，分清左、右侧；显露右侧手套口，将右手插入手套内，戴好手套。注意未戴手套的手不可触及手套的外面（无菌面）；用已戴上手套的右手指插入左手手套口反折部的内面（即手套的外面），帮助左手插入手套并戴好；分别将左、右手套的反折部翻回，盖住手术衣的袖口。翻盖时注意已戴手套的手只能接触手套外面（无菌面）；用无菌盐水冲净手套外面的滑石粉，预防肠粘连。

3）协助他人戴手套：被戴者的手自然下垂；由器械护士用双手撑开一手套，拇指对准被戴者，协助其将手伸入手套并包裹于袖口上。

第一章　总论

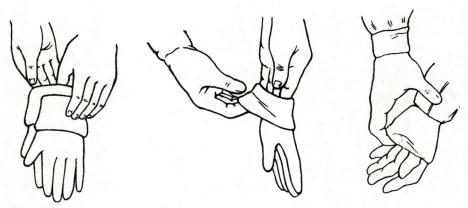

图 1-15 开放式戴无菌手套法

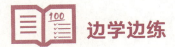

手术人员的准备演示与实训。

（5）连台手术更换手术衣：手术完毕，若需进行另一台手术时，必须更换手术衣及手套。通常情况下手术完毕，手套未破，连续施行另一手术时，可不用重新洗手，脱手套后，用高效消毒液搓揉双手至上臂下 1/3 两遍。同法穿无菌手术衣和戴无菌手套。若前台为污染手术，又需连续施行手术，应重新进行手臂消毒。

（6）脱手术衣及手套：由巡回护士解开腰带及领口带，先脱手术衣，后脱手套。①脱手术衣法：他人帮助脱手术衣，自己双手抱肘，由巡回护士将手术衣肩部向肘部翻转，然后再向手的方向扯脱，手套的腕部则随之翻转于手上。个人脱手术衣，左手抓住手术衣右肩并拉下，使衣袖翻向外，同法拉下手术衣左肩，脱下手术衣，使衣里外翻，以免手臂及洗手衣裤被手术衣外面污染。②脱手套法：用戴手套的手抓取另一手的手套外面，翻转脱下；用已脱手套的拇指伸入另一手套的里面，翻转脱下。注意手不被手套外面所污染。

（五）手术室护士主要岗位与配合

手术的成功离不开医护人员的密切配合。手术室护士按职责分工不同分为器械护士和巡回护士。

1. 器械护士和巡回护士的工作职责

（1）器械护士：又称为洗手护士，其工作范围限于无菌区内，负责手术全过程所需物品的传递等，直接参与手术，其职责包括：于术前 1 日访视病人，了解病情和病人需求，根据手术种类和范围准备手术器械和敷料。术前 15～20 分钟洗手、穿无菌手术衣、戴无菌手套，备好无菌器械台，与巡回护士一起清点器械、敷料等，并协助医生做好皮肤消毒、铺巾。术中与手术者默契配合，传递用物，随时整理用物，关注手术进展，积极配合抢救；同时妥善保存术中切取的标本。关闭体腔前与巡回护士再次清点、核对物品，防止将物品遗留于病人体腔内。手术后协助医生包扎伤口,固定引流物;处理手术器械,并协助整理手术间。

(2)巡回护士:又称为辅助护士,其工作范围在无菌区外,做台下巡视支持工作。其职责包括:术前应检查手术间的清洁与消毒是否合格,设备是否安全有效,用物是否备齐,创造最佳手术环境及条件;热情接待并检查病人,做好输血准备,建立静脉通路;协助麻醉师进行麻醉;安置病人于合适体位;协助器械护士及手术者穿无菌手术衣;配合皮肤消毒;协助器械护士清点用物并记录。术中关注手术进展,供应术中用物,随时调整灯光;保持手术间清洁、安静,随时补充用物;保证输血、输液通畅;监督手术人员遵守无菌原则;负责外部联络。关闭体腔前再次与巡回护士清点、核对物品,并记录签名;术后协助医生包扎切口、固定引流管,护送病人并与病区护士交班;整理手术间并清洁、消毒。

2. 器械台的护理工作　无菌器械台用于术中放置手术器械,由巡回护士和器械护士共同准备。铺无菌器械台时,必须按无菌原则操作,无菌器械台应做到现铺现用,铺好备用的无菌器械台超过4小时即不能再用;器械安放必须整齐、有序,可及时提供手术人员所需器械。

3. 手术中的无菌原则　在手术室的所有人员都应严格执行无菌操作原则,以预防术后切口感染,保证病人的安全。

(1)明确无菌范围:手术人员消毒后,手臂不可接触未经消毒的物品。穿好无菌手术衣戴好无菌手套后,背部、腰部以下和肩部以上都应视为有菌区,不能再用手触摸。器械台和手术台面以下为有菌区,凡下坠超过台面以下的物品作为污染物处理,不准拾回再用。无菌桌、无菌包及容器的边缘均视为有菌,不得扶持或接触。手术过程中手术人员须面向无菌区,并在规定区域内活动。

(2)保持无菌物品的无菌状态:无菌区内所有物品均应严格灭菌。手套、手术衣及手术用物(如无菌巾、布单)如疑有破损、潮湿、污染,应立即更换;前臂或肘部若污染应更换无菌手术衣或加套无菌袖套。

(3)保护皮肤切口:切开皮肤前,先用无菌塑料薄膜覆盖,再经薄膜切开皮肤。切口边缘应以无菌大纱布垫或手术巾遮盖,并用巾钳或缝线固定。凡与皮肤接触的刀片和器械不应再用。在切开和缝合皮肤前,应再用75%乙醇消毒1次。暂停手术时,切口应用无菌巾覆盖。

(4)正确传递物品及调换位置:不可在头上或背后传递器械及用品,应在器械台侧面或正面方向传递。同侧手术人员需调换位置,应先退后一步,背对背地转身到达另一位置,以防触及对方背部不洁区。

(5)减少空气污染:手术时应关闭门窗,参观手术的人员不宜超过2人,不可频繁走动,也不可太靠近手术者或站得过高。手术过程中勿高声谈笑,避免不必要的谈话,尽量避免咳嗽、打喷嚏,不得已时须将头转离无菌区。口罩潮湿应更换。请他人擦汗时,头应转向一侧。

（6）污染手术的隔离技术：切开空腔脏器前，先用纱布垫保护周围组织，并随时吸净外流的内容物，以防止或减少污染。被污染的器械和物品应放在专用放污染器械的盘内，避免与其他器械接触。污染的缝针及持针器应在等渗盐水中刷洗。手术人员应及时更换无菌手套或用无菌溶液冲洗，尽量减少污染的可能。

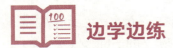

边学边练

手术器械台的管理和手术配合演示与实训。

三、手术后病人的护理

手术损伤可导致病人防御能力下降，术后切口疼痛、禁食及应激反应等均可加重病人的生理、心理负担。护理重点是密切观察病情变化，减少病人的痛苦与不适，防治并发症，尽快恢复生理功能，促进康复。

【护理评估】

（一）术中情况

了解病人麻醉及手术方式，术中出血、输液、输血、尿量、用药情况，引流管放置情况，病人是否苏醒，其意识、感觉、运动情况如何。

（二）身体状况

1. 一般状况　评估病人的体温、脉搏、呼吸、血压，同时观察意识状态。
2. 伤口情况　了解伤口部位及敷料包扎情况，是否有渗血、渗液，有无感染以及愈合情况。
3. 引流管　引流管的位置、种类、数量及作用，引流是否通畅，引流液的量、颜色和性状。
4. 肢体功能　了解术后肢体感知觉恢复情况及四肢活动度。
5. 出入水量　评估术后病人尿量、各种引流的丢失量及术后补液量和种类等。
6. 营养状态　评估病人每日摄入营养素的种类、量和途径，了解术后体重变化。
7. 术后不适　了解有无伤口疼痛或术后活动性疼痛、恶心、呕吐、腹胀、呃逆、尿潴留等术后不适及不适的程度。
8. 术后并发症　评估有无术后出血、感染、伤口裂开、深静脉血栓形成等并发症及危险因素。

（三）心理社会状况

评估术后病人及家属对手术的认识和看法，了解术后病人的心理感受，进一步评估有无引起病人术后心理变化的原因：①担心不良的病理检查结果。②手术导致正常生理结构和功能改变，担忧手术对今后生活、工作及社交带来不利影响，如截肢、结肠造口等。

③身体恢复慢,出现并发症。④担忧经济负担较重,经济能力难以维持后续治疗等。

(四)辅助检查

了解血常规、尿常规、生化检查、血气分析等实验室检查结果,尤其注意尿比重、血清电解质、血清白蛋白及转铁蛋白的变化。

【常见护理诊断/问题】

1. 疼痛　与手术创伤有关。
2. 舒适的改变:疼痛、腹胀、尿潴留　与术后卧床、留置各类导管和创伤性反应有关。
3. 有体液不足的危险　与失血、体液丢失、禁食禁饮、液体量补充不足有关。
4. 低效性呼吸型态　与术后卧床、活动量少、切口疼痛、呼吸运动受限等有关。
5. 营养失调:低于机体需要量　与术后禁食、创伤后机体代谢率增高有关。
6. 潜在并发症:出血、感染、切口裂开、深静脉血栓形成等。

【护理目标】

病人主诉疼痛减轻或缓解;病人术后不适程度减轻;病人体液平衡得以维持,循环系统功能稳定;病人术后呼吸功能改善;病人营养状态得以改善;病人的潜在并发症得以预防,或并发症一旦发生,能得到及时发现和处理。

【护理措施】

(一)一般护理

1. 安置病人　①与麻醉师和手术室护士做好床旁交接。②搬运病人时,注意动作轻稳,保护头部、手术部位、各引流管和输液管道。③正确连接并固定各引流装置。④检查输液是否通畅。⑤遵医嘱给氧。⑥注意保暖,但避免贴身放置热水袋,以免烫伤。

2. 体位　根据麻醉情况、术式、疾病性质等安置病人体位,麻醉反应过后,可根据手术部位及病情需要调整体位。①颅脑手术后如无休克或昏迷,可取 15°~30° 头高足低斜坡卧位,以利于颅内静脉回流,预防脑水肿,降低颅内压。②颈、胸部手术者,取高坡半坐卧位,有利于呼吸及引流。③腹部手术者,取低坡半坐卧位或斜坡卧位,降低腹壁张力,便于引流,并可使腹腔渗血、渗液流入盆腔,避免形成膈下脓肿。④脊柱或臀部手术后可取俯卧位或仰卧位。

3. 病情观察　根据手术大小,定时监测体温、脉搏、呼吸、血压。病情不稳定或特殊手术者,送入重症监护病房,随时监测心、肺等生理指标,及时发现呼吸道梗阻、胸腹腔及胃肠道出血和休克等的早期表现,以便及时处理。

4. 饮食护理

(1)非腹部手术:术后禁食期间遵医嘱由静脉补充足够的水、电解质及营养,以保持其平衡状态。视手术大小、麻醉方法和病人的反应决定开始饮食的时间。局麻下行小手术的病人,若无任何不适,术后即可进食。椎管内麻醉者,若无恶心、呕吐,术后 3~6 小时可进食。全身麻醉者,待麻醉清醒,恶心呕吐消失后方可进食。一般先给予流质,以后逐步过渡到半流质或普食。

（2）腹部手术：尤其是消化道手术后，一般需禁食24~48小时，待肠道蠕动恢复、肛门排气后开始进食少量流质，逐步递增至全量流质，到第5~6日进食半流质，第7~9日过渡到软食，第10~12日开始进食普食。进食早期避免食用牛奶、豆类等胀气食物。

5. 手术伤口护理　观察切口有无渗血、渗液，切口及周围皮肤有无发红及切口愈合情况，及时发现切口感染、切口裂开等异常。保持切口敷料清洁干燥。切口缝线拆除时间依据病人年龄、切口部位、局部血液供应情况决定。一般头、面、颈部4~5日拆线；下腹部及会阴部6~7日拆线；胸部、上腹部、背部、臀部7~9日拆线；四肢10~12日拆线，近关节处可适当延长拆线时间；减张缝线14日拆除。电刀切口，也应推迟1~2日拆线。青少年病人拆线时间可以适当缩短，年老、营养不良者拆线时间适当延迟，切口较长者先间隔拆线，1~2日后再将剩余缝线拆除。用可吸收缝线行美容缝合者可不拆线。

6. 引流管护理　确认各种引流管的名称、放置部位及作用，妥善固定，防止引流管扭曲、阻塞、脱落。注意观察引流液的量、性质、颜色、气味，定时更换引流瓶、引流袋，各种操作严格遵守无菌操作原则。发现异常及时报告医生，采取相应的处理措施。换药时，要注意引流物的妥善固定，以防落入体内或滑出。

7. 活动与休息　术后早期活动可增加肺活量，利于肺的扩张和分泌物的排出，减少肺部并发症；改善血液循环，促进伤口愈合，预防压疮和下肢静脉血栓形成；促进胃肠道蠕动，防止腹胀及肠粘连；促进膀胱功能恢复，防止尿潴留。病情稳定后鼓励并协助病人早期床上活动，如深呼吸、四肢主动活动及自行翻身等。争取使病人在术后短时间内起床活动，除非有特殊制动要求（如脊柱手术后）。下床前将各种引流管固定好，防跌倒，并给予协助。

边学边练

术后病人因怕痛和害怕切口裂开，不敢活动。角色扮演，说服病人在病情允许情况下术后早期起床活动。

（二）心理护理

加强巡视与沟通，建立相互信任的医患关系，倾听病人的感受，明确其心理状态，及时给予安慰，对缺乏社会支持的病人给予更多的关心；针对出现的不适及时做好解释并实施缓解不适的措施，稳定病人及家属情绪；帮助病人适应术后生理功能的改变，建立疾病康复的信心，告知病人配合治疗和护理的要点；鼓励病人加强生活自理能力，指导病人正确面对生活和预后。

（三）术后不适的护理

1. 疼痛　麻醉作用消失后可出现疼痛，咳嗽、翻身时会加剧，术后24小时内疼痛剧烈,2~3日后疼痛逐渐减轻。

护理要点:①观察病人疼痛的时间、部位、性质和规律,明确疼痛的原因及程度。②遵医嘱给予镇静药、止痛药,大手术后使用镇痛泵止痛。③指导病人运用正确的非药物止痛方法,如咳嗽时用手按压伤口部位、分散注意力等。

2. 发热　由于手术创伤的反应,术后病人的体温可略升高,一般不超过38℃,称为外科手术热或吸收热,术后2~3日逐渐恢复正常。若术后24小时体温过高(大于39℃)、术后3~6日仍有发热或体温降至正常后再度发热,则提示存在感染的可能。

护理要点:①监测体温及伴随症状。②遵医嘱应用解热镇痛药物或物理降温。③发热期间应保证病人有足够的液体摄入,及时更换潮湿的床单或衣裤。

3. 恶心、呕吐　常见原因是麻醉后胃肠道功能紊乱,待麻醉作用消失后即可停止。其他可能的原因有颅内压升高、糖尿病酸中毒、尿毒症、低钾血症、低钠血症等。腹部手术后频繁呕吐应考虑急性胃扩张或肠梗阻。

护理要点:①协助病人取合适体位,头偏向一侧,防止误吸。②及时清除呕吐物,清洁病人口腔及整理床单位。③遵医嘱给予止吐、解痉药物。

4. 腹胀　术后早期腹胀是由于胃肠道功能受抑制,肠腔内积气过多引起,多于术后2~3日,胃肠蠕动恢复、肛门排气后自行缓解。严重腹胀可影响呼吸、循环功能,并影响胃肠吻合口和腹壁切口的愈合,故需及时处理。可采取持续性胃肠减压、肛管排气等方法减轻腹胀。

5. 尿潴留　若病人术后6~8小时尚未排尿,叩诊耻骨上区呈浊音,可确诊为尿潴留。先稳定病人情绪,采用变换体位、听流水声或下腹部热敷等诱导排尿;或遵医嘱应用药物、针灸治疗。若上述措施均无效,在严格无菌技术下导尿。

6. 呃逆　神经中枢或膈肌受刺激时可出现呃逆,多为暂时性的,可经压迫眶上缘、抽吸胃内积气和积液、给予镇静或解痉药物等措施予以缓解。如果上腹部手术后出现顽固性呃逆,应警惕膈下感染或胃潴留、胃扩张,协助医生及时处理。

(四) 并发症的观察及护理

1. 出血　常于术后24~48小时内发生。可发生于手术切口、空腔脏器及体腔内。病人出现心动过速、血压下降、尿量减少等休克或休克代偿期的表现,引流液量多且颜色鲜红。

护理要点:①严密观察病人生命体征、手术切口,若伤口敷料被血液渗湿,可怀疑手术切口出血,应打开敷料检查切口以明确出血状况和原因。②注意观察引流液的性状、量和颜色变化。③未放置引流管者,可通过密切的临床观察,评估有无低血容量休克的早期表现,如烦躁、心率增快、尿量少等。④少量出血时,一般经更换切口敷料、加压包扎或全身应用止血剂即可止血;出血量大时,应加快输液速度,遵医嘱输血或血浆,做好再次手术止血的准备。

2. 切口感染　常发生于术后3~5日。表现为切口疼痛加重或疼痛减轻后又加重,伴体温升高、脉搏加快、血白细胞计数和中性粒细胞比例增高。切口有红、肿、热、痛或波动感等典型表现。

护理要点:感染早期给予局部理疗,更换敷料,应用有效抗生素;化脓切口需拆除部分缝线,敞开切口,引流脓液。

3. 切口裂开　多见于腹部及肢体邻近关节部位,常发生于术后1周左右。发生原因主要与营养不良、切口缝合不当、感染或腹内压突然增高有关。表现为病人在突然增加腹压时,自觉切口剧痛和裂开,有大量淡红色液体自切口流出,腹壁全层裂开常有腹腔内脏膨出。

护理要点:①预防措施。手术前后应加强营养支持;切口适当用腹带或胸带包扎,及时处理引起腹内压增加的因素。②处理。切口完全裂开者,立即平卧,稳定病人情绪,避免恐慌,告知病人勿咳嗽和进食进饮。若有内脏脱出,切勿将脱出的内脏直接回纳至腹腔,以免引起腹腔感染,立即用无菌生理盐水纱布覆盖切口,并用腹带轻轻包扎,并与医生联系,立即将病人送往手术室重新缝合伤口。

边学边练

某老年胃癌病人,胃切除手术后第7天,因咳嗽而自觉腹部有崩裂声,并觉有水流出。急呼值班护士检视,发现伤口裂开,有一段小肠(约0.5m)脱出。模拟情景,进行角色扮演,给予病人相应的护理。

4. 肺不张及肺部感染　常发生在胸、腹部大手术后,多见于老年人、长期吸烟和急、慢性呼吸道感染者。发生原因主要与病人术后呼吸活动受限,肺通气不足以及不能有效咳出呼吸道分泌物有关。表现为术后早期发热、呼吸和心率加快,继发感染时体温升高明显,血白细胞计数和中性粒细胞比例增高等。

护理要点:①术后取平卧位,头偏向一侧,防止呕吐物和口腔分泌物误吸。②术后鼓励病人深呼吸、有效咳嗽,协助其翻身、拍背或给予雾化吸入,促进呼吸道分泌物排出。③胸、腹带包扎松紧适宜。④协助病人取半卧位,病情允许可尽早下床活动。⑤遵医嘱给予有效抗生素及祛痰药物。

5. 泌尿系统感染　留置尿管和尿潴留是术后尿路感染的主要原因。感染可起自膀胱炎,严重时向上蔓延引起肾盂肾炎。前者主要表现为尿频、尿急、尿痛、排尿困难,一般无全身症状;后者多见于女性,表现为畏寒、发热、肾区疼痛等。

护理要点:①指导病人术后自主排尿。②鼓励病人多饮水,保持每日尿量在1 500ml以上。③及时处理尿潴留,留置导尿时必须严格遵守无菌原则。④观察尿液并及时送检,根据尿培养及细菌药敏试验选择有效抗生素控制感染。

6. 深静脉血栓形成或血栓性静脉炎　多发生于下肢。发生原因主要与三大因素有关:年老或肥胖,术后长期卧床,活动减少,导致血流缓慢;手术、外伤、反复穿刺静脉置管引起血管壁损害;手术导致血液呈高凝状态。主要表现为小腿或腹股沟区疼痛和压痛,患肢凹陷性水肿,沿静脉走行有触痛,可扪及条索状变硬的静脉。一旦血栓脱落可引起肺动脉栓塞,导致死亡。

护理要点:①预防措施。鼓励病人早期下床活动;卧床期间进行肢体的主动和被动运动,避免久坐;下肢穿弹力袜,抬高下肢,按摩腿部肌肉等,促进下肢静脉回流;血液呈高凝状态者,可遵医嘱口服小剂量阿司匹林或复方丹参片。②处理。若已发生深静脉血栓,应抬高、制动患肢,严禁局部按摩及经患肢输液,以防血栓脱落;遵医嘱静脉输注低分子右旋糖酐;同时遵医嘱给予抗凝、溶栓治疗。

(五)健康指导

1. 生活指导　保障充足的睡眠,活动量按照循序渐进的原则,从少到多、从轻到重,若出现不适症状,嘱病人及时就医;恢复期病人合理摄入均衡饮食,避免辛辣刺激食物。

2. 疾病知识指导　教会病人缓解不适及预防术后并发症的简单方法;伤口拆线后用无菌纱布覆盖1~2日,以保护局部皮肤。

3. 用药指导　需继续治疗者,遵医嘱按时、按量服药,定时复查肝、肾功能。

4. 康复指导　告知病人康复锻炼的知识,指导病人术后康复锻炼的具体方法。

5. 随访指导　告知病人恢复期可能出现的症状,有异常立即返院检查;带开放性伤口出院者,将门诊换药时间及次数向病人及家属交代清楚。一般手术后1~3个月门诊随访1次,以评估和了解康复过程及伤口愈合情况。

 护理学而思

病人,女,43岁,患十二肠溃疡10年。一年来,每晚呕吐隔夜食物,体型消瘦,诊断为十二指肠溃疡合并幽门梗阻。入院后,每日输5%葡萄糖等渗盐水1 000ml、5%~10%葡萄糖注射液1 500ml、10%氯化钾注射液30ml。每晚洗胃已2天。定于明日上午8时在硬膜外麻醉下行胃大部切除术。

请思考:

1. 手术前应做哪些常规的准备工作?

2. 手术后第3天肛门排气,这3天内要进行哪些护理?

3. 病人对手术存在疑虑、恐惧,手术前如何恰当地做好心理护理,减轻病人的紧张情绪?

【护理评价】

病人疼痛是否减轻或缓解;病人术后不适程度是否减轻;病人体液平衡是否得以维持,循环系统功能是否稳定;病人术后呼吸功能是否改善;病人营养状态是否得以改善;病人并发症是否得以预防,或并发症一旦发生,是否能得到及时发现和处理。

（刘文芳）

第七节 浅表软组织感染病人的护理

工作情景与任务

导入情景

病人,女性,20岁。上唇发现1个小硬结,局部发红、肿胀、疼痛,3天后肿痛范围扩大,小硬结中央出现黄白色的脓头,病人担心影响美观,自行用手将脓头挤破,第2天出现寒战、高热、头痛,家人立即将其送到医院。病人入院时烦躁不安,呕吐,眼部肿胀有压痛,上唇隆起有压痛,体温40℃。

工作任务：

1. 评估该病人病情发生变化的原因。
2. 采取护理措施,并进行健康指导。

感染是指病原体入侵机体引起的局部或全身炎症反应,在外科领域十分常见。外科感染是指需要外科治疗的感染,包括组织损伤、空腔器官梗阻、手术、器械检查、留置导管等并发的感染。外科感染的特点:①感染多与创伤、手术有关。②常为多种细菌引起的混合感染。③多数病人的局部表现更为明显,严重时可有全身表现。④感染常集中于局部,发展后可致化脓、坏死等,常需手术或换药处理。外科感染的演变与转归取决于致病菌的毒力和数量、感染部位的局部环境、机体抵抗力以及治疗护理措施是否得当等多方面因素,一般的结局为炎症的局限或消散、转为慢性炎症和炎症扩散。

外科感染按致病菌种可分为两类。①非特异性感染:又称化脓性感染或一般性感染,常见,多由金黄色葡萄球菌、链球菌、大肠埃希菌等引起,常见于浅表软组织感染（如疖、痈、丹毒等）、急性乳腺炎、急性阑尾炎等,其特点为感染可由单一致病菌引起,也可由几种致病菌共同作用形成混合感染。病变通常先有急性炎症反应,如红、肿、热、痛和功能障碍,继而进展为局部化脓。②特异性感染:是由结核分枝杆菌、破伤风梭菌、产气荚膜杆菌等特异性病原菌引起的感染。如结核病、破伤风、气性坏疽等,因致病菌不同,各有独特的表现。外科感染按病程长短可分为急性感染（病程在3周以内）、亚急性感染（病程介于3周至2个月之间）和慢性感染（病程超过2个月）。

浅表软组织感染是指发生于皮肤、皮下组织、淋巴管、淋巴结、肌间隙及周围疏松结缔组织等处的由化脓性致病菌引起的各种感染,主要包括如下几种:

1. **疖和痈** 疖和痈都是毛囊及其周围组织急性细菌性化脓性炎症,大多为金黄色葡萄球菌感染，偶可因表皮葡萄球菌或其他病菌致病，与局部皮肤不洁、擦伤、毛囊与皮脂腺分泌物排泄不畅或机体抵抗力降低有关。

疖是指单个毛囊及其周围组织化脓性感染。好发于毛囊及皮脂腺丰富的部位，如头面部、颈项、背部、腋窝及腹股沟等处。多个疖同时或反复发生在身体各部，称为疖病。

痈是指相邻近的多个毛囊及其周围组织的急性化脓性感染，也可由多个相邻疖融合而成（图1-16）。好发于颈部、背部等皮肤厚韧的部位，也可见于上唇、腹壁的软组织。常见于成年人，尤其是糖尿病及免疫力低下的病人。痈的炎症范围比疖大，病变累及深层皮下结缔组织，表面皮肤血运障碍甚至坏死；痈自行破溃常较慢，全身反应较重甚至发展为脓毒症。

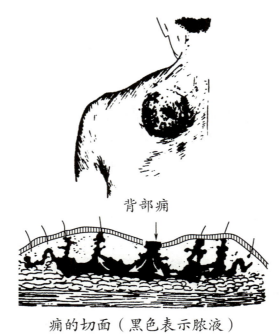

背部痈

痈的切面（黑色表示脓液）

图1-16 痈

2. 急性蜂窝织炎　是皮下、筋膜下、肌间隙或深部疏松结缔组织的一种急性弥漫性化脓性感染。常见致病菌为溶血性链球菌，其次为金黄色葡萄球菌，少数为厌氧菌。常因皮肤、黏膜损伤或皮下疏松结缔组织受感染引起。病变发展迅速，炎症不易局限，与周围正常组织界限不清，常累及附近淋巴结，可致明显的毒血症。由于致病菌的种类与毒性、病人的状况、感染原因和部位不同，可有几种特殊类型：产气性皮下蜂窝织炎、新生儿皮下坏疽、颌下急性蜂窝织炎。

3. 丹毒　是皮肤网状淋巴管的急性非化脓性炎症。常见致病菌为乙型溶血性链球菌，好发于下肢与面部，大多先有病变远端皮肤或黏膜的某种病损，如足趾皮肤损伤、足癣、口腔溃疡等。其特点为发病急、不化脓、易复发。

4. 浅部急性淋巴管炎和淋巴结炎　是指病菌从皮肤、黏膜破损处或其他感染病灶侵入淋巴管，导致管状淋巴管与淋巴结的急性化脓性感染。急性淋巴管炎多见于四肢，尤其以下肢常见。急性淋巴结炎好发于颈部、腋窝、腹股沟、肘内侧等处。

5. 脓肿　化脓性感染灶坏死、液化形成脓液，积聚在体内并由完整的脓腔壁包裹即形成脓肿。

【护理评估】

（一）健康史

了解疾病发生的诱因，如有无皮肤擦伤、糖尿病、足癣等病史，以便做好预防指导；评估病人的营养状况和机体抵抗力；还应了解病人的年龄、卫生习惯等。

（二）身体状况

1. 疖和痈都有突出的局部症状和体征，严重时可有全身表现，但临床表现又各具特点。

（1）局部表现：①疖：初始局部皮肤有红、肿、热、痛的小硬结，呈锥形隆起。数日后，肿痛范围扩大，小硬结中央组织坏死、液化，出现黄白色的脓栓。大多数脓栓可自行脱落、破溃，待脓液流尽后炎症逐步消退愈合。②痈：早期为局部小片皮肤暗红、硬肿、热痛，其中可有多个凸出点或脓点。随着病情进展，硬肿范围扩大，疼痛加剧，周围呈现浸润性水肿；脓点增大增多，中心处破溃流脓、坏死脱落，疮口呈蜂窝状，如同"火山口"。周围皮肤可因组织坏死呈紫褐色，但创口肉芽增生比较少见，难以自行愈合。

（2）全身表现：①疖：一般无明显的全身症状。鼻、上唇及周围所谓"危险三角区"的面疖如被挤压或处理不当，致病菌可沿内眦静脉和眼静脉向颅内扩散，引起化脓性海绵状静脉窦炎，出现颜面部进行性肿胀，伴寒战、高热、头痛、呕吐甚至昏迷等症状，病情严重，可危及生命。②痈：多伴有寒战、高热、食欲缺乏、乏力等全身症状。严重者可致全身化脓性感染而危及生命。唇痈容易引起颅内化脓性海绵状静脉窦炎。

边学边练

评估本节"工作情景与任务"中病人的病情加重的原因，提出主要护理诊断。

2. 急性蜂窝织炎　表浅感染者，初起时局部红、肿、热、痛，继之炎症向四周迅速扩散，肿痛加剧，并出现大小不同的水疱。局部皮肤发红，指压后稍退色，红肿边缘界限不清。病变中央常因缺血而发生坏死。深部感染者，表皮的症状多不明显，可有局部水肿和深部压痛，常有寒战、高热、头痛、乏力等全身症状。口底、颌下、颈部的急性蜂窝织炎可发生喉头水肿和气管受压，引起呼吸困难，甚至窒息。

3. 丹毒　又称网状淋巴管炎，起病急，病人有畏寒、发热、头痛、全身不适等症状。皮肤出现鲜红色片状红疹，略隆起，中间颜色稍淡，周围较深，边界清楚。局部有烧灼样疼痛，红肿区可有水疱，附近淋巴结常肿大、有触痛，感染加重可导致全身性脓毒症。丹毒可复发，下肢丹毒反复发作可引起淋巴水肿，甚至发展成"象皮肿"。

4. 急性淋巴管炎和急性淋巴结炎

（1）急性淋巴管炎：分为浅、深两种。①皮下浅层急性淋巴管炎：表现为伤口近侧表皮下有一条或多条"红线"，质硬有压痛。②皮下深层淋巴管炎：无"红线"表现，但可出现患肢肿胀，有条形压痛区。两种淋巴管炎都可引起畏寒、发热、头痛、乏力、全身不适、食欲减退等症状。

（2）急性淋巴结炎：轻者仅有局部淋巴结肿大、触痛，与周围组织分界清楚，多能自愈。重者可有多个淋巴结肿大，可融合形成肿块，疼痛加重，表面皮肤发红发热，并伴有全身症状。淋巴结炎可发展为脓肿，脓肿形成时有波动感，少数可破溃流脓。

5. 脓肿　浅部脓肿，局部有红、肿、热、痛，边界清楚，有波动感；深部脓肿，局部红肿多不明显，波动感不易查到，但有局部疼痛和深压痛，若穿刺抽出脓液，可确诊。有脓肿的病人常有明显的全身中毒表现。

知识拓展

全身性感染与脓毒症

全身性感染是指致病菌侵入人体血液循环，并在体内生长繁殖或产生毒素而引起的严重的全身感染中毒症状，主要包括脓毒症和菌血症。

脓毒症常继发于严重的外科感染，是机体对感染的反应失调而导致危及生命的器官功能障碍。当脓毒症合并严重的循环障碍和细胞代谢紊乱时，称为脓毒症休克。临床上常用菌血症的概念描述血液培养检出病原菌者，应注意与脓毒症的概念相区别。

（三）心理社会状况

病人常因疼痛、寒战、发热等不适或担心疾病发展而焦虑。女性病人常因面部感染而担心容貌受影响。

（四）辅助检查

1. 血常规检查　血白细胞计数、中性粒细胞比例增加。
2. 细菌培养和药物敏感试验　血液、脓液细菌培养和药物敏感试验可确诊致病菌。
3. 影像学检查　B超、CT、磁共振等影像学检查可早期发现深部感染。
4. 诊断性穿刺　在压痛明显的部位穿刺，抽到脓液即可确诊脓肿。

（五）治疗要点

1. 疖　①局部治疗：早期未溃破的炎性结节可用热敷、超短波照射等物理疗法，亦可外涂碘酊、鱼石脂软膏或金黄散。出现脓头时，可用碘酊点涂局部，也可用针尖或小刀头将脓栓剔除，但禁忌挤压。出脓后可以湿纱条或以化腐生肌的中药膏外敷直至病变消退。②全身治疗：全身症状明显、面部疖或并发急性淋巴管炎和淋巴结炎者，应给予抗生素治疗。

2. 痈　①局部治疗：早期可用50%硫酸镁或75%乙醇溶液湿敷，或鱼石脂软膏、金黄散外敷，促进炎症消退，减轻疼痛。已有溃破者需及时切开引流，可采用"+"或"++"形切口（图1-17），清除坏死组织，脓腔内填塞生理盐水或凡士林纱条。术后24小时更换敷料，以后每日换药，待炎症控制。②全身治疗：及时使用抗生素，根据细菌培养和药物敏感试验结果选用药物。糖尿病者，根据病情控制饮食同时给予胰岛素治疗。

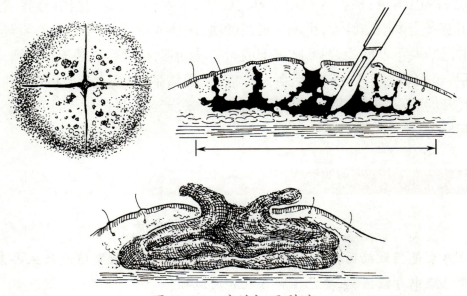

图1-17　痈的切开引流

3. 急性蜂窝织炎　①局部治疗：早期蜂窝织炎，可用50%硫酸镁溶液湿敷，或以金黄散、鱼石脂膏外敷等，若形成脓肿则切开引流；颌下急性蜂窝织炎及早切开减压，以防喉头水肿，压迫气管。②全身治疗：注意休息，加强营养，必要时给予解热镇痛药物。一般可先用头孢类抗生素，合并厌氧菌感染者加用甲硝唑，再根据临床疗效和细菌培养与药敏试验结果适当调整抗生素。

4. 丹毒、急性淋巴管炎和急性淋巴结炎　主要是对原发病灶进行处理。应用抗生素、休息和抬高患肢均有利于炎症早期愈合。急性淋巴结炎形成脓肿时，应切开引流。

5. 脓肿　确诊后及时切开引流。

【常见护理诊断/问题】

1. 急性疼痛　与炎症刺激有关。
2. 体温过高　与感染炎症反应有关。
3. 潜在并发症：脓毒症、窒息等。

【护理目标】

病人疼痛缓解或减轻；病人体温恢复正常；病人的潜在并发症得到有效预防，或并发症一旦发生，能得到及时发现与处理。

【护理措施】
（一）一般护理
1. 环境与休息　病室内应通风良好，经常更换床单、被罩、枕套、病服等，避免院内感染和交叉感染。创造舒适的环境，保证病人充分休息和睡眠。
2. 提高机体抵抗力　注意休息，加强营养，鼓励病人进食高热量、高蛋白、丰富维生素的饮食。
3. 维持正常体温　高热病人给予物理或药物降温，鼓励病人多饮水。

（二）心理护理
关心理解病人，稳定病人情绪，向病人解释病情的发展变化过程，使病人积极配合治疗。

（三）病情观察
密切观察体温变化，注意有无寒战、高热、头痛、头晕、意识障碍等症状；注意有无白细胞计数升高、血细菌培养阳性等全身性化脓性感染征象；对于口底、颌下、颈部等处的蜂窝织炎要特别注意观察呼吸情况，预防窒息。

（四）治疗配合
1. 控制感染
（1）局部处理：保持病灶周围皮肤清洁；抬高患肢并制动，以减轻局部肿胀和疼痛，利于炎症消退；疖禁忌挤压，尤其是"危险三角区"的疖，防止感染扩散；对脓肿切开引流者，在严格无菌操作下，及时更换敷料。
（2）用药护理：遵医嘱合理、正确使用抗生素，注意观察药物的效果和不良反应，协助进行细菌培养和药物敏感试验。
2. 控制疼痛　抬高感染的患肢并制动，以免加重疼痛，疼痛严重者遵医嘱给予镇痛药。
3. 预防窒息　特殊部位如口底、颌下、颈部等处的蜂窝织炎可影响病人呼吸，应注意观察病人有无呼吸费力、呼吸困难、窒息等症状，及时发现并告知医生；警惕突发喉头痉挛，做好气管插管等急救准备。

（五）健康指导
1. 生活指导　注意个人卫生，保持皮肤清洁；炎热环境中要勤洗澡，及时更换衣服；加强体育锻炼，膳食合理，增强机体抵抗力。
2. 疾病知识指导　注意防止皮肤损伤，受伤后及时医治；对免疫力差的老年人、婴幼儿及糖尿病病人，应加强防护。
3. 随访指导　脓肿切开引流的病人，将门诊换药时间及次数向病人及家属交代清楚。

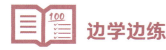
边学边练

针对本节"工作情景与任务"中病人的护理问题，制订出具体的护理措施，给予健康指导。

 护理学而思

病人,男,22岁。洗澡后突然发现右小腿出现片状红疹,并有局部烧灼痛,伴畏寒、发热、头痛。查体:右小腿皮疹为片状,颜色鲜红,中间颜色较淡,受压时颜色可消退,松手后颜色很快恢复,边缘清楚,略隆起。右侧腹股沟淋巴结增大,压痛,但活动性良好。病人有右足癣多年。

请思考:
1. 此病人目前主要的护理诊断是什么?
2. 应采取哪些护理措施?

【护理评价】

病人疼痛是否缓解或减轻;病人体温是否保持在正常范围内;病人潜在并发症是否得到有效预防,或并发症一旦发生,能得到及时发现与处理。

(刘文芳)

本章小结

本章学习的重点是体液代谢失衡、休克、营养支持、麻醉、围手术期和浅表软组织感染病人的身体状况、常见护理诊断/问题、一般护理、病情观察、治疗配合;手术人员的准备;手术室护士的主要岗位职责与配合;手术中的无菌原则。学习的难点为体液失衡病人的护理;休克的治疗配合;营养支持病人的评估与护理;手术中无菌原则的执行。在学习的过程中注意比较:三种类型脱水、低钾血症与高钾血症、代谢性酸中毒与代谢性碱中毒及疖与痈的病人身体状况;注重掌握休克的分期、休克病人的身体状况和护理措施;注重联系体液的正常代谢知识理解体液失衡病人的健康史和身体状况;注重手术室护理操作技能的练习,提高护理技能;注重通过学习分析麻醉和手术前后的准备及护理措施,理解心理护理和健康指导,提高运用理论知识解决实际问题的能力。

思考与练习

1. 体液代谢失衡病人的评估要点有哪些?如何护理?
2. 休克病人的评估要点有哪些?护士如何配合医生对休克病人进行抢救?
3. 如何对病人进行营养状况的评估?营养支持病人的护理要点有哪些?

4. 麻醉和手术前后病人的评估要点有哪些？麻醉和手术前如何准备？麻醉和手术后如何护理？

5. 浅表软组织感染病人的评估要点有哪些？如何护理？

6. 为什么说"危险三角区"的疖危险？如何进行健康指导？

第二章 循环系统疾病病人的护理

02章 数字资源

学习目标

1. 具有认真负责的职业态度、良好的沟通技巧与团队合作能力。
2. 掌握常见循环系统疾病病人的护理评估要点、主要护理措施和健康指导。
3. 熟悉常见循环系统疾病病人的主要护理诊断。
4. 了解常见循环系统疾病病人的护理目标和护理评价。
5. 能初步运用护理程序,对循环系统疾病病人正确实施护理。

循环系统由心脏、血管和调节血液循环的神经体液组成。其主要功能是为全身各组织器官运输血液,通过血液将氧、营养物质等供给组织,并将组织产生的代谢废物运走,以保证人体新陈代谢的正常进行,维持生命活动。此外,循环系统还具有内分泌功能。

第一节 心力衰竭病人的护理

 工作情景与任务

导入情景

王女士,68岁。患风湿性心脏病10年,近1周出现心悸、气急、乏力症状,入院后医嘱:口服地高辛0.125mg/d和呋塞米40mg/d,但病人自行增加地高辛剂量,今日病人自诉恶心并出现呕吐。实验室检查:血K^+ 3.0mmol/L。心电图检查:频发室性期前收缩。

工作任务:

1. 立即停用地高辛,并教会病人识别地高辛中毒反应。
2. 监测洋地黄中毒心血管系统的表现。

心力衰竭简称心衰,是指各种心脏结构或功能性疾病导致心室充盈和/或射血能力低下而引起的一组临床综合征。心力衰竭根据发生的时间、速度分为急性心力衰竭和慢性心力衰竭,以慢性心力衰竭居多;根据左心室射血分数(left ventricular ejection fraction,LVEF)分为射血分数降低的心衰、射血分数保留的心衰和射血分数中间值的心衰;按照发生部位可分为左心衰竭、右心衰竭和全心衰竭。

一、慢性心力衰竭病人的护理

慢性心力衰竭是大多数心血管疾病的最终归宿和心血管疾病病人主要的死亡原因。冠心病、高血压目前已成为慢性心力衰竭的主要病因,其中冠心病居首位,其次为高血压,风湿性心脏病在病因构成比中已逐年降低,但瓣膜性心脏病仍不可忽视。同时,慢性肺心病和高原性心脏病在我国具有一定地域高发性。

【护理评估】

(一)健康史

了解病人是否存在导致慢性心力衰竭的基本病因。①原发性心肌损害:包括缺血性心肌损害,如冠心病;心肌炎和心肌病;心肌代谢障碍性疾病,以糖尿病心肌病常见,其他如继发于甲状腺功能亢进或减退的心肌病、心肌淀粉样变性等疾病。②心脏负荷过重:包括压力负荷(后负荷)和容量负荷(前负荷)过重。压力负荷过重如高血压、主动脉瓣狭窄、肺动脉高压、肺动脉瓣狭窄等左、右心室收缩期射血阻力增加的疾病。容量负荷过重,如瓣膜关闭不全等引起的血液反流,先天性心脏病如间隔缺损、动脉导管未闭等引起的血液分流等。③心室前负荷不足:包括二尖瓣狭窄、心脏压塞、限制性心肌病、缩窄性心包炎等,引起心室充盈受限、体循环、肺循环淤血。

了解慢性心力衰竭的诱因。①感染:呼吸道感染是本病常见和重要的诱因。②心律失常:心房颤动是诱发心力衰竭的重要因素。③生理或心理压力过大:剧烈运动、过度劳累、情绪激动及精神紧张等。④血容量增加:输液量过大、速度过快,钠盐摄入过多等。⑤妊娠与分娩:加重心脏负荷,诱发心力衰竭。⑥其他:不恰当停用洋地黄类药物、利尿药,合并风湿活动或感染性心内膜炎等。

(二)身体状况

1. **左心衰竭** 以肺循环淤血和心排血量降低表现为主。

(1)症状

1)不同程度的呼吸困难:是左心衰竭主要的症状。可表现为劳力性呼吸困难、夜间阵发性呼吸困难或端坐呼吸,急性肺水肿是左心衰竭呼吸困难的严重形式,重者可有哮鸣音,称为"心源性哮喘"。

2)咳嗽、咳痰和咯血:肺泡和支气管黏膜淤血所致,初期常在夜间发生,坐位或立位时减轻。多呈白色浆液性泡沫状痰,偶见痰中带血丝。长期慢性肺淤血肺静脉压力升高,导致肺循环和支气管血液循环之间形成侧支,此种血管一旦破裂可引起大咯血。

3)心排血量降低症状:疲倦、乏力、头晕、心悸等。随着病情进展可出现少尿及肾功能改变。

(2)体征:肺部湿性啰音随病情进展可从局限于肺底部开始发展直至全肺。心脏除原有心脏病的体征外,一般均有心脏扩大(单纯舒张性心衰除外)及相对性二尖瓣关闭不全的反流性杂音、肺动脉瓣区第二心音亢进及舒张期奔马律。

2. **右心衰竭** 以体循环淤血表现为主。

(1)症状:由于胃肠道与肝淤血引起的食欲减退、恶心、呕吐、腹胀等症状是右心衰竭常见的症状。继发于左心衰竭的右心衰竭呼吸困难已存在。分流型先天性心脏病或肺部疾病导致的单纯性右心衰竭,也有明显的呼吸困难。

(2)体征

1)水肿:表现为身体低垂部位的对称性、凹陷性水肿,是右心衰竭的典型体征,严重者可延及全身。伴有胸腔积液时以双侧多见,若为单侧以右侧多见。

2)颈静脉征:颈静脉搏动增强、充盈或怒张是右心衰竭的主要体征,肝颈静脉反流征阳性则更具特征性。

3)肝脏体征:肝脏常因淤血而肿大,伴有压痛。持续慢性右心衰竭可发展为心源性肝硬化,晚期可出现肝功能受损、黄疸和大量腹水。

4)心脏体征:除原有心脏病的相应体征外,可因右心室显著扩大而出现三尖瓣关闭不全的反流性杂音。

3. **全心衰竭** 右心衰竭继发于左心衰竭而形成的全心衰竭,由于右心衰竭时右心排血量减少,可使左心衰竭的肺淤血减轻,呼吸困难症状改善。扩张型心肌病且同时存在左、右心室衰竭的病人,肺淤血症状往往不严重,主要以心排血量减少的相关症状和体征为主。

4. **心功能分级** 一般采用美国纽约心脏病学会(NYHA)的心功能分级方法。

(1)Ⅰ级:病人患有心脏病,但日常活动不受限,一般活动不引起乏力、心悸、呼吸困难或心绞痛。

(2)Ⅱ级:体力活动轻度受限,休息时无自觉症状,一般活动即可引起上述症状,休息后很快缓解。

(3)Ⅲ级:体力活动明显受限,休息时无症状,低于日常活动量即可引起上述症状,休息较长时间症状可缓解。

(4)Ⅳ级:任何体力活动都会引起不适,休息时亦有心衰症状,稍有体力活动症状就加重,如无需静脉给药,可在室内或床边活动为Ⅳa级,不能下床并需静脉给药为Ⅳb级。

> **知识拓展**

6分钟步行试验

让病人在平直走廊里尽快行走,测定6分钟的步行距离,若6分钟步行距离>450m为轻度心衰;150~450m为中度心衰;<150m为重度心衰。该试验简单易行、安全方便,通过评定慢性心衰病人的运动耐力评价心衰严重程度和疗效。

(三)心理社会状况

心力衰竭病人因长期的疾病折磨,需要反复就医,对家庭经济状况有影响,加之体力活动受限,使病人常感悲观、焦虑、恐惧甚至绝望。

(四)辅助检查

1. 血液检查 血浆B型利钠肽(BNP)和氨基酸末端B型利钠肽前体(NT-proBNP)升高是心衰诊断、病人管理、临床事件风险评估中的重要指标,但特异性不高。

2. X线检查 心影大小及外形为病因诊断提供重要依据。

3. 超声心动图 能更准确地提供各心腔大小的变化、心瓣膜结构及功能情况,是诊断心衰主要的检查。以收缩末和舒张末的容量差计算左室射血分数,可以反映心脏收缩功能。正常LVEF>50%,LVEF≤40%提示收缩功能障碍。超声多普勒可以显示心动周期中舒张早期和舒张晚期心室充盈速度最大值之比(E/A)降低,是临床上实用的判断心脏舒张功能的方法。

4. 有创性血流动力学检查 对于急性重症心衰病人采用右心漂浮导管检查,经静脉插管直至肺小动脉,测定血液含氧量及各部位的压力,计算肺小动脉楔压(PCWP)和心脏指数(CI),可用来直接反映左心功能情况。

5. 放射性核素检查 放射性核素心血池显影能相对准确地评价心脏大小和LVEF,还可计算左心室最大充盈速率以反映心脏舒张功能。

6. 心-肺运动试验 在运动状态下测定病人对运动的耐受量,仅适用于慢性稳定性心衰病人。

(五)治疗要点

治疗目标是防止和延缓心衰的发生发展、缓解临床症状、提高运动耐量、改善生活质量、降低住院率和死亡率。治疗原则是采取综合性治疗措施,包括对各种可致心功能受损的疾病进行早期管理,调节心衰代偿机制,减少其负面效应,阻止或延缓心室重塑的进展。常用药物有利尿药、肾素-血管紧张素-醛固酮系统抑制剂、β受体阻滞剂、正性肌力药物及扩血管药物等。

【常见护理诊断/问题】

1. 气体交换障碍 与左心衰竭致肺循环淤血有关。

2. **活动无耐力** 与心排血量下降有关。

3. **体液过多** 与右心衰竭致体循环淤血、水钠潴留、低蛋白血症有关。

4. **知识缺乏**：缺乏心力衰竭发作的症状、诱因及防治等方面的知识。

5. **潜在并发症**：洋地黄中毒。

【护理目标】

病人呼吸困难改善或消失；病人活动耐力逐渐增加，生活能够自理；病人水肿减轻或消失；病人能描述心力衰竭发作的症状、诱因及防治等方面的知识；病人的并发症得到有效预防或治疗。

【护理措施】

(一)一般护理

1. **休息与体位** 休息是减轻心脏负荷的重要方法，休息的时间与方式根据心功能的情况而定。协助病人采取不同的体位，根据心衰程度，可采取高枕卧位、半坐卧位或端坐位，以减少回心血量，减轻肺淤血，缓解呼吸困难。

(1) Ⅰ级：不限制一般体力活动，建议参加体育锻炼，避免重体力劳动和剧烈运动。

(2) Ⅱ级：适当限制体力活动，增加午睡时间，不影响轻体力劳动或家务劳动，鼓励适当运动。

(3) Ⅲ级：严格限制一般体力活动，每天下床运动，保证充分的卧床休息时间，鼓励日常生活自理。

(4) Ⅳ级：Ⅳa级的病人可以下床站立或室内缓慢行走，协助其生活自理，以不引起症状加重为度。Ⅳb级的病人卧床休息，日常活动由他人照顾，为防止长期卧床导致压力性损伤、静脉血栓甚至肺栓塞，应协助病人进行主动或被动运动，如四肢的屈伸运动、翻身等。

2. **饮食护理** 给予低盐、低脂、易消化的饮食，少食多餐，不宜过饱。限制钠盐摄入，每天钠盐<5g为宜，体液过多时钠盐摄入<2g，服用利尿药可适当放宽。含钠量高的食品如味精、发酵面食、海产品、腌制或熏制品、酱油及碳酸饮料等也应限制。注意烹饪技巧，可用糖、醋等调味品增进食欲。伴有营养不良时应给予营养支持。

3. **氧疗护理** 一般采用持续性鼻导管吸氧，应保持鼻导管通畅，防止脱落。氧流量一般为2~4L/min，肺心病病人氧流量为1~2L/min。吸氧过程中，观察病人口唇、肢端末梢发绀情况有无改变，根据缺氧程度及时调整氧流量，使病人的动脉血氧饱和度(SaO_2)≥95%。

4. **排便护理** 饮食中增加粗纤维食物如粗粮、芹菜及水果等的摄入，指导病人养成按时排便的习惯，训练长期卧床的病人床上排便的习惯，尽可能使用床边便椅，每天按顺时针方向腹部按摩数次。排便时避免过度用力，以免增加心脏负荷，必要时遵医嘱使用缓泻剂如开塞露、乳果糖等。

（二）心理护理

紧张、焦虑等精神应激因素在心力衰竭的发病中起到重要作用，减轻病人的精神负担与限制体力活动对于心衰病人同等重要，所以护理人员应给予病人足够的关注和精神安慰，鼓励病人说出内心感受，指导病人及时进行自我心理调整。

（三）病情观察

密切观察病人呼吸困难、乏力、咳嗽、咳痰及腹胀等症状的变化情况。监测发绀程度、肺部啰音、呼吸频率和节律以及心率、心律的变化。观察水肿出现或变化的时间、部位、性质、程度，局部皮肤有无感染及是否发生压力性损伤等状况，每天测量腹围和体重，准确记录24小时液体出入量。

（四）治疗配合

遵医嘱正确使用药物，观察疗效与不良反应，主要用药有以下5种：

1. 利尿药　是心衰治疗中唯一能够控制体液潴留的药物，但不能作为单一治疗。常用的药物包括袢利尿药，如呋塞米；噻嗪类利尿药，如氢氯噻嗪；保钾利尿药，如螺内酯、氨苯蝶啶。应用利尿药时应注意：

（1）准确记录24小时液体出入量，定期测量体重及腹围，以判断疗效和指导补液。

（2）监测水电解质紊乱情况，袢利尿药和噻嗪类利尿药容易引起乏力、腹胀、肠鸣音减弱、心电图u波增高等低钾血症的表现，还可诱发心律失常和洋地黄中毒，保钾利尿药容易引起高钾血症，故应注意监测血钾的变化。大量使用强效利尿药可致血容量不足。

（3）联合用药，遵医嘱可联合应用排钾利尿药和保钾利尿药，防止因利尿引起低钾血症，同时可进食鲜橙汁、西红柿汁、香蕉、柑橘、枣、杏、无花果、马铃薯、新鲜深色蔬菜等含钾丰富的食物，必要时遵医嘱口服或静脉补钾，口服补钾宜饭后进行，减轻胃肠道不适，静脉补钾时液体含钾浓度不超过0.3%。

（4）高钾血症和肾功能不全者禁用保钾利尿药。噻嗪类利尿药可引起高血糖及高尿酸血症，糖尿病及痛风者慎用。

（5）非紧急情况下，利尿药宜在早晨或日间应用，避免夜间排尿过频而影响病人的休息。

2. 肾素-血管紧张素-醛固酮系统抑制剂

（1）血管紧张素转化酶抑制剂（angiotensin converting enzyme inhibitor，ACEI）：常用药物有卡托普利、依那普利，是目前治疗慢性心衰的首选药物，应从小剂量开始使用，逐渐增加剂量，至适量后长期维持终身用药，避免突然撤药。主要不良反应为干咳、低血压、肾功能一过性恶化、高钾血症、血管性水肿等。使用时监测血压，避免体位突然改变，监测血钾和肾功能。

（2）血管紧张素Ⅱ受体阻滞剂（angiotensin Ⅱ receptor blocker，ARB）：常用药物有缬沙坦、氯沙坦等。若病人不能耐受ACEI类药物引起的干咳或血管性水肿可遵医嘱改用ARB药物。

（3）醛固酮受体拮抗剂：螺内酯是应用广泛的醛固酮受体拮抗剂。

3. β受体阻滞剂　常用药物有美托洛尔、比索洛尔等。病情稳定的心力衰竭病人除有禁忌证或不能耐受外均应服用β受体阻滞剂。原则上小剂量开始，逐渐增加剂量，适量长期维持，避免突然停用。静息心率降至 55～60 次/min 的剂量是β受体阻滞剂应用的目标剂量或最大耐受剂量。β受体阻滞剂禁忌证主要有支气管痉挛性疾病、心动过缓、二度及二度以上房室传导阻滞、严重周围血管疾病和重度急性心衰。

ACEI、β受体阻滞剂和醛固酮受体拮抗剂三药合用可产生相加或协同作用，被称为"金三角"，成为慢性心衰的基本治疗方案。

4. 正性肌力药

（1）洋地黄类药物

1）常用的洋地黄制剂：①地高辛：常用于心衰维持治疗，每天 0.125mg 起始并维持。70 岁以上或肾功能损害者应予更小剂量，隔日 0.125mg 起始。②去乙酰毛花苷：适用于急性心衰或慢性心衰加重时，尤其适用于心衰伴快速心房颤动者。

2）适应证：伴有快速心房颤动、心房扑动的收缩性心力衰竭病人是应用最佳指征，包括二尖瓣或主动脉瓣病变、扩张型心肌病、高血压心脏病和陈旧性心肌梗死所致的慢性心力衰竭。

3）禁忌证：存在流出道梗阻如肥厚型心肌病、主动脉瓣狭窄病人禁用；风湿性心脏病单纯二尖瓣狭窄伴窦性心律的肺水肿病人禁用；严重窦性心动过缓或房室传导阻滞病人在未植入起搏器之前禁用。

4）预防洋地黄中毒：①洋地黄用量个体差异很大，老年人及重度心力衰竭、心肌缺血缺氧、低钾低镁血症、肾功能减退病人等对洋地黄较敏感，易致洋地黄中毒，须谨慎应用，加强观察。②必要时监测血清药物浓度。③禁止与奎尼丁、维拉帕米、胺碘酮、阿司匹林等药物合用，以免增加中毒机会。④严格按医嘱给药，给药前应检查心率和心律情况，若脉搏低于 60 次/min 则暂停给药，并报告医生。⑤应用去乙酰毛花苷时务必稀释后缓慢静脉注射，同时监测心率、心律及心电图变化。

5）洋地黄中毒反应：①重要的反应是各类心律失常，常见室性期前收缩，多为二联律或三联律，其他如房性期前收缩、心房颤动、房室传导阻滞等。快速房性心律失常伴传导阻滞是洋地黄中毒的特征性表现。②胃肠道表现，如食欲下降、恶心、呕吐等。③神经系统反应，如头痛、倦怠、视力模糊、黄视和绿视等。

6）洋地黄中毒的处理：①立即停用洋地黄药物。②停用排钾利尿药，低血钾可口服或静脉补钾。③纠正心律失常：对快速型心律失常可给予利多卡因或苯妥英钠治疗，一般禁用电复律，因易导致心室颤动。对缓慢型心律失常及传导阻滞者，可用阿托品静脉注射或安置临时心脏起搏器。

（2）非洋地黄类药

1）β受体兴奋剂：多巴胺与多巴酚丁胺是常用的静脉制剂，两者只能短期静脉应用，在慢性心衰加重时起到帮助病人渡过难关的作用，连续应用 72 小时可能出现耐药性，长期使用将增加死亡率。

2）磷酸二酯酶抑制剂：包括氨力农、米力农等，一般仅对心脏术后急性收缩性心力衰竭、难治性心力衰竭及心脏移植前的终末心力衰竭的病人短期应用。

5. 血管扩张药　慢性心衰的病人仅在伴有心绞痛或高血压时可考虑联合治疗，对存在心脏流出道或瓣膜狭窄的病人禁用。

边学边练

为本节"工作情景与任务"中的王女士提供用药护理。

（五）健康指导

1. 生活指导　强调低钠饮食的重要性，多食水果蔬菜，以防便秘。教育家属给予病人积极支持，帮助其建立战胜疾病的信心，使病人保持心情舒畅，避免精神紧张。根据心功能状况合理安排休息与活动，合理制订活动目标和计划。

2. 疾病知识指导　指导病人积极控制异常血压、血脂、血糖，积极治疗原发病，避免各种诱发因素，如感染、过度劳累、情绪激动、输液过多过快等，避免可增加心力衰竭危险的行为，如吸烟、饮酒等。育龄女性需在医生指导下决定是否可以妊娠和自然分娩。

3. 用药指导　强调严格遵医嘱服药，不得擅自增减或撤换药物，指导病人了解用药的名称、剂量、用法、作用、不良反应等。教会病人识别洋地黄中毒反应。应用利尿药时，注意用药时间。

4. 随访指导　指导病人每天监测体重，注意足踝部有无水肿，若发现体重增加，出现水肿，及时就诊。

【护理评价】

病人呼吸困难是否改善或消失；病人活动耐力是否逐渐增加，生活是否能够自理；病人水肿是否减轻或消失；病人是否能描述心力衰竭发作的症状、诱因及防治等方面的知识；病人的并发症是否得到有效预防或治疗。

二、急性心力衰竭病人的护理

急性心力衰竭是指心力衰竭急性发作和/或急性加重的一种临床综合征。临床上以急性左心衰竭较常见，多表现为急性肺水肿或心源性休克。

【护理评估】

（一）健康史

1. 病因　慢性心衰急性加重；急性心肌坏死和/或损伤，如急性心肌梗死、重症心肌炎等；急性血流动力学障碍。

2. 诱因　感染；高血压危象；心脏压塞；围生期心肌病；快速型心律失常或严重的心动过缓；急性冠脉综合征伴机械性并发症，如室间隔缺损、二尖瓣腱索断裂。

（二）身体状况

突发严重的呼吸困难，呼吸频率可达 30～50 次/min，端坐呼吸，频繁咳嗽，咳粉红色泡沫痰，有窒息感而极度烦躁不安、恐惧。面色苍白或发绀、大汗淋漓、皮肤湿冷、尿量显著减少。早期血压可一过性升高，如不及时纠正，血压可持续下降直至休克。听诊双肺满布湿啰音及哮鸣音，心率快，心尖区可闻及舒张期奔马律，肺动脉瓣区第二心音亢进。

（三）心理社会状况

因病情突然加重，抢救气氛紧张，病人出现恐惧，甚至有濒死感。

（四）辅助检查

胸部 X 线检查：严重肺水肿时出现弥漫满肺的大片阴影。

（五）治疗要点

急性心力衰竭时的缺氧和严重呼吸困难是致命的威胁，必须尽快缓解。治疗目标是改善症状，稳定血流动力学状态，维护重要脏器功能，避免复发，改善预后。

【常见护理诊断/问题】

1. 气体交换障碍　与急性肺水肿有关。
2. 恐惧　与病情突然加重、明显窒息感和担心预后有关。
3. 潜在并发症：心源性休克。

【护理目标】

病人呼吸困难改善或消失；病人恐惧感减轻或消失，能正确对待疾病；病人的并发症得到有效预防或治疗。

【护理措施】

（一）一般护理

1. 体位　立即安置病人取坐位，双腿下垂，以利于呼吸和减少静脉回心血量，减轻心脏负荷。
2. 氧疗　低氧血症时维持 $SaO_2 \geq 95\%$ 非常重要，防止出现脏器功能障碍甚至多器官功能衰竭。首先保证气道开放，立即给予高流量（6～8L/min）鼻导管吸氧，根据血气分析结果调整氧流量。伴有呼吸性碱中毒的病人适合面罩吸氧。病情严重者可用呼吸机持续气道正压通气（CPAP）或双水平气道正压通气（BPAP）吸氧。

（二）心理护理

向病人及家属介绍监护室的环境、急性心力衰竭的知识及使用监测设备的必要性。鼓励病人说出内心恐惧或焦虑的感受，帮助病人分析产生的原因，防止因恐惧或焦虑导致交感神经系统兴奋性增高，加重呼吸困难。医护人员在抢救时应保持镇静自若，操作熟练，工作忙而不乱，使病人产生信任感和安全感。避免在病人面前谈论病情，以减少误解。护士应与病人及家属保持密切接触，提供情感支持。

边学边练

为本节"工作情景与任务"中的王女士进行心理护理。

(三) 治疗配合

1. 迅速开放两条静脉通道,遵医嘱正确使用药物,观察疗效与不良反应。

(1) 吗啡:可起到镇静,减少躁动带来的额外心脏负担,扩张小血管而减轻心脏负荷的作用,遵医嘱缓慢静脉注射吗啡3~5mg,必要时每间隔15分钟重复应用1次,共2~3次。老年病人应减量或改为肌内注射。观察用药后病人有无呼吸抑制、心动过缓或血压下降等不良反应,昏迷、呼吸衰竭、严重休克者禁用。

(2) 利尿药:迅速利尿,有效降低心脏前负荷。遵医嘱静脉注射呋塞米20~40mg,4小时后可重复1次。

(3) 血管扩张药:监测血压,有条件者用输液泵控制滴速,根据血压调整药物剂量,维持收缩压在90~100mmHg。①硝普钠:为动、静脉血管扩张药,一般起始剂量0.3μg/(kg·min)静脉滴注,2~5分钟起效。因其见光易分解,应现配现用,避光滴注,药物保存与连续使用不应超过24小时。硝普钠代谢产物含氰化物,疗程不要超过72小时。②硝酸甘油:从10μg/min开始,每10分钟调整1次,每次增加5~10μg,可扩张小静脉,降低回心血量。③α受体拮抗剂:扩张血管,降低外周阻力,减轻心脏负荷,降低肺毛细血管压,减轻肺水肿,也有利于改善冠状动脉供血。常用药物有乌拉地尔。

(4) 正性肌力药物:①洋地黄类药物:适用于快速心房颤动或已知有心脏增大伴左心室收缩功能不全的病人。遵医嘱去乙酰毛花苷稀释后缓慢静脉注射,首剂0.4~0.6mg,2小时后可酌情再给0.2~0.4mg。②非洋地黄类药物:米力农、多巴胺、多巴酚丁胺等,适用于低心排血量综合征,缓解因组织低灌注引发的症状,保证重要脏器血液供应。

(5) 氨茶碱:可解除支气管痉挛,并有一定的增强心肌收缩、扩张外周血管的作用,适用于伴有支气管痉挛的病人。

2. 非药物治疗 冠心病急性左心衰竭病人可采用主动脉内球囊反搏,有效改善心肌灌注,降低心肌耗氧量和增加心排血量。还可因病情需要进行心室机械辅助装置治疗、血液净化治疗等。

3. 出入量管理 每天摄入液体量一般应在1 500ml以内,不超过2 000ml。保持每天出入量负平衡500ml,严重肺水肿者水负平衡1 000~2 000ml/d,甚至可以达到3 000~5 000ml/d,以减少水钠潴留,缓解症状。在水负平衡时应注意低血容量、低血钾和低血钠。待肺淤血、水肿消退,应减少水负平衡量,逐渐过渡到出入量平衡。

(四) 病情观察

持续心电监护,严密监测生命体征、心率、血氧饱和度、心电图变化。监测血气分析、血电解质等。观察病人意识、精神状态,皮肤的颜色、温度和出汗情况,肺部啰音或哮鸣音的变化,准确记录出入量。安置漂浮导管者,严密监测血流动力学指标的变化,严格交接班。

(五)健康指导

1. 疾病知识指导　向病人及家属宣讲急性心力衰竭的病因和诱因,嘱病人积极治疗原发性心脏疾病。指导病人在静脉输液前主动告知既往有心脏病病史,以便控制静脉输液时输液量和速度。

2. 随访指导　定期复查,如有异常应及时就诊。

【护理评价】

病人呼吸困难是否改善或消失;病人恐惧感是否减轻或消失,是否能正确对待疾病;病人的并发症是否得到有效预防或治疗。

（李　萍）

第二节　心律失常病人的护理

 工作情景与任务

导入情景

张女士,65岁,每天忙于照看孙子,患有"风湿性心脏病、二尖瓣狭窄"20余年,今晨突然出现心悸、胸闷急诊入院。查体:心脏听诊第一心音强弱不等,心律不规则。心电图显示:心房颤动。

工作任务：

1. 正确测量心率、脉率。
2. 指导病人休息与活动。

心律失常是指心脏冲动起源部位、频率、节律、传导速度或激动次序的异常。心律失常按其发生原理,可分为冲动形成异常和冲动传导异常两大类;按发生时心率的快慢,分为快速型心律失常(包括期前收缩、心动过速、扑动和颤动等)与缓慢型心律失常(包括窦性心动过缓、房室传导阻滞等)两大类;按发生部位分为室上性(包括窦性、房性、房室交界性)心律失常和室性心律失常两大类。

【护理评估】

(一)健康史

了解病人既往有无易引发心律失常的各种病因,如心力衰竭、缺血性心脏病和心源性休克等;了解病人是否存在诱发心律失常的因素,如精神紧张、情绪激动、大量吸烟、饮酒、过度疲劳、喝浓茶或浓咖啡等。

(二)身体状况

1. 窦性心律失常　正常窦性心律的冲动起源于窦房结,成人频率为60~100次/min。心电图显示窦性心律的P波在Ⅰ、Ⅱ、aVF导联直立,aVR导联倒置,PR间期为0.12~0.20秒。窦性心律失常是由于窦房结冲动发放频率异常或窦性冲动向心房传导异常所导致的心律失常。

(1) 窦性心动过速:成人窦性心律的频率超过100次/min称为窦性心动过速。生理性窦性心动过速常见于健康人吸烟、饮酒、饮茶或咖啡、体力活动及情绪激动时发生。某些病理状态如发热、贫血、甲状腺功能亢进、休克、心肌缺血、心力衰竭以及应用阿托品、肾上腺素等药物时也可引起窦性心动过速。病人可无症状或有心悸。

心电图特征:窦性心律,PP间期<0.60秒,成人心率大多在100~150次/min(图2-1)。

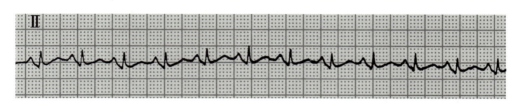

Ⅱ导联的P波正向,PR间期0.14s,心率125次/min。

图2-1　窦性心动过速

窦性心动过速的治疗应针对病因和去除诱发因素。必要时β受体阻滞剂或非二氢吡啶类钙通道阻滞剂(如地尔硫䓬)可用于减慢心率。

(2) 窦性心动过缓:成人窦性心律的频率低于60次/min称为窦性心动过缓,可见于健康的青年人、运动员与睡眠状态,还可见于颅内疾病、严重缺氧、低温、甲状腺功能减退、阻塞性黄疸以及应用β受体阻滞剂、胺碘酮、非二氢吡啶类钙通道阻滞剂或洋地黄等药物。窦房结病变和急性下壁心肌梗死亦常发生窦性心动过缓。病人可有头晕、乏力、胸闷等心排血量下降的表现。

心电图特征:窦性心律,PP间期>1.0秒。常伴窦性心律不齐,即最短与最长的PP间期之差>0.12秒(图2-2)。

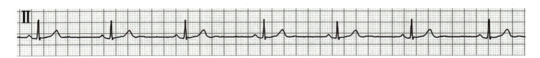

Ⅱ导联的P波正向,PR间期0.18s,心率48次/min。

图2-2　窦性心动过缓

无症状的窦性心动过缓通常无需治疗。如因心率过慢,出现心排血量不足症状,可应用阿托品、麻黄碱或异丙肾上腺素等药物治疗。必要时可考虑心脏起搏治疗。

2. 房性心律失常

(1) 房性期前收缩:是指激动起源于窦房结以外心房任何部位的一种主动性异位心

律,是临床上常见的心律失常。病人一般无明显症状,房性期前收缩频发可有胸闷、心悸、乏力表现,自觉心脏有停跳感。

心电图特征:①提前出现的房性异位 P 波,与窦性 P 波形态不同。② PR 间期 >0.12 秒。③ P 波后的 QRS 波群有三种可能:与窦性心律的 QRS 波群相同;提前出现的 P 波后无 QRS 波群(称为阻滞的房性期前收缩);宽大畸形的 QRS 波群(称为室内差异性传导)。④多见不完全性代偿间歇(即期前收缩前后两个窦性 P 波之间的间期短于窦性 PP 间期的两倍)(图 2-3)。

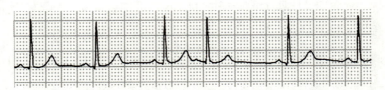

图中第 4 个 P 波提前发生,与窦性 P 波形态不同,
其后 QRS 波群形态正常,代偿间歇不完全。

图 2-3　房性期前收缩

房性期前收缩通常无需治疗。吸烟、饮酒与咖啡均可诱发房性期前收缩,应劝导病人戒除烟、酒、咖啡或减量。当有明显症状或因房性期前收缩触发室上性心动过速时,应给予药物如 β 受体阻滞剂、普罗帕酮等治疗。

(2)房性心动过速:是指起源于心房,且无需房室结参与维持的心动过速。冠心病、慢性肺部疾病、洋地黄中毒、大量饮酒以及各种代谢障碍均可为致病原因。可表现为心悸、头晕、胸闷、憋气、乏力等症状,部分病人可无任何症状。症状发作可呈短暂、间歇或持续发生。当房室传导比率发生变动时,听诊心律不恒定。

局灶性房性心动过速心电图特征:①心房率通常为 150～200 次/min。② P 波形态与窦性 P 波不同。③当房率加快时可出现二度 I 型或 II 型房室传导阻滞,呈现 2:1 房室传导者常见,但心动过速不受影响。④ P 波之间等位线仍存在。⑤刺激迷走神经不能终止心动过速,仅加重房室传导阻滞。⑥发作开始时心率逐渐加速(图 2-4)。

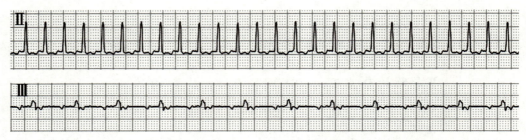

II 导联心房率 187 次/min,房室间呈 1:1 传导;
III 导联心房率 167 次/min,房室间呈 2:1 传导。

图 2-4　局灶性房性心动过速

多源性房性心动过速心电图特征：①通常有 3 种或以上形态各异的 P 波，PR 间期各不相同。②心房率为 100~130 次/min。③大多数 P 波能下传心室，但部分 P 波因过早发生而受阻，心室率不规则（图 2-5）。

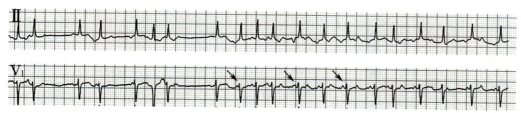

Ⅱ、V₁ 导联 P 波呈多种形态，部分房室间呈 2:1~1:1 传导
（图中箭头所示为不同形态的 P 波）。

图 2-5　多源性房性心动过速

房性心动过速的处理主要取决于心室率的快慢及病人的血流动力学情况。如心室率不太快且无严重的血流动力学障碍，不必紧急处理。如心室率达 140 次/min 以上，由洋地黄中毒所致，或临床上有严重心力衰竭，或有休克征象，应进行紧急处理，如针对基础疾病进行治疗；应用 β 受体阻滞剂、非二氢吡啶类钙通道阻滞剂和洋地黄减慢心室率；抗心律失常药转复窦性心律，血流动力学不稳定者宜立即行电复律，部分局灶性房性心动过速病人药物治疗效果不佳时，考虑导管消融治疗。

（3）心房扑动：简称房扑，是介于房性心动过速和心房颤动之间的快速型心律失常。多发生于心脏病病人，包括冠心病、高血压性心脏病、风湿性心脏病、心肌病等。肺栓塞、慢性心力衰竭、房室瓣狭窄与反流导致心房增大时也可以出现房扑。部分病人无明显病因。症状与心室率相关，如心室率不快，可无症状。心室率快时，可诱发心绞痛、心力衰竭。体格检查可见快速的颈静脉扑动。

心电图特征：①窦性 P 波消失，代之规律的锯齿状心房扑动波（F 波），250~350 次/min。②心室律规则或不规则，取决于房室传导是否恒定，传导比率发生变化时可导致不规则心室律。③QRS 波群形态正常，有室内差异性传导者或原有束支传导阻滞者，QRS 波群增宽、形态异常（图 2-6）。

治疗中有效终止房扑的方法是同步电复律。血流动力学稳定者可选用药物治疗，包括 β 受体阻滞剂、钙通道阻滞剂或洋地黄制剂。导管射频消融可根治房扑，症状明显、血流动力学不稳定者可选择。

（4）心房颤动：简称房颤，是常见的心律失常之一，是指规则有序的心房电活动丧失，代之以快速无序的颤动波，是严重的心房电活动紊乱。房颤可见于正常人，在情绪激动、运动或急性酒精中毒时发生。更常发生于器质性心脏病病人。症状轻重受心室率快慢的影响，心室率不快时可无症状，但大多数病人有心悸、胸闷、气短表现。心室率超过 150 次/min 时，可诱发心绞痛或心力衰竭。房颤并发体循环栓塞的危险极大。心脏听诊第一心音强弱不等，心律不规则，脉搏短绌。

心电图特征：①P波消失，代之以大小不等、形态不一、间隔不匀的颤动波，称f波，频率为350~600次/min。②RR间期绝对不规则，心室率常在100~160次/min。③QRS波群形态通常正常，当心室率过快，发生室内差异性传导时QRS波群增宽变形（图2-7）。

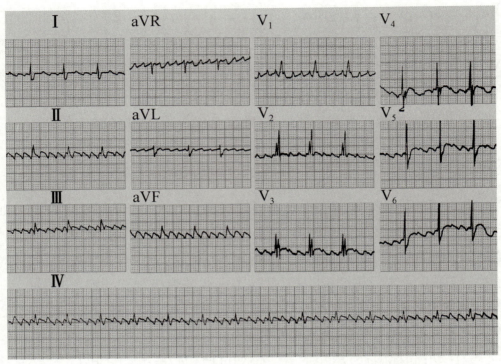

图中可见快速而规则的锯齿状扑动波（F波），频率300次/min，RR间期规则，房室传导比例为4：1。

图2-6 心房扑动

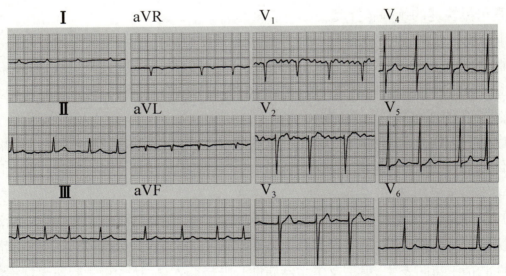

图中各导联P波消失，代之以大小不等、形态各异的心房颤动波（f波），频率约428次/min，QRS波群形态和时限正常，RR间期绝对不规则，频率约72次/min。

图2-7 心房颤动

房颤治疗强调长期综合管理。治疗的基本原则是在治疗原发疾病和诱发因素基础上，积极预防血栓栓塞，转复并维持窦性心律及控制心室率。房颤持续发作伴血流动力学障碍的病人首选同步电复律治疗。对于症状明显、合理药物治疗无效的房颤病人，可行导管射频消融。

3. 房室交界区性心律失常

（1）房室交界区性期前收缩：冲动起源于房室交界区，可前向和逆向传导，分别产生提前发生的QRS波群与逆行P波，于QRS波群之前（PR间期<0.12秒）、之中或之后（RP间期<0.20秒）。QRS波群形态正常，当发生室内差异性传导时，QRS波群形态可有变化（图2-8）。通常无需治疗。

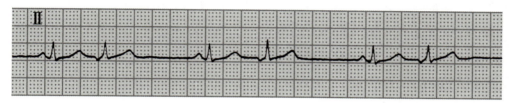

Ⅱ导联第2、4、6个QRS波群提前发生，形态正常，其前有逆行P波，PR间期<0.12s。

图2-8　房室交界区性期前收缩（呈二联律）

（2）房室结内折返性心动过速：是常见的阵发性室上性心动过速（简称室上速）类型。病人通常无器质性心脏病表现，不同性别与年龄均可发生。心动过速突然发作与终止，持续时间长短不一。发作时病人常有心悸、胸闷、头晕症状。症状轻重取决于发作时心室率快慢及持续时间。听诊心律绝对规则，心尖区第一心音强度恒定。

心电图特征：①心率为150～250次/min，节律规则。②QRS波群形态与时限正常（伴室内差异性传导或原有束支传导阻滞者可异常）。③P波为逆行性（Ⅱ、Ⅲ、aVF导联倒置），常埋藏于QRS波群内或位于其终末部分，与QRS波群保持恒定关系。④起始突然，通常由一个房性期前收缩触发（图2-9）。

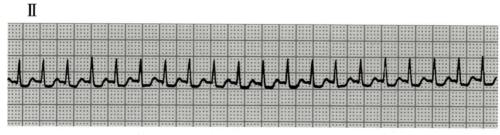

Ⅱ导联示连续快速规则的QRS波群，其形态和时限均正常，频率212次/min，未见明确P波。

图2-9　阵发性室上性心动过速

急性发作期治疗：应根据病人基础心脏状况、既往发作状况以及对心动过速耐受程度做出适当处理。①若病人心功能与血压正常，可尝试刺激迷走神经，如咽刺激诱导恶心、Valsalva动作（深吸气后屏气，再用力做呼气动作）、按摩颈动脉窦（病人取仰卧位，先按摩右侧,每次 5~10 秒,无效再按摩左侧,切勿双侧同时按摩),将面部浸于冰水内等方法,可使心动过速终止。多次尝试失败,应选择药物治疗或电复律。②药物治疗是终止心动过速发作的常用和有效的方法。首选腺苷,腺苷无效时可改用静脉注射维拉帕米。③洋地黄类:除伴有心力衰竭者可作首选外,其他病人已较少应用。④β受体阻滞剂与普罗帕酮:β受体阻滞剂以选择短效较为合适。结构性心脏病病人禁用普罗帕酮。⑤升压药:适用于合并低血压者,但忌用于老年人、高血压和急性心肌梗死病人。⑥食管心房调搏术常能有效终止心动过速的发作。⑦以上治疗无效或当病人出现严重心绞痛、低血压、心力衰竭时应立即施行同步电复律。但应注意,已应用洋地黄者不应接受电复律治疗。

预防复发:①导管射频消融技术成熟、安全、有效且能根治心动过速,应优先应用。②发作频繁、症状显著但暂时不能行导管射频消融者,可考虑应用长效β受体阻滞剂、长效钙通道阻滞剂或洋地黄预防发作。③如发作不频繁、可较好耐受、持续时间短、可自行终止或病人自行容易终止者,不需要预防性用药。

4. 室性心律失常

(1) 室性期前收缩:又称室性早搏,简称室早,是一种常见的心律失常。是指房室束分叉以下部位过早发生使心肌除极的心搏。正常人与各种心脏病病人都可发生室性期前收缩,常见于冠心病、心肌病、心肌炎、风湿性心脏病与二尖瓣脱垂等病人。此外,药物中毒、电解质紊乱、精神不安、过量烟酒亦能诱发室性期前收缩。病人是否出现症状或症状轻重程度与室早的频发程度不一定直接相关,病人可有心悸、心跳或心脏"停跳"感,类似乘电梯快速升降的失重感,或代偿间歇后心脏的有力搏动感。听诊时室性期前收缩的第二心音强度减弱,仅能听到第一心音,其后出现较长的停歇。桡动脉搏动减弱或消失。

心电图特征:①提前出现宽大畸形的 QRS 波群,时限>0.12 秒。其前无相关 P 波。②ST 段与 T 波的方向与 QRS 波群主波方向相反。③室性期前收缩与其前面的窦性搏动间期恒定。④室性期前收缩后多为完全性代偿间歇(图 2-10)。

室性期前收缩可孤立或规律出现。二联律指每个窦性搏动后跟随一个室性期前收缩;三联律指每两个窦性搏动后出现一个室性期前收缩;连续发生两个室性期前收缩称成对室早;室性期前收缩的 R 波落在前一个 QRS-T 波群的 T 波上称 R-on-T 现象;同一导联内室性期前收缩形态相同者为单形性室性期前收缩,形态不同者称多形性或多源性室性期前收缩。

室性期前收缩治疗:①无器质性心脏病且无明显症状或症状轻微者,不需要特殊治疗。若症状明显,治疗以消除症状为目的。做好解释工作,减轻病人紧张焦虑情绪,避免诱发因素,如吸烟、饮用咖啡、应激等。药物宜选用β受体阻滞剂、非二氢吡啶类钙通道阻滞剂和普罗帕酮等,不应使用胺碘酮。部分无器质性心脏病的频发室性期前收缩病人可选择导管射频消融治疗。②器质性心脏病合并心功能不全,原则上只处理原发病,不必用药。若症状明显,可选用β受体阻滞剂、非二氢吡啶类钙通道阻滞剂和胺碘酮。对于急性心肌梗死并发室性期前收缩的病人,首选再灌注治疗,不主张预防性应用抗心律失常药物。

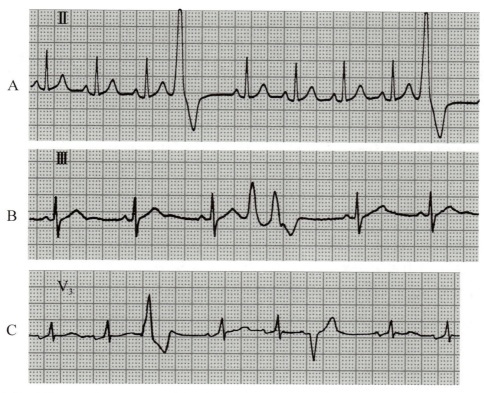

A. Ⅱ导联第4、9个QRS波群提前发生,明显增宽畸形,其前无P波,其后有完全性代偿间歇;B. Ⅲ导联第3个窦性搏动后连续发生两个增宽畸形的QRS波群,其前无P波;C. V₃导联第3、6个QRS波群提前发生,增宽畸形,形态各异,为多源性室性期前收缩。

图2-10 室性期前收缩

（2）室性心动过速:简称室速,是起源于房室束分叉以下的特殊传导系统或者心室肌的连续3个或3个以上的异位心搏。室速常发生于各种器质性心脏病病人,常见于冠心病特别是心肌梗死病人,其次是心肌病、心力衰竭、心瓣膜病、二尖瓣脱垂等病人。非持续性室速（发作时间短于30秒,能自行终止）一般无症状。持续性室速可出现呼吸急促、少尿、低血压、心绞痛、晕厥等血流动力学障碍和心肌缺血的表现。听诊心律轻度不规则,第一、二心音分裂。

心电图特征:①起始突然的3个或3个以上的室性期前收缩连续出现。② QRS波群宽大畸形,时限>0.12秒,ST-T波方向与QRS波群主波方向相反。③心室率通常为100~250次/min,心律规则或略不规则。④心房独立活动,P波与QRS波群无固定关系,形成室房分离。⑤心室夺获或室性融合波是确定室速诊断的重要依据（图2-11）。

室性心动过速的治疗一般遵循的原则:有器质性心脏病或有明确诱因者应首先给予针对性治疗;无器质性心脏病病人发生非持续性室速,如无症状或血流动力学影响,处理的原则与室性期前收缩相同;持续性室速发作,无论有无器质性心脏病,都需要给予治疗。

终止室性心动过速发作:如无血流动力学障碍,首先可选用利多卡因或β受体阻滞剂、胺碘酮静脉推注。若病人已出现低血压、休克、心绞痛、心力衰竭或脑血流灌注不足等

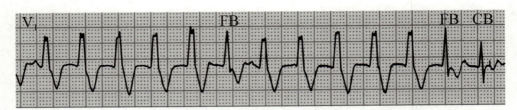

V_1 导联快速、增宽畸形的心室波群，时限 0.12s，频率 136 次/min，RR 间期略不规则，其间有独立的窦性 P 波活动；第 6、12 个 QRS 波群为室性融合波；第 13 个 QRS 波群为心室夺获。

图 2-11　室性心动过速

症状，应迅速施行电复律。复律成功后可静脉应用胺碘酮、利多卡因等，以防止室速短时间内复发。洋地黄中毒引起的室速不宜用电复律，应给予药物治疗。

预防复发：应积极寻找和治疗诱发和维持室速的可逆病变。

（3）心室扑动与心室颤动：简称室扑和室颤，为致死性心律失常，常见于缺血性心脏病。临床表现包括意识丧失、抽搐、呼吸停止甚至死亡。触诊大动脉搏动消失，血压无法测到，听诊心音消失。

心电图特征：①心室扑动，P-QRS-T 波群消失，代之以频率 150～300 次/min，波幅大而规则的正弦波图形。②心室颤动，P-QRS-T 波群消失，代之以形态、振幅与间隔绝对不规则的颤动波（图 2-12）。室颤一旦发生，应立即做非同步电除颤，同时进行心肺复苏等抢救措施。

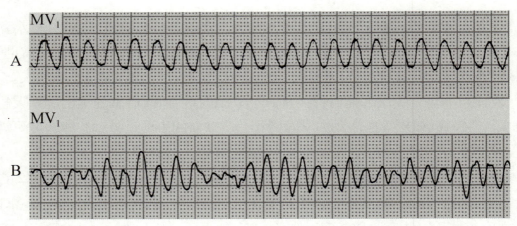

A. 监护导联呈连续的波动，形态似正弦波，频率 230 次/min，无法分辨 QRS-T 波群，为心室扑动；B. 监护导联呈形态、振幅各异的不规则波动，频率约 310 次/min，QRS-T 波群消失，为心室颤动。

图 2-12　心室扑动与心室颤动

5. 房室传导阻滞　冲动在心脏传导系统的任何部位传导时都可出现减慢或阻滞。若发生在窦房结和心房之间，称为窦房传导阻滞；发生在心房与心室之间，称房室传导阻滞;位于心房内,称房内传导阻滞;位于心室内,称室内传导阻滞。

传导阻滞按发生的严重程度,通常分为三度。一度传导阻滞的传导时间延长,全部冲动仍能传导。二度传导阻滞分为两型,即莫氏Ⅰ型(文氏型)和Ⅱ型。Ⅰ型阻滞表现为传导时间进行性延长,直至一次冲动不能传导。Ⅱ型阻滞表现为间歇性出现的传导阻滞。三度传导阻滞又称完全性传导阻滞,此时全部冲动不能被传导。正常人或运动员可出现一度或二度Ⅰ型房室传导阻滞,常发生在夜间,与迷走神经张力增高有关。病理情况下如急性心肌梗死、冠状动脉痉挛、病毒性心肌炎、心肌病、急性风湿热、先天性心血管病、原发性高血压、心脏手术、电解质紊乱、药物中毒时均可出现。

一度房室传导阻滞一般无症状,听诊第一心音强度减弱。二度房室传导阻滞可有心悸与心搏脱漏,二度Ⅰ型病人第一心音强度逐渐减弱并有心搏脱漏,二度Ⅱ型病人也有间歇性心搏脱漏,但第一心音强度恒定。三度房室传导阻滞是一种严重的心律失常,临床症状取决于心室率的快慢与伴随症状,可出现心绞痛、心力衰竭和脑缺血等症状,严重者可出现阿-斯综合征,甚至猝死。听诊第一心音强度经常变化,间或听到清晰响亮的第一心音。

(1)一度房室传导阻滞心电图特征:① PR 间期延长,成人 >0.20 秒。②每个 P 波后均有 QRS 波群(图 2-13)。

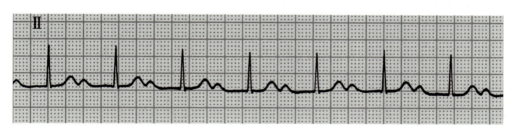

Ⅱ导联每个 P 波后均跟随 QRS 波群,PR 间期 0.39s。

图 2-13 一度房室传导阻滞

(2)二度房室传导阻滞心电图特征:①Ⅰ型:PR 间期进行性延长,相邻 RR 间期进行性缩短,直至一个 P 波受阻不能下传至心室。常见的房室传导比例为 3∶2 和 5∶4。本型很少发展为三度房室传导阻滞(图 2-14)。②Ⅱ型:心房冲动传导突然阻滞,但 PR 间期固定不变,下传搏动的 PR 间期大多正常。阻滞部位在房室结时,QRS 波群形态正常。阻滞部位在房室束-浦肯野系统时,QRS 波群增宽,形态异常(图 2-15)。本型易转变为三度房室传导阻滞。

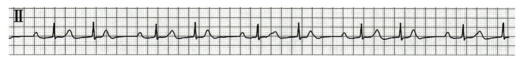

图 2-14 二度Ⅰ型房室传导阻滞(房室间呈 3∶2 传导)

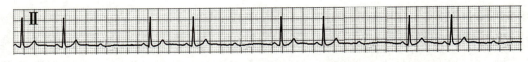

图 2-15 二度Ⅱ型房室传导阻滞（房室间呈 3∶2 传导）

（3）三度房室传导阻滞心电图特征：①心房与心室活动各自独立，互不相关。②心房率＞心室率，心房冲动来自窦房结或异位心房节律。③心室起搏点一般在阻滞部位稍下方，如阻滞位于房室束及其附近，心室率为 40～60 次/min，QRS 波群正常，心律较稳定；如阻滞部位在室内传导系统远端，心室率可在 40 次/min 以下，QRS 波群宽大畸形，心律亦不稳定（图 2-16）。

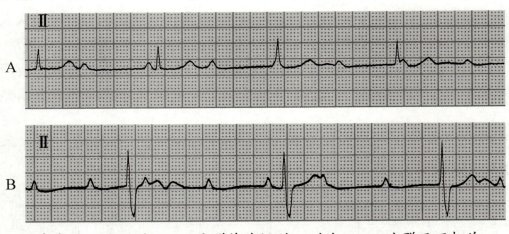

图中窦性 P 波规则，QRS 波群节律规则，P 波与 QRS 波群互不相关。

图 2-16 三度房室传导阻滞

治疗时应针对不同病因进行治疗。一度和二度Ⅰ型房室传导阻滞心室率不太慢者无需治疗。二度Ⅱ型和三度房室传导阻滞如心室率慢伴有明显症状或血流动力学障碍，甚至阿-斯综合征发作者，应给予心脏起搏治疗。阿托品、异丙肾上腺素仅适用于无起搏条件的应急情况。

（三）心理社会状况

心律失常发作时，病人常因乏力、心悸、胸闷等不适而出现烦躁、焦虑等不良情绪，严重者有濒死感，从而产生恐惧心理。

（四）辅助检查

1. 心电图　是诊断心律失常重要的检查技术。

2. 动态心电图　是诊断心律失常的重要手段，可检测到常规心电图检查不易发现的心律失常。

3. 其他检查　临床心电生理检查、食管心电图，有助于鉴别复杂的心律失常。

（五）治疗要点

心律失常的治疗主要取决于其对血流动力学的影响。血流动力学障碍较轻者无需治疗;血流动力学障碍严重者采取积极有效的治疗措施。治疗心律失常的根本措施是积极治疗原发病,去除诱因;药物治疗可根据心律失常类型选择抗心律失常药物。此外,还有心脏电复律、人工心脏起搏、导管射频消融等治疗方法。

边学边练

对本节"工作情景与任务"中的张女士进行同步电复律治疗。

【常见护理诊断/问题】

1. 活动无耐力　与心律失常导致心排血量减少有关。
2. 有受伤的危险　与心律失常引起的头晕或晕厥有关。
3. 焦虑　与心律失常反复发作、治疗效果欠佳有关。
4. 潜在并发症:猝死。

【护理目标】

病人活动耐力有所增加;病人受伤的危险减少或不受伤;病人焦虑情绪减轻或消失,情绪平稳;病人的并发症得到有效预防或治疗。

【护理措施】

（一）一般护理

1. 休息与活动　当心律失常发作导致头晕、胸闷、心悸时应采取高枕卧位、半坐卧位或其他舒适体位,因左侧卧位常使病人感到心脏搏动,使不适感加重,所以应尽量避免。评估心律失常病人的类型及临床表现,根据病情合理制订活动计划。①无器质性心脏病的心律失常病人,鼓励其正常工作和生活,保持心情舒畅,建立健康的生活方式,避免过度劳累。②窦性停搏、持续性室性心动过速、二度Ⅱ型或三度房室传导阻滞等严重心律失常病人或快速心室率引起血压下降者,应卧床休息,减少心肌耗氧量,加强生活护理。

2. 生活护理　给予清淡、易消化、富含营养的低脂饮食,少量多餐,避免咖啡、浓茶,戒烟酒。保持大便通畅,养成良好的生活习惯。用力排便等屏气用力的动作可导致迷走神经兴奋,加重心动过缓,缓慢型心律失常病人应尽量避免。

3. 氧疗护理　伴有呼吸困难、发绀等缺氧表现者,给予吸氧,根据缺氧程度调整氧流量。

（二）心理护理

对于轻度心律失常病人,给予病情解释和安慰,稳定情绪;对于严重心律失常病人加强巡视,给予积极心理支持,安慰体贴病人,消除病人紧张、恐惧心理,增加病人的安全感。

（三）病情观察

密切观察脉率、心率及心律、生命体征、面色与神志的变化。病人脉搏短促时,应有两名护士同时测量,一人听心率,另一人测脉率,由听心率者发出"起"或"停"口令,计时1

分钟。严重心律失常病人应实行心电监护,注意有无引起猝死的危险征兆,如多源性、频发性、成联律或 R-on-T 现象的室性期前收缩,以及心房颤动、阵发性室上性心动过速、二度Ⅱ型房室传导阻滞等。如发现阵发性室性心动过速、心室颤动或三度房室传导阻滞等随时有猝死危险的心律失常,要立即报告医生,建立静脉通路,遵医嘱及时给予抗心律失常药物,并准备好抢救药品及临时起搏器、除颤器等。

(四)治疗配合

严格遵医嘱按时按量使用抗心律失常药物,静脉注射时速度宜慢(腺苷除外),一般 5~15 分钟内注完,静脉滴注药物时尽量用输液泵调节速度。胺碘酮静脉用药易引起静脉炎,故需选择大血管,药物浓度不宜过高,严密观察穿刺部位局部情况,谨防药物外渗。密切观察病人意识状态和生命体征,必要时监测心电图,注意用药前、用药过程中及用药后的心率、心律、PR 间期及 QT 间期等变化,以判断疗效及不良反应。常用抗心律失常药物不良反应见表 2-1。

表 2-1　常用抗心律失常药物不良反应

药物名称	不良反应
奎尼丁	心脏方面:窦性停搏、房室传导阻滞、QT 间期延长与尖端扭转型室速、晕厥、低血压 其他:发热、皮疹、血小板减少、溶血性贫血;视觉障碍、听觉障碍;畏食、恶心、呕吐、腹痛、腹泻;意识模糊
普罗帕酮	心脏方面:房室传导阻滞、窦房结抑制、加重心力衰竭 其他:胃肠道不适、眩晕、视力模糊、口内金属味;可能加重支气管痉挛
利多卡因	心脏方面:少数引起窦房结抑制、室内传导阻滞 其他:感觉异常、眩晕、意识模糊、谵妄、昏迷
β受体阻滞剂	心脏方面:心动过缓、低血压、心力衰竭 其他:乏力;加重哮喘和慢性阻塞性肺疾病;间歇性跛行、雷诺现象、精神抑郁;糖尿病病人可引起低血糖
胺碘酮	心脏方面:心动过缓,致心律失常很少发生,偶有尖端扭转型室速 其他:胃肠道反应;转氨酶升高,偶致肝硬化;甲状腺功能亢进或减退;光敏感、角膜色素沉着;严重的心外毒性为肺纤维化
维拉帕米	心脏方面:已应用β受体阻滞剂或有血流动力学障碍的病人易引起低血压、心动过缓、房室传导阻滞、心搏停顿 其他:偶有肝毒性,使地高辛浓度增高
腺苷	心脏方面:可有短暂停搏、室性期前收缩、非持续性室性心动过速 其他:面色潮红、呼吸困难、胸部压迫感,持续时间 <1min

（五）健康指导

1. 疾病知识指导　向病人及家属讲解心律失常的常见病因、诱因及防治知识。指导病人改变不良的生活习惯，少食多餐，戒烟酒，避免摄入刺激性食物及饮料，如咖啡、浓茶等。注意劳逸结合，生活规律，根据心功能情况合理安排休息与活动。避免精神过度紧张，保持乐观稳定的情绪。保持大便通畅，避免用力排便而加重心律失常。

2. 用药指导　遵医嘱使用抗心律失常药物，不可擅自增减药量、停药或改用其他药物。告知病人所用药物的不良反应，如有异常及时就诊。

3. 随访指导　教会病人自测脉搏的方法，以利于自我监测病情。对反复发生、可能危及生命的严重心律失常的病人，教会其家属心肺复苏术以备急用。

边学边练

角色扮演，针对本节"工作情景与任务"中张女士的具体情况进行相应护理。

【护理评价】

病人活动耐力是否有所增加；病人受伤的危险是否减少或不受伤；病人焦虑情绪是否减轻或消失，情绪是否平稳；病人的并发症是否得到有效预防或治疗。

（李　萍）

第三节　原发性高血压病人的护理

工作情景与任务

导入情景

刘先生，42岁，身高1.7m，体重95kg。有高血压病史5年，未服药治疗。参加朋友聚会，大量喝酒时突感剧烈头痛，随后恶心、呕吐。查体：BP 175/110mmHg。急诊以"高血压"收入院。

工作任务：

1. 帮助刘先生解决目前的主要护理问题。
2. 对刘先生进行生活指导和用药指导。

原发性高血压通常简称为高血压，是指以体循环动脉血压持续升高为特征的心血管综合征，是常见的慢性病之一，也是心脑血管病重要的危险因素，可损伤心、脑、肾重要脏器的结构和功能，最终造成器官功能衰竭。继发性高血压是某些确定的疾病或病因引起的血压升高,约占高血压的5%。

本病的病因和发病机制尚未完全明了,目前认为可能与遗传因素、饮食(如高盐、低钾饮食,高蛋白质摄入,饮食中饱和脂肪酸过多或饱和脂肪酸与不饱和脂肪酸的比值较高,饮酒,叶酸缺乏致同型半胱氨酸水平升高)、精神应激(如长期精神紧张、环境噪声)、吸烟以及其他因素如肥胖、服用避孕药、睡眠呼吸暂停低通气综合征、药物(麻黄碱、肾上腺皮质激素、非甾体类抗炎药)等有关。多种因素在遗传背景作用下,通过交感神经系统活性亢进、肾性水钠潴留、肾素-血管紧张素-醛固酮系统激活、血管内皮细胞功能异常、胰岛素抵抗等机制,导致血压调节机制失代偿,使血压升高。

高血压定义:未使用降压药物的情况下诊室收缩压≥140mmHg和/或舒张压≥90mmHg。根据血压升高的水平,可将高血压进一步分为高血压1、2、3级(表2-2)。我国高血压患病率北方高于南方,沿海高于内地,城市高于农村,青年期男性略高于女性,中年后女性稍高于男性。

表2-2 血压水平的定义和分类

分类	收缩压/mmHg		舒张压/mmHg
正常血压	<120	和	<80
正常高值	120~139	和/或	80~89
高血压	≥140	和/或	≥90
1级高血压(轻度)	140~159	和/或	90~99
2级高血压(中度)	160~179	和/或	100~109
3级高血压(重度)	≥180	和/或	≥110
单纯收缩期高血压	≥140	和	<90

注:当收缩压与舒张压分属不同级别时,以较高的级别作为标准。以上标准适用于任何年龄的成年男性和女性。

【护理评估】

(一)健康史

询问病人有无高血压家族史。有无摄盐过多、摄钾过低、摄入高蛋白质饮食和摄饱和脂肪酸过多的习惯。有无烟酒嗜好。了解病人的个性特征、职业、人际关系,是否从事脑力劳动、精神紧张度高的职业或长期在噪声环境中工作。有无肥胖、心脏病、肾脏疾病、糖尿病、高脂血症及痛风等病史和用药情况。

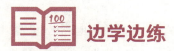
边学边练

评估本节"工作情景与任务"中病人刘先生患高血压的病因。

（二）身体状况

1. 症状　大多数高血压病人起病缓慢，早期常无症状。偶在体检时发现血压升高，少数病人在发生心、脑、肾并发症时才被发现。可有头晕、头痛、颈项板紧、疲劳、心悸、耳鸣等，但与血压水平不一定成正比，也可出现视力模糊、鼻出血等较重症状。

2. 体征　一般较少，血压升高为主要体征。重点检查周围血管搏动、血管杂音、心脏杂音等项目。听诊时可有主动脉瓣区第二心音亢进、收缩期杂音、收缩早期喀喇音。

边学边练

角色扮演，评估原发性高血压病人的主要症状和体征。

3. 高血压急症和亚急症　高血压急症一般是指原发性或继发性高血压病人在某些诱因的作用下，血压突然显著升高（一般超过180/120mmHg），同时出现进行性心、脑、肾等靶器官功能不全的表现，主要包括颅内出血、脑梗死、高血压脑病、主动脉夹层动脉瘤、急性心力衰竭、急性冠脉综合征、子痫、急性肾小球肾炎等。少数病人舒张压持续≥130mmHg，伴头痛、视力模糊、眼底出血、渗出和视神经乳头水肿，肾损害突出，有持续性蛋白尿、血尿、管型尿，称为恶性高血压。高血压水平高低与急性靶器官损害程度不成正比。高血压亚急症指血压显著升高但不伴有靶器官损害，病人主要有血压明显升高引发的症状，如头痛、鼻出血、胸闷和烦躁不安等。

高血压急症和高血压亚急症唯一的区别标准是有无新近发生的急性进行性严重靶器官损害。

4. 并发症　①脑血管病：包括脑出血、脑血栓、腔隙性脑梗死、短暂性脑缺血发作。②心力衰竭和冠心病。③肾衰竭。④主动脉夹层。

5. 高血压心血管风险分层　高血压的诊断和治疗不能仅根据血压水平，必须对病人进行心血管风险评估并分层。根据病人血压升高水平、其他心血管危险因素、靶器官损害和伴随的临床疾病情况将高血压病人分为低危、中危、高危和很高危。影响高血压病人心血管分层的因素见表2-3，具体分层标准见表2-4。

表2-3　影响高血压病人心血管分层的因素

心血管危险因素	靶器官损伤	伴随临床疾患
①高血压（1～3级） ②男性>55岁、女性>65岁 ③吸烟 ④糖耐量受损和/或空腹血糖受损 ⑤血脂异常：总胆固醇≥5.7mmol/L	①左心室肥厚 ②颈动脉超声：颈动脉内膜中层厚度≥0.9mm或动脉粥样硬化斑块 ③颈-股动脉脉搏波传导	①脑血管疾病（脑出血、缺血性脑卒中、短暂性脑缺血发作） ②心脏疾病（心绞痛、心肌梗死、慢性心力衰

续表

心血管危险因素	靶器官损伤	伴随临床疾患
或低密度脂蛋白胆固醇>3.3mmol/L 或高密度脂蛋白胆固醇<1.0mmol/L ⑥家族早发心血管病史（一级亲属发病男性<55岁、女性<65岁） ⑦腹型肥胖（腰围男性≥90cm，女性≥85cm）或肥胖（BMI≥28kg/m²） ⑧血同型半胱氨酸≥10μmol/L	速度≥12m/s ④踝臂血压指数<0.9 ⑤肾小球滤过率降低[<60ml/（min·1.73m²）]或血清肌酐轻度增高（男性115～133μmol/L，女性107～124μmol/L） ⑥尿微量白蛋白：30～300mg/24h或白蛋白/肌酐≥30mg/g	竭和冠状动脉血运重建） ③肾脏疾病（糖尿病肾病、肾功能受损、肌酐：男性≥133μmol/L，女性≥124μmol/L。蛋白尿≥300mg/24h） ④外周血管疾病 ⑤视网膜病变（出血、渗出或视神经乳头水肿） ⑥糖尿病

表 2-4 高血压心血管风险分层标准

其他危险因素和病史	血压水平/mmHg		
	1级高血压	2级高血压	3级高血压
无其他危险因素	低危	中危	高危
1～2个危险因素	中危	中危	很高危
≥3个危险因素，或靶器官损害者	高危	高危	很高危
临床并发症或合并糖尿病	很高危	很高危	很高危

（三）心理社会状况

原发性高血压属于慢性病，病程迁延不愈，需终身用药，并发症多且严重，给病人带来生活痛苦和精神压力，因此病人会产生紧张、焦虑、烦躁不安及忧郁情绪。

（四）辅助检查

实验室和其他检查目的是直接排查危险因素，检查是否出现靶器官损伤，检查应按由简到繁的顺序进行。

1. **基本项目** 全血细胞计数、血红蛋白和血细胞比容。血生化（血钾、空腹血糖、血清总胆固醇、甘油三酯、高密度脂蛋白胆固醇、低密度脂蛋白胆固醇、肌酐、尿酸）。尿液分析（尿蛋白、尿糖和尿沉渣镜检）及心电图。

2. **推荐项目** 24小时动态血压监测、超声心动图、颈动脉超声、餐后2小时血糖、血同型半胱氨酸、尿蛋白定量、眼底、胸片、脉搏波传导速度和踝臂血压指数。

3. **选择项目** 对疑似继发性高血压病人，根据需要可以选择以下检查项目：血浆肾素活性、血肾上腺素及去甲肾上腺素、血和尿醛固酮、血和尿皮质醇、血和尿儿茶酚胺、动脉造影;肾及肾上腺超声、CT或MRI;睡眠呼吸监测等。有并发症的病人,应进行心、脑、肾检查。

(五)治疗要点

降压治疗的最终目的是减少高血压病人心脑血管病的发生率与死亡率。治疗原则主要包括治疗性生活方式干预;合理选用降压药,将血压控制至目标值;协同控制多重心血管危险因素。

一般主张血压控制目标值<140/90mmHg;对糖尿病、慢性肾脏病、心力衰竭或病情稳定的冠心病合并高血压病人,血压控制目标值<130/80mmHg;对老年收缩期高血压病人,收缩压控制在<150mmHg,如能耐受可降至<140mmHg。大多数高血压病人应在数周至数月内将血压逐渐降至目标水平。

【常见护理诊断/问题】

1. 疼痛　与血压升高有关。
2. 有受伤的危险　与头晕、视物模糊、意识改变或发生体位性低血压有关。
3. 知识缺乏:缺乏对高血压危害的认识、保健知识和用药知识。
4. 潜在并发症:高血压急症、心力衰竭、脑血管意外。

【护理目标】

病人头痛缓解或消失;病人未发生受伤情况;病人能叙述高血压对健康的危害和自我保健方法并坚持合理用药;病人的并发症得到有效预防或治疗。

【护理措施】

(一)一般护理

1. 休息与活动　血压较高、症状较多或有并发症的病人应卧床休息。为病人提供安静、温暖、舒适的环境,减少探视,护理操作也应相对集中,动作轻柔,防止过多干扰病人。头痛时抬高床头,变换体位要慢,避免劳累、情绪激动、精神紧张、环境嘈杂等不良因素。如有头晕、眼花、耳鸣、视力模糊等症状,如厕或外出时应有人陪同。

2. 饮食护理　限制钠盐摄入,每天摄入量<6g,减少味精、酱油等含钠盐调味品的使用量,减少咸菜、火腿等含钠较高的加工食品摄入。补充钙和钾盐,多吃新鲜蔬菜和水果。限制总热量摄入,减少油脂类的摄入,适量补充蛋白质。戒烟限酒。

(二)心理护理

针对病人个性特点,通过有效的沟通方式,耐心向病人解释病情,说明长期的抑郁或情绪激动、急剧而强烈的精神创伤,可使血压增高,要避免这些危险因素。指导病人学会自我调节,利用心理训练、音乐治疗和缓慢呼吸等放松技术减轻精神压力,保持健康的心理状态。

(三)病情观察

定期监测血压,一旦发现病人血压急剧升高并出现剧烈头痛、呕吐、大汗、视力模糊、面色和神志改变、肢体运动障碍等症状,应立即告知医生,并积极配合处理。

（四）治疗配合

1. 用药护理

（1）原则：降压药物一般从小剂量开始，初始治疗阶段一般采用较小的有效治疗剂量，并根据需要逐渐增加剂量。优先选择长效制剂，目的是有效控制夜间血压和晨峰血压，预防心脑血管并发症发生。联合用药，2级以上的高血压常需要联合治疗。血压≥160/100mmHg或中危及以上的高血压病人，起始阶段就可采用小剂量两种降压药联合治疗。根据病人具体情况、耐药性及个人意愿或长期承受能力，个体化选择用药。

（2）注意事项：遵医嘱调整剂量，不得自行增减和撤换药物，降压不宜过快过低。联合用药、服用首剂药物或加量时容易引起体位性低血压，应特别注意。因此改变体位时动作宜缓慢，不要站立太久；洗澡时水不可过热，洗澡时间不宜过长；当出现头晕、眼花、恶心、眩晕时，应立即平卧，以增加回心血量，改善脑部血液供应。

（3）常用降压药物的不良反应及禁忌证（表2-5）：目前常用的降压药物有5类，即利尿药、β受体阻滞剂、钙通道阻滞剂、血管紧张素转化酶抑制剂、血管紧张素Ⅱ受体阻滞剂。

表2-5 常用降压药物的不良反应及禁忌证

类别	药物	不良反应及禁忌证
利尿药	呋塞米	血钾降低、电解质紊乱
	氢氯噻嗪	乏力，血钾血钠低、高尿酸血症、高血糖。痛风和糖尿病病人慎用
	螺内酯	高钾血症，不宜与ACEI、ARB合用，肾功能不全者慎用
β受体阻滞剂	普萘洛尔 美托洛尔	负性肌力作用，急性心力衰竭、病态窦房结综合征、房室传导阻滞病人禁用
钙通道阻滞剂	硝苯地平 氨氯地平	头痛、面色潮红、心率增快、下肢水肿
血管紧张素转化酶抑制剂（ACEI）	卡托普利 依那普利	刺激性干咳、血管性水肿；高钾血症（>6.0mmol/L）、妊娠期妇女和双侧肾动脉狭窄、血管神经性水肿病人禁用。血肌酐显著升高（>265μmol/L）、高钾血症（>5.5～6.0mmol/L）、有症状的低血压（<90mmHg）和左室流出道梗阻病人慎用
血管紧张素Ⅱ受体阻滞剂（ARB）	氯沙坦	直接与药物有关的不良反应较少。禁忌证与血管紧张素转换酶抑制剂相同

2. 高血压急症护理

（1）休息：绝对卧床休息，避免一切不良刺激和不必要的活动，协助生活护理，安抚病人情绪，必要时使用镇静药。

（2）吸氧：保持呼吸道通畅，持续低浓度吸氧。

（3）病情监测：定期监测血压，一旦发现血压急剧升高、剧烈头痛、大汗、视力模糊、面色及神志改变、肢体运动障碍等症状，立即通知医生。

（4）用药护理：迅速建立静脉通路，遵医嘱尽早给予降压药进行控制性降压，数分钟至1小时之内血压降低幅度不超过治疗前血压水平的25%，其后的2~6小时内逐渐将血压降到160/100mmHg左右的安全水平，临床情况稳定之后的24~48小时逐渐将血压降到正常水平。一般首选硝普钠或硝酸甘油，用药时应避光，严格遵医嘱控制滴速，密切观察药物的不良反应。

 边学边练

帮助本节"工作情景与任务"中的刘先生解决目前主要的护理问题。

（五）健康指导

1. 生活指导 ①控制体重：减轻体重，尽量将体重指数（BMI）控制在低于24kg/m²，体重减轻可以改善降压药物的效果及降低心血管事件的风险。②合理膳食：低盐、低脂，适量补充蛋白质，少量多餐，避免过饱，多食水果、蔬菜，避免便秘。③戒除不良嗜好：戒烟、戒酒或限制饮酒。④适当运动：根据病人年龄、血压水平和个人兴趣选择适宜的运动方式，合理安排运动量。建议每周3~5次，每次30分钟有氧运动，如步行、慢跑等。运动强度中等更有效、更安全。⑤保持心态平和：适当调整工作和生活节奏，减轻精神压力，保持稳定的情绪和良好的心态。

2. 疾病知识指导 向病人介绍高血压的有关知识和危害性，使其了解控制血压的重要性和终身治疗的必要性，说明长期坚持治疗将血压控制在正常范围可预防和减轻靶器官损害。嘱病人避免各种诱发因素，如精神紧张、情绪激动、身心疲劳、精神创伤、噪声刺激、便秘、寒冷、剧烈运动等。

3. 用药指导 强调高血压长期药物治疗的重要性，将血压控制在适当范围内，以减少对靶器官的损害，但长期用药或不合理用药会出现不良反应，应学会不良反应的预防、观察和处理方法。嘱病人遵医嘱服药，不可随意增减药量，不可漏服、补服药物，不可突然停药。

 边学边练

为本节"工作情景与任务"中的刘先生进行生活指导和用药指导。

4. 随访指导 应教会病人和家属正确的家庭血压监测方法，推荐使用合格的上臂式自动血压计自测血压，血压未达标者，建议每天早晚各测量血压1次，每次测量2~3遍，连续 7 天,以后 6 天血压平均值作为医生治疗的参考。血压达标者,建议每周测量 1 次。指导病人掌握测量技术,规范操作,如实记录,为医护人员随访提供参考。经治疗血压达标者,每 3 个月随访 1 次;血压未达标者,建议每 2~4 周随访 1 次。血压波动或有症状者,随时就诊。

【护理评价】

病人头痛是否缓解或消失;病人是否发生受伤情况;病人是否能叙述高血压对健康的危害和自我保健方法并坚持合理用药;病人的并发症是否得到有效预防或治疗。

(李 萍)

第四节 冠状动脉粥样硬化性心脏病病人的护理

 工作情景与任务

导入情景

李先生,58 岁,有劳力性心绞痛病史 4 年,在慢步行走时,突感胸骨后紧缩性疼痛不适,休息后不能缓解。家属送李先生来急诊。

工作任务:

1. 请立即采取措施缓解李先生的胸痛不适。
2. 正确完善李先生的心电图检查。

冠状动脉粥样硬化性心脏病是指冠状动脉(简称冠脉)发生粥样硬化引起管腔狭窄或闭塞,导致心肌缺血缺氧或坏死而引起的心脏病,简称冠心病,亦称缺血性心脏病。冠心病是动脉粥样硬化导致器官病变的常见类型,也是严重危害人类健康的常见病。本病经济发达国家发病率较高,近年来发病呈年轻化趋势,已成为威胁人类健康的主要疾病之一。

冠心病的病因是冠状动脉发生粥样硬化。发生粥样硬化的病因尚未完全确定,目前认为是多因素作用于不同环节所致,这些因素称为危险因素。主要的危险因素如下。①年龄、性别:粥样硬化临床上多见于 40 岁以上的中老年人,49 岁以后进展较快,男性发病早于女性,因为雌激素有抗动脉粥样硬化的作用,故女性在绝经期后发病率迅速增加。②血脂异常:脂质代谢异常是动脉粥样硬化重要的危险因素。目前认为,总胆固醇(TC)、甘油三酯(TG)、低密度脂蛋白胆固醇(LDL-C)或极低密度脂蛋白胆固醇(VLDL-C)增高,高密度脂蛋白胆固醇(HDL-C)减低是危险因素。③高血压:高血压病人患冠心病概率增高 3~4 倍。④吸烟:与不吸烟者比较,吸烟者的发病率和病死率增高 2~6 倍,且与每天吸烟的支数成正比,被动吸烟也是危险因素。⑤糖尿病和糖耐量异常:糖尿病病人发病率较非糖尿病者高出数倍且病变进展迅速。本病病人糖耐量减低者也十分常见。⑥肥胖。

⑦家族史。⑧其他危险因素：A 型性格者；口服避孕药；进食高热量、高动物脂肪、高胆固醇、高糖饮食；微量元素摄入量的改变。

由于病理解剖和病理生理变化的不同，冠心病有不同的临床表现。1979 年世界卫生组织曾将本病分为 5 型：①隐匿型或无症状型冠心病。②心绞痛。③心肌梗死。④缺血性心肌病。⑤猝死。近年趋向于将本病分为两大类：①急性冠脉综合征，包括不稳定型心绞痛、非 ST 段抬高型心肌梗死和 ST 段抬高型心肌梗死，也有将冠心病猝死包括在内。②慢性冠脉疾病，也称慢性心肌缺血综合征，包括稳定型心绞痛、缺血性心肌病和隐匿性冠心病等。

一、心绞痛病人的护理

心绞痛是在冠状动脉严重狭窄的基础上，由于心肌负荷增加引起心肌急剧的、暂时的缺血缺氧所引起的以阵发性前胸压榨性疼痛或憋闷感觉为主要表现的临床综合征。本节重点介绍稳定型心绞痛，也称劳力性心绞痛。临床重要特征是疼痛发作的程度、频度、持续时间、性质及诱发因素等在数个月内无明显变化。

【护理评估】
（一）健康史

了解病人有无血脂异常、高血压、吸烟、糖尿病、肥胖及冠心病家族史等危险因素；了解病人有无体力劳动、情绪激动、饱餐、寒冷、吸烟、心动过速以及休克等诱发因素；了解病人的年龄、性别、饮食习惯、生活方式、工作性质及性格等；了解病人胸痛的发作次数、缓解方式和治疗效果。

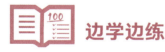
边学边练

评估本节"工作情景与任务"中李先生患心绞痛可能的危险因素。

（二）身体状况

1. 症状　以发作性胸痛为主要表现，疼痛有以下特点：

（1）诱因：常由体力劳动、情绪激动（如愤怒、焦急、过度兴奋等）、饱餐、寒冷、吸烟及心动过速等诱发。疼痛多发生于劳力或激动的当时，而不是在劳累之后。

（2）部位：主要在胸骨体之后，可波及心前区，手掌大小范围，甚至横贯前胸，界限不清，常放射至左肩、左臂内侧达无名指和小指，也可放射至颈、咽和下颌部。

（3）性质：胸痛常为压迫、发闷或紧缩性，也可有烧灼感，但不像针刺或刀扎样锐性痛，偶伴濒死感。有些病人仅觉胸闷不适。发作时，病人往往被迫停止正在进行的活动，直至症状缓解。

（4）持续时间：疼痛出现后常逐渐加重，一般持续数分钟至十余分钟，多为3~5分钟，很少超过半小时。

（5）缓解方式：一般停止原来诱发症状的活动即可缓解；舌下含服硝酸甘油等硝酸酯制剂后在几分钟可缓解。

2. 体征　平时一般无异常体征。心绞痛发作时常有心率增快、血压升高、表情焦虑、皮肤冷或出汗，有时暂时出现第四心音或第三心音奔马律，部分病人有暂时性心尖部收缩期杂音，是乳头肌缺血以致功能失调引起二尖瓣关闭不全所致。

边学边练

角色扮演，评估稳定型心绞痛病人的主要症状。

（三）心理社会状况

病人心绞痛发作时，多有紧张或恐惧心理。长期、反复发作，使体力活动受限，影响工作和生活，病人易焦虑、烦躁、抑郁。另外，高昂的医疗费用会加重家庭经济负担，应了解家庭的经济承受能力，了解病人和家属对疾病及治疗的认知和心理承受能力。

（四）辅助检查

1. 实验室检查　血糖和血脂检查可以了解冠心病的危险因素；胸痛明显的病人需要查血清心肌损伤标志物，包括心肌肌钙蛋白、肌酸激酶（CK）和肌酸激酶同工酶（CK-MB）；血常规检查注意有无贫血。

2. 心电图检查　是发现心肌缺血方便、快捷的检查方法。静息心电图约有半数病人为正常，心绞痛发作时，心电图常出现暂时性心肌缺血引起的ST段压低（≥0.1mV），发作缓解后恢复，有时出现T波倒置。运动负荷心电图及24小时动态心电图检查可明显提高冠心病的检出率。

3. 冠状动脉造影　为有创性检查，目前仍然是诊断冠心病的"金标准"。冠状动脉造影结果可以了解冠状动脉及其主要分支狭窄的部位、程度，对明确诊断、指导治疗和预后判断意义重大。

4. 多层螺旋CT冠状动脉成像（CTA）　进行冠状动脉二维或三维重建，用于判断冠状动脉管腔狭窄程度和管壁钙化情况，对判断管壁内斑块分布范围和性质也有一定的意义。

5. 其他检查　超声心动图、放射性核素检查、心脏磁共振检查等，有助于冠脉病变情况、心室功能情况的评估。

（五）治疗要点

改善冠状动脉血供和降低心肌耗氧以改善病人症状，提高生活质量。积极治疗冠状动脉粥样硬化，避免各种诱发因素和纠正各种危险因素。预防心肌梗死和猝死，延长生存期。

【常见护理诊断/问题】

1. 疼痛　与冠状动脉供血不足导致心肌缺血缺氧有关。
2. 活动无耐力　与心肌氧的供需失调有关。
3. 焦虑　与心绞痛反复发作有关。
4. 知识缺乏：缺乏心绞痛发作的症状、诱因及防治等方面的知识。
5. 潜在并发症：急性心肌梗死、猝死。

【护理目标】

病人的疼痛缓解或消失；病人的活动耐力增强；病人情绪稳定，焦虑程度减轻或消失，积极配合治疗；病人能说出心绞痛发作的原因和诱因，发作时能采取有效的自我救护措施；病人的并发症得到有效预防或治疗。

【护理措施】

（一）一般护理

1. 休息与活动　疼痛发作时应立即停止正在进行的活动，卧床休息，给氧，保持环境的安静与舒适。病情缓解后嘱病人适当活动，以不发生胸痛为宜。
2. 饮食护理　指导病人摄入低热量、低盐、低脂、低胆固醇，富含维生素、粗纤维，清淡易消化的食物。宜少食多餐，避免暴饮暴食和刺激性食物，不饮浓茶或咖啡，戒烟限酒。保持排便通畅，避免用力排便。
3. 吸氧　鼻导管或面罩吸氧，氧流量2～4L/min，以改善心肌供氧，减轻疼痛。

（二）心理护理

病人心绞痛发作时，护士应在病人床边，嘱病人安静休息，指导病人采用放松技术，缓解焦虑、紧张、恐惧的情绪，以减少心肌耗氧。病情缓解后应针对疾病的发病机制给予解释和开导，与病人一起分析引起心绞痛发作的诱因，减少胸痛发作次数，帮助病人树立战胜疾病的信心。

（三）病情观察

应监测心率、心律、血压变化，密切观察胸痛症状和体征，及时发现并发症。如果胸痛程度较前加重，发作次数频繁，持续时间延长，用硝酸酯制剂不能缓解，应警惕可能发生急性心肌梗死，立即进行心电监护和报告医生，以便及时明确病情变化，采取相应治疗措施。

（四）治疗配合

1. 对症护理　发作时嘱病人立即停止活动，协助病人坐下或取半卧位休息，必要时给予镇静剂、吸氧。
2. 用药护理

（1）硝酸酯制剂：发作时给予作用较快的硝酸酯制剂。这类药物除扩张冠脉、降低阻力、增加冠脉循环的血流量外，还通过对周围血管的扩张作用，减少静脉回流心脏的血量，减轻心脏前后负荷和心肌的需氧量，从而缓解心绞痛。常用硝酸甘油0.5mg舌下含服，1～2分钟起效，约半小时后作用消失；或硝酸异山梨酯5～10mg舌下含服，2～5分钟见效，作用维持2~3小时。心绞痛发作频繁者,遵医嘱给予硝酸甘油静脉滴注,注意控制液体的滴速,并告知病人及家属不可擅自调节滴速,以防发生低血压。硝酸酯制剂的不良反应有头痛、面色潮红、血压下降和心率反射性加快等。应告知病人及家属第一次含服硝酸甘油时,应注意可能发生体位性低血压。

(2) β受体阻滞剂:常用美托洛尔、比索洛尔等,能减慢心率、减弱心肌收缩力、降低血压,从而降低心肌耗氧量以减少心绞痛发作和增加运动耐量。用药后要求静息心率降至55~60次/min,严重心绞痛病人如无心动过缓症状可降至50次/min,从较小剂量开始,逐级增加剂量,以能缓解症状、心率不低于50次/min为宜。有严重心动过缓和高度房室传导阻滞、窦房结功能紊乱、有明显的支气管痉挛或支气管哮喘的病人禁用。

(3) 钙通道阻滞剂:抑制心肌收缩,减少氧耗,扩张冠脉,用药时注意观察心率、血压情况。

(4) 他汀类药物:能有效降低血脂,延缓斑块进展和稳定斑块;可引起肝损害和肌病,用药期间应密切监测血清转氨酶及肌酸激酶等。

(五)健康指导

1. 生活指导　①合理膳食:宜摄入低热量、低脂、低胆固醇、低盐饮食,多食蔬菜、水果和粗纤维食物,少食多餐。②戒烟、限酒。③适量运动:建议稳定型心绞痛病人每天有氧运动30分钟,每周运动5天。注意个体差异,避免过度劳累,以不发生胸痛为宜,必要时需要在监测下进行运动。

2. 疾病知识指导　教会病人及家属识别心绞痛发作的诱因及发作时的缓解方法。避免精神紧张和长时间工作。保持良好心态,保证充足睡眠,积极预防心血管事件。

3. 用药指导　指导病人遵医嘱服药,不要擅自增减剂量,学会观察药物疗效和不良反应。嘱病人随身携带有效的硝酸甘油,以备发作时急救,硝酸甘油见光易分解,应放在棕色瓶内存放于干燥处,以免失效。药瓶开封后每6个月更换1次,以确保疗效。缓解期长期服用冠心病二级预防药物。

4. 随访指导　告知病人病情变化时及时就诊,如心绞痛发作频繁、程度加重、持续时间延长、硝酸甘油疗效差,应警惕急性心肌梗死,此时应立刻呼叫急救电话或请他人护送到就近的医院就诊。告知病人定期复查心电图、血压、血糖、血脂及肝功能等。

【护理评价】

病人的疼痛有无缓解或消失;病人的活动耐力是否逐渐增强;病人是否情绪稳定,能否积极配合治疗;病人能否说出心绞痛发作的原因和诱因,发作时能否采取有效的自我救护措施;病人的并发症有无得到有效预防或治疗。

二、急性心肌梗死病人的护理

急性心肌梗死是指急性心肌缺血性坏死,是在冠状动脉病变的基础上发生冠状动脉血供急剧减少或中断,使相应的心肌严重而持久地急性缺血而导致心肌坏死,属于急性冠脉综合征的严重类型。

本病的基本病因是冠脉粥样硬化(偶为冠脉栓塞、炎症、先天畸形、痉挛和冠状动脉口阻塞所致),造成一支或多支血管管腔狭窄和心肌供血不足,而侧支循环尚未充分建立。在此基础上,一旦血供进一步急剧减少或中断,使心肌严重而持久地缺血达20~30分钟以上,即可发生急性心肌梗死。急性心肌梗死的原因多数是不稳定的粥样斑块破溃,继而出血或管腔内血栓形成,使血管管腔完全闭塞;少数是粥样斑块发生出血或血管持续痉挛,也可使冠状动脉完全闭塞。

【护理评估】

(一)健康史

了解病人有无血脂异常、高血压、吸烟、糖尿病、肥胖、冠心病家族史等危险因素;了解病人有无心绞痛发作史;了解病人有无休克、脱水、出血、外科手术或严重心律失常使心排血量骤降、冠状动脉灌流量锐减等诱因;了解病人有无重体力劳动、情绪激动、过度饱餐、用力排便、寒冷刺激使心肌耗氧量增加、冠状动脉血供明显不足等诱因。

(二)身体状况

1. 先兆表现　多数病人发病前数天出现乏力、胸部不适、活动时心悸、气急、烦躁、心绞痛等前驱症状,其中以新发心绞痛或原有心绞痛加重为突出。及时处理先兆症状,可使部分病人避免发生急性心肌梗死。

2. 主要症状

(1)疼痛:多为先出现的症状,多发生于清晨,疼痛部位和性质与心绞痛相似,但诱因多不明显,程度较重,持续时间较长,可达数小时或更长,休息和含服硝酸甘油多不能缓解。病人常烦躁不安、出汗、恐惧或有濒死感。少数病人无疼痛,一开始即表现为休克或急性心力衰竭。部分病人疼痛位于上腹部,被误认为胃穿孔、急性胰腺炎等急腹症。部分病人疼痛放射至下颌、颈部、背部上方,被误认为牙痛或骨关节痛。

边学边练

评估本节"工作情景与任务"中李先生可能发生的并发症。

(2)全身症状:一般在疼痛发生后24~48小时出现,表现为发热、心动过速、白细胞增高及血沉增快等,由坏死物质吸收所引起。体温一般在38℃左右,很少超过39℃,持续约1周。

(3)胃肠道症状:疼痛剧烈时常伴恶心、呕吐、上腹胀痛,与迷走神经受坏死心肌刺激和心排血量降低、组织灌注不足等有关。重症者可发生呃逆。

(4)心律失常:见于75%~95%的病人,多发生在起病1~2天内,24小时内多见。以室性心律失常多见,尤其是室性期前收缩,如室性期前收缩频发(每分钟5次以上)、成对出现或为阵发性室性心动过速,多源性或落在前一心搏的易损期(R-on-T)常为心室颤动的先兆。室颤是急性心肌梗死早期,特别是入院前的主要死因。

(5) 低血压和休克:疼痛期中血压下降常见,未必是休克。如疼痛缓解后收缩压仍低于80mmHg,有烦躁不安、面色苍白、皮肤湿冷、脉搏细速、大汗淋漓、尿量减少(<20ml/h)、神志不清、反应迟钝,甚至晕厥者,则为休克表现。休克多发生在起病后数小时至数天内,见于约20%的病人,主要是心源性休克,为心肌广泛坏死、心排血量急剧下降所致。

(6) 心力衰竭:主要为急性左心衰竭,可在起病最初几天内发生,或在疼痛、休克好转阶段出现,为梗死后心脏舒缩力显著减弱或不协调所致。表现为呼吸困难、咳嗽、发绀及烦躁等,严重者可出现肺水肿,随后可有颈静脉怒张、肝大、水肿等右心衰竭的表现。

3. 体征　大多数病人心率增快,少数病人心率减慢。心尖区第一心音减弱,可闻及舒张期奔马律等。10%~20%病人在起病2~3天出现心包摩擦音,为反应性纤维性心包炎所致。心尖区可出现粗糙的收缩期杂音或伴收缩中晚期喀喇音,为二尖瓣乳头肌功能失调或断裂所致。除早期血压增高外,几乎所有病人都有血压降低。

4. 并发症　乳头肌功能失调或断裂的总发生率高达50%,轻者可恢复,重者乳头肌断裂,左心衰竭明显,病人迅速发生急性肺水肿,在数天内死亡。心室壁瘤(或称室壁瘤)主要见于左心室,发生率为5%~20%。体格检查可见左侧心界扩大,心脏搏动范围较广,可有收缩期杂音。栓塞发生率为1%~6%,见于起病后1~2周,可为左心室附壁血栓脱落所致,引起脑、肾、脾或四肢等动脉栓塞。心肌梗死后综合征的发生率为1%~5%,表现为心包炎、胸膜炎或肺炎,有发热、胸痛等症状。心脏破裂少见,常在起病1周内出现,多为心室游离壁破裂,造成心包积血引起急性心脏压塞而猝死。

(三) 心理社会状况

病人因剧烈的胸痛可产生恐惧、濒死感。频繁检查、治疗及陌生的环境进一步加重病人的焦虑与恐惧。对疾病认知不足、对预后的担忧,病人及家属易情绪激动、焦虑。

(四) 辅助检查

1. 心电图　常有进行性的改变,对心肌梗死的诊断、定位、定范围、估计病情演变和预后都有帮助。

(1) 特征性改变(图2-17):ST段抬高型心肌梗死的心电图表现如下:

1) 宽而深的Q波(病理性Q波),在面向透壁心肌坏死区的导联上出现。

2) ST段弓背向上抬高,在面向坏死区周围心肌损伤区的导联上出现。

3) T波倒置,在面向损伤区周围心肌缺血区的导联上出现。

(2) 动态性改变(图2-18):ST段抬高型心肌梗死的心电图演变过程如下:

1) 起病数小时内,可无异常或出现异常高大的、两肢不对称的T波,为超急性期改变。

2) 数小时后,ST段明显抬高,弓背向上,与直立的T波连接,形成单向曲线。数小时至2天出现病理性Q波,同时R波减低,为急性期改变。Q波在3~4天内稳定不变,以后70%~80%永久存在。

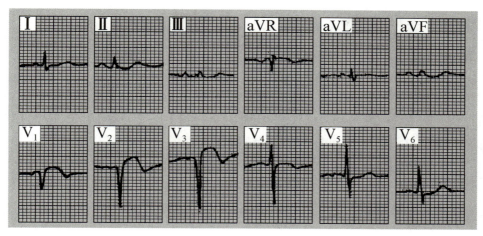

图 2-17 急性广泛前壁心肌梗死心电图改变

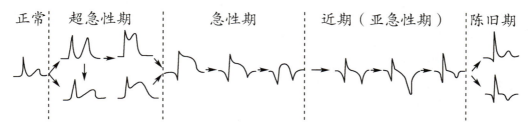

图 2-18 ST 段抬高型心肌梗死心电图动态性改变

3) 在早期如不进行治疗干预,ST 段抬高持续数天至两周左右,逐渐回到基线水平,T 波则变为平坦或倒置,为亚急性期改变。

4) 数周至数月后,T 波呈 V 形倒置,两肢对称,波谷尖锐,为慢性期改变。T 波倒置可永久存在,也可在数月至数年内逐渐恢复。

(3) 定位诊断:ST 段抬高型心肌梗死可根据特征性改变出现的导联数来判断心肌梗死的部位及范围(表 2-6)。

表 2-6 ST 段抬高型心肌梗死的心电图定位诊断

部位	特征性改变的导联
前间壁	V_1、V_2、V_3
局限前壁	V_3、V_4、V_5
前侧壁	V_5、V_6、V_7、Ⅰ、aVL
广泛前壁	V_1、V_2、V_3、V_4、V_5
高侧壁	Ⅰ、aVL
下壁	Ⅱ、Ⅲ、aVF
正后壁	V_7、V_8

2. 超声心动图 二维和 M 型超声心动图有助于了解心室壁的运动和左心室功能,诊

断室壁瘤和乳头肌功能失调等。

3. 放射性核素检查　可显示心肌梗死的部位与范围，观察心室壁的运动和左心室的射血分数。

4. 实验室检查

（1）血液检查：起病24～48小时后白细胞可增至（10～20）×10⁹/L，中性粒细胞增多，红细胞沉降率增快，C反应蛋白增高，均可持续1～3周。

（2）血清心肌坏死标志物：心肌损伤标志物增高水平与心肌坏死范围及预后明显相关。

1）肌红蛋白：急性心肌梗死后出现早，也十分敏感，但特异性不很强。起病后2小时内升高，12小时内达高峰，24～48小时内恢复正常。

2）肌钙蛋白I（cTnI）或肌钙蛋白T（cTnT）：特异性很高，是诊断心肌梗死的敏感指标。cTnI和cTnT起病3～4小时后升高，cTnI于11～24小时达高峰，7～10天降至正常，cTnT于24～48小时达高峰，10～14天降至正常。

3）肌酸激酶同工酶（CK-MB）：在起病后4小时内增高，16～24小时达高峰，3～4天恢复正常。其增高的程度能较准确地反映梗死的范围，其高峰出现时间是否提前有助于判断溶栓治疗是否成功。

（五）治疗要点

急性心肌梗死的治疗强调早发现、及早住院，并加强住院前的就地处理。治疗原则主要是尽快恢复心肌的血液灌注（到达医院后30分钟内开始溶栓或90分钟内开始介入治疗）以挽救濒死的心肌，防止梗死扩大或缩小心肌缺血范围，保护和维持心脏功能，及时处理严重心律失常、心力衰竭、休克等并发症，防止猝死，使病人不但能度过急性期，且康复后还能保持尽可能多的有功能的心肌。

【常见护理诊断/问题】

1. 疼痛　与心肌发生缺血性坏死有关。
2. 活动无耐力　与心肌氧的供需失调有关。
3. 恐惧　与剧烈胸痛伴濒死感有关。
4. 有便秘的危险　与进食少、活动少、不习惯床上排便有关。
5. 知识缺乏：缺乏识别急性心肌梗死的先兆表现及症状等方面的知识。
6. 潜在并发症：心律失常、心力衰竭、心源性休克、猝死等。

【护理目标】

病人的疼痛缓解或消失；病人的活动耐力增强；病人的恐惧感减轻或消失，情绪稳定，积极配合治疗；病人能维持正常排便，不发生便秘；病人能说出急性心肌梗死的先兆表现及主要症状；病人的并发症得到有效预防或治疗。

> 护理学而思
>
> 病人，女性，75岁。有高血压20年，家庭血压控制在140/90mmHg。有糖尿病10年，应用降糖药物控制血糖。近半个月来偶发心前区疼痛，疼痛多持续1~2分钟，经休息可缓解。1天来心前区疼痛持续6小时不缓解，烦躁，恶心，呕吐1次，急送医院就诊。测BP 130/90mmHg，心电图示V_1~V_5导联ST段呈弓背向上抬高，出现宽大畸形Q波，心肌酶升高。医生确诊为急性心肌梗死，即刻给予吗啡止痛，胸痛逐渐减轻。心电监护可见室性期前收缩，每分钟5~6个，BP 130/90mmHg。
>
> 请思考：
> 1. 该病人目前的主要护理诊断是什么？
> 2. 该病人目前如何护理？

【护理措施】

（一）一般护理

1. 休息与活动　急性期12小时卧床休息，保持病房安静、舒适，减少探视，避免不良刺激。翻身、进食、洗漱和排便等均由护理人员协助完成。若无并发症，24小时内应鼓励病人床上进行肢体活动。若无低血压，第3天可在病房内走动，第4~5天，逐步增加活动直至每天3次步行100~150m。病情严重或有并发症者，适当延长卧床时间。

2. 饮食护理　在最初4~12小时内给予流质饮食，避免胃扩张。以后逐渐过渡到半流质饮食、软食、普食，宜低盐、低脂、低胆固醇、富含维生素、清淡易消化，少量多餐，避免过饱，以免加重心脏负担。戒烟、限酒。

3. 给氧　有呼吸困难或血氧饱和度降低者，给予鼻导管或面罩吸氧，氧流量为2~4L/min。目的是增加心肌氧的供应，减轻缺血和疼痛。

4. 排便护理　了解病人日常的排便习惯、排便次数及形态，指导病人养成每天定时排便的习惯，多食蔬菜、水果等富含纤维素的食物。无糖尿病者可服用蜂蜜水。每天行腹部环形按摩（按顺时针方向）以促进肠蠕动。遵医嘱给予缓泻剂，必要时使用开塞露等辅助排便。嘱病人排便时避免用力，以防诱发心力衰竭、猝死。

（二）心理护理

疼痛发作时，应有专人陪护，鼓励病人表达内心感受，给予心理支持，避免只忙于抢救而忽略病人的感受。医护人员进行各项抢救操作时应沉着冷静，操作正确熟练，避免慌乱带给病人不信任感及不安全感。耐心向病人解释不良情绪会增加心脏负荷和心肌耗氧量，不利于病情的控制，嘱病人应以平静的心态对待疾病，积极配合治疗，争取早日康复。及时告知家属病情及治疗情况，解答家属的疑问，协助病人和家属提高应对疾病的能力，维持病人和家属的心理健康。

（三）病情观察

急性心肌梗死病人立即送入冠心病监护病房（CCU病房），连续监测心电图、血压和呼吸等，密切观察心律、心率、血压、尿量和心功能的变化。对于严重心衰者还需监测肺毛细血管压和静脉压，为适时采取治疗措施、避免猝死提供客观资料。观察胸痛等改善的情况，备好除颤器和各种急救药品。

（四）治疗配合

1. 对症护理　遵医嘱给予镇痛药物，常用吗啡 2~4mg 静脉注射或哌替啶 50~100mg 肌内注射，必要时 5~10 分钟后重复，可减轻病人交感神经过度兴奋和濒死感。

2. 用药护理　①遵医嘱给予吗啡或哌替啶缓解疼痛时，应注意有无呼吸抑制、脉搏加快和血压下降等副作用。②给予硝酸酯制剂时，应随时监测血压变化，严格控制静脉输液量和滴速，维持收缩期在 100mmHg 以上。③使用阿司匹林、肝素等抗血小板治疗和抗凝治疗过程中，应严密观察有无出血倾向。④β受体阻滞剂能减少心肌耗氧量和改善缺血区的氧供需失衡，缩小心肌梗死面积，减少复发性心肌缺血、再梗死、室颤及其他恶性心律失常，对降低急性期病死率有肯定的疗效。无心力衰竭、低心排血量状态、心源性休克危险性增高、其他使用β受体阻滞剂的禁忌证者，应在发病24小时内尽早常规口服。

3. 心肌再灌注　在起病 3~6 小时内，最好在起病 12 小时内实施的一种积极的治疗措施。目的是尽早恢复梗死区相关冠脉的血流，挽救受损心肌，减少梗死面积和保护心功能。常用的方法有：

（1）溶栓治疗：常用药物有尿激酶（UK）、链激酶（SK）、重组组织型纤溶酶原激活剂（rt-PA）。一般主张在发病 6 小时内给药，给药越早，冠状动脉再通率越高。溶栓治疗前应评估病人的适应证及禁忌证，协助医生做好溶栓前血常规、出凝血时间和血型等检查，建立并保持静脉通道畅通，遵医嘱正确应用溶栓药物。溶栓过程中应观察有无过敏反应如寒战、发热、皮疹、低血压和出血等，严重时应立即停药，并积极对症处理。溶栓再通的判断标准：①心电图抬高的 ST 段于 2 小时内回降 >50%。②胸痛 2 小时内基本消失。③ 2 小时内出现再灌注性心律失常。④血清 CK-MB 酶峰值提前出现（14 小时内）等，间接判断血栓是否溶解。

（2）经皮冠状动脉介入治疗（PCI）：若病人在救护车上或无 PCI 能力的医院，但预计 120 分钟内可转运至有 PCI 条件的医院并完成 PCI，则首选直接 PCI 策略，力争在 90 分钟内完成再灌注；或病人在可行 PCI 的医院，则应力争在 60 分钟内完成再灌注。

（五）健康指导

1. 生活指导　①合理膳食：宜摄入低热量、低脂、低胆固醇、低盐饮食，多食蔬菜、水果和粗纤维食物，少食多餐。②戒烟、限酒。③适量运动：应保证足够的睡眠，参加力所能及的体力活动，应避免重体力劳动、高空作业或精神过度紧张的工作。

2. 疾病知识指导　指导病人积极做到全面综合的冠心病二级预防，预防再次梗死和其他心血管事件。牢记冠心病二级预防的 ABCDE 方案。

知识拓展

冠心病二级预防的 ABCDE 方案

A. 抗血小板、抗心绞痛治疗。

B. β受体阻滞剂预防心律失常,减轻心脏负荷等;控制血压。

C. 控制血脂和戒烟。

D. 控制饮食和糖尿病治疗。

E. 健康指导和运动。

3. 用药指导　指导病人遵医嘱服药,不要擅自增减剂量,告知药物的用法、用量、作用及不良反应,教会病人定时监测血压、脉搏,随身携带药物和用药手册等。

4. 康复指导　指导病人出院后的运动康复训练,逐步适当的体育锻炼,有利于体力和工作能力的增进。经 2~4 个月的体力活动锻炼后,酌情恢复部分工作或轻工作,以后部分病人可恢复全天工作,但应避免过重体力劳动或精神过度紧张。

5. 随访指导　定期电话随访,提醒病人及时随诊及提高用药的依从性。教会病人及家属识别病情变化及紧急自救措施,及时发现急性心血管事件并就医。

【护理评价】

病人的疼痛有无缓解或消失;病人的活动耐力是否逐渐增强;病人是否情绪稳定,能否积极配合治疗;病人是否维持正常排便;病人能否说出急性心肌梗死的先兆表现及主要症状;病人的潜在并发症有无得到有效预防或治疗。

（杨朝会）

第五节　心脏瓣膜病病人的护理

工作情景与任务

导入情景

李女士,55 岁。18 年前确诊风湿性心脏瓣膜病二尖瓣狭窄,3 天前受凉后出现咳嗽、咳黄痰、咯血,伴低热、胸闷、心悸、气短,活动后明显。查体:T 37.5℃,P 105 次/min,R 22 次/min,BP 105/60mmHg,双颧呈紫红色,口唇轻度发绀,心尖部可闻及舒张期隆隆样杂音,第一心音亢进。心电图显示心房颤动。

工作任务:

1. 教会李女士预防上呼吸道感染的方法。

2. 教会李女士识别栓塞的方法。

心脏瓣膜病是指由于炎症、黏液样变、退行性变、先天性畸形、缺血性坏死及创伤等原因造成的单个或多个瓣膜（包括瓣叶、瓣环、腱索或乳头肌）的功能或结构异常,导致瓣口狭窄或关闭不全,产生血流动力学显著改变的一组疾病。病变可累及一个瓣膜,也可累及两个以上瓣膜,累及两个以上瓣膜的称为联合瓣膜病。

风湿性心脏瓣膜病简称风心病,是风湿炎症导致的瓣膜损害,多在40～50岁发病,女性多于男性,目前仍然是我国常见的心脏瓣膜病。

风湿热是风湿性心脏瓣膜病的主要病因,是A族乙型溶血性链球菌反复感染所致（多为咽峡炎）。其致病机制与继发链球菌感染后异常免疫反应有关。最常受累的瓣膜是二尖瓣,其次是主动脉瓣。

【护理评估】

（一）健康史

了解病人有无风湿热及反复链球菌感染所致的咽炎、扁桃体炎或咽峡炎等病史；了解病人近期有无上呼吸道感染、风湿活动、心律失常、妊娠及使病情加重的其他诱发因素；了解病人风湿性心脏瓣膜病的既往治疗及用药。

（二）身体状况

1. 二尖瓣狭窄

（1）症状：一般二尖瓣中度狭窄（瓣口面积 <1.5cm^2）方有临床症状。

1）呼吸困难：为常见的早期症状,在运动、情绪激动、妊娠、感染或快速性房颤时易被诱发。早期表现为劳力性呼吸困难,随狭窄加重,可出现静息时呼吸困难、夜间阵发性呼吸困难、端坐呼吸,甚至发生急性肺水肿。

2）咯血：可表现为大咯血、痰中带血、咳粉红色泡沫痰。大咯血见于严重二尖瓣狭窄,为支气管静脉破裂所致。痰中带血常伴夜间阵发性呼吸困难,与支气管炎、肺部感染、肺充血或肺毛细血管破裂有关。粉红色泡沫痰见于急性肺水肿时。

3）其他症状：可出现声音嘶哑、吞咽困难。右心室衰竭时可出现食欲减退、腹胀、恶心等消化道淤血症状。

（2）体征：重度二尖瓣狭窄病人呈"二尖瓣面容",表现为口唇及双侧颧骨绀红。二尖瓣狭窄的特征性杂音为心尖区舒张中晚期低调的隆隆样杂音,呈递增型,局限,左侧卧位时明显,运动或用力呼气可使其增强,常伴舒张期震颤。心尖区可闻及第一心音亢进,呈拍击样,并可闻及开瓣音,提示瓣膜弹性尚好。在胸骨左缘第2肋间闻及递减型高调叹气样舒张早期杂音,提示严重肺动脉高压。右心衰竭时可出现颈静脉怒张、肝大及下肢水肿等体循环淤血的体征。

（3）并发症：①心律失常：以心房颤动常见。②急性肺水肿：为重度二尖瓣狭窄的严重并发症,如不及时抢救,可危及生命。③栓塞：大多数发生在伴有心房颤动的病人,心房内栓子脱落后引起动脉栓塞,其中以脑栓塞多见。④右心衰竭:为晚期常见并发症。⑤肺部感染:较常见,可诱发或加重心力衰竭。⑥感染性心内膜炎:较少见。

2. 二尖瓣关闭不全

(1) 症状:早期无症状,严重反流时心排血量减少,首发症状为疲乏无力,呼吸困难等肺淤血症状出现较晚,病情晚期则出现右心衰竭的表现。

(2) 体征:心尖搏动呈抬举性,向左下移位。心尖部第一心音减弱,可闻及全收缩期粗糙高调的吹风样杂音,向左腋下、左肩胛下传导。晚期出现右心衰竭相应体征。

(3) 并发症:心力衰竭急性者早期出现,慢性者出现较晚;心房颤动见于 3/4 慢性重度二尖瓣关闭不全病人;感染性心内膜炎的发生率比二尖瓣狭窄高;体循环栓塞比二尖瓣狭窄少见。

3. 主动脉瓣关闭不全

(1) 症状:早期多无症状,或仅有心悸、心前区不适及头部动脉搏动感等,病变严重时出现左心衰竭的表现。心绞痛较主动脉瓣狭窄时少见,改变体位时可出现头晕。

(2) 体征:心尖搏动向左下移位,范围较广,心界向左下扩大。胸骨左缘第 3、4 肋间可闻及舒张期高调叹气样递减型杂音,向心尖区传导,坐位前倾呼气末明显。严重主动脉瓣关闭不全时,动脉收缩压增高、舒张压降低,脉压增大,可出现周围血管征,如水冲脉、点头征、毛细血管搏动征、股动脉枪击音。

(3) 并发症:左心衰竭为其主要并发症之一,此外,还有亚急性感染性心内膜炎、室性心律失常,其他并发症与二尖瓣狭窄并发症相似。

4. 主动脉瓣狭窄

(1) 症状:劳力性呼吸困难、心绞痛和晕厥为典型主动脉瓣狭窄常见的三联征,但出现较晚。

(2) 体征:抬举性心尖搏动,范围相对局限。主动脉瓣第一听诊区可触及收缩期震颤,并可闻及粗糙而响亮的喷射性杂音,向颈部传导。收缩压降低、脉压减小、脉搏细弱。

(3) 并发症:可有心律失常、心源性猝死、感染性心内膜炎及体循环栓塞和左心衰竭。

 边学边练

角色扮演,评估二尖瓣狭窄、关闭不全及主动脉瓣狭窄、关闭不全听诊时的杂音特点。

5. 多瓣膜病 是指同时累及 2 个或 2 个以上瓣膜的疾病,又称联合瓣膜病。临床主要以二尖瓣狭窄合并主动脉瓣关闭不全常见。

(三) 心理社会状况

随着瓣膜损害的加重,病人可出现心力衰竭、心律失常及栓塞等各种并发症,影响病人的活动、休息、睡眠及工作,病人易产生烦躁、焦虑心理。当病情进展、疗效不明显时,病人会产生悲观、厌世等心理。

（四）辅助检查

1. 超声心动图　是诊断心脏瓣膜病有价值的方法。二维超声和多普勒超声可见瓣膜狭窄、关闭不全及血液反流的程度等。

2. X线检查　二尖瓣狭窄可见左心房及右心室增大，心影呈梨形，肺淤血征象。二尖瓣关闭不全可见左心房及左心室增大。主动脉瓣关闭不全可见左心室增大，心影呈靴形。主动脉瓣狭窄可见左心室增大和主动脉瓣钙化影。

3. 心电图　二尖瓣狭窄时，主要为左心房及右心室肥大，出现二尖瓣型P波。二尖瓣关闭不全时，主要表现为左心室肥厚及非特异性ST-T改变。主动脉瓣关闭不全和狭窄时，可见左心室肥大。此外，可有各种心律失常的心电图表现。

（五）治疗要点

1. 非手术治疗　预防风湿热和感染性心内膜炎，改善心功能、减轻症状及预防并发症，控制病情进展。有风湿活动的病人应坚持长期使用苄星青霉素；无症状者注意预防感染，避免剧烈运动及体力活动，定期复查。

2. 手术治疗　是治疗本病的根本方法，如二尖瓣分离术、人工瓣膜置换术、经皮球囊瓣膜成形术等。对于中、重度单纯二尖瓣狭窄病人，如果二尖瓣无钙化且活动度较好、左心房内无血栓形成，可用经皮球囊二尖瓣成形术介入治疗。

【常见护理诊断/问题】

1. 体温过高　与风湿活动、并发感染有关。
2. 有感染的危险　与长期肺淤血、呼吸道抵抗力下降及风湿活动有关。
3. 活动无耐力　与心排血量减少、冠状动脉灌注不足、脑供血不足有关。
4. 知识缺乏：缺乏风湿性心脏瓣膜病的防治及如何长期维护健康的知识。
5. 潜在并发症：心力衰竭、心律失常、栓塞、感染性心内膜炎等。

【护理目标】

病人的体温恢复正常；病人的风湿活动与感染得到控制；病人的活动耐力增强；病人能说出心脏瓣膜病的预防保健知识；病人的并发症得到有效预防或治疗。

【护理措施】

（一）一般护理

1. 休息与活动　风湿活动时应卧床休息，限制活动量，病情好转后逐渐增加活动。左房内有巨大附壁血栓的病人应绝对卧床休息，以防血栓脱落造成栓塞。出现呼吸困难时，应让病人取半坐卧位。长期卧床的病人需协助生活护理，预防压疮，防止静脉血栓形成。

2. 饮食护理　给予高热量、高蛋白、低胆固醇、富含维生素、清淡易消化的饮食。少食多餐，避免过饱，多食新鲜蔬菜、水果，保持排便通畅。有心力衰竭者给予低盐饮食。

（二）心理护理

向病人解释风湿性心脏瓣膜病的病因、诱因及预后，消除病人的疑虑。告诉病人情绪稳定、积极配合治疗、加强自我保健可减少病情复发,提高生活质量。鼓励家属与病人多交流、多陪伴,减轻病人的不良心理反应。鼓励病人树立信心,做好长期与风湿性心脏瓣膜病作斗争以控制病情进展的思想准备。

(三) 病情观察

密切观察病人的生命体征。观察有无风湿活动的表现,如皮下环形红斑、皮下结节、关节红肿及疼痛等。观察病人有无呼吸困难、乏力、食欲减退、尿少、体重变化和水肿等心力衰竭的征象。观察病人有无栓塞征象,如肾栓塞可有腰痛、血尿和蛋白尿;脾栓塞时突感左上腹剧痛并出现脾大;肺栓塞出现突然剧烈胸痛、气急、发绀、咯血及休克等;脑栓塞可引起偏瘫;四肢动脉栓塞可引起肢体剧痛,动脉搏动消失,局部皮肤苍白、发凉、发绀,甚至坏死。一旦发生栓塞,立即报告医生,配合抢救处理。

(四) 治疗配合

1. **对症护理** 发热病人每4小时测量体温1次,体温超过38.5℃给予物理降温,或遵医嘱药物降温,半小时后测量体温并记录降温效果。

2. **用药护理** 长期使用苄星青霉素预防性进行抗风湿热治疗,120万U,每月肌内注射一次,每次注射前均应常规做皮试。遵医嘱使用利尿剂、洋地黄、抗心律失常药及抗凝药等药物,密切观察疗效和药物不良反应。

3. **外科治疗** 根据病人病情、适应证及禁忌证选择手术方式,主要有经皮球囊瓣膜成形术、二尖瓣分离术、人工瓣膜置换术等,做好术前准备、术中及术后护理。

(五) 健康指导

1. **生活指导** 改善居住环境,避免潮湿、阴暗,保持室内空气流通、阳光充足。防寒保暖,避免感染。注意休息,劳逸结合,鼓励病人病情稳定时适当锻炼,加强营养,增强机体抵抗力。

2. **疾病知识指导** 告知病人及家属本病的病因和病程进展特点,鼓励病人树立信心,做好长期与疾病作斗争的思想准备。长期坚持使用青霉素预防风湿活动。有手术适应证者,尽早择期手术。育龄妇女在医生指导下,选择妊娠与分娩的时机,做好孕期监护。拔牙、内镜检查、导尿、分娩、人工流产等操作前,告诉医生预防性使用抗生素。扁桃体炎反复发作者,可在风湿活动控制后2~4个月手术摘除扁桃体。

3. **随访指导** 出院后定期门诊复查。如有呼吸困难、疲乏无力、心悸、心绞痛、晕厥等不适及时就诊。

【护理评价】

病人的体温是否恢复正常;病人的风湿活动与感染是否得到控制;病人的活动耐力是否逐渐增强;病人能否说出心脏瓣膜病的预防保健知识;病人的并发症有无得到有效预防或治疗。

(杨朝会)

第六节 感染性心内膜炎病人的护理

 工作情景与任务

导入情景

孙女士,55岁。拔牙后间断发热2个月,既往有室间隔缺损病史。查体:体温38.4℃,贫血貌,胸骨左缘第3、4肋间可闻及4/6级粗糙的收缩期杂音;脾脏肋下3cm,无触痛。实验室检查:血红蛋白85g/L,红细胞数$3.1×10^{12}$/L,血沉30mm/h。心脏超声显示:主动脉瓣上赘生物。初步诊断"亚急性感染性心内膜炎"。

工作任务:

1. 请对孙女士进行护理。
2. 医生医嘱:进行血液细菌培养和药敏试验,请你正确采集血液标本并送检。

感染性心内膜炎是指心脏内膜表面的微生物感染,伴赘生物形成。赘生物为大小不等、形状不一的血小板和纤维素团块,内含大量的微生物和少量炎症细胞。心脏瓣膜常受累,也可发生在间隔缺损部位、腱索或心壁内膜。根据病程,分为急性感染性心内膜炎和亚急性感染性心内膜炎。根据瓣膜材质又可分为自体瓣膜心内膜炎和人工瓣膜心内膜炎。

急性感染性心内膜炎主要发生于正常心脏瓣膜,主动脉瓣常受累。主要由金黄色葡萄球菌引起,少数由肺炎球菌、淋球菌、A族链球菌和流感杆菌所致。病原菌来自皮肤、肌肉、骨髓或肺等部位的活动性感染灶,细菌量大,细菌毒力强,具有高度侵袭性和黏附能力。

亚急性感染性心内膜炎主要发生于器质性心脏病,首先为心脏瓣膜病,尤其是二尖瓣和主动脉瓣。其次为先天性心血管病,如室间隔缺损、动脉导管未闭、法洛四联症和主动脉缩窄。常见的病原菌为草绿色链球菌,其次为D族链球菌(牛链球菌和肠球菌)、表皮葡萄球菌。皮肤黏膜、口腔组织的创伤,消化道和泌尿道的创伤和感染所致短暂性菌血症,循环中的细菌如定居在损伤的瓣膜或无菌性赘生物上,导致感染性心内膜炎的发生。

【护理评估】

(一)健康史

了解病人发病前有无心瓣膜病、先天性心脏病等病史。了解病人近期有无上呼吸道感染、咽峡炎、扁桃体炎及身体其他部位感染史。了解病人近期是否做过拔牙、导尿、泌尿系统器械检查、心导管检查及心脏手术。了解病人有无静脉途径药物滥用史。

（二）身体状况

1. 症状

（1）发热：是感染性心内膜炎常见的症状，除有些老年或心、肾衰竭重症病人外，几乎均有发热。亚急性者起病隐匿，可有全身不适、乏力、食欲减退和体重减轻等非特异性症状；可有弛张性低热，一般不超过 39℃，午后及夜晚体温高；头痛、背痛和肌肉关节痛也常见。急性者呈暴发性败血症过程，有寒战、高热，突发心力衰竭较为常见。

（2）感染的非特异性症状：①脾大：占 15%～50%，见于病程 >6 周的病人，急性者少见。②贫血：较常见，多见于亚急性者，有苍白无力和多汗，多为轻、中度贫血，晚期病人有重度贫血。

2. 体征

（1）心脏杂音：80%～85% 病人可闻及心脏杂音，可由基础心脏病和/或心内膜炎导致瓣膜损害所致。急性者比亚急性者更易出现杂音性质和强度的变化，或出现新的杂音。

（2）周围体征：多为非特异性，可能是微血管炎或微栓塞所引起。近年较少见。①瘀点：可出现在任何部位，以锁骨以上皮肤、口腔黏膜和睑结膜常见，病程长者较多见。②指和趾甲下线状出血。③ Roth 斑：为视网膜的卵圆形出血斑，中心呈白色，多见于亚急性感染。④ Osler 结节：为指和趾垫出现的豌豆大的红色或紫色痛性结节，较常见于亚急性感染。⑤ Janeway 损害：为手掌或足底处直径 1～4mm 的无痛性出血红斑，主要见于急性感染。

3. 动脉栓塞　赘生物引起动脉栓塞占 20%～40%，栓塞可发生在机体的任何部位，脑、心脏、脾、肾、肠系膜和四肢为临床所见的体循环动脉栓塞部位。脑栓塞的发生率为 15%～20%，在由左向右分流的先天性心血管病或右心内膜炎时，肺循环栓塞常见。

4. 并发症

（1）心脏病变：心力衰竭为常见的并发症，主要由瓣膜关闭不全所致。其他有心肌脓肿、急性心肌梗死、化脓性心包炎和心肌炎等。

（2）细菌性动脉瘤：受累动脉依次为近端主动脉、脑、内脏和四肢，多见于病程晚期。

（3）迁移性脓肿：多发生于肝、脾、骨髓和神经系统。

（4）神经系统：约 1/3 的病人有神经系统表现，如脑栓塞、脑细菌性动脉瘤、脑出血、中毒性脑病、脑脓肿、化脓性脑膜炎等。

（5）肾脏：大多数病人有肾损害，如肾动脉栓塞和肾梗死，局灶性和弥漫性肾小球肾炎，肾脓肿等。

（三）心理社会状况

本病的治疗周期长，医疗费用较高，还易发生心力衰竭等并发症，且预后不良，病人及家属心理压力较大，易产生焦虑、消极等不良情绪；当病情加重而疗效不佳时，往往出现精神紧张、恐惧、悲观、绝望等心理反应。

（四）辅助检查

1. 血液检查　亚急性者常出现正常细胞性贫血，白细胞计数正常或轻度升高，血沉增快。
2. 尿液检查　镜下血尿和轻度蛋白尿常见。肉眼血尿提示肾梗死。
3. 免疫学检查　25%的病人有高丙种球蛋白血症，80%的病人出现免疫复合物。病程6周以上的亚急性病人中50%类风湿因子阳性。
4. 血培养　是诊断本病的重要方法，药物敏感试验可为治疗提供依据。
5. 超声心动图　如超声心动图发现赘生物、瓣周并发症等支持心内膜炎的证据，可帮助明确诊断。

（五）治疗要点

抗微生物药物治疗是重要的治疗措施。用药原则为早期、大剂量、长疗程、选用杀菌剂、静脉用药为主，联合用药可增强杀菌能力。对存在心力衰竭、感染难以控制及预防栓塞事件的病人应及时考虑手术治疗。

【常见护理诊断/问题】

1. 体温过高　与感染有关。
2. 营养失调：低于机体需要量　与食欲下降、长期发热导致机体消耗过多有关。
3. 焦虑　与疗程长或病情反复有关。
4. 知识缺乏：缺乏预防感染性心内膜炎发生的知识。
5. 潜在并发症：心力衰竭、栓塞。

【护理目标】

病人的体温恢复正常；病人进食量增加，体重无下降，建立合理的饮食习惯；病人情绪稳定，积极配合治疗；病人能说出感染性心内膜炎的预防保健知识；病人的并发症得到有效预防或治疗。

【护理措施】

（一）一般护理

1. 休息与活动　急性者应卧床休息，限制活动；亚急性者可适当活动，避免剧烈运动和情绪激动等。
2. 饮食护理　给予高热量、高蛋白、高维生素、低胆固醇、清淡、易消化的半流质或软食，以补充发热引起的机体消耗。鼓励病人多饮水，同时做好口腔护理。有心力衰竭征象者按心力衰竭饮食原则进行指导。

（二）心理护理

加强与病人的沟通，耐心解释治疗目的与意义，给予心理支持，使其积极配合治疗与护理。

（三）病情观察

密切观察病人的体温变化情况，每4~6小时测量体温1次并记录，以判断病情进展及治疗效果。注意观察皮肤瘀点、甲床下出血、奥斯勒结节（Osler node）、詹韦损害（Janeway lesion）等皮肤黏膜皮损及消退情况。注意观察有无心力衰竭及脑、肾、脾、肺、冠状动脉、肠系膜上动脉及肢体动脉栓塞表现，一旦发现，应立即报告医生并协助处理。

（四）治疗配合

1. 对症护理　高热病人给予物理降温如使用冰袋、温水擦浴等，及时记录体温变化。病人出汗多时及时更换衣服，增加舒适感。

2. 用药护理　遵医嘱给予抗生素治疗，注意观察药物疗效及不良反应。病原微生物未培养出时，急性者选用针对金黄色葡萄球菌、链球菌和革兰氏阴性杆菌均有效的广谱抗生素，亚急性者选用针对大多数链球菌（包括肠球菌）的抗生素。已分离出病原微生物时，应根据致病微生物对药物的敏感程度选择抗微生物药物。疗程一般为4～6周，人工瓣膜心内膜炎需6～8周或更长，以降低复发率。告知病人抗生素是治疗本病的关键，须严格按时间、剂量准确用药，切勿擅自停药。注意保护静脉，可使用静脉留置针，避免多次穿刺增加病人的痛苦。

3. 正确采集血培养标本　采集血培养标本时应注意：①对未经治疗的亚急性病人，应在第一天间隔1小时采血1次，共3次；如次日未见细菌生长，重复采3次后开始抗生素治疗。②已用过抗生素者，停药2～7天后采血。③急性病人应在入院后立即安排采血，在3小时内每隔1小时采血1次，共取3次血标本后按医嘱开始治疗。④本病的菌血症为持续性，无需在体温升高时采血。⑤每次采血10～20ml做需氧菌和厌氧菌培养。

（五）健康指导

1. 生活指导　嘱病人注意防寒保暖，少去公共场所，避免感冒，加强营养，增加机体的抵抗力。

2. 疾病知识指导　向病人及家属讲解本病的病因、发病机制，及致病菌侵入途径。指导病人坚持大剂量、长疗程的抗生素治疗。在施行手术或侵入性诊治时，应告知医生，预防性使用抗生素。

3. 随访指导　病人出院后如有发热等不适应及时就诊，注意有无栓塞表现，定期门诊随访。

【护理评价】

病人的体温是否恢复正常；病人的进食量是否增加，体重有无下降，是否建立合理的饮食习惯；病人是否情绪稳定，能否积极配合治疗；病人能否说出感染性心内膜炎的预防保健知识；病人的并发症有无得到有效预防或治疗。

（杨朝会）

第七节 心肌疾病病人的护理

 工作情景与任务

导入情景

小王,男性,33 岁。"活动时气短、心前区疼痛 1 年,加重 1 周"急诊入院。入院后体格检查:BP 146/80mmHg,心界稍扩大,胸骨左缘第 3、4 肋间可闻及 3/6 级喷射样杂音。超声心动图检查:舒张期室间隔与左室后壁厚度之比 >1.5。门诊以"肥厚型心肌病"收入院。

工作任务:

1. 评估该病人目前的主要护理诊断。
2. 针对病人情况给予健康指导。

心肌病是一组异质性心肌疾病,是不同病因(遗传性病因较多见)引起的心肌病变,导致心肌机械和/或心电功能障碍,表现为心室肥厚或扩张。病变可局限于心脏本身,亦可为系统性疾病的部分表现,常导致心源性死亡或进行性心力衰竭。本节重点介绍扩张型心肌病和肥厚型心肌病。

扩张型心肌病是一类以左心室或双心室扩大伴收缩功能障碍为特征的心肌病。临床表现为心脏扩大、心力衰竭、心律失常、血栓栓塞及猝死。本病预后差,确诊后 5 年生存率约 50%,10 年生存率约 25%。本病多数病因不清,部分病人有家族遗传性。可能的病因包括感染(以病毒感染常见)、非感染的炎症、中毒(包括酒精中毒)、内分泌和代谢紊乱、遗传、精神创伤等。

肥厚型心肌病是一种遗传性心肌病,以心室非对称性肥厚为解剖特点,是青少年和运动员猝死的主要原因之一。根据左心室流出道有无梗阻可分为梗阻性肥厚型心肌病与非梗阻性肥厚型心肌病两种类型。本病为常染色体显性遗传病。

【护理评估】

(一)健康史

了解病人家族中有无心肌疾病病人;了解病人发病前有无病毒感染、酒精中毒及代谢异常等情况;了解病人有无情绪激动、高血压、高强度运动等诱因。

(二)身体状况

1. 扩张型心肌病

(1)症状:起病隐匿,早期可无症状。临床主要表现为活动时呼吸困难和活动耐量下降。随着病情加重可以出现夜间阵发性呼吸困难和端坐呼吸等左心功能不全症状,并逐渐出现食欲下降、腹胀及下肢水肿等右心功能不全症状。合并心律失常时常可表现为心悸、头晕、黑矇甚至猝死。部分病人可发生栓塞。

（2）体征：可见心界扩大，心音减弱，可闻及第三或第四心音，心率快时呈奔马律，有时可于心尖部闻及收缩期杂音；可见肺循环和体循环淤血的体征。

2. 肥厚型心肌病

（1）症状：常见的症状为劳力性呼吸困难和乏力，1/3 的病人可有劳力性胸痛。常见的持续性心律失常是房颤。部分病人有晕厥，常于运动时出现，与室性快速性心律失常有关。

（2）体征：可见心脏轻度扩大，流出道梗阻病人可在胸骨左缘第 3~4 肋间闻及较粗糙的喷射性收缩期杂音，心尖区也可闻及收缩期杂音。

（三）心理社会状况

扩张型心肌病反复心力衰竭，影响病人工作和生活质量，病人产生焦虑、抑郁等不良情绪。肥厚型心肌病多有家族史，且有猝死的风险，一旦确诊，医生会建议病人其他直系亲属进行筛查，给病人及家属带来很大的心理压力。疾病后期，由于长期的疾病折磨及反复出现的心力衰竭、晕厥等，病人出现焦虑、抑郁、绝望等心理。

（四）辅助检查

1. X 线检查　扩张型心肌病心影明显增大，心胸比 >50%，可出现肺淤血征、肺水肿、肺动脉压力增高的 X 线表现。肥厚型心肌病心影可以正常或左心室增大。

2. 心电图　①扩张型心肌病：心电图检查缺乏诊断特异性，常见 ST 段压低和 T 波倒置。可有 R 波递增不良、室内传导阻滞及左束支阻滞。②肥厚型心肌病：心电图变化多端，主要表现为 QRS 波左室高电压、倒置 T 波和异常 q 波，少数病人可出现深而不宽的病理性 Q 波。

3. 超声心动图　是诊断和评估常用的重要检查手段。

（1）扩张型心肌病：早期可仅表现为左心室轻度扩大，后期各心腔均扩大，以左心室扩大为著。心肌收缩功能下降，左心室射血分数显著降低。

（2）肥厚型心肌病：特征表现是心室不对称性肥厚而无心室腔增大。舒张期室间隔厚度达 15mm。

4. 其他　心脏磁共振、心导管检查和冠状动脉造影、冠状动脉 CT、心内膜心肌活检等检查均有助于诊断。

（五）治疗要点

1. 扩张型心肌病　治疗原则是阻止基础病因介导的心肌损伤，阻断造成心力衰竭加重的神经体液机制，控制心律失常和预防猝死，提高病人的生活质量和延长生存期。常用药物有 ACEI 或 ARB、β 受体阻滞剂、盐皮质激素受体拮抗剂。

2. 肥厚型心肌病　治疗原则是改善症状、减少合并症和预防猝死。方法是减轻流出道梗阻、改善心室顺应性、防治血栓栓塞事件、识别高危猝死病人。药物治疗是基础，主要有β受体阻滞剂和非二氢吡啶类钙通道阻滞剂。严重的流出道梗阻者需考虑室间隔切除术。

【常见护理诊断/问题】

1. 活动无耐力　与心肌病变使心脏收缩力减弱、心排血量减少有关。
2. 气体交换障碍　与心力衰竭所致肺淤血有关。
3. 疼痛　与劳力负荷下肥厚心肌需氧增加、冠状动脉供血供氧相对不足有关。
4. 有受伤的危险　与梗阻性肥厚型心肌病所致的头晕或晕厥有关。
5. 知识缺乏：缺乏预防晕厥或猝死的知识。
6. 潜在并发症：心力衰竭、栓塞、心律失常、猝死等。

【护理目标】

病人的活动耐力增强，生活能够自理；病人的呼吸困难改善或消失；病人的疼痛缓解或消失；病人的晕厥发作次数减少或不再发作；病人能说出预防晕厥或猝死的知识；病人的并发症得到有效预防或治疗。

【护理措施】

（一）一般护理

1. 休息与活动　心肌疾病病人限制体力活动十分重要，可减慢心率、减轻心脏负荷、增加心肌收缩力、改善心功能。有心力衰竭症状者，需绝对卧床休息，加强生活护理；心力衰竭控制后，仍应限制活动。肥厚型心肌病病人，应避免持重、屏气、剧烈运动，以免诱发猝死和晕厥。
2. 饮食护理　给予高蛋白、高维生素、清淡、易消化的饮食，多食蔬菜、水果和粗纤维食物，少量多餐，避免饱餐和刺激性食物。出现心力衰竭的病人应低盐饮食，限制水、钠摄入。

（二）心理护理

应多与病人交流，稳定病人的情绪，介绍心肌病反复发作的原因及治疗进展，帮助病人树立战胜疾病的信心，缓解紧张、焦虑不安情绪。病人出现晕厥时，医护人员应陪伴、安慰病人，使病人保持情绪稳定，避免因情绪波动而加重病情。

（三）病情观察

密切观察病人心率、心律、呼吸及血压，必要时进行心电监护。观察有无心力衰竭、心律失常及栓塞的征象。肥厚型心肌病病人应注意观察有无晕厥发生，注意识别高危猝死病人。

（四）治疗配合

1. 对症护理　对发生过晕厥的病人，应嘱病人避免情绪紧张或激动、过度疲劳、突然变换体位等因素，一旦出现头晕、黑矇等先兆表现应立即平卧，以免摔伤。发作时立即将病人安置通风处，取头低足高位，解开领口，及时清除口咽部分泌物，防止窒息发生。
2. 用药护理　遵医嘱用药，观察药物疗效及不良反应。用药时注意：①扩张型心肌病对洋地黄耐受性差,用药期间应密切观察有无洋地黄中毒。②应用β受体阻滞剂或非二氢吡啶类钙通道阻滞剂时,注意有无心动过缓等不良反应。③梗阻性肥厚型心肌病病人,心绞痛发作时不宜使用硝酸酯制剂,因其可减少静脉回心血量,加重流出道梗阻,导致胸痛症状加重。④应用抗心律失常药物时,要密切观察心率、心律及不良反应,发现异常立即报告医生并协助处理。

(五)健康指导

1. 生活指导　保持室内空气流通、阳光充足,预防上呼吸道感染。指导病人合理饮食,增强机体抵抗力。

2. 疾病知识指导　扩张型心肌病病人应合理休息,减轻心脏负担,避免劳累、酗酒及病毒感染。肥厚型心肌病病人避免剧烈运动、情绪激动、突然用力或提取重物,以免诱发晕厥或猝死。曾有晕厥史的病人应避免单独外出活动,以防发生意外。

3. 用药指导　遵医嘱服用抗心力衰竭和纠正心律失常的药物,告知病人药物名称、剂量、用法、不良反应,嘱病人不要擅自增减剂量。

4. 随访指导　嘱病人定期门诊随访,呼吸困难、心悸、乏力等症状加重时及时就诊,防止病情进展、恶化。

【护理评价】

病人的活动耐力是否逐渐增强,生活是否能够自理;病人的呼吸困难是否改善或消失;病人的疼痛是否缓解或消失;病人的晕厥发作次数是否减少或不再发作;病人能否说出预防晕厥或猝死的知识;病人的并发症是否得到有效预防或治疗。

(杨朝会)

第八节　心包疾病病人的护理

　工作情景与任务

导入情景

小李,男性,20岁。低热、气促、腹胀14天来诊。查体:BP 90/60mmHg,P 105次/min。两肺呼吸音清,心脏向两侧扩大,心音低钝,HR 105次/min,律齐,无杂音,肝肋下3cm。X线显示:肺野清晰,心影向两侧扩大,超声心动图显示心包中等积液。

工作任务:

1. 帮助小李采取正确体位,帮助小李缓解气促。

2. 医生拟对小李行心包穿刺术,请你配合医生进行护理。

心包疾病是指由感染、肿瘤、代谢性疾病、尿毒症、自身免疫病、外伤等引起的心包病理改变。临床上按病程可分为急性(病程<6周)、亚急性(病程6周至6个月)及慢性(病程>6个月);按病理性质分为纤维素性、渗出性、缩窄性、粘连性;按病因分为感染性、非感染性、过敏性或免疫性。

急性心包炎为心包脏层和壁层的急性炎症性疾病,可单独存在,也可以是某种全身疾病累及心包的表现。本病常见的病因是病毒感染,其他病因包括细菌感染、自身免疫、肿瘤、尿毒症、急性心肌梗死后心包炎、主动脉夹层、胸壁外伤及心脏手术后。

心包疾病或其他病因累及心包可造成心包渗出和心包积液,当积液迅速增加或积液量达到一定程度时,可造成心排血量和回心血量明显下降而产生临床症状,即心脏压塞。各种病因的心包炎均可能伴有心包积液。常见的原因是肿瘤、特发性心包炎和感染。

缩窄性心包炎是指心脏被致密增厚的纤维化或钙化心包所包围,使心室舒张期充盈受限而产生一系列循环障碍的疾病,多为慢性。我国缩窄性心包炎的病因以结核性常见,其次为非特异性心包炎、化脓性心包炎或由创伤性心包炎演变而来。近年来放射性心包炎和心脏直视手术后引起的心包炎逐渐增多。其他少见的病因包括自身免疫性疾病、恶性肿瘤、尿毒症、药物等。

【护理评估】

(一)健康史

了解病人有无病毒感染、结核等病史。了解病人有无风湿热、系统性红斑狼疮、类风湿关节炎等自身免疫性疾病病史。了解病人有无肿瘤、尿毒症、急性心肌梗死及主动脉夹层病史。了解病人有无外伤或放射性损害等物理因素。

(二)身体状况

1. 急性心包炎

(1)症状:胸骨后、心前区疼痛为急性心包炎的特征,多呈尖锐性疼痛,常见于炎症变化的纤维蛋白渗出期。疼痛可放射至颈部、左肩、左臂,也可达上腹部,与呼吸运动相关,常因深呼吸、咳嗽、变换体位或吞咽而加重。随着病程发展,症状可由纤维素期的胸痛为主转变为渗出期的呼吸困难为主,部分病人可因中、大量心包积液造成心脏压塞,从而出现呼吸困难、水肿等一系列相关症状。感染性心包炎可伴发热、乏力等。

(2)体征:心包摩擦音是本病具有诊断价值的体征,呈抓刮样粗糙的高频音,多位于心前区,以胸骨左缘第3~4肋间、胸骨下端、剑突区较为明显。坐位前倾、深吸气或将听诊器胸件加压后可能听到摩擦音增强。心包摩擦音可持续数小时、数天甚至数周。当积液增多将两层心包分开时,心尖搏动减弱,心脏叩诊浊音界扩大,摩擦音消失,心音低弱而遥远。

2. 心包积液及心脏压塞 心脏压塞的临床特征为贝克三联征(Beck triad):低血压、心音低弱、颈静脉怒张。

(1)症状:呼吸困难是心包积液时突出的症状,可能与肺、支气管、大血管受压引起肺淤血有关。呼吸困难严重时,病人可呈端坐呼吸,身体前倾、呼吸浅速、面色苍白,可有发绀，也可因气管、食管压迫而产生干咳、声音嘶哑及吞咽困难，还可出现上腹部疼痛、肝大、全身水肿、胸腔积液或腹腔积液，重症病人可出现休克。

（2）体征：心尖搏动减弱，心浊音界向两侧增大，随体位改变而改变。心率增快，心音低钝而遥远，积液量大时可于左肩胛骨下出现叩诊浊音，听诊闻及支气管呼吸音，称心包积液征（尤尔特征，Ewart sign）。大量心包积液可使收缩压下降，而舒张压变化不大，故脉压缩小。可累及静脉回流，出现颈静脉怒张、肝大、水肿及腹水等。

（3）心脏压塞：短期内出现大量心包积液可引起急性心脏压塞。表现为窦性心动过速、血压下降、脉压变小和静脉压明显升高。如果心排血量显著下降，可造成急性循环衰竭和休克。心包积液积聚较慢，则出现亚急性或慢性心脏压塞，产生体循环静脉淤血征象，表现为颈静脉怒张，还可出现奇脉。

3. 缩窄性心包炎

（1）症状：主要症状与心排血量下降和体循环淤血有关，表现为心悸、劳力性呼吸困难、活动耐量下降、疲乏以及肝大、腹腔积液、胸腔积液、下肢水肿等。

（2）体征：颈静脉压升高常见，脉压常变小。心尖搏动减弱或消失，多数病人收缩期心尖呈负性搏动，心浊音界正常或稍增大，心音轻而远，通常无杂音，部分病人在胸骨左缘第3~4肋间可闻及心包叩击音。心率常较快，心律可为窦性，也可为房性、室性或有期前收缩；可有库斯莫尔征（Kussmaul sign）。

（三）心理社会状况

由于疾病引起呼吸困难、心前区疼痛等症状逐渐加重，影响病人日常活动、休息及睡眠，病人易产生焦虑、恐惧等心理。后期因病情迁延反复影响生活和工作而致病人丧失信心，甚至出现悲观、绝望心理。

（四）辅助检查

1. 实验室检查　因原发病不同而异，感染性者常有外周血白细胞计数增加、血沉增快。

2. X线检查　急性心包炎可无异常发现，心包积液量大时可见心影向两侧增大呈烧瓶状，心脏搏动减弱或消失。特别是肺野清晰而心影显著增大常是心包积液的有力证据，有助于鉴别心力衰竭。缩窄性心包炎心影偏小、正常或轻度增大。

3. 心电图　急性心包炎时常规导联除 aVR 导联和 V_1 导联外，其余导联呈 ST 段弓背向下型抬高，T 波低平或倒置。心包积液时可见肢体导联 QRS 低电压，大量渗液时可见 P 波、QRS 波、T 波电交替，常伴窦性心动过速。缩窄性心包炎时常见心动过速、QRS 低电压、T 波低平或倒置。

4. 超声心动图　是目前诊断心包积液常用且迅速可靠、简便易行的方法。缩窄性心包炎可见心包增厚、粘连，心脏变形，室壁活动减弱，室间隔舒张期矛盾运动。

5. 心包穿刺　心包积液时，心包穿刺可协助病因诊断，缓解压迫症状。

（五）治疗要点

急性心包炎的治疗包括病因治疗和对症支持治疗,如应用抗结核药物、抗生素、化疗药物及镇痛剂等。出现心脏压塞时行心包穿刺术,必要时可采用心包切开引流及心包切除术。缩窄性心包炎应早期施行心包切除术。

【常见护理诊断/问题】

1. 气体交换障碍　与静脉回流受阻、肺淤血、肺或支气管受压有关。
2. 疼痛　与心包炎症有关。
3. 营养失调：低于机体需要量　与结核、肿瘤等病因有关。
4. 活动无耐力　与心排血量减少有关。

【护理目标】

病人的呼吸困难程度减轻;病人的疼痛缓解或消失;病人的营养状况得到改善;病人的活动耐力增强。

【护理措施】

（一）一般护理

1. 休息与体位　协助病人采取半卧位或前倾坐位等舒适体位以缓解呼吸困难,必要时提供床上小桌依靠。疼痛严重时卧床休息,勿用力咳嗽或突然改变体位,以免疼痛加剧。
2. 饮食护理　给予高热量、高蛋白、高维生素、易消化饮食,少量多餐,水肿时限制钠盐摄入。
3. 吸氧　根据病情需要合理给氧并观察疗效。

（二）心理护理

做好病人思想工作,消除病人的焦虑、恐惧、悲观、绝望等心理。向病人介绍疾病的相关知识,告诉病人大部分急性心包炎经积极治疗均能痊愈,鼓励病人树立治愈疾病的信心。对缩窄性心包炎病人,讲解心包切除术的重要性,解除病人的思想顾虑,使病人尽早接受手术治疗。

（三）病情观察

观察病人的生命体征、意识状态及胸痛的部位、性质及呼吸困难的程度,观察有无心脏压塞的表现。

（四）治疗配合

1. 用药护理　遵医嘱给予解热镇痛药,如阿司匹林、吲哚美辛等,疼痛剧烈者可应用吗啡类药物,注意观察有无胃肠道症状、出血等不良反应。应用抗结核药物、抗生素、糖皮质激素及抗肿瘤药物治疗时,应做好相应观察与护理。
2. 心包穿刺术的配合和护理　配合医生行心包穿刺或切开引流,以达到缓解压迫症状或向心包内注射药物的治疗目的。

（1）术前护理:①向病人及家属说明手术的意义及必要性,解除其顾虑,必要时遵医嘱给予少量镇静剂。询问病人是否有咳嗽,必要时遵医嘱给予镇咳药。②术前常规行心脏超声检查,以确定积液量及穿刺部位。③操作前建立静脉通路,备好穿刺包、急救用品及器械。④连接心电监护仪,进行心电、血压监测。

（2）术中配合:①嘱病人勿剧烈咳嗽或深呼吸,穿刺过程中有任何不适立即报告医生。②协助医生抽液。抽液过程中随时夹闭胶管,防止空气进入心包腔。抽液要缓慢,每次抽液量不超过300ml,以防急性右室扩张,一般首次抽液量不宜超过100ml,若抽出鲜血,应立即停止抽吸,密切观察有无心脏压塞症状。③记录抽液量、性质,按要求留取标本送检。

（3）术后护理:穿刺后2小时内持续心电、血压监护,观察病人生命体征变化。心包引流者做好引流管的护理,待心包引流液每天小于25ml时拔出导管。

（五）健康指导

1. 生活指导　嘱病人注意防寒保暖,防止呼吸道感染;加强营养,注意休息,增强机体抵抗力。

2. 疾病知识指导　告知缩窄性心包炎病人及早进行心包切除术的重要性,解除病人的思想顾虑,使其尽早接受手术治疗,术后需休息半年。

3. 用药指导　告知病人严格遵医嘱用药,坚持足疗程药物治疗(如抗结核治疗)的重要性,注意观察药物的不良反应。

4. 随访指导　出院后定期门诊随访,复查肝肾功能,如有心前区疼痛、呼吸困难等不适应及时就诊。

【护理评价】

病人的呼吸困难程度是否减轻;病人的疼痛有无缓解或消失;病人的营养状况是否得到改善;病人的活动耐力是否逐渐增强。

（杨朝会）

第九节　周围血管疾病病人的护理

一、原发性下肢静脉曲张病人的护理

工作情景与任务

导入情景

张老师,女,50岁。患左下肢静脉曲张12年,持久站立后左下肢水肿,感觉小腿沉重、酸胀和乏力。近一周以来,左侧足靴区皮肤出现溃疡。

工作任务:

1. 简述该病人的护理要点。

2. 指导病人穿弹力袜或扎弹力绷带。

原发性下肢静脉曲张又称单纯性下肢静脉曲张,是指下肢浅静脉因血液回流障碍而引起的迂曲和扩张。以大隐静脉曲张多见,其次是大隐静脉、小隐静脉同时曲张。好发于左下肢,常并发小腿慢性溃疡。

下肢静脉曲张的病因有先天因素和后天因素两方面。①先天因素:静脉瓣膜缺陷导致瓣膜关闭不全,血液逆流;静脉壁薄弱可使静脉扩张、迂曲。②后天因素:长期站立、重体力劳动、妊娠、慢性咳嗽和习惯性便秘等都可引起下肢静脉内压力升高,继而扩张薄弱的静脉。

【护理评估】

(一)健康史

了解病人有无下肢静脉疾病家族史,有无长期站立工作、重体力劳动、妊娠、肥胖、慢性咳嗽或习惯性便秘等可导致下肢浅静脉压力增高的因素。

(二)身体状况

1. 症状 主要表现为长时间站立后,感觉患侧下肢沉重、酸胀、乏力和疼痛。

2. 体征 下肢浅静脉扩张、迂曲、隆起,蜿蜒成团。可出现踝部轻度肿胀和足靴区皮肤营养不良,皮肤出现色素沉着、湿疹和溃疡形成。

(三)心理社会状况

原发性下肢静脉曲张病程长,一旦皮肤形成溃疡则经久不愈,下肢沉重、酸胀和乏力感给病人的生活和工作带来不便,病人常为之痛苦、焦虑。部分病人为腿部外形改变、手术预后等担忧。

(四)辅助检查

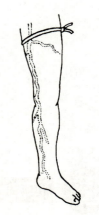

图 2-19 大隐静脉瓣膜功能试验

1. 大隐静脉瓣膜功能试验(Trendelenburg 试验) 病人仰卧,抬高患肢使静脉排空,在腹股沟下方缚止血带阻断大隐静脉。然后让病人站立,10 秒内放开止血带,如出现自上而下的静脉逆向充盈,提示大隐静脉瓣膜功能不全。如在未放开止血带前,止血带下方的静脉在 30 秒内已充盈,则提示交通静脉瓣膜关闭不全(图 2-19)。

2. 深静脉通畅试验(佩尔特斯试验,英文为 Perthes test) 病人站立,在腹股沟下方缚止血带压迫大隐静脉,待静脉充盈后,嘱病人连续用力踢腿或做下蹲 10 余次,若充盈的曲张静脉明显减轻或消失,提示深静脉通畅。若在活动后浅静脉曲张更为明显,张力增高,甚至胀痛,表明深静脉不通畅(图 2-20)。

3. 交通静脉瓣膜功能试验(普拉特试验,英文为 Pratt test) 病人仰卧,抬高下肢,在腹股沟下方缚止血带。然后从足趾向上至腘窝缠第一根弹力绷带,再从止血带处向下缠第二根弹力绷带。让病人站立,在向下解开第一根弹力绷带的同时,向下缠第二根弹力绷带,如果在两根弹力绷带之间的空隙内出现曲张静脉,则提示该处有功能不全的交通静脉(图 2-21)。

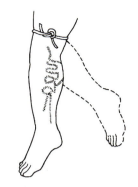
图 2-20　深静脉通畅试验

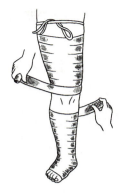
图 2-21　交通静脉瓣膜功能试验

4. 多普勒超声检查　提供可视的血管管腔变化,测定血流变动情况。
5. 下肢静脉造影　可了解病变部位、性质、范围和程度,为确诊提供依据。

 边学边练

角色扮演,原发性下肢静脉曲张的主要表现和检查方法。

(五)治疗要点

1. 非手术治疗　适用于病变局限、症状较轻者,妊娠期妇女,年老体弱或重要脏器功能不良不能耐受手术者。

(1)弹力治疗:穿弹力袜或用弹力绷带外部加压,适用于大多数病人,疗效肯定。

(2)药物治疗:黄酮类和七叶皂苷类药物可缓解肢体酸胀和水肿等症状。

(3)硬化剂注射法:利用硬化剂注入曲张静脉后引起的炎症反应使曲张静脉闭塞,适用于病变范围小或手术后残留的曲张静脉。方法是将 5% 鱼肝油酸钠等硬化剂注入曲张静脉后局部加压包扎。

(4)处理并发症:①湿疹和溃疡者,创面湿敷。②血栓性静脉炎者,给予抗生素、抗凝剂及局部热敷。③曲张静脉破裂出血者,局部加压包扎止血,必要时缝扎止血。以上病人均需卧床休息,抬高患肢,待症状改善后择期手术治疗。

2. 手术治疗　是治疗下肢静脉曲张的根本方法,适用于深静脉畅通、无手术禁忌证的病人。适宜的手术是大隐静脉或小隐静脉高位结扎和曲张静脉剥脱术。已确定交通静脉功能不全者,行交通静脉结扎术。

边学边练

角色扮演,下肢静脉曲张病人的治疗要点。

【常见护理诊断/问题】

1. 活动无耐力　与下肢静脉回流障碍有关。
2. 皮肤完整性受损　与皮肤营养障碍、慢性溃疡有关。
3. 潜在并发症:深静脉血栓形成、小腿曲张静脉破裂出血等。

【护理目标】

病人的活动能力增强;病人皮肤的营养状况得到改善;病人的并发症得到有效预防或治疗。

 护理学而思

病人,吴某,男,58岁。患左下肢静脉曲张25年,行大隐静脉高位结扎加曲张静脉剥脱术,术后8小时下床行走时手术切口处突然出血不止。

请思考:

1. 该病人目前主要的护理诊断是什么?
2. 该病人目前应如何护理?

【护理措施】

(一)一般护理

1. 体位与活动　坐时双膝勿交叉或盘腿,以免压迫腘窝影响静脉回流。避免久坐久站。卧床休息和睡眠时抬高患肢30°~40°,以利于静脉回流、减轻肿胀。为了避免深静脉血栓形成并促进静脉回流,鼓励病人在术后24小时开始下地行走。术后病人卧床期间可做足部屈伸和旋转运动,但应避免过度劳累使静脉破裂出血。病人在穿好弹力袜或用弹力绷带包扎后再下床活动。
2. 饮食护理　低脂肪、高纤维素饮食,多吃蔬菜水果,多饮水,保持大便通畅,防止便秘,避免引起腹内压增高的因素。

(二)心理护理

与病人加强沟通,向病人介绍静脉曲张的有关知识,消除病人的顾虑与担忧,使之积极配合治疗。

(三)病情观察

注意肢体活动状况、局部血管隆起情况及局部皮肤有无色素沉着、湿疹和溃疡;观察患肢伤口及皮下渗血情况;观察患肢远端的血液供应情况,及时了解弹力袜或弹力绷带包扎的效果,谨防弹力绷带包扎过紧。

(四)治疗配合

1. 促进下肢静脉回流

（1）穿弹力袜:注意弹力袜的长短、压力和厚薄必须符合病人的腿部情况,需在平卧位抬高患肢、排空曲张静脉内的血液后再穿弹力袜。

（2）弹力绷带包扎:要求绷带宽度适中,松紧度适宜,以能扪及足背动脉搏动、不妨碍关节活动并保持足部正常皮肤温度为宜。包扎前需排空静脉,缠绕应自下而上进行。

2. 保护患肢　告知病人勤剪指甲并打磨光滑,勿搔抓皮肤,避免肢体外伤,以免造成曲张静脉破裂出血。若肢体出现湿疹、溃疡等情况,应积极换药护理,促进创面愈合。

 边学边练

为本节"工作情景与任务"中的张老师提供穿弹力袜和包扎弹力绷带的方法。

(五)健康指导

1. 生活指导　避免久坐久站,坐位时避免双膝交叉,休息时注意抬高患肢;保持大便通畅;不穿过紧的衣物;肥胖者减轻体重。

2. 疾病知识指导　非手术治疗病人坚持长期使用弹力袜或弹力绷带;手术治疗病人术后宜继续使用弹力袜或弹力绷带1~3个月。

3. 康复指导　指导病人进行适当的运动,增强血管壁弹性。

 边学边练

为本节"工作情景与任务"中的张老师提供术后护理与健康指导。

【护理评价】

病人的活动能力是否增强;病人皮肤的营养状况有无得到改善;病人的并发症是否得到有效预防或治疗。

二、血栓闭塞性脉管炎病人的护理

 工作情景与任务

导入情景

刘某,男性,40岁。有吸烟史20余年,每日20支左右。反复发作间歇性跛行1年余,休息时左足趾部持续性疼痛1周,到医院就诊。查体:左小腿皮肤苍白,肌肉萎缩,足背动脉搏动消失。多普勒超声检查:左足背动脉狭窄。初步诊断为血栓闭塞性脉管炎。

工作任务:

1. 请提出主要护理诊断并给予相应护理措施。
2. 针对病人的情况给予健康指导。

血栓闭塞性脉管炎(thromboangiitis obliterans;Buerger disease)是一种累及血管的炎症性、节段性和周期性发作的慢性闭塞性疾病,主要侵袭四肢的中、小动静脉,以下肢多见,我国北方较多见,好发于男性青壮年。

病因尚未明确,目前认为有内、外因素共同参与。①内在因素:包括自身免疫功能紊乱、性激素和前列腺素失调以及遗传因素。②外来因素:主要与长期吸烟、潮湿及寒冷的生活环境、慢性损伤和感染有关。其中,主动或被动吸烟是本病发生和发展的重要因素。

【护理评估】

(一)健康史

了解病人有无长期主动或被动吸烟史,生活环境是否潮湿寒冷,有无慢性损伤和感染病史。了解病人有无自身免疫功能紊乱,有无性激素和前列腺素失调以及遗传史。

 边学边练

评估本节"工作情景与任务"中病人刘某患血栓闭塞性脉管炎的主要病因。

(二)身体状况

本病起病隐匿、进展缓慢,多次发作后症状逐渐明显并加重。临床按肢体缺血程度分为三期。

1. 局部缺血期 此期以血管痉挛为主,患肢局部缺血缺氧,表现为肢端苍白、发凉、怕冷、小腿酸胀乏力,足趾有麻木感等。典型表现是出现间歇性跛行,即病人行走一段距离后患侧小腿出现疼痛或肌肉抽搐,被迫跛行,停下休息后疼痛缓解,但再度行走后又复发。随病情进展,跛行距离逐渐缩短,休息时间逐渐延长。部分病人伴有反复发作的游走性浅静脉炎,表现为浅表静脉发红、发热,呈条索状,有压痛。患肢足背动脉及胫后动脉搏动减弱。

2. 营养障碍期　此期除血管痉挛继续加重外,还有明显的血管壁增厚及血栓形成。患肢出现静息痛,即在休息时也不能满足局部组织的血液需求,足趾部可出现持续性疼痛,夜间尤甚,剧烈疼痛常使病人无法入睡,被迫屈膝抱足而坐,或将患肢垂于床沿,以增加血供缓解疼痛。患肢皮温明显下降,肢端苍白、潮红或发绀,可伴有营养障碍的表现,如皮肤干燥、脱屑、脱毛、趾甲增厚及肌萎缩等。患肢足背动脉及胫后动脉搏动消失,但尚未出现肢端溃疡或坏疽。

3. 组织坏死期　患肢动脉完全闭塞,发生干性坏疽。表现为患肢远端发黑、干瘪、溃疡或坏疽。若并发细菌感染,坏疽可转为湿性,严重者常伴全身感染中毒症状。

边学边练

角色扮演,血栓闭塞性脉管炎病人的主要表现。

(三) 心理社会状况

病人患肢持续剧痛,严重影响学习、工作和生活;一般止痛药效果不理想,但使用麻醉性镇痛剂病人会担心药物成瘾;截肢会对工作和生活造成更大的影响。病人可出现悲观、焦虑、暴躁的心理反应,甚至对生活和治疗丧失信心。

(四) 辅助检查

1. 一般检查

(1) 测定跛行距离与时间:若跛行距离或时间缩短,表明血管闭塞加重。

(2) 测定皮肤温度:在15~25℃的室温下,若双侧肢体对应部位皮肤温度相差2℃以上,提示皮温降低侧肢体动脉血流减少。

(3) 肢体抬高试验(Buerger试验):使病人平卧,患肢抬高45°,持续3分钟,若出现麻木、疼痛、苍白或蜡黄色者为阳性,提示动脉供血不足。再让病人坐起,下肢自然下垂于床沿下,正常人皮肤色泽可在10秒内恢复正常,若超过45秒且皮肤色泽不均匀,进一步提示患肢存在动脉供血障碍。

2. 特殊检查

(1) 多普勒超声检查:可以评价缺血程度,显示动、静脉是否有狭窄或闭塞,还能测定血液的流速、方向和阻力。

(2) CT血管造影术(CTA):可见动脉立体图像,显示患肢血管的病变节段及狭窄程度。

(3) 动脉造影(DSA):可以明确患肢远端动脉阻塞的部位、程度、范围及侧支循环的建立情况。患肢中、小动脉多节段狭窄或闭塞是本病的典型 X 线征象。

（五）治疗要点

治疗原则是防止病变进展，改善和促进下肢血液循环。

1. 非手术治疗

（1）一般疗法：严格戒烟是关键。防止患肢受冷、受潮和受伤，注意保暖但不做热疗，以免组织缺氧增加而加重症状。疼痛严重的病人可用镇痛剂和镇静剂。早期病人适度锻炼，促进侧支循环建立。

（2）药物治疗：可使用血管扩张药物、改善血液循环药物和抗血小板药物，以及中医中药辨证治疗。

（3）高压氧疗法：提高病人血氧含量，改善组织缺氧，减轻患肢疼痛。

（4）创面处理：干性坏疽应局部消毒包扎；湿性坏疽易感染，宜在及时换药的同时应用抗生素预防或控制感染。

2. 手术治疗　目的是重建动脉血流通道，增加患肢血液供应，改善肢体缺血状况。常见手术方式如下：

（1）腰交感神经节切除术：适用于早期发病的病人，近期内可解除病人皮肤血管痉挛，缓解疼痛，但远期疗效不确切。

（2）自体大隐静脉或人工血管旁路术：适用于动脉节段性闭塞，远端存在流出道者，但有血管条件者很少。

（3）动静脉转流术：可缓解静息痛，但不能降低截肢率。

（4）截肢术：适用于晚期病人，肢体溃疡无法愈合或坏疽无法控制者。

【常见护理诊断/问题】

1. 疼痛　与患肢缺血、组织坏死有关。
2. 焦虑　与患肢剧烈疼痛、久治不愈、对治疗失去信心有关。
3. 活动无耐力　与患肢远端供血不足有关。
4. 组织完整性受损　与肢端坏疽、脱落有关。
5. 潜在并发症：术后切口出血和栓塞。

【护理目标】

病人的疼痛减轻或消失，舒适感增加；病人的焦虑减轻或消除，配合治疗；病人行走功能逐渐恢复；病人未发生组织完整性受损；病人的潜在并发症得到有效预防或妥善处理。

 护理学而思

病人，张某，男，26岁，有长期吸烟史，间歇性跛行15个月。近期发现跛行距离越来越短，休息时间逐渐延长，甚至休息时疼痛也不缓解，来院就诊。查体：右下肢皮肤苍白，皮温下降，肌萎缩明显。右侧足背动脉搏动消失。多普勒超声检查显示右足背动脉狭窄达 75%。诊断为血栓闭塞性脉管炎。

请问：

1. 该病人的主要护理诊断是什么？
2. 护士应对该病人给予哪些护理措施？
3. 针对该病人的具体情况，应给予哪些健康指导？

【护理措施】

（一）一般护理

1. 体位与活动

（1）非手术治疗及术前病人：卧床休息或睡眠时取头高足低位；避免长时间保持站立位或坐位；坐位时不可双膝交叉，避免血管受压影响下肢血液循环。

（2）手术后病人：①血管造影术后病人取平卧位，穿刺点加压包扎 24 小时，患肢制动 6～8 小时，患侧髋关节伸直、不可弯曲。②动脉手术后患肢平放，制动 2 周。③静脉手术后患肢抬高 30°，制动 1 周。④自体血管移植术后愈合较好的病人，卧床制动时间可适当缩短。病人制动期间可做足部屈伸运动。

2. 饮食护理　加强营养，多吃富含蛋白质及维生素的食物，多吃蔬菜水果，多饮水，低脂、低糖饮食，保持大便通畅，提高机体免疫力及修复能力。

（二）心理护理

病人由于患肢剧痛影响休息与睡眠，加之病情较重，预后不良，会对治疗失去信心，因此要向病人介绍有关的疾病知识，关心体贴病人，帮助病人树立战胜疾病的信心，消除悲观情绪，使病人积极配合治疗，早日康复。

（三）病情观察

1. 监测患肢皮肤温度　常温下患肢皮温一般较正常侧低 2℃以上，应定时用半导体测温计测量皮肤温度，两侧对照，做好记录，以观察疗效。

2. 观察生命体征及切口情况　密切观察血压、脉搏、体温及切口有无渗血、渗液、红、肿、热、痛等感染征象，特别警惕吻合口大出血和感染等情况发生。

3. 观察患肢远端血运情况　若动脉搏动消失、皮肤温度降低、颜色苍白、感觉麻木，提示有动脉栓塞；若动脉重建术后出现肿胀、皮肤颜色发紫、皮温降低，可能为重建部位的血管发生痉挛或继发血栓形成。

（四）治疗配合

1. 绝对戒烟　戒烟是治疗的首要措施。告知病人戒烟，以避免烟碱刺激而引起的血管收缩。

2. 肢体保暖　注意肢体保暖，避免寒冷刺激，但不能用热水袋等给患肢直接加温。

3. 促进侧支循环建立，提高活动耐力

（1）步行：鼓励病人坚持每天多走路，运动量以不出现疼痛为度。

（2）指导病人进行 Buerger 运动,促进侧支循环建立,增加患肢血液供应。方法:①平卧位,双下肢抬高45°以上,维持2～3分钟后取坐位。②坐位,双足自然下垂,做足部旋转、屈伸活动2～5分钟。③恢复卧位,双腿平放休息2分钟。如此重复练习5次,每日数次。

（3）患肢发生溃疡、坏死或有动脉、静脉血栓形成时,不宜运动。

4. 预防或控制感染

（1）保持足部清洁干燥:每天用温水洗脚,洗前用手试水温,不可用足趾试水温,以免烫伤。

（2）预防组织损伤:皮肤瘙痒时,可涂止痒药膏,忌用手指搔抓,避免皮肤破损而形成经久不愈的溃疡。

（3）预防继发感染:病人出现皮肤溃疡或组织坏死时应卧床休息,减少损伤部位的耗氧量;加强创面换药和护理,遵医嘱全身应用抗生素。

5. 疼痛护理　创建舒适的医疗环境,适当分散病人的注意力,选取合适体位。早期轻症病人可遵医嘱用血管扩张剂、中医中药等方法缓解疼痛;中、晚期病人疼痛剧烈者,遵医嘱给予麻醉性镇痛药。

边学边练

为本节"工作情景与任务"中的病人刘某提供戒烟与促进侧支循环的护理。

（五）健康指导

1. 生活指导　坚持戒烟;切勿赤足行走,避免外伤;注意患肢保暖,避免受寒;鞋子舒适;宜穿棉袜并勤换洗;低脂饮食,降低血液黏稠度。

2. 用药指导　出院后严格遵医嘱服用抗凝剂,预防血栓形成。

3. 康复指导　坚持患肢功能锻炼,促进侧支循环建立,有利于控制病情发展。

边学边练

角色扮演,模拟血栓闭塞性脉管炎病人的术后护理。

【护理评价】

病人的疼痛有无缓解或消失;病人情绪是否稳定,能否积极配合治疗;病人的行走能力有无恢复;病人是否发生皮肤组织完整性受损;病人的并发症是否得到有效预防和及时治疗。

（王子彪）

本章小结

循环系统疾病包括心脏和血管疾病。本章主要介绍了循环系统常见疾病的病因、病人的身体状况、常见护理诊断、一般护理、对症护理、病情观察、用药护理及健康指导。学习重点为心力衰竭、心律失常、原发性高血压、冠心病、心脏瓣膜病、感染性心内膜炎、心肌疾病、心包疾病和周围血管疾病的护理评估、护理措施。难点为慢性心力衰竭分级、急性心力衰竭的抢救配合,各型心律失常心电图特点、高血压心血管风险分层、高血压急症的护理、心绞痛和心肌梗死的区别、心肌梗死的心电图检查、心肌梗死的治疗配合,心脏瓣膜病的体征,原发性下肢静脉曲张的护理,血栓闭塞性脉管炎的分期及护理。学习过程中要提高运用知识解决问题的能力,树立良好的职业道德,强化医疗安全意识。

思考与练习

1. 简述心功能的分级和右心衰的体征。
2. 洋地黄中毒的评估要点有哪些?如何进行抢救?
3. 急性左心衰的评估要点有哪些?如何进行抢救配合?
4. 怎样为感染性心内膜炎病人采集血液标本?
5. 简述发生严重心律失常时的护理措施。
6. 简述心绞痛与心肌梗死的区别。
7. 简述高血压药物治疗的护理。
8. 高血压急症的护理措施有哪些?
9. 列表对比四种常见心脏瓣膜病的典型症状与体征。
10. 如何对心肌疾病病人进行健康指导?
11. 简述心包穿刺术的配合与护理。
12. 原发性下肢静脉曲张病人的护理要点有哪些?
13. 血栓闭塞性脉管炎各临床分期的评估要点有哪些?如何进行护理?

第三章　呼吸系统疾病病人的护理

03章 数字资源

学习目标

1. 具有认真负责的职业态度，与病人良好沟通，依法实施整体护理。
2. 掌握常见呼吸系统疾病病人的护理评估要点和主要护理措施。
3. 熟悉常见呼吸系统疾病病人的主要护理诊断。
4. 了解常见呼吸系统疾病病人的健康指导。
5. 能初步运用护理程序，对呼吸系统疾病病人正确实施护理。

　　呼吸系统由呼吸道、肺和胸膜组成。呼吸道是气体进出肺的通道，以环状软骨为界，分为上、下呼吸道。上呼吸道由鼻、咽、喉组成。下呼吸道由气管、主支气管及其分支组成。气管于胸骨角水平，分为左、右主支气管。右主支气管较左主支气管粗短而陡直，因此异物及吸入性病变如肺脓肿多发生在右侧，气管插管过深也易误入右主支气管。肺为气体交换器官，其换气是以气体弥散方式、利用气体分压差进行。左肺分为上、下两叶，右肺有上、中、下三叶。肺有双重血液供应，即肺循环和支气管循环。胸膜分脏层与壁层，两层胸膜于肺根处移行形成潜在密闭腔隙，称为胸膜腔，腔内为负压，有少量浆液起润滑作用。壁胸膜有感觉神经纤维分布，故病变累及壁胸膜时可引起胸痛。

　　呼吸系统的主要功能是完成外呼吸功能，即肺通气和肺换气，还有神经内分泌、代谢和防御等功能。呼吸系统疾病常见病因有感染、大气污染、吸烟、变态反应、肿瘤等。呼吸系统疾病常见症状有咳嗽与咳痰、咯血、胸痛、肺源性呼吸困难等。

第一节 急性呼吸道感染病人的护理

工作情景与任务

导入情景

王某,女性,19 岁。昨天上午外出游玩时淋雨,晚上开始鼻塞、打喷嚏、流清水样鼻涕、咽干、咽痒,上午来院就诊。血常规显示白细胞 $4.5 \times 10^9/L$,淋巴细胞比率 0.44,初步诊断为急性上呼吸道感染。

工作任务:

1. 评估导致该病可能的病原体。
2. 列出该病人主要的护理诊断。

一、急性上呼吸道感染病人的护理

急性上呼吸道感染简称上感,为鼻腔、咽或喉部急性炎症的总称,是常见的急性呼吸道感染性疾病,多呈自限性,全年皆可发病,冬春季多发,有一定的传染性,应积极预防。

急性上呼吸道感染 70%～80% 由病毒引起,另有 20%～30% 的上感为细菌引起,可单纯发生或继发于病毒感染后发生。急性上呼吸道感染根据病因和临床表现不同,分为以下类型。①普通感冒:俗称"伤风",为病毒感染引起。②急性病毒性咽炎:由鼻病毒、腺病毒、流感病毒、副流感病毒、肠病毒以及呼吸道合胞病毒等引起。③急性病毒性喉炎:多由流感病毒、副流感病毒及腺病毒等引起。④急性疱疹性咽峡炎:多发生于夏季,多见于儿童,由柯萨奇病毒 A 引起。⑤急性咽结膜炎:多发生于夏季,由游泳传播,儿童多见,主要由腺病毒、柯萨奇病毒等引起。⑥急性咽扁桃体炎:病原体多为溶血性链球菌,其次为流感嗜血杆菌、肺炎链球菌和葡萄球菌等。

【护理评估】

(一)健康史

询问病人有无呼吸道慢性炎症如鼻窦炎、扁桃体炎等;有无受凉、淋雨、醉酒及过度疲劳等诱因。

边学边练

评估急性上呼吸道感染的常见病因。

（二）身体状况

1. 症状和体征

（1）普通感冒：起病较急，主要表现为鼻咽部卡他症状，如喷嚏、鼻塞、流清水样鼻涕、咽干、咽痒或烧灼感等。2~3天后鼻涕变稠，可伴咽痛、流泪、头痛、呼吸不畅、声嘶等，病人一般无发热及全身症状。体检可见鼻腔黏膜充血、水肿、有分泌物，咽部可有轻度充血等体征。一般5~7天痊愈。

（2）急性病毒性咽炎：表现为咽痒和灼热感。体检可见咽部明显充血、水肿，颌下淋巴结肿大，可有触痛。

（3）急性病毒性喉炎：以明显声嘶、讲话困难、咳嗽伴咽喉疼痛为特征，可有发热。体检可见喉部充血、水肿，局部淋巴结轻度肿大和触痛，有时可闻及喉部的喘息声。

（4）急性疱疹性咽峡炎：表现为明显咽痛、发热，病程约1周。体检可见咽部充血，软腭、悬雍垂、咽及扁桃体表面有灰白色疱疹及浅表溃疡，周围伴红晕。

（5）急性咽结膜炎：表现为发热、咽痛、畏光、流泪、咽及结膜明显充血。病程4~6天。体检可见咽部及结膜明显充血。

（6）急性咽扁桃体炎：起病急，咽痛明显，伴发热、畏寒，体温可达39℃以上。体检可见咽部明显充血，扁桃体肿大、充血，表面有黄色脓性分泌物，颌下淋巴结肿大和压痛。

2. 并发症　少数病人可并发急性鼻窦炎、中耳炎、气管-支气管炎。部分病人以咽炎为表现的上呼吸道感染可继发溶血性链球菌引起的风湿热、肾小球肾炎等，少数病人可并发病毒性心肌炎。

边学边练

角色扮演，评估急性上呼吸道感染病人的主要症状和体征。

（三）心理社会状况

本病因起病急且躯体不适，病人易情绪低落，少数病人未及时诊治而延误病情产生焦虑心理。

（四）辅助检查

1. 血常规　病毒性感染时，白细胞计数正常或偏低，伴淋巴细胞比例升高。细菌感染者可有白细胞计数与中性粒细胞增多和核左移现象。

2. 病原学检查　可用鼻拭子、咽拭子或鼻咽拭子进行微生物检测。免疫荧光法、酶联免疫吸附法、血清学检查或病毒分离鉴定等方法可确定病毒类型。细菌培养和药物敏感试验可判断细菌类型并指导临床用药。

（五）治疗要点

病毒感染尚无特异治疗方法，一般以对症处理为主，辅以中医治疗。细菌感染者可给予抗生素治疗。

【常见护理诊断/问题】

1. 舒适度减弱：鼻塞、流涕　与病毒、细菌感染有关。

2. 急性疼痛　与病毒、细菌感染有关。

3. 体温过高　与细菌感染有关。

4. 潜在并发症：鼻窦炎、中耳炎、气管-支气管炎、病毒性心肌等。

【护理目标】

病人鼻塞、流涕症状消失；病人咽痛、头痛症状消失；病人体温恢复正常；病人的并发症得到有效预防或治疗。

【护理措施】

（一）一般护理

1. 环境和休息　保持室内温、湿度适宜和空气流通，症状较重或年老者卧床休息。

2. 饮食护理　给予清淡、易消化、足够热量的食物，补充足够的水和维生素，避免刺激性食物，忌烟、酒。

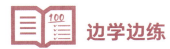 边学边练

为急性上呼吸道感染病人提供饮食护理。

（二）心理护理

告知病人本病多为自限性疾病，多于1周内康复，预后良好。对出现并发症的病人，应耐心沟通，客观评价病情，解答病人的心理顾虑，缓解其焦躁情绪。

（三）病情观察

观察病人生命体征和主要症状变化。若咳嗽加重、咳脓痰、体温持续或进一步升高，提示并发下呼吸道感染；若流脓涕且鼻窦处压痛，提示鼻窦炎；若有耳痛、耳鸣、听力减退和外耳道流脓等，提示中耳炎；若出现心慌、胸闷、胸痛，提示合并病毒性心肌炎；若出现水肿、血尿、高血压等，提示并发肾小球肾炎。

（四）治疗配合

1. 对症护理　高热伴头痛者，应用物理降温，或遵医嘱使用降温药。病人出汗后需及时更换内衣和被褥，保持皮肤清洁。进食后漱口或进行口腔护理，防止口腔感染。

2. 用药护理　遵医嘱使用抗病毒药物、抗生素及对症药物，注意观察药物的疗效及不良反应。

（五）健康指导

1. 生活指导　指导病人保持良好心情，生活规律、劳逸结合、坚持适度有规律的户外活动，坚持冷水浴面或面部按摩，提高机体免疫力与耐寒能力。

2. 疾病知识指导

（1）疾病预防指导：保持室内空气流通，避免受凉、淋雨、过度疲劳、吸烟等诱因。在疾病高发季节少去人群密集的公共场所，外出时戴口罩，年老体弱者可酌情应用免疫增强剂。

（2）防止交叉感染：采取适当的措施避免本病传播，咳嗽或打喷嚏时用纸巾包住口鼻，避免对着他人；避免脏手接触口、眼、鼻。病人居室中可用食醋熏蒸。

3. 用药指导　应用解热镇痛药者，嘱病人多饮水。为减轻抗过敏药物的头晕、嗜睡等不良反应，应嘱咐病人临睡前服用，告知驾驶员和高空作业者避免使用。

4. 随访指导　出现下列情况应及时就诊：经药物治疗后症状不缓解；出现头痛、耳痛、外耳道流脓等症状；恢复期出现胸闷、心悸、眼睑水肿、腰酸或关节疼痛等。

【护理评价】

病人的鼻塞、流涕是否消失；病人的咽痛、头痛和肌肉酸痛是否消失；病人体温是否恢复正常；病人的并发症是否得到有效预防或治疗。

二、急性气管 – 支气管炎病人的护理

急性气管 – 支气管炎是由生物、理化刺激或过敏等因素引起的急性气管 – 支气管黏膜炎症。症状主要为咳嗽和咳痰，好发生于寒冷季节或气候突变时，也可由上呼吸道感染迁延不愈所致。多散发且无流行倾向，年老体弱者易感。

病毒或细菌感染是本病常见的病因，冷空气、粉尘、刺激性气体或烟雾等理化因素的吸入，机体对花粉、真菌孢子、细菌蛋白质等过敏均可引起气管 – 支气管急性炎症反应。

【护理评估】

（一）健康史

询问有无受寒、感染、理化因素及变应原接触史；有无上呼吸道感染病人接触史等。

（二）身体状况

1. 症状　起病急，初为干咳或有少量黏痰，随后痰量增多，咳嗽加剧，偶伴痰中带血。咳嗽、咳痰可延续 2~3 周，如迁延不愈，可演变成慢性支气管炎。伴支气管痉挛时，可出现胸闷、气促等。

2. 体征　两肺呼吸音粗，可闻及散在干、湿性啰音，部位不固定，咳嗽后减少或消失。

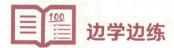 边学边练

角色扮演，评估急性气管 – 支气管炎病人的主要症状和体征。

(三)心理社会状况

本病因起病急,咳嗽、咳痰症状明显,时间长,病人易出现紧张、焦虑等心理反应。

(四)辅助检查

1. 血常规 病毒感染时,白细胞计数多正常;细菌感染较重时,白细胞计数和中性粒细胞增高。

2. 胸部X线 多为肺纹理增强,少数无异常发现。

3. 痰涂片和培养 痰涂片或培养可发现致病菌。

(五)治疗要点

治疗要点主要是控制感染和止咳、化痰、平喘等对症治疗。有细菌感染征象者及时使用抗菌药物。咳嗽10天以上者,细菌、支原体、肺炎衣原体等感染的概率较大。可首选大环内酯类或青霉素类药物,也可选用头孢菌素类或喹诺酮类等药物。剧烈干咳者,可给予右美沙芬、喷托维林等镇咳剂;痰液黏稠不易咳出者,可选用盐酸氨溴索、溴己新等。发生支气管痉挛时可用平喘药如氨茶碱、β_2受体激动剂等。

【常见护理诊断/问题】

1. 清理呼吸道无效 与呼吸道感染、痰液黏稠有关。

2. 气体交换障碍 与支气管痉挛有关。

【护理目标】

病人痰液变稀且能有效清除;病人气促减轻或消失。

【护理措施】

(一)一般护理

1. 休息与体位 保持室内温、湿度适宜和空气流通。症状明显者卧床休息,保持舒适体位。呼吸困难时抬高头胸部,以利于呼吸。

2. 饮食护理 给予高蛋白、高维生素、足够热量的饮食,避免油腻、辛辣等刺激性食物。多饮水,利于痰液排出。

(二)心理护理

告知病人疾病相关知识,告知病人本病预后良好,仅少数体质弱者可迁延不愈,消除病人顾虑,稳定病人情绪。

(三)病情观察

观察咳嗽程度、痰液的量及性状;监测体温变化;注意呼吸困难及胸痛情况。

(四)治疗配合

1. 对症护理 痰多的病人,指导其深呼吸和有效咳嗽:协助病人取坐位,上身微向前倾,缓慢深呼吸数次后,深吸气至膈肌完全下降,屏气数秒,然后进行2~3声短促有力的咳嗽,将痰液咳出,重复2~3次,休息或正常呼吸几分钟后再次进行有效咳嗽。病人也可经常变换体位促进痰液排出,保持呼吸道通畅。

2. 用药护理 遵医嘱应用抗生素、止咳剂及祛痰药,注意观察药物的疗效及药物的不良反应。

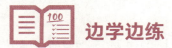
边学边练

角色扮演,指导病人深呼吸和有效咳嗽。

(五)健康指导

1. 生活指导　嘱病人适当锻炼,增强体质;避免受凉、淋雨、过度劳累等诱因。饮食宜清淡,富含维生素,易消化,并保证足够热量。

2. 用药指导　向排痰困难病人解释并说明可待因等强镇咳药会抑制咳嗽反射,加重痰液积聚,切勿自行服用。

3. 随访指导　遵医嘱用药,如2周后症状仍持续应及时就诊。

【护理评价】
病人是否能有效清除痰液;病人的气促是否减轻或消失。

(焦平利)

第二节　慢性支气管炎和慢性阻塞性肺疾病病人的护理

工作情景与任务

导入情景

李某,男性,62岁。昨天受凉后出现咳嗽无力,痰多,呼吸困难明显,被家人送医院就诊。经询问得知病人吸烟40年,反复咳嗽、咳痰20年,每年冬季症状明显,近几年出现活动后气短。

工作任务:
1. 作出该病人主要的护理诊断。
2. 采取恰当的措施帮助病人改善呼吸功能。

一、慢性支气管炎病人的护理

慢性支气管炎简称慢支,是气管、支气管黏膜及其周围组织的慢性非特异性炎症。临床上以咳嗽、咳痰为主要症状,或有喘息,每年发病持续3个月以上,连续2年以上,并排除具有咳嗽、咳痰、喘息症状的其他疾病。

慢支的病因尚不完全清楚,可能是多种环境因素与机体自身因素长期相互作用的结果。①吸烟:为重要的发病因素,烟草中的化学物质可损伤气道上皮细胞,使纤毛运动减退和巨噬细胞吞噬功能降低而致感染;可促使支气管黏液腺和杯状细胞增生肥大,致黏液分泌增多;能够刺激副交感神经使支气管平滑肌收缩,气道阻力增加;也可使氧自由基产生增多,诱导中性粒细胞释放蛋白酶,破坏肺弹力纤维,诱发肺气肿形成等。②职业粉尘和化学物质:接触烟雾、变应原、工业废气等浓度过高或时间过长,均可能促进支气管炎发病。③空气污染:大气中或室内的有害气体使气道净化能力下降、黏液分泌增多,为细菌感染创造条件。④感染因素:病毒、支原体、细菌等感染是慢性支气管炎发生发展的重要原因之一。⑤其他因素:免疫功能紊乱、气道高反应性、年龄增大等机体因素和气候等环境因素均与慢性支气管炎的发生和发展有关。

【护理评估】

(一)健康史

询问年龄、职业及有无吸烟史;发病是否与气候变化有关;是否有职业粉尘和化学物质接触史。

 边学边练

评估本节"工作情景与任务"中李某发病的常见病因。

(二)身体状况

1. 症状　本病缓慢起病,病程长,反复急性发作而使病情加重。急性加重的主要原因是呼吸道感染。

(1)咳嗽:一般以晨间咳嗽为主,睡眠时有阵咳或痰液排出。

(2)咳痰:一般为白色黏液痰或浆液泡沫性痰,偶可带血。清晨排痰较多,起床后或体位变动可刺激排痰。

(3)喘息或气急:喘息明显者可能伴发支气管哮喘。若伴肺气肿时可表现为活动后气促。

2. 体征　早期多无异常体征。急性发作期可在背部或双肺底闻及干、湿啰音,咳嗽后可减少或消失。如伴发哮喘可闻及广泛哮鸣音并伴呼气延长。

3. 并发症　慢性阻塞性肺气肿、支气管肺炎、支气管扩张症等。

 边学边练

角色扮演,评估本节"工作情景与任务"中病人的主要症状和可能出现的体征。

(三)心理社会状况

本病病程长,病情反复发作,疗效不显著,病人易出现焦虑、抑郁等心理。应了解病人的心理状态,了解病人和家属对疾病的认知以及社会支持情况。

(四)辅助检查

1. X线检查 早期可无异常。反复发作者表现为肺纹理增粗、紊乱,呈网状、条索状、斑点状阴影,以双下肺明显。

2. 呼吸功能检查 早期无异常。有小气道阻塞时,最大呼气流速-容量曲线在75%和50%肺容量时流量明显降低。

3. 血液检查 细菌感染时可出现白细胞总数和/或中性粒细胞计数增高。

4. 痰液检查 可培养出致病菌。涂片可发现革兰氏阳性菌或革兰氏阴性菌,或大量破坏的白细胞和杯状细胞。

(五)治疗要点

急性加重期治疗原则为控制感染、镇咳祛痰、平喘、维持呼吸道通畅;缓解期应戒烟,避免有害气体和其他有害颗粒吸入,增强体质,预防感冒,应用免疫调节剂或中医中药提高抗病能力等。

【常见护理诊断/问题】

1. 清理呼吸道无效 与呼吸道分泌物增多、黏稠有关。
2. 潜在并发症:阻塞性肺气肿、支气管肺炎、支气管扩张症。

【护理目标】

病人痰液变稀且能有效清除;病人的并发症得到有效预防或治疗。

【护理措施】

(一)一般护理

1. 环境与休息 加强室内通风,保持空气清新,避免有害粉尘、烟雾和有害气体吸入;冬天外出戴口罩和围巾,预防冷空气刺激;气促和剧咳者,嘱其适当卧床休息;喘息气急时采取半卧位。

2. 饮食护理 以高蛋白、高热量、高维生素、低脂、易消化食物为宜。多饮水,每天不少于1 500ml,有助于痰液的稀释。

(二)心理护理

与病人多交流,给予心理上的安慰和支持,以缓解焦虑、抑郁情绪,增强战胜疾病的信心。

(三)病情观察

观察病人的咳、痰、喘症状,尤其是痰液的性质、颜色和量。

(四)治疗配合

1. 对症护理 鼓励病人有效咳嗽、咳痰,痰液不易排出时,可使用超声雾化吸入,或根据医嘱服用化痰药物,以稀释痰液,便于咳出。还可采取体位引流等措施排痰。喘憋加重、呼吸费力、不能平卧时,协助病人采取半卧位并给予吸氧。

2. 用药护理　遵医嘱应用抗生素、止咳祛痰药和解痉平喘药,注意观察药物的疗效和不良反应。

(五)健康指导

1. 生活指导　生活规律,劳逸结合;多饮水,饮食清淡、富有营养、易消化;防寒、保暖;根据自身情况选择合适的体育锻炼,如打太极拳、跑步、游泳等;戒烟,改善环境卫生,避免烟雾、粉尘和刺激性气体对呼吸道的影响。

2. 疾病知识指导　解释疾病的发生、发展过程及导致疾病加重的因素。告知病人戒烟是防治本病的重要措施;嘱病人注意防治各种呼吸道感染,在呼吸道传染病流行期间,尽量少去公共场所。

3. 随访指导　一旦病情加重应立即就诊。

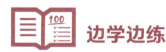
边学边练

角色扮演,为慢性支气管炎病人提供健康指导。

【护理评价】

病人咳嗽有无减轻,痰量是否减少,痰液是否易于排出;病人的并发症是否得到有效预防或治疗。

二、慢性阻塞性肺疾病病人的护理

慢性阻塞性肺疾病(chronic obstructive pulmonary disease,COPD)简称慢阻肺,是以持续存在的气流受限和相应的呼吸系统症状为特征的可以预防或治疗的慢性疾病。其病理学改变主要是气道和/或肺泡异常。

慢阻肺的发病是个体易感因素与环境因素共同作用的结果。个体易感因素主要体现在以下方面:

1. 遗传因素　慢阻肺有遗传易感性。
2. 年龄　是慢阻肺的危险因素,年龄越大,慢阻肺患病率越高。
3. 肺的生长发育　肺的生长发育不良是慢阻肺的危险因素。
4. 支气管哮喘和气道高反应性　哮喘不仅可以和慢阻肺同时存在,也是慢阻肺的危险因素,气道高反应性也参与慢阻肺的发病过程。
5. 低体重指数　体重指数越低,慢阻肺的患病率越高。
6. 环境因素　①吸烟:包括被动吸烟,这是慢阻肺重要的环境发病因素。②空气污染:空气中的烟尘或二氧化硫明显增加时,慢阻肺急性加重显著增多。③职业性粉尘和化学物质：当烟雾、变应原、有机与无机粉尘、工业废气等的浓度过大或接触时间过久，均可导致慢阻肺发生。④感染和慢性支气管炎：呼吸道感染是慢阻肺发病和加剧的重要因素，病毒和/或细菌感染是慢阻肺急性加重的常见原因。

进行性发展的不可逆的气流受限为慢阻肺病理生理的核心特征。气流受限使呼气时气体陷闭于肺内，致肺过度充气和胸膜腔内压增高，导致肺泡通气量下降及心室充盈异常；肺实质广泛破坏，肺毛细血管床减少，使通气血流比例失调，出现低氧血症常同时伴有高碳酸血症。

当慢性支气管炎和肺气肿病人肺功能检查出现气流受限时，则可诊断为慢阻肺。如病人只有慢性支气管炎和/或肺气肿，而无持续气流受限，则不能诊断为慢阻肺。

【护理评估】

（一）健康史

询问病人家族史、既往史，有无吸烟史，是否有长期接触污染的空气、环境等危险因素暴露史。

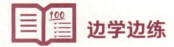

边学边练

评估本节"工作情景与任务"中李某发病的常见病因。

（二）身体状况

1. 症状

（1）慢性咳嗽：是慢阻肺常见的症状。常晨间咳嗽明显，夜间有阵咳或伴有排痰，随病程发展可终身不愈。

（2）咳痰：一般为白色黏液或浆液性泡沫痰，偶可带血丝，清晨排痰较多。急性发作期痰量增多，可有脓性痰。

（3）气短或呼吸困难：是慢阻肺的典型症状。早期在劳力时出现，之后逐渐加重，以致日常活动甚至休息时也感到呼吸困难。

（4）胸闷和喘息：部分病人有明显的胸闷和喘息。常见于重症或急性加重病人。

（5）其他：晚期病人有体重下降、食欲减退等。

2. 体征　早期可无异常，随疾病进展出现以下体征：

（1）视诊：胸廓前后径增大，肋间隙增宽，剑突下胸骨下角增宽，称为桶状胸。部分病人呼吸变浅，频率增快，严重者可有缩唇呼吸等。

（2）触诊：语颤减弱，可有剑突下心脏抬举感等。

（3）叩诊：胸部叩诊呈过清音，心浊音界缩小，肺下界和肝浊音界下降。

（4）听诊：双肺呼吸音减低，呼气时间延长，部分病人可闻及干、湿啰音。

3. 病程分期　根据病人症状和体征变化分为：

(1)急性加重期:指在疾病过程中,短期内出现咳嗽、咳痰、气短和/或喘息加重、痰量增多,呈脓性或黏液脓性痰,可伴发热等症状。

(2)稳定期:指病人咳嗽、咳痰、气短等症状稳定或较轻。

4. 慢阻肺的病情严重程度评估

(1)症状评估:可采用改良版英国医学研究委员会呼吸困难问卷(mMRC问卷)评估(表3-1)。

表3-1 mMRC问卷症状评估

mMRC分级	呼吸困难症状
0级	剧烈运动时出现呼吸困难
1级	平地快速步行或上缓坡时出现呼吸困难
2级	因呼吸困难,平地行走较同龄人慢或需停下休息
3级	平地行走100m左右或数分钟后即需要停下喘气
4级	因严重呼吸困难而不能离开家或在穿脱衣服时即出现呼吸困难

(2)肺功能评估:可使用慢性阻塞性肺疾病全球倡议(global initiative for chronic obstructive lung disease,GOLD)分级,慢阻肺病人吸入支气管扩张药后$FEV_1/FVC<70\%$,再依据FEV_1下降程度进行气流受限的严重程度分级(表3-2)。

表3-2 慢阻肺疾病病人气流受限严重程度的GOLD分级

肺功能分级	肺功能(基于使用支气管扩张药后FEV_1)
1级(轻度)	FEV_1占预计值%≥80%
2级(中度)	50%≤FEV_1占预计值%<80%
3级(重度)	30%≤FEV_1占预计值%<50%
4级(极重度)	FEV_1占预计值%<30%

FEV_1:第一秒用力呼气容积。

(3)急性加重风险评估:上一年发生2次或以上急性加重,或$FEV_1<50\%$预计值,提示今后急性加重风险增加。

5. 并发症 自发性气胸、慢性肺源性心脏病、慢性呼吸衰竭等。

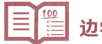

边学边练

角色扮演,评估慢阻肺病人的主要症状和体征。

(三)心理社会状况

慢阻肺严重影响病人劳动能力及生活质量,因病情易反复和经济负担重等,病人易出现焦虑和抑郁心理。应了解病人的心理状态、病人和家属对疾病及治疗的认知和心理承受能力,了解家庭的经济承受能力。

(四)辅助检查

1. 肺功能检查　是检测气流受限的主要客观指标,也是慢阻肺的严重程度评价、疾病进展监测、预后及治疗反应评估中常用的指标。吸入支气管扩张药后第一秒用力呼气容积占用力肺活量的比值(FEV_1/FVC)<70%是判断存在持续气流受限、诊断慢阻肺的肺功能标准。肺总量(TLC)、残气容积(RV)、功能残气量(FRC)、残气容积与肺总量比值(RV/TLC)增高,肺活量(VC)减低,表明气流受限导致肺过度充气。

2. 影像学检查　早期胸片可无异常变化,以后可出现肺纹理增粗、紊乱等非特异性改变,X线胸片对慢阻肺诊断特异性不高,但在与其他肺疾病的鉴别方面具有重要价值。胸部CT检查可见慢阻肺小气道病变的表现、肺气肿的表现以及并发症的表现,其主要作用在于排除具有相似症状的其他呼吸系统疾病。

3. 动脉血气分析　对确定是否发生低氧血症、高碳酸血症、酸碱平衡失调以及判断呼吸衰竭的类型有重要价值。

4. 其他　并发感染时,白细胞增高;痰培养可检出病原菌。

(五)治疗要点

1. 慢阻肺稳定期的治疗　主要是减轻当前症状和降低未来风险,包括缓解呼吸系统症状、改善运动耐量和健康状况,防止疾病进展、急性加重及减少病死率。

(1)避免诱发因素:教育与劝导病人戒烟,避免接触刺激性气体、工业粉尘等。

(2)药物治疗

1)支气管扩张药:是控制慢阻肺症状的主要措施。首选吸入治疗。主要的支气管扩张药有β_2受体激动剂(短效制剂如沙丁胺醇,长效制剂如福莫特罗)、抗胆碱药物等。依据病人症状、肺功能、急性加重期风险等综合评估稳定期慢阻肺病人的病情严重程度,进一步选择治疗药物(表3-3)。

2)吸入糖皮质激素(ICS):稳定期慢阻肺病人一般不使用单一ICS治疗。在使用1种或2种长效支气管扩张药的基础上可以考虑联合ICS治疗。

3)其他药物:如磷酸二酯酶-4抑制剂、祛痰药、抗氧化剂、免疫调节剂、中药等。

表3-3　稳定期慢阻肺病人病情严重程度的综合性评估及主要治疗药物

综合评估分组	特征	肺功能分级	上一年急性加重次数	mMRC分级	首选治疗药物
A组	低风险症状少	GOLD 1~2级	≤1次	0~1级	SAMA或SABA,必要时

续表

综合评估分组	特征	肺功能分级	上一年急性加重次数	mMRC 分级	首选治疗药物
B 组	低风险症状多	GOLD1~2 级	≤1 次	≥2 级	LAMA 或 LABA
C 组	高风险症状少	GOLD3~4 级	≥2 次	0~1 级	ICS 加 LABA,或 LAMA
D 组	高风险症状多	GOLD3~4 级	≥2 次	≥2 级	ICS 加 LABA,或 LAMA

注:SABA 为短效 β₂ 受体激动剂;SAMA 为短效抗胆碱剂;LABA 为长效 β₂ 受体激动剂;LAMA 为长效抗胆碱剂;ICS 为入糖皮质激素。

（3）非药物干预:包括病人管理、呼吸康复治疗、家庭氧疗、家庭无创通气、疫苗接种、气道内介入、外科治疗等。

2. 慢阻肺急性加重期的治疗　主要是最小化本次急性加重的影响,预防再次急性加重的发生。给予控制性氧疗,咳嗽伴痰量增多并呈脓性时应积极给予抗生素治疗,适当增加以往所用支气管扩张药的剂量及频度,全身使用糖皮质激素,通过无创或有创方式给予机械通气,维持液体和电解质平衡等。

【常见护理诊断/问题】

1. 气体交换障碍　与气道阻塞、呼吸肌疲劳和肺泡呼吸面积减少有关。
2. 清理呼吸道无效　与分泌物增多、痰液黏稠、咳嗽无力、支气管痉挛有关。
3. 活动无耐力　与心肺功能减退或缺氧有关。
4. 营养失调:低于机体需要量　与呼吸道感染、呼吸困难使能量消耗增加、体循环瘀血引起食欲减退、消化功能下降有关。
5. 焦虑　与病程长、疗效差或经济状况有关。

【护理目标】

病人呼吸困难减轻或消失;病人能有效咳痰;病人活动耐力增加;病人营养状况改善;病人焦虑减轻或消失。

护理学而思

病人,男性,62 岁。有吸烟史 40 年,近几年出现进行性呼吸困难,2 天前受凉后出现咳嗽无力,痰多,呼吸困难明显,被家人送医院住院治疗。入院评估:病人神志清楚,呼吸费力,不能平卧。肺功能检查:$FEV_1/FVC<50\%$、$FEV_1<70\%$ 预计值。经积极治疗和护理,现在病人情况好转。

请思考：
1. 该病人入院后的肺功能检查为几级？
2. 出院后如何指导病人进行呼吸功能锻炼？

【护理措施】
（一）一般护理

1. 休息与活动　急性加重期病人应卧床休息，协助病人采取半坐卧位，极重度病人宜采取端坐卧位，使辅助呼吸肌参与呼吸。视病情安排适当活动，以不感到疲劳、不加重症状为宜。室内保持合适的温度、湿度。冬季注意保暖，预防呼吸道感染。

2. 饮食护理　鼓励病人进食，给予高蛋白、高热量、高维生素、易消化食物，避免摄入高碳水化合物的食物，以免二氧化碳产生过多。多食高纤维的蔬菜和水果，促进肠蠕动，保持大便通畅。

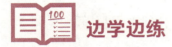

角色扮演，为慢阻肺病人提供卧位、活动与饮食护理指导。

（二）心理护理

与病人和家属共同制订和实施康复计划，避免诱因，定期进行呼吸肌功能锻炼，坚持合理用药，减轻症状，增强病人战胜疾病的信心。指导病人听轻音乐、下棋、做游戏等，分散病人的注意力，减轻病人的焦虑。

（三）病情观察

观察咳嗽、咳痰情况及痰液的颜色、量和性状，呼吸困难的程度；监测动脉血气分析和水、电解质、酸碱平衡情况；注意意识、生命体征变化及有无并发症发生。

（四）治疗配合

1. 对症护理　痰液黏稠不易咳出者，嘱其多饮水。鼓励病人有效咳嗽、咳痰，可使用超声雾化吸入，或根据医嘱服用化痰药物，以稀释痰液，便于痰液咳出。还可采取胸部叩击或震颤法促进痰液排出。胸部叩击或震颤法在餐前30分钟或餐后2小时进行，根据病人病变部位采取相应体位，避开乳房、心脏和骨突（脊椎、胸骨、肩胛骨）部位。叩击时五指并拢呈空杯状，利用腕力从肺底由下向上、由外向内，快速有节奏地叩击胸部（图3-1）。震颤时，双手交叉重叠，按在胸壁部位，配合病人呼气时自下而上震颤，振动加压。使用振动排痰机时，根据病人病情、年龄选择适当的振动频率和时间，振动时由慢到快、由下向上、由外向内，促进痰液排出。

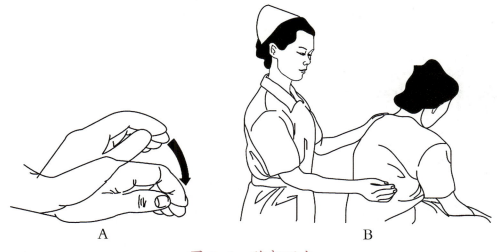

图 3-1 胸部叩击
A. 叩击手法；B. 叩击部位

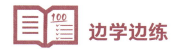 **边学边练**

角色扮演,使用胸部叩击或震颤法协助慢阻肺病人排痰。

2. 氧疗护理　一般采用低流量(1~2L/min)、低浓度鼻导管吸氧。吸入氧浓度与氧流量的关系:吸入氧浓度(%)=21+4×氧流量(L/min)。稳定期病人吸氧时间每天在15小时以上,避免吸入氧浓度过高而引起二氧化碳潴留。告知病人吸氧的注意事项,注意用氧安全。

3. 用药护理　遵医嘱应用抗生素、支气管扩张药、祛痰药和糖皮质激素,注意观察疗效及不良反应。病人吸入糖皮质激素后及时用清水含漱,以免引起咽部刺激、声嘶、咳嗽或口腔念珠菌感染。

4. 呼吸功能训练

（1）缩唇式呼吸:指导病人闭嘴经鼻吸气,然后通过缩唇(吹口哨样)缓慢呼气,同时收缩腹部(图3-2),尽量将气体排出,吸气与呼气时间比为1:2或1:3。注意缩唇不要过大或过小,以能使距口唇水平15~20cm处的蜡烛火焰随气流倾斜又不至于熄灭为宜。目的是增加气道压力,延缓气道塌陷。

（2）膈式或腹式呼吸:病人可取立位、坐位或半坐卧位、平卧位,两手分别放于前胸部和上腹部。用鼻缓慢吸气时,膈肌最大程度下降,腹部凸起,手感到腹部向上抬起;呼气时经口呼出,腹肌收缩,膈肌随腹腔内压增加而上抬,腹部内陷,推动肺部气体排出,手感到腹部下降(图3-3)。

呼吸训练要掌握要领,循序渐进,每天根据病情进行呼吸训练3~4次,每次5~10分钟,以不疲劳为宜。

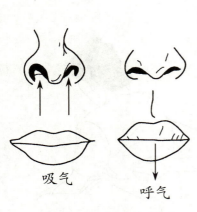

图 3-2 缩唇呼吸方法

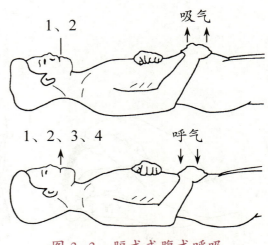

图 3-3 膈式或腹式呼吸

 边学边练

角色扮演,指导病人进行缩唇呼吸、腹式呼吸训练。

(五)健康指导

1. 生活指导　注意休息,劳逸结合,生活规律。培养生活兴趣,如听音乐、养花种草等,减少孤独感,缓解焦虑。注意防寒保暖,在呼吸道传染病流行期间避免到人群密集的场所;膳食合理,少食多餐,避免摄入刺激性及产气的食物,保证营养供应,戒烟、酒。

2. 疾病知识指导　介绍慢阻肺的危险因素;讲解戒烟、防治呼吸道感染可延缓慢阻肺的发展;强调65岁以上的慢阻肺病人,可以通过每年接种流感疫苗降低慢阻肺的严重程度和病死率,每5年接种1次肺炎球菌疫苗,减少社区获得性肺炎的发病率,尽可能延缓慢阻肺急性加重;说明坚持呼吸功能训练的重要性。提倡长期家庭氧疗,家庭氧疗使用指征为:① PaO_2≤55mmHg 或 SaO_2≤88%,有或没有高碳酸血症。② PaO_2 55~60mmHg 或 SaO_2<89%,并有肺动脉高压、右心衰竭或红细胞增多症(血细胞比容>0.55)。一般采用鼻导管持续低流量吸氧,氧流量为1~2L/min,吸氧时间>15h/d。目的是使病人在海平面、静息状态下,达到 PaO_2≥60mmHg 和/或使 SaO_2 升至90%以上。注意用氧安全,家庭氧疗时,定期更换、清洁、消毒氧疗装置。

3. 用药指导　学会观察药效及不良反应;不随意停药或减药,以减少复发。

4. 康复指导　制订合理康复锻炼计划,如打太极拳、步行、快走、慢跑等。每天进行缩唇呼吸、膈式或腹式呼吸,增强胸、膈呼吸肌收缩力,缓解呼吸困难,降低呼吸耗能。

5. 随访指导　嘱病人按时随访。出院后1~4周随访,重点评价药物吸入技术、是否需要家庭氧疗以及合并症的情况。12~16周再次随访,进行肺功能、血气分析等相关检查,了解疾病相关情况,以采取相应措施。出现呼吸困难等症状加重立即就诊。

【护理评价】

病人呼吸困难是否改善;病人是否能有效咳嗽、咳痰,保持呼吸道通畅;病人活动耐力是否增加;病人营养状况是否改善;焦虑是否减轻或消失。

(焦平利)

第三节 慢性肺源性心脏病病人的护理

 工作情景与任务

导入情景

孙某,男性,65岁。有吸烟史43年,咳嗽、咳痰20年,近几年反复出现受凉后咳嗽加重,痰多,气短,进行性加重,活动后明显。近1个月,病人不能平卧,球结膜充血水肿,口唇及四肢末梢发绀,双下肢水肿。4天前,因受凉,咳黄色黏痰且不易咳出,来院就诊。听诊双肺有湿啰音,三尖瓣区可闻及收缩期杂音。

工作任务:

1. 作出该病人存在的主要护理诊断。
2. 正确指导病人解决排痰的问题。

慢性肺源性心脏病简称慢性肺心病,是由肺组织、肺血管或胸廓的慢性病变引起肺组织结构和/或功能异常,产生肺血管阻力增加,肺动脉压力增高,使右心室扩张和肥厚,伴或不伴右心衰竭的心脏病。

引起慢性肺心病的病因主要包括慢性支气管和肺疾病(如慢性阻塞性肺疾病、支气管扩张症、肺结核、间质性肺疾病等)、肺血管疾病(如慢性血栓栓塞性肺动脉高压、肺小动脉炎等)、胸廓运动障碍性疾病(如严重胸廓或脊柱畸形、胸膜肥厚、神经肌肉疾病)以及其他疾病(如睡眠呼吸暂停低通气综合征)等,这些病因中,以慢性阻塞性肺疾病多见,占80%~90%。

在慢性肺病中,肺动脉高压是由肺血管阻力增加所引起,导致肺血管阻力增加的因素较多,但根本的原因是肺泡内低氧。慢性长期低氧引起肺血管重构,肺血管重构导致肺血管阻力升高,进而肺动脉压力增高。肺动脉高压是肺心病的始动和核心环节,肺动脉高压使右心室后负荷增加,右心室为维持在后负荷增加情况下的正常心排血量和心室充盈压而产生代偿反应,即发生右心室肥厚。超过右心室的代偿能力,出现右心室扩张。超过代偿极限后则会出现右心衰竭。严重的右心结构和/或功能异常可导致左心室受压,同时由于缺氧、高碳酸血症、酸中毒等因素,影响左心功能。

【护理评估】

(一)健康史

了解病人有无慢性咳嗽、咳痰、喘息等呼吸系统疾病病史,有无慢性支气管和肺疾病、肺血管疾病、胸廓畸形等。了解与发病有关的诱因或病因以及病人的自理情况等。

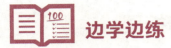

边学边练

评估本节"工作情景与任务"中孙某肺心病常见的病因。

(二)身体状况

1. 症状

(1)肺、心功能代偿期:咳嗽、咳痰、气促,活动后可有心悸、呼吸困难、乏力和活动耐力下降。急性感染可加重上述症状。少有胸痛或咯血。

(2)肺、心功能失代偿期

1)呼吸衰竭:呼吸困难加重,夜间为甚,常有头痛、失眠、食欲下降、白天嗜睡,甚至出现表情淡漠、神志恍惚、谵妄等肺性脑病的表现。

2)右心衰竭:明显气促、心悸、食欲缺乏、腹胀、恶心等。

2. 体征

(1)肺、心功能代偿期:可有不同程度的发绀和肺气肿体征,可闻及干、湿啰音,有右心室肥厚的体征,部分病人可有颈静脉充盈或肝界下移。

(2)肺、心功能失代偿期

1)呼吸衰竭:明显发绀、球结膜充血、水肿,严重时出现颅内压升高的表现,腱反射减弱或消失,出现病理反射。可出现皮肤潮红、多汗。

2)右心衰竭:发绀更明显,颈静脉怒张,心率增快,可出现心律失常,剑突下可闻及收缩期杂音,甚至出现舒张期杂音。肝大并有压痛,肝颈静脉回流征阳性,下肢水肿,重者可有腹水。少数病人可出现肺水肿及全心衰竭的体征。

边学边练

角色扮演,评估慢性肺心病病人的主要症状和体征。

3. 并发症 肺性脑病是由于呼吸衰竭所致缺氧、二氧化碳潴留而引起的神经精神障碍综合征,是导致慢性肺心病病人死亡的首要原因。肺心病病人也可发生电解质及酸碱平衡紊乱、心律失常、休克、消化道出血和弥散性血管内凝血等并发症。

(三)心理社会状况

本病病程长、症状明显、病情顽固、体力活动受限等,病人易产生焦虑、抑郁、孤独、悲观甚至绝望等心理。应了解病人的心理状态,了解病人及家属对疾病的认知程度、家庭经济情况、社会支持和帮助情况等。

(四)辅助检查

1. 实验室检查

(1) 血液检查:红细胞及血红蛋白可升高,全血及血浆黏滞度增加;合并感染时白细胞总数增高,中性粒细胞增加。部分病人可有肝肾功能改变以及电解质异常。

(2) 动脉血气分析:慢性肺心病失代偿期可出现低氧血症或合并高碳酸血症。

2. 影像学检查

(1) X线胸片:除肺、胸基础疾病及可能存在的急性肺部感染表现外,常见表现为肺动脉高压和右心增大(图3-4),包括:右下肺动脉干扩张,其横径≥15 mm;肺动脉段明显突出;中心肺动脉扩张和外周分支纤细,形成"残根"征;右心室增大。

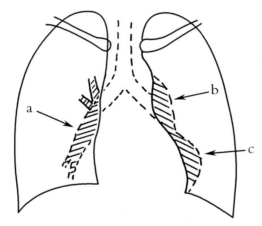

图3-4 慢性肺心病X线胸片(正位)

(2) 超声心动图检查:慢性肺心病的超声心动图表现:①右心室流出道内径≥30 mm。②右心室内径≥20 mm。③右心室前壁厚度≥5 mm或前壁搏动幅度增强。④左、右心室内径比值<2。⑤右肺动脉内径≥18 mm或肺动脉干≥20 mm。⑥右心室流出道与左心房内径比值>1.4。⑦肺动脉瓣曲线出现肺动脉高压征象(a波低平或<2 mm,或有收缩中期关闭征等)。

3. 心电图检查:慢性肺心病的心电图诊断标准如下:①电轴右偏,额面平均电轴≥+90°。②V_1导联R/S≥1。③顺钟向转位,V_5导联R/S≤1。④RV_1+SV_5≥1.05 mV。⑤aVR导联R/S或R/Q≥1;⑥V_1~V_3导联呈QS、Qr或qr,V_1~V_3导联ST段压低或T波倒置。⑦肺型P波等。具有一条即可诊断。典型慢性肺心病的心电图表现见图3-5。

(五)治疗要点

肺、心功能代偿期可采用中西医结合等综合治疗措施,延缓基础疾病进展;增强病人

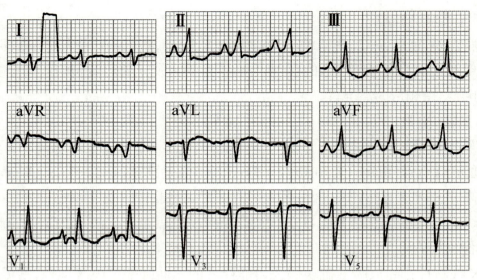

图 3-5 慢性肺心病的心电图改变

注:电轴右偏,顺钟向转位,肺型 P 波,V_1 导联 QRS 波群呈 qR,
$V_5R/S<1$,$RV_1+SV_5=1.5mV$。

的免疫功能,预防感染,减少或避免急性加重;加强康复锻炼和营养,必要时进行长期家庭氧疗或家庭无创呼吸机治疗等,以改善病人的生命质量。

肺、心功能失代偿期的治疗原则为积极控制感染,通畅呼吸道,改善呼吸功能,纠正缺氧和/或二氧化碳潴留,控制心力衰竭,防治并发症。

【常见护理诊断/问题】
1. 气体交换障碍　与肺血管阻力增高、肺血管收缩等致肺血流量减少有关。
2. 清理呼吸道无效　与呼吸道感染、痰液黏稠有关。
3. 活动无耐力　与肺、心功能减退及组织缺氧有关。
4. 体液过多　与右心衰竭有关。
5. 潜在并发症:肺性脑病、心律失常、休克、消化道出血等。

【护理目标】
病人呼吸困难减轻或消失;病人痰液稀释,能有效咳痰;病人活动耐力增加;病人水肿减轻或消失;病人的并发症得到有效预防或治疗。

 护理学而思

病人,男性,65 岁。主诉:咳嗽、咳痰 20 年,加重 2 周,发热 1 周,神志不清 1 天入院。20 年前出现咳嗽、咳痰,每逢劳累、受凉后,咳嗽、咳痰加重。冬季病情复发,持续 2~3 个月。5 年前开始有气喘,进行性加重。2 周前受凉后咳嗽、咳痰加重。痰呈黏液黄脓状,不易咳出,胸闷,气促明显。1 周来有发热,体温 38℃ 左右,伴头痛。入院前一天家人发现病人神志不清,嗜睡。查体:T 38.5℃,P 96 次/min,R 24 次/min,BP 130/90mmHg,神志不清,口唇发绀,胸廓呈桶状,呼吸运动减弱,呼气延长,两肺可闻及散在哮鸣音和干啰音。两下肢轻度水肿。血常规:WBC(白细胞)14.0×10^9/L,N(中性粒细胞)85%,L(淋巴细胞)15%。动脉血气分析:PaO_2 50mmHg,$PaCO_2$ 65mmHg。初步诊断:慢阻肺,慢性肺心病,呼吸衰竭。

请思考:
1. 该病人目前的主要护理诊断是什么?
2. 给予氧疗的原则是什么?为什么?

【护理措施】

(一)一般护理

1. **体位与活动** 在肺、心功能代偿期,以量力而行、循序渐进为原则,鼓励病人进行适量活动,活动量以不引起疲劳、不加重症状为度。在肺、心功能失代偿期,应绝对卧床休息,协助采取舒适体位,以减少机体耗氧量,促进肺、心功能的恢复。对于卧床病人,应协助其定时翻身、变换体位。卧床病人在床上进行缓慢的肌肉活动,如握拳、上肢交替前伸、下肢交替抬离床面等。卧位时抬高床头,下肢关节轻度屈曲,膝下垫软枕,避免肢体悬空。

2. **饮食护理** 给予高纤维素、易消化的清淡饮食,防止因便秘、腹胀而加重呼吸困难。避免含糖高的食物,以免引起痰液黏稠。如病人出现水肿、腹水或尿少时,应限制钠、水摄入,每天钠盐<3g、水<1 500ml。

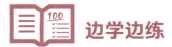

边学边练

角色扮演,为慢性肺心病病人提供活动和饮食指导。

(二)心理护理

加强与病人沟通,安慰并帮助病人,使病人保持乐观情绪。指导病人采用放松技巧如听音乐,分散其注意力,消除焦虑,缓解压力。协助病人获得家庭和社会支持,增强战胜疾病的信心。

(三)病情观察

观察病人的生命体征及意识状态;注意有无发绀和呼吸困难及其严重程度;观察有无右心衰竭的表现;定期监测血气分析,密切观察病人有无头痛、烦躁不安、神志改变等。

(四)治疗配合

1. **皮肤护理** 对老年人及水肿明显、久病卧床者,指导其穿宽松、柔软的衣服;定时翻身叩背、更换体位,用护理支具或棉垫保护受压处,必要时使用气垫床,防止压力性损伤发生。

2. 用药护理

（1）抗生素：使用抗生素时，注意观察感染控制的效果及有无继发性感染。

（2）利尿药：应用排钾利尿药后易出现低钾低氯性碱中毒，过度脱水引起血液浓缩、痰液黏稠不易排出等不良反应，应注意观察及预防。使用排钾利尿药时，督促病人遵医嘱补钾。利尿药尽可能在白天给药，避免夜间频繁排尿而影响病人睡眠。

（3）血管扩张药：应用血管扩张药时，注意观察病人心率及血压情况，血管扩张药在扩张肺动脉的同时也扩张体循环动脉，往往造成血压下降、反射性心率增快、氧分压下降、二氧化碳分压升高等不良反应。

（4）正性肌力药：由于慢性肺心病病人慢性缺氧及感染，对洋地黄类药物的耐受性低，易致中毒，出现心律失常。使用洋地黄类药物时应询问有无洋地黄用药史，遵医嘱准确用药，注意观察药物毒性反应。

（5）镇静催眠药：对二氧化碳潴留、呼吸道分泌物多的重症病人慎用镇静药、催眠药和麻醉药，如必须用药，使用后注意观察是否有抑制呼吸和咳嗽反射减弱的情况。

3. 肺性脑病的护理　密切观察病情变化，出现头痛、烦躁不安、表情淡漠、神志不清、精神错乱、嗜睡和昏迷等症状时，提示可能发生了肺性脑病，及时通知医生并协助处理。有意识障碍者，拉起床挡进行安全保护，必要时专人护理。持续低流量、低浓度给氧，氧流量1~2L/min，防止高浓度吸氧抑制呼吸，加重缺氧和二氧化碳潴留。观察应用呼吸兴奋剂的疗效及不良反应，如出现心悸、呕吐、震颤、惊厥等及时通知医生，做好抢救准备。

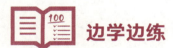
边学边练

角色扮演，护理肺性脑病病人。

（五）健康指导

1. 生活指导　保持室内温、湿度适宜，空气新鲜。给予合理膳食，戒烟、酒。冬季注意保暖，避免去人多的公共场所，预防上呼吸道感染。

2. 疾病知识指导　讲解慢性肺心病的相关知识，坚持家庭氧疗，防止病情加重。能识别病情变化或加重的征象，如体温升高、呼吸困难加重、咳嗽剧烈、咳痰不畅、尿量减少、水肿明显或发现病人神志淡漠、嗜睡、躁动、口唇发绀加重等，均提示病情变化或加重，需及时就诊。

3. 用药指导　遵医嘱服药，不能随意停药或减量，注意观察药物的不良反应。

4. 康复指导　病情缓解期应根据肺、心功能及体力情况进行适当的体育锻炼和呼吸功能训练，如散步、打太极拳、腹式呼吸、缩唇呼吸等，改善呼吸功能，提高机体免疫功能。

【护理评价】

病人呼吸困难是否减轻或消失；病人咳嗽是否减轻，能否有效咳痰；病人活动耐力是否增加;病人水肿是否减轻或消失,尿量是否正常;病人的并发症是否得到有效预防或治疗。

(焦平利)

第四节　支气管哮喘病人的护理

 工作情景与任务

导入情景

张某,男性,19岁。与同学郊游时突感胸闷,继而呼吸困难,焦虑不安,特来就诊。追问病史,病人自幼年起于每年春季均有类似情况发生,其母亲患有支气管哮喘。查体:T 36.4℃、P 126次/min、R 30次/min、BP 110/70mmHg。病人烦躁不安,张口喘息,大汗,说话不连贯,表情紧张,端坐位,口唇发绀,呼气时间明显延长,双肺满布哮鸣音。

工作任务:

1. 正确指导病人预防哮喘发作。
2. 指导病人哮喘急性发作时如何进行处理。

支气管哮喘简称哮喘,是由多种细胞(如肥大细胞、嗜酸性粒细胞、T淋巴细胞、中性粒细胞、气道上皮细胞等)和细胞组分参与的气道慢性炎症性疾病。此种慢性炎症导致气道高反应性,并引起广泛的、可逆性气流受限,出现反复发作性的喘息、气急、胸闷或咳嗽等症状,常在夜间和/或清晨发作、加重,多数病人可自行缓解或经治疗后缓解。支气管哮喘如诊治不及时,随病程的延长可产生气道不可逆性狭窄和气道重塑。哮喘是世界上常见的慢性疾病之一,世界各国的哮喘防治专家共同起草并不断更新的"全球哮喘防治倡议"已成为防治哮喘的重要指南。

哮喘的病因受遗传因素和环境因素双重影响。①遗传因素:哮喘是具有多基因遗传倾向的疾病,其发病具有家族集聚现象,亲缘越近,患病率越高。②环境因素:包括变应性因素和非变应性因素。变应性因素如室内变应原(尘螨、家养宠物、蟑螂)、室外变应原(花粉、草粉)、职业变应原(油漆、饲料)、食物(鱼、虾、蛋类、牛奶)、药物(阿司匹林、抗生素);非变应性因素如大气污染、吸烟、运动、肥胖等。

【护理评估】

(一)健康史

详细询问病人发作时的症状,如喘息、呼吸困难、胸闷或咳嗽的程度、持续时间、诱发或缓解因素。了解既往和目前的检查结果、治疗经过和病情的严重程度。询问病人能否掌握药物吸入技术,是否进行长期规律的治疗,是否熟悉哮喘急性发作先兆和正确处理方法。评估疾病对病人日常生活和工作的影响程度。评估与哮喘有关的病因和诱因,如有无接触变应原,有无受凉、气候变化、剧烈运动等诱发因素,有无家族史。

边学边练

评估本节"工作情景与任务"中病人发病的常见病因。

(二)身体状况

1. **症状** 典型表现为发作性伴有哮鸣音的呼气性呼吸困难。症状可在数分钟内发作,持续数小时至数天,应用平喘药物后缓解或自行缓解。夜间及凌晨发作和加重是哮喘的重要临床特征。临床上还存在没有喘息症状的不典型哮喘,表现为发作性咳嗽、胸闷或其他症状。以咳嗽为唯一症状的不典型哮喘称为咳嗽变异性哮喘。以胸闷为唯一症状的不典型哮喘称为胸闷变异性哮喘。有些病人尤其是青少年的哮喘症状表现为运动时出现胸闷、咳嗽或呼吸困难,称为运动性哮喘。

2. **体征** 发作时典型的体征为双肺可闻及广泛的哮鸣音,呼吸音延长。但非常严重的哮喘发作时哮鸣音反而减弱,甚至完全消失,表现为"沉默肺",是病情危重的表现。非发作期体检可无异常,因此未闻及哮鸣音不能排除哮喘。

3. **并发症** 哮喘发作时可并发气胸、纵隔气肿、肺不张,长期反复发作或感染可并发慢性支气管炎、慢性阻塞性肺疾病、支气管扩张和肺源性心脏病。

4. **临床分期及控制水平分级** 哮喘可分为急性发作期、慢性持续期、临床缓解期。

(1) 急性发作期:指喘息、气急、胸闷或咳嗽等症状突然发生或加重,伴有呼气流量降低,常因接触变应原等刺激物或治疗不当所致。哮喘急性发作时严重程度可分为轻度、中度、重度和危重4级(表3-4)。

表3-4 哮喘急性发作时严重程度的分级

临床特点	轻度	中度	重度	危重
气短	步行、上楼时	稍事活动	休息时	
体位	可平卧	喜坐起	端坐呼吸	
讲话方式	连续成句	单词	单字	不能讲话
精神状态	可有焦虑、尚安静	时有焦虑或烦躁	常有焦虑、烦躁	嗜睡或意识模糊
出汗	无	有	大汗淋漓	
呼吸频率	轻度增加	增加	常>30次/min	

续表

临床特点	轻度	中度	重度	危重
辅助呼吸肌活动及三凹征	常无	可有	常有	胸腹矛盾运动
哮鸣音	散在,呼气相末期	响亮、弥漫	响亮、弥漫	减弱甚至消失
脉率(次/min)	<100	100~120	>120	变慢或不规则
奇脉	无,<10mmHg	可有,10~25mmHg	常有,>25mmHg	无,提示呼吸肌疲劳

（2）慢性持续期：病人虽然没有哮喘急性发作，但在相当长的时间内仍有不同频度和不同程度的喘息、咳嗽、胸闷等症状，可伴有肺通气功能下降。目前，哮喘控制水平的常用评估方法为非急性发作期哮喘控制水平的分级（表3-5）。

表3-5 非急性发作期哮喘控制水平的分级

A. 目前临床控制评估（最好4周以上）

临床特征	完全控制 （满足以下所有条件）	部分控制 （出现以下任何1项临床特征）	未控制
白天症状	无（或≤2次/周）	>2次/周	出现≥3项哮喘部分控制表现[注1,注2]
活动受限	无	有	
夜间症状/憋醒	无	有	
需要使用缓解药或急救治疗	无（或≤2次/周）	>2次/周	
肺功能（PEF或FEV_1）[注3]	正常	<正常预计值或个人最佳值的80%	

B. 未来风险评估（急性发作风险，病情不稳定，肺功能迅速下降，药物不良反应）

与未来不良事件风险增加的相关因素包括：临床控制不佳；过去一年频繁急性发作；曾因严重哮喘而住院治疗；FEV_1低；烟草暴露；高剂量药物治疗

注1：病人出现急性发作后都必须对维持治疗方案进行分析回顾，以确保治疗方案的合理性。

注2：依照定义，任何1周出现1次哮喘急性发作，表明这周的哮喘没有得到控制。

注3：肺功能结果对5岁以下儿童的可靠性差。

PEF：呼气流量峰值；FEV_1：第1秒用力呼气容积。

（3）临床缓解期：病人没有喘息、气急、胸闷、咳嗽等症状，并持续1年以上。

> **边学边练**
>
> 角色扮演，评估本节"工作情景与任务"中病人的主要症状和体征。

（三）心理社会状况

哮喘反复发作或发作时出现呼吸困难、濒死感，病人可有精神紧张、烦躁、恐惧；哮喘持续发作，病人可产生忧郁、悲观情绪，以及对疾病治疗失去信心等，易对家属、医护人员或解痉平喘药产生依赖心理；哮喘缓解后，病人又担心哮喘反复发作、不能痊愈，影响工作和生活，病人社会适应能力下降，自信心下降，交际减少，心理压力增大。

（四）辅助检查

1. 痰液检查 痰涂片可见嗜酸性粒细胞增多。

2. 肺功能检查

（1）通气功能检测：哮喘发作时呈阻塞性通气功能障碍表现，FEV_1、FEV_1/FVC 和呼气流量峰值（peak expiratory flow，PEF）均下降，残气量及残气量与肺总量比值增加。其中 $FEV_1/FVC<70\%$ 或 FEV_1 低于正常预计值的 80% 为判断气流受限的重要指标。缓解期上述通气功能指标逐渐恢复。病变迁延、反复发作者，其通气功能可逐渐下降。

（2）支气管激发试验：用以测定气道反应性。激发试验只适用于 FEV_1 占正常预计值70%以上或非哮喘发作期的病人。使用吸入激发剂后如 FEV_1 下降≥20% 为激发试验阳性，提示存在气道高反应性。

（3）支气管舒张试验：用以测定气道的可逆性改变。常用的吸入支气管扩张药有沙丁胺醇、特布他林等。吸入支气管扩张药 20 分钟后重复测定肺功能：FEV_1 较用药前增加≥12% 且其绝对值增加≥200ml 为舒张试验阳性，提示存在可逆性的气道阻塞。

（4）PEF 及其变异率测定：PEF 可反映气道通气功能的变化。监测 PEF 变异率有助于哮喘的诊断和病情评估。哮喘发作时 PEF 下降。昼夜 PEF 变异率≥20%，提示存在可逆的气道改变。

3. 动脉血气分析 哮喘严重发作时可有氧分压降低。由于过度通气可使二氧化碳分压下降、pH上升，表现为呼吸性碱中毒。如病情恶化，可出现缺氧及二氧化碳潴留，表现为呼吸性酸中毒。

4. 影像学检查 哮喘发作时胸部X线片可见双肺透亮度增加，呈过度充气状态。合并感染时，可见肺纹理增加和炎性浸润阴影。缓解期多无明显异常。胸部CT在部分病人中可见支气管壁增厚、黏液阻塞。

5. 特异性变应原的检测 外周血变应原特异性 IgE 增高，结合病史有助于病因诊断。血清总 IgE 增高的程度可作为重症哮喘使用抗 IgE 抗体治疗的依据。

（五）治疗要点

目前尚无特效的治疗方法，但长期规范化治疗可使大多数病人达到良好或完全的临床控制。哮喘治疗的目标是长期控制症状、预防未来风险的发生，即在使用最小有效剂量药物治疗或不用药物的基础上，能使病人与正常人一样生活、工作和学习。

1. 脱离变应原　部分病人能找到引起哮喘发作的变应原或其他非特异刺激因素，使病人脱离并长期避免接触危险因素是防治哮喘的有效方法。

2. 药物治疗　治疗哮喘的药物分为控制药物和缓解药物。控制药物主要用于治疗气道慢性炎症的药物，使哮喘维持临床控制，亦称抗炎药。缓解药物指能迅速解除支气管痉挛从而缓解哮喘症状的药物，亦称解痉平喘药。

（1）糖皮质激素：有效控制气道炎症，是目前哮喘长期治疗的首选药物。给药途径分为吸入、口服和静脉应用等。常用的吸入药物有倍氯米松、氟替卡松等。常用的口服药物有泼尼松、泼尼松龙等。常用的静脉用药物有琥珀酸氢化可的松等。

（2）β_2受体激动药：分为短效β_2受体激动药（SABA）和长效β_2受体激动药（LABA）。SABA为控制哮喘急性发作的首选药物，常用药物有沙丁胺醇和特布他林。SABA应按需间歇应用，不宜长期、单一使用。LABA与吸入型糖皮质激素（ICS）联合应用是目前常用的哮喘控制药物，常用药物有沙美特罗和福莫特罗。LABA不能单独用于哮喘的治疗。

（3）白三烯调节剂：具有抗炎和舒张支气管平滑肌的作用。

（4）茶碱类药物：具有舒张支气管和气道抗炎作用，是目前治疗哮喘的有效药物之一。常用药物有氨茶碱和缓释茶碱。口服缓释茶碱适用于夜间哮喘症状的控制，小剂量缓释茶碱与ICS联合是目前常用的哮喘控制药物之一。静脉给药主要用于重症和危重症哮喘。

（5）抗胆碱药：具有舒张支气管及减少黏液分泌的作用，分为短效抗胆碱药（SAMA）和长效抗胆碱药（LAMA）。SAMA主要用于哮喘急性发作的治疗，多与β_2受体激动药联合应用。LAMA主要用于哮喘合并慢性阻塞性肺疾病以及慢性阻塞性肺疾病病人的长期治疗。

3. 免疫疗法　分为特异性和非特异性两种。特异性免疫治疗又称脱敏疗法，是指将诱发哮喘发作的特异性变应原（尘螨、花粉等）配制成各种不同的提取液，通过皮下注射、舌下含服等途径给予对该变应原过敏的病人，使其对此种变应原的耐受性增高。非特异性免疫治疗如注射卡介苗及其衍生物、转移因子、疫苗等，有一定的辅助疗效。

4. 其他治疗　如控制感染、湿化气道等。

5. 哮喘的教育与管理　哮喘病人的教育与管理是提高疗效、减少复发、提高病人生活质量的重要措施。

【常见护理诊断/问题】

1. 气体交换障碍　与支气管痉挛、气道炎症、气道阻力增加有关。
2. 清理呼吸道无效　与支气管黏膜水肿、分泌物增多、痰液黏稠、无效咳嗽有关。

3. 知识缺乏：缺乏正确使用定量雾化吸入器和用药的相关知识。

【护理目标】

病人呼吸困难缓解，能进行有效呼吸；病人能够进行有效的咳嗽，排出痰液；病人能够正确使用定量雾化吸入器。

【护理措施】

（一）一般护理

1. 体位与活动　病人应注意休息。根据病情协助病人采取舒适体位，如为端坐呼吸者提供床旁桌支撑，以减轻体力消耗。

2. 环境　提供安静、舒适、温度和湿度适宜的环境，湿度保持在50%~60%，室温维持在18~22℃，保持室内清洁、空气流通。避免病人接触一切可疑的变应原，如室内不摆放花草，避免使用皮毛、羽毛或蚕丝织物等。

3. 饮食护理　给予清淡、易消化、足够热量的饮食，避免进食硬、冷、油煎食物，避免食用鱼、虾、蛋类、牛奶等可能与哮喘发作有关的食物。某些食品添加剂也可诱发哮喘发作，应当引起注意。有烟酒嗜好者应戒烟酒。

4. 口腔与皮肤　哮喘发作时，病人常会大量出汗，应每天进行温水擦浴，勤换衣服和床单，保持皮肤的清洁、干燥和舒适。协助并鼓励病人咳嗽后用温水漱口，保持口腔清洁。

边学边练

角色扮演，为支气管哮喘病人提供体位、环境与饮食护理。

（二）心理护理

哮喘新近发生和重症发作的病人，通常会出现紧张甚至恐惧不安的情绪，应多巡视病人，耐心解释病情和治疗措施，给予病人心理疏导和安慰，消除病人过度紧张的情绪，对减轻哮喘发作的症状和控制病情有重要意义。

（三）病情观察

观察哮喘发作的前驱症状，如鼻咽痒、打喷嚏、流涕、眼痒等黏膜过敏症状。哮喘发作时，观察病人神志，呼吸频率、节律、深度，呼吸困难程度的变化，是否有辅助呼吸肌参与呼吸运动等，听诊呼吸音、哮鸣音的变化，监测动脉血气分析、电解质和肺功能情况，了解病情和治疗效果，及时发现病情变化，积极处理并发症。哮喘严重发作时，如经治疗病情无缓解，应做好机械通气的准备工作，尤其夜间和凌晨是哮喘易发作的时间，夜班护士应加强对急性期病人的巡视与监护，严密观察有无病情变化。

（四）治疗配合

1. 对症护理　协助病人翻身、拍背，指导病人进行有效咳嗽，以促进痰液排出。痰液黏稠者，给予蒸汽或氧气雾化吸入，无效者可用负压吸引器吸痰。哮喘急性发作时，病人呼吸增快、出汗，常伴脱水、痰液黏稠，可形成痰栓，阻塞小支气管，加重呼吸困难。应鼓励病人每天饮水 2 500～3 000ml，以补充丢失的水分，稀释痰液。重症者应建立静脉通道，遵医嘱及时充分补液，纠正水、电解质和酸碱平衡紊乱，补液过程中避免因输液过快而诱发心功能不全，观察病人咳嗽情况，以及痰液性状和量。

2. 用药护理　观察药物疗效和不良反应。

（1）糖皮质激素：吸入药物治疗的全身性不良反应少，少数病人可出现咽部不适、声音嘶哑和口腔念珠菌感染。指导病人吸药后及时用清水含漱，选用干粉吸入剂或加用除雾器可减少上述不良反应。口服用药宜在饭后服用，以减少对胃肠道黏膜的刺激。气雾吸入糖皮质激素可减少口服量，当用吸入剂替代口服剂时，通常需同时使用 2 周后再逐步减少口服量，指导病人不得自行减量或停药。

（2）$β_2$ 受体激动药：①指导病人按医嘱用药，不宜长期、规律、单一、大量使用，因为长期应用可引起 $β_2$ 受体功能下降和气道反应性增高，出现耐药性。②指导病人正确使用雾化吸入器，以保证药物的疗效。③静脉滴注沙丁胺醇时应注意控制滴速（2～4μg/min）。④用药过程中观察有无心悸、骨骼肌震颤、低血钾等不良反应。

（3）茶碱类药物：静脉注射时浓度不宜过高，速度不宜过快，注射时间宜在 10 分钟以上，以防中毒症状发生。不良反应有恶心、呕吐、心律失常、血压下降，偶有呼吸中枢兴奋，严重者可致抽搐甚至死亡。由于茶碱的"治疗窗"窄，以及茶碱代谢存在较大的个体差异，用药时监测血药浓度可减少不良反应的发生，其安全浓度为 6～15μg/ml。发热、妊娠、小儿或老年以及有心、肝、肾功能障碍及甲状腺功能亢进者不良反应可增加。合用西咪替丁、喹诺酮类药物、大环内酯类药物可影响茶碱代谢而使其排泄减慢，应减少用药量，加强观察。茶碱缓释片有控释材料，不能嚼服，必须整片吞服。

（4）其他：抗胆碱药吸入后，少数病人可有口苦或口干感。白三烯调节剂的主要不良反应是轻微的胃肠道症状，少数有皮疹、血管性水肿、转氨酶升高，停药后可恢复。酮替芬有镇静、头晕、嗜睡、口干等不良反应，对高空作业者、驾驶员、操纵精密仪器者应予以强调慎用。

3. 正确使用定量雾化吸入器用药

（1）定量雾化吸入器（MDI）：MDI 的使用需要病人协调呼吸动作，正确使用是保证吸入治疗成功的关键。MDI 的使用方法：摇匀药液，打开盖子，深呼气至不能再呼时张口，将 MDI 喷嘴置于口中，用双唇包住喷嘴，喷药同时以慢而深的方式经口吸气，然后将喷嘴从口部移开，继续屏气 10 秒钟，使较小的雾粒沉降在气道远端，再做缓慢呼气。完毕后，用干净的纸巾擦拭吸嘴，盖上喷嘴盖子（图 3-6）。

（2）干粉吸入器：常用的有都宝装置和准纳器（由于型号差别，具体使用方法请参照说明书）。

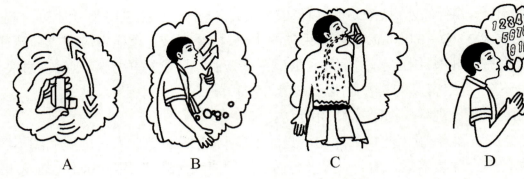

图 3-6 MDI 使用演示图

注：A. 将盖拿开并将气雾剂摇匀；B. 轻轻地呼气直到不再有气体可以从肺内呼出；C. 口唇含着喷口，用口慢慢吸气，同时用手指压下盛药小罐；D. 屏息 10 秒后，再慢慢呼气。

边学边练

角色扮演，指导支气管哮喘病人正确使用 MDI。

（五）健康指导

1. **生活指导** 针对个体情况，指导病人有效控制可诱发哮喘发作的各种因素。如避免摄入易引起过敏的食物；避免强烈的精神刺激和剧烈运动；预防呼吸道感染，向病人解释长期反复发作和感染可引起阻塞性肺气肿及慢性肺源性心脏病，宜积极防治；戴围巾或口罩，避免冷空气刺激；在缓解期应加强体育锻炼、耐寒锻炼及耐力训练，以增强体质；养成规律的生活习惯和保持乐观情绪。

2. **疾病知识指导** 向病人介绍哮喘的基本知识，增加病人对哮喘的激发因素、控制目的及效果的认知，以提高病人的治疗依从性。稳定期的维持治疗是本病长期管理的重点内容，使病人懂得哮喘虽不能彻底治愈，但通过长期规范化治疗，可以使大多数病人达到有效的临床控制，病人可没有或仅有轻度症状，能和正常人一样生活、工作和学习。

3. **用药指导** 了解自己所用药物的名称、用法、用量、注意事项、不良反应以及如何采取相应的措施来避免不良反应。指导病人或家属掌握正确的药物吸入技术。

4. **随访指导** 教会病人识别哮喘发作的先兆表现和病情加重的征象，学会哮喘发作时进行简单的紧急自我处理方法，及时就诊。

【护理评价】

病人呼吸频率、节律是否平稳，是否有呼吸困难和奇脉；病人是否能选择合适的排痰方法，咳嗽、咳痰程度是否减轻，咳痰的量和次数是否减少；病人是否能描述雾化吸入器的种类、适应证和注意事项，是否掌握正确的使用方法。

（刘 博）

第五节　支气管扩张症病人的护理

 工作情景与任务

导入情景

林某，男性，40岁。淋雨受凉后感冒2天，今晨出现发热，咳嗽加剧，咳大量黄痰，感到胸闷，突然咯血，量约300ml，病人非常恐惧，立即被送医院就诊。经询问，病人5年前诊断为支气管扩张，曾住院治疗1周。

工作任务：

1. 作出该病人的主要护理诊断。
2. 正确对病人进行护理。

支气管扩张症是由各种病因引起支气管反复发生化脓性感染，导致中小支气管反复损伤和/或阻塞，致使支气管壁结构破坏，引起支气管异常和持久性扩张。临床表现为慢性咳嗽、大量咳痰和/或间断咯血，伴或不伴气促和呼吸衰竭等轻重不等的症状。

支气管扩张是由多种疾病导致气道结构破坏的共同终点。其原因多种多样，下呼吸道感染，尤其是婴幼儿和儿童时期的下呼吸道感染如麻疹、百日咳、肺结核、肺炎（包括细菌、病毒和支原体）是支气管扩张较常见的病因。此外，免疫功能缺陷、遗传因素、气道阻塞和反复误吸等也可以是引起支气管扩张的原因。

根据支气管壁结构的形态，支气管扩张可分为三种病理类型。①柱状扩张：支气管呈均一管形扩张且突然在一处变细，远处的小气道往往被分泌物阻塞。②囊状扩张：扩张支气管腔呈囊状改变，支气管末端的盲端也呈无法辨认的囊状结构。③不规则扩张：支气管腔呈不规则改变或串珠样改变。显微镜下可见支气管炎症和纤维化、支气管壁溃疡、鳞状上皮化生和黏液腺增生。

【护理评估】

（一）健康史

询问婴幼儿时期有无麻疹、百日咳、支气管肺炎、呼吸道感染反复发作史；有无气道异物吸入、气道肿瘤、肺结核病史；有无先天发育缺陷；有无免疫功能失调性疾病等。

（二）身体状况

1. 症状

（1）持续或反复咳嗽、咳痰或咳脓痰：痰液为黏液性、黏液脓性或脓性，可呈黄绿色，收集后分层：上层为泡沫，中间层为浑浊黏液，下层为脓性成分，最下层为坏死组织。无明显诱因者常隐匿起病。

（2）呼吸困难：常提示有广泛的支气管扩张或有潜在的慢性阻塞性肺气肿。

（3）咯血：50%～70%的病例可发生咯血。大出血常为小动脉被侵蚀或增生的血管被破坏所致。部分病人以反复咯血为唯一症状，称为"干性支气管扩张"。

2. 体征　气道内有较多分泌物时，可闻及湿啰音和干啰音。病变严重尤其伴有慢性缺氧、肺源性心脏病和右心衰竭的病人出现杵状指。

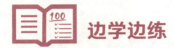
边学边练

角色扮演，评估本节"工作情景与任务"中林某的主要症状和可能出现的体征。

（三）心理社会状况

本病病情迁延不愈，反复发作，病人极易出现焦虑、沮丧等心理，大咯血或反复咯血不止时，病人会有恐惧甚至绝望心理。应了解病人的心理状态、病人和家属对疾病及治疗的认知和社会支持情况。

（四）辅助检查

1. 实验室检查　当支气管扩张症急性加重时，血常规白细胞计数、中性粒细胞分类及 C 反应蛋白可升高。痰涂片或细菌培养可发现致病菌，痰培养和药敏试验结果可指导抗菌药物的选择。

2. 影像学检查　胸部 X 线检查：囊状支气管扩张的气道表现为显著的囊腔，腔内可存在气液平面，纵切面可显示"双轨征"，横切面显示"环形阴影"，并可见气道壁增厚。胸部 CT 检查：高分辨率 CT（HRCT）可在横断面上清楚地显示扩张的支气管，由于无创、易重复和易接受的特点，已成为支气管扩张症的主要诊断方法。支气管扩张症在 HRCT 上的主要表现为支气管呈柱状及囊状改变，气道壁增厚（支气管内径 <80% 外径）、黏液阻塞、树芽征及马赛克征。

3. 纤维支气管镜检查　当支气管扩张呈局灶性且位于段支气管以上时，可发现弹坑样改变。可通过纤维支气管镜采样用于病原学诊断及病理诊断，明确出血、扩张或阻塞的部位，进行局部灌洗，涂片、细菌学和细胞学检查可协助诊断和指导治疗。

（五）治疗要点

支气管扩张的治疗目的包括治疗潜在病因以延缓疾病进展和急性加重，改善症状，维持或改善肺功能，改善病人的生活质量。

【常见护理诊断/问题】

1. 清理呼吸道无效　与大量痰液、痰液黏稠和无效咳嗽有关。
2. 有窒息的危险　与大咯血造成气道阻塞有关。
3. 营养失调：低于机体需要量　与反复感染导致机体消耗增加有关。

【护理目标】

病人能有效排出痰液;病人的窒息得到有效预防或治疗;病人的营养状态得到改善。

  护理学而思

本节"工作情景与任务"中的病人林某在医生询问病史的过程中,突然出现烦躁不安、呼吸困难、口唇发绀、大汗淋漓、双手乱抓、两眼上翻。

请思考:

1. 该病人可能发生了什么情况?
2. 如何配合抢救?

【护理措施】

(一)一般护理

1. 环境与休息　保持室内空气新鲜、流通,温、湿度适宜。急性感染或病情严重者应卧床休息。

2. 饮食护理　给予高蛋白、高热量、高维生素、易消化、无刺激的饮食,提高机体抗病的能力。鼓励病人多饮水,每天 1 500ml 以上,使痰液稀释,利于排痰。

(二)心理护理

多关心、体贴病人,有针对性地对病人进行心理疏导,缓解其焦虑。咯血时,陪伴在病人身旁,及时清除血渍,消除恐惧感。积极协助病人取得家庭和社会的支持,增强病人战胜疾病的信心。

(三)病情观察

观察咳痰、咯血的颜色、性质、量以及生命体征、窒息先兆,注意病人有无胸闷、气促、烦躁、情绪紧张、发绀等异常表现,发现窒息先兆立即报告医生,配合抢救。

(四)治疗配合

1. 控制感染　当病人出现脓痰、痰多等急性感染征象时,需应用抗感染药物。存在铜绿假单胞菌感染时可给予喹诺酮类药物、氨基糖苷类药物或第三代头孢菌素,慢性咳脓痰的病人可口服阿莫西林或吸入氨基糖苷类药物,以及间断并规则使用单一抗生素或轮换使用抗生素。注意观察药物疗效及副作用。

2. 清除气道分泌物　包括使用祛痰药物和物理排痰(体位引流、拍背)。

(1)祛痰药物:如盐酸氨溴索、乙酰半胱氨酸等。

(2)体位引流:是利用重力作用促使呼吸道分泌物流入气管、支气管从而排出体外的方法,其效果与需引流部位所对应的体位有关(图 3-7)。体位引流的方法如下:

1)引流前准备:向病人解释体位引流的目的、过程和注意事项,测量生命体征,听诊肺部,明确病变部位。引流前 15 分钟遵医嘱应用祛痰药雾化吸入或使用支气管扩张药提高引流效果。

2) 引流体位：原则上抬高病灶部位的位置，使引流支气管开口向下，有利于潴留的分泌物随重力作用流入气管排出。头部外伤、胸部创伤、咯血等病人不宜采用头低位进行体位引流。

3) 引流时间：根据病变部位、病情和病人状况，每天引流1～3次，每次15～20分钟。一般于饭前进行，早晨清醒后立即进行效果好。如需在餐后进行，应在餐后1～2小时进行。

4) 引流的观察：引流时应有护士或家人协助，以便及时发现异常。引流中注意观察病人的反应，若出现咯血、头晕、发绀、呼吸困难、出汗、脉搏细速、疲劳等情况应立即停止引流。

5) 引流的配合：在引流过程中，鼓励并指导病人做腹式深呼吸，辅以叩击或震荡，提高引流效果。

6) 引流后护理：体位引流结束后，帮助病人采取舒适体位，给予清水或漱口液漱口。观察病人咳出痰液的性质、量及颜色，听诊肺部呼吸音的改变，评价体位引流的效果并记录。

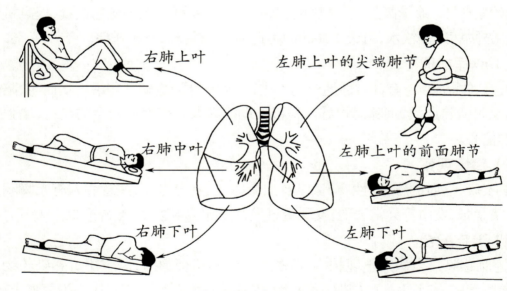

图3-7 体位引流

边学边练

角色扮演，为本节"工作情景与任务"中的林某进行体位引流指导。

3. 咯血的护理

(1) 休息与体位：小量咯血者以静卧休息为主，大量咯血病人应绝对卧床休息，取患侧卧位，可减少患侧胸部的活动度，既防止病灶向健侧扩散，同时又有利于健侧肺的通气功能。

（2）饮食护理：小量咯血者宜进少量温、凉流质饮食，以防诱发或加重咯血。大量咯血者应禁食。

角色扮演，为咯血病人进行体位与饮食指导。

（3）对症护理：咯血时轻轻拍击背部，嘱病人不要屏气，以免诱发喉头痉挛，使血液引流不畅形成血块，导致窒息。咯血后协助病人漱口，擦净血迹。及时清理血块及污染物，安慰病人，稳定病人的情绪，增加病人的安全感，使病人避免因精神过度紧张而加重病情。

（4）用药护理：咯血量少者，可给予云南白药口服。出血量中等者，可给予垂体后叶素或酚妥拉明；出血量大者，经内科治疗无效，可考虑介入栓塞治疗或手术治疗。垂体后叶素可收缩小动脉，减少肺血流量，从而减轻咯血，但也能引起子宫、肠道平滑肌收缩和冠状动脉收缩，故孕妇、冠心病病人、高血压病人忌用，静脉滴注时速度不宜过快，以免引起面色苍白、心悸、恶心等不良反应。年老体弱、肺功能不全者禁用吗啡等强力中枢性镇咳药，以免抑制咳嗽反射，引起气道堵塞导致窒息。

（5）病情观察：密切观察病人咯血的量、颜色、性质及出血的速度，观察生命体征及意识状态的变化，观察有无胸闷、气促、呼吸困难、发绀、面色苍白、出冷汗、烦躁不安等窒息征象；观察有无阻塞性肺不张、肺部感染及休克等并发症的表现。

（6）窒息的抢救：大咯血及意识不清的病人，一旦出现窒息征象，应立即取头低脚高45°俯卧位，面偏向一侧，轻拍背部，迅速排出在气道和口咽部的血块，或直接刺激咽部以咳出血块。必要时用吸痰管进行负压吸引，给予高浓度吸氧。做好气管插管或气管切开的准备与配合工作，以解除呼吸道阻塞。

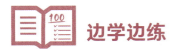

角色扮演，识别窒息征象，并对窒息病人进行抢救配合。

（五）健康指导

1. 生活指导　给予合理的膳食，保证营养的摄入。戒烟、酒，避免受凉及刺激性气体吸入，保持口腔清洁。积极进行呼吸功能锻炼和全身运动锻炼，增强体质。

2. 疾病知识指导　讲解支气管扩张症的相关知识及防治呼吸道感染的重要意义。帮助病人及家属了解疾病的发生、发展，配合治疗和护理。

3. 用药指导　遵医嘱使用抗菌药物、祛痰剂和支气管扩张药等，指导病人掌握药物的用法、剂量和注意事项等。

4. 康复指导　指导病人和家属学会有效咳嗽、胸部叩击、雾化吸入和体位引流的排痰方法，坚持有效排痰，控制病情，提高生存质量。

5. 随访指导　学会自我监测病情，能够识别病情变化的征象，一旦发现症状加重或出现异常，应及时就诊。

【护理评价】

病人咳嗽是否有效，痰液能否顺利咳出；病人窒息是否得到有效预防或治疗；病人营养状态是否得到改善。

（焦平利）

第六节　肺炎病人的护理

工作情景与任务

导入情景

孙某，男性，41岁。3天前于较强体力劳动后受凉出现寒战、发热、咳嗽、咳铁锈色痰，伴右侧胸痛且于咳嗽及吸气时加重。查体：T 39.8℃，P 110次/min，R 24次/min，BP 120/80mmHg。右下肺叩诊呈浊音，听诊呼吸音增强，可闻及湿啰音。X线胸片显示右下肺野有大片致密阴影。血常规：白细胞 $14.6×10^9$/L，中性粒细胞比例 84.1%。

工作任务：

1. 列出该病人目前的主要护理诊断。
2. 给予病人退热护理。

肺炎是指终末气道、肺泡和肺间质的炎症，可由多种病因引起，如感染、理化因素、免疫损伤等。肺炎的病因以感染常见。肺炎有多种分类方法。

按解剖分类：①大叶性肺炎，致病菌以肺炎链球菌常见，主要表现为肺实质炎症，通常不累及支气管。X线影像显示肺叶或肺段的实变阴影。②小叶性肺炎，致病菌有肺炎链球菌、葡萄球菌、病毒、肺炎支原体以及军团菌等。X线影像显示为沿肺纹理分布的不规则斑片状阴影，边缘密度浅而模糊，无实变征象，肺下叶常受累。③间质性肺炎，可由细菌、支原体、衣原体、病毒或肺孢子菌等引起。X线通常表现为肺下部的不规则条索状阴影。

按病因分类：①细菌性肺炎，如肺炎球菌、金黄色葡萄球菌、甲型溶血性链球菌、肺炎克雷伯菌、铜绿假单胞菌等引起的肺炎。②非典型病原体所致肺炎，如军团菌、支原体、衣原体等引起的肺炎。③病毒性肺炎，如冠状病毒、腺病毒、呼吸道合胞病毒、流感病毒等引起的肺炎。④肺真菌病，如念珠菌、曲霉、隐球菌等引起的肺炎。⑤其他病原体所致肺炎，如立克次体、弓形虫、寄生虫等引起的肺炎。⑥理化因素所致的肺炎,如放射性损伤引起的放射性肺炎,胃酸吸入引起的化学性肺炎。

按患病环境分类:①社区获得性肺炎,是指在医院外罹患的感染性肺实质炎症,包括具有明确潜伏期的病原体感染,在入院后于潜伏期内发病的肺炎。②医院获得性肺炎,亦称医院内肺炎,是指病人住院期间没有接受有创机械通气,未处于病原感染的潜伏期,且入院≥48小时后在医院内新发的肺炎。

本节主要介绍肺炎链球菌肺炎病人的护理。肺炎链球菌肺炎是由肺炎链球菌引起的感染性肺炎。

【护理评估】

(一)健康史

询问病人发病前与本病发生相关的因素,如有无着凉、淋雨、劳累、醉酒及手术等诱因;有无上呼吸道感染史;有无慢性阻塞性肺疾病、糖尿病、肿瘤、心力衰竭等慢性基础疾病;有无器官移植、应用免疫抑制剂或长期应用抗生素史;是否吸烟及吸烟量。

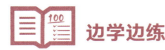
边学边练

评估本节"工作情景与任务"中孙某发病的常见病因。

(二)身体状况

由于年龄、病程、免疫功能、对抗生素治疗的反应不同,临床表现多样。

1. 症状 发病前常有受凉、淋雨、疲劳、醉酒、病毒感染史,多有上呼吸道感染的前驱症状。起病急骤,高热、寒战,全身肌肉酸痛,体温在数小时内升至39~40℃,高峰在下午或傍晚,或呈稽留热,脉率随之增加。可有患侧胸部疼痛,放射到肩部或腹部,咳嗽或深呼吸时加剧。痰少,典型者咳铁锈色痰或痰中带血,食欲明显减退,少数病人出现恶心、呕吐、腹痛、腹胀或腹泻,可被误诊为急腹症。自然病程大致为1~2周。发病5~10天,体温可自行骤降或逐渐消退;使用有效的抗菌药物后可使体温在1~3天恢复正常。

2. 体征 病人呈急性热病容,面颊绯红,鼻翼扇动,皮肤灼热、干燥,口角及鼻周有单纯疱疹,严重时可有发绀。有脓毒症者,可出现皮肤、黏膜出血点,巩膜黄染。早期肺部可无明显异常体征,随病情加重可出现患侧呼吸运动减弱,叩诊音稍浊,听诊可有呼吸音减低及胸膜摩擦音;肺实变时叩诊浊音,触觉语颤增强并可闻及支气管呼吸音;炎症消散期可闻及湿啰音。

3. 并发症 目前并发症已很少见。感染严重者可发生感染性休克,多见于老年人。表现为血压降低、四肢厥冷、多汗、发绀、心动过速、心律失常、烦躁及意识模糊等周围循环衰竭征象,而高热、胸痛、咳嗽等症状并不明显。肺部听诊呼吸音低或闻及少量湿啰音,可有或无肺实变体征。其他并发症有胸膜炎、脓胸、脑膜炎和关节炎等。

边学边练

角色扮演,评估本节"工作情景与任务"中孙某的主要症状和体征。

(三)心理社会状况

病人及家属常会出现烦躁不安和焦虑;伴感染性休克等严重并发症时,常有紧张、忧虑甚至恐惧情绪。

(四)辅助检查

1. 血常规检查　白细胞计数升高,中性粒细胞比例多在80%以上,并有核左移,细胞内可见中毒颗粒。年老体弱、酗酒、免疫功能低下者的白细胞计数可不增高,但中性粒细胞百分比仍增高。

2. 细菌学检查　痰直接涂片做革兰氏染色剂荚膜染色镜检,如发现典型的革兰氏染色阳性、带荚膜的双球菌或链球菌,可作出初步病原诊断。痰培养24~48小时可以确定病原体。痰标本要及时送检,在抗菌药物应用之前漱口后采集。部分病人合并菌血症,应做血培养。如合并胸腔积液,应积极抽取积液进行细菌培养。

3. X线检查　早期仅见肺纹理增粗,或受累的肺段、肺叶稍模糊。随病情进展,表现为与肺叶、肺段分布一致的大片炎症浸润阴影或实变影,在实变阴影中可见支气管充气征。病变累及胸膜时,可有肋膈角变钝或少量胸腔积液征象。

(五)治疗要点

1. 抗感染治疗　一旦确诊即用抗生素治疗,不必等待细菌培养结果。首选青霉素G,用药途径及剂量视病情轻重及有无并发症而定;重症者可改用头孢菌素类抗生素;多重耐药菌株感染者可用盐酸万古霉素、替考拉宁等。

2. 对症及支持治疗　病人卧床休息,补充足够的热量、蛋白质和维生素。剧烈胸痛者,可酌用少量镇痛药。鼓励病人多饮水,入量不足者给予静脉补液,及时纠正脱水,维持水、电解质平衡。病情中等或重症病人(PaO_2<60mmHg或有发绀)应给予吸氧。

3. 并发症治疗　经抗菌药物治疗后,高热常在24小时内消退,或数天内逐渐下降。若体温3天后仍不降或降后复升,应考虑肺炎链球菌的肺外感染,如脓胸、心包炎、关节炎等;若持续发热应寻找其他原因。密切观察病情变化,注意防治感染性休克。

【常见护理诊断/问题】

1. 体温过高　与细菌引起肺部感染有关。
2. 急性疼痛　与肺部炎症累及胸膜有关。
3. 气体交换障碍　与肺部炎症导致呼吸面积减少有关。
4. 潜在并发症:休克型肺炎。

【护理目标】

病人体温逐渐恢复正常;病人能学会并运用缓解疼痛的方法,胸痛减轻或消失;病人呼吸平稳,呼吸困难减轻或消失;病人的并发症得到有效预防或治疗。

护理学而思

病人,男性,36岁。3天前淋雨后受凉出现寒战、发热、咳铁锈色痰,伴右侧胸痛且于咳嗽时加重。查体:T 39.9℃。X线胸片显示右下肺野有大片致密阴影。血常规:白细胞$13.7×10^9/L$,中性粒细胞比例84.4%。诊断为肺炎链球菌肺炎。入院当天,病人逐渐出现意识模糊,烦躁不安,四肢厥冷、发绀。P 125次/min,R 31次/min,BP 80/60mmHg。

请思考:

1. 该病人可能发生了什么情况?
2. 如何配合医生抢救?

【护理措施】

（一）一般护理

1. 体位与活动　高热病人应卧床休息,以减少组织对氧的消耗,缓解头痛、周身酸痛等症状。胸痛者可采取患侧卧位,降低患肺活动度,减轻不适,并有利于健侧肺通气。

2. 饮食护理　给予足够热量、高蛋白和高维生素、易消化的流质或半流质饮食,以补充高热引起的营养物质消耗,少食多餐,避免腹胀加重呼吸困难。鼓励病人多饮水,以补充发热、呼吸急促丢失的水分,并利于排痰。高热及暂时不能进食者则需静脉补液。

3. 口腔护理　高热病人唾液分泌减少,消化功能障碍,易出现口唇干裂、口周疱疹或口腔溃疡,应鼓励病人经常漱口,保持口腔清洁、湿润、舒适。口周疱疹者局部涂抗病毒软膏,防止继发感染。

边学边练

角色扮演,为肺炎病人提供饮食与口腔护理。

（二）心理护理

护士应给病人讲解疾病的相关知识,消除病人焦虑、紧张情绪,树立治愈疾病的信心。

（三）病情观察

监测并记录生命体征,重点观察儿童、老年人、久病体弱者的病情变化。警惕感染性休克的发生,发现感染性休克征象,立即报告医生并配合抢救。

（四）治疗配合

1. 对症护理　畏寒、寒战时注意保暖，高热时可采用温水擦浴、冰袋、冰帽等物理降温措施。不宜使用阿司匹林或其他解热药，以免过度出汗、脱水及干扰真实热型，导致临床判断错误。病人大汗时，及时协助擦拭和更换衣服，避免受凉。明显腹胀的病人，给予腹部热敷或肛管排气；气急发绀者，遵医嘱吸氧。

2. 用药护理　遵医嘱使用抗生素，注意观察疗效和不良反应。①青霉素：用药前应详细询问过敏史，凡对青霉素类药物过敏的病人，禁止使用此类药物，并不再做皮肤过敏试验，以免发生意外。有药物过敏或药疹史者，应在病历卡的显著部位标明禁用此类药物。②头孢菌素类：与青霉素类有不完全的交叉过敏反应，对青霉素过敏或过敏体质者慎用。③喹诺酮类：偶有恶心、皮疹、头痛或精神症状，有癫痫病史者慎用。

3. 感染性休克的护理

（1）病情监测：①生命体征：有无心率加快、脉搏细速、血压下降、脉压变小、体温不升或高热、呼吸困难等，必要时进行心电监护。②精神和意识状态：有无精神萎靡、表情淡漠、烦躁不安、神志模糊等。③皮肤、黏膜：有无发绀、肢端湿冷。④出入量：有无尿量减少，疑有休克应测每小时尿量。⑤辅助检查：有无动脉血气分析等指标的改变。

（2）感染性休克抢救配合：发现异常情况，立即通知医生，并备好物品，积极配合抢救。

1）体位：病人取仰卧中凹位，头胸部抬高20°，下肢抬高30°，以利于呼吸和静脉回流。

2）吸氧：给予中、高流量吸氧，维持PaO_2>60mmHg，改善缺氧状况。

3）补充血容量：迅速建立两条静脉通道，遵医嘱补液，以维持有效血容量，降低血液黏滞度，防止弥散性血管内凝血。随时监测病人生命体征、意识状态的变化，必要时留置导尿以监测每小时尿量；补液速度的调整应考虑病人的年龄和基础疾病，滴速不宜过快，尤其是老年人或心脏病病人，以免引起肺水肿。中心静脉压可作为调整补液速度的指标。

4）用药护理：①遵医嘱输入多巴胺、间羟胺等血管活性药物。根据血压调整滴速，维持收缩压>90mmHg，以保证重要器官的血液供应，改善微循环。输注过程中注意防止药液溢出血管外引起局部组织坏死。②有明显酸中毒时可应用5%碳酸氢钠静脉滴注，因其配伍禁忌较多，宜单独输入。③联合使用广谱抗菌药物控制感染时，应注意药物疗效和不良反应。

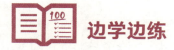 **边学边练**

角色扮演，为肺炎发热病人进行退热护理。

（五）健康指导

1. 生活指导　避免上呼吸道感染、淋雨受寒、过度疲劳、醉酒等诱因。加强体育锻炼，增加营养。长期卧床者应注意经常改变体位、翻身、拍背,随时咳出气道内痰液。易感人群如年老体弱者、慢性病病人可接种流感疫苗、肺炎疫苗等以预防发病。

2. 疾病知识指导　对病人及家属进行有关肺炎知识的教育,使其了解肺炎的病因和诱因。

3. 随访指导　指导病人遵医嘱按疗程用药,出院后定期随访。出现高热、心率增快、咳嗽、咳痰、胸痛等症状及时就诊。

【护理评价】

病人体温是否维持在正常范围;病人胸痛是否减轻或消失;病人呼吸困难是否减轻或消失;病人的并发症有无得到有效预防或治疗。

(刘　博)

第七节　呼吸衰竭病人的护理

工作情景与任务

导入情景

张某,男性,69 岁。咳嗽、咳痰、喘息 12 年,近 3 天咳嗽加重,痰呈黄色,不易咳出。夜间烦躁不眠,白天嗜睡。既往吸烟史 30 年。查体:T 38.2℃,P 118 次/min,R 26 次/min,BP 145/85mmHg,神志恍惚,发绀,球结膜充血、水肿,颈静脉怒张,桶状胸,肺底可闻及湿啰音。动脉血气分析:PaO_2 56mmHg,$PaCO_2$ 76mmHg,pH 7.30。

工作任务:

1. 指导病人有效排痰。

2. 指导病人进行正确的氧疗护理。

呼吸衰竭简称呼衰,指各种原因引起的肺通气和/或换气功能严重障碍,以致在静息状态下也不能维持足够的气体交换,导致低氧血症伴(或不伴)高碳酸血症,进而引起一系列病理生理改变和相应临床表现的综合征。由于临床表现缺乏特异性,明确诊断需依据动脉血气分析。在海平面、静息状态、呼吸空气条件下,动脉血氧分压(PaO_2)<60mmHg,伴或不伴二氧化碳分压($PaCO_2$)>50mmHg,并排除心内解剖分流和原发于心排血量降低等因素,可诊断为呼吸衰竭。

引起呼吸衰竭的病因很多,参与肺通气和肺换气的任何一个环节发生严重病变,都可导致呼吸衰竭。常见病因包括:①气道阻塞性病变,如慢性阻塞性肺疾病、重症哮喘等,引起气道阻塞和肺通气不足,导致缺氧和二氧化碳潴留,发生呼吸衰竭。②肺组织病变,如严重肺炎、肺气肿、肺水肿等,均可导致有效弥散面积减少、肺顺应性减低、通气血流比例失调，造成缺氧或合并二氧化碳潴留。③肺血管疾病，如肺栓塞可引起通气血流比例失调，导致呼吸衰竭。④胸廓与胸膜病变，如胸外伤所致的连枷胸、胸廓畸形、广泛胸膜增厚、气胸等，造成通气减少和吸入气体分布不均，导致呼吸衰竭。⑤心脏疾病，如缺血性心脏病、严重心瓣膜病等可导致通气、换气功能障碍，从而导致缺氧和/或二氧化碳潴留。⑥神经肌肉病变，如脑血管疾病、脊髓颈段或高位胸段损伤、重症肌无力等均可累及呼吸肌，造成呼吸肌无力或麻痹，导致呼吸衰竭。

各种病因通过引起肺泡通气不足、弥散障碍、通气血流比例失调、肺内动－静脉解剖分流增加和氧耗量增加五个主要机制，使通气和/或换气过程发生障碍，导致呼吸衰竭。临床上往往是多种机制并存。

呼吸衰竭有三种分类方式。按照动脉血气分析分类：①Ⅰ型呼吸衰竭，又称低氧血症型呼吸衰竭，无二氧化碳潴留。血气分析特点为$PaO_2<60mmHg$、$PaCO_2$降低或正常。主要见于肺换气障碍（通气血流比例失调、弥散功能损害和肺动－静脉分流）疾病。②Ⅱ型呼吸衰竭，又称高碳酸血症型呼吸衰竭，既有缺氧，又有二氧化碳潴留。血气分析特点为$PaO_2<60mmHg$、同时伴有$PaCO_2>50mmHg$。多由肺泡通气不足所致。按发病急缓分为急性呼吸衰竭和慢性呼吸衰竭。按发病机制分类为泵衰竭和肺衰竭。

【护理评估】

（一）健康史

询问病人是否有引起慢性呼吸衰竭的病因，如慢性阻塞性肺疾病、重症肺结核、肺间质纤维化、肺尘埃沉着病等。呼吸道感染常是引起慢性呼吸衰竭病情恶化的主要诱因。

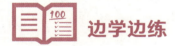

边学边练

评估本节"工作情景与任务"中张某发病的常见病因。

（二）身体状况

除引起呼吸衰竭的原发疾病症状、体征外，主要是缺氧和二氧化碳潴留所致的呼吸困难和全身多脏器功能障碍的表现。

1. 呼吸困难 是呼吸衰竭的主要症状。急性呼吸衰竭早期表现为呼吸频率增加，病情严重时出现呼吸困难，辅助呼吸肌活动增强，可出现三凹征。慢性呼吸衰竭表现为呼吸费力伴呼气延长，严重时呼吸浅快，并发二氧化碳麻醉时，出现浅慢呼吸或潮式呼吸。

2. 发绀 是缺氧的典型表现。当动脉血氧饱和度（SaO_2）低于90%时，可出现口唇、指甲、舌等处发绀。另外发绀的程度与还原型血红蛋白含量相关，因此红细胞增多者发绀明显，而贫血病人则不明显。

3. 精神神经症状 急性呼吸衰竭病人可迅速出现精神错乱、躁狂、昏迷、抽搐等症状。慢性呼吸衰竭随$PaCO_2$升高，出现先兴奋后抑制症状。兴奋症状包括烦躁不安、昼夜颠倒,甚至谵妄。二氧化碳潴留加重时导致肺性脑病,出现抑制症状,表现为表情淡漠、肌肉震颤、间歇抽搐、嗜睡,甚至昏迷等。

4. 循环系统表现　多数病人出现心动过速,严重缺氧和酸中毒时,可引起周围循环衰竭、血压下降、心肌损害、心律失常,甚至心搏骤停。二氧化碳潴留者出现体表静脉充盈、皮肤潮红、温暖多汗、血压升高;慢性呼吸衰竭并发肺心病时可出现体循环淤血等右心衰竭表现。

5. 其他表现　急性严重呼吸衰竭时可损害肝、肾功能,并发肺心病时可出现尿量减少。部分病人可引起应激性溃疡而发生上消化道出血,也可出现酸碱平衡失调和电解质紊乱等改变。

 边学边练

角色扮演,评估本节"工作情景与任务"中张某的主要症状和体征。

(三)心理社会状况

病人发生呼吸衰竭后常有对预后感到悲观、绝望等心理;当病情恶化时病人会因为感受到死亡威胁而产生恐惧心理;随着呼吸困难加重,采用人工气道或机械通气,影响与他人的交流,病人可出现情绪低落、烦躁不安,甚至拒绝配合治疗及护理。

(四)辅助检查

1. 动脉血气分析　是确定有无呼吸衰竭以及呼吸衰竭分型有意义的指标。可以确诊呼吸衰竭,判定呼吸衰竭的程度,指导氧疗及机械通气各种参数的调节。$PaO_2<60mmHg$,伴或不伴 $PaCO_2>50mmHg$,pH 可正常或降低。

2. 影像学检查　X 线胸片、胸部 CT 和放射性核素肺通气/灌注扫描等可协助分析呼吸衰竭的原因。

3. 其他检查　肺功能的检测能判断通气功能障碍的性质及是否合并有换气功能障碍,并对通气和换气功能障碍的严重程度进行判断。纤维支气管镜检查可以明确大气道情况和取得病理学证据。

(五)治疗要点

呼吸衰竭的处理原则是在保持呼吸道通畅的条件下,迅速纠正缺氧和二氧化碳潴留,改善通气,纠正酸碱失衡和代谢紊乱,积极治疗原发病,消除诱因,加强一般支持治疗和对其他重要脏器功能的监测与支持,防止多器官功能受损,预防或治疗并发症。

【常见护理诊断/问题】

1. 气体交换障碍　与肺功能减退、呼吸中枢抑制、呼吸衰竭有关。
2. 清理呼吸道无效　与呼吸道感染、分泌物增多或黏稠、无效咳嗽或咳痰无力有关。
3. 活动无耐力　与严重缺氧、呼吸困难有关。

4. 潜在并发症:重要器官缺氧性损伤。

5. 知识缺乏:缺乏呼吸衰竭的预防保健知识。

【护理目标】

病人呼吸困难缓解,肺功能逐渐恢复正常;病人能够有效咳嗽,排出痰液;病人呼吸状态趋于正常,全身缺氧缓解,日常生活能基本自理;病人的并发症得到有效预防或治疗;病人知晓慢性呼吸衰竭的预防保健知识。

【护理措施】

(一)一般护理

1. 体位与活动　呼吸衰竭病人应安排在呼吸监护病房或单人病房,协助病人取舒适且有利于改善呼吸状态的体位,一般呼吸衰竭的病人取半卧位或坐位,必要时趴伏在床桌上,借此增加辅助呼吸肌的效能,促进肺膨胀。指导病人尽量减少体力消耗,降低氧耗量。帮助病人制订减轻呼吸困难、增强生活自理能力的计划。可根据病人肺功能情况选择合理的体力活动方式,并掌握适当的体力活动量,以防止增加心肺负担。

2. 饮食护理　给予高蛋白、高维生素、低碳水化合物、易消化、产气少和含有多种维生素、微量元素的流质饮食。病情危重不能进食或昏迷病人给予鼻饲饮食,必要时给予肠外营养治疗。

3. 其他　做好皮肤护理和口腔护理,定期协助病人翻身,预防压力性损伤、口腔炎、尿路感染的发生。

边学边练

角色扮演,为本节"工作情景与任务"中的张某提供体位与饮食护理。

(二)心理护理

护士应经常巡视病房,多了解和关心病人的心理状况,多与清醒病人进行交流。对建立人工气道和使用呼吸机治疗的病人,应经常做床旁巡视、照料,让病人说出或写出引起或加剧焦虑的因素,抚慰病人,指导病人应用放松、分散注意力和引导性想象技术,以缓解病人焦虑、恐惧等心理反应,增加病人战胜疾病的信心。治疗和护理措施有序进行,忙而不乱,给病人以安全感,取得病人的信任和合作。

(三)病情观察

密切观察病人的呼吸频率、节律和深度的变化,呼吸困难的程度;观察有无发绀、球结膜水肿、皮肤温暖多汗等缺氧和二氧化碳潴留的表现;监测心率、心律及血压,必要时进行血流动力学监测;观察有无肺性脑病的表现,如有异常应及时通知医生;昏迷者应评估瞳孔、肌张力、腱反射及病理反射;观察和记录每小时尿量和液体出入量;监测动脉血气分析和生化检查结果,了解电解质和酸碱平衡情况。备齐有关抢救用品,发现病情恶化时需及时配合抢救,赢得抢救时机,提高抢救成功率,同时做好病人家属的心理支持。

(四)治疗配合

1. 保持呼吸道通畅　呼吸衰竭病人的呼吸道净化作用减弱,炎性分泌物增多,痰液黏稠,分泌物积聚时可加重感染,并可导致肺不张,减少呼吸面积,加重呼吸衰竭。因此保持气道通畅是纠正缺氧和二氧化碳潴留的重要措施。在氧疗和改善通气之前,必须采取各种措施,使呼吸道保持通畅。具体方法如下:

(1)清理呼吸道分泌物:指导并协助病人进行有效的咳嗽、咳痰;对于痰液黏稠者,遵医嘱给予祛痰剂和雾化吸入,湿化气道,稀释痰液;定时更换体位,每1~2小时翻身1次,辅以拍背,以利于痰液引流排出;病情严重、意识不清的病人应及时吸痰,可以遵医嘱使用支气管扩张药,减轻气道阻力,改善通气。

(2)建立人工气道,进行机械通气:呼吸衰竭病人如果病情逐渐加重,呼吸变得不规则或出现呼吸暂停,呼吸道分泌物明显增多而咳嗽反射明显减弱或消失时,需要行面罩无创正压通气或气管插管、气管切开使用呼吸机进行机械通气。要根据病情和血气分析监测情况,及时调整呼吸机的工作参数和吸入氧的浓度。

2. 氧疗护理　氧疗能提高肺泡内氧分压,使 PaO_2 和 SaO_2 升高,从而减轻组织损伤,恢复脏器功能,提高机体耐受力。故氧疗是纠正呼吸衰竭病人低氧血症的重要措施。但不同类型的呼吸衰竭其氧疗的指征和给氧方法不同。原则是Ⅰ型呼吸衰竭可给予较高浓度吸氧;Ⅱ型呼吸衰竭应给予低浓度持续吸氧。

(1)氧疗方法:常用的给氧法有鼻导管给氧、鼻塞给氧、面罩给氧、气管内给氧和呼吸机给氧。应根据病人的基础疾病、呼吸衰竭的类型和缺氧的严重程度选择适当的给氧方法和氧流量。Ⅰ型呼吸衰竭病人可通过面罩高流量给氧,6~8L/min,使 PaO_2 迅速提高到 60mmHg 或 SaO_2>90%。Ⅱ型呼吸衰竭病人应通过鼻导管低浓度低流量持续给氧,1~2L/min,使 PaO_2 控制在 60mmHg 或 SaO_2 在 90% 或略高,以防因缺氧纠正过快,使外周化学感受器失去低氧血症的刺激而导致呼吸抑制,反而会导致呼吸频率和幅度降低,加重缺氧和二氧化碳潴留。

(2)疗效观察:氧疗过程中密切观察氧疗效果,如吸氧后呼吸困难缓解、发绀减轻、心率减慢、尿量增多、神志清醒及皮肤转暖,表示氧疗有效;如意识障碍加深或呼吸过度表浅、缓慢,可能为二氧化碳潴留加重,应根据动脉血气分析结果和病人的临床表现,及时调整吸氧流量或浓度,保证氧疗效果,防止氧中毒和二氧化碳麻醉。如通过普通面罩或非重复呼吸面罩进行高浓度氧疗后,不能有效地改善病人的低氧血症,应做好气管插管和机械通气的准备,配合医生进行气管插管和机械通气。

(3)注意事项:氧疗时应注意保持吸入氧气的湿化,以免干燥的氧气对呼吸道产生刺激,并促进气道黏液栓形成。输送氧气的导管、面罩、气管导管等应妥善固定,使病人舒适;保持吸氧装置清洁与通畅,定时更换消毒,防止交叉感染。向病人及家属说明氧疗的重要性,嘱其不要擅自停止吸氧或变动氧流量。

3. 用药护理

（1）抗生素：遵医嘱正确使用抗生素，以控制肺部感染。密切观察药物的疗效与不良反应。

（2）呼吸兴奋药：通过刺激呼吸中枢或外周化学感受器，增加呼吸频率和潮气量，改善通气。常用药物有尼可刹米、洛贝林、多沙普仑等。使用呼吸兴奋药时应保持呼吸道通畅，适当提高吸入氧浓度，静脉滴注时速度不宜过快，注意观察呼吸频率和节律、神志变化以及动脉血气的变化。如病人出现恶心、呕吐、烦躁、面色潮红、皮肤瘙痒等，需减慢滴速。若4～12小时未见疗效，或出现肌肉抽搐等严重不良反应，应及时通知医生。

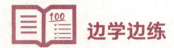

边学边练

角色扮演，给予呼吸衰竭病人氧疗护理。

（五）健康指导

1. 生活指导　教会病人有效呼吸和咳嗽咳痰技术，如缩唇呼吸、腹式呼吸、体位引流、叩背等方法，提高病人的自我护理能力，延缓肺功能恶化。指导并教会病人及家属合理的家庭氧疗方法及注意事项。鼓励病人进行耐寒锻炼、呼吸功能锻炼，如用冷水洗脸等，以提高呼吸道的抗感染能力。避免吸入刺激性气体，劝告吸烟病人戒烟并避免吸入二手烟。告诉病人尽量少去人群拥挤的地方，避免与呼吸道感染者接触，减少感染机会。

2. 疾病知识指导　向病人及家属讲解本病的发生、发展及治疗、护理过程。可借助简易图片进行讲解，使病人理解康复保健的意义与目的。与病人一起回顾日常生活中所从事的各项活动，根据病人的具体情况指导病人制订合理的活动和休息计划，教会病人避免氧耗量较大的活动，并在活动过程中增加休息时间。指导病人合理安排膳食，加强营养，改善体质，提高机体抵抗力。避免劳累、情绪激动等不良因素的刺激。

3. 随访指导　出院时应将病人使用的药物、剂量、用法和注意事项告知病人。告知病人若有气急、发绀加重等变化，应尽早就医。

【护理评价】

病人呼吸困难表现是否缓解，肺功能是否恢复正常；病人是否能够有效咳嗽，排出痰液；病人生活能否自理；病人的并发症有无得到有效预防或治疗；病人是否知晓呼吸衰竭的预防保健知识。

（刘　博）

本章小结

呼吸系统常见疾病有急性上呼吸道感染、慢性支气管炎、慢性阻塞性肺疾病、慢性肺源性心脏病、支气管哮喘、支气管扩张症、肺炎、呼吸衰竭。本章重点是每个常见疾病的病因；病人身体评估；一般护理；病情观察；治疗配合；重症急性病人的抢救配合及健康指导。学习难点为慢性阻塞性肺疾病肺功能诊断标准、家庭氧疗护理；慢性肺源性心脏病的发病机制、失代偿期的临床表现；支气管扩张症的典型临床表现和体位引流护理；支气管哮喘的用药护理；肺炎病人发生感染性休克时的抢救配合；呼吸衰竭的氧疗护理。学习过程中注重慢性支气管炎－慢性阻塞性肺疾病－慢性肺源性心脏病之间的联系，有助于对疾病进展的理解；比较慢性肺源性心脏病代偿期和失代偿期的临床表现；联系肺部的解剖结构理解体位引流的原理；识别诱发哮喘发作的因素，注重哮喘的预防和急性发作时的护理措施；区分肺炎的分类，注重高热病人的退热护理和病情观察；区分呼吸衰竭的分类，并对不同类型的呼吸衰竭病人给予不同的氧疗护理和健康指导，运用相关知识提高解决问题的能力。

思考与练习

1. 急性气管－支气管炎病人的护理要点有哪些？如何指导病人深呼吸和有效咳嗽？
2. COPD病人的护理要点有哪些？如何指导病人进行呼吸训练？
3. 慢性肺源性心脏病病人的护理要点有哪些？肺性脑病病人如何护理？
4. 支气管哮喘病人的护理要点有哪些？如何指导病人正确使用MDI？
5. 支气管扩张病人的护理要点有哪些？如何指导病人进行体位引流？
6. 肺炎病人的护理要点有哪些？对于休克型肺炎病人，护士应如何配合医生进行抢救？
7. 呼吸衰竭病人的护理要点有哪些？不同类型呼吸衰竭病人如何进行氧疗？

第四章 消化系统疾病病人的护理

学习目标

1. 具有认真负责的职业态度,与病人良好沟通,依法实施整体护理。
2. 掌握常见消化系统疾病病人的护理评估要点和主要护理措施。
3. 熟悉常见消化系统疾病病人的主要护理诊断。
4. 了解常见消化系统疾病病人的健康教育。
5. 能初步运用护理程序,对消化系统疾病病人正确实施护理。

第一节 胃炎病人的护理

 工作情景与任务

导入情景

老张,男性,50岁,长途汽车司机。自述5年前自觉上腹部隐痛、腹胀、食欲下降,由于尚能忍受故未求医。后腹胀加重,呃逆频繁,伴胃灼热、反酸、乏力,在诊所服药治疗(具体药物不详),病情反复发作。胃镜检查提示:慢性浅表性胃炎。

工作任务:

1. 说出慢性胃炎与哪种细菌感染有关。
2. 老张平时喜欢吃麻辣食物,请指导他进行合理饮食。

胃炎是指胃黏膜对胃内各种刺激因素的炎症反应,常伴有上皮损伤和细胞再生,是消化系统常见的疾病之一,根据病理生理和临床表现可分为急性胃炎、慢性胃炎和特殊类型胃炎。本节讨论急性胃炎与慢性胃炎病人的护理。

一、急性胃炎病人的护理

急性胃炎指多种病因引起的胃黏膜急性炎症,包括急性糜烂出血性胃炎、急性幽门螺杆菌(Helicobacter pylori,Hp)胃炎和除 Hp 以外的其他急性感染性胃炎,临床上以急性糜烂出血性胃炎常见。

【护理评估】

(一)健康史

询问病人是否长期服用非甾体抗炎药,如阿司匹林、吲哚美辛等,是否服用某些抗肿瘤药物、铁剂、氯化钾等,其中非甾体抗炎药是常见的引起胃黏膜炎症的药物;有无严重创伤、大手术、多器官功能衰竭等应激因素;有无大量饮酒;了解病人的既往史、生活习惯等。

(二)身体状况

多数病人症状不明显,或症状被原发病掩盖。有症状者主要表现为上腹不适或隐痛。上消化道出血是本病突出的临床表现,突发呕血和/或黑便为首发症状。据统计,全部上消化道出血病例中,由急性糜烂出血性胃炎引起者占 10%~30%,仅次于消化性溃疡。大量出血引起晕厥或休克,可伴贫血。

体检上腹部可有不同程度的压痛。

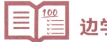 边学边练

角色扮演,评估急性胃炎病人的病因及临床表现。

(三)心理社会状况

因起病急,上腹部不适,或有呕血和/或黑便,病人易紧张不安,若出现急性应激出血,病人及家属常出现焦虑、恐惧等心理。

(四)辅助检查

1. 粪便检查 粪便隐血试验阳性。
2. 胃镜检查 确诊依靠胃镜检查。胃镜检查一般应在大出血后 24~48 小时内进行,镜下可见胃黏膜多发性糜烂,有出血灶和浅表溃疡,表面附有黏液和炎性渗出物。一般应激所致的胃黏膜病损以胃体、胃底为主,而非甾体抗炎药或乙醇所致者则以胃窦为主。

(五)治疗要点

针对病因和原发疾病采取防治措施。药物引起者须立即停药,常用 H_2 受体拮抗药或质子泵抑制药抑制胃酸分泌,胃黏膜保护剂促进胃黏膜修复和止血。有急性应激状态者在积极治疗原发病的同时,可给予抑制胃酸分泌或胃黏膜保护的药物。发生上消化道大出血时采取有效措施积极止血。

【常见护理诊断/问题】

1. 疼痛　与胃黏膜炎性病变有关。
2. 知识缺乏：缺乏有关急性胃炎的病因及预防知识。
3. 潜在并发症：上消化道出血。

【护理目标】

病人疼痛减轻或消失；病人了解本病的相关知识；病人的并发症得到有效预防或治疗。

【护理措施】

（一）一般护理

1. 休息与活动　病人应注意休息，减少活动，急性应激引起者应卧床休息。
2. 饮食护理　进食应定时、规律，忌暴饮暴食。一般可给予少渣、温凉、半流质饮食。如有少量出血可给予米汤、牛奶等以中和胃酸，有利于胃黏膜的修复。急性大出血或呕吐频繁时应禁食，可静脉补充营养。

（二）心理护理

紧张、焦虑可使血管收缩，胃黏膜缺血，诱发或加重病情，所以护理人员应向病人耐心说明有关急性胃炎的基本知识，说明及时治疗和护理能获得满意的疗效，帮助病人寻找并及时去除发病因素，控制病情进展，从而安心配合治疗，减轻紧张、焦虑心理，利于疾病康复。

（三）病情观察

密切观察病人有无上腹痛、饱胀不适、恶心、呕吐和食欲减退等消化不良的表现。密切注意上消化道出血的征象，如呕血和/或黑便等症状，同时监测粪便隐血检查，以便及时发现病情变化。

（四）治疗配合

1. 用药护理　指导病人正确使用阿司匹林、吲哚美辛等对胃黏膜有刺激的药物，必要时应用抑制胃酸分泌的药物和保护胃黏膜的药物，预防疾病的发生。
2. 上消化道出血的护理　指导病人取正确体位，防止引起误咽窒息。采取有效止血措施，积极配合止血处理。

（五）健康指导

1. 生活指导　进食要规律，不可暴饮暴食，避免过冷、过热、辛辣等刺激性食物及浓茶、咖啡等饮料。嗜酒者应戒酒，因乙醇具有亲脂性和溶脂能力，高浓度乙醇可直接破坏黏膜屏障。生活要规律，保持轻松愉快的心情。
2. 疾病知识指导　向病人及家属介绍急性胃炎的有关知识、预防方法。
3. 用药指导　根据病人的病因及具体情况进行指导，如需长期使用对胃黏膜有刺激的药物，可预防性服用抑制胃酸分泌的药物。

【护理评价】

病人的疼痛症状是否消失;病人是否了解疾病的相关知识;病人的并发症有无得到有效预防或治疗。

二、慢性胃炎病人的护理

慢性胃炎指由多种病因引起的胃黏膜慢性炎症,临床常见。其患病率随年龄增长而增加,中年以后更为常见。在慢性胃炎的病程中,炎症细胞浸润仅在胃小凹和黏膜固有层的表层,腺体没有被损害,称为浅表性胃炎。如累及到腺体并发生萎缩、消失,胃黏膜变薄,称为慢性萎缩性胃炎。慢性萎缩性胃炎又分为多灶萎缩性胃炎和自身免疫性胃炎。

幽门螺杆菌(Hp)感染是慢性胃炎的主要病因,我国属于 Hp 感染率高的国家,估计人群中 Hp 感染率达 40%~70%。长期的 Hp 感染可使部分病人发展为慢性多灶萎缩性胃炎。自身免疫性胃炎以富含壁细胞的胃体黏膜萎缩为主,壁细胞损伤后能作为自身抗原刺激机体的免疫系统而产生相应的壁细胞抗体和内因子抗体,破坏壁细胞,使胃酸分泌减少、丧失,还可影响维生素 B_{12} 吸收,导致恶性贫血。流行病学资料显示,饮食中长期高盐和缺乏新鲜蔬菜、水果与慢性胃炎的发生密切相关。另外,由于胆汁反流,长期服用非甾体抗炎药,长期饮浓茶、烈酒、咖啡,食用过冷、过热、过于粗糙的食物等因素可损伤胃黏膜,引起或加重胃黏膜慢性炎症。

【护理评估】

(一)健康史

询问病人是否长期饮浓茶、咖啡、烈酒及摄入高盐饮食;是否有长期食用过热、过冷、过于粗糙或刺激性食物的饮食习惯;是否经常服用大量非甾体抗炎药;有无桥本甲状腺炎、白癜风等自身免疫性疾病及十二指肠反流疾病史;有无慢性右心衰竭、肝硬化门静脉高压症等引起胃黏膜瘀血缺氧的疾病。

 边学边练

评估本节"工作情景与任务"中老张患慢性胃炎的可能原因。

(二)身体状况

1. 症状 慢性胃炎病程迁延,进展缓慢,70%~80% 的病人无明显症状,部分病人有上腹痛或不适、食欲缺乏、饱胀、反酸、嗳气、恶心等消化不良表现,症状常与进食或食物种类有关,不具有特异性。少数病人可有少量上消化道出血。自身免疫性胃炎病人后期可有贫血症状。

2. 体征 多不明显,部分病人可有上腹轻压痛。

(三)心理社会状况

慢性胃炎因病程迁延,症状有时不明显,有时又持续存在,易使病人产生烦躁、焦虑等不良情绪。少数病人因出现明显畏食、贫血、体重减轻及害怕癌变而存在恐惧心理。

(四)辅助检查

1. 胃镜及胃黏膜活组织检查　是可靠的诊断方法。慢性浅表性胃炎可见黏膜红斑、表面粗糙不平或有出血点;慢性萎缩性胃炎可见黏膜呈颗粒状,黏膜血管显露,色泽灰暗,皱襞细小。

2. Hp检测　可通过侵入性(如快速尿素酶测定、组织学检查等)和非侵入性(如 ^{13}C 或 ^{14}C 尿素呼气试验等)方法检测Hp。

3. 血清学检查　自身免疫性胃炎时,抗壁细胞抗体和抗内因子抗体可呈阳性,血清促胃液素水平明显升高。多灶萎缩性胃炎时,血清促胃液素水平正常或偏低。

4. 胃液分析　自身免疫性胃炎时,胃酸缺乏;多灶萎缩性胃炎时,胃酸分泌正常或偏低。

(五)治疗要点

治疗原则是消除病因、缓解症状、控制感染、防治癌前病变。Hp感染引起的慢性胃炎,应给予根除Hp治疗,目前推荐的治疗方案为含有铋剂的"四联疗法",即质子泵抑制剂+铋剂+2种抗生素(克拉霉素、阿莫西林、甲硝唑和呋喃唑酮等其中的两种),疗程10~14天,停药1个月后复查Hp。非甾体抗炎药引起者,应停用药物,并给予抑制胃酸分泌的药物;胆汁反流引起者,可用氢氧化铝凝胶吸附或给予硫糖铝以中和胆盐。自身免疫性胃炎伴有恶性贫血者,可肌内注射维生素 B_{12}。胃动力不足者,可服用多潘立酮、伊托必利等;胃酸缺乏者,可服用稀盐酸、胃蛋白酶合剂。

【常见护理诊断/问题】

1. 疼痛　与胃黏膜炎性病变有关。
2. 营养失调:低于机体需要量　与畏食和消化吸收不良等因素有关。

【护理目标】

病人疼痛减轻或消失;病人有充足营养供应。

护理学而思

病人,男性,45岁。近2年反复出现食欲下降、反酸、嗳气、恶心、上腹部饱胀等消化系统症状。查体:T 37.2℃,P 90次/min,R 18次/min,BP 110/75mmHg,神清语明,腹平软,肝脾不大,双下肢无水肿。初步诊断:慢性胃炎。

请思考:

1. 该病人目前的主要护理诊断是什么?
2. 针对该病人的主要护理诊断应采取哪些护理措施?

【护理措施】
（一）一般护理

1. 休息与活动　急性发作期应卧床休息。用热水袋热敷胃部，以解除胃痉挛，减轻腹痛。病情缓解后可适当锻炼，避免过度劳累。

2. 饮食护理　①向病人及家属说明摄取足够营养素的重要性。鼓励病人养成良好的饮食习惯，定时定量，少食多餐，细嚼慢咽。给予高热量、高蛋白、高维生素、易消化的饮食，避免摄入过咸、过甜及过辣的刺激性食物。②指导病人及家属根据病情选择易于消化的食物种类，如胃酸低者可酌情食用浓肉汤、鸡汤、山楂等刺激胃酸分泌；高胃酸者应避免进食浓肉汤及酸性食品，可食用脱脂牛奶、面包及菜泥等。

（二）心理护理

向病人说明烦躁、焦虑的情绪会诱发和加重病情。告知病人本病经过正规治疗是可以逆转的；对于胃黏膜不典型增生，经严密随访，即使有恶变，及时手术也可获得满意的疗效；帮助病人树立信心，消除焦虑、恐惧心理，使病人配合治疗。

（三）病情观察

观察病人腹痛的部位、性质，呕吐物和粪便的颜色、量及性状，用药前后病人的症状是否改善，及时发现病情变化。

（四）治疗配合

遵医嘱应用根除 Hp 感染治疗时，应注意观察药物疗效及不良反应。硫糖铝在餐前 1 小时与睡前服用效果好，如需同时使用抑酸药，抑酸药应在硫糖铝服用前半小时或服用后 1 小时给予。多潘立酮及伊托必利具有刺激胃窦蠕动、促进胃排空的作用，应在饭前服用，不宜与阿托品等解痉剂合用。

（五）健康指导

1. 生活指导　向病人及家属说明饮食调理对预防慢性胃炎反复发作的意义，指导病人食物应多样化，避免偏食，注意补充多种营养物质；不吃霉变食物；少吃熏制、腌制、富含硝酸盐和亚硝酸盐的食物，多吃新鲜食物；避免过于粗糙、浓烈、辛辣的食物及大量长期饮酒、吸烟。保持良好的心理状态，生活规律，注意劳逸结合，合理安排工作和休息时间。提倡公筷及分餐制，减少 Hp 感染的机会。

2. 疾病知识指导　向病人及家属介绍本病的有关病因和预后，指导病人避免诱发因素，坚持定期门诊复查。

3. 用药指导　向病人及家属介绍药物应用知识，如常用药物的名称、作用，服用的剂量、用法、不良反应及注意事项。指导病人遵医嘱服药，如有异常及时复诊。

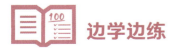
边学边练

模拟责任护士在老张出院前对其进行健康指导。

【护理评价】

病人的疼痛症状是否消失；病人的营养状况是否改善。

（巩春艳）

第二节　消化性溃疡病人的护理

 工作情景与任务

导入情景

小赵，男性，40岁，律师。近2年来常在进餐后出现上腹部疼痛，持续1~2小时至下次进餐前逐渐缓解，未经过系统检查及治疗。昨晚曾大量饮酒，今晨排便时发现粪便发黑，门诊以消化性溃疡收入院治疗。

工作任务：

1. 请总结小赵腹痛的节律特点，初步判断是胃溃疡还是十二指肠溃疡。

2. 在治疗过程中联合使用了奥美拉唑和枸橼酸铋钾，对这两种药物可能出现的不良反应及使用时的注意事项进行用药指导。

消化性溃疡是指胃肠道黏膜被自身消化而形成的溃疡，可发生于食管、胃、十二指肠、胃-空肠吻合口附近以及含有胃黏膜的梅克尔（Meckel）憩室。临床常见的是胃溃疡和十二指肠溃疡。

本病为全球性常见病，临床上十二指肠溃疡较胃溃疡多见，两者之比约为3∶1，胃溃疡发病年龄高峰较十二指肠溃疡约晚10年。本病可发生于任何年龄，男性患病较女性多。十二指肠溃疡好发于青壮年，病变多位于十二指肠球部；胃溃疡多见于中老年，病变多在胃角和胃窦小弯侧。秋冬和冬春之交是本病的好发季节。

消化性溃疡是一种多因素疾病，溃疡的发生是由于黏膜自身防御-修复因素与黏膜侵袭因素之间失去平衡的结果。黏膜自身防御-修复因素包括：黏液/碳酸氢盐屏障、黏膜屏障、丰富的黏膜血流、上皮细胞更新、前列腺素和表皮生长因子等。黏膜侵袭因素包括：Hp感染、非甾体抗炎药、胃酸和胃蛋白酶的消化作用、胆盐及乙醇等。胃溃疡与十二指肠溃疡在发病机制上有不同之处，胃溃疡主要是防御/修复因素减弱，十二指肠溃疡主要是侵袭因素增强。

消化性溃疡的病因：① Hp感染。Hp感染是已确认的消化性溃疡的重要病因。Hp感染破坏了胃十二指肠黏膜屏障，损害了黏膜的防御-修复机制。②胃酸和胃蛋白酶。消化性溃疡的发生是由于胃酸/胃蛋白酶对胃十二指肠黏膜的自身消化所致，胃酸在其中起决定性作用，是溃疡形成的直接原因。③药物。长期服用非甾体抗炎药（如阿司匹林、布洛芬、吲哚美辛等)、糖皮质激素、氯吡格雷、化疗药物等。非甾体抗炎药是导致胃黏膜损伤常见的药物,除具有直接损伤胃黏膜的作用外,还能抑制胃黏膜生理性前列腺素E合成,从而损伤黏膜的保护作用。④饮食因素。粗糙和刺激性食物或饮料,可引起黏膜的物理性和化学性损伤;烈性酒及刺激性饮料不但可直接损伤黏膜,还能促进胃酸过度分泌;不定时的饮食习惯破坏胃酸分泌规律。⑤其他因素。如遗传、吸烟、持久和过度精神紧张、情绪激动等。

【护理评估】
(一)健康史

询问病人发病的相关病因及诱因,如是否长期服用阿司匹林、布洛芬等非甾体抗炎药;有无长期精神紧张、焦虑及不良精神刺激;是否遭受严重创伤、烧伤或过度劳累;有无高盐饮食,长期饮咖啡、浓茶,食用过热、过冷、过于粗糙及过辣的食物;有无烟酒嗜好;发病是否与天气变化有关;有无家族患病史等。

边学边练

分析本节"工作情景与任务"中小赵患消化性溃疡的可能病因。

(二)身体状况

1. 症状

(1)上腹痛:慢性、周期性、节律性上腹痛是消化性溃疡的主要症状,但部分病人可无症状,或以出血、穿孔等并发症为首发症状。

临床特点:上腹痛长期反复发作,病程历时几年至十几年,甚至更长。发作与缓解相交替,发作期可为数天、数周或数月,缓解期也长短不一。多数病人上腹痛具有节律性,节律性消失提示可能发生并发症。消化性溃疡上腹痛特点见表4-1。

表4-1 胃溃疡和十二指肠溃疡上腹痛特点的比较

鉴别项目	胃溃疡	十二指肠溃疡
疼痛部位	中上腹或剑突下偏左	中上腹或剑突下偏右
疼痛时间	多在餐后0.5~1h发生,持续1~2h至下次餐前逐渐缓解,故称餐后痛	常在空腹时发生,即进餐后2~4h出现,部分病人可发生在午夜,故称空腹痛、饥饿痛或夜间痛
疼痛节律	进食—疼痛—缓解	疼痛—进食—缓解
疼痛性质	烧灼感或痉挛感	烧灼感或饥饿感

(2)其他胃肠道症状:表现为恶心、呕吐、反酸、嗳气、食欲减退等消化不良症状,以胃

溃疡多见。

(3) 全身症状：表现为多汗、失眠等自主神经功能失调，也可有消瘦、贫血等症状。

2. 体征　溃疡活动期可有上腹部固定而局限的轻压痛，缓解期无明显体征。

3. 并发症

(1) 出血：是消化性溃疡常见的并发症，十二指肠溃疡比胃溃疡易发生。出血引起的临床表现取决于出血的速度和量，轻者表现为呕血和/或黑便，重者出现周围循环衰竭，甚至发生低血容量性休克。

(2) 穿孔：是消化性溃疡严重的并发症，临床上以急性穿孔常见，多发生于十二指肠或胃前壁溃疡，常在饮食过饱和饭后剧烈运动、劳累、饮酒后，突发上腹部刀割样剧烈疼痛并迅速向全腹蔓延。穿孔后胃肠道的内容物渗入腹腔引起急性弥漫性腹膜炎，可有全腹压痛、反跳痛、腹肌紧张等。肝浊音界缩小或消失，肠鸣音减弱或消失，部分病人出现休克。

(3) 幽门梗阻：主要发生于十二指肠溃疡或幽门管溃疡。急性梗阻多因炎症水肿或幽门部痉挛所致，为暂时性的；慢性梗阻可由于瘢痕收缩而呈持久性。病人可感上腹饱胀不适，疼痛常在餐后加重，且反复大量呕吐，呕吐物为酸腐的宿食，大量呕吐后疼痛可暂时缓解。严重频繁呕吐可致失水和低钾低氯性碱中毒，常继发营养不良表现。体检可见胃蠕动波，可闻及振水音等。

(4) 癌变：少数胃溃疡可发生癌变。对长期有胃溃疡病史，年龄在45岁以上，经严格内科治疗4~6周溃疡顽固不愈，上腹痛节律性消失，消瘦明显者，应警惕癌变，需进一步检查和定期随访。

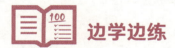

边学边练

角色扮演，评估消化性溃疡病人的主要症状和并发症。

(三) 心理社会状况

消化性溃疡长期反复发作影响病人的正常工作和生活，病人产生焦虑、急躁情绪；当合并上消化道出血等并发症时病人和家属可产生恐惧、紧张等心理；慢性经过及反复发作又担心溃疡癌变，病人易产生恐惧、焦虑、抑郁等心理。

(四) 辅助检查

1. 胃镜和胃黏膜活组织检查　是确诊消化性溃疡的首选检查方法和"金标准"。在胃镜下可直视溃疡部位、大小、性质，并可在直视下取活组织进行病理学检查和Hp检测。

2. X线检查　溃疡急性穿孔病人，腹部立位X线检查可见新月形游离气体。X线钡餐检查，适用于胃镜检查有禁忌或不愿意接受胃镜检查的病人，溃疡病人的直接征象为龛影，对溃疡的诊断有确诊价值；并发瘢痕性幽门梗阻病人表现为24小时仍有钡剂存留。

3. 粪便隐血试验　活动性溃疡粪便隐血试验阳性，一般经治疗1~2周可转阴。如胃溃疡病人粪便隐血试验持续阳性提示有癌变的可能。

4. Hp检测 临床目前应用 ^{14}C 或 ^{13}C 尿素呼气试验,该试验是消化性溃疡的常规检测项目,其结果可作为根除Hp治疗方案的依据,也是根除治疗后复查的首选方法。

(五)治疗要点

消化性溃疡治疗目的是去除病因、缓解症状、促进溃疡愈合、防治并发症和预防复发。

1. 药物治疗 治疗药物包括抑制胃酸分泌药物、保护胃黏膜药物及根除Hp治疗的药物。

(1) 抑制胃酸分泌

1) H_2 受体拮抗剂:主要通过选择性竞争结合 H_2 受体,使壁细胞分泌胃酸减少。常用药物有西咪替丁、雷尼替丁、法莫替丁。

2) 质子泵抑制剂(PPI):是治疗消化性溃疡的首选药物,可使壁细胞分泌胃酸的关键酶(H^+-K^+-ATP 酶)失去活性,从而阻滞壁细胞内的 H^+ 转移至胃腔而抑制胃酸分泌,其作用更强、更持久。常用药物有奥美拉唑、兰索拉唑和泮托拉唑钠等。

(2) 保护胃黏膜:包括弱碱性抗酸剂硫糖铝、铋剂枸橼酸铋钾。硫糖铝和枸橼酸铋钾能黏附覆盖在溃疡面上形成一层保护膜,从而阻止胃酸/胃蛋白酶侵袭溃疡面。此外,枸橼酸铋钾还具有抗幽门螺杆菌的作用;硫糖铝具有吸附胃蛋白酶和胆汁酸、促进内源性前列腺素的合成以及吸附表皮生长因子的作用,利于黏膜再生。

(3) 根除Hp:消化性溃疡不论活动与否,Hp阳性病人均应根除Hp,药物选用及疗程见本章第一节。药物根除Hp可显著降低溃疡的复发率。对有并发症和经常复发的消化性溃疡病人,还应追踪根除Hp的疗效,一般抗溃疡治疗后至少4周复查Hp是否已被根除。

2. 手术治疗 手术治疗适应证:①经内科系统治疗3个月仍不愈合者。②并发急性大出血、溃疡急性穿孔、瘢痕性幽门梗阻者。③溃疡巨大(直径>2.5cm)。④胃溃疡恶变。

(1) 手术治疗的方式如下:① 毕Ⅰ式胃大部切除术,即切除胃大部分后(图4-1),残胃与十二指肠直接吻合(图4-2),多用于胃溃疡。② 毕Ⅱ式胃大部切除术,即切除胃大部分后,将残胃与空肠上端吻合,而将十二指肠残端封闭(图4-3),适用于各种胃十二指肠溃疡,尤其是十二指肠溃疡。

(2) 胃迷走神经切断术:主要用于治疗十二指肠溃疡。

3. 并发症的治疗

(1) 急性穿孔:对于症状轻、一般情况良好的空腹、穿孔较小的病人可施行非手术疗法。主要治疗措施:取半卧位、禁食、胃肠减压、输液、抗生素治疗等。

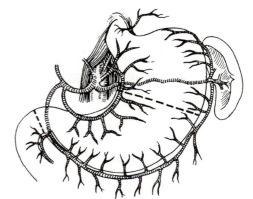

图4-1 胃大部切除术范围

非手术治疗6~8小时后不见好转者施行手术治疗。手术治疗措施有:急诊一期胃大部切除术;穿孔修补+腹腔引流术、二期胃大部切除术。

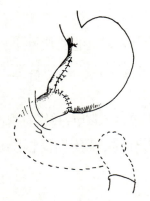
图 4-2 毕Ⅰ式胃大部切除术

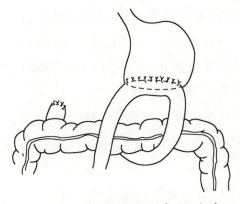
图 4-3 毕Ⅱ式胃大部切除术

(2) 急性大出血：大多数病人可用非手术治疗止血，包括卧床休息、补液输血、遵医嘱用止血药物或给予冰盐水洗胃；在胃镜直视下，局部注射去甲肾上腺素、电凝止血等。但对年龄在 60 岁以上、伴有动脉硬化、反复出血及输血后血压仍不稳定者，应及早施行包含出血溃疡病灶在内的胃大部切除术。

(3) 瘢痕性幽门梗阻：经充分术前准备后行胃大部切除术。

(4) 胃溃疡恶变：以手术为主的综合治疗。

【常见护理诊断/问题】

1. 疼痛　与胃酸刺激溃疡面，引起化学性炎症反应及手术创伤有关。
2. 营养失调：低于机体需要量　与疼痛致摄入量减少及消化吸收障碍有关。
3. 焦虑　与疾病反复发作、病程迁延不愈有关。
4. 知识缺乏：缺乏有关消化性溃疡病因及预防的知识。
5. 潜在并发症：出血、穿孔、幽门梗阻、感染、吻合口破裂或瘘、术后梗阻、倾倒综合征等。

【护理目标】

病人能运用缓解疼痛的技巧和方法，疼痛减轻或消失；病人能建立合理的饮食习惯和结构，营养得到改善；病人情绪稳定，能配合医生、护士的诊疗护理工作；病人能叙述并自觉避免发病的病因或诱因，能积极主动配合用药，自我监测病情；病人无并发症发生，或出现并发症后得到及时发现和处理。

【护理措施】

(一) 一般护理

1. 休息与活动　溃疡活动期且症状较重者，应卧床休息几天至 1~2 周，可使疼痛等症状缓解；溃疡缓解期应鼓励病人适当活动，劳逸结合，避免过度劳累、紧张，避免餐后剧烈活动，保持良好的心情。

2. 饮食护理

(1) 进餐方式：规律进食，以维持正常消化活动的节律。在溃疡活动期，以少食多餐为宜，每天进餐 4~5 次，避免餐间零食和睡前进食，使胃酸分泌有规律。进餐时应注意细嚼慢咽,避免急食,咀嚼可增加唾液分泌,唾液具有稀释和中和胃酸的作用;饮食不宜过饱,以免胃窦部过度扩张而增加促胃液素的分泌,以减少胃酸对病灶的刺激。一旦症状得到控制,应尽快恢复正常的饮食规律。

(2)食物选择:①选择营养丰富、易于消化的食物,如鸡蛋、鱼、牛奶等。症状较重的病人以柔软面食为主,不习惯面食者则以软饭、米粥替代。适量摄取脱脂牛奶,可中和胃酸,宜安排在两餐之间饮用,但牛奶中的钙质可刺激胃酸分泌,不宜多饮。脂肪摄取应适量。②避免食用对胃黏膜有较强刺激的生、冷、硬食物及粗纤维多的蔬菜、水果,如韭菜、芹菜、豆角、洋葱等,忌用强刺激胃酸分泌的食物和调味品,如浓肉汤、油炸食物、浓茶、浓咖啡、辣椒等。

(二)心理护理

积极与病人和家属沟通,向病人说明紧张、焦虑的心理可增加胃酸的分泌,诱发和加重溃疡。指导病人学会放松技术,学会自我调节不良情绪,保持良好的心态。向病人说明,经过正规治疗和积极预防,溃疡是可以痊愈的,帮助病人树立治疗信心,取得病人的合作。

(三)病情观察

注意密切观察病人的精神状态、生命体征、腹部症状和体征以及血白细胞计数的变化,及时发现并发症。如体温明显增高、脉搏和呼吸加快、呕血便血、频繁呕吐、腹痛突然减轻或加重、出现腹膜刺激征等变化,应及早通知医生并协助处理。

(四)治疗配合

1. 对症护理 减少或去除加重或诱发疼痛的因素,对服用非甾体抗炎药者,若病情允许应立即停药。避免暴饮暴食和刺激性食物,以免加重对胃黏膜的损伤。对嗜烟酒者,劝其戒除,需注意突然戒断烟酒可引起焦虑、烦躁,会刺激胃酸分泌,应与病人共同制订切实可行的戒烟酒计划,并督促其执行。指导病人缓解疼痛的方法,如十二指肠溃疡表现为空腹痛或夜间痛,指导病人进食碱性食物(如苏打饼干等)或服用抑制胃酸分泌的药物。如无并发症还可采用局部热敷或针灸止痛。

2. 用药护理 遵医嘱给予药物治疗,注意观察药物疗效及不良反应。

(1)抑制胃酸分泌药物见表4-2。

表4-2 抑制胃酸分泌药物的不良反应和注意事项

药物种类	常用药物	不良反应	注意事项
H_2受体拮抗剂	西咪替丁 雷尼替丁 法莫替丁	以轻微腹泻、便秘、眩晕、乏力、肌肉痛、皮疹、皮肤干燥、脱发为主。长期大剂量使用西咪替丁,偶见男性精子数量减少、性功能减退、男性乳腺发育、女性溢乳等	餐中或餐后即刻服用,或将一天剂量在睡前服用,与抗酸药联用时,两药间隔1h以上。静脉给药应控制速度,避免低血压和心律失常

续表

药物种类	常用药物	不良反应	注意事项
质子泵抑制剂	奥美拉唑 兰索拉唑 泮托拉唑钠	偶见恶心、呕吐、腹胀、便秘、腹泻、头痛、皮疹等	餐前空腹口服。慢性肝病或肝功能减退者,用量宜酌减;长期服用者,应定期检查胃黏膜有无肿瘤样增生

(2) 保护胃黏膜药物见表4-3。

表4-3 保护胃黏膜药物的不良反应和注意事项

药物种类	常用药物	不良反应	注意事项
弱碱性抗酸剂	氢氧化铝 铝碳酸镁	骨质疏松、食欲缺乏、软弱无力、便秘	餐后1h和睡前服用;服用片剂时应嚼服,避免与奶制品同服,不宜与酸性食物及饮料同服
	硫糖铝	便秘、口干、皮疹、眩晕、嗜睡	宜在进餐前1h和睡前服用,不能与多酶片同服,以免降低两者的效价
铋剂	枸橼酸铋钾	舌苔发黑、便秘、粪便呈黑色、神经毒性	餐前半小时口服,吸管直接吸入,不宜长期使用

(3) 抗菌药物:阿莫西林服用前应详细询问病人有无青霉素过敏史,服用过程中注意观察有无迟发性过敏反应的出现,如皮疹;甲硝唑可引起恶心、呕吐等胃肠道反应,可在餐后半小时服用,或遵医嘱服用甲氧氯普胺、维生素B_{12}等拮抗;呋喃唑酮可引起周围神经炎和溶血性贫血等不良反应,用药过程中应密切观察。

边学边练

角色扮演,指导本节"工作情景与任务"中小赵合理饮食及正确用药。

3. 胃镜检查术的护理

(1) 操作前护理

1) 向病人及家属详细介绍检查的目的、方法,如何配合及可能出现的不适,以消除病人的紧张情绪,取得其配合。有义齿者检查前取下并妥善保管。

2) 详细询问病史,如有无高血压、青光眼,是否装有心脏起搏器、有无胃肠道传染病等。检测是否患有乙型肝炎、丙型肝炎、梅毒、艾滋病等,阳性者用专门胃镜检查。

3) 检查前禁食8小时,有幽门梗阻者,在检查前2~3天进流质饮食,检查前一晚应洗胃。

4）如病人过分紧张，可遵医嘱给予地西泮 5～10mg 肌内注射或静脉注射；为减少胃蠕动和胃液分泌，可于术前半小时遵医嘱给予山莨菪碱 10mg 或阿托品 0.5mg 静脉注射。

（2）操作过程与护理配合

1）检查前 5～10 分钟用 2% 利多卡因咽部喷雾 2～3 次，进行表面麻醉。

2）协助病人取左侧卧位，双腿屈曲，头垫低枕，使颈部松弛，松开领口及腰带。病人口边置弯盘，嘱病人咬紧牙垫。

3）检查中配合医生将内镜从病人口腔缓缓插入。插镜过程中，护士应密切观察病人的反应，保持病人头部位置不动，当胃镜插入 15cm 到达咽喉部时，嘱病人做吞咽动作，但不可将唾液咽下以免呛咳，让唾液流入弯盘或用吸管吸出。如病人出现恶心不适，护士应适时做些解释工作，并嘱病人深呼吸，肌肉放松，如恶心较重，可能是麻醉不足，应重新麻醉。检查过程中应随时观察病人面色、脉搏、呼吸等改变，由于插镜刺激迷走神经及低氧血症，病人可能发生心搏骤停、心肌梗死、心绞痛等，一旦发生应立即停止检查并积极抢救。

4）检查完毕退出内镜时尽量抽气，以防止病人腹胀，并手持纱布将镜身外黏附的黏液、血迹擦净。

5）协助医生拔管，擦净病人口鼻部，扶持病人下检查台。

6）清理用物，做初步浸泡消毒；及时送检标本。

（3）操作后护理

1）术后因病人咽喉部麻醉作用尚未消退，嘱其不要吞咽唾液，以免呛咳。麻醉作用消失后，可先饮少量水，如无呛咳可进饮食。当天饮食以流质、半流质为宜，行活检的病人应进食温凉饮食。

2）检查后少数病人出现咽痛、咽喉部异物感，嘱病人不要用力咳嗽，以免损伤咽喉部黏膜。若病人出现腹胀、腹痛，可进行按摩，促进排气。

3）检查后数天内应密切观察病人有无消化道穿孔、出血、感染等并发症，一旦发现及时协助医生进行对症处理。

 边学边练

角色扮演，对实施胃镜检查术的病人进行护理。

4. 手术治疗的护理

（1）手术前护理

1）心理护理：酌情告知病人有关疾病和手术的相关知识，解答病人的疑惑，消除病人的焦虑、烦躁、恐惧心理，增强病人对手术治疗的信心，使病人配合医护人员的治疗和护理。

2）择期手术病人的护理：无严重并发症者给予高蛋白、高热量、高维生素、易消化和无刺激性食物。有并发症者需根据情况禁饮食，禁食期间遵医嘱给予静脉输液，改善病人的营养状况。拟行迷走神经切断术的病人，术前应做基础胃酸分泌量和最大胃酸分泌量测定，以鉴定手术后效果。其他同腹部外科手术术前一般护理，如术前8～12小时禁食，4～6小时禁饮、备皮、备血，手术日晨安置胃管、尿管，术前30分钟肌内注射阿托品、苯巴比妥钠等。

3）急性穿孔病人术前护理：无休克者取半坐卧位，禁食、禁饮，持续胃肠减压以防止胃肠内容物继续漏入腹腔，输液，应用抗生素，做好急诊手术前准备。严密观察病人生命体征、腹痛、腹膜刺激征、肠鸣音等变化。

4）急性大出血病人术前护理：在补充血容量（根据病情选择输液、输血）同时做好急症手术前准备，严密观察病人生命体征，记录呕血、便血、循环血量不足的表现。

5）瘢痕性幽门梗阻病人术前护理：根据病情给予流质饮食或暂禁食，同时由静脉补给营养，纠正贫血与低蛋白血症，改善营养状况，纠正低氯低钾性碱中毒，提高手术耐受力；术前2～3天行胃肠减压，术前3天每晚用300～500ml温生理盐水洗胃，以减轻长期梗阻所致的胃黏膜水肿，有利于术后吻合口愈合。

护理学而思

病人，男性，35岁。十二指肠溃疡伴瘢痕性幽门梗阻。今晨在气管内麻醉下行毕Ⅱ式胃大部切除术，术中留置胃管、腹腔引流管，术毕返回病房。

请思考：
1. 术后第1天，护士病情观察内容中主要的项目是什么？
2. 若术后第1天，胃管引流出鲜红色血性液体400ml，正确的护理措施是什么？
3. 病人恢复进食后出现上腹饱胀、呕吐，呕吐物为食物，不含胆汁，出现了什么情况？

（2）手术后护理

1）一般护理：病人回病房后，在血压平稳后取半卧位。观察生命体征和做好胃肠减压管护理，特别注意胃肠减压管引流液的性质和量并做好记录。胃肠减压期间禁饮食，做好口腔护理，胃管必须在术后肛门排气后才可拔除。拔管后当天可给少量饮水，根据病情由稀到稠、由少到多、逐渐恢复普食。病情允许，鼓励病人早期下床活动。

2）用药护理：遵医嘱使用有效抗生素，控制感染，防止并发症发生。

3）切口及引流管护理：保持切口敷料清洁、干燥，观察切口愈合情况，及时更换渗血、渗液污染的敷料，及时发现出血及切口感染征象。有腹腔引流者应保持通畅，观察记录引流液的性质及量。

4）术后并发症的观察和护理

①吻合口出血：手术后24小时内可以从胃管内引流出少量暗红或咖啡色胃液，一般不超300ml，量逐渐减少而颜色变淡，属手术后正常现象。吻合口出血表现为短期内从胃管引流出大量鲜血，甚至呕血或黑便。可采取禁食、应用止血剂、输血等措施，出血多可停止；经非手术处理效果不佳，应再次手术止血。

②十二指肠残端瘘：是毕Ⅱ式术后早期严重的并发症，多发生在术后3~6天，表现为右上腹突然发生剧烈疼痛和局部明显压痛、肌紧张等急性弥漫性腹膜炎症状，需立即进行十二指肠残端造瘘连续引流手术治疗。

③胃肠吻合口破裂或瘘：多发生在术后5~7天。多因吻合口处张力过大、低蛋白血症、组织水肿等引起的组织愈合不良所致。胃肠吻合口破裂或瘘多引起明显的腹膜炎症状和体征，需立即手术治疗。

④吻合口梗阻：表现为进食后呕吐，呕吐物不含胆汁。一般经禁食、胃肠减压、补液等措施，多可使梗阻缓解。

⑤输入段肠袢梗阻：慢性不全性输入段梗阻，进食后数分钟至30分钟即发生上腹胀痛和绞痛，伴呕吐，呕吐物主要为胆汁，多数可用非手术疗法使症状改善和消失，少数需再次手术。急性完全性梗阻，突发剧烈腹痛，呕吐频繁，呕吐物量少，不含胆汁，上腹偏右有压痛及包块，随后可能出现烦躁、脉速和血压下降，应及早手术治疗。

⑥输出段肠袢梗阻：表现为上腹饱胀、呕吐食物和胆汁，非手术疗法如不能自行缓解，应立即手术加以解除。

⑦早期倾倒综合征：多见于毕Ⅱ式胃大部切除术后，是由于术后幽门括约肌功能丧失，胃排空过快所产生的一系列综合征。表现为进食后，特别是进食甜的流质饮食后10~30分钟，病人感到上腹胀痛不适、恶心、呕吐，肠鸣音频繁，可有绞痛，继而腹泻；循环系统症状有全身乏力、头晕、晕厥、面色潮红或苍白、大汗淋漓、心悸、心动过速等。症状持续60~90分钟后可自行缓解。多数病人经调整饮食后，症状可减轻或消除，调整饮食的方法包括指导病人少食多餐，避免过甜、过咸、过浓、过热的流质饮食，进餐后平卧10~20分钟；如经长期治疗护理未能改善者，应手术治疗，可将毕Ⅱ式吻合改为毕Ⅰ式吻合。

⑧低血糖综合征：为高渗食物迅速进入小肠、快速吸收后血糖升高，使胰岛素大量释放，继而发生反应性低血糖。表现为餐后2~4小时，病人出现心慌、无力、眩晕、出汗、手颤、嗜睡、虚脱。出现症状后进食少许，尤其是进食糖类即可缓解。饮食中减少糖类含量，增加蛋白质比例，少量多餐可预防低血糖综合征发生。

（五）健康指导

1. 生活指导　向病人及家属讲解引起或加重病情的相关因素，指导病人生活要有规律，工作宜劳逸结合，避免过度紧张和劳累，保持乐观情绪；指导病人合理饮食，改变不良饮食习惯,忌过冷、过热饮食,忌暴饮暴食,禁食辛辣、过酸食物和油炸食品,禁喝浓茶、咖啡类饮料,戒烟、禁酒;豆浆、牛奶含钙和蛋白质较高,可刺激胃酸分泌,不宜多饮;红烧肉、猪蹄等在胃内停留时间长,可使胃过度扩张,应少吃。手术病人6周内不能负重。多进高蛋白、高热量饮食,有利于伤口愈合。行胃大部切除术的病人应少食多餐,避免刺激性食物,餐后平卧片刻。

2. 疾病知识指导　讲解消化性溃疡的主要病因,以及加重和诱发消化性溃疡的相关因素;告知病人常见并发症如溃疡穿孔、出血、幽门梗阻、胃溃疡恶变等的表现,病程中一旦出现剑突下持续性疼痛、呕吐、腹泻、贫血等应及时就诊。

3. 用药指导　忌用或慎用对胃黏膜有损害的药物,如阿司匹林、吲哚美辛、糖皮质激素等。遵医嘱坚持服药,并学会观察药物疗效及不良反应,说明随便停药的危害,提高病人的治疗依从性。

【护理评价】

病人的疼痛是否减轻或消失;病人的营养状况是否改善;病人是否情绪稳定,能否积极配合治疗;病人是否了解疾病的相关知识;病人的并发症有无得到有效预防或治疗。

(巩春艳　吴　坚)

第三节　肝硬化病人的护理

　工作情景与任务

导入情景

高先生,56岁,有慢性乙型肝炎病史5年,曾多次住院治疗。近半年来病人出现消瘦、乏力、食欲减退、恶心、厌油腻、腹胀、牙龈出血,加重3天到医院就诊,肝功能检查显示异常,腹部B超显示肝硬化、腹水。门诊以"肝硬化"收入院治疗。

工作任务:

1. 请评估高先生的病情处在肝硬化的哪一期,列出主要依据。
2. 医生拟对高先生行腹腔穿刺术,请配合进行操作及护理。

肝硬化是由一种或多种病因引起的,以肝组织弥漫性纤维化、假小叶形成和再生结节生成为组织学特征的慢性进行性肝病。临床早期无明显症状;后期因肝脏变形硬化、肝小叶结构和血液循环途径显著改变,临床以肝功能减退和门静脉高压为主要特征,可有多系统受累,晚期常并发上消化道出血、肝性脑病、继发感染等而死亡。肝硬化是常见疾病,本病以青壮年男性多见,35～50岁为发病高峰年龄,出现并发症时死亡率高。

导致肝硬化的病因很多,常见的病因有:①病毒性肝炎。在我国常见,约占60%～

80%,主要为乙型病毒性肝炎,其次为丙型病毒性肝炎,或乙型加丁型肝炎病毒重叠感染,经过数月至数十年演变发展为肝硬化。甲型病毒性肝炎和戊型病毒性肝炎不发展为肝硬化。②慢性酒精中毒。国外居多,长期大量饮酒,乙醇及其中间代谢产物乙醛直接损害肝细胞。酗酒所致的长期营养失调也对肝脏有一定损害作用。③营养障碍。长期食物中营养摄入不均衡或不足、消化吸收不良、肥胖或糖尿病等致非酒精性脂肪性肝炎,可发展为肝硬化。④药物或化学毒物。长期服用双醋酚丁、甲基多巴、异烟肼等药物,或长期接触四氯化碳、磷、砷等化学毒物,可引起中毒性肝炎,最终演变为肝硬化。⑤胆汁淤积。持续存在肝外胆管阻塞或肝内胆汁淤积时,高浓度的胆酸和胆红素对肝细胞有毒性损伤作用,导致胆汁性肝硬化。⑥循环障碍。慢性充血性心力衰竭、缩窄性心包炎、肝静脉阻塞综合征或肝小静脉闭塞病等致肝脏长期淤血,肝细胞缺氧、坏死和纤维组织增生,发展为肝硬化。⑦遗传和代谢性疾病。由于遗传性或代谢性疾病,如肝豆状核变性、血色病、半乳糖血症等,导致某些物质或其代谢产物沉积于肝,造成肝损害,逐渐发展为肝硬化。⑧寄生虫感染。长期或反复感染血吸虫病者,虫卵及其毒性产物在肝脏汇管区沉积,刺激纤维组织增生,导致肝纤维化和门静脉高压,称为血吸虫病性肝纤维化。⑨免疫疾病。自身免疫性慢性肝炎及累及肝脏的免疫性疾病可进展为肝硬化。⑩隐源性肝硬化。发病原因暂时不能确定的肝硬化,占 5%~10%。

【护理评估】

(一)健康史

询问病人有无病毒性肝炎感染史、输血史及心力衰竭、胆管疾病史;是否在血吸虫病流行区生活;有无长期大量饮酒或使用肝损害药物、长期接触化学毒物;有无慢性肠道感染、消化不良、消瘦、黄疸或者出血史;有无遗传、免疫紊乱及代谢性疾病等。

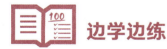

边学边练

评估本节"工作情景与任务"中高先生患病的病因。

(二)身体状况

肝硬化起病隐匿,病程发展缓慢,可潜伏 3~5 年或更长时间。临床上根据是否出现腹水、上消化道出血或肝性脑病等并发症,分为代偿期肝硬化和失代偿期肝硬化。

1. 代偿期肝硬化 早期无症状或症状轻,以乏力、食欲减退为主要表现,可伴有厌油腻、恶心、腹胀、腹泻等症状。上述症状多呈间歇性,常因劳累、精神紧张或伴随其他疾病而出现,经休息或治疗可缓解。

病人营养状况一般或消瘦,肝轻度大,质地偏硬,无压痛或有轻度压痛,脾轻至中度大,肝功能正常或轻度异常。

2. 失代偿期肝硬化 主要为肝功能减退和门静脉高压所致的全身多系统症状和

体征。

(1) 肝功能减退的表现

1) 全身表现：一般状况和营养状况较差，可有疲倦、消瘦乏力、精神不振、皮肤干枯、面色暗无光泽（肝病面容）、水肿、舌炎等，部分病人有不规则发热。

2) 消化道症状：食欲减退是常见症状，进食后常感上腹饱胀、恶心、呕吐，稍进油腻肉食易引起腹泻。上述症状的出现与门静脉高压时胃肠道淤血水肿、消化吸收功能紊乱和肠道菌群失调等因素有关。肝细胞有进行性或广泛性坏死时，病人可出现黄疸，是肝功能严重减退的表现，黄疸时病人可有皮肤瘙痒。

3) 出血和贫血：常有鼻腔、牙龈出血及皮肤紫癜、胃肠道出血，女性病人常有月经过多，与肝合成凝血因子减少、脾功能亢进和毛细血管脆性增加，导致凝血功能障碍有关。由于营养不良（缺乏铁、叶酸和维生素 B_{12} 等）、肠道吸收障碍、胃肠道失血和脾功能亢进等因素，病人可有不同程度的贫血。

4) 内分泌紊乱：主要是雌激素增多，雄激素减少，是由于肝功能减退时对雌激素的灭活作用减弱所致。由于雄激素、雌激素平衡失调，男性常有性功能减退、不育、乳房发育、睾丸萎缩、毛发脱落等；女性有月经失调、闭经、不孕等。部分病人出现蜘蛛痣，主要分布在面、颈、手背、上臂、前胸和肩部等上腔静脉分布的区域内；在手掌鱼际、小鱼际和指端腹侧部位皮肤有红斑，称之为肝掌。由于肾上腺皮质功能减退，病人面部和其他暴露部位可见皮肤色素沉着。肝功能减退时，肝对醛固酮和抗利尿激素灭活功能减退，可引起水钠潴留而导致尿量减少和水肿。

(2) 门静脉高压的表现：包括脾大、侧支循环的建立和开放、腹水。

1) 脾大：多为轻、中度增大，与长期脾淤血有关。晚期出现脾功能亢进，导致白细胞、血小板和红细胞计数减少。

2) 侧支循环的建立和开放：正常情况下门静脉收集腹腔脏器的静脉血，入肝后经肝静脉出肝脏，注入下腔静脉回右心房。当门静脉高压时，来自消化器官和脾脏的回心血液流经肝脏受阻，使门静脉系统的许多部位与腔静脉之间建立门－体侧支循环（图 4-4）。临床上重要的侧支循环有：①食管下段和胃底静脉曲张。常因门静脉压力明显增高、进食粗糙食物机械损伤、胃酸反流腐蚀损伤食管或恶心、呕吐、剧烈咳嗽、负重等使腹内压突然升高，导致胃底静脉曲张破裂引起上消化道出血。②腹壁静脉曲张。在脐周和腹壁可见迂曲的静脉，以脐为中心，多呈放射状流向脐上及脐下，呈水母头状。③痔静脉扩张。为门静脉系的直肠上静脉与下腔静脉系的直肠中、下静脉吻合扩张形成痔核，破裂时引起便血。

3) 腹水：是肝硬化肝功能失代偿期突出的临床表现。腹水时，病人常有腹胀，以饭后明显。大量腹水使病人腹部膨隆，状如蛙腹，甚至导致脐疝，腹壁皮肤紧绷发亮，因膈肌活动受限而出现呼吸困难、心悸。当腹水超过 1 000ml 时，叩诊有移动性浊音。腹水的形成是多因素联合作用的结果：①门静脉压力增高，组织间液回吸收减少而漏入腹腔，是腹水

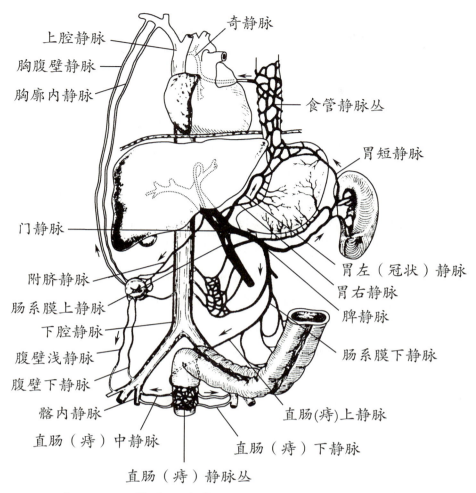

图 4-4 门静脉回流受阻时,侧支循环血流方向示意图

形成的主要原因及始动因素。②低白蛋白血症即白蛋白低于 30g/L,使血浆胶体渗透压降低,毛细血管内液体漏入腹腔或组织间隙形成腹水。③肝淋巴液生成过多,超过胸导管引流能力,使大量淋巴液自肝包膜和肝门淋巴管漏入腹腔。④肝脏对醛固酮、抗利尿激素灭活功能减弱,导致抗利尿激素及继发性醛固酮增多,引起水钠潴留。⑤有效循环血容量不足,肾血流减少,激活了肾素-血管紧张素-醛固酮系统,肾小球滤过率下降及钠、水重吸收增加,促使腹水形成。

(3) 肝脏体征:早期肝脏增大,表面尚光滑,质地中等硬;晚期肝脏缩小,表面可呈结节状,质地坚硬;一般无压痛,但在肝细胞进行性坏死或并发肝炎和肝周围炎时可有压痛与叩击痛。

3. 并发症

(1) 上消化道出血:因门静脉高压致食管下段或胃底静脉曲张破裂出血,是本病常见的并发症。常突然发生大量呕血及黑便,可引起失血性休克或诱发肝性脑病,死亡率高。

(2) 感染:由于病人抵抗力低下,门静脉和上下腔静脉侧支循环开放等原因,增加了细菌侵入繁殖的机会,易并发感染如自发性细菌性腹膜炎、肺炎、胆道感染及败血症等。

自发性细菌性腹膜炎是腹腔内无原发病灶的腹膜急性细菌性感染,致病菌多为革兰氏阴性杆菌。病人常有发热、腹痛、腹胀、腹膜刺激征、腹水迅速增长或持续不减,少数病例发生低血压或中毒性休克、进行性肝衰竭等。

（3）肝性脑病:是晚期肝硬化严重的并发症,也是肝硬化病人常见的死亡原因。

（4）原发性肝癌:肝硬化病人短期内出现病情恶化,肝脏进行性增大、持续性肝区疼痛、血性腹水、发热等,血清甲胎蛋白增高,CT或B超提示肝占位性病变。

（5）肝肾综合征:是肝硬化终末期常见的严重并发症之一。常在顽固性腹水、进食减少、呕吐、腹泻、利尿剂应用不当、自发性细菌性腹膜炎及肝功能衰竭时诱发。病人出现少尿或无尿、氮质血症、稀释性低钠血症和低尿钠,但肾脏无明显器质性损害,故又称功能性肾衰竭。

（6）电解质和酸碱平衡紊乱:常见的有低钠血症,与长期低钠饮食、利尿或大量放腹水有关;低钾低氯血症和代谢性碱中毒,与进食少、呕吐、腹泻、利尿及继发性醛固酮增多有关。

（7）胆石症:肝硬化病人胆结石发生率高,约为30%,且随着肝功能失代偿期程度加重,胆石症发生率升高。

（8）肝肺综合征:在肝硬化基础上,排除原发性心肺疾病后,出现呼吸困难及缺氧体征,如杵状指和发绀,这与肺内血管扩张和动脉血氧功能障碍有关,预后较差。

边学边练

角色扮演,评估失代偿期肝硬化病人的主要症状及并发症。

（三）心理社会状况

肝硬化为慢性经过,随着病情发展加重,病人逐渐丧失工作能力,影响工作或学习,易产生紧张、焦虑、悲观、恐惧等心理;长期治病影响家庭生活、经济负担加重,常使病人和家属出现悲观、失望等不良情绪;家属对病人的关心支持不足,会使病人产生抑郁、绝望等心理。

（四）辅助检查

1. 血常规　代偿期多正常,失代偿期有轻重不等的贫血。脾功能亢进时白细胞和血小板计数减少,合并感染时白细胞计数可升高。

2. 肝功能检查　代偿期正常或轻度异常,失代偿期多有异常。转氨酶常有轻、中度增高,肝细胞受损时多以谷丙转氨酶（GPT）增高较显著,肝细胞严重坏死时谷草转氨酶（GOT）常高于GPT。清蛋白降低,球蛋白增高,清蛋白/球蛋白（A/G）比值降低或倒置。凝血酶原时间有不同程度延长。

3. 腹水检查　一般为漏出液,若并发自发性细菌性腹膜炎、结核性腹膜炎或癌变时腹水可为渗出液。血性腹水考虑癌变,需做细胞学检查。

4. 影像学检查　食管吞钡 X 线检查显示食管静脉曲张呈现虫蚀样或蚯蚓状充盈缺损,胃底静脉曲张呈菊花样充盈缺损。超声、CT 和 MRI 检查可提示肝硬化、脾大、门静脉扩张、腹水等。

5. 内镜检查　腹腔镜检查可直接观察肝脾情况,并可在直视下进行活检协助确诊。胃镜可观察食管、胃底静脉曲张的程度和范围,并可直视下止血。

6. 肝穿刺活组织检查　有假小叶形成,具有确诊价值;有助于明确病因和病理分型。

(五) 治疗要点

目前尚无特效疗法,可采取综合性措施。重视早期诊断,加强病因治疗,如乙型肝炎肝硬化者抗病毒治疗、酒精性肝硬化者须戒酒,注意休息和饮食,以缓解病情,延长代偿期和保持劳动力。代偿期病人服用抗纤维化药物(如秋水仙碱)及中药,使用保护肝细胞药物(如谷胱甘肽等),不宜滥用护肝药物,忌用对肝脏有损害的药物。失代偿期主要是支持及对症治疗、改善肝功能、防治并发症;若药物治疗欠佳,可考虑胃镜、血液净化(人工肝)、介入治疗,有手术适应证者慎重择机手术,肝移植手术可用于治疗晚期肝硬化。

【常见护理诊断/问题】

1. 营养失调:低于机体需要量　与肝功能减退、门静脉高压引起食欲减退、消化和吸收障碍有关。
2. 体液过多　与肝功能减退、门静脉高压引起水钠潴留有关。
3. 有皮肤完整性受损的危险　与营养不良、水肿、皮肤干燥、瘙痒及长期卧床有关。
4. 潜在并发症:上消化道出血、肝性脑病、原发性肝癌、感染等。

【护理目标】

病人能遵守饮食计划,营养物质摄入增加,全身营养状况改善;病人水肿和腹水减轻或消退,舒适感增强;病人无皮肤破损或感染;病人未发生并发症或并发症发生后得到及时治疗和护理,病情稳定。

护理学而思

病人,男性,65 岁。因"腹胀、乏力、食欲下降 1 年,加重 2 个月"入院。既往有乙型肝炎病史 10 年,抽烟,偶尔饮酒。查体:T 36.5℃,P 80 次/min,BP 100/75mmHg。腹部明显膨隆,肝未触及,脾肋下 4.5cm,移动性浊音阳性,双下肢水肿。初步诊断:肝硬化失代偿期。

请思考:
1. 该病人目前的主要护理诊断是什么?
2. 该病人相关的护理措施有哪些?

【护理措施】

(一) 一般护理

1. 休息与活动　休息可以减少能量的消耗,减轻肝脏代谢负担,增加肝脏血流量,有助于肝细胞修复,提高肾小球滤过率,可改善腹水和水肿。代偿期病人可参加轻体力工作,避免过度劳累;失代偿期病人以卧床休息为主,可适当活动,活动量以不感到疲劳、不加重症状为度。

2. 饮食护理　给予高热量、高蛋白质、高维生素、易消化饮食,严禁饮酒,并根据病情变化及时调整饮食。热量以碳水化合物为主;适当摄入脂肪,动物脂肪不宜摄入过多;蛋白质以优质蛋白为主,宜选豆制品、鸡蛋、牛奶、鱼、鸡肉及瘦猪肉等优质蛋白,以利于肝细胞修复和维持血浆白蛋白处于正常水平。肝功能显著损害或有肝性脑病先兆时,应限制或禁食蛋白质,待病情好转后再逐渐增加摄入量,并选择植物蛋白,如豆制品。多食新鲜蔬菜和水果,避免进食刺激性强、粗纤维多和较硬的食物;必要时遵医嘱静脉补充营养,如高渗葡萄糖液、复方氨基酸、白蛋白或新鲜血等。

3. 皮肤护理　黄疸病人伴有皮肤瘙痒,向病人讲解皮肤瘙痒的原因,教会病人进行皮肤自我护理的方法。嘱病人应穿着棉质、柔软、宽松的内衣裤,经常换洗,并保持床单清洁、干燥,使皮肤有舒适感,以减轻瘙痒。协助病人每天用温水擦浴,避免使用热水或有刺激性的沐浴用品,沐浴后可使用性质柔和的润肤品,以减轻皮肤干燥和瘙痒。嘱病人勿用手抓挠,以免引起皮肤破损而发生感染。瘙痒严重者可遵医嘱给予局部涂擦止痒剂或服用抗组胺药。腹水病人协助勤翻身,骨隆突处可用棉垫或气圈垫起,以防发生压力性损伤或感染。

📖 边学边练

为本节"工作情景与任务"中的高先生提供合理饮食。

(二) 心理护理

关心、体贴病人,鼓励病人说出内心感受和忧虑,与病人一起讨论可能面对的问题,在精神上给予病人真诚的安慰和支持;向病人及家属提供新的医疗信息,告诉病人肝脏代偿能力强,适当治疗、良好的护理及必要的保健指导,常可使病情缓解或延缓病情发展,增加病人对于治疗的信心;指导病人家属在情感上关心和支持病人,减轻病人的心理压力。

(三) 病情观察

准确记录24小时液体出入量,定期测量体重和腹围,以观察腹水和下肢水肿的消长情况,并教会病人正确的测量和记录方法。密切监测病人营养状况、血清电解质和酸碱度的变化,及时发现并纠正水、电解质、酸碱平衡紊乱。注意有无呕血和黑便,有无精神异常,有无发热、腹痛、腹胀及短期内腹水迅速增加,有无少尿、无尿及恶心等表现,及早发现上消化道出血、肝性脑病等并发症。若出现异常,应立即报告医生并协助处理。

(四)腹水的治疗和护理

1. 体位　轻度腹水者尽量取平卧位,抬高下肢以增加肝、肾血流量,改善肝细胞营养,提高肾小球滤过率,减轻水肿。大量腹水者取半卧位,以使膈肌下降,有利于呼吸运动,减轻呼吸困难和心悸,同时应避免使腹内压突然剧增的因素,如剧烈咳嗽、打喷嚏、用力提重物、用力排便等。阴囊水肿者可用托带托起阴囊,以利于水肿消退。

2. 限制水、钠摄入　遵医嘱限制摄入钠盐,500～800mg/d(氯化钠1.2～2.0g/d);进水量1 000ml/d以内,如有显著低钠血症,进水量应限制在500ml/d以内。向病人介绍各种食物的成分,尽量少食高钠食物,如咸肉、酱菜及罐头食品、含钠味精等。限钠饮食常使病人感到食物淡而无味,可适量添加食醋、柠檬汁等,改善口味,增进食欲。腹水减退后,仍需限制钠的摄入,防止腹水再次出现。

3. 用药护理　利尿是临床应用广泛的治疗腹水的方法,常联合使用保钾及排钾利尿剂,即螺内酯联合呋塞米,一般开始用螺内酯60mg/d+呋塞米20mg/d,逐渐增加至螺内酯100mg/d+呋塞米40mg/d。用药期间注意维持水、电解质和酸碱平衡,利尿速度不宜过快,避免诱发肝性脑病,以每天体重减轻不超过0.5kg为宜,有下肢水肿者每天体重减轻不超过1kg。

4. 协助医生做好经颈静脉肝内门腔分流术(TIPS)的治疗及护理　TIPS是通过介入手段经颈静脉放置导管,建立肝静脉与肝内门静脉分支间的分流通道,以降低门静脉系统压力,减少腹水生成。多数TIPS术后病人可不需限盐、限水及长期使用利尿剂,减少对肝移植的需求。

5. 协助腹腔穿刺放腹水护理　对大量腹水引起呼吸困难和心悸,且利尿效果不佳者,可酌情放腹水或自身腹水浓缩回输。

(1)操作前向病人及家属介绍操作目的、方法及操作中可能会产生的不适,一旦出现立即告知术者;放液前测量体重、腹围、生命体征,嘱病人排空膀胱以免穿刺时损伤膀胱。

(2)操作过程与护理配合

1)安置病人于舒适体位,一般坐在靠背椅上(图4-5),体弱者在床上取平卧、半卧、稍左侧卧位,用屏风遮挡。

2)选择适宜穿刺点。①一般常选择左下腹部脐与髂前上棘连线中外1/3交点处,此处不易损伤腹壁动脉。②脐与耻骨联合中点上1cm,偏左或右1.5cm处,此处无重要器官且易愈合(图4-6)。③侧卧位,在脐水平线与腋前线或腋中线之延长线的交点,此处常用于诊断性穿刺。④对少量或包裹性腹水,需在B超定位下穿刺。

3)穿刺部位常规消毒,戴无菌手套,铺消毒洞巾,在穿刺点自皮肤至腹膜壁层用2%利多卡因逐层做局部浸润麻醉。

4)术者左手固定穿刺部位皮肤,右手持针经麻醉处逐步刺入腹壁,待感到针尖抵抗

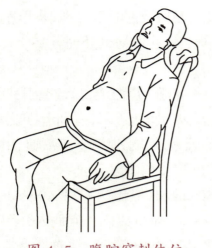
图 4-5 腹腔穿刺体位

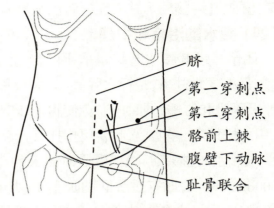
图 4-6 腹腔穿刺部位

突然消失时,表示针尖已穿过腹膜壁层,即可抽取和引流腹水,并置腹水于消毒试管中以备检验用。诊断性穿刺可选用 7 号针头进行穿刺,直接用无菌的 20ml 或 50ml 注射器抽取腹水。大量放液时可用针尾连接橡皮管的 8 号或 9 号针头,在放液过程中,用血管钳固定针头并夹持橡皮管。

5)术中应密切观察病人有无穿刺反应,若出现头晕、恶心、心悸、气短、面色苍白等,应立即停止操作,卧床休息,并对症处理。

6)放液结束拔出穿刺针,穿刺部位用 2% 碘酊消毒后盖上无菌纱布,手指压迫 5~10 分钟,胶布固定,并用多头绷带束紧腹部。

7)整理用物,详细记录腹水的量、颜色和性质并及时送验。

(3)操作后护理

1)嘱病人平卧 8~12 小时,或卧向穿刺部位的对侧,防止腹水外溢。

2)预防伤口感染,密切观察穿刺部位有无渗液、渗血,有无腹部压痛、反跳痛和肌紧张等腹膜炎征象。如遇穿刺处继续有腹水渗漏时,可用蝶形胶布或涂上火棉胶封闭。

3)观察有无并发症的发生,注意病人面色、血压、脉搏、意识等变化,如有异常及时处理。注意腹腔穿刺放液速度不宜过快,以防腹压骤然降低,内脏血管扩张而发生血压下降甚至休克等现象。肝硬化病人一次放腹水量一般不超过 3 000ml,过多放液可诱发肝性脑病和电解质紊乱。对于不具备 TIPS 技术、对 TIPS 禁忌及失去 TIPS 机会时顽固性腹水的姑息治疗,一般每放 1 000ml 腹水,输注白蛋白 8g。

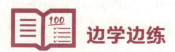 **边学边练**

角色扮演,做好腹水病人的护理。

(五) 健康指导

1. **生活指导** 指导家属理解和关心病人,给予病人精神支持和生活照顾。指导病人注意情绪调节和保持情绪稳定,保持心情愉快,树立治疗信心;合理安排饮食,既保证营养丰富又遵守必要的饮食限制;指导病人生活规律、睡眠充足、戒烟禁酒、适量活动、保持大便通畅;指导病人注意保暖和个人卫生,预防感染。

2. **疾病知识指导** 帮助病人和家属掌握肝硬化相关知识和自我护理方法,细心观察,及早发现病情变化,学会识别并发症的征兆,如病人出现性格、行为改变等肝性脑病的前驱症状或消化道出血等,应及时就诊。

3. **用药指导** 遵医嘱服药,切忌滥用护肝药物,以免服药不当而加重肝脏负担和肝功能的损害。教会病人观察药物疗效和不良反应。坚持定期门诊复查。

【护理评价】

病人营养状况是否改善;病人体液过多是否有效减轻或者消失;病人皮肤有无破损和感染;病人的并发症有无得到有效预防或治疗。

(巩春艳)

第四节 肝性脑病病人的护理

工作情景与任务

导入情景

老闫,男性,59岁。有肝硬化病史10年,进食油炸糕后突然呕血,量约300ml,继而排黑便3次,累计黑便量约200ml,8小时后病人出现意识障碍,压迫眶上神经无反应。门诊以"肝硬化合并肝性脑病"收入院治疗。

工作任务:

1. 请评估判断老闫处于肝性脑病临床分期中的第几期。
2. 根据老闫的病情指导其合理饮食。

肝性脑病是由严重肝病或门-体分流引起的、以代谢紊乱为基础的中枢神经系统功能失调的临床综合征。轻者临床表现仅为轻微智力损害,严重者表现为意识障碍、行为失常和昏迷。

肝炎后肝硬化是引起肝性脑常见的病因。门-体分流性肝性脑病常有明显诱因,如上消化道出血、高蛋白饮食、大量排钾利尿和放腹水、使用镇静剂及麻醉药、便秘、感染、外科手术等。

肝性脑病的发病机制迄今尚未完全明确。目前本病的发病机制涉及以下内容:①氨中毒。氨是促发肝性脑病主要的神经毒素，氨代谢紊乱引起氨中毒是肝性脑病特别是门-体分流性肝性脑病的重要发病机制。消化道是氨产生的主要部位，以非离子型氨（NH_3）和离子型氨（NH_4^+）两种形式存在，NH_3有毒且能透过血脑屏障，NH_4^+相对无毒且不能透过血脑屏障。当结肠内pH>6时，NH_4^+转为NH_3，经肠黏膜大量弥散入血；pH<6时，NH_3从血液转至肠腔，随粪便排出。肝功能衰竭和存在门体静脉分流时，来自肠道的、正常情况下能被肝脏有效代谢的NH_3，未被肝脏解毒和清除便进入体循环，透过血脑屏障到达脑部，导致大脑功能紊乱。②假神经递质。神经冲动的传导是通过递质来完成的。神经递质分兴奋和抑制两类，正常时两类神经递质保持生理平稳。肝衰竭时，食物中的芳香族氨基酸如酪氨酸、苯丙氨酸等，在肝脏内清除发生障碍而进入脑组织形成β-羟酪胺和苯乙醇胺，由于它们的化学结构与正常神经递质去甲肾上腺素相似，但不能传递神经冲动或作用较弱，被称为假性神经递质。当假性神经递质被脑细胞摄取并取代了正常神经递质时，神经传导发生障碍，兴奋冲动不能正常地传至大脑皮层而产生异常抑制，出现意识障碍或昏迷。③其他。如色氨酸、锰离子等。

【护理评估】

（一）健康史

注意询问有无病毒性肝炎、肝硬化及肝癌等病史，近期有无门体静脉分流手术史，有无诱发因素。

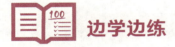

边学边练

评估本节"工作情景与任务"中老闫患病的病因和诱发因素。

（二）身体状况

肝性脑病常因原有肝病的性质、肝细胞损害的轻重缓急及诱因不同，临床表现很不一致。临床上常依据神经系统表现、意识障碍程度、脑电图改变等，将肝性脑病分为五期。

0期（潜伏期）：又称轻微肝性脑病，无行为、性格的异常，无神经系统病理征，脑电图正常，只在心理测试或智力测试时有轻微异常。

1期（前驱期）：轻度性格改变和精神异常。表现为焦虑、欣快激动、淡漠、睡眠倒错、健忘等。可引出扑翼样震颤，脑电图多数正常。此期临床表现不明显，易被忽略。

2期（昏迷前期）：嗜睡、行为失常（如衣冠不整或随地大小便）、言语不清、定向力及书写障碍。此期病人有明显神经体征，如肌张力增高、腱反射亢进、踝阵挛及巴宾斯基征阳性等。扑翼样震颤存在，脑电图有特征性异常。

3期（昏睡期）：昏睡，但可以唤醒，醒后可回答提问，但常有神志不清或幻觉。各种神经体征持续存在或加重，肌张力亢进，锥体束征阳性。有扑翼样震颤，脑电图明显异常。

4期（昏迷期）：昏迷，不能唤醒。浅昏迷时，仍有肌张力增高、腱反射亢进，对疼痛等有反应,生理反射存在。深昏迷时,肌张力降低,各种反射均消失。由于病人不能被唤醒,扑翼样震颤无法引出,脑电图明显异常。

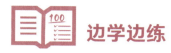 **边学边练**

角色扮演,评估肝性脑病病人各期临床表现。

(三)心理社会状况

因病情重、病程长、久治不愈、医疗费较高等原因,病人常出现烦躁、焦虑、悲观等情绪,甚至不配合治疗;昏迷后家属往往出现紧张、担忧、恐惧心理。由于肝性脑病有精神症状,因此评估时应鉴别病人是疾病引起的心理问题还是疾病导致的精神障碍表现。

(四)辅助检查

1. **血氨**　慢性肝性脑病尤其是门-体分流性肝性脑病血氨多增高;急性肝衰竭所致的急性肝性脑病,血氨多数正常。

2. **脑电图检查**　特征性改变为节律变慢。昏迷前期、昏睡期病人出现每秒4~7次的δ波或三相波;昏迷病人表现为每秒1~3次的高波幅δ波。

3. **心理智能测验**　主要用于轻微肝性脑病的筛查。一般木块图试验、数字连接试验及数字符号试验联合应用。缺点是易受年龄、教育程度影响。

4. **CT或MRI检查**　急性病人可发现脑水肿,慢性病人可发现不同程度的脑萎缩。可排除脑血管意外和颅内肿瘤等疾病。

(五)治疗要点

目前尚无特效疗法,常采用综合治疗措施,包括消除诱因和保护肝功能,使肝免受进一步损伤,治疗氨中毒及调节神经递质。有条件者可使用人工肝或进行肝移植。

【常见护理诊断/问题】

1. **意识障碍**　与血氨增高,干扰脑细胞能量代谢和神经传导有关。
2. **营养失调:低于机体需要量**　与肝功能减退、消化吸收障碍、限制蛋白摄入有关。
3. **有感染的危险**　与长期卧床、营养失调、抵抗力低下有关。

【护理目标】

病人意识、感知逐渐恢复正常,生命体征平稳;病人营养得到及时补充,能满足机体需要;病人无感染发生。

 护理学而思

病人,男性,53岁。有肝硬化病史5年,近1个月来出现大量腹水、双下肢水肿。应用排钾利尿剂后,尿量明显增加,腹水明显减退。今晨病人出现胡言乱语,对时间、地点和人物时常混淆。实验室检测显示血氨增高。

请思考：
1. 为什么在治疗的过程中病人会出现意识障碍？
2. 该病人目前的护理措施有哪些？

【护理措施】

（一）一般护理

1. 休息与活动　安置病人于重症监护室，绝对卧床休息，专人护理，保持室内空气新鲜，环境安静，限制探视。对躁动病人应做好防护，可加装床边护栏、使用约束带等，防止病人发生坠床。

2. 饮食护理　①高热量饮食：保证每天总热量在5.0~6.7MJ（1 200~1 600kcal），以碳水化合物为主，以减少体内蛋白质分解，促使氨转化为谷氨酰胺，有利于降低血氨。脂肪可延缓胃的排空，应尽量少用。每天入液总量以不超过2 500ml为宜，肝硬化腹水病人一般以1 000ml左右为标准控制入液量。②蛋白质的摄入：肝性脑病对营养的要求重点不在于限制蛋白质的摄入，而在于保持正氮平衡。急性起病数天内禁食蛋白质（1~2期肝性脑病可将蛋白质限制在20g/d以内），给予葡萄糖保证能量供应，昏迷者可给予鼻饲。意识清醒后，可逐渐恢复蛋白质摄入，从20g/d开始逐渐增加至1g/（kg·d），最好给予植物蛋白。植物蛋白和奶制品蛋白优于动物蛋白，植物蛋白富含支链氨基酸和非吸收纤维素，有利于维护结肠的正常菌群及酸化肠道。慢性肝性脑病病人无禁食蛋白质的必要。③其他：禁用维生素B_6，因其可使多巴在周围神经处转为多巴胺，影响多巴进入脑组织，减少中枢神经系统正常递质的传导。

3. 避免各种诱发因素　①限制蛋白质摄入，因摄入的蛋白质在肠道内被细菌分解产氨增多。②清除胃肠道内积血，减少氨的产生。上消化道出血为常见的诱因，出血停止后应灌肠和导泻，清除肠道积血。③防治感染。感染可使组织分解代谢加速，产氨增多而加重肝性脑病。④避免快速利尿和大量放腹水，及时处理严重的呕吐、腹泻，以防引起有效循环血容量减少、大量蛋白质丢失及水、电解质、酸碱平衡紊乱，从而加重病情。⑤避免应用催眠镇静药及麻醉药，以免引起大脑功能抑制，发生脑细胞缺氧，降低脑组织对氨的耐受性。⑥避免输液过多过快，以免引起低钾血症、低钠血症、脑水肿等，从而加重肝性脑病。⑦保持大便通畅，减少毒物的吸收。便秘延长NH_3及其他有毒物质与结肠黏膜接触时间，增加NH_3等有毒物质的吸收。口服硫酸镁导泻，用生理盐水或弱酸溶液（生理盐水加白醋）灌肠，清除肠道内有毒物质。因肥皂水等碱性灌肠液可促进NH_3的吸收，因此禁止使用。

> **边学边练**
> 指导本节"工作情景与任务"中的老闫及家属如何避免各种诱因。

(二) 心理护理

针对病人不同心理问题,给予耐心的解释和劝导,尊重病人的人格,解除病人的顾虑及不安情绪,取得病人的信任及合作,鼓励病人增强战胜疾病的信心。向家属讲解病情发展经过,共同参与病人的护理,提高治愈率。

(三) 病情观察

密切观察肝性脑病早期表现,判断病人意识障碍的程度。观察原发肝病的症状、体征有无加重及有无上消化道出血、休克、脑水肿及感染等迹象,一旦发现及时报告医生并配合处理。密切观察生命体征及瞳孔变化,定时测定肝肾功能、电解质及血氨,监测凝血因子和血糖变化。

(四) 治疗配合

1. **用药护理**　遵医嘱用药,并观察药物疗效和不良反应。

(1) 促进体内氨代谢的常用药物:①门冬氨酸鸟氨酸:是目前常用的有效降氨药,静脉注射时应控制速度,避免出现恶心、呕吐等消化道不良反应。严重肾衰竭者慎用或禁用。②谷氨酸钾或谷氨酸钠:为碱性制剂,血 pH 偏高者不宜使用。应用时根据血钾、血钠浓度进行调整,肝肾综合征病人、少尿及无尿时慎用或禁用谷氨酸钾;严重水肿、腹水、心力衰竭及脑水肿时慎用或禁用谷氨酸钠,并注意输液浓度。③精氨酸:为酸性制剂,不宜和碱性药物配伍。静脉输液速度不宜过快,注意观察有无流涎、呕吐及面色潮红等不良反应。

(2) 减少肠内氮源性毒物的生成与吸收:①灌肠或导泻:用生理盐水或弱酸性溶液灌肠,也可口服或鼻饲 25% 硫酸镁导泻。②抑制肠道细菌生长:常用新霉素、甲硝唑、利福昔明等。新霉素长期服用可出现听力或肾功能损害,使用不宜超过 1 个月,用药期间监测听力和肾功能。③乳果糖在结肠被分解为乳酸,能降低肠道 pH,减少氨的产生和吸收。

(3) 大量输注葡萄糖的过程中必须警惕低钾血症、心力衰竭。

2. **昏迷病人的护理**

(1) 病人取仰卧位,头略偏向一侧以防止舌后坠阻塞呼吸道。

(2) 保持呼吸道通畅,可给予吸氧。严重者应进行气管插管或气管切开。

(3) 做好皮肤、口腔、眼部的护理。应保持床单、被褥清洁、干燥、平整,协助病人定时翻身,经常按摩受压部位,防止压力性损伤。定时进行口腔护理。对眼睑不能完全闭合有角膜外露者,应用眼药膏涂满眼睛,并覆盖生理盐水纱布,防止角膜损伤。

(4) 经常帮助病人做肢体被动运动,防止肌肉萎缩和静脉血栓形成。

（5）有尿潴留者，应给予留置导尿，并详细记录尿量、颜色、气味。

（五）健康指导

1. 生活指导　根据病情调整饮食，坚持合理饮食原则，戒烟酒。
2. 疾病知识指导　向病人及家属介绍肝性脑病的有关知识，避免本病的诱发因素。教会家属识别肝性脑病的先兆症状，以便及时就诊。指导病人遵医嘱合理用药，了解药物的主要不良反应，并注意观察。

【护理评价】

病人意识是否恢复正常；病人营养状况是否得到改善；病人的并发症有无得到有效预防或治疗。

（巩春艳）

第五节　细菌性肝脓肿病人的护理

　工作情景与任务

导入情景

老李，男性，48岁。寒战、高热伴肝区疼痛3天入院。查体：T 40℃，肝区压痛和肝大。B超检查显示左肝外叶发现一大小约6cm×5cm的液性肿块，考虑为肝脓肿。

工作任务：

1. 请帮助老李进行退热护理。
2. 医生为老李进行脓肿切开引流，请为老李做好引流护理。

细菌性肝脓肿是指化脓性细菌引起的肝内化脓性感染，又称化脓性肝脓肿。男性多见，中年病人约占70%。

引起细菌性肝脓肿常见的致病菌是大肠埃希菌和金黄色葡萄球菌，其次为厌氧链球菌、类杆菌属等。由于肝脏有门静脉和肝动脉双重血液供应，且胆道系统与肠道相通，肝内感染的可能性增加。病原菌侵入肝脏的途径包括：①经胆道系统，是主要的入侵途径和常见的病因，如胆囊炎、胆管炎及各种原因导致的胆道系统疾病。②经肝动脉系统，如亚急性细菌性心内膜炎、肺炎和痈等。③经门静脉系统，如腹腔感染、肠道感染、痔核感染和脐部感染等。④其他，如胃十二指肠穿孔、膈下脓肿等。另外，邻近肝脏的部位发生感染时，细菌可经淋巴系统侵入肝。开放性肝损伤时细菌可随创口直接侵入肝引起脓肿。

细菌侵入肝脏后引起局部炎症改变，形成单个或多个小脓肿，小脓肿经抗感染治疗后多能吸收消失；如感染继续发展，多个小脓肿可融合成较大的肝脓肿。在脓肿形成发展过程中，大量毒素吸收可出现较严重的毒血症。当脓肿进入慢性期后，脓肿周边肉芽组织增生、纤维化,肝脓肿亦可向膈下、腹腔或胸腔穿破,导致严重的并发症。

【护理评估】

(一) 健康史

评估病人的发育和营养状况;既往是否患有胆道疾病;有无其他部位感染及肝脏的开放性损伤等。

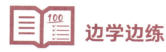

评估本节"工作情景与任务"中病人老李患细菌性肝脓肿的病因。

(二) 身体状况

1. 症状

(1) 寒战和高热:是常见的早期症状,体温可高达39~40℃,一般为弛张热,伴大量出汗、脉率增快等感染中毒症状。

(2) 肝区疼痛:系因肝大、肝包膜急性膨胀和炎性渗出物的局部刺激所致,多数病人出现肝区持续性胀痛或钝痛。如炎症刺激横膈或向胸部扩散,可出现右肩牵涉痛或胸痛。

(3) 消化道和全身症状:病人主要表现出恶心、呕吐、乏力、食欲减退等症状。因肝脓肿对机体的营养消耗大,病人可在短期内出现重症消耗面容;少数病人可有腹泻、腹胀、呃逆等症状;炎症累及胸部可致刺激性咳嗽或呼吸困难等。

2. 体征　常见体征为肝区压痛和肝大,右下胸部和肝区有叩击痛。脓肿巨大时,右季肋部或上腹部饱满,局部皮肤可出现红肿、皮温升高,甚至局限性隆起。若能触及肿大的肝脏或肝内波动性肿块,可出现腹肌紧张。严重者可出现黄疸。病程较长的病人常有贫血。

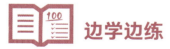

角色扮演,细菌性肝脓肿病人的主要症状和体征。

(三) 心理社会状况

由于本病突然发病或病程较长,病人忍受较重的痛苦、担忧预后或经济负担等原因,常有焦虑、不安或恐惧反应,发生严重并发症时反应更加明显。应了解病人的心理状态、病人和家属对疾病及治疗的认知和心理承受能力,了解家庭的经济承受能力。

(四) 辅助检查

1. 实验室检查　血白细胞计数增高,中性粒细胞可高达90%以上,有核左移现象和中毒;有时血细胞比容下降;血清转氨酶升高。

2. 影像学检查

(1) X线检查:肝阴影增大,右膈肌抬高和活动受限,可伴有反应性胸膜炎和胸腔积液。

(2) B超检查:可作为首选检查方法,能分辨肝内直径2cm的液性病灶,并明确脓肿部位和大小。

(3) CT或MRI检查:对肝脓肿的定位与定性有很大诊断价值。

3. 诊断性肝穿刺　必要时可在肝区压痛剧烈处或在超声探测引导下施行诊断性穿刺,抽出脓液即可确诊,脓液送细菌培养,注意与阿米巴肝脓肿鉴别(表4-4)。

表4-4　细菌性肝脓肿与阿米巴肝脓肿的鉴别

鉴别点	细菌性肝脓肿	阿米巴性肝脓肿
病史	继发于胆道感染或其他化脓性疾病	继发于阿米巴痢疾
症状	病情急骤,全身脓毒血症症状明显,有寒战、高热,一般为弛张热	起病缓慢,病程较长,可有高热或不规则发热、盗汗,症状较轻
体征	肝大常不显著,多无局限性隆起	肝大显著,可有局限性隆起
血液化验	白细胞计数及中性粒细胞可明显增加,血液细菌培养可呈阳性	白细胞计数可增加,如无继发细菌感染,血液细菌培养阴性。血清学阿米巴抗体检测阳性
粪便检查	无特殊表现	部分病人可找到阿米巴滋养体
脓液	多为黄白色脓液,涂片和培养可发现细菌	大多为棕褐色脓液,无臭味,镜检有时可找到阿米巴滋养体。若无混合感染,涂片和培养无细菌
诊断性治疗	抗生素治疗有效	抗阿米巴药物(甲硝唑、氯喹)治疗有效
脓肿	较小,常为多发性	较大,多为单发,多见于肝右叶

(五) 治疗要点

细菌性肝脓肿是一种严重的感染,应早期诊断,积极治疗。

1. 非手术治疗　适用于急性期尚未局限的肝脓肿和多发性小脓肿。

(1) 支持性治疗:肠内、肠外营养支持;纠正水、电解质、酸碱失衡;补充维生素B、维生素C、维生素K;必要时多次小量输血和血浆,纠正低蛋白血症;改善肝功能和增强机体抵抗力。

(2) 抗生素治疗:大剂量、联合应用抗生素。在未明确病原菌前,可首选对大肠埃希菌、金黄色葡萄球菌、厌氧菌等敏感的抗生素。根据脓液或血液细菌培养、药物敏感试验结果选用有效抗生素。对于重度感染者,可应用新型强有力的广谱抗生素。

(3) 中医中药治疗:多与抗生素和手术治疗配合应用,以清热解毒为主。

2. 手术治疗

(1) 经皮肝穿刺脓肿置管引流术:适用于单个较大的脓肿,可在B超引导下行穿刺置管。手术后可用等渗盐水(或加抗生素)缓慢冲洗脓腔或注入抗生素,待到冲洗液变清澈、超声检查脓腔直径小于2cm即可拔管。

(2) 脓肿切开引流术:适用于较大的脓肿;胆源性肝脓肿;位于肝左外叶脓肿;慢性肝脓肿。常用的手术方法为经腹腔切开引流,适用于多数肝脓肿病人。

(3) 肝叶切除术:适用于慢性厚壁肝脓肿切开引流术后长期不愈或肝内胆管结石合并左外叶多发性肝脓肿且该肝叶功能丧失者。

【常见护理诊断/问题】

1. 体温过高　与肝脓肿及其产生的毒素吸收有关。
2. 疼痛　与炎性介质刺激有关。
3. 营养失调:低于机体需要量　与进食减少、感染引起分解代谢增加有关。
4. 潜在并发症:腹膜炎、膈下脓肿、腹腔内感染、休克。

【护理目标】

病人的体温恢复正常;病人的疼痛缓解或消失;病人的营养得到及时补充;病人的并发症得到有效预防或治疗。

护理学而思

病人,男性,50岁。因寒战、高热、右上腹疼痛1周入院治疗。既往有胆囊炎、胆石症3年。体格检查:T 39.8℃,P 96次/min,R 22次/min,BP 130/85mmHg,急性病容,巩膜黄染,右上腹压痛,肝大,肝区叩击痛明显。实验室检查:白细胞计数$20×10^9/L$,中性粒细胞比值90%。B超检查示:胆总管结石,左肝内可见6cm×4cm液性无回声暗区。

请思考:

1. 该病人目前的主要护理诊断/问题是什么?
2. 该病人目前如何护理?

【护理措施】

(一) 一般护理

鼓励病人多食高蛋白、高热量、富含维生素和膳食纤维的食物;保证足够的液体摄入量;贫血、低蛋白血症者应输入血液制品;为进食较差、营养不良者提供肠内、肠外营养支持。

边学边练

为本节"工作情景与任务"中的病人老李提供饮食护理。

（二）心理护理

关心安慰病人，加强与病人的交流和沟通，鼓励病人说出自己的想法，消除病人的焦虑、恐惧及紧张心理，使病人树立恢复健康的信心，积极配合治疗和护理，以取得满意的效果。

（三）病情观察

1. 术前　应加强观察生命体征、腹部及胸部症状与体征，注意有无腹膜炎、膈下脓肿、胸腔内感染、心脏压塞等严重并发症。肝脓肿若继发脓毒血症、急性化脓性胆管炎、心脏压塞或中毒休克时，可危及生命，应协助医生立即抢救。

2. 术后　严密观察生命体征、腹痛与腹部体征，注意观察腹腔有无脓液流入和出血等表现；位置较高的肝脓肿穿刺后应观察呼吸、胸痛和胸部体征，防止发生气胸、脓胸等并发症。观察发热、肝区疼痛等肝脓肿症状及改善情况，复查B超，了解脓肿好转情况。

（四）治疗配合

1. 高热护理

（1）保持病室内温度和湿度适宜：应定时通风，保持空气新鲜，维持室温在18～22℃，湿度在50%～70%。

（2）加强观察、控制体温：动态观察体温，当病人寒战后或体温高于39℃时，应每2小时测定体温1次，及时根据病情应用物理降温，必要时遵医嘱进行药物降温，降温过程中注意保暖，同时应观察病人有无大量出汗引起虚脱或高热惊厥。

（3）保持舒适：病人衣着适量，及时更换汗湿的衣裤、床单，保持清洁和舒适。

（4）增加摄水量：除需控制入水量者外，高热病人每天至少摄入2 000ml液体，以防高渗性缺水，经口服补充不足者应加强静脉补液、补钠，纠正体液失衡。

边学边练

角色扮演，对细菌性肝脓肿病人进行高热护理。

2. 用药护理　遵医嘱尽早合理应用有效抗生素，把握给药间隔时间与药物配伍禁忌，观察药物不良反应。对长期应用抗生素者，注意观察口腔黏膜情况，注意有无腹泻、腹胀等，警惕假膜性肠炎及继发双重感染，必要时做真菌培养。

3. 镇静止痛　遵医嘱应用镇静止痛药物，以减轻疼痛、保证休息。

4. 引流管护理 病人取半卧位,有利于改善呼吸和引流;严格遵守无菌原则,每天用生理盐水或含甲硝唑的盐水多次或持续冲洗脓腔,观察和记录脓腔引流液的颜色、性状和量;定期更换引流瓶;妥善固定引流管,防止意外滑脱;保持引流通畅,避免引流管折叠、扭曲、受压,当脓腔引流量少于10ml/d时,可拔除引流管,改为凡士林纱条引流,适时换药,直至脓腔闭合。

5. 并发症的护理 注意观察术后有无腹腔创面出血、胆汁渗漏;右肝后叶、膈顶部脓肿引流时,观察有无损伤膈肌或误入胸腔;术后早期一般不冲洗,以免脓液流入腹腔,术后1周左右开始冲洗脓腔。

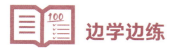 **边学边练**

角色扮演,对细菌性肝脓肿病人进行引流管护理。

(五)健康指导

1. 生活指导 病人出院后多进食高热量、高蛋白、富含维生素和纤维素的食物,多饮水,增强身体抵抗力。

2. 疾病知识指导 向病人及家属讲解本病的病因、常见临床表现等方面的知识,以提高病人的自我护理能力并解除其恐惧心理。

3. 用药指导 出院后遵医嘱服药,不擅自改剂量或停药。

4. 随访指导 出院后如出现发热、肝区疼痛等症状,及时就诊。

【护理评价】

病人的体温是否恢复正常;病人的疼痛有无缓解或消失;病人的营养是否得到及时加强;病人的并发症有无得到有效预防或治疗。

(刘丽红)

第六节 胆道疾病病人的护理

 工作情景与任务

导入情景

老张,男性,46岁。既往有胆囊结石病史2年。1天前进食油腻食物后突然出现右上腹疼痛,并向右肩部放射,伴恶心、呕吐2次,呕吐物为胃内容物及黄色苦味液体。

工作任务:

1. 评估老张病情。

2. 采取有效措施，帮助老张缓解疼痛。

胆道系统疾病包括胆道感染、胆石症、胆道蛔虫病以及胆道肿瘤和畸形等，以前两者多见。

胆道感染包括胆囊炎和胆管炎，分为急性、亚急性和慢性炎症。胆道感染的主要原因是胆道梗阻、胆汁淤滞，胆道结石可导致胆道梗阻而诱发感染，胆道反复感染可以促进胆石形成并进一步加重胆道梗阻。急性胆囊炎按病理类型分为急性单纯性胆囊炎、急性化脓性胆囊炎、急性坏疽性胆囊炎三型。致病菌以大肠埃希菌为主。急性胆囊炎反复发作，可迁延为慢性胆囊炎。急性梗阻性化脓性胆管炎，基本病理变化是胆管梗阻和胆管内化脓性感染。胆管梗阻及随之而来的胆道感染造成梗阻以上胆管扩张，管腔内逐渐充满脓性胆汁或脓液，胆管内细菌和毒素逆行进入肝窦，产生严重的脓毒血症、感染性休克，甚至多器官功能衰竭（MODS）。

胆石症包括发生在胆囊和胆管的结石，是胆道系统的常见病、多发病。在我国，胆石症女性发病高于男性。随着生活水平提高、饮食习惯改变及卫生条件改善，胆固醇结石的比例明显高于胆色素结石。胆石形成的原因十分复杂，是多因素综合作用的结果，主要与胆道感染和代谢异常等因素有关。

按成分，胆石可分为胆固醇结石、胆色素结石和混合性结石三种。①胆固醇结石主要成分为胆固醇，由于饮食、代谢因素，胆汁中的胆固醇呈过饱和状态并析出、沉淀、结晶，从而形成结石。②胆色素结石以胆红素为主，其成因与胆道感染、胆道梗阻、胆道蛔虫等有关。③混合性结石由胆固醇、胆红素、钙盐等多种成分组成。

按结石所在的部位，胆石可分为胆囊结石和胆管结石（图4-7）。目前我国以胆囊结石多见。①胆囊结石：主要为胆固醇结石、混合型结石，常与急性胆囊炎并存。②胆管结石：包括肝外胆管结石和肝内胆管结石。肝外胆管结石分为原发性和继发性，前者成因与胆道感染、胆汁淤滞、胆道异物等因素有关，后者常因胆囊结石排入胆总管引起。肝内胆

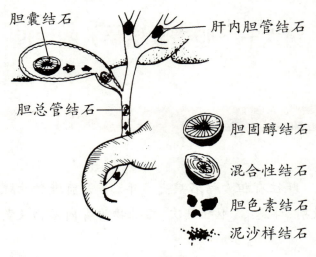

图4-7 胆管系统结石

管结石主要与胆道感染、胆道寄生虫、胆汁淤滞等有关。

胆道蛔虫病是肠道蛔虫上行钻入胆道后造成的,多见于儿童和青少年。蛔虫寄生于小肠中下段,有钻孔习性,喜碱性环境。当胃肠道功能紊乱、饥饿、发热、驱蛔治疗不当、妊娠等致其寄生环境发生变化,蛔虫上窜至十二指肠,如有奥迪(Oddi)括约肌功能失调,蛔虫可钻入胆道。机械性刺激可引起Oddi括约肌痉挛,导致胆绞痛,并可诱发急性胰腺炎。蛔虫将肠道的细菌带入胆道,可致胆道感染,严重者引起急性化脓性胆管炎和肝脓肿;如经胆囊管钻至胆囊,可引起胆囊穿孔。括约肌长时间痉挛致蛔虫死亡,残骸可成为结石的核心。

【护理评估】

(一) 健康史

1. 一般情况　包括病人年龄、性别及饮食习惯等。

2. 既往史　注意询问病人有无腹痛、寒战高热、黄疸等出现;有无反酸、嗳气、餐后饱胀等消化道症状;有无胆囊炎和胰腺炎发作病史;怀疑胆道蛔虫病者,询问近期有无驱虫、便虫史,有无发热、胃肠道疾病等。

3. 家族史　了解家庭中有无胆囊结石、胆囊炎病人。

(二) 身体状况

1. 胆道感染

(1) 急性胆囊炎:是胆囊管梗阻和细菌感染引起的炎症,为一种急腹症。根据胆囊内有无结石,将胆囊炎分为结石性胆囊炎和非结石性胆囊炎,约95%的病人伴有胆囊结石。

1) 症状:①腹痛,多于饱餐、进食油腻食物后或夜间发作,典型表现为阵发性右上腹剧烈疼痛,可向右肩背部放射。②伴有恶心、呕吐、厌食、便秘、腹胀、腹部不适等消化道症状。③轻度、中度发热,如出现寒战高热,提示病变严重,可能出现胆囊化脓、坏死、穿孔或合并急性胆管炎。

2) 体征:右上腹可有不同程度、不同范围的压痛、反跳痛和肌紧张,墨菲(Murphy)征阳性(检查者将左手平放于病人右肋部,拇指放于右腹直肌外缘和肋弓交界处,嘱病人缓慢深吸气使肝脏下移,若病人因拇指触及肿大的胆囊引起疼痛而突然屏气,称为Murphy征阳性,图4-8),如有胆囊穿孔,可出现急性弥漫性腹膜炎的症状和体征。

(2) 慢性胆囊炎:超过90%的病人有胆囊结石,症状常不典型,主要表现为上腹部饱满不适、嗳气和厌食油腻饮食等消化道症状,多数病人曾有典型的胆绞痛病史。

(3) 急性梗阻性化脓性胆管炎(AOSC)或称急性重症胆管炎(ACST):大多数病人有胆道疾病史或胆道手术史。发病急骤,病情进展迅速,临床表现除了具有夏柯(Charcot)三联征(腹痛、寒战高热、黄疸)外,还出现休克、中枢神经系统受抑制的表现,称为雷诺(Reynolds)五联征。

病人常表现为突发性剑突下或右上腹持续性疼痛,阵发性加重,并向右肩胛下及腰背部放射,继之寒战、高热,体温持续升高,达39~40℃或更高,呈弛张热,常伴有恶心、呕吐

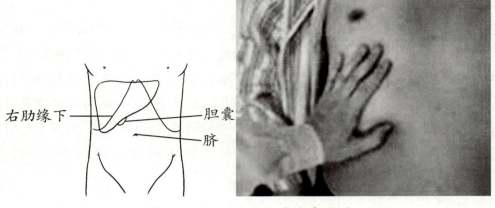

图 4-8　Murphy 征的检查方法

等消化道症状。胆管梗阻后即可出现黄疸,黄疸的轻重程度、发生和持续时间与胆管梗阻的程度和是否并发感染等因素有关。近半数病人很快出现神经系统症状,主要表现为神志淡漠、嗜睡、神志不清甚至昏迷。合并休克者可表现为烦躁不安、谵妄、脉搏快而弱、血压迅速下降等,严重者在短期内出现休克症状。剑突下或右上腹有压痛,可有腹膜刺激征;肝大并有压痛和叩击痛;有时可扪及肿大的胆囊。该病若治疗不及时,可迅速恶化,严重者可在短期内死亡。

2. 胆石症

(1) 胆囊结石:大多数胆囊结石病人可无症状,称为无症状胆囊结石。只有少数病人出现典型症状,其他常表现为急性或慢性胆囊炎。

1) 症状:①胆绞痛:是胆囊结石的典型症状,表现为突发性右上腹阵发性疼痛或持续性疼痛阵发性加剧,常向右肩背部放射,可伴恶心、呕吐、食欲缺乏等,常发生于饱餐、进食油腻食物后或睡眠中改变体位时。②上腹隐痛:多数病人仅在进食油腻食物、工作紧张或疲劳时感觉上腹部或右上腹隐痛,或有饱胀不适、呃逆、嗳气等,易被误诊为"胃病"。③胆囊积液:胆囊结石长期嵌顿或阻塞胆囊管但未合并感染时,胆囊黏膜吸收胆汁中的胆红素并分泌黏液物质而致胆囊积液,积液呈无色透明,称为白胆汁。④米里齐(Mirizzi)综合征:是特殊类型的胆囊结石,持续嵌顿胆囊颈部的结石或较大的胆囊管结石压迫肝总管,引起肝总管狭窄;炎症反复发作导致胆囊肝总管瘘、胆囊管消失、结石部分或全部堵塞肝总管(图 4-9),临床特点是反复发作的胆囊炎、胆管炎和明显的梗阻性黄疸。

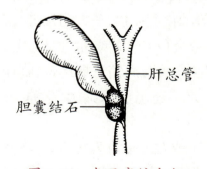

图 4-9　米里齐综合征

2）体征：有时可在右上腹触及肿大的胆囊。可有右上腹部压痛，若合并感染，右上腹可有明显的压痛、反跳痛和肌紧张。

（2）肝外胆管结石：一般无症状或仅有上腹不适，当结石造成胆管梗阻时可出现腹痛或黄疸，如继发感染时，可有典型的 Charcot 三联征：腹痛、寒战高热和黄疸（表 4-5）。

表 4-5　Charcot 三联征

三联征	表现	发生原因
腹痛	发生于剑突下或右上腹，呈阵发性、刀割样绞痛，或持续性疼痛伴阵发性加剧，疼痛可向右侧肩背部放射，常伴恶心、呕吐	结石嵌顿于胆总管下端，引起 Oddi 括约肌痉挛
寒战高热	常于剧烈疼痛后出现寒战、高热，体温可达 39~40℃，呈弛张热	胆管梗阻继发感染后导致胆管炎，细菌和毒素逆行经毛细胆管入肝窦至肝静脉，再入体循环引起全身中毒症状所致
黄疸	黄疸多呈现间歇性和波动性变化，出现黄疸时，尿色变深，粪便颜色变浅，胆道完全梗阻可有陶土样便	结石堵塞胆管后胆红素逆流入血

（3）肝内胆管结石：可多年无症状或仅有上腹和胸背部胀痛不适。多数病人因体检或其他疾病做超声等影像学检查时偶然发现。常见的临床表现为伴发急性胆管炎时引起寒战、高热和腹痛；双侧肝内胆管结石或合并肝外胆管结石时可出现黄疸；梗阻和感染如仅发生在某肝段、肝叶胆管时，病人无黄疸，并发胆管炎、肝脓肿、肝硬化、肝胆管癌时可出现相应的症状和体征。

3. 胆道蛔虫病　本病特点是症状和体征不符，即剧烈的腹部绞痛和不相称的轻微的腹部体征。主要表现为突发性剑突下阵发性"钻顶样"剧烈绞痛，向右肩背部放射，疼痛时辗转不安、呻吟不止、大汗淋漓，可伴有恶心、呕吐甚至呕出蛔虫。腹痛可骤然缓解，间歇期宛如正常人，无一定规律，可突然再发。合并胆道感染时，可出现胆管炎症状，严重者的表现同急性梗阻性化脓性胆管炎。体征轻微，仅在剑突下方或偏右有轻度深压痛。少数病人可有轻微的黄疸。

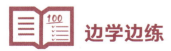
边学边练

角色扮演，急性胆囊炎病人的主要症状和体征。

（三）心理社会状况

胆道疾病可反复发作，令病人焦虑，需要手术治疗时，病人对手术可能有顾虑和恐惧；胆道结石多次手术治疗仍不能痊愈，经济负担加重，病人对治疗缺乏信心，甚至出现不合作。

（四）辅助检查

1. B 超检查　简便、无创、准确率高，是普查和诊断胆道疾病的首选方法。对胆囊内结石诊断准确率高达 95% 以上，对肝外胆管结石诊断准确率达 80% 左右。在检查前 3 天禁食牛奶、豆制品、糖类，检查前 1 日晚餐进清淡饮食，检查当日应禁食、禁饮，以减少胃肠道气体干扰。

2. 内镜超声　是一种直视性的腔内超声技术，可同时进行电子内镜和超声检查，可了解胆总管病变部位和大小，判断胆道梗阻部位及原因。检查前 4~6 小时禁食，检查后禁食 2 小时，行细针穿刺活检病人需禁食 4~6 小时，密切观察生命体征、腹部体征和有无出血等情况。

3. 经皮肝穿刺胆管造影（PTC）　可清楚地显示肝内外胆管的情况、病变部位、范围、程度和性质等，有助于胆道疾病特别是黄疸的诊断和鉴别诊断。PTC 为有创操作，可发生胆汁渗漏、出血、胆道感染、脓毒血症等并发症。造影前检查凝血功能及注射维生素 K_1，必要时应用抗生素。检查前 1 天晚口服缓泻剂或灌肠，检查前 4~6 小时禁食。检查后平卧 4~6 小时，卧床休息 24 小时，严密观察生命体征和腹部体征。

4. 内镜逆行性胆胰管造影（ERCP）　可直接观察十二指肠和乳头部的情况和病变，取材活检；收集十二指肠液、胆汁、胰液行理化及细胞学检查；通过造影显示胆道系统和胰腺导管的解剖和病变；可行鼻胆管引流、内镜括约肌切开术、胆总管下端取石等。ERCP 可诱发急性胰腺炎和胆管炎，术后注意监测血淀粉酶的变化。

5. 胆道镜检查　可在术中或术后经胆管腔内直接观察胆道系统，术中观察有无胆管狭窄或肿瘤、有无残余结石，还可经胆道镜取出肝内胆管结石。术后可经 T 形管进行胆管镜检，可取石、取虫、冲洗、灌注抗生素及溶石药物；也可镜下止血、行胆管扩张等操作。

6. 术中及术后胆道造影　胆管手术中可经胆囊管置管、胆总管穿刺或置管行胆道造影，评估胆管有无残留结石、异物及通畅情况，了解胆总管与肠吻合口是否通畅。行胆总管 T 形管引流或其他胆管置管引流者，拔管前常规行胆道造影。

7. 磁共振胰胆管造影（MRCP）　对胆道阻塞、狭窄等胆道内异常具有极高的特异性和敏感性，可以了解肝、胆、胰的形态结构及其内部的结石、肿瘤、梗阻、扩张等情况。MRCP 为非侵入性检查，与 ERCP 联合在诊断良恶性胆胰疾病中发挥重要作用。

8. CT、MRI　具有成像无重叠、对比分辨度高的特点，能清楚显示肝内外胆管扩张的范围和程度，结石的分布，肿瘤的部位、大小，胆管梗阻程度及胆囊病变等。CT 及 MRI 检查无损伤、安全、准确。

(五)治疗要点

1. 胆道感染

(1)急性胆囊炎:原则上手术治疗。

1)非手术治疗:可作为手术前的准备,包括禁食、抗感染、解痉止痛、补液、营养支持、纠正水电解质及酸碱平衡失调等。

2)手术治疗:①胆囊切除术,首选腹腔镜胆囊切除术,也可采用开腹胆囊切除术。②胆囊造口术,适用于高危病人或局部粘连解剖不清者,3个月后再行胆囊切除。③超声引导下经皮经肝胆囊穿刺引流术(PTGD),适用于病情危重且不宜手术的化脓性胆囊炎病人。

知识拓展

腹腔镜胆囊切除术

腹腔镜手术是20世纪80年代开始应用于临床的一项新兴技术,近20年来发展迅速。在我国,腹腔镜胆囊切除术已广泛开展并逐步完善。腹腔镜胆囊切除术具有手术创伤轻、对腹腔内脏器干扰小、术后恢复快、住院时间短等优点;然而也有血管损伤、胆道损伤等严重并发症。传统腹腔镜手术的切口为多孔。目前临床多采用经脐单孔手术,由于脐部是胚胎时期的自然腔道,术后具有创伤小、疼痛轻、恢复快、瘢痕小、美容效果卓越等优点。目前,单孔腹腔镜技术已成功应用于阑尾、胆囊、胃、脾、直肠切除术以及腹股沟疝修补等手术领域,已成为腹腔镜技术发展的一个重要方向。

(2)慢性胆囊炎:临床症状明显并伴有胆囊结石者应行胆囊切除术,首选腹腔镜胆囊切除。

(3)急性梗阻性化脓性胆管炎(AOSC):原则上立即手术解除胆道梗阻并引流。

1)非手术治疗:既是治疗手段,又是手术前准备。①抗休克治疗:补液、扩容,恢复有效循环血量。②抗感染治疗,联合应用足量、有效、广谱抗生素。③纠正水、电解质和酸碱平衡紊乱。④吸氧、禁食、胃肠减压、降温、解痉止痛、营养支持等。经以上治疗病情仍未缓解者,应在抗休克同时紧急采取胆道减压引流。

2)手术治疗:主要目的是解除梗阻、胆道减压、抢救病人生命。手术力求简单而有效,多采用胆总管切开减压、T形管引流术。

2. 胆石症 以手术治疗为主。

(1)胆囊结石:胆囊切除术是治疗胆囊结石的最佳选择。手术方式包括腹腔镜胆囊切除术(LC)和开腹胆囊切除术(OC),首选LC。非手术治疗包括溶石治疗、体外冲击波碎石治疗等。

(2)肝外胆管结石:以手术治疗为主,术中尽量取尽结石,解除胆道梗阻,去除感染病灶,通畅引流胆汁,预防结石复发。常用手术方式:①胆总管切开取石、T形管引流术(图4-10)。②胆肠吻合术,常用吻合方式为胆管空肠 Roux-en-Y 吻合术(图4-11)。③ Oddi 括约肌成形术。④经内镜括约肌切开取石术。

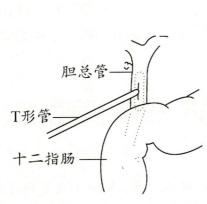

图4-10　T形引流管

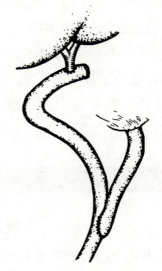

图4-11　胆管空肠 Roux-en-Y 吻合术

(3) 肝内胆管结石:无症状者定期观察、随访即可。临床症状反复发作者应手术治疗,手术方式有胆管切开取石术、胆肠吻合术、肝部分切除术等。

3. 胆道蛔虫病　以非手术治疗为主,仅在非手术治疗无效或出现并发症时才考虑手术治疗。

(1) 非手术治疗:①解痉止痛,疼痛发作时可注射阿托品、山莨菪碱(654-2)等胆碱能受体阻滞剂,必要时可用哌替啶。②利胆驱虫,发作时可服用食醋、乌梅汤、33%硫酸镁或经胃管注入氧气驱虫;症状缓解后,加用驱虫药。③控制感染,致病菌多为大肠埃希菌,选择合适的抗生素防治感染。④ERCP取虫,通过ERCP观察,如蛔虫有部分留在胆道外,可用取石钳将虫体取出。

(2) 手术治疗:若病情未缓解,可行胆总管切开探查、T形管引流术,术中使用胆道镜去除虫体;术后驱虫治疗,防止胆道蛔虫复发。

【常见护理诊断/问题】

1. 疼痛　与胆石嵌顿、Oddi 括约肌痉挛、胆道感染等有关。
2. 体温过高　与胆道梗阻并继发感染有关。
3. 营养失调:低于机体需要量　与食欲减退、高热、呕吐、感染等有关。
4. 焦虑　与胆道疾病反复发作或加重,担心治疗效果有关。
5. 潜在并发症:感染性休克、体液失衡、胆道出血、胆瘘等。

【护理目标】

病人的疼痛缓解或消失;病人的体温恢复正常;病人的营养得到及时补充;病人情

绪稳定,能积极配合治疗;病人的并发症得到有效预防或并发症发生时得到及时发现和处理。

护理学而思

病人,女性,59岁。右上腹绞痛1天,逐渐加重,恶心、呕吐。查体:T 40.2℃,P 130次/min,R 22次/min,BP 80/60mmHg,表情淡漠,多汗,皮肤巩膜黄染。右上腹压痛,反跳痛(+)。B超检查发现胆管扩张,血常规检查发现白细胞计数增高,中性粒细胞比例增高,肝功能改变,血胆红素增高。

请思考:
1. 该病人目前主要的护理诊断是什么?
2. 该病人目前如何护理?

【护理措施】
(一)一般护理

1. 体位 根据病情选择适当的体位,有腹膜炎者如不伴有休克,宜取半卧位;术后早期取平卧位,待全麻清醒或硬膜外麻醉平卧6小时后,血压平稳病人改为半卧位。

2. 饮食护理 胆道疾病病人对脂肪消化能力低,应给予低脂、高蛋白、高碳水化合物、高维生素的普通饮食或半流质饮食。禁食、不能经口进食或进食不足病人,应给予肠外营养支持。术后待胃肠功能恢复,出现肛门排气,无腹痛、腹胀等不适,可进流质饮食,逐渐过渡至正常饮食,饮食应清淡易消化、低脂,忌油腻食物及饱餐。

3. 对症护理

(1)保持皮肤的完整性:黄疸病人出现皮肤瘙痒时指导病人修剪指甲,勿搔抓皮肤,防止皮肤破损,保持皮肤清洁,温水擦浴,穿棉质宽松衣裤,瘙痒剧烈病人可外用炉甘石洗剂止痒。

(2)降低体温:根据病人体温情况,采取物理降温和/或药物降温。遵医嘱使用抗生素控制感染。

(3)重症病人出现休克时,应积极进行抗休克治疗的护理;出现腹膜炎者,执行急性腹膜炎的有关护理措施。

4. 相关检查的护理 进行胆道特殊检查时,做好检查前及检查后的相关护理。

(二)心理护理

胆道疾病常起病急骤,且常有剧烈疼痛,严重者可有休克等情况,治疗后易复发。胆道疾病的检查方法复杂,要鼓励病人说出自己的想法,消除焦虑、恐惧及紧张心理,树立恢复健康的信心;术前应根据病人心理情况,说明病情、手术的重要性和必要性;向病人讲解医院环境和病房管理,及时与家属沟通,使病人能愉快地接受治疗;对危重及不合作病人,要专人护理,体贴关心。术后根据病人病情,告知各种治疗的必要性、目的及配合方法,告知术后可能出现的不适及干预措施,进行各种治疗、操作前后与病人有效沟通。

(三)病情观察

1. 术前 ①观察生命体征及神志变化,有胆道感染时体温升高、呼吸和脉搏增快,如果血压下降、神志改变,说明病情危重。②观察腹痛的部位、性质、程度、有无诱因和持续时间,注意黄疸及腹膜刺激征的变化。③观察有无胰腺炎、腹膜炎、急性重症胆管炎等情况发生。④及时了解辅助检查结果,准确记录24小时出入液量。

2. 术后 ①观察生命体征,尤其是心率和心律的变化。②观察并记录有无出血和胆汁渗出,包括量、速度及有无休克征象;胆道手术后易发生出血,量小时表现为柏油样便或大便隐血,量大时可导致出血性休克,若有发热和严重腹痛,可能为胆汁渗漏引起的胆汁性腹膜炎。③观察并记录黄疸程度、消退情况,大便的颜色,了解胆汁是否流入十二指肠。④观察腹部症状和体征的变化。

(四)治疗配合

1. 缓解疼痛 对胆绞痛发作的病人,有针对性地采取措施缓解疼痛,先用非药物缓解疼痛的方法止痛。必要时遵医嘱给予解痉止痛药物,常用哌替啶、阿托品等,禁用吗啡,以免Oddi括约肌痉挛,使胆道梗阻加重。

2. 维持体液平衡 入院后即准备手术的病人,禁食期间根据医嘱积极补充液体及电解质。

3. 特殊术前准备

(1)纠正凝血功能障碍:肝功能受损的病人,肌内注射维生素K_1 10mg,每日2次,以纠正凝血功能障碍,预防术后出血。

(2)拟行胆肠吻合术病人:术前3天,口服卡那霉素、甲硝唑等,术前1天晚行清洁灌肠。

(3)腹腔镜胆囊切除术(LC)术前准备

1)协助医生做好术前检查。

2)皮肤准备:LC进路多在脐部附近,术前应做好皮肤准备,特别是脐周围的清洁,以防感染。

3)呼吸道准备:术中需将二氧化碳注入腹腔形成人工气腹,保证手术视野清晰,避免损伤周围组织,二氧化碳可弥散入血引起高碳酸血症,故术前应让病人进行呼吸功能训练,指导病人戒烟、有效咳嗽、避免感冒,防止呼吸道并发症的发生。

4)胃肠道准备:禁食、清洁灌肠等同开腹手术。

 边学边练

角色扮演,为腹腔镜胆囊切除术病人进行术前准备。

4. T形管引流的护理 胆总管探查或切开取石术后,在胆总管切开处放置T形管引流,一端通向肝管,一端通向十二指肠,由腹壁戳口穿出体外,接引流袋。主要目的:①引流胆汁和减压,防止因胆汁排出受阻导致胆总管内压力增高、胆汁外漏而引起胆汁性腹膜炎、膈下脓肿等并发症。②引流残余结石,使胆道内残余结石尤其是泥沙样结石通过T形管排出体外。③支撑胆道,避免术后胆总管切口处瘢痕狭窄、管腔变小、粘连狭窄等。④经T形管溶石或造影等。T形管的护理应注意以下几个方面:

(1) 妥善固定:将T形管妥善固定于腹壁,防止在改变体位或起床活动时牵拉造成管道脱出。

(2) 保持引流通畅:病情允许时鼓励病人下床,活动时引流袋的高度应低于腹壁引流口高度,防止胆汁逆流引起感染。注意检查T形管是否通畅,避免引流管受压、折叠、扭曲、阻塞,应经常向远端挤捏。如有阻塞,可用无菌生理盐水缓慢冲洗,切勿用力推注。

(3) 加强观察:观察并记录胆汁的量、颜色及性状,有无鲜血、结石和沉淀物。正常人每日分泌胆汁800~1 200ml,呈深绿色或棕黄色,清亮透明,无沉淀物,且有一定黏性。颜色过淡或过于稀薄,表示肝功能不佳;浑浊表示有感染;有泥沙样沉淀物说明有残余结石。术后24小时胆汁引流量一般为300~700ml,量少可能因T形管堵塞或肝功能衰竭所致,量多可能是胆总管下端不够通畅。

(4) 预防感染:每日更换一次性引流袋,更换时严格无菌操作;平卧时引流管的远端不能高于腋中线,坐位、站立或行走时不可高于引流管口平面,以防胆汁逆行感染;引流管周围皮肤覆盖无菌纱布,保持局部干燥,防止胆汁浸润皮肤引发炎症反应。

(5) 拔管护理:一般术后10~14天,如无特殊情况可以拔除T形管。拔管指征为:黄疸消退,无腹痛、发热,大便颜色正常,胆汁引流量逐渐减少,颜色呈透明金黄色,无脓液、结石,无沉渣及絮状物。拔管前必须先试行夹管1~2天,夹管期间注意观察病人有无腹痛、发热、黄疸等症状,可经T形管做胆道造影,造影后持续引流24小时以上,如胆道通畅,无结石或其他病变,再次夹闭T形管24~48小时,病人无不适可予拔管。拔管后,引流口有少量胆汁流出,为暂时现象,可用凡士林纱布填塞,1~2天后即可愈合。拔管后1周内,警惕有无胆汁外漏甚至发生腹膜炎等情况,观察病人体温有无升高、有无黄疸和腹痛再发作,以便及时处理。

 边学边练

角色扮演,留置T形管病人的护理。

5. 腹腔镜胆囊切除术(LC)术后护理
(1) 体位:麻醉清醒且血压稳定后改为半卧位,6小时后即可起床活动。
(2) 饮食:术后禁食6小时,术后24小时内,饮食以无脂流质、半流质饮食为主,逐步过渡到低脂普食。

（3）高碳酸血症的护理：术后常规给予低流量吸氧，鼓励病人深呼吸及有效咳嗽，促进体内 CO_2 排出。

（4）病情观察：监测生命体征、意识，观察伤口、引流管情况，注意是否有并发症发生。

（5）腹腔镜术后腹部切口有轻微的疼痛，如病人疼痛剧烈，遵医嘱予以镇痛药，少数病人术后出现肩背部酸痛，可延长吸氧时间、按摩肩背疼痛部位缓解症状。

边学边练

角色扮演，为腹腔镜胆囊切除术术后病人提供护理。

6. 并发症的护理

（1）出血：观察生命体征、腹部体征和伤口渗血情况；有腹腔引流管的病人，注意观察引流液的颜色、性状及量，一般术后 12～24 小时腹腔引流管可有少量血性渗液，如引流出大量血性液体，或病人出现面色苍白、冷汗、脉搏细速、血压下降等休克体征，应立即报告医生，并配合医生抢救。

（2）胆瘘：因术中胆管损伤、胆总管下端梗阻、T 形管脱落所致。注意观察腹部体征及腹部引流管情况，观察有无胆汁性腹膜炎。如病人出现发热、腹胀、腹痛、腹膜刺激征等表现，或腹腔引流液呈黄绿色胆汁样，提示发生胆汁渗漏，应立即报告医生并协助处理。

（五）健康指导

1. 生活指导　指导病人选择低脂、高蛋白、高维生素、易消化的饮食，忌高胆固醇、高脂肪类食物，避免暴饮暴食，忌辛辣刺激性食物。注意饮食卫生。

2. 疾病知识指导

（1）T 形管护理：病人带 T 形管出院时，指导病人做好自我护理。①妥善固定引流管和放置引流袋，防止引流管扭曲或受压。②避免提举重物或过度活动，以免牵拉 T 形管导致管道脱出或胆汁逆流。③沐浴时应采取淋浴的方式，并用塑料薄膜覆盖引流管口周围皮肤，以防感染。④引流管伤口每天换药 1 次，敷料被渗透时应及时更换，以防感染，保护伤口周围皮肤可涂氧化锌软膏。⑤每天更换引流袋，记录引流液的量、颜色及性状，如引流管脱出、引流液异常或身体不适，及时就诊。

（2）非手术治疗者及行胆囊造口术者，应遵医嘱按时服药，坚持治疗，定期到医院检查，确定是否手术和治疗时机。

（3）对于肝内胆管结石、手术后残留结石或反复手术治疗病人，教育家属配合治疗和护理工作，给病人最好的心理支持，鼓励病人树立信心。

3. 随访指导　病人注意自我监测，出现腹痛、发热、黄疸等情况时，及时到医院就诊。

【护理评价】

病人的疼痛有无缓解或消失；病人的体温是否恢复正常；病人的营养是否得到及时补充；病人是否情绪稳定，能否积极配合治疗；病人的并发症有无得到有效预防，或并发症一旦发生是否得到及时发现和处理。

（刘丽红）

第七节　急性胰腺炎病人的护理

 工作情景与任务

导入情景

小马，男性，35岁。平常嗜烟酒，有胆道结石病史。昨晚饮酒和暴食后突然出现上腹中部剧烈刀割样疼痛，向腰背部呈带状放射，继而频繁呕吐，呕吐物混有胆汁，伴高热。急诊以"急性胰腺炎"收入院。

工作任务：

1. 为明确诊断和判断病情进展，帮助小马选择适宜的实验室检查。
2. 请为小马进行健康指导。

急性胰腺炎是多种病因导致胰酶在胰腺内被激活后引起胰腺组织自身消化、水肿、出血及坏死的化学性炎症反应。临床以急性上腹痛、恶心、呕吐、发热和血淀粉酶或脂肪酶升高为特点。本病可见于任何年龄，但以青壮年居多。

急性胰腺炎依据病理变化可分为急性水肿型和急性出血坏死型两型。急性水肿型以胰腺水肿为主，病情较轻，数天可自愈。急性出血坏死型以胰腺出血坏死为主，比较少见，病情较重，易继发感染、腹膜炎和休克等多种并发症，病死率高。

引起急性胰腺炎的病因较多，我国以胆道疾病最为常见，约50%的急性胰腺炎由胆道结石、胆道感染或胆道蛔虫引起，又称为胆源性胰腺炎，其中胆结石是常见的病因。发病机制为胆石、感染、蛔虫等因素致Oddi括约肌水肿、痉挛，使十二指肠壶腹部出口梗阻，胆道内压力高于胰管内压力，胆汁逆流入胰管，激活胰蛋白酶原，导致胰腺自身消化而引起急性胰腺炎。其次是酗酒和暴饮暴食，可导致胰液分泌增加，并刺激Oddi括约肌痉挛，十二指肠乳头水肿，使胰液排出受阻，胰管内压力增加，引起急性胰腺炎。其他如胰管阻塞（胰管结石、肿瘤、狭窄等）、腹部手术与创伤、内分泌与代谢障碍、某些急性传染病、药物（硫唑嘌呤、噻嗪类利尿剂及糖皮质激素等），都可诱发急性胰腺炎。

【护理评估】

（一）健康史

询问病人有无酗酒、暴饮暴食；有无急、慢性胆道疾病，如胆道结石、感染、蛔虫等病史；有无胰、十二指肠疾病史；有无腹部手术与创伤、内分泌与代谢性疾病及急性传染病病史；是否服用硫唑嘌呤、噻嗪类利尿剂及糖皮质激素等药物。

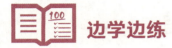 边学边练

评估本节"工作情景与任务"中小马患急性胰腺炎的病因及诱因。

（二）身体状况

1. 症状

（1）腹痛：为本病主要表现和首发症状，常在酗酒或暴饮暴食后突然发生。疼痛剧烈而持久，呈钝痛、刀割样痛、钻痛或绞痛，可阵发性加剧。腹痛多位于上腹正中偏左甚至全腹，部分病人腹痛向腰背部呈带状放射，取弯腰抱膝位可减轻疼痛，一般胃肠解痉药不能缓解。水肿型胰腺炎腹痛一般3～5天后缓解。坏死型胰腺炎腹部剧痛，持续时间较长，由于渗液扩散可引起全腹痛。极少数年老体弱病人腹痛极轻微或无腹痛。

（2）恶心、呕吐与腹胀：起病后多出现恶心、呕吐，有时多频繁，呕吐物为胃内容物，重者混有胆汁，甚至血液，呕吐后腹痛不减轻。常同时伴有腹胀，甚至出现麻痹性肠梗阻。

（3）发热：多有中度以上发热，一般持续3～5天。若持续发热1周以上并伴有白细胞升高，考虑有胰腺脓肿或胆道炎症等继发感染。

（4）低血压或休克：常见于出血坏死型胰腺炎。

（5）水、电解质及酸碱平衡紊乱：有轻重不等的脱水，呕吐频繁者可有代谢性碱中毒。出血坏死型胰腺炎可有显著脱水和代谢性酸中毒，伴血钾、血镁、血钙降低，血糖升高。部分病人因严重低钙血症而有手足抽搐，提示预后不良。

2. 体征　急性水肿型胰腺炎腹部体征较轻，上腹部有中等压痛，无腹肌紧张及反跳痛，可有肠鸣音减弱。出血坏死型胰腺炎呈急性病容、脉搏增快、呼吸急促、血压下降。全腹显著压痛、反跳痛和腹肌紧张。少数病人因胰酶、坏死组织及出血沿腹膜间隙与肌层渗入腹壁下，致两侧腰部皮肤呈暗灰蓝色，称Grey-Turner征，或脐周皮肤青紫，称Cullen征。胰头炎性水肿压迫胆总管时可出现黄疸。

3. 并发症　多见于出血坏死型胰腺炎。局部并发症有胰腺脓肿和假性囊肿；全身并发症有急性呼吸窘迫综合征、急性肾损伤、心力衰竭、消化道出血、败血症及糖尿病等，病死率极高。

边学边练

角色扮演,评估急性胰腺炎病人的主要症状和体征。

(三)心理社会状况

因起病急,疼痛剧烈,病人常表现为痛苦呻吟、烦躁不安;病人对疾病认识不足和担心疾病的预后等可产生紧张、焦虑心理,甚至感到有死亡的威胁。

(四)辅助检查

1. 白细胞计数 多有白细胞增多及中性粒细胞核左移。

2. 淀粉酶测定 血清淀粉酶一般在起病后2~12小时开始升高,48小时后开始下降,持续3~5天。血清淀粉酶超过正常值3倍即可诊断本病,但淀粉酶的升高程度不一定反映病情轻重。尿淀粉酶升高较晚,常在发病后12~14小时开始升高,持续1~2周逐渐恢复正常,但尿淀粉酶受病人尿量影响。

3. 血清脂肪酶测定 在病后24~72小时开始升高,持续7~10天,对病后就诊较晚的急性胰腺炎病人有诊断价值,且特异性较高。

4. C反应蛋白(CRP) CRP是组织损伤和炎症的非特异性标志物,有助于评估与监测急性胰腺炎的严重性,在胰腺坏死时CRP明显升高。

5. 生化检查 可有暂时性低血钙,低血钙程度与临床严重程度平行,若低于2mmol/L则提示预后不良。暂时性血糖升高较常见,持久空腹血糖高于11.2mmol/L反映胰腺坏死,提示预后不良。

6. 影像学检查 腹部B型超声是胰腺炎胆源性病因的常规初筛检查方法。腹部CT平扫有助于确定有无胰腺炎、胰周炎性改变及胸腔积液、腹腔积液;增强CT有助于确定胰腺坏死程度,一般宜在起病1周左右进行。

(五)治疗要点

治疗原则为减轻腹痛、减少胰腺分泌、防治并发症,应尽可能采用内科治疗及微创治疗。

1. 轻症急性胰腺炎 ①禁食及胃肠减压:目的在于减少胃酸分泌,进而减少胰液分泌,以减轻腹痛和腹胀。②静脉输液:补充血容量,维持水、电解质和酸碱平衡。③吸氧:给予鼻导管、面罩供氧,保证病人动脉氧饱和度大于95%。④止痛:腹痛剧烈者可用哌替啶。⑤预防感染和抗感染:服硫酸镁或芒硝导泻,以清洁肠道,减少肠腔内细菌过量生长,促进肠蠕动,有助于维护肠黏膜屏障。口服抗生素可用左氧氟沙星或联合甲硝唑,进一步清除肠腔内的致病菌。⑥抑酸治疗:静脉给予H_2受体拮抗剂或质子泵抑制剂。

2. 重症急性胰腺炎 除上述治疗措施外,还应采取的措施有:①纠正休克和维持水、电解质平衡。②营养支持。早期一般采用全胃肠外营养,如无肠梗阻,应尽早过渡到肠内营养,以增强肠道黏膜屏障。③抗感染治疗。重症病人常规使用抗生素,以预防胰腺坏死并发感染。④减少胰液分泌。生长抑素具有抑制胰液和胰酶分泌,抑制胰酶合成的作用,尤以生长抑素和其拟似物奥曲肽疗效较好。⑤抑制胰酶活性。仅用于重症胰腺炎的早期,常用药物有抑肽酶、加贝酯等。

3. 并发症治疗　对急性出血坏死型胰腺炎伴腹腔内大量渗液或伴急性肾损伤者,可采用腹膜透析治疗;急性呼吸窘迫综合征除药物治疗外,可做气管切开和应用呼吸机治疗;并发糖尿病者可使用胰岛素。

4. 外科治疗　对于急性出血坏死型胰腺炎经内科治疗无效,或胰腺炎并发脓肿、假性囊肿、弥漫性腹膜炎等,需实施外科手术治疗。

5. 其他治疗　胆源性急性胰腺炎应尽早行急诊内镜治疗去除病因或在康复后择期行胆囊切除术,避免复发。中医治疗对急性胰腺炎亦有一定疗效。

【常见护理诊断/问题】

1. 疼痛　与胰腺及周围组织炎症、水肿或出血坏死有关。
2. 体温过高　与胰腺炎症、坏死或继发感染有关。
3. 体液不足　与呕吐、禁食及胃肠减压或出血有关。
4. 恐惧　与起病急、腹痛剧烈及缺乏疾病的防治知识有关。
5. 潜在并发症:急性呼吸窘迫综合征、糖尿病、急性肾损伤。

【护理目标】

病人疼痛缓解或消失;病人体温恢复正常;病人体液得到及时补充;病人情绪稳定,恐惧心理减轻或消除;病人的并发症得到有效预防或治疗。

护理学而思

病人,男性,48岁。因"上腹剧痛,伴恶心、呕吐6小时"急诊入院。查体:T 37.9℃,P 89次/min,BP 130/80mmHg,神志清醒,皮肤巩膜无黄染,腹部稍膨隆,上腹压痛明显,无肌紧张及反跳痛,Murphy征(+),腹部叩诊呈鼓音,移动性浊音(-),肠鸣音减弱。实验室检查:白细胞$11×10^9$/L,中性粒细胞百分比为88%;血淀粉酶1 350U/L。

请思考:

1. 病人目前应采取何种饮食方式?为什么?
2. 在治疗过程中病人突然出现了休克,该如何配合抢救?

【护理措施】

(一)一般护理

1. 体位与活动　病人应绝对卧床休息,减轻胰腺的负担,促进组织修复。腹痛时协助病人取弯腰、屈膝侧卧位减轻疼痛。如病人有剧烈腹痛而在床上辗转不安,应加防护栏,防止病人坠床受伤,周围不要摆放危险物品,以保证病人安全。病人病情允许可遵医嘱指导其下床活动。

2. 饮食护理　①禁食和胃肠减压:轻症胰腺炎病人经过 3~5 天禁食和胃肠减压,当疼痛减轻、发热减退、白细胞计数和血、尿淀粉酶降至正常后,可先给予少量无脂流质饮食,选用少量优质蛋白质,每天供给 25g 左右,以利于胰腺的恢复,再逐步恢复正常饮食。②加强营养支持:及时补充水分和电解质,保证有效血容量,胃肠减压时补液量应适当增加。早期给予全胃肠外营养,如无肠梗阻,应尽早过渡到肠内营养。③若病人禁食、禁饮超过 1 周,可考虑在 X 线引导下经鼻腔置空肠营养管,实施肠内营养。

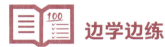
边学边练

为本节"工作情景与任务"中的小马提供缓解腹痛的卧位及进行饮食指导。

(二) 心理护理
多巡视、关心、安慰、爱护病人,向病人和家属介绍本病的基本知识、治疗方法及效果,消除其紧张、恐惧心理。

(三) 病情观察
严密观察体温、脉搏、呼吸、血压、意识及尿量的变化;观察腹部症状和体征的变化;观察呕吐物的量及内容物,胃肠减压时引流物的性质和量;观察皮肤弹性,判断脱水程度,准确记录 24 小时出入液量;遵医嘱定时留取血液、尿液等标本,密切监测血清淀粉酶和尿淀粉酶、血清电解质、血钙、血糖的变化。

(四) 治疗配合
1. 对症护理　对腹胀明显者遵医嘱进行胃肠减压,减压期间每天进行口腔护理,以减轻胃肠减压管造成的口腔不适和干燥,禁食禁饮时如病人出现口渴可含漱或湿润口唇。严重腹痛病人,在病因明确的前提下,可遵医嘱给予哌替啶,但需注意哌替啶反复使用可成瘾;禁用吗啡,以免引起 Oddi 括约肌痉挛,加重病情;也不宜使用胆碱能受体拮抗剂如阿托品、654-2 等,此类药物可诱发或加重肠麻痹。高热病人进行物理降温,如冰袋冷敷、温水擦浴等,必要时遵医嘱使用退热药物。

2. 用药护理　遵医嘱用药,注意药物的使用方法,观察药物的不良反应。①西咪替丁静脉给药时,偶有血压降低、呼吸和心跳停止,给药时速度不宜过快。②奥曲肽需持续静脉滴注给药,用药后在注射部位有疼痛或针刺感。③抑肽酶可产生抗体,有过敏的可能。④加贝酯静脉滴注速度不宜过快,勿将药液注入血管外,多次使用时应更换注射部位,药液应新鲜配制,对多种药物有过敏史者及孕妇和儿童禁用。

3. 重症急性胰腺炎的抢救配合

(1) 病情监测:安置病人于重症监护病房,严密监测病人的生命体征,观察有无多器官功能衰竭的表现,如呼吸急促、脉搏细速及尿量减少等。监测血、尿淀粉酶及血清脂肪酶、血电解质及血糖的变化。

(2) 备好抢救用物如静脉切开包、人工呼吸器及气管切开包等。

(3) 维持有效血容量:迅速建立静脉通路,输入液体及电解质。禁食病人每天的液体入量需维持在3 000ml以上,以维持有效循环血容量。

(4) 防治低血容量性休克:出现低血容量性休克时,立即协助病人取中凹卧位,注意保暖,遵医嘱给予氧气吸入。迅速建立静脉通道,必要时行静脉切开,遵医嘱输注液体、血浆或全血以补充血容量。根据血压随时调整输液速度,必要时监测中心静脉压以决定输液的量和速度。如血压仍不回升,遵医嘱给予血管活性药物如多巴胺、间羟胺等。

(5) 发生急性呼吸窘迫综合征时,立即遵医嘱高浓度吸氧,配合医生做好气管切开、机械通气的护理。

(五)健康指导

1. 生活指导　帮助病人建立良好的饮食习惯,规律进食,避免暴饮暴食,避免刺激性强、产气多、高脂和高蛋白食物,戒烟戒酒,以防疾病复发。注意饮食卫生,防止蛔虫感染。

2. 疾病知识指导　向病人和家属讲解急性胰腺炎的主要诱发因素、预后、并发症知识。对有胆囊及胆道疾病者,应劝其积极治疗,避免疾病复发。如出现腹痛、腹胀、恶心等表现,及时就诊。

【护理评价】

病人疼痛是否缓解或消除;病人的体温是否恢复正常;病人体液有无得到及时补充;病人是否情绪稳定,能否积极配合治疗;病人的并发症有无得到有效预防或治疗。

(巩春艳)

第八节　上消化道大出血病人的护理

　工作情景与任务

导入情景

小刘,女性,36岁。近3个月以来出现进餐前中上腹疼痛,夜间常痛醒,进食或喝温水后好转。今晨排出糊状柏油样便约600g,自述口渴、心悸、头晕、乏力。急诊以"上消化道出血"收入院。

工作任务:

1. 在治疗期间密切观察病人的出血情况,评估病人的止血效果。

2. 作为责任护士,请在小刘出院时对其进行预防上消化道出血的健康指导。

上消化道出血是指十二指肠悬韧带（又称屈氏韧带）以上的消化道，包括食管、胃、十二指肠、胰腺、胆道病变引起的出血，以及胃空肠吻合术后的空肠病变出血。上消化道大出血一般指在数小时内出血量超过1 000ml或循环血容量的20%，主要表现为呕血和/或黑便，常伴有血容量减少引起的急性周围循环衰竭，是常见的临床急症之一，若抢救不及时可危及生命。

上消化道出血的原因很多，常见的原因有消化性溃疡、食管-胃底静脉曲张破裂、急性糜烂出血性胃炎、胃癌及食管贲门黏膜撕裂综合征等，其中消化性溃疡常见。

【护理评估】

（一）健康史

询问病人有无消化性溃疡、肝硬化、胃癌、胰腺疾病、胆道疾病病史及消化道手术史；询问病人最近有无重大创伤、休克、重症心力衰竭及急性传染病病史；有无饮食不当、过度劳累、精神紧张、长期嗜酒或服用损害胃黏膜的药物（如非甾体抗炎药、利血平、糖皮质激素等）；既往有无出血史及治疗情况。

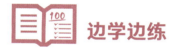
边学边练

评估本节"工作情景与任务"中小刘上消化道出血的病因。

（二）身体状况

上消化道出血病人的身体状况取决于出血病变的性质、部位、出血量及速度，并与病人出血前的全身状况如有无贫血及心、肝、肾功能有关。

1. 呕血与黑便　是上消化道出血的特征性表现。上消化道出血者均有黑便，但不一定有呕血。出血部位在幽门以上者常有呕血和黑便，如出血量小、出血速度慢可仅见黑便；幽门以下者可仅表现为黑便，但出血量大、出血速度快可因血液反流入胃而出现呕血。呕血与黑便的颜色、性质与出血量和速度有关。呕血呈鲜红色或有血块提示出血量大且速度快，血液在胃内停留时间短，未经胃酸充分混合即呕出；如呕血呈棕褐色咖啡渣样，则表明血液在胃内停留时间长，经胃酸作用形成正铁血红素所致。柏油样黑便，黏稠发亮，是因血红蛋白中的铁与肠内硫化物作用形成硫化铁所致；当出血量大且速度快时，血液在肠内推进快，粪便可呈暗红色甚至鲜红色。

2. 失血性周围循环衰竭　上消化道大出血时，循环血容量迅速减少，心排血量降低，病人可出现头晕、乏力、心悸、晕厥、口渴、黑矇及出汗等组织缺血的表现。严重时可呈休克状态，表现为血压下降、脉压变小、面色苍白、呼吸急促、四肢湿冷、口唇发绀、心率加快、尿量减少、烦躁不安或神志不清等。

3. 氮质血症　上消化道大量出血后，肠道中血液的蛋白质消化产物被吸收，引起血中尿素氮浓度可暂时升高，称为肠源性氮质血症。一般多在出血后数小时血尿素氮开始上升,24~48小时达高峰,如无继续出血,3~4天后可降至正常。

4. 发热 大量出血后,多数病人于24小时内出现发热,一般不超过38.5℃,可持续3~5天。发热的机制可能与循环衰竭影响体温调节中枢有关。

5. 贫血及血象变化 上消化道大出血后均有急性失血性贫血,一般出血3~4小时后出现失血性贫血的血象改变。出血24小时内网织红细胞计数可见增高,随着出血停止,才逐渐降至正常,如出血不止可持续升高。白细胞计数也可暂时增高,血止后2~3天即恢复正常。肝硬化脾功能亢进者白细胞计数可不升高。

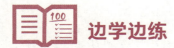

角色扮演,评估上消化道出血病人的主要症状和体征。

(三)心理社会状况

病人因大量呕血、黑便以及周围循环衰竭,产生恐惧、紧张、焦虑心理。反复出血的病人可因工作能力下降等产生悲观情绪。

(四)辅助检查

1. 实验室检查 检测血红蛋白、白细胞、血小板计数、网织红细胞、血细胞比容、肝肾功能以及粪便隐血试验等,有助于估计失血量及动态观察有无活动性出血,以判断治疗效果及协助病因诊断。

2. 胃镜检查 是上消化道出血定位、定性诊断的首选检查方法。多在出血后24~48小时内行急诊胃镜检查,可直接观察出血部位,明确出血原因,还可做紧急止血治疗。

3. X线钡餐造影 适用于胃镜检查有禁忌证或不愿意做胃镜检查者,多在出血停止数天及病情基本稳定后进行检查。对明确病因亦有价值。

(五)治疗要点

治疗原则:积极补充血容量,纠正水、电解质失衡,预防或治疗失血性休克,给予止血治疗,同时积极进行病因诊断和治疗。

1. 补充血容量 立即开通静脉通路,用平衡盐溶液、葡萄糖盐溶液、右旋糖酐或其他血浆代用品,必要时尽早输入浓缩红细胞或全血,以尽快恢复有效血容量。

2. 止血

(1)非食管-胃底静脉曲张破裂出血:病因中以消化性溃疡出血常见。常用H_2受体拮抗剂或质子泵抑制剂,如西咪替丁、雷尼替丁及奥美拉唑等;有活动性出血或暴露血管的溃疡,可在内镜直视下止血。

(2)食管-胃底静脉曲张破裂出血:常用垂体后叶素、生长抑素及其拟似物奥曲肽等止血药物,对药物不能控制的出血可暂时使用三(四)腔二囊管压迫止血,必要时行内镜直视下止血。大量出血内科治疗无效时,应考虑外科手术治疗。

【常见护理诊断/问题】

1. 体液不足　与上消化道出血有关。

2. 恐惧　与消化道出血使生命或健康受到威胁有关。

3. 活动无耐力　与失血性周围循环衰竭有关。

4. 有受伤的危险　与食管和胃底黏膜长时间受压、气囊阻塞气道、血液或分泌物反流入气管有关。

5. 潜在并发症：失血性休克。

【护理目标】

病人体液得到及时补充；病人情绪稳定，积极配合治疗；病人活动耐力增加；病人没有发生受伤；病人的并发症得到有效预防或治疗。

护理学而思

病人，男性，40岁。2小时前突然呕血约1 000ml，急诊入院。既往有乙型肝炎肝硬化病史5年。查体：P 110次/min，BP 80/50mmHg，肝、脾未触及，移动性浊音（-）。血常规：白细胞 $7.3 \times 10^9/L$，红细胞 $2.8 \times 10^{12}/L$，血红蛋白 60g/L，血小板 $80 \times 10^9/L$。

请思考：

1. 该病人目前的主要护理诊断是什么？

2. 在药物止血效果不好时，可暂时性采取什么方法止血？护士应该怎样做好相应的护理？

【护理措施】

（一）一般护理

1. 休息与体位　少量出血者卧床休息；大量出血者绝对卧床休息，取平卧位，下肢略抬高，以保证脑部供血。呕吐者头偏向一侧，防止误吸或窒息，保持呼吸道通畅，必要时吸氧。

2. 饮食护理　少量出血无呕吐者可进温凉流质饮食；大量出血者暂禁食，出血停止后24～48小时，可给予营养丰富、易消化、无刺激的半流质饮食，少食多餐，逐渐过渡到正常饮食。食管-胃底静脉曲张出血的病人，止血后限制钠和蛋白质的摄入，以免加重水肿或诱发肝性脑病；忌食生、冷、硬、辛辣等刺激性食物，防止损伤曲张静脉而再次出血。禁用烟酒、浓茶、咖啡及过甜、过酸的饮料。呕血停止后协助病人漱口，保持口腔清洁。

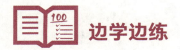 边学边练

指导本节"工作情景与任务"中的小刘进行合理饮食。

(二) 心理护理

认真观察病人的心理变化,解释各项检查、治疗措施,耐心细致地解答病人或家属的提问,消除他们的疑虑;说明稳定情绪有利于止血,而过度的精神紧张则可加重出血;帮助病人消除恐惧、紧张心理,使其产生安全感、信任感,保持稳定的情绪,更好地配合治疗及护理。

(三) 病情观察

1. **病情监测** 观察病人有无出血先兆,头晕、心悸及恶心等症状是呕血先兆;出现肠鸣音增强、腹胀、强烈便意感是便血先兆。大出血时,每15~30分钟测脉搏、血压1次,观察生命体征、神志、皮肤色泽、末梢循环及尿量的变化,并记录24小时出入液量,必要时进行心电监护。当病人有头晕、心悸、出冷汗及血压下降等休克表现时,立即报告医生并协助处理。

2. **出血量估计** 详细询问呕血和/或黑便发生的时间、次数、量及性状,以估计出血量和速度。粪便隐血试验阳性提示每天出血量在5~10ml以上;黑便提示每天出血量在50~100ml以上;胃内积血量达250~300ml时可引起呕血;出血量不超过400ml时,一般不出现全身症状;出血量超过400~500ml时,可有头晕、乏力、心悸等全身症状;出血量超过1 000ml,可出现急性周围循环衰竭的表现,严重者引起失血性休克。

3. **继续或再次出血的判断** 观察中出现下列迹象,提示有活动性出血或再次出血:①反复呕血,甚至呕吐物由咖啡色转为鲜红色。②黑便次数增多且粪质稀薄,色泽转为暗红色,伴肠鸣音亢进。③经充分补液、输血,周围循环衰竭的表现改善不明显,或好转后又恶化,血压波动,中心静脉压仍在下降。④血红蛋白浓度、红细胞计数、血细胞比容持续下降,网织红细胞计数持续增高。⑤在补液足够、尿量正常的情况下,血尿素氮持续或再次增高。⑥门静脉高压的病人原有脾大,在出血后常暂时缩小,如不见脾恢复大的形态亦提示出血未止。

(四) 治疗配合

1. **用药护理** 立即建立静脉通路,遵医嘱尽快补充血容量,配合医生实施止血治疗,同时做好配血、备血及输血准备,观察治疗效果及不良反应。输液开始宜快,必要时根据中心静脉压调节输液量和速度,避免输液、输血量过多而引起急性肺水肿。用垂体加压素止血时,应注意滴速,观察有无恶心、腹痛、血压升高、心律失常、心绞痛等不良反应,高血压、冠心病、孕妇禁用。肝病病人忌用吗啡、巴比妥类药物,宜输新鲜血,因库存血含氨量高,易诱发肝性脑病。

2. 三（四）腔二囊管压迫止血术的护理　该管的两个气囊分别为胃囊和食管囊，三个腔分别通往两个气囊和病人的胃腔，四腔管较三腔管多了一条在食管囊上方开口的管腔，用以抽吸食管内积蓄的分泌物或血液（图4-12）。

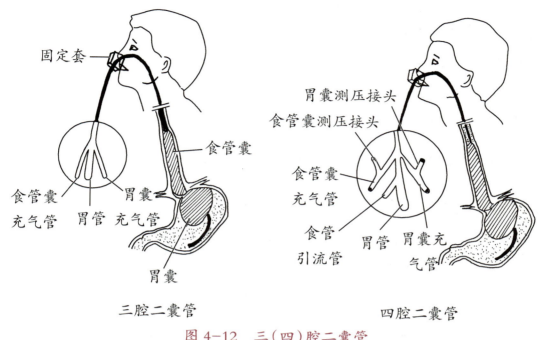

图4-12　三（四）腔二囊管

（1）插管前应配合医生做好插管的准备工作，向病人解释操作过程、目的、配合方法等，以减轻病人的恐惧心理，取得更好的配合。

（2）仔细检查三（四）腔二囊管，确保管腔通畅，气囊无漏气，然后抽尽囊内气体，备用。

（3）协助医生为病人做鼻腔、咽喉部局部麻醉，将三（四）腔二囊管前端及气囊外面涂上液状石蜡，经鼻腔慢慢插入，管前端到达咽喉部或喉部时嘱病人做吞咽动作。当三（四）腔二囊管插入65cm时，抽胃液证实管已达胃腔，可暂做固定。

（4）先向胃气囊注气150～200ml，至囊内压50～70mmHg并封闭管口，缓慢向外牵引管道，使胃气囊压迫胃底部曲张静脉；若未能止血，再继续注气约100ml入食管囊，至囊内压35～45mmHg并封闭管口，使气囊压迫食管下段曲张静脉。管外端以绷带连接0.5kg沙袋，经牵引架做持续牵引，牵引方向应顺身体纵轴，与鼻唇部呈40°左右，以防该处鼻腔黏膜和唇部皮肤过度受压而产生糜烂、坏死。

（5）留置三（四）腔二囊管期间应注意：①定时测气囊内压力，以防压力不足达不到止血目的，或压力过高压迫组织引起坏死。当胃囊充气不足或破裂时，食管囊可向上移动，阻塞于喉部而引起呼吸困难或窒息，一旦发生应立即剪断管道放出气体，然后拔出管道。②定时抽吸食管引流管、胃管，观察出血是否停止，并记录引流液的性状、颜色及量。③三（四）腔管放置12～24小时应放松牵引，放气15～30分钟；如出血未止，再注气加压，以免食管、胃底黏膜受压时间过长而发生糜烂、坏死。④保持病人口鼻腔清洁,嘱病人不要将唾液、痰液咽下,以免误吸引起吸入性肺炎;每天两次向鼻腔滴入少量液状石蜡,以保护鼻黏膜。

(6)出血停止后,放松牵引,放出囊内气体,保留管道继续观察 24 小时,未再出血可考虑拔管。拔管前口服液状石蜡 20~30ml,润滑黏膜和管、囊外壁,抽尽囊内气体,以缓慢、轻巧的动作拔管。气囊压迫一般以 3~4 天为限,继续出血者可适当延长。

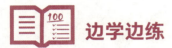

模拟操作三(四)腔二囊管压迫止血术病人的护理。

(五)健康指导

1. 生活指导　指导病人保持乐观情绪,避免长期精神紧张,合理安排休息与活动;注意饮食卫生和饮食规律,避免过饥或暴饮暴食;避免粗糙、刺激性食物,或过冷、过热、产气多的食物和饮料;应戒烟、戒酒。

2. 疾病知识指导　向病人和家属介绍引起上消化道出血的病因、诱因、表现、治疗和护理知识,减少再次出血的危险;教会病人和家属早期识别出血征象,一旦出现异常应及时就诊。

【护理评价】

病人体液有无得到及时补充;病人是否情绪稳定,能否积极配合治疗;病人的活动耐力是否增加;病人是否发生损伤;病人的并发症有无得到有效预防或治疗。

(巩春艳)

第九节　溃疡性结肠炎病人的护理

 工作情景与任务

导入情景

小吴,女性,38 岁。腹泻近半年,每天 3~4 次,有黏液,常有里急后重感,伴腹部疼痛,便后疼痛减轻。其父亲有溃疡性结肠炎病史,否认近期感染史。粪便检查:肉眼可见黏液与脓血,镜检可见红细胞和脓细胞。以"溃疡性结肠炎"收入院。

工作任务:

1. 描述溃疡性结肠炎病变部位及主要表现。
2. 医嘱口服柳氮磺吡啶治疗,请认真观察药物疗效及不良反应。

溃疡性结肠炎是一种病因尚未阐明的直肠和结肠慢性非特异性炎症性疾病。病变主要位于大肠的黏膜与黏膜下层,呈连续性、弥漫性分布,多自肛端直肠开始,逆行向近端发展,可累及全结肠和末段回肠。临床主要表现为腹痛、腹泻和黏液脓血便。本病呈慢性病程,病情轻重不一。本病可发生于任何年龄,多见于20~40岁年轻人,亦可见于儿童或老年人。男女发病率无明显差别。我国近几年来患病率明显增加。

溃疡性结肠炎的病因不明,目前认为可能与免疫因素、遗传因素、环境因素(如饮食、吸烟、生活方式、卫生条件或暴露于某些不明因素等)、感染等有关。其发生是环境因素作用于遗传易感者,在肠道微生物参与下引起肠道免疫失衡,损伤肠黏膜屏障,导致肠黏膜持续炎症损伤。

【护理评估】

(一)健康史

评估病人免疫功能是否正常;询问家族中有无溃疡性结肠炎病人;生活是否规律,有无重大精神创伤、劳累等;有无饮食失调,有无饮酒、吸烟等不良嗜好;了解病人发病前有无感染病史。

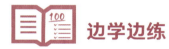

边学边练

评估本节"工作情景与任务"中小吴患溃疡性结肠炎的病因。

(二)身体状况

1. 症状

(1)消化系统表现:主要表现为腹泻、黏液脓血便和腹痛。

1)腹泻和黏液脓血便:见于绝大多数病人,是溃疡性结肠炎的主要症状,黏液脓血便是本病活动期的重要表现。排便次数和便血程度可反映病情程度,轻者每天排便2~4次,粪便呈糊状,可混有黏液、脓血,便血轻或无;重者每天排便可达10次以上,粪便中有大量脓血甚至呈血水样便。

2)腹痛:病情轻者或缓解期可无腹痛或仅有腹部不适,活动期可呈轻、中度腹痛,位于左下腹或下腹部,也可有全腹疼痛。有疼痛-便意-便后缓解的规律,常伴里急后重。若并发中毒性巨结肠或腹膜炎,可有持续性剧烈腹痛。

3)其他症状:腹胀、食欲减退、恶心、呕吐等。

(2)全身表现:低热或中等度发热多见于中重度活动期病人,高热多提示为急性暴发型或有并发症。重症病人还可出现衰弱、消瘦、贫血、低蛋白血症及水、电解质平衡紊乱等表现。

2. 体征 呈慢性病容、精神差,重度病人呈消瘦贫血貌。轻、中度病人仅有中下腹轻压痛,有时可触及痉挛的降结肠或乙状结肠。重度病人可有明显腹部压痛和鼓肠,如出现肠鸣音减弱、腹肌紧张、反跳痛等，应警惕中毒性巨结肠和肠穿孔等并发症的发生。

3. 并发症　中毒性巨结肠、直肠结肠癌变、大出血、肠穿孔、肠梗阻等。

4. 临床分型　临床上按病程、范围、程度及病期进行综合分型。其中按临床严重程度分为轻度、中度、重度。①轻度：腹泻 <4 次 /d，便血轻或无，无发热，贫血无或轻，血沉正常。②重度：腹泻 >6 次 /d，有明显黏液脓血便，体温 >37.5℃，脉搏 >90 次 /min，血红蛋白 <100g/L，血沉 >30mm/h。③中度：介于轻度与重度之间。

边学边练

角色扮演，评估溃疡性结肠炎病人的主要症状和体征。

（三）心理社会状况

本病病程长，病情反复发作，进行性加重，常给病人带来痛苦，尤其是排便次数的增加及并发症的出现，使病人对治疗失去了信心，易产生抑郁、烦躁，甚至恐惧心理。

（四）辅助检查

1. 血液检查　可有红细胞、血红蛋白减少；活动期白细胞计数增高。血沉增快、C 反应蛋白增高是活动期的标志。重症者有血清白蛋白降低。

2. 粪便检查　粪便常规肉眼可见黏液与脓血，显微镜检可见红细胞和脓细胞。

3. 结肠镜检查　是本病诊断和鉴别诊断重要的方法。检查时，应尽可能观察全结肠及末段回肠，确定病变范围，必要时取活检。

4. X 线钡剂灌肠检查　可见黏膜粗乱或有细颗粒状改变，也可见多发性小龛影或充盈缺损，有时病变肠管缩短，肠壁变硬呈铅管状，结肠袋消失。重度或暴发型一般不宜做此检查，以免加重病情或诱发中毒性巨结肠。

（五）治疗要点

治疗原则：控制急性发作，缓解病情，减少复发，防治并发症。

1. 控制炎症反应

（1）氨基水杨酸制剂：首选柳氮磺吡啶，此药是治疗本病的常用药物，适用于轻、中度或重度经糖皮质激素治疗已有缓解者。氨基水杨酸制剂灌肠疗法适用于病变局限在直肠及乙状结肠者。

（2）糖皮质激素：对急性发作期有较好的疗效，适用于氨基水杨酸制剂疗效不佳的轻、中度病人，特别是重度活动期病人及急性暴发型病人。其作用机制为非特异性抗炎和抑制免疫反应。常用药物：泼尼松、氢化可的松、地塞米松等。

（3）免疫抑制剂：硫唑嘌呤或巯嘌呤，可用于对糖皮质激素治疗效果不佳者。

2. 手术治疗　对药物治疗无效、有严重并发症者，应及时采用手术治疗。

【常见护理诊断/问题】

1. 腹泻　与炎症导致肠黏膜对水、钠吸收障碍,以及炎症导致结肠蠕动增加有关。
2. 疼痛　与肠道黏膜的炎症、溃疡有关。
3. 营养失调:低于机体需要量　与长期腹泻及吸收障碍有关。
4. 有体液不足的危险　与肠道炎症致长期频繁腹泻有关。
5. 潜在并发症:中毒性巨结肠、直肠结肠癌变、大出血、肠穿孔。

【护理目标】

病人腹泻缓解或消失;病人疼痛减轻或消失;病人营养状况改善;病人体液得到及时补充;病人并发症得到有效预防或治疗。

【护理措施】

(一)一般护理

1. 休息与活动　轻度者注意休息,减少活动量,避免劳累;重度者应卧床休息,保证睡眠,减少肠蠕动,有利于减轻腹泻、腹痛症状。

2. 饮食护理　给予质软、易消化、少纤维素又富含营养的食物,以利于吸收、减轻对肠黏膜的刺激并供给足够的热量,以维持机体代谢的需要。避免食用生冷、多纤维素、味道浓烈的刺激性食物,忌食牛乳和乳制品。急性发作期病人应进流质或半流质饮食,病情严重者应禁食,并给予胃肠外营养,以改善全身状况。应注意给病人提供良好的进餐环境,避免不良刺激,以增进病人的食欲。

(二)心理护理

多与病人交流,耐心进行心理疏导,积极解答病人提出的问题,解释疾病的发生发展过程、治疗效果及预后,鼓励病人树立信心,正确对待疾病,自觉配合治疗。

(三)病情观察

观察病人腹泻的次数、性质,粪便的量、性状,以及病人皮肤的弹性、有无脱水表现等;监测粪便检查结果、血清电解质及血清白蛋白的变化;观察腹痛的部位、性质以及生命体征的变化,以了解病情的进展情况。若出现鼓肠、肠鸣音消失、腹痛加剧等情况,要考虑中毒性巨结肠的发生,应及时报告医生,积极抢救。

(四)治疗配合

1. 对症护理　①对腹泻次数较多、里急后重严重的病人,可安排在距离卫生间较近的房间或室内留置便器。协助病人做好肛门及其周围皮肤的护理,手纸要柔软,擦拭动作宜轻柔,便后用温水清洗肛门及周围皮肤,保持清洁干燥,必要时给予护肤软膏涂擦,以防皮肤破损。②腹痛者应指导病人采取缓解疼痛的方法,如回忆一些有趣的往事转移注意力、深呼吸、音乐疗法、针灸止痛等。③采用灌肠疗法的病人,应指导其采取左侧卧位,尽量抬高臀部或下肢略抬高,达到延长药物在肠道内停留时间的目的。

2. 用药护理　遵医嘱用药,注意观察疗效及药物不良反应。应用柳氮磺吡啶时,病人可有恶心、呕吐、皮疹及白细胞减少、再生障碍性贫血等,应嘱病人餐后服药,服药期间定期检查血象;应用糖皮质激素者,用药期间要注意激素的不良反应,不可随意停药,以防止病情反跳;使用免疫抑制剂时病人可出现骨髓抑制的表现,应注意监测白细胞计数;慎重使用抗胆碱药物或止泻药,尤其重度病人应禁用,因有诱发中毒性巨结肠的危险。

(五)健康指导

1. 生活指导　指导病人合理休息和活动,注意劳逸结合。注重饮食卫生,避免肠道感染性疾病。合理饮食,摄入足够的营养,避免多纤维食物,忌生、冷、硬、辛辣食物,不宜长期饮酒。调节好情绪,避免心理压力过大。

2. 用药指导　指导病人坚持治疗,学会识别药物的不良反应,强调不要随意更换药物或停药。病情反复活动者,应做好终生服药的心理准备。

3. 随访指导　病程漫长者癌变危险性增加,应每 2 年一次行监测性结肠镜检查。

【护理评价】

病人腹泻是否缓解或消失;病人疼痛是否减轻或消失;病人营养状况是否良好;病人体液是否得到及时补充;病人的并发症有无得到有效预防或治疗。

(巩春艳)

第十节　急性阑尾炎病人的护理

　工作情景与任务

导入情景

小王,男性,23 岁。10 小时前脐周阵发性疼痛,3 小时前疼痛转移至右下腹,伴有恶心、呕吐。病人焦虑,急性痛苦面容,弯腰屈体。

工作任务:

1. 小王入院后急诊行阑尾切除术,请正确指导小王的饮食。

2. 手术后第 4 天,小王诉切口疼痛明显,检查发现切口红肿,评估可能发生的情况,采取正确的护理措施。

急性阑尾炎是阑尾的急性化脓性感染,是外科常见的急腹症之一,可发生在各个年龄段,20～30 岁青壮年多见,男性发病率高于女性。

急性阑尾炎的常见病因是阑尾管腔阻塞。胃肠道功能紊乱、肠道内的各种革兰氏阴性杆菌和厌氧菌的入侵也可以是引起阑尾炎的原因。

根据临床过程和病理变化,急性阑尾炎可分为四种病理类型:急性单纯性阑尾炎、急性化脓性阑尾炎、坏疽性及穿孔性阑尾炎、阑尾周围脓肿。急性阑尾炎的转归有:①炎症消退。有的完全消退;有的瘢痕愈合后又有复发或转为慢性阑尾炎。②炎症局限。被大网膜和周围肠管包裹粘连,可形成阑尾周围脓肿。③炎症扩散。急性阑尾炎化脓、坏疽或穿孔,炎症的阑尾及脓性分泌物可刺激腹腔,引起腹膜炎;细菌毒素扩散到门静脉系统,可引起门静脉炎;严重者可发生感染性休克。

【护理评估】

（一）健康史

了解疾病发生的诱因,如有无腹部受凉,急、慢性肠炎和肠道蛔虫等病史,以便做好预防指导;了解既往有无类似发作史,如慢性阑尾炎急性发作。还应了解病人的年龄、性别,成年女性病人应了解月经史、生育史等。

边学边练

评估本节"工作情景与任务"中病人小王患急性阑尾炎的常见病因。

（二）身体状况

1. 症状

（1）腹痛:急性阑尾炎的典型症状为转移性右下腹痛。腹痛开始于脐周或上腹部,疼痛不严重,位置不固定,呈阵发性,系阑尾充血水肿引起的内脏神经反射性疼痛。数小时（6~12小时）后,腹痛转移并固定在右下腹,呈持续性,这是阑尾炎症侵及壁层腹膜引起的躯体神经痛。70%~80%病人有转移性疼痛,也有一开始就表现为右下腹痛。穿孔性阑尾炎因阑尾管腔压力骤减,腹痛可暂时减轻,但出现腹膜炎后,腹痛又会持续加剧。不同病理类型的阑尾炎,腹痛也有差异:单纯性阑尾炎是轻度隐痛;化脓性阑尾炎可呈阵发性胀痛和剧痛;坏疽性阑尾炎可呈持续性剧烈腹痛,可波及全腹部。

老年急性阑尾炎病人腹痛不明显,常无转移,穿孔后炎症不易局限,死亡率较高。妊娠期急性阑尾炎疼痛部位上移,穿孔的机会多,刺激子宫易引起流产、早产,炎症不易局限。

（2）胃肠道症状:恶心、呕吐常见,早期为反射性,晚期与腹膜炎有关。部分病人肠功能紊乱可出现便秘或腹泻。盆位阑尾炎刺激直肠和膀胱,可引起里急后重和尿频。发生腹膜炎肠麻痹时,可出现持续性呕吐、腹胀和停止排气排便。

（3）全身症状:早期病人常头痛、乏力、低热,当阑尾化脓或坏疽后,可出现全身中毒症状,如高热、脉快、烦躁不安或精神萎靡等。若发生门静脉炎可出现寒战、高热和轻度黄疸。

2. 体征

（1）右下腹固定压痛:是急性阑尾炎的重要体征。压痛点常位于脐与右髂前上棘连线中外1/3交界处,即麦氏点周围（图4-13）,也可随阑尾位置变异而改变。

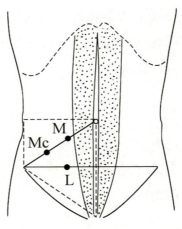

图 4-13 阑尾炎压痛点

（2）腹膜刺激征：包括压痛、反跳痛、腹肌紧张。早期或单纯性阑尾炎可无腹膜刺激征。当阑尾炎发展到化脓、坏疽或穿孔时，除了压痛，还可出现腹膜刺激征，这是壁腹膜受炎症刺激而出现的防御反应，提示阑尾炎症加重。腹膜刺激征范围可因炎症扩散而扩大，但仍以阑尾部位明显。但老人、孕妇、肥胖者、盲肠后位或盆位阑尾炎时，腹膜刺激征可不明显。

（3）右下腹包块：如体检发现右下腹饱满，扪及压痛性包块且包块边界不清、固定，应考虑有阑尾周围脓肿。急性阑尾炎的临床特点比较见表 4-6。

表 4-6 急性阑尾炎的临床特点比较

类型	特点
急性单纯性阑尾炎	腹痛症状轻，右下腹轻微固定压痛，无腹膜刺激征
急性化脓性阑尾炎	腹痛等症状明显，多有右下腹局限性腹膜炎
坏疽（穿孔）性阑尾炎	全身中毒症状严重，腹痛剧烈，多有弥漫性腹膜炎
阑尾周围脓肿	右下腹出现界限不清的触痛性包块

（4）特殊体征：可作为辅助诊断依据。

1）结肠充气试验：病人取仰卧位，检查者一手压迫左下腹降结肠区，另一手按压近端结肠，结肠内气体可传至盲肠和阑尾区，引起右下腹疼痛者为阳性。

2）腰大肌试验：病人取左侧卧位，右大腿向后过伸，引起右下腹疼痛者为阳性，常提示阑尾尖位于腰大肌前方，为盲肠后位或腹膜后位阑尾。

3）闭孔内肌试验：病人取仰卧位，右髋和右膝均屈曲 90°，然后内旋，引起右下腹疼痛者为阳性，提示阑尾位置靠近闭孔内肌。

4）直肠指诊：盆位阑尾炎症常在直肠右前方有触痛。若阑尾穿孔，炎症波及盆腔时，直肠前壁有广泛触痛。若发生阑尾周围脓肿，可触及痛性肿块。

边学边练

角色扮演,评估本节"工作情景与任务"中小王的主要症状和可能出现的体征。

(三) 心理社会状况

本病发病急,腹痛明显,常需急诊手术治疗,病人可因发病突然出现焦虑,应了解病人和家属对疾病及治疗的认知和心理状态。

(四) 辅助检查

1. 实验室检查　多数急性阑尾炎病人血常规检查有白细胞计数和中性粒细胞比例的增高。白细胞计数可高达 $(10\sim20)\times10^9/L$。当盲肠后位阑尾炎症累及输尿管时,尿中可出现少量红细胞和白细胞。

2. 影像学检查　腹部 X 线平片可见盲肠扩张和气液平面。B 超可显示阑尾肿大或阑尾周围脓肿。

(五) 治疗要点

急性阑尾炎诊断明确者,应尽早行阑尾切除术。术后注意防治内出血、切口感染、粘连性肠梗阻、阑尾残端炎、粪瘘、门静脉炎等并发症。

急性单纯性阑尾炎、因伴有其他严重器质性疾病而有手术禁忌证者,或急性阑尾炎发病过程超过 72 小时,已形成阑尾周围脓肿并有局限趋势者,禁食或给予流质饮食,静脉补液,试用抗生素、中医药治疗等非手术疗法。如为阑尾周围脓肿,经非手术治疗炎症消退,3 个月后可择期行阑尾切除以防复发。

妊娠 6 个月内合并急性阑尾炎者,宜急诊切除阑尾。围手术期可用黄体酮预防流产,不用腹腔引流,应用抗生素要注意对胎儿的影响。临产期并发阑尾穿孔、全身感染严重者,可在剖宫产同时切除阑尾。

【常见护理诊断/问题】

1. 疼痛　与阑尾炎症刺激或手术创伤有关。
2. 体温过高　与阑尾炎症、毒素吸收有关。
3. 体液不足　与病人呕吐、腹泻、术后禁食及补液不足有关。
4. 焦虑　与突然发病、缺乏术前准备及术后康复等相关知识有关。
5. 潜在并发症:急性腹膜炎、感染性休克、腹腔脓肿、门静脉炎、术后腹腔出血、切口感染、粘连性肠梗阻、粪瘘等。

【护理目标】

病人的疼痛缓解或消失;病人的体温恢复正常;病人体液得到及时补充;病人情绪稳定,积极配合治疗;病人的并发症得到有效预防或治疗。

病人,女性,35岁。因急性阑尾炎穿孔行阑尾切除术,术后第5天,体温39.2℃,伴里急后重,大便次数增多。直肠指诊:直肠前壁有触痛并有波动感。

请思考:

1. 该病人目前的主要护理诊断是什么?
2. 该病人目前如何护理?

【护理措施】

(一) 一般护理

1. 体位与活动　术前宜卧床休息,取半卧位;术后根据不同的麻醉方式安置体位,待血压平稳后取半卧位。术后鼓励病人及早起床活动,轻症病人当日即可下床活动,重症病人在床上多翻身,活动四肢,以加快血液循环和促进肠蠕动,加速伤口愈合,预防肠粘连。

2. 饮食护理　术前控制饮食,适当补液。术后禁食1~2天,待胃肠功能恢复、肛门排气后进流质饮食,无不适者改为半流食。正常情况下,进食无不适,第4~6天可进易消化的普食。术后1周内禁食牛奶、豆制品等易产气食物,防止腹胀。

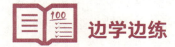

为本节"工作情景与任务"中的小王提供术后卧位与饮食护理。

(二) 心理护理

做好病人思想工作,消除病人的焦虑、烦躁、恐惧心理,解释手术治疗的目的、方法、注意事项,使病人积极配合医务人员的治疗。

(三) 病情观察

密切观察病人的精神状态、生命体征、腹部症状和体征以及血白细胞计数的变化,及时发现并发症,如体温明显增高、脉搏和呼吸加快、腹痛突然减轻或加重、腹膜刺激征范围变化等,应及早通知医生并协助处理。

(四) 治疗配合

1. 对症护理　诊断明确者可遵医嘱进行解痉处理,禁用吗啡或哌替啶止痛,禁服泻药及灌肠。明显发热者,可给予物理降温。

2. 术前准备　按急腹症手术做好急症手术前的常规护理,老年病人应检查心、肺、肾等重要脏器功能。

3. 用药护理　遵医嘱使用有效抗生素,控制感染,防止并发症发生。中医药治疗以清热、解毒、化瘀为主。

4. 切口及引流管护理　保持切口敷料清洁、干燥,观察切口愈合情况,及时更换渗血、渗液污染的敷料,及时发现出血及切口感染征象。有腹腔引流者应保持通畅,观察记录引流液的性质及量。

5. 术后并发症护理

(1) 内出血:多发生在术后 24 小时内,故术后应严密观察生命体征及腹腔引流量,如发现病人有面色苍白、脉搏加快、血压下降等内出血的表现,或腹腔引流管有鲜红色血液流出,应立即将病人平卧,加快补液,及时报告医生。

(2) 切口感染:是术后常见的并发症,多见于术后 3~5 天,表现为体温升高、切口肿胀疼痛或有波动感。应遵医嘱给予抗生素、理疗等处理,如已化脓应拆开缝线引流。

(3) 腹腔脓肿:多发生于术后 5~7 天,表现为体温升高或体温下降后又升高,并有呃逆、腹痛、腹胀、腹部包块、排便排尿改变等,应及时通知医生并协助处理。

(4) 粘连性肠梗阻:常为慢性不完全性梗阻,需禁食、胃肠减压等处理。向病人解释手术治疗的目的,告知病人若能在病变早期接受手术治疗,术后及早离床活动,可有效预防此并发症。

(5) 粪瘘:多因阑尾残端组织脆弱,结扎线脱落,盲肠壁破损所致。表现为少量粪性内容物从腹壁切口流出,伴有发热、腹痛。多可自行愈合,如经久不愈可考虑手术处理。

 边学边练

角色扮演,护理急性阑尾炎病人的术后常见并发症。

(五) 健康指导

1. 生活指导　注意饮食卫生、生活规律、劳逸结合,防止腹部受凉,餐后不做剧烈运动等,及时治疗胃肠道炎症或其他疾病。

2. 疾病知识指导　指导病人术后早期活动,促进肠蠕动恢复,防止发生肠粘连。嘱阑尾周围脓肿病人经非手术治疗控制病情,出院后 3 个月再住院,行阑尾切除术。

3. 随访指导　出院后如有腹痛、腹胀等腹部不适应及时就诊。

【护理评价】

病人的疼痛有无缓解或消失;病人的体温是否恢复正常;病人的体液有无得到及时补充;病人是否情绪稳定,能否积极配合治疗;病人的并发症有无得到有效预防或治疗。

(阴　俊)

第十一节 肠梗阻病人的护理

工作情景与任务

导入情景

老李,男性,55岁。以腹痛、腹胀、恶心呕吐、肛门停止排气排便3天入院。查体:腹部膨隆,肠鸣音12次/min,闻及气过水声。

工作任务:

1. 请对病人进行饮食护理。
2. 请帮助病人缓解疼痛。

肠梗阻是肠内容物由于各种原因不能正常运行、顺利通过肠道,是常见的外科急腹症之一。

(一)肠梗阻按发生的基本原因分类

1. **机械性肠梗阻** 是各种机械性原因导致的肠腔狭窄、肠内容物通过障碍,临床以此型常见。主要原因包括:

(1)肠内因素(图4-14):如寄生虫、粪块及异物等。

(2)肠外因素(图4-15):如粘连引起的肠管扭曲、腹外疝及腹内疝等。

(3)肠壁因素(图4-16):如肠肿瘤、肠套叠、先天性肠道闭锁等。

2. **动力性肠梗阻** 较少见,为肠壁肌肉运动紊乱导致肠内容物运行障碍,无肠腔狭窄,可分为以下类型:

(1)麻痹性肠梗阻:见于急性弥漫性腹膜炎、低钾血症等。

(2)痉挛性肠梗阻:持续时间短而少,见于慢性铅中毒或急性肠炎。

3. **血运性肠梗阻** 较少见,是由于肠系膜血管栓塞或血栓形成,使肠管缺血、坏死而发生肠麻痹,肠腔虽无堵塞,但肠内容物不能运行。

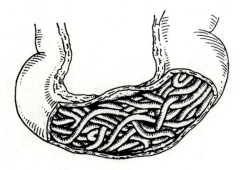

图4-14 蛔虫性肠梗阻

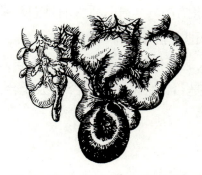

图4-15 粘连带压迫肠管

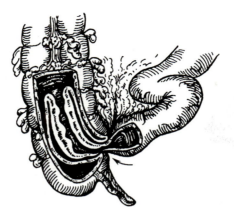

图 4-16 回盲部肠套叠

（二）肠梗阻按肠壁有无血运障碍分类

1. 单纯性肠梗阻　只是肠内容物通过受阻而无肠壁血运障碍。
2. 绞窄性肠梗阻　是指肠梗阻并伴有肠壁血运障碍者，可引起肠坏死、肠穿孔。

（三）其他分类

肠梗阻还可根据梗阻部位分为高位肠梗阻（如空肠上段）和低位肠梗阻（如回肠末段与结肠）；根据梗阻的程度分为完全性肠梗阻和不完全性肠梗阻；根据梗阻的发生快慢分为急性肠梗阻和慢性肠梗阻。

【护理评估】

（一）健康史

了解病人有无腹部外伤或腹部手术史，有无腹外疝及腹腔炎症，有无习惯性便秘、既往腹痛史及本次发病的诱因等。

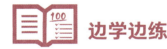 边学边练

评估本节"工作情景与任务"中病人老李患肠梗阻可能的病因。

（二）身体状况

1. 症状

（1）腹痛：单纯性机械性肠梗阻病人表现为阵发性腹部绞痛；绞窄性肠梗阻多为持续性疼痛，阵发性加剧；麻痹性肠梗阻则为持续性胀痛。

（2）呕吐：与肠梗阻的部位、类型有关。高位肠梗阻呕吐出现早而频繁，呕吐物为胃、十二指肠内容物；低位肠梗阻呕吐出现迟而少，呕吐物为带臭味的粪样物；绞窄性肠梗阻呕吐物为血性或棕褐色液体；麻痹性肠梗阻呕吐呈溢出性。

（3）腹胀：出现在梗阻发生一段时间之后，其程度与梗阻部位有关，高位肠梗阻腹胀轻，低位肠梗阻腹胀明显，绞窄性肠梗阻腹胀不对称，麻痹性肠梗阻表现为显著的均匀性

全腹胀。

（4）肛门排气、排便停止：完全性肠梗阻发生之后出现不排气、不排便，但在梗阻早期，梗阻部位以下肠内有粪便和气体残存，仍可出现排气、排便，应加以注意。某些绞窄性肠梗阻如肠套叠、肠系膜血管栓塞或血栓形成可排出血性黏液样便。

2. 体征

（1）腹部体征

1）视诊：单纯性肠梗阻常可见肠型及蠕动波；麻痹性肠梗阻见均匀性腹胀；肠扭转时因扭转肠袢存在而腹胀多不对称。

2）触诊：单纯性肠梗阻腹壁软，可有轻度压痛；绞窄性肠梗阻压痛加重，有腹膜刺激征，有压痛的包块多为绞窄的肠袢；条索状团块为蛔虫性肠梗阻；腊肠样包块则为肠套叠。

3）叩诊：绞窄性肠梗阻时，因坏死渗出增多，可有移动性浊音。

4）听诊：机械性肠梗阻时肠鸣音亢进，有气过水声或金属音；麻痹性肠梗阻病人肠鸣音减弱或消失。

（2）全身体征：单纯性肠梗阻早期可无全身表现；严重肠梗阻可有脱水、代谢性酸中毒体征，甚至有体温升高、呼吸浅快、脉搏细速、血压下降等中毒和休克征象。

3. 几种常见的机械性肠梗阻

（1）粘连性肠梗阻：多有腹腔内手术、创伤、出血、感染史，有典型的机械性肠梗阻的表现。

（2）肠扭转：常发生于小肠，其次为乙状结肠。①小肠扭转：多见于青壮年，常在饱餐后剧烈运动时发生。②乙状结肠扭转：多见于老年男性，常有习惯性便秘史。

（3）肠套叠：好发于 2 岁以内的儿童，以回肠末段套入结肠多见。典型表现为突发剧烈的阵发性腹痛，伴呕吐和果酱样血便，腹部检查可触及压痛性腊肠样包块。

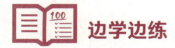
边学边练

角色扮演，评估肠梗阻病人的主要症状和体征。

（三）心理社会状况

评估病人的心理情况，有无接受手术治疗的心理准备；有无焦虑或恐惧；是否了解围手术期的相关知识。了解病人的家庭、社会支持情况等。

（四）辅助检查

1. 实验室检查

（1）血常规：肠梗阻病人因失液所致的血液浓缩可有血红蛋白、血细胞比容及尿比重升高，而绞窄性肠梗阻多有白细胞计数及中性粒细胞比例升高。

（2）血气分析及血生化检查：血气分析、血清电解质、血尿素氮及肌酐检查可出现异常。

2. X线检查　肠梗阻发生4~6小时后,腹部立位或侧卧透视或摄片可见多个气液平面及胀气肠袢(图4-17);乙状结肠扭转时钡剂灌肠X线检查可见"鸟嘴"形阴影;肠套叠时空气或钡剂灌肠X线检查,可见空气或钡剂在结肠内逆行受阻呈"杯口"状阴影。

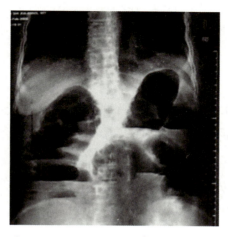

图4-17　肠梗阻腹部X线平片

(五)治疗要点

肠梗阻的治疗原则是纠正因梗阻所引起的全身生理紊乱和解除梗阻。具体治疗方法要根据肠梗阻类型、程度及病人的全身情况而定。

1. 非手术疗法　主要适用于单纯性粘连性肠梗阻、麻痹性或痉挛性肠梗阻。重要的措施是胃肠减压,同时纠正水、电解质紊乱和酸碱失衡,防治感染和休克等。

2. 手术治疗　适用于绞窄性肠梗阻、肿瘤及先天性肠道畸形引起的肠梗阻及经非手术疗法不能缓解的肠梗阻。常用的手术方式有:肠粘连松解术、肠套叠或肠扭转复位术、肠切除吻合术、肠短路吻合术、肠造口或肠外置术等。

【常见护理诊断/问题】

1. 疼痛　与肠内容物不能正常运行或通过障碍有关。
2. 体液不足　与频繁呕吐、肠腔内大量积液及胃肠减压有关。
3. 营养失调:低于机体需要量　与呕吐、禁食有关。
4. 潜在并发症:肠坏死、腹腔感染、肠粘连。

 边学边练

评估本节"工作情景与任务"中的病人病情,列出存在的护理诊断。

【护理目标】

病人的疼痛缓解或消失;病人体液得到及时补充;病人营养得到改善;病人的并发症

得到有效预防或治疗。

【护理措施】

（一）一般护理

1. 体位与活动　术前宜卧床休息，取低半卧位，有利于减轻腹部张力，减轻腹胀，改善呼吸和循环功能；休克病人取平卧位，并将头偏向一侧，防止误吸而导致窒息或吸入性肺炎。病人麻醉清醒、血压平稳后应取半卧位。术后应鼓励病人早期活动，以利于肠功能恢复，防止肠粘连。

2. 饮食护理　早期需绝对禁食禁水。术后暂禁食，禁食期间通过静脉输液补充营养。待肠功能恢复后（肛门排气），可开始进流质饮食，如无不适逐步过渡到半流质及软食。肠切除吻合术后，进食时间应适当推迟，原则是少量多餐，禁食油腻，逐渐过渡。

（二）心理护理

向病人解释该病治疗的方法及意义；介绍手术前后相关知识；消除病人焦虑和恐惧心理，鼓励病人及家属配合治疗。

（三）病情观察

术前出现下列情况的病人应高度怀疑发生绞窄性肠梗阻的可能：①腹痛剧烈或表现为持续性疼痛阵发性加剧，肠鸣音减弱或消失，呕吐出现早而频繁。②病情发展迅速，早期出现休克，抗休克治疗改善不明显。③有明显腹膜刺激征表现，体温升高，白细胞计数增高。④腹胀不对称，腹部有局限性隆起或触及压痛的包块。⑤呕吐物、胃肠减压液、肛门排出物为血性，或腹腔穿刺抽出血性液体。⑥移动性浊音或气腹征阳性。⑦经积极的非手术治疗而症状、体征无明显改善。⑧X线片显示孤立、胀大的肠袢，不因时间推移而发生位置的改变，或出现假肿瘤样阴影。

术后密切监测生命体征变化；观察腹部症状及体征，及时发现有无腹痛、呕吐、腹膜炎等肠梗阻、肠瘘、腹腔脓肿等并发症；保持各引流管通畅，观察各引流液的性质和量；观察切口有无渗血，敷料是否清洁干燥，切口有无红、肿、热、痛。

（四）治疗配合

1. 对症护理　单纯性肠梗阻可肌内注射阿托品以减轻腹痛，禁用吗啡类止痛剂，以免掩盖病情。

2. 胃肠减压护理　是治疗肠梗阻的重要措施之一。通过胃肠减压吸出胃肠道内的积气、积液，以减轻腹胀，改善肠壁血液循环，有利于改善局部和全身情况。在肠蠕动恢复前，术后继续保持有效胃肠减压，注意记录引流液的颜色和量。

3. 术前准备　有手术指征者，遵医嘱做好备皮、配血、补足液体等术前常规护理。

4. 液体疗法护理　记录出入液体的数量和性状，包括呕吐物、胃肠减压引流物、尿量及输入液体。急性肠梗阻可出现不同程度的体液失衡，应根据脱水的性质和程度、血清电解质浓度测定和血气分析结果制订补液方案。

5. 用药护理　应用抗生素防治感染和中毒，对单纯性肠梗阻时间较长，特别是绞窄性肠梗阻以及手术治疗的病人应该及早足量使用。

6. 腹腔引流管的护理　腹腔引流管应妥善固定,保持引流通畅,避免受压、折叠、扭曲或滑脱,造成引流效能降低;注意观察并记录引流液的颜色、性状及量,若有异常应及时向医生报告。

7. 术后并发症护理

（1）腹腔感染:若病人出现腹部胀痛、持续发热、血白细胞计数增高、腹壁切口红肿,应警惕可能发生了腹腔感染,应及时报告医生,并协助处理。

（2）肠瘘:病人可出现腹部胀痛、发热,腹腔引流管周围可流出较多带有粪臭味的液体,应及时报告医生,并协助处理。

（五）健康指导

1. 生活指导　注意适当休息和活动,避免饭后剧烈活动和腹部受凉,多吃营养丰富且易消化吸收的食物,忌暴饮暴食,保持排便通畅。

2. 疾病知识指导　指导病人术后早期活动,促进肠蠕动恢复,防止发生肠粘连。

3. 随访指导　出院后如有腹痛、腹胀、呕吐等腹部不适应及时就诊。

【护理评价】

病人的疼痛有无缓解或消失;病人的体液有无得到及时补充;病人的营养是否得到改善;病人的并发症有无得到有效预防或治疗。

（瞿红霞）

第十二节　直肠肛管良性疾病病人的护理

 工作情景与任务

导入情景

小林,男,38岁,以"反复便后出血2年多加剧伴疼痛3天"入院。查体:病人面色苍白,肛门见一直径大小约2cm的肿物,不可还纳,触痛明显。

工作任务:

1. 小林入院后进行了手术治疗,请指导病人正确进行术后坐浴。
2. 请对小林进行健康教育。

直肠肛管良性疾病主要包括痔、肛裂、直肠肛管周围脓肿、肛瘘等,属于外科常见疾病。

（一）痔

痔是肛垫发生病理性肥大、移位以及肛周皮下血管丛血流淤滞形成的团块。根据发生部位可分为内痔、外痔和混合痔(图 4-18)。

(二) 肛裂

肛裂是齿状线以下肛管皮肤层裂伤后形成的小溃疡,分为急性肛裂和慢性肛裂。肛裂好发于肛管后正中线(图 4-19)。

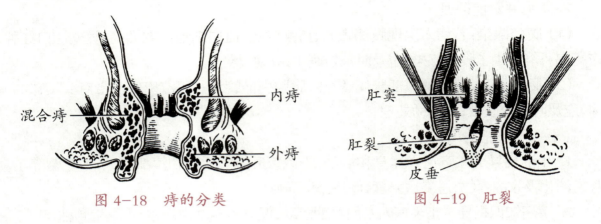

图 4-18　痔的分类　　　　　　图 4-19　肛裂

(三) 直肠肛管周围脓肿

直肠肛管周围脓肿是指直肠肛管周围软组织间隙的急性化脓性感染及脓肿形成(图 4-20)。

(四) 肛瘘

肛瘘是指直肠下部或肛管与肛周皮肤间形成的慢性感染性管道(图 4-21)。

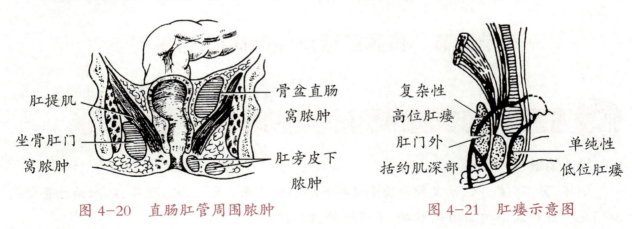

图 4-20　直肠肛管周围脓肿　　　　图 4-21　肛瘘示意图

【护理评估】

(一) 健康史

了解病人是否有肛门瘙痒、分泌物等肛窦炎、肛腺感染的临床表现;了解病人有无肛周皮肤感染和损伤、内痔、肛裂等病史;是否有长期饮酒、喜食辛辣等刺激性食物史;是否有长期坐或立的职业因素以及腹内压增高的因素;是否有直肠肛管周围脓肿的发病和治疗史;了解病人有无结核或肛管外伤感染史。

（二）身体状况

1. 痔

（1）内痔：位于齿状线以上，表面覆盖直肠黏膜，好发于截石位3点、7点、11点。主要表现是便时无痛性出血和痔核脱出。根据临床症状内痔分四期：

Ⅰ期：排便时出血，血附着在大便表面，或便纸上有血迹，无痔块脱出。

Ⅱ期：便时出血，量大甚至喷射而出，痔核可脱出肛门外，便后可自行回纳。

Ⅲ期：便时出血量减少，但便时痔核常脱出，不能自行回纳，需用手托回，或待腹内压减低后方可还纳。

Ⅳ期：痔核长期脱出于肛门外不能还纳，或还纳后又立即脱出。

（2）外痔：位于齿状线以下，表面覆盖肛管皮肤，为肛管皮下的局限性隆起，一般无特殊不适，形成血栓性外痔时可出现剧烈疼痛和局部肿胀，肛门表面可见暗红色肿块，大小不等。排便、咳嗽、行走和坐时均可使疼痛加剧。

（3）混合痔：具有内痔和外痔两者的临床表现。

2. 肛裂 急性肛裂裂口边缘整齐，底浅、呈红色，有弹性。慢性肛裂因反复损伤与感染，裂口边缘增厚纤维化，底部肉芽组织苍白。

（1）疼痛：病人表现为规律性的便时和便后肛门处剧烈疼痛。由于排便时粪便刺激溃疡面而引起疼痛，便后数分钟可缓解，随后肛门括约肌痉挛性收缩又引起便后剧痛，常持续半小时至数小时。

（2）便秘：病人由于惧怕疼痛而不敢排便，导致排便次数减少而发生便秘，同时便秘又加重肛裂，形成恶性循环。

（3）出血：排便使溃疡裂隙加深而有出血，表现为粪便表面带血或便纸上见到少量血液。

3. 直肠肛管周围脓肿 绝大部分直肠肛管周围脓肿由肛窦炎、肛腺感染引起。

（1）肛门周围皮下脓肿：常见。以局部表现为主，肛周持续性跳痛和红、肿、热，有硬结以及压痛，脓肿形成后有波动感，穿刺可抽取脓液。

（2）坐骨直肠窝脓肿：较常见。初期表现为局部疼痛，炎症较重时局部红、肿、热、痛明显；炎症波及直肠和膀胱时，病人出现直肠刺激症状和膀胱刺激症状。

（3）骨盆直肠窝脓肿：较少见。早期全身症状较重，如寒战、高热、全身不适；局部表现有直肠刺激症状和膀胱刺激症状，有明显排便痛和排尿困难。

4. 肛瘘

（1）瘘口分泌物：瘘口经常有脓液排出，在脓液排出后，外口可以暂时闭合；当脓液积聚到一定量时，再次冲破外口排脓，如此反复发作。

（2）疼痛：当外口愈合，瘘管中脓液集聚多有隐痛，感染时有明显的疼痛。

（3）发热：瘘管中脓液积聚，毒素吸收可引起寒战、发热、乏力等。

（4）肛周瘙痒：分泌物刺激肛周皮肤所致，甚至形成湿疹。

（三）心理社会状况

病情反复发作，给病人生活和工作带来痛苦，病人会产生焦虑和紧张的心理反应。

（四）辅助检查

1. 肛门视诊、直肠指检或肛门镜检　可见痔块；肛瘘病人肛周皮肤有红色乳头状突起或凹陷的外口；在肛管皮肤可发现肛裂的溃疡裂隙，裂隙上端可见肛乳头肥大，下端的袋状皮垂称"前哨痔"，溃疡裂隙、肛乳头肥大和"前哨痔"，合称为肛裂"三联征"。直肠指检可触及肛瘘的条索状瘘管。肛裂病人严禁做直肠指检，以免加重病人的痛苦。

2. 局部穿刺抽脓　对直肠肛管周围脓肿有确诊价值。

（五）治疗要点

1. 痔　多数处于静止、无症状状态，平时只需注意饮食、保持大便通畅，一般不需特别治疗。当痔并发出血、血栓形成、痔核脱出及嵌顿时要积极处理，具体原则如下：

（1）一般疗法：①改善饮食，保持大便通畅。②温水或 1∶5 000 高锰酸钾溶液坐浴，防止继发感染，减轻疼痛。③肛管内注入有抗炎止痛作用的油膏或栓剂。

（2）注射疗法：适用于单纯性内痔。方法是将硬化剂（如 5% 鱼肝油酸钠溶液）注射于痔核基底部黏膜下层，产生无菌性炎症反应使痔萎缩。

（3）手术疗法：①单纯性痔切除术，主要适用于Ⅱ、Ⅲ期内痔和混合痔。②痔环形切除术，适用于严重的环形痔。③血栓性外痔剥离术。

2. 肛裂

（1）非手术治疗：原则是解除括约肌痉挛、止痛、软化大便，促进肛裂愈合。具体措施包括保持大便通畅、温水坐浴、口服缓泻剂或液体石蜡润肠通便及扩肛疗法。

（2）手术治疗：用于非手术治疗无效、经久不愈的慢性肛裂。手术方法包括肛裂切除术和肛管内括约肌切断术。后者治愈率高，但手术不当可致大便失禁。

3. 直肠肛管周围脓肿　早期应予抗生素、温水坐浴、理疗、软化大便等治疗；重症病人给予降温、全身支持等处理；脓肿形成后及时切开引流。

4. 肛瘘　肛瘘不能自愈，必须手术治疗。常用术式有：①瘘管切开术或瘘管切除术，适用于低位肛瘘。②挂线疗法，适用于高位单纯性肛瘘的治疗或高位复杂性肛瘘的辅助治疗，可以防止发生大便失禁。

【常见护理诊断/问题】

1. 疼痛　与直肠肛管病变、手术创伤有关。
2. 便秘　与惧怕排便时疼痛及饮食中纤维素含量少有关。
3. 尿潴留　与直肠肛周感染刺激、骶管麻醉后抑制排尿反射、切口疼痛、肛管内敷料填塞过多压迫尿道有关。
4. 潜在并发症：术后创口出血、感染、大便失禁等。

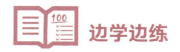 **边学边练**

评估本节"工作情景与任务"中病人存在的护理问题。

【护理目标】

病人的疼痛减轻;病人排便保持通畅;病人尿潴留得到及时解决;病人的并发症得到有效预防或治疗。

【护理措施】

(一)一般护理

1. 体位 平卧位或侧卧位,臀部垫气圈,以防伤口受压引起疼痛。直肠肛管疾病病人检查和治疗的常用体位如下:

(1)侧卧位:病人向左或向右侧卧,腿充分向前屈曲靠近腹部,使臀部及肛门充分暴露。该体位为常用的检查与治疗体位,尤其适用于病重及年老体弱者。

(2)膝胸位:病人跪伏在床上,胸部贴近床面,臀部抬高,使肛门充分暴露。该体位亦为常用的检查体位,进行肛门镜、直肠镜、乙状结肠镜检查时,检查者较为方便,但不能持久,病重及年老体弱者慎用。

(3)截石位:病人仰卧,两腿分开放在腿架上,臀部移到手术台边缘,肛门暴露良好。该体位为肛门直肠手术时的常用体位。

(4)蹲位:病人蹲踞,向下用力增加腹压,适用于Ⅱ、Ⅲ期内痔及直肠下端息肉。

2. 饮食护理 术前3天进半流质少渣饮食,术前1日进流质饮食,术日晨行灌肠。直肠肛管疾病手术后一般不严格限制饮食,手术后第1天进流质饮食,手术后第2~3天内进少渣饮食。

(二)心理护理

直肠肛管疾病病程迁延,病人长时间身体不适,给其生活和工作带来了烦恼,甚至导致病人精神抑郁。因而应根据病情给予病人心理疏导,并向病人讲解疾病治疗和预防复发的知识,及时消除其焦虑和抑郁心理。

(三)病情观察

对术后病人要做好病情观察。术后出血是常见的并发症,应注意敷料染血情况以及血压、脉搏变化。如有内出血的表现,应立即静脉快速输液,同时报告医生并协助处理。应注意观察有无大便失禁、切口感染等其他并发症。

(四)治疗配合

1. 对症护理 肛门对痛觉敏感,加上有止血纱条的压迫,术后病人常有疼痛,可按医嘱给予止痛剂。

2. 术前准备 做好手术区皮肤准备,保持肛门皮肤清洁。

3. 保持大便通畅　术后一般不控制排便,有便意时尽快排便。但痔手术后为保证手术切口良好愈合,术后3日内可通过口服阿片酊、饮食管理等尽量不排大便。直肠肛管手术后,一般在7～10天内禁忌灌肠。

4. 肛门坐浴　可清洁肛门,改善血液循环,促进炎症吸收,可缓解括约肌痉挛以减轻疼痛。坐浴时可用1:5 000高锰酸钾溶液3 000ml坐浴,水温为43～46℃,每天2～3次,每次20～30分钟。

5. 换药　术后应保持局部清洁,肛门伤口要每天换药。因排便时伤口易被粪便污染,便后即用温水坐浴,坐浴后更换新的敷料。肛瘘挂线疗法应每隔3～5天再次将橡皮筋拉紧、结扎,以免失效,一般10～14天橡皮筋脱落。

6. 并发症的护理

（1）尿潴留:术后24小时内病人因手术、麻醉、疼痛等因素可发生尿潴留。若发生急性尿潴留,常采用诱导排尿法,诱导排尿不能解除尿潴留时考虑导尿。

（2）出血:痔切除术后24小时内,病人不宜过早下床,以免伤口出血;24小时后病人可适当下床活动。如有出血,应立即静脉快速输液,同时报告医生。

（3）肛门狭窄:多为术后瘢痕挛缩所致。为防止肛门狭窄,伤口愈合后可使用扩肛疗法。

（4）局部皮肤糜烂:肛瘘手术如切断肛门直肠环,可造成大便失禁并可致局部皮肤糜烂。应保持肛周皮肤清洁干燥,局部涂以氧化锌软膏保护皮肤。

边学边练

角色扮演,护理肛周疾病术后病人的伤口。

（五）健康指导

1. 生活指导　适当活动以促进盆腔静脉回流,促进肠蠕动和肛门括约肌功能恢复。养成定时排便的习惯。

2. 疾病知识指导　保持肛周皮肤的清洁,常做肛门温水坐浴。

3. 随访指导　坚持治疗,做好随诊。直肠肛管疾病多为慢性过程,应及时治疗,并耐心坚持治疗至治愈为止。

【护理评价】

病人的疼痛与不适是否减轻;病人排便是否保持通畅;病人尿潴留是否解决;病人的并发症有无得到有效预防或治疗。

（瞿红霞）

第十三节 腹外疝病人的护理

工作情景与任务

导入情景

老张,男,53岁。右侧腹股沟可还纳性包块3年,不可还纳1天入院。入院前呕吐胃内容物3次。查体:右侧腹股沟见一梨形包块,质硬,触痛明显,不可还纳,包块进入阴囊,阴囊透光试验阴性。

工作任务:

1. 老张入院后医生行手术治疗,请指导老张术后采取正确的体位和活动。
2. 向老张介绍腹外疝复发的有关知识。

腹腔内的脏器或组织连同腹膜壁层,经腹壁薄弱点或缺损处向体表突出所形成的包块,称腹外疝。其中以腹股沟斜疝多见,占全部腹外疝的75%～90%。

(一)病因

腹壁强度降低和腹内压力增高是腹外疝发病的两个主要原因。

1. 腹壁强度降低

(1)先天性因素:如腹膜鞘状突未闭、精索或子宫圆韧带穿过腹股沟管等。

(2)后天性因素:有手术切口愈合不良、年老体弱造成腹壁肌肉萎缩等。

2. 腹内压力增高 是腹外疝形成的重要诱因。慢性咳嗽、便秘、排尿困难等都是引起腹内压力增高的常见原因。

(二)病理解剖

典型的腹外疝由疝环、疝囊、疝内容物和疝外被盖组成(图4-22)。

1. 疝环 是腹壁的薄弱或缺损处,通常以疝环所在的解剖部位为疝命名,如腹股沟疝、股疝、脐疝等。

2. 疝囊 是壁层腹膜经疝环向外突出所形成的囊袋状结构,分为疝囊颈、疝囊体、疝囊底三部分,一般呈梨形或半球形。

3. 疝内容物 是突入疝囊内的腹腔内脏器或组织,常见的是小肠。

4. 疝外被盖 指覆盖在疝囊以外的腹壁各层组织,通常由筋膜、肌肉、皮下组织和皮肤组成。

(三)临床分类

1. 易复性疝 当病人站立或腹内压增高时,疝内容物进入疝囊。平卧或用手推送疝块时,疝内容物很容易回纳腹腔,称易复性疝,临床常见。

2. 难复性疝　病程较长,疝内容物与疝囊壁发生粘连,致使内容物不能完全回纳腹腔,称为难复性疝,其内容物大多数是大网膜。少数病程长、疝环大的腹外疝,盲肠、乙状结肠、膀胱等滑入疝囊,并成为疝囊壁的一部分,这种疝称滑动性疝(图 4-23),也属于难复性疝。

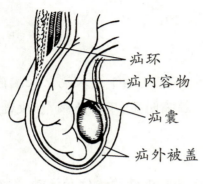

图 4-22　腹外疝的解剖结构

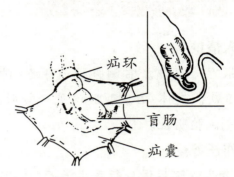

图 4-23　滑动性疝

3. 嵌顿性疝　疝环较小,当腹内压力骤然升高时,较多的疝内容物强烈扩张疝环而进入疝囊,并随即被弹性回缩的疝环卡住,使疝内容物不能回纳腹腔,称为嵌顿性疝。

4. 绞窄性疝　疝若嵌顿时间过久,疝内容物发生缺血坏死时,称为绞窄性疝。嵌顿性疝和绞窄性疝是同一病理过程的两个阶段,二者的区别是看疝内容物是否发生血液循环障碍。

【护理评估】

（一）健康史

了解病人有无先天性腹壁缺损或腹壁薄弱;是否存在年老体弱等腹壁肌肉萎缩的因素;详细询问可能导致腹内压增高的病史,如慢性咳嗽、习惯性便秘、前列腺增生等,找出引起腹内压增高的原因。

（二）身体状况

1. 易复性疝　病人多无自觉症状或仅有局部坠胀不适。主要表现为局部肿块,偶有胀痛;肿块常在站立行走时出现,呈带蒂柄状梨形,可降至阴囊或大阴唇;回纳疝块后,可触及腹壁的缺损处;指压外环,嘱病人咳嗽,检查者指尖有冲击感。

2. 难复性疝　可有胀痛不适,特点是疝块不能完全回纳。滑动性疝除疝块不能完全回纳外,尚有消化不良或便秘等症状。

3. 嵌顿性疝　当腹内压骤然增高时,疝块突然增大,剧烈疼痛,平卧或用手推送不能使之回纳。肿块紧张且硬,有明显触痛。如嵌顿的内容物为肠袢,可有机械性肠梗阻的表现。

4. 绞窄性疝　此时病人有急性腹膜炎体征;发生肠管绞窄者可有血便,肠管绞窄穿孔者可因疝块压力骤降,疼痛暂时缓解,易误认为病情好转;严重者可并发感染性休克。

常见的腹股沟斜疝与直疝的鉴别要点见表 4-7。

表4-7 斜疝与直疝的鉴别

	斜疝	直疝
发病年龄	多见于儿童及青壮年	多见于老年人
突出途径	经腹股沟管突出,可进阴囊	由直疝三角突出,不进阴囊
疝块外形	椭圆或梨形,上部呈蒂柄状	半球形,基底较宽
回纳疝块后压住深环	疝块不再突出	疝块仍可突出
疝囊颈与腹壁下动脉的关系	疝囊颈在腹壁下动脉外侧	疝囊颈在腹壁下动脉内侧
嵌顿机会	较多	极少

(三) 心理社会状况

病人因疝块反复突出影响工作和生活感到焦虑、烦躁。对腹外疝的病因、治疗及预防复发的措施等知识认识不足,对手术和预后存在顾虑。

(四) 辅助检查

1. 阴囊透光试验 用手电筒照射检查肿块,腹股沟疝不透光,为透光试验阴性。鞘膜积液多透光,为透光试验阳性。

2. 实验室检查 继发感染时,血常规检查白细胞计数和中性粒细胞比例升高。粪便检查如为血便、隐血试验阳性,可考虑有肠管绞窄。

3. X线检查 可发现是否有肠梗阻表现。

(五) 治疗要点

1. 非手术治疗 腹外疝一般应及早采用手术治疗。1岁以内的患儿,可采用棉束带压迫疝环的方法(图4-24),随着腹壁肌肉逐渐增强,疝可自愈。年老体弱或伴有严重疾病不能耐受手术病人,可佩戴特制的疝带。

2. 手术治疗 儿童期腹外疝手术治疗可采用单纯的疝囊高位结扎术。成人腹外疝手术治疗可采用疝修补术、无张力疝修补术、经腹腔镜疝修补术;嵌顿性疝的病人,如嵌顿时间在3~4小时内,在确认无绞窄的情况下,可先试行手法回纳,以后再择期手术治疗;手法回纳失败者应立即手术治疗;绞窄性疝则必须紧急手术治疗。

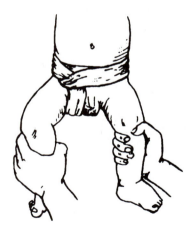

图4-24 儿童斜疝棉束带压迫

【常见护理诊断/问题】

1. 疼痛 与疝块嵌顿或绞窄及手术创伤有关。
2. 知识缺乏:缺乏预防腹外疝复发的有关知识。
3. 体液不足 与嵌顿性疝或绞窄性疝引起的机械性肠梗阻有关。
4. 潜在并发症:术后阴囊血肿、切口感染。

边学边练

模拟本节"工作情景与任务"中的病人,评估其存在的主要护理问题。

【护理目标】

病人的疼痛缓解或消失;病人能够了解腹外疝复发的有关知识;病人的体液得到及时补充;病人的并发症得到有效预防或治疗。

【护理措施】

(一)一般护理

1. 休息与活动　择期手术病人术前一般体位和活动不受限制,但巨大疝的病人应卧床休息2~3天,回纳疝内容物,使局部充血与水肿减轻,有利于术后切口愈合。术后取平卧位,膝下垫一软枕,使髋关节微屈,减少腹壁张力。一般手术后3~6天可考虑离床活动。采用无张力修补术的病人可以早期离床活动。年老体弱、复发性疝、绞窄性疝、巨大疝病人卧床时间延长至术后10天方可下床活动,既有利于手术切口的愈合,又可避免腹内压增高引起疝复发。卧床期间要加强病人日常生活和进食、排便的护理。

2. 饮食护理　疝无嵌顿时进普食,多饮水,多吃新鲜蔬菜、水果以保持大便通畅。怀疑嵌顿性或绞窄性疝者应禁食。术后6~12小时如病人无恶心、呕吐等症状可进流质饮食,逐步改为半流质饮食、普食。行肠切除吻合术者术后应禁食,待胃肠道功能恢复后才可进流质饮食,再逐步过渡到半流质饮食。

(二)心理护理

向病人及其家属解释腹外疝的发病原因和诱发因素、手术治疗的必要性和手术治疗原理,以及预防复发的有效措施,消除其紧张和焦虑情绪。对于非手术治疗病人,应鼓励其配合治疗。

(三)病情观察

术前密切观察病人腹部情况。病人若出现明显腹痛,伴疝块增大,紧张发硬且触痛明显,不能回纳腹腔,应高度怀疑嵌顿疝发生的可能,需立即通知医生,及时处理。术后注意观察病人生命体征的变化,密切观察切口有无渗血、感染及阴囊有无血肿的征象,如有异常应立即通知医生,协助处理。

(四)治疗配合

1. 棉束带压迫治疗和疝带压迫治疗的护理　幼儿的腹股沟疝采用棉束带压迫治疗时,棉束带的松紧度应适宜,避免棉束带被粪、尿污染,防止移位导致压迫失效。指导病人正确佩戴疝带;向长期佩戴疝带病人说明使用疝带的重要性,使其能配合治疗和护理。

2. 控制诱因　积极处理引起腹内压增高的因素,除急诊手术外,均应做相应处理,待症状控制后方可施行手术,否则术后易复发。

3. 择期手术术前准备　术前嘱病人沐浴,按规定的范围严格备皮,防止切口感染。手术前晚应灌肠,清洁肠内粪便,以防止术后腹胀及便秘。病人进入手术室前嘱其排尽尿液,防止术中损伤膀胱。

4. 急诊手术前护理　嵌顿性或绞窄性腹外疝,尤其是合并急性肠梗阻的病人,多有脱水、酸中毒和全身中毒症状,甚至发生感染性休克,此时应紧急手术治疗。应立即嘱病人禁饮食,遵医嘱给予输液、抗感染、胃肠减压,纠正体液平衡紊乱,并做好急诊常规术前准备。

5. 预防腹内压增高　术后避免受凉而引起咳嗽,并嘱病人在咳嗽时用手掌按压切口。保持大小便通畅,如有便秘应及时处理。

6. 术后并发症护理

(1) 预防阴囊血肿:术后切口部位可用沙袋(重 0.5kg)压迫 24 小时以减轻渗血;为避免阴囊内积血,术后可用丁字带或阴囊托托起阴囊,并严密观察阴囊肿胀情况。

(2) 预防感染:保持切口敷料清洁、干燥,若发现敷料污染或脱落,应及时更换。注意观察体温及切口情况,若有异常应及时处理。

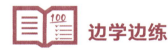

边学边练

角色扮演,模拟护理本节"工作情景与任务"中的病人。

(五)健康指导

1. 生活指导　病人出院后仍需注意休息,可适当活动,并逐渐增加活动量,3 个月内应避免重体力劳动或提举重物。

2. 疾病知识指导　应多吃营养丰富且含粗纤维的食物,防止腹内压增高而引起疝复发。

3. 随访指导　如出现腹外疝复发,应及早诊治。

【护理评价】

病人的疼痛有无缓解或消失;病人是否了解腹外疝复发的有关知识;病人体液有无得到及时补充;病人的并发症有无得到有效预防或治疗。

(瞿红霞)

第十四节 急腹症病人的护理

  工作情景与任务

导入情景

老李,男,50岁。有右侧腹股沟可还纳性包块3年,该包块不可还纳3小时,伴恶心、呕吐。查体:右侧腹股沟区见一梨形包块,质硬,可扪及蒂柄,包块进入阴囊不可还纳。

工作任务:

1. 列出该病人的主要护理诊断。
2. 正确护理该病人。

急腹症是指以急性腹痛为主要表现的一组疾病,具有起病急、变化多、进展快、病情重、需要紧急处理等特点。

(一)急性腹痛的机制

1. **内脏痛** 是指局部病变的病理性刺激,由内脏感觉神经传入中枢神经系统并产生内脏疼痛感觉。内脏痛具有以下特点:①痛感弥散,定位不准确。②痛觉迟钝,对刺、割、灼等刺激迟钝,但对压力和张力性刺激如过度牵拉和痉挛等较为敏感。③常伴有消化道症状。

2. **躯体痛** 是指壁腹膜受到腹腔内炎性或化学性渗出物刺激后产生的体表相应部位持续性锐痛,由躯体感觉神经传入中枢神经系统并产生疼痛,其特点为痛觉敏锐,定位准确,对机械性刺激敏感。

3. **牵涉痛(放射痛)** 是指某个内脏病变产生的痛觉信号被定位于远离该内脏的身体其他部位。如急性胰腺炎在上腹痛的同时可伴有左肩或腰背部束带状疼痛等。

(二)急腹症的病因和分类

1. **感染性疾病** 外科疾病有急性阑尾炎、急性胆囊炎、急性胆管炎和急性胰腺炎等;内科疾病有急性胃肠炎等;妇产科疾病有急性盆腔炎等。

2. **穿孔性疾病** 发生于空腔脏器,常见于外科疾病,如急性阑尾炎穿孔、急性胃肠道穿孔等;还可见于空腔脏器破裂,如胃肠道破裂、膀胱破裂等。

3. **梗阻性疾病** 发生于空腔脏器,常见于外科疾病,如急性肠梗阻、胆囊及胆管结石引起的梗阻、泌尿系结石引起的梗阻等。

4. **出血性疾病** 发生于实质脏器、血管的损伤。外科疾病有外伤引起的肝、胰、脾、肾等实质脏器的破裂等;妇产科疾病有异位妊娠或巧克力囊肿破裂出血等。

5. **缺血性疾病** 外科疾病有绞窄性肠梗阻、绞窄性疝、肠扭转、肠系膜动脉栓塞以及肠系膜动脉血栓形成等；产科疾病有卵巢囊肿蒂扭转等。

【护理评估】

（一）健康史

1. 一般资料　了解病人性别、年龄、体重、婚姻、职业等；女性病人有无停经史、月经过期或月经不正常史，有无不规则阴道流血或分泌物增多现象。

2. 既往史、现病史　主要是判断病人腹痛的原因或诱因。重点询问病人的手术史、外伤史、既往疾病史；有无饮食不洁史、是否进食油腻食物、有无大量饮酒、有无情绪激动、有无活动过度、是否过度疲劳等。

（二）身体状况

1. 症状　腹痛是急腹症主要的表现，应评估腹痛的诱因、部位、急缓、性质及程度等。

（1）腹痛的诱因

1）饮食：进食油腻食物后出现的腹痛可能是胆石症或急性胆囊炎；急性胰腺炎常在酗酒、暴饮暴食后发生；消化性溃疡穿孔常于进食后发生等。

2）活动：肠扭转常在饱餐后剧烈活动后发生；活动后腰部疼痛伴血尿考虑肾、输尿管结石。

3）外伤：外伤常会引起腹部脏器损伤。

4）变换体位：胆囊结石的腹痛常于夜间睡眠变换体位后发生。

（2）腹痛的部位

1）腹痛起始和显著的部位通常是病变部位，如胃、十二指肠的病变，腹痛大多位于中上腹。

2）腹痛常从某部位开始迅速波及全腹者，常提示穿孔性疾病，如消化性溃疡穿孔。

3）转移性腹痛，如急性阑尾炎的腹痛常始于脐周或上腹部，后固定于右下腹部。

4）牵涉痛，如急性胆囊炎、胆石症除右上腹痛或剑突下痛外，常伴右肩背部的疼痛；急性胰腺炎常发生上腹痛伴左肩或腰背部束带状疼痛；肾、输尿管结石除腰部疼痛外，可放射至下腹、腹股沟或会阴部。

（3）腹痛发生的急缓：腹痛起始缓慢并逐渐加重多为炎性病变，如急性胰腺炎等。腹痛突然发生且迅速加重，多见于空腔脏器穿孔或梗阻、实质脏器破裂，如胃肠穿孔或破裂、肝脾破裂等。

（4）腹痛的性质：常反映腹内脏器病变的类型或性质。

1）阵发性绞痛：多提示空腔脏器发生梗阻或痉挛，如机械性肠梗阻或泌尿系结石。

2）持续性隐痛或钝痛：多见于腹腔内脏器炎症性病变及实质脏器的破裂出血，如急性胰腺炎、脾破裂等。

3）持续性疼痛伴阵发性加剧：多表示炎症与梗阻并存，如绞窄性肠梗阻早期和胆石症合并胆道感染。

4）持续性锐痛：为壁腹膜受到炎症或化学性刺激所致。

（5）腹痛的程度

1）炎症初期腹痛多不剧烈，随着炎症加重疼痛也逐渐加重。

2）空腔脏器痉挛、梗阻、扭转、嵌顿、绞窄及穿孔所致的腹痛较重，特别是穿孔引起的化学性腹膜炎一开始便表现为剧烈腹痛。

3）实质脏器破裂所致的腹痛和腹膜刺激征一般较轻，但肝、肾、胰破裂出血，有明显的腹痛和腹膜刺激征。

2. 伴随症状

（1）恶心、呕吐：常发生于腹痛开始后。不同疾病，呕吐出现的时间和呕吐物的颜色、性质不同。高位肠梗阻呕吐出现早而频繁，呕吐物常为含胆汁的食物；低位肠梗阻呕吐出现晚，呕吐物常呈粪臭样；呕吐宿食且不含胆汁见于幽门梗阻；血性或咖啡色呕吐物常提示上消化道出血或绞窄性肠梗阻。

（2）排便异常：肛门停止排便排气提示机械性肠梗阻；小儿果酱样便提示肠套叠；柏油样便提示上消化道出血；下消化道出血常呈紫色、暗红色或鲜红色。

（3）其他：发热多为继发细菌感染所致，伴黄疸常提示肝胆疾病；伴血尿、膀胱刺激征常提示泌尿系疾病；伴贫血、休克常提示腹腔内脏破裂出血。

3. 腹部体征　范围上至乳头，下至两侧腹股沟，但心肺检查也不能忽视。

（1）视诊：观察腹部形态及腹式呼吸运动，有无胃型或肠型，有无胃蠕动波或肠蠕动波，有无局限性隆起或腹股沟区包块等。

（2）触诊：注意有无腹膜刺激征及部位、程度及范围。还应注意腹部有无包块，若有包块应特别注意其部位、大小、性质、质地、活动度及压痛情况；注意肝、脾是否大及质地、范围等。

（3）叩诊：肝浊音界缩小或消失常提示胃肠穿孔；移动性浊音常提示腹腔内有渗液、腹水或血液等；鼓音提示该区域下为气体或肠袢；实音常为实质脏器或肿瘤。

（4）听诊：肠鸣音亢进伴气过水声或高调金属音多为机械性肠梗阻；肠鸣音减弱或消失提示肠麻痹。

（5）直肠指检：注意直肠温度、是否触及包块、有无触痛、指套是否沾有血迹。

4. 外科、内科及妇产科急腹症的特点

（1）外科急腹症：可发生于任何年龄和不同性别，腹痛多由上、中腹开始。①一般先有腹痛，后出现发热等伴随症状。②腹痛或压痛部位较固定，程度重。③常伴有腹膜刺激征，甚至休克。④可伴有腹部包块或其他外科体征。

（2）内科急腹症：肺炎、胸膜炎、心肌梗死等内科疾病可引起上腹部牵涉痛；急性胃肠炎、糖尿病酮症、尿毒症、腹型过敏性紫癜等可出现痉挛性腹痛。①一般先发热，后腹痛。②腹痛或压痛部位不固定，程度较轻，无明显腹肌紧张。③常伴发热、咳嗽、胸闷、气促、心悸、心律不齐、呕吐、腹泻等症状。④查体或X线、心电图等检查可明确诊断。

（3）妇产科急腹症：育龄妇女多见。①以下腹部或盆腔内疼痛为主。②常伴白带增多、阴道流血,或有停经史、月经不规则,或与月经周期有关。③妇科检查可明确诊断。

(三) 心理社会状况

急腹症的特点决定了病人会出现焦虑、恐惧等心理反应,应评估上述心理反应发生的具体原因,评估病人及家属对疾病的认知程度,评估病人家庭经济状况、社会支持状况等。

(四) 辅助检查

1. 实验室检查

1) 血常规:腹腔内感染病人白细胞及中性粒细胞多升高;腹腔内出血时血红蛋白和红细胞计数多降低。

2) 尿常规:泌尿系统疾病尿液中可见红细胞;梗阻性黄疸病人尿胆红素检测为阳性。

3) 大便常规:消化道出血、肿瘤等大便隐血试验多为阳性。

4) 其他:急性胰腺炎血、尿淀粉酶升高;胆道梗阻及急性胰腺炎常有肝功能损害。

2. 影像学检查

1) X线检查:胃肠穿孔可见膈下游离气体;机械性肠梗阻可见多个气液平面;乙状结肠扭转和肠套叠空气或钡剂灌肠X线检查可见典型的"鸟嘴征"和"口杯征"。

2) B超:是诊断实质性脏器损伤、破裂和占位性病变的首选方法;有助于腹腔内积液部位和量的评估;胆道系统和泌尿系结石时可见回声。

3) CT、MRI:与B超检查的意义相似,但分辨率更高,且不受肠管内气体干扰。

4) 血管造影:对不能明确出血部位的病变,可采用选择性血管造影,能明确出血部位,并可用于栓塞出血的血管。

3. 内镜检查 是消化道病变常用的诊断和治疗方法。如胃镜可发现上消化道出血的部位,并可在内镜下进行止血;内镜逆行性胰胆管造影可用于胆道、胰腺疾病的诊断与治疗。

4. 诊断性腹腔穿刺 若抽出不凝固血液,多提示腹腔内实质性脏器破裂出血、绞窄性肠梗阻、重症急性胰腺炎;若抽出浑浊液体或脓液,多为消化道穿孔或腹腔内感染;若抽出胆汁性液体,常提示胆囊穿孔;若穿刺液的淀粉酶结果阳性提示为急性胰腺炎。

(五) 治疗要点

外科急腹症发病急、进展快、病情危重,治疗应以及时、准确、有效为原则。

1. 非手术治疗

(1) 适应证:①诊断明确、病情较轻者,如单纯性胆囊炎病人。②诊断明确,但病情危重、不能耐受麻醉和手术者。③诊断不明,但病情尚稳定、无明显腹膜炎体征者。

(2) 治疗要点:①观察生命体征及腹部体征变化。②禁食禁饮,胃肠减压。③纠正水、电解质及酸碱平衡紊乱,伴休克病人应积极抗休克治疗。④药物治疗,如使用药物进行抗感染、解痉、降温等。⑤观察辅助检查结果的动态变化,以便及时判断病情变化。

2. 手术治疗 手术治疗的适应证:①诊断明确、需立即处理的急腹症,如腹部外伤等。②诊断不明,但腹痛及腹膜炎体征加剧,全身中毒症状加重者,应在非手术治疗的同时,积极完善术前准备,尽早手术治疗。

【常见护理诊断/问题】

1. 疼痛　与腹腔内脏器炎症、穿孔、痉挛、梗阻、破裂、出血及手术有关。
2. 有体液不足的危险　与腹腔内渗液、出血、呕吐、禁食禁饮、胃肠减压等导致体液丢失有关。
3. 体温过高　与腹腔脏器炎症或继发感染有关。
4. 焦虑/恐惧　与突然发病、剧烈疼痛、紧急手术、担忧预后等有关。
5. 营养失调:低于机体需要量　与摄入不足、消耗或丢失过多有关。
6. 潜在并发症:出血、休克、感染等。

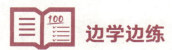

边学边练

列出本节"工作情景与任务"中病人存在的主要护理问题。

【护理目标】

病人的疼痛缓解或消失;病人的体液得到及时补充;病人的体温恢复正常;病人情绪稳定,积极配合治疗;病人的营养得到及时补充;病人的并发症得到有效预防或治疗。

【护理措施】

（一）一般护理

1. 体位　急腹症病人一般宜取半卧位,休克病人取平卧位或中凹卧位,病情平稳后可取半卧位。
2. 饮食护理　一般病人入院后都暂时禁食禁饮。对诊断不明确或病情较重者必须严禁饮食。

（二）心理护理

主动关心安慰病人,向病人解释腹痛的原因,稳定病人的情绪,帮助病人积极配合各项检查和治疗。

（三）病情观察

急腹症发病急、病情重、发展快,需做好病情观察以便及时判断病情的变化,为医生作出正确的医疗决策提供依据。

（四）治疗配合

1. 疼痛护理　应采取适当措施,如安慰病人,给予舒适的体位,放松腹肌减轻疼痛。诊断不明的急腹症病人应禁用吗啡、哌替啶,以免掩盖病情。
2. 术前准备　及时做好药敏试验、交叉配血、麻醉前用药、备皮、相关辅助检查等。急腹症病人一般禁止灌肠或服用泻药,以免造成感染扩散。
3. 用药护理　遵医嘱使用有效抗生素控制感染,防治并发症。

(五)健康指导

1. **生活指导** 根据各种疾病的要求给予相应饮食、休息与活动指导。
2. **疾病知识指导** 介绍急腹症发生的原因、表现、诊疗及护理措施等,着重介绍疾病预防知识,尽量避免或减少疾病发生的原因及诱因。
3. **随访指导** 告知病人若出现腹痛、发热、恶心、呕吐等情况,及时就诊。

【护理评价】

病人的疼痛有无缓解或消失;病人体液有无得到及时补充;病人的体温是否恢复正常;病人情绪是否稳定,能否积极配合治疗;病人的营养是否得到及时补充;病人的并发症有无得到有效预防或治疗。

(瞿红霞)

> **本章小结**
>
> 本章学习重点是胃炎、消化性溃疡、肝硬化、肝性脑病、胆道疾病、急性胰腺炎、上消化道出血、急性阑尾炎、肠梗阻、直肠肛管良性疾病、腹外疝、急腹症病人的身体状况、常见护理诊断/问题、一般护理、病情观察;消化系统疾病重症急性病人的抢救配合及健康指导。学习难点为消化性溃疡的发病机制,腹水形成的影响因素和侧支循环形成的临床意义,能识别肝性脑病各期表现,上消化道大出血的病情观察及治疗配合,重症急性胰腺炎的抢救配合,急性阑尾炎的病理生理,绞窄性肠梗阻的病情观察,腹股沟斜疝与直疝的鉴别,直肠肛管良性疾病的病理生理及治疗,急腹症腹痛的特点。在学习过程中注意比较胃溃疡与十二指肠溃疡的区别,注重联系肝脏的解剖与生理知识,理解肝硬化病人的身体状况、饮食护理、用药护理和健康指导,注重从胰腺的功能理解急性胰腺炎病人的身体状况,区别轻症、重症急性胰腺炎,注意结合急性阑尾炎的病理类型,理解急性阑尾炎病人的身体状况,注意结合肛管的解剖结构,理解痔、肛裂、直肠肛管周围脓肿、肛瘘病人的身体状况、治疗护理和健康指导,提高运用知识解决问题的能力。

思考与练习

1. 消化性溃疡病人的评估要点有哪些?如何护理?
2. 肝硬化腹水病人的护理要点有哪些?
3. 对重症胰腺炎病人,护士如何配合医生进行抢救?
4. 对急性上消化道出血病人,护士如何配合医生进行抢救?
5. 各种外科常见急腹症病人如何评估与护理?

第五章 泌尿系统疾病病人的护理

05章 数字资源

学习目标

1. 具有认真负责的职业态度,能够保护病人隐私,关心爱护病人。
2. 掌握常见泌尿系统疾病病人的护理评估要点和主要护理措施。
3. 熟悉常见泌尿系统疾病病人的主要护理诊断。
4. 了解常见泌尿系统疾病病人的健康指导。
5. 能初步运用护理程序,正确实施护理。

第一节 尿路感染病人的护理

 工作情景与任务

导入情景

宋女士,23岁。尿频、尿痛3天就诊。查体:T 39℃,P 82次/min,R 18次/min,BP 120/80mmHg,肾区叩击痛。尿常规:白细胞25个/HP,尿大肠埃希菌10^6 CFU/ml。诊断为急性肾盂肾炎。

工作任务:

1. 指导宋女士正确留取尿细菌学培养标本。
2. 宋女士入院4天后病情缓解,与宋女士探讨其发生急性肾盂肾炎可能的原因。

尿路感染是指各种病原微生物(如细菌、病毒、真菌、支原体、衣原体等)在尿路中生长、繁殖而引起的尿路感染性疾病。尿路感染根据感染发生部位可分为上尿路感染和下尿路感染,上尿路感染主要指肾盂肾炎,下尿路感染主要指膀胱炎;根据病人的基础疾病可分为非复杂性(单纯性)尿路感染和复杂性尿路感染。该病多见于育龄期女性、老年人、机体抵抗力低下者及尿路畸形者。

尿路感染大多由细菌感染所致,常见的致病菌为革兰氏阴性杆菌,大肠埃希菌常见,占75%~90%,其次为克雷伯菌、变形杆菌、柠檬酸杆菌等;5%~15%的尿路感染是由革兰氏阳性菌引起,主要是肠球菌和凝固酶阴性的葡萄球菌。大肠埃希菌易见于无症状细菌尿、非复杂性(单纯性)尿路感染或首次发生的尿路感染。肠球菌、克雷伯菌、变形杆菌等易引起医院内尿路感染、复杂性或复发性尿路感染、尿路器械检查后的尿路感染。其中,变形杆菌常见于伴有尿路结石者,铜绿假单胞菌常见于尿路器械检查后,金黄色葡萄球菌常见于血源性的尿路感染。近年来,由于抗生素和免疫抑制剂的广泛使用,机体耐药性增加,革兰氏阳性细菌所致的尿路感染和真菌性菌尿症增多。本节主要叙述由细菌感染所致的尿路感染。

感染途径主要有:①上行感染。常见,约占尿路感染的95%,病原菌经由尿道上行至膀胱,至输尿管,甚至到达肾盂引起感染。②血行感染。病原菌从所在感染灶通过血液循环到达泌尿系统引起感染,较少见,多发生于患有慢性基础疾病或接受免疫抑制剂治疗者。③直接感染。外伤或泌尿系统周围组织、器官发生感染时,病原菌直接蔓延到泌尿系统所致。④淋巴道感染。罕见,盆腔和下腹部的组织、器官感染时,病原菌经淋巴道感染泌尿系统所致。

正常情况下,细菌进入膀胱,但并不都能引起尿路感染的发生。是否发生尿路感染除与细菌的数量、毒力有关外,还取决于机体的防御功能。尿路感染的易感因素主要有8种。①尿路梗阻或尿流不畅:是重要的易感因素,常见于尿路结石、泌尿系统肿瘤、前列腺增生等,可导致尿液积聚,细菌不易被冲洗清除,而在局部大量繁殖所致。②膀胱输尿管反流:当膀胱、输尿管的结构和功能异常时,可使尿液从膀胱逆流至输尿管,甚至肾盂而发生感染。③女性:女性因尿道短而直,尿道口离肛门近而易被细菌污染,尤其在绝经期、月经期、妊娠期和性生活后较易发生感染。绝经期易感还和抵抗力下降、雌激素水平下降、尿道局部抵抗力减退有关。④机体抵抗力低下:如糖尿病、慢性基础疾病和艾滋病、长期使用免疫抑制剂和糖皮质激素等病人抵抗力较低,易发生感染。⑤医源性因素:导尿、留置导尿管、膀胱镜和输尿管镜检查等,可损伤尿路黏膜致感染。⑥神经源性膀胱。⑦泌尿系统结构异常。⑧遗传因素。

 **边学边练**

评估本节"工作情景与任务"中宋女士患病的易感因素。

【护理评估】
（一）健康史
询问病人年龄、性别及有无不洁性生活史，女性病人还应询问是否处于月经期、妊娠期及产褥期；有无尿路结石、泌尿系统肿瘤、前列腺增生、尿路狭窄等原因所致的尿路梗阻；有无膀胱输尿管反流；有无糖尿病、慢性基础疾病和艾滋病等疾病病史及长期使用免疫抑制剂和糖皮质激素；有无导尿、膀胱镜和输尿管镜检查治疗史等；有无肾发育不良、畸形及多囊肾等；有无家族遗传史；有无既往病史、诊疗经过等。

（二）身体状况
1. 膀胱炎　约占尿路感染的60%以上。一般无明显的全身感染表现，泌尿系统主要表现为尿频、尿急、尿痛、排尿不适等膀胱刺激征的表现，可伴有耻骨上膀胱区疼痛或压痛。

2. 肾盂肾炎

（1）急性肾盂肾炎：①全身表现：起病较急，常有发热，体温一般在38℃以上，多为弛张热。同时伴有寒战、头痛、乏力、全身酸痛等。②泌尿系统表现：尿频、尿急、尿痛、排尿困难、腰痛等。可伴有肋膈角和／或输尿管点压痛，肾区叩击痛。

（2）慢性肾盂肾炎：急性肾盂肾炎反复发作，迁延不愈，病程超过半年者，即为慢性肾盂肾炎。临床表现复杂，全身及泌尿系统表现都不典型，有时仅为无症状细菌尿。半数以上病人表现为低热、间歇性尿频、排尿不适、腰痛，严重者有肾小管功能受损的表现，如尿比重低、夜尿量增多。病情持续可进展为慢性肾衰竭。

3. 无症状细菌尿　又称隐匿型尿路感染，是指尿培养为真性细菌尿，但病人尿常规无明显异常，无尿路感染的表现，或仅有低热、易疲劳和腰痛。其发病率随年龄增长而增加，多见于老年人和孕妇。

4. 复杂性尿路感染　伴有泌尿系统结构、功能异常或免疫功能低下的病人易发生的尿路感染。临床表现多样，从轻度的泌尿系统感染表现到膀胱炎、肾盂肾炎表现，严重者可导致菌血症、败血症。

5. 并发症　尿路感染如能及时治疗，并发症很少，但伴有糖尿病或尿路梗阻的肾盂肾炎可发生肾乳头坏死，为肾盂肾炎的严重并发症。严重肾盂肾炎直接扩散可致肾周脓肿。

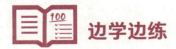 边学边练

评估本节"工作情景与任务"中宋女士的临床表现。

（三）心理社会状况
发热、排尿疼痛等，常引起病人烦躁、紧张及焦虑；涉及外阴及性生活等方面的询问，

病人有羞耻感和精神负担。疾病反复发作、迁延不愈的病人,常有对于治疗的消极情绪。

(四)辅助检查

1. 血常规检查　急性肾盂肾炎时,白细胞计数常升高,以中性粒细胞增多为主,可伴核左移。

2. 尿常规检查　尿液常浑浊,尿沉渣镜检白细胞 >5 个/HP 称为白细胞尿,对尿路感染诊断意义较大,如出现白细胞管型则提示肾盂肾炎。部分病人可有镜下血尿,少数病人可有肉眼血尿。尿蛋白多为阴性或微量。

3. 尿细菌学检查　新鲜、清洁的中段尿培养对诊断尿路感染有重要价值。尿细菌定量培养,菌落计数 $\geq 10^5$ CFU/ml 为真性菌尿,排除假阳性,可确诊尿路感染。如临床上无尿感症状,则要求 2 次尿细菌定量培养,菌落计数 $\geq 10^5$ CFU/ml,且为同一菌种;尿细菌定量培养,菌落计数 $10^4 \sim 10^5$ CFU/ml 为可疑阳性,需复查;如尿细菌定量培养,菌落计数 $<10^4$ CFU/ml,则可能为污染,需复查或结合病情判断。耻骨上膀胱穿刺,尿细菌定性培养有细菌生长,即为真性菌尿。

4. 影像学检查　如腹部 X 线平片、超声、静脉肾盂造影等,可了解尿路情况,及时发现有无尿路结石、尿路梗阻、反流、畸形等因素。尿路感染急性期不宜做静脉肾盂造影检查,可做超声检查。

(五)治疗要点

治疗措施为去除易患因素,采用药物抗感染治疗,辅以全身支持疗法。用药原则是:①选择致病菌敏感的抗生素。在无药物敏感试验结果前应选用对革兰氏阴性杆菌有效的抗生素,尤其是首次发生的尿路感染。治疗 3 天临床表现无改善,应按药敏结果调整用药。②选择在尿和肾内浓度高的抗生素。③选择肾毒性小、副作用少的抗生素。④单一药物治疗失败、严重感染、混合感染、耐药菌株出现时应联合用药。⑤根据尿路感染的位置,是否存在复杂尿路感染的因素选择抗生素的种类、剂量及疗程。常用喹诺酮类、半合成青霉素类、第三代头孢菌素、磺胺类药等抗菌药物。氨基糖苷类抗生素肾毒性较大,应慎用。

急性膀胱炎初诊用药可用 3 天疗法,疗程完毕 7 天后复查。急性肾盂肾炎抗菌药物疗程通常为 10~14 天。慢性肾盂肾炎反复发作者,在急性发作控制后应积极寻找易感因素并加以治疗,同时给予小剂量抗菌药物联合、间歇、交替使用,每个疗程为 2 周,总疗程 2~4 个月。无症状细菌尿发生在老年人和非妊娠期女性,一般不需治疗,妊娠期女性必须治疗,学龄前儿童也应给予治疗,宜选用毒性小的抗菌药物,如青霉素、头孢菌素等,不宜使用喹诺酮类药物、氯霉素、四环素,慎用氨基糖苷类抗生素。

药物疗效评价的标准为:①治愈。症状消失,尿菌阴性,疗程结束后 2 周、6 周复查尿菌仍阴性。②治疗失败。治疗后尿菌仍阳性或治疗后尿菌阴性,但 2 周或 6 周复查尿菌转为阳性,且为同一种菌株。

【常见护理诊断/问题】
1. 排尿障碍 与尿路感染有关。
2. 体温过高 与急性肾盂肾炎有关。
3. 焦虑 与缺乏疾病相关知识有关。
4. 潜在并发症：肾乳头坏死、肾周脓肿。

【护理目标】
病人排尿障碍症状减轻或消失；病人体温恢复正常；病人保持乐观情绪，积极配合治疗；病人并发症得到有效防治。

【护理措施】
（一）一般护理
1. 休息与活动 急性期注意卧床休息，提供安静、舒适的环境，保持心情愉悦。加强个人卫生，保持皮肤清洁。
2. 饮食护理 给予高蛋白、高维生素、易消化的清淡饮食。鼓励病人多饮水，勤排尿，以增加尿量，冲洗尿路，促进细菌和炎性分泌物排出。每天饮水量不应低于2 000ml，以保证每天尿量在1 500ml以上，倡导治疗期间日间每2～3小时排尿1次。

（二）心理护理
向病人解释本病的特点及规律，说明紧张情绪不利于尿路刺激征的缓解，指导病人消除紧张情绪及焦虑心理。涉及外阴及性生活等方面的询问，注意保护隐私，消除病人的顾虑，使病人配合治疗。对疾病反复发作、迁延不愈的病人，应与病人分析原因，帮助病人克服急躁情绪，树立战胜疾病的信心。

（三）病情观察
密切观察生命体征的变化，尤其是体温变化；观察尿路刺激征、腰痛等情况。若高热持续不退或体温升高，同时伴腰痛加剧等，常提示肾周脓肿或肾乳头坏死等并发症，应及时报告医生并协助处理。

（四）治疗配合
1. 对症护理 ①发热：高热给予物理降温，必要时遵医嘱给予药物降温。②疼痛：卧床休息，采取屈曲位。膀胱区热敷、理疗，有助于缓解局部肌肉痉挛并减轻疼痛。③膀胱刺激征或血尿明显者：口服碳酸氢钠以碱化尿液，缓解症状，抑制细菌生长。
2. 用药护理 遵医嘱用药，向病人解释药物的作用、剂量、疗程及注意事项，观察药物疗效及不良反应。①喹诺酮类药物可引起轻度胃肠道反应、皮肤瘙痒等，儿童及孕妇忌用。②口服磺胺类药可引起胃肠道反应，宜饭后服药，服药期间嘱病人多饮水，可同时服用碳酸氢钠。碳酸氢钠可碱化尿液、减轻尿路刺激征，并可增强磺胺类抗菌药物的疗效。③氨基糖苷类抗生素，有耳毒性、肾毒性，故临床慎用。④应用半合成青霉素、三代头孢药物前需询问病人有无相应药物过敏史。
3. 尿细菌学检查的护理 留取尿标本时需注意：①在应用抗生素之前或停用抗生素

5~7天后留取尿标本。②取清晨第一次（尿液在膀胱内停留6~8小时以上）清洁、新鲜的中段尿送检。③留取尿标本时，应严格执行无菌操作，充分清洗外阴、包皮并消毒尿道口，用无菌试管留取中段尿，并在1小时内送检。④尿标本中勿混入消毒药液，女性病人留取尿标本时，注意避开月经期，防止阴道分泌物及月经血混入。

（五）健康指导

1. 生活指导　①保持规律生活，注意休息，避免劳累，坚持体育运动以增加机体免疫力。②预防尿路感染简便而有效的措施是多饮水、勤排尿。③注意个人卫生，禁止盆浴。学会正确清洁外阴部的方法，女性在月经期、妊娠期、产褥期尤其要重视清洁会阴区及肛周皮肤。④如果与性生活有关的疾病反复发作者，应注意性生活后立即排尿。⑤膀胱输尿管反流病人，做好"二次排尿"，即每次排尿后数分钟再排尿一次。

2. 疾病知识指导　告知病人尿路感染的病因、疾病特点和治愈标准。教会病人识别尿路感染的临床表现，尿路感染一旦发生尽快诊治。

3. 用药指导　嘱病人按时、按量、按疗程服药，勿随意停药或减量。

4. 随访指导　遵医嘱定期随访，以达到彻底治愈目的，避免因治疗不彻底而演变为慢性肾盂肾炎。

【护理评价】

病人排尿障碍症状是否减轻或消失；病人体温是否恢复正常；病人能否保持乐观情绪，积极配合治疗；病人的并发症是否得到有效防治。

（顾　骞）

第二节　慢性肾小球肾炎病人的护理

工作情景与任务

导入情景

张先生，36岁。晨起颜面水肿1个月余入院。查体：T 36.5℃，P 85次/min，R 13次/min，BP 150/110mmHg，尿常规：蛋白（++），红细胞7个/HP。肾功能检查正常。

工作任务：

1. 请给予张先生合理的饮食指导。

2. 医生给张先生服用卡托普利，请指导张先生用药并告知该药的不良反应。

慢性肾小球肾炎简称慢性肾炎，是一组以蛋白尿、血尿、水肿、高血压为基本临床表现的肾小球病。本病起病初期常无明显症状，但病程长，病情迁延，进展缓慢，后期可出现持续性肾功能损害,最终可发展为慢性肾衰竭。本病可发生于任何年龄,以青年人、中年人居多,且男性多于女性。

慢性肾炎的致病原因仍不完全明确,绝大多数由不同病因的原发性肾小球病迁延不愈发展而来,仅有少数是由急性肾小球肾炎所致。慢性肾炎有多种病理类型,主要有系膜增生性肾小球肾炎(IgA和非IgA系膜增生性肾炎)、系膜毛细血管性肾小球肾炎、膜性肾病及局灶性节段性肾小球硬化等。发病机制因病理类型不同也不尽相同,起始因素多为免疫介导炎症,导致病程慢性化的机制,除免疫因素外,高血压、高脂血症、大量蛋白尿和肾小球的高灌注、高压力、高滤过状态等非免疫非炎症性因素也起重要作用。

【护理评估】

(一)健康史

询问病人发病前有无呼吸道感染、皮肤感染、风湿热等感染病史;有无劳累、妊娠、长期应用肾毒性药物、高蛋白、高磷、高脂饮食等诱因;有无其他肾炎、糖尿病、过敏性紫癜、系统性红斑狼疮等疾病病史;家族中有无同样或类似疾病病史;询问起病时间及急缓、临床表现、诊疗经过及用药情况等。

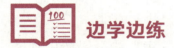
边学边练

评估本节"工作情景与任务"中张先生的主要表现。

(二)身体状况

本病多数起病缓慢、隐匿。因疾病个体间差异较大,临床表现呈多样性,蛋白尿、血尿、水肿、高血压及肾功能损害为其基本表现。

1. 尿液异常 可出现尿量异常、蛋白尿和血尿。蛋白尿是慢性肾炎常见的表现,多为轻度蛋白尿。血尿多数为镜下血尿,也可见肉眼血尿。

2. 水肿 早期时有时无,多为晨起眼睑、颜面部水肿,重者可波及全身,指压凹陷不明显,晚期持续存在。主要原因为肾小球滤过功能下降,而肾小管重吸收功能相对正常,造成"球-管失衡",导致水钠潴留而产生水肿。

3. 血压 早期可正常或轻度升高,而部分病人以高血压为首发表现。血压的升高与水钠潴留,血液中肾素、血管紧张素的增加有关。中晚期病人常有持续中度以上的高血压。如果血压持续控制不理想,肾功能恶化较快,预后较差。

4. 肾功能进行性损害 早期正常或轻度受损,夜尿增多。随病情迁延进展,肾功能逐渐恶化,进展至慢性肾衰竭。

5. 全身表现 可有乏力、疲倦、腰部疼痛和食欲减退等表现。

(三)心理社会状况

病人常因病程迁延、治疗效果达不到预期、预后不良、社会支持系统不足和长期应对机制欠缺等而产生焦虑、悲观等心理。

（四）辅助检查

1. 血常规检查　早期多正常或有轻度贫血，晚期红细胞计数和血红蛋白明显下降呈中度贫血，白细胞及血小板正常。

2. 尿常规检查　多数尿蛋白（+～+++），尿蛋白定量多为1～3g/d，尿沉渣镜检可见多形性红细胞和红细胞管型。尿比重多在1.020以下，晚期常固定在1.010左右。

3. 肾功能检查　早期肾功能正常或轻度受损，晚期肾功能减退，出现内生肌酐清除率下降，血肌酐及血尿素氮增高。

4. 超声检查　晚期双肾缩小，肾皮质变薄。

5. 肾活组织检查　可确定慢性肾炎的病理类型。

（五）治疗要点

慢性肾炎治疗应以防止或延缓肾功能进行性恶化、改善或缓解临床表现、防治严重并发症为主要目标，而不是以消除蛋白尿和血尿为主要目标。

1. 积极控制高血压和减少尿蛋白　高血压和蛋白尿为加速肾小球硬化、促进肾功能恶化的重要因素。因此，积极控制高血压和减少蛋白尿为重要的治疗环节，高血压治疗目标为力争把血压控制在130/80mmHg以下，尿蛋白治疗目标为力争减少到1g/d。首选药物为血管紧张素转化酶抑制剂（ACEI）和血管紧张素Ⅱ受体阻滞剂（ARB）。这两种药物不仅具有降压作用，还有减少蛋白尿排出和延缓肾功能恶化的肾脏保护作用。慢性肾炎者，水钠潴留引起的容量依赖性高血压，可选用利尿剂，如噻嗪类利尿剂、袢利尿剂等。

2. 糖皮质激素和细胞毒性药物　一般不主张积极应用，但如果病人肾功能正常或轻度受损、病理类型较轻，如轻度系膜增生性肾炎、早期膜性肾病等，而且尿蛋白较多，无禁忌证，可试用，但无效者及时逐步撤去。

3. 避免加重肾脏损伤的因素　如感染、劳累、妊娠及肾毒性药物（氨基糖苷类抗生素、两性霉素B、磺胺类药物、化疗药物等）等。

4. 限制食物中蛋白和磷的摄入　肾功能不全的病人应限制蛋白和磷的入量，根据肾功能的情况，采用优质低蛋白、低磷饮食，以减轻肾小球毛细血管高灌注、高压力和高滤过状态。在摄入低蛋白饮食的同时，应适当增加碳水化合物的摄入，以满足机体生理代谢所需要的热量，防止负氮平衡。低蛋白饮食2周后可增加必需氨基酸的摄入。

【常见护理诊断/问题】

1. 体液过多　与肾小球滤过率下降导致水钠潴留等有关。
2. 营养失调：低于机体需要量　与长期蛋白尿致蛋白丢失过多、低蛋白饮食有关。
3. 焦虑　与疾病反复发作、预后不良有关。
4. 潜在并发症：慢性肾衰竭。

【护理目标】

病人水肿减轻或消失;病人食欲改善,进食量增加,营养状况逐步好转;病人保持乐观情绪,积极配合治疗;病人无慢性肾衰竭发生或慢性肾衰竭被及时发现并得到有效防治。

【护理措施】

(一)一般护理

1. 休息与活动　当有明显水肿、大量蛋白尿、肉眼血尿及高血压或合并感染、心力衰竭、肾衰竭及急性发作的病人,应多卧床休息,限制活动,保证肾脏血液供给,从而减轻临床表现。胸腔积液、腹腔积液者,宜取半卧位。病情稳定期保证充分的休息和睡眠。适度活动,可增加肾脏血流量和尿量,从而减轻水肿,同时可减少蛋白尿。

2. 饮食护理　合理的饮食可减轻肾小球毛细血管高灌注、高压力和高滤过状态,以延缓肾功能减退。

(1)营养供给:肾功能减退者,应给高热量、优质低蛋白、低磷、丰富维生素的饮食。①摄入的热量不应低于126kJ/(kg·d),以免引起负氮平衡,热量供应以碳水化合物为主。②优质低蛋白指摄入蛋白量为0.6~0.8g/(kg·d),60%以上为优质蛋白质。优质蛋白质是指富含必需氨基酸的动物蛋白,又称为高生物效价蛋白,如鱼肉、牛肉、羊肉、猪肉、鸡肉、鸡蛋、牛奶等。③其他:控制磷的摄入,注意补充各种维生素及微量元素锌,因锌有刺激食欲的作用。

(2)限制钠盐饮食:有明显水肿和高血压者,需要低盐饮食(2~3g/d)。

(3)限制液体摄入:除严重水肿外,不必限制水。严重水肿或每天尿量小于500ml者,需限制水的摄入,每天液体入量不超过前一天的尿量加上500ml。

(二)心理护理

注意观察病人的心理活动,及时发现病人的不良情绪,了解病人的社会支持状况,如家庭成员的关心支持程度、医疗费用来源等。鼓励病人说出内心感受,对病人提出的问题给予耐心解答,帮助病人调整心态,正确面对现实,使病人积极配合治疗及护理。

(三)病情观察

密切观察病人的生命体征,特别是血压的变化,如出现剧烈头痛、呕吐、意识障碍,警惕高血压脑病,应及时报告医生并协助处理;观察水肿的情况,监测尿量,准确记录24小时出入液量,每周测腹围和体重;注意病人有无胸闷、气促、腹胀等胸腔积液、腹腔积液的征象;监测病人尿蛋白量和肾功变化,有头痛、食欲减退、恶心、呕吐、贫血等应警惕是否出现了肾衰竭。

(四)治疗配合

1. 皮肤护理　保护水肿部位的皮肤,应使用柔软、宽松的棉质内衣裤,勤换洗,床铺平整、清洁、干燥;清洗皮肤时动作宜轻柔,避免擦伤皮肤;活动时注意安全,避免撞伤、跌伤等损害情况发生;协助长期卧床病人定时翻身和按摩受压部位,观察全身皮肤有无红肿、破损和化脓等表现,必要时使用气垫床以预防压力性损伤。眼睑、面部水肿者,应稍抬高头部;下肢水肿者,休息时抬高下肢;阴囊水肿者,用吊带托起阴囊。

2. 用药护理

(1) ACEI 和 ARB:使用 ACEI 控制血压时,应密切观察病人有无出现刺激性干咳。肾功能不全的病人监测电解质变化,注意有无高钾血症征象;遵医嘱服用降压药时,嘱病人体位变化要慢,以防体位性低血压。

(2) 利尿剂:选用噻嗪类利尿剂时,如氢氯噻嗪,易出现低钾血症、高血糖、高尿酸血症等不良反应。无效时可改用袢利尿剂,如呋塞米,易出现低血钾,该药不宜大剂量、长时间使用。

(3) 糖皮质激素和细胞毒性药物:一般不主张使用,糖皮质激素使用时,注意继发感染、上消化道出血、水钠潴留、血压升高、骨质疏松等。应告知病人及家属不可擅自加量、减量甚至停药。细胞毒性药物使用时病人的免疫力及机体防御能力受到很大的影响,要对病人进行保护性隔离,防止继发感染。

 边学边练

角色扮演,向本节"工作情景与任务"中的张先生介绍药物作用及不良反应。

(五) 健康指导

1. **生活指导** 嘱病人注意休息、避免过劳,延缓肾功能减退;向病人解释高热量、优质低蛋白、低磷饮食的重要性,指导病人根据自己的病情选择合适的食物和量。合并有高血压、水肿时指导病人限水、低盐饮食。

2. **疾病知识指导** 向病人及家属讲解慢性肾炎治疗的关键在于防止或延缓肾功能进行性减退,讲解影响病情进展的因素如高血压、感染、劳累、妊娠和应用肾毒性药物等,使病人理解并避免这些因素。告知女性病人不宜妊娠。

3. **用药指导** 指导病人遵医嘱服药,介绍各种治疗药的疗效、不良反应及使用时的注意事项。不使用氨基糖苷类抗生素、两性霉素 B、磺胺类药物、化疗药物等对肾功能有害的药物。若因其他疾病就诊时,要告诉医生患有肾脏疾病,以便合理用药。

4. **康复指导** 指导病人学会观察水肿和尿量变化,学会自我监测血压、控制饮水量。能进行自我检测,了解病情变化的特点,发现乏力加重、食欲减退、血压升高、水肿明显、尿量及尿液改变等异常情况,说明疾病尚未控制,或已急性发作,应及时就诊。

5. **随访指导** 慢性肾炎病程长,需定期随访肾功能、电解质及血压、水肿等情况的变化,以利于早期发现病情变化,得到及时治疗。

【护理评价】

病人水肿是否减轻或消失;病人食欲有无改善,营养状况是否好转;病人能否保持乐观情绪,积极配合治疗和护理;病人有无慢性肾衰竭发生或慢性肾衰竭是否及时发现并得到有效防治。

(顾 骞)

第三节 肾病综合征病人的护理

工作情景与任务

导入情景

刘先生,45岁。1个月前出现双下肢水肿,后逐渐加重出现全身水肿就诊。查体:T 36℃,P 75次/min,R 16次/min,BP 150/100mmHg,双下肢明显水肿,指压凹陷。血常规:血清白蛋白25g/L,血脂偏高;尿液检查:蛋白尿(+++);24小时尿蛋白定量测定5g。确诊为肾病综合征。

工作任务:

1. 指导刘先生做好皮肤护理。
2. 医生准备给刘先生使用泼尼松进行治疗,请正确指导用药并告知刘先生该药的不良反应。

肾病综合征是一组以大量蛋白尿(尿蛋白>3.5g/d)、低蛋白血症(血清白蛋白<30g/L)、水肿和高脂血症为主要临床表现的综合征,其中前两项为诊断的必备条件。

肾病综合征按病因可分为原发性肾病综合征和继发性肾病综合征两大类。原发性肾病综合征是指原发于肾脏本身的肾小球病,病因不明,其发病机制为免疫介导性炎症所致的肾损害,病理可表现为系膜增生性肾小球肾炎、系膜毛细血管性肾小球肾炎、微小病变型肾病、膜性肾病、局灶节段性肾小球硬化等类型。继发性肾病综合征是指继发于全身性或其他系统的疾病,如系统性红斑狼疮、糖尿病、过敏性紫癜、多发性骨髓瘤、肾淀粉样变性等。本节仅讨论原发性肾病综合征。

【护理评估】

(一)健康史

询问病人有无肾脏疾病病史;有无用过激素、细胞毒性药物及其他免疫抑制剂;有无感染、劳累、妊娠、服用肾毒性药物等诱因;了解既往诊疗经过及用药情况等。

(二)身体状况

1. 大量蛋白尿 是肾病综合征的起病根源,蛋白尿的主要成分为白蛋白和与白蛋白近似分子量的蛋白。大量蛋白尿发生机制主要是由于肾病综合征时肾小球滤过屏障作用受损,使原尿中蛋白(以白蛋白为主)含量增多,当增多量明显超过近端肾小管的重吸收量时,形成大量蛋白尿。此外,各种导致肾小球高灌注、高压力、高滤过的因素,如高血压、高蛋白饮食或大量输注血浆蛋白等,均可加重尿蛋白排出。

2. 低蛋白血症　由于大量白蛋白自尿中丢失,同时近端肾小管摄取滤过蛋白增多,也使肾小管分解蛋白增加。当肝脏代偿性合成白蛋白增加,不足以抵消白蛋白丢失和分解时,出现低蛋白血症。此外,肾病综合征病人胃黏膜水肿致食欲减退、蛋白质摄入及吸收减少,也进一步加重低蛋白血症。

3. 水肿　是肾病综合征突出的体征,多从下肢、腰骶部等身体下垂部位开始,水肿一般较严重,波及全身,呈凹陷性,严重者可出现腹腔积液、胸腔积液、心包积液等。水肿的发生机制主要是低蛋白血症引起的血浆胶体渗透压明显下降,使水分从血管腔内进入组织间隙。此外,由于部分病人有效循环血量不足致肾灌注减少,使肾素-血管紧张素-醛固酮系统激活,加重水钠潴留。

4. 高脂血症　表现为高胆固醇血症和/或高甘油三酯血症,并可伴有低密度脂蛋白(LDL)、极低密度脂蛋白(VLDL)及脂蛋白a[Lp(A)]升高,高密度脂蛋白(HDL)正常或降低,以高胆固醇血症常见。其发生原因多与低蛋白血症刺激肝脏代偿性地合成脂蛋白增加和外周组织脂蛋白利用、分解减少有关。

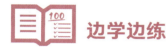 **边学边练**

评估本节"工作情景与任务"中刘先生的临床表现。

5. 并发症

(1)感染:是肾病综合征的常见并发症,是导致本病复发和疗效不佳的主要原因。常见感染部位以呼吸道、泌尿系统和皮肤多见。其发生与蛋白质营养不良、免疫功能紊乱和应用糖皮质激素治疗有关。

(2)血栓、栓塞:是直接影响治疗效果和预后的重要因素,以肾静脉血栓多见。其发生原因与多数病人有效循环血量减少致血液黏稠度增加及高脂血症造成血液呈高凝状态,此外,因蛋白质从尿中丢失,肝代偿性合成蛋白增加,引起机体凝血、抗凝和纤溶系统失衡,同时肾病综合征造成血小板过度激活、使用利尿剂和糖皮质激素等进一步加重血液呈高凝状态。

(3)急性肾损伤:是肾病综合征的严重并发症。少数病例可出现急性肾损伤,以微小病变型肾病者居多,发生多无明显诱因,表现为少尿甚至无尿,扩容利尿治疗无效。

(4)蛋白质及脂肪代谢紊乱:长期低蛋白血症可导致营养不良;免疫球蛋白减少造成机体免疫力下降,易造成感染发生;金属结合蛋白丢失可致体内微量元素(铁、锌、铜等)缺乏。高脂血症增加血液黏稠度,促进血栓、栓塞并发症的发生,还增加了病人患心血管并发症的风险,并可促进肾小球硬化及肾小管-间质病变的发生,促进肾脏病变的进展。

(三) 心理社会状况

因全身水肿或长期服用糖皮质激素等药物,导致容貌及体形变化,病人易出现少言寡语、社交障碍。本病病程时间长,易复发,部分病理类型预后较差,病人和家属易出现焦虑、悲观等心理。向病人及家属解释疾病的有关知识,消除病人及家属的不良情绪,使其调整心态,正确面对现实,积极配合治疗及护理。

(四) 辅助检查

1. **血液检查** 血浆白蛋白低于30g/L,血中胆固醇、甘油三酯、LDL、VLDL 和 Lp(A)均可增高,HDL 正常或降低。

2. **尿液检查** 尿蛋白定性为(+++~++++),24小时尿蛋白定量测定超过3.5g,尿中可有红细胞和颗粒管型等。

3. **肾功能检查** 早期肾功能正常或轻度受损,晚期肾功能减退,出现内生肌酐清除率下降,血肌酐及血尿素氮增高。

4. **超声检查** 早期双侧肾脏的大小正常,晚期缩小。

5. **肾活组织检查** 可明确病变的病理类型并指导治疗及判断预后。

(五) 治疗要点

治疗原则以抑制免疫与炎症反应为主,同时防治并发症。

1. **抑制免疫与炎症反应** 为肾病综合征的主要治疗方法。常用药物有糖皮质激素、细胞毒性药物、钙调神经蛋白抑制剂等,目前治疗肾病综合征的主要药物仍然为糖皮质激素和细胞毒性药物。

(1) 糖皮质激素:作用机制为通过抑制免疫和炎症反应,抑制醛固酮和抗利尿激素分泌,影响肾小球基底膜通透性等综合发挥利尿、消除尿蛋白作用。用药原则:①起始用量要足。常用药物为泼尼松1mg/(kg·d),口服8周,必要时可延长至12周。②撤减药物要慢。足量治疗后每2~3周减原剂量的10%,当减至20mg/d时病情易复发,应更缓慢减量。③维持用药要久。以最小有效剂量(10mg/d)再维持半年左右。

根据病人对糖皮质激素的治疗反应,可分为激素敏感型、激素依赖型、激素抵抗型三种类型。激素敏感型指用药治疗8~12周内症状缓解;激素依赖型指激素减药到一定程度即复发;激素抵抗型指糖皮质激素治疗无效。

(2) 细胞毒性药物:用于激素依赖型、激素抵抗型的肾病综合征,一般不作为首选或单独治疗药物,常与激素合用。国内外常用的细胞毒性药物是环磷酰胺(CTX)。

(3) 钙调神经蛋白抑制剂:常用药物为环孢素,已作为二线药物,用于治疗激素及细胞毒性药物无效的难治性肾病综合征。

2. **对症治疗**

(1) 利尿消肿:①利尿剂,如排钾利尿剂氢氯噻嗪、呋塞米,保钾利尿剂螺内酯等。②其他渗透性利尿剂,如低分子右旋糖酐、血浆、白蛋白等。

（2）减少尿蛋白：ACEI和ARB不仅可减少蛋白尿，还具有降压作用和延缓肾功能恶化的肾脏保护作用。

（3）降脂治疗：常应用羟甲基戊二酰辅酶A还原酶抑制剂（辛伐他汀、洛伐他汀等）、苯氧酸类（贝特类）调脂治疗。

3. 防治并发症

（1）感染：不常规应用抗生素预防感染，但一发生感染，应及时选用敏感、强效及无肾毒性的抗生素治疗。

（2）血栓及栓塞：当病人出现高凝状态时应用抗凝药物如肝素，或辅以抗血小板药物如双嘧达莫或阿司匹林等。

（3）急性肾损伤：利尿无效且达到透析指征时，应进行透析治疗。

4. 中医中药治疗　有一定降低尿蛋白的作用。

【常见护理诊断/问题】

1. 体液过多　与低蛋白血症致血浆胶体渗透压下降等有关。
2. 营养失调：低于机体需要量　与大量蛋白尿、摄入减少及吸收障碍有关。
3. 有感染的危险　与机体抵抗力下降、应用激素和/或免疫抑制剂有关。
4. 有皮肤完整性受损的危险　与水肿、营养不良有关。

【护理目标】

病人水肿减轻或消失；病人能正常进食，营养状况逐步改善；病人无感染发生，或能及时发现并控制感染；病人皮肤无损伤。

【护理措施】

（一）一般护理

1. 休息与活动　卧床休息至水肿消退，但长期卧床会增加压力性损伤和血栓形成的风险，故应保持适度的床上及床旁活动。水肿消失、一般症状好转后可适当活动。病情缓解后，可逐步增加活动量，以不感到疲劳为宜。

2. 饮食护理

（1）营养供给：肾病综合征病人应给予足够热量、正常量的优质蛋白、低脂肪、丰富维生素饮食。①热量：供给足够的热量，不少于126～147kJ/（kg·d），以碳水化合物为主。②蛋白质：一般给予正常量的优质蛋白，即0.8～1.0g/（kg·d），当肾功能不全时应依据肾小球滤过率降低程度调整蛋白质的摄入量。因给予高蛋白质饮食会增加肾小球的高滤过、高压力、高灌注，加重肾小球的损伤，故不主张应用高蛋白饮食。③脂肪：低脂饮食，以富含多聚不饱和脂肪酸的饮食为主（如植物油、鱼油等），尽量减少摄入富含饱和脂肪酸的食物（如动物油脂），增加富含可溶性纤维的食物（如燕麦、豆类等）。④维生素及微量元素：补充各种维生素以及微量元素如铁、锌、维生素D等。

（2）限制钠盐饮食：低盐饮食，小于3g/d为宜。避免进食含钠丰富的食物或添加剂，如腌制食品、海带、紫菜、罐头食品、啤酒、汽水、味精、酱油、发酵粉等；避免含钠的药物如碳酸氢钠等。指导病人用糖、醋和柠檬等增进食欲。

(3) 限制液体摄入：按照"量出为入"原则控制液体摄入量。轻度水肿，每天尿量超过1 000ml者，一般不需严格限水；严重水肿或每天尿量小于500ml者，需限制水的摄入，每天液体入量不超过前一天的尿量加上500ml。

(二) 心理护理

向病人说明治疗经过及康复后可正常工作、生活和学习，使病人减轻悲观心理，树立战胜疾病的信心，积极配合治疗与护理。

(三) 病情观察

1. 密切观察病人生命体征，观察水肿的情况，监测尿量，准确记录24小时出入液量，每周测腹围和体重；定期测量血浆白蛋白、血红蛋白等指标，评估病人的营养状态；监测血脂及血液黏稠度，判断有无高凝状态存在。

2. 并发症的观察 ①密切观察病人有无咳嗽、咳痰、肺部湿啰音、尿路刺激征、皮肤破溃，并重点观察有无体温升高等感染征象，以判断可能的呼吸系统、泌尿系统及皮肤感染等。②观察病人有无腰痛、下肢疼痛、胸痛、头痛等，以判断是否发生血栓、栓塞等并发症。③监测病人有无少尿、无尿及血尿素氮、血肌酐升高等，以判断是否发生急性肾损伤。

(四) 治疗配合

1. 皮肤护理 ①保持床铺柔软、干燥、清洁、平整，病人应穿宽松、柔软的棉质或丝质衣服。②卧床者经常变换体位，协助年老体弱者翻身，用软垫支撑受压部位并适当予以按摩，以免压力性损伤。③避免皮肤损伤，慎用热水袋，以免烫伤皮肤。④协助病人做好皮肤黏膜的卫生，以免引起水肿部位皮肤感染。⑤严重水肿者避免肌内注射，宜用静脉途径保证药物准确及时输入，静脉穿刺后，用无菌干棉球按压穿刺部位至无液体外渗为止。

2. 预防感染 ①进行各项操作时应严格遵守无菌操作原则，防止医源性感染。②应用糖皮质激素大剂量冲击疗法或免疫抑制剂时，实行保护性隔离，防止继发感染。③病人外出时注意保暖。

3. 用药护理

(1) 糖皮质激素：常见不良反应为胃肠道症状，长期使用可出现库欣综合征的表现，如满月脸、向心性肥胖、水牛背、血糖增高、水钠潴留、高血压、继发感染、消化道出血、骨质疏松等。激素类药物服用时以全天量晨起顿服，或在维持用药期间两天量隔天晨起顿服，以减少糖皮质激素副作用。

(2) 细胞毒性药物：如环磷酰胺，使用过程中可出现恶心、呕吐、白细胞减少、脱发、肝功能损害、性腺抑制和出血性膀胱炎等不良反应，应定期进行血常规、尿常规、肝肾功能检查等。

(3) 钙调神经蛋白抑制剂：环孢素可出现肝肾毒性、多毛、牙龈增生、血压升高和高尿酸血症等不良反应,应定期进行血常规、肾功能检查等。

（4）利尿剂:应用利尿剂时,以体重下降 0.5～1.0kg/d 为宜,不宜过快、过猛,以免引起有效循环血容量不足,加重血液高凝倾向,诱发血栓、栓塞。用药期间应准确记录 24 小时出入液量,定期复查电解质。

（5）降脂药物:服药后是否有肌肉疼痛、触痛及肌张力的改变,并注意监测病人的肌酸激酶（CK）,如发现 CK 高于正常值 10 倍（正常值为 20～200）,要及时停用任何他汀类药物。

边学边练

角色扮演,指导本节"工作情景与任务"中的刘先生正确用药并告知药物不良反应。

（五）健康指导

1. 生活指导　①休息与活动:告知病人注意休息,劳逸结合。既要避免劳累和剧烈运动,又要适度活动,以免发生肢体血栓等并发症。②饮食:告知病人水肿与水钠潴留的关系,教会病人及家属根据病情合理安排每天饮水量和摄盐量。注意多食水果、蔬菜,少食高脂肪、高蛋白食物。

2. 疾病知识指导　向病人及其家属介绍本病的特点,使病人能注意保护皮肤,避免过度劳累、情绪变化、感染、高钠饮食等使病情加重的诱因。向病人讲解常见的并发症以及预防方法。

3. 用药指导与病情监测　介绍各类药物的使用方法、注意事项及可能出现的不良反应;尤其使用糖皮质激素时,勿自行减量或停药。

4. 康复指导　指导病人自我监测水肿情况,每周测量腹围、体重以监测病情变化。病人免疫力低下易发生感染,注意避免受凉和感冒,保持个人卫生,保护皮肤,防止皮肤破溃感染。

5. 随访指导　定期随访复查尿蛋白、肾功能和血脂情况。

【护理评价】

病人水肿是否减轻或消失;病人食欲有无改善,营养状况有无好转;病人有无感染发生,或能否及时发现并控制感染;病人皮肤有无损伤。

（顾　骞）

第四节 慢性肾衰竭病人的护理

 工作情景与任务

导入情景

王先生,45岁。6个月前无明显诱因出现水肿,未予特殊诊治。5天前水肿加重,并出现喘憋,食欲减退,无恶心呕吐,尿量偏少。查体:T 36℃,P 75次/min,R 16次/min,BP 150/110mmHg。尿常规:尿蛋白(+++),潜血(++)。肾功能检查:肌酐超过正常。确诊为慢性肾衰竭。

工作任务:

1. 收集王先生的健康史资料。
2. 指导王先生合理饮食。

慢性肾衰竭简称慢性肾衰,是指各种慢性肾脏疾病持续进展引起肾小球滤过率(GFR)下降和肾功能损害,出现以代谢产物潴留,水、电解质及酸碱平衡紊乱及全身各系统症状为主要表现的一种临床综合征。

慢性肾衰竭常见病因有原发性和继发性肾小球肾炎、肾病综合征、高血压肾动脉硬化、糖尿病肾病、肾小管间质性肾炎、肾血管疾病及遗传性肾病等。国外常见的病因依次是糖尿病肾病、高血压肾小动脉硬化、原发性肾小球肾炎、多囊肾等;我国常见的病因依次是原发性肾小球肾炎、糖尿病肾病、高血压肾小动脉硬化、狼疮性肾炎、梗阻性肾病、多囊肾等。

慢性肾衰竭渐进发展的危险因素包括高血压、高血糖、蛋白尿、低蛋白血症、吸烟等,此外,老年、贫血、高脂血症、高同型半胱氨酸血症等也起一定作用。急性加重的危险因素包括累及肾脏的疾病复发或加重,如慢性肾小球肾炎、肾病等;有效循环血量不足,如低血压、大出血、脱水、休克等;肾脏局部血供急剧减少,如肾动脉狭窄病人使用ACEI和ARB等;严重高血压未有效控制;严重感染;尿路梗阻;肾毒性药物;各器官功能衰竭等。

慢性肾衰竭发病机制未完全明了,主要有以下2种:

1. 慢性肾衰竭进展的机制

(1)肾单位"三高"学说:各种病因引起部分肾单位破坏,导致残余肾单位的肾小球滤过率增高、血浆灌注增加、毛细血管跨膜压增高。这种"三高"状态使细胞外基质(ECM)增加及系膜细胞增殖,导致肾小球硬化和残余肾单位进一步丧失。

(2)肾单位高代谢学说:残余肾单位的肾小管处于高代谢状态,可致自由基产生增多,加重细胞和组织损伤,促使肾小管萎缩、间质纤维化和残余肾单位进行性损害。

（3）肾组织上皮细胞表型转化作用：近年研究表明，在某些炎症因子和生长因子的诱导下，肾小球及肾小管的上皮细胞可转化为肌成纤维细胞，在肾小球硬化及肾间质纤维化中起重要作用。

2. 尿毒症症状的发病机制　目前认为，慢性肾衰竭主要与尿毒症毒素的毒性作用有关，同时也与多种体液因子缺乏或营养素的缺乏有关。

【护理评估】
（一）健康史
询问病人有无原发性肾脏疾病病史，如慢性肾小球肾炎、慢性肾盂肾炎、多囊肾以及泌尿系统结石或肿瘤等引起的梗阻性肾病；有无其他全身性疾病引起的肾脏损害，如糖尿病肾病、高血压肾小动脉硬化、狼疮性肾炎及多发性骨髓瘤等；有无家族遗传史；有无感染、心力衰竭、血容量不足、服用肾毒性药物、高蛋白饮食等诱因。

（二）身体状况
慢性肾衰竭起病隐匿，早期常无明显临床症状或症状不典型，当发展至失代偿期时才出现明显症状，达尿毒症期时出现全身多个系统的严重症状，甚至威胁生命。

1. 水、电解质和酸碱平衡失调　可出现水肿或脱水、高钠或低钠血症、高钾或低钾血症、低钙血症、高磷血症、高镁血症和代谢性酸中毒等，较常见的为代谢性酸中毒和水钠平衡紊乱。

2. 糖类、蛋白质、脂类代谢紊乱　糖类代谢紊乱可表现为糖耐量减低、低血糖症；蛋白质代谢紊乱可表现为蛋白质合成减少、分解增加及血清白蛋白水平降低、负氮平衡；脂类代谢紊乱可表现为高甘油三酯血症、高胆固醇血症等。

3. 各系统表现

（1）消化系统表现：食欲减退是常见的早期表现，此外，常伴恶心、呕吐、腹胀、腹泻等。尿毒症晚期，呼气常有尿味；由于胃黏膜糜烂或消化性溃疡，可发生上消化道出血。

（2）血液系统表现：①贫血：几乎所有病人均有轻、中度贫血，多为正细胞正色素性贫血，贫血原因为慢性肾衰竭时肾脏产生促红细胞生成素减少，故称其为肾性贫血。铁摄入不足、营养不良、叶酸缺乏、红细胞寿命缩短、慢性失血等，可加重贫血。②出血倾向：可表现为皮肤黏膜出血、鼻出血及女性月经过多等，主要与血小板功能障碍、凝血因子减少等因素有关。

（3）呼吸系统表现：常表现为气促，若严重代谢性酸中毒，表现为深而长的呼吸。尿毒症毒素引起肺泡毛细血管渗透性增加、肺充血，肺部X线表现为蝴蝶翼征，称尿毒症性肺水肿。

（4）心血管系统表现：是慢性肾衰竭病人的常见并发症和主要死因。①高血压和左心室肥厚：高血压是慢性肾衰竭常见的心血管表现，多数病人存在不同程度的高血压，可引起动脉硬化、左心室肥厚、心力衰竭。②心力衰竭：是尿毒症病人常见的死亡原因之一，其发生主要与水钠潴留、高血压有关。③尿毒症性心肌病：常出现心律失常，与代谢产物致心肌损伤、缺氧、电解质紊乱、尿毒症毒素蓄积有关。④心包病变:其表现与心包炎相似,严重者表现为胸痛,卧位时、深呼吸时加重,心包积液时多为血性,严重者发生心脏压塞,主要原因与尿毒症毒素、水电解质紊乱、感染、出血等因素有关。⑤动脉粥样硬化:与高血压、脂质代谢紊乱等因素有关,动脉粥样硬化发展迅速,冠心病也是主要的死亡原因之一。

（5）神经、肌肉系统表现:神经系统异常包括中枢神经异常和周围神经异常。中枢神经系统异常称为尿毒症脑病,早期表现为疲乏、失眠、注意力不集中等,后期出现记忆力下降、性格改变、抑郁、谵妄、幻觉及昏迷等;周围神经系统异常表现为感觉障碍,常见四肢末端手套、袜套样感觉障碍,出现肢体麻木、疼痛、深反射消失等。尿毒症时可出现肌肉震颤、肌肉痉挛、肌无力及肌肉萎缩等情况。

（6）皮肤表现:皮肤瘙痒是慢性肾衰竭常见症状之一,与汗液排出的尿素霜沉积及继发性甲状旁腺功能亢进导致钙盐异位沉积于皮肤与末梢神经等因素有关。皮肤干燥伴脱屑。尿毒症病人因贫血出现面色苍白或色素沉着(呈黄褐色),为尿毒症病人特征性的面容。

（7）骨骼病变:慢性肾衰竭出现如钙、磷等矿物质代谢异常及骨矿化,称肾性骨营养不良,简称肾性骨病,包括纤维囊性骨炎、骨软化症、骨质疏松症和骨硬化症等,典型表现为骨痛、行走不便和自发性骨折等,主要依靠骨活组织检查诊断。其发生与活性维生素D_3不足、继发性甲状腺旁腺功能亢进等有关。

（8）内分泌系统表现:①肾脏本身内分泌紊乱:促红细胞生成素、1,25-$(OH)_2D_3$减少等。②下丘脑-垂体内分泌紊乱:雌激素、雄激素水平下降,催乳素、促黄体生成素等水平升高。③其他:甲状腺激素水平降低,甲状旁腺功能亢进,糖耐量异常和胰岛素抵抗。

4. 继发感染 是慢性肾衰竭主要死因之一,其发生与机体免疫功能低下和白细胞功能异常等有关。以肺部、尿路和皮肤感染较为常见,而透析者易发生腹膜炎、动静脉瘘感染及肝炎病毒感染。

边学边练

角色扮演,评估本节"工作情景与任务"中王先生的各系统表现。

（三）心理社会状况

慢性肾衰竭病人因病程迁延、预后不佳、治疗费用昂贵,需要进行长期透析或肾移植手术,病人及家属心理压力大,可出现抑郁、悲观和绝望等心理。

（四）辅助检查

1. 血常规检查 红细胞计数及血红蛋白浓度降低,白细胞计数可升高或降低,血小板可正常或降低。

2. 尿液检查 夜尿增多,尿比重降低,严重者尿比重固定在 1.010～1.012;尿液中常有蛋白尿,可见红细胞、白细胞、颗粒管型及蜡样管型等。蜡样管型对本病有诊断意义。

3. 血生化检查 血清白蛋白降低;血钙降低、血磷增高,血钠和血钾增高或降低;可有代谢性酸中毒等。

4. 肾功能检查 内生肌酐清除率降低,血肌酐及血尿素氮增高。

5. 影像学检查 超声、X 线平片、CT 等可见双肾缩小。

(五) 治疗要点

治疗原则是早期诊断,积极有效地治疗原发病,纠正肾衰的可逆因素,保护残存肾功能和延缓病情进展。具体措施包括:

1. 治疗原发病并去除肾功能恶化的因素 积极治疗原发疾病,如慢性肾炎、肾病综合征、高血压及糖尿病肾病及狼疮肾等。纠正及消除引起慢性肾衰竭恶化的可逆因素,如有效循环血量不足、使用肾毒性药物、尿路梗阻、感染、心力衰竭等,以延缓或防止肾功能减退,保持残存肾功能。

2. 营养治疗 给予热量充足、优质低蛋白、低磷、低脂饮食,适当加用必需氨基酸,可避免负氮平衡。

3. 药物治疗 ①控制高血压和肾小球内高压力:严格有效控制血压是延缓慢性肾衰进展的重要措施之一,主要药物有 ACEI、ARB、钙通道阻滞剂(CCB)、β 受体阻滞剂等均可选用。②纠正贫血:应用重组人促红细胞生成素(EPO)治疗肾性贫血。治疗期间,应同时补充铁剂、叶酸和维生素 B_{12} 等造血原料。③纠正水、电解质和酸碱失调:水肿者限制水和盐的摄入,有明显水肿者可使用利尿剂,水肿严重者、急性左心衰者,尽早透析;及时纠正高钾血症;代谢性酸中毒时可用碳酸氢钠纠正;使用碳酸钙补钙,降低血磷,使用骨化三醇治疗肾性骨病等。④控制感染:结合细菌培养和药物敏感试验及时使用无肾毒性或肾毒性低的抗生素治疗。⑤其他对症治疗:口服活性炭制剂、氧化淀粉或大黄制剂促进肠道尿毒症毒素的清除;炉甘石洗剂外用,进行皮肤止痒治疗等。

4. 替代治疗 尿毒症病人经药物治疗无效时,需及早行透析治疗,包括血液透析和腹膜透析,必要时行肾移植。

【常见护理诊断/问题】

1. 营养失调:低于机体需要量 与食欲减退、消化吸收功能紊乱、长期限制蛋白质摄入等因素有关。

2. 活动无耐力 与并发高血压、心力衰竭、贫血、水电解质和酸碱平衡紊乱等因素有关。

3. 有皮肤完整性受损的危险 与皮肤水肿、瘙痒、凝血机制异常、机体抵抗力下降有关。

4. 有感染的危险 与机体免疫功能低下、白细胞功能异常、透析等有关。

5. 潜在并发症:水电解质、酸碱平衡失调。

【护理目标】

病人能保持足够的营养物质的摄入,身体营养状况有所改善;病人活动耐力增强,活动后无不适;病人水肿减轻或消退,瘙痒缓解,皮肤清洁完整;病人能有效防治感染;病人的并发症得到有效防治。

护理学而思

病人赵先生,45岁。反复水肿、高血压6年,头晕、头痛伴食欲减退1周入院。病人既往有肾病综合征病史。查体:T 36℃,P 75次/min,R 16次/min,BP 170/130mmHg,神志清,面色灰暗,双下肢明显水肿,指压凹陷。血常规:血红蛋白59g/L,血清钾6.0mmol/L。尿液检查:尿蛋白(+++),蜡样管型0~1个/HP,尿红细胞2~3个/HP。肾功能检查:肌酐超过正常值。确诊为慢性肾衰竭。

请思考:

1. 病人赵先生的主要护理诊断/问题有哪些?
2. 住院3天后,复查血钾升至6.8 mmol/L,请配合医生紧急处理?

【护理措施】

(一)一般护理

1. 休息与活动　以卧床休息为主,避免过度劳累。①症状不明显者,可适量活动,以不感疲乏为度。②症状明显者,应卧床休息,协助其做好各项生活护理。③对长期卧床者,应指导或帮助其进行适当的床上活动,防止压力性损伤。

2. 饮食护理　饮食治疗在慢性肾衰竭的治疗中具有重要意义。合理的营养,不仅能减少体内氮代谢产物的积聚及体内蛋白质的分解,维持氮平衡,还能在维持营养、增强抵抗力、延缓病情进展方面发挥独特的作用。饮食原则是给予高热量、优质低蛋白、低磷、低脂、高维生素、高钙、易消化饮食。

(1) 热量:供给病人充足的热量,减少体内蛋白质消耗,非透析病人供应的热量为126~147kJ/(kg·d);透析病人供应的热量为147kJ/(kg·d)。可选用热量高、蛋白质含量低的食物,如麦淀粉、藕粉、薯类等。主食最好采用麦淀粉。麦淀粉属于淀粉类食品,它的特点是以碳水化合物为主,蛋白质含量极低(0.6%~3%),通过减少植物蛋白的摄入,将从主食中节约下来的蛋白质,以高生物价食品补充(如鱼、肉、禽、蛋等),同时因麦淀粉含碳水化合物高,所以提供的热量也多,在热量充足的情况下,有利于蛋白质充分发挥作用,从而满足人体生理需要。

(2) 蛋白质:慢性肾衰竭病人应限制蛋白质的摄入,且饮食中约50%以上的蛋白质应为优质蛋白,如鸡蛋、牛奶、瘦肉等。由于植物蛋白中含非必需氨基酸多,因此应尽量减少摄入,如花生、豆类及其制品。非透析病人,蛋白质的具体摄入量应根据病人的肾小球滤过率(GFR)来调整。①非糖尿病肾病病人,当 GFR 轻度下降时,蛋白质摄入量为 0.8g/(kg·d)左右;当 GFR 中度下降时,蛋白质摄入量为 0.6g/(kg·d)左右;当 GFR 明显下降时,蛋白质摄入量为 0.4g/(kg·d)左右。②糖尿病肾病病人,从出现蛋白尿起,蛋白质摄入量应控制在 0.8g/(kg·d)左右,当出现 GFR 下降后,蛋白质摄入量减至 0.6g/(kg·d)左右。

(3)脂肪:低脂饮食,多食富含多聚不饱和脂肪酸的饮食(如植物油、鱼油等),尽量减少进食富含饱和脂肪酸的食物(如动物油脂),增加富含可溶性纤维素的食物(如燕麦、豆类等)。

(4)维生素:应补充水溶性维生素,如多进食富含 B 族维生素、维生素 C 和叶酸的食物。

(5)其他:①钠:高血压、少尿者需限制食盐量,每天以 2~3g 为宜。②钾:尿量<1 000mL/d 时,需限制钾的摄入。③磷的摄入量应控制在 600~800mg/d 以下,避免含磷高的食物,如全麦面包、动物内脏、坚果类、奶粉、乳酪、蛋黄、巧克力等。烹调前先将食物浸泡、过沸水后捞出,可部分去除食物中的磷和钾。④病人钙的摄入量应达到 2 000mg/d,补充含钙丰富的食物,如芝麻酱等,除膳食中的钙以外,可补充钙制剂和活性维生素 D_3。

(二)心理护理

护理人员应与病人及家属建立有效的沟通,鼓励家属理解并接受病人的病情及预后,介绍本病的治疗进展,使他们能正确对待疾病,保持乐观情绪,积极配合治疗和护理。

(三)病情观察

监测病人的生命体征、意识状态;准确记录 24 小时出入液量,每天定时测量腹围和体重,观察有无液体过多的表现;有无各系统症状,如高血压脑病、心力衰竭等;有无电解质代谢紊乱和代谢性酸中毒表现;有无感染的征象,如体温升高、咳嗽、咳脓性痰、尿路刺激征及血白细胞计数增高等。

(四)治疗配合

1. 防治高钾血症　高钾血症是肾衰竭常见的死亡原因,必须积极防治。①监测血钾、心电图情况,并及时报告医生。②采集血钾标本应注意:采血部位结扎不宜过紧;用干燥注射器采血,穿刺针头不可过小;选择较大血管采血;采血后取下针头,沿试管壁向试管内缓慢注入血标本,以防溶血,影响检验结果。③应减少钾的摄入量,尽量避免食入含钾多的食物及含钾或保钾药物,如钾盐、保钾利尿剂、大剂量青霉素钾盐等。④禁用库存血。

当血钾>6mmol/L 或心电图出现 QRS 波明显增宽时,应给予以下措施紧急处理:① 10% 的葡萄糖酸钙 10~20ml 稀释后缓慢静脉注射(5 分钟),对抗钾离子的作用。② 11.2% 乳酸钠或 5% 碳酸氢钠 100~200ml 静脉滴注,在纠正酸中毒的同时可促使钾离子向细胞内流动而降低血钾。③ 50% 葡萄糖液 50~100ml 加普通胰岛素 6~12U 缓慢静脉注射,促进糖原合成,使钾离子向细胞内移动。④口服降钾树脂,增加肠道钾离子的排出。⑤以上措施无效时,有效的降血钾方法是透析治疗。

2. 预防感染　①嘱病人注意休息,减少探视人员的人数、次数和时间,告知病人尽量避免去公共场所,外出时做好防寒保暖,避免接触呼吸道感染者,防止交叉感染。②严格无菌操作,做好留置导管护理和口腔护理。③及时发现皮肤、呼吸道、尿路感染的表现,遵医嘱使用无肾毒性的抗生素,并进行相应处理,注意观察药物疗效和不良反应。

3. 皮肤及口腔护理　协助病人做好皮肤护理,保持皮肤清洁,床铺和衣裤应干燥、平整、柔软,防止皮肤损伤;指导病人勤换内衣、勤剪指(趾)甲,保护好水肿部位的皮肤。皮肤瘙痒时遵医嘱应用止痒剂,嘱病人切勿用力搔抓,以免抓破而引起皮肤感染。尿毒症病人口中常有尿臭味,每天早晚用3%过氧化氢溶液含漱;进食后漱口,防止口腔及咽喉部感染。

4. 用药护理　遵医嘱用药,观察药物疗效及不良反应。

(1) 降压药物:ACEI和ARB可使血钾及血肌酐一过性升高,在使用中应严密观察血钾和血肌酐水平的变化,血肌酐大于264μmol/L时谨慎使用。

(2) 纠正贫血:应用重组人促红细胞生成素皮下注射时,要定期更换注射部位,每月定期监测血红蛋白以观察疗效,观察头痛、高血压及癫痫发作等不良反应。影响重组人促红细胞生成素疗效的主要原因是功能性缺铁,应同时补充铁剂。输血宜用新鲜血液,禁止输库存血。

(3) 治疗肾性骨病:使用骨化三醇时,要随时监测血钙、血磷的浓度,防止内脏、皮下、关节、血管钙化和肾功能恶化。

(4) 抗生素:若病人合并感染,遵医嘱使用对肾无毒性或毒性低的抗生素。

5. 透析疗法　包括腹膜透析和血液透析。

(1) 腹膜透析:①饮食:水的摄入量应根据每天出入量而定,每天的摄入量=500ml+前一天尿量+前一天腹膜透析的超滤量,水肿者严格限水。给予高热量[147kJ/(kg·d)]、高维生素、易消化的饮食,因腹膜透析会造成大量蛋白质丢失,故蛋白质摄入控制在1.2~1.3g/(kg·d)为宜,其中60%以上为优质蛋白。限制钠、钾、磷的摄入,钠盐的摄入量一般控制在2~3g/d;注意锌及多种维生素的补充。②透析操作注意事项:腹膜透析换液的场所应清洁、相对独立、光线充足,定期进行紫外线消毒。透析液要用干燥恒温箱加热至37℃。分离和连接各种管道时要严格无菌操作。打开透析管的包扎,消毒后与透析袋连接,抬高透析袋,使透析液在10分钟内流入腹腔,然后用蓝夹子夹紧管口。有效腹膜透析后将透析袋放在低于腹腔的位置,将腹腔内交换后的透析液引流入透析袋,更换透析袋。一般白天交换3~4次,留腹4~6小时;夜间交换1次,留腹10~12小时。③病情观察:透析时监测并记录病人的生命体征、体重及透析液每一次进出腹腔的时间、出入液量和颜色;观察有无各种并发症发生,如发现异常及时报告医生处理。④随访:定期查肾功能、电解质及血糖,若出现异常,及时报告医生处理。

(2) 血液透析:①饮食:控制液体的摄入,两次透析之间体重增长以不超过5%或者每天体重增加不超过 1kg 为宜。蛋白质的摄入量为 1.0~1.2g/(kg·d)，50% 以上为优质蛋白。其余见腹膜透析相关内容。②日常护理：禁止在内瘘侧的肢体测量血压、抽血、静脉注射、输血或输液。避免内瘘侧肢体受压、负重、戴手表，勿穿紧袖的衣服。③透析操作注意事项：血液透析处局部肢体不能随意活动，以免穿刺针脱落。一次透析时间为 4~6 小时，应定时帮助病人翻身，或将床头摇高或摇低，以增加舒适度。透析液温度应维持在 38~40℃。④病情观察：严密观察病人的意识状态及生命体征，密切观察血流量、静脉压及透析液颜色等，准确记录透析时间、脱水量、肝素用量等。肝素是血液透析时常用的抗凝药物，应监测部分凝血活酶时间（APTT），以及时调整肝素用量。如透析液发生分层、凝血，提示肝素用量不足，一般加大肝素剂量即可；透析液颜色变红说明发生了破膜，应立即停止透析并更换装置。观察透析中有无并发症发生，如有应及时报告医生处理。⑤随访：嘱病人每天用手触摸内瘘的静脉端，若触及震颤，则提示内瘘通畅；若未触及震颤，需及时就诊。

 边学边练

角色扮演，正确指导慢性肾衰竭尿毒症期病人进行透析。

（五）健康指导

1. 生活指导　①已有肾脏基础病变者，注意避免加速肾功能减退的各种因素，如感染、劳累、血容量不足、肾毒性药物的使用、尿路梗阻等。②教会病人在保证足够热量供给、限制蛋白质摄入的前提下，选择适合自己病情的食物品种及数量。限制水、钠摄入，禁食含钾量高的食物。

2. 疾病知识指导　向病人及家属讲解慢性肾衰竭的基本知识，使其理解本病虽然预后较差，但只要坚持积极治疗，可以延缓病情进展，提高生存质量。

3. 用药指导　指导病人遵医嘱服药，介绍各类治疗药的疗效、不良反应及使用时的注意事项。不使用对肾功能有损害的药物。若因其他疾病就诊时要告诉医生肾脏病史，以便合理用药。

4. 康复指导　指导病人准确记录每天的尿量和体重；每天定时测量血压；定期复查血常规、肾功能、血清电解质等；如出现气促加剧、严重水肿等，需及时就诊。

5. 随访指导　一般每 1~3 个月返院随访 1 次，如有体重迅速增加超过 2kg、水肿、血压显著升高，肌酐值升高明显及时就诊。血液透析者，应接种乙肝疫苗，并保护好动-静脉瘘管或中心静脉留置导管，定期随访；腹膜透析者保护好腹膜透析管道，预防腹膜感染，定期随访。

【护理评价】

病人是否能保持足够的营养物质的摄入，身体营养状况是否改善；病人活动耐力是否增强,活动后有无不适;病人水肿是否减轻或消退,瘙痒是否缓解,皮肤是否清洁完整;病人是否能有效防治感染;病人的并发症是否得到有效防治。

(顾 骞)

第五节 泌尿系统结石病人的护理

 工作情景与任务

导入情景

陈先生,35岁,经常在高温环境下工作,平时不爱喝水。打篮球后突发左腰部阵发性疼痛半小时来院就诊。就诊时病人疼痛难忍,坐卧不安。查体:T 37℃,BP 120/75mmHg,面色苍白,腹部无压痛、反跳痛,左腰部有叩击痛。

工作任务:

1. 帮助陈先生做好饮食指导。
2. 针对陈先生出现的护理问题,为其实施护理。

泌尿系统结石又称尿石症,是泌尿系统常见疾病之一。泌尿系统结石根据解剖位置可分为上尿路(肾和输尿管)结石和下尿路(膀胱和尿道)结石。结石的好发年龄为30~50岁,男女发病之比为3∶1。

泌尿系统结石与高温职业、山区及高温地带有关;进食脂肪、嘌呤、草酸含量高的食物发病率高;尿 pH 改变、尿量减少、尿路梗阻者发病率高;胱氨酸尿症、高尿酸尿症、甲状旁腺功能亢进等病人容易合并泌尿系统结石;泌尿系统感染病人易合并结石。泌尿系统结石容易发生尿路梗阻和感染,梗阻、感染和结石互为因果关系。

【护理评估】

(一)健康史

了解病人的年龄、性别、职业、饮食、饮水习惯及有无特殊嗜好。了解病人的用药史、既往史及发病情况,了解病人有无尿路感染、前列腺增生、痛风、甲状旁腺功能亢进、长期卧床等病史。

(二)身体状况

1. 肾、输尿管结石

(1)疼痛:肾结石可引起肾区疼痛。肾盂内大结石及肾盏结石可无明显症状,活动后可出现上腹或腰部钝痛。结石活动和刺激引起输尿管平滑肌痉挛或输尿管完全性梗阻时可出现肾绞痛。典型的肾绞痛表现为阵发性腰部或上腹部疼痛,剧烈难忍,并沿输尿管向下腹部、会阴部和大腿内侧放射,病人常坐卧不安、面色苍白、出冷汗、恶心呕吐,严重者甚至出现休克。

(2) 血尿：多为镜下血尿，一般于活动后出现，严重损伤肾盂时出现肉眼血尿。

(3) 其他表现：结石继发感染时可引起急性肾盂肾炎或肾积脓，表现为发热、寒战等全身症状。结石梗阻时，可导致患侧输尿管及肾盂积水，严重时导致肾脏功能受损、无尿或尿毒症。

2. 膀胱结石　主要表现是膀胱刺激征和排尿困难，典型症状为排尿突然中断，改变体位后可继续排尿。排尿中断时可伴有疼痛并放射至远端尿道或阴茎头部，可伴有血尿。膀胱结石在膀胱内活动可刺激膀胱黏膜引起尿频和尿急、下腹部与会阴部钝痛。

3. 尿道结石　绝大多数来自肾和膀胱，典型症状为排尿困难，呈点滴状，同时伴有尿痛和会阴部疼痛，严重者可发生尿潴留。前尿道结石可沿尿道扪及。

 边学边练

评估本节"工作情景与任务"中陈先生的症状，判断可能的结石类型。

(三) 心理社会状况

了解病人和家属对结石造成的危害、治疗方法、康复知识、并发症的认知程度和心理承受能力。

(四) 辅助检查

1. 尿液分析　可见肉眼或镜下血尿，伴有尿路感染时可见脓细胞，细菌培养阳性。

2. 血液分析　检测血钙、白蛋白、肌酐和尿酸等。

3. 结石成分分析　有物理和化学2种方法，可确定结石性质，为制订结石预防措施和选用溶石疗法提供重要依据。

4. X线检查　平片能发现95%以上的结石，纯尿酸结石不显影。

5. B超检查　可显示结石的大小、位置，以及肾积水、肾囊性病等病变。

6. 排泄性尿路造影　可了解肾盂、肾盏的形态及肾脏功能的改变，有助于判定有无尿路异常结构改变。

7. 放射性核素扫描及肾图　不仅可以显示结石，也能发现梗阻和肾脏功能受损的程度。

8. 内镜检查　可确定有无结石存在，同时可进行镜下取石治疗。

(五) 治疗要点

1. 肾、输尿管结石　根据结石性质、形态、大小、部位、病人个体差异等因素的不同，选择不同的治疗方案。对于直径<0.6cm，光滑，无尿路梗阻、感染的纯尿酸结石和胱氨酸结石可行非手术排石治疗。直径<2.5cm的肾、输尿管上段结石，肾功能良好，结石下段无狭窄、无感染，可以选择体外冲击波碎石。对于输尿管中下段结石，可选择输尿管肾镜取石或碎石术。对于直径>3cm的肾盂结石及肾下盏结石或难以粉碎的结石，可采取经皮肾镜取石或碎石术。开放手术治疗包括肾盂切开取石、肾实质切开取石、肾部分切除术、肾切除术和输尿管切开取石术等。

2. 膀胱结石　可采用经尿道膀胱镜取石或碎石术，或行耻骨上膀胱切开取石术。

3. 尿道结石　应根据结石的大小、形状、所在部位及尿道情况决定治疗方式。小的结石可直接取出或轻轻向尿道远端推挤、钩出或钳出，后尿道结石可用尿道探条将结石轻推入膀胱，再按膀胱结石进行处理。

边学边练

角色扮演，对肾、输尿管结石病人进行护理评估。

【常见护理诊断/问题】

1. 焦虑　与缺乏疾病知识、担心复发有关。
2. 疼痛　与结石刺激有关。
3. 潜在并发症：感染、尿路梗阻、血尿等。

【护理目标】

病人对治疗有信心，积极配合；病人主诉无疼痛或疼痛减轻，血尿减轻或消失；病人的并发症未出现或并发症得到及时发现与治疗。

【护理措施】

（一）一般护理

1. 非手术治疗的护理

（1）体位与活动：活动可以促进结石排出，如病人没有尿路梗阻，应指导病人在大量饮水的同时做跳跃运动。肾绞痛时卧床休息。

（2）饮食护理：根据结石成分指导病人调整饮食结构。保证足够的饮水量，每天液体摄入 3 000～4 000ml，维持每日尿量在 2 000ml 以上。

2. 体外冲击波碎石病人的护理

（1）体位与活动：碎石后，一般取健侧卧位。经常变换体位，适当活动可促进碎石排出。对于肾下盏结石可采取头低足高位，轻叩肾区可促进结石的排出。

（2）饮食护理：碎石后，部分病人会出现头晕、恶心、呕吐等症状，可指导病人卧床休息，适当禁食，经静脉补充营养和水分。若没有上述症状，术后鼓励病人多进水，促进结石排出。

3. 手术病人的护理

（1）体位与活动：手术过程中分别需要采取截石位和俯卧位，患侧抬高 20°～25°。上尿路结石术后取侧卧位或半卧位，以利于引流。肾实质切开的病人绝对卧床休息 2 周。

（2）饮食护理：术前禁食水，术后多饮水，冲洗尿路，防止梗阻和感染。给予营养丰富的饮食，促进切口愈合。

（二）心理护理

向病人讲解结石形成的相关知识,告诉病人坚持治疗的重要性。术前做好宣教工作,介绍成功康复病人的案例,消除病人的疑虑、恐惧心理,使之积极配合治疗。

（三）病情观察

1. 观察疼痛的性质、持续时间,观察尿液颜色与性状,协助判断梗阻程度和并发症。

2. 体外冲击波碎石病人,每次排尿后留于玻璃瓶内,同时用滤网或纱布滤过,以观察碎石的排出情况。

3. 手术后观察尿量、血尿,尿量减少和血尿增多或持续性血尿需报告医生;观察引流液的数量、颜色和性质;观察切口的变化,有无红、肿、热、痛等感染迹象,有无尿瘘;观察各种抗菌药物的疗效和不良反应。

（四）治疗配合

1. 肾绞痛时,遵医嘱联合应用解痉与镇痛剂,肾区局部热敷以减轻疼痛。病人若伴有严重的恶心、呕吐时,遵医嘱静脉补充液体和电解质,继发感染时遵医嘱应用抗菌药物。

2. 体外冲击波碎石术后并发症包括肾绞痛、血尿、尿路梗阻、发热、皮肤损伤等。部分巨大结石碎石后,细碎的结石迅速大量涌入输尿管,形成石街,引起尿路梗阻,严重者可引起肾功能改变。术后部分病人会出现发热,主要是由于术前感染扩散、术后出现梗阻合并感染所致,术后监测病人体温变化,超过38.5℃可采用物理降温,若病人出现寒战、高热,需急查血常规和进行血培养,并遵医嘱给予药物降温。

3. 术后遵医嘱输液、输血,纠正体液失衡和防治休克。

4. 保持切口清洁、干燥,及时换药。

5. 做好引流管护理,妥善固定引流管,保持引流通畅,严格无菌操作,及时更换引流瓶或引流袋,防止引流液逆流引起感染,记录引流液的数量、颜色和性质。

（五）健康指导

1. **饮食指导** 告诉病人大量饮水增加尿量和调节饮食可预防结石。根据结石成分、病人体质、代谢状态等情况相应调节饮食构成。

2. **疾病知识指导** 告知病人尽早解除尿路梗阻、感染等因素,以减少结石形成。

3. **用药指导** 告知病人应用影响代谢的药物,碱化或酸化尿液可防结石复发,如氧化镁、枸橼酸钾、碳酸氢钠、氯化铵等药物。

4. **随访指导** 指导病人定期行尿液化验、X线平片检查或B超检查,观察结石有无复发和残留情况。碎石后半个月复查腹部平片,观察碎石排出情况。必要时重复碎石,间隔不得少于7天。

护理学而思

病人万某,男,37岁。上班到单位后突然左腰部剧烈疼痛,向下腹部及大腿根部放射,伴恶心,无呕吐,可见肉眼血尿。查体:T 38℃,BP 130/88mmHg,面色苍白,腹部无压痛、反跳痛。

请思考:
1. 该病人发生了什么情况?
2. 病人经碎石治疗后返回病房,应如何正确实施护理?

【护理评价】

病人情绪是否稳定,是否掌握了结石防治的相关知识,能否积极配合治疗;病人主诉疼痛是否缓解或减轻,血尿是否减轻或消失;病人的潜在并发症是否得到有效预防,或并发症一旦发生,是否能得到及时发现与处理。

(宋春玲)

第六节 泌尿系统损伤病人的护理

工作情景与任务

导入情景

黄某,男性,35岁,2小时前在建筑施工过程中被木头撞伤左腰部,伤后左腰部疼痛,排出淡红色尿1次,由他人陪同来院就诊。门诊以"肾损伤"收入院。

工作任务:
1. 评估当前黄先生的病情,列出主要护理诊断。
2. 做好病情观察,正确护理。

泌尿系统损伤以男性尿道损伤多见,其次为肾和膀胱损伤,输尿管损伤少见。

一、肾损伤病人的护理

肾深埋于肾窝,受到肋骨、腰肌、脊椎和腹壁、腹腔内脏器、膈肌的保护,故不易受损。但肾质地脆,包膜薄,受暴力打击易引起损伤。

(一)病因与分类

1. 开放性损伤　因弹片、枪弹、刀刃等锐器贯穿致伤,常伴有胸部和腹部损伤,伤情复杂而严重。

2. 闭合性损伤　①直接暴力:因腰腹部受到撞击、跌打、挤压、肋骨骨折等所致肾损伤。②间接暴力:因高处跌下发生对冲伤或突然暴力扭转所致。

3. 医源性损伤　经皮肾穿刺活检、肾造瘘或经皮肾镜碎石术、体外冲击波碎石等医疗操作有可能造成不同程度的肾损伤。

(二) 病理类型

根据肾损伤的程度可分为以下病理类型（图 5-1）：

1. **肾挫伤** 损伤仅局限于部分肾实质，形成肾瘀斑和/或包膜下血肿，肾包膜及肾盂黏膜均完整。大多数病人的肾损伤属此类。

2. **肾部分裂伤** 肾实质部分裂伤伴有肾包膜破裂，可致肾周血肿。如肾盂肾盏黏膜破裂则可有明显的血尿。

3. **肾全层裂伤** 肾实质深度裂伤，外及肾包膜，内达肾盂肾盏黏膜，有广泛的肾周血肿、尿外渗和明显血尿，肾横断或碎裂时可导致部分肾组织缺血，需要紧急手术治疗，否则后果严重。

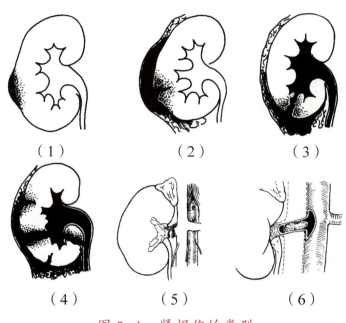

图 5-1 肾损伤的类型

4. **肾蒂损伤** 较少见。肾蒂血管部分或全部撕裂时可引起大出血、休克，病人可能失去救治的机会。

【护理评估】

(一) 健康史

询问病人受伤史，了解外力的大小、作用的部位、受伤时间、伤后排尿情况、有无血尿、有无昏迷及恶心呕吐等情况，全面评估病人的伤情。

 边学边练

评估本节"工作情景与任务"中病人黄某肾挫伤的主要病因。

(二)身体状况

1. 症状

（1）休克：严重肾裂伤，肾蒂裂伤或合并胸腹部脏器损伤时，因损伤和失血常发生休克，可危及生命。

（2）血尿：为肾损伤常见的重要症状，90%以上的病人可出现全程肉眼血尿。血尿的程度并不一定与创伤严重程度相一致，肾挫伤时可出现少量血尿，严重肾裂伤则呈大量肉眼血尿，有血块堵塞输尿管时，血尿可不明显或无血尿。

（3）疼痛：肾包膜下血肿、肾周围软组织损伤、出血或尿外渗至肾周围均可引起患侧腰腹部疼痛。血块阻塞输尿管时可发生肾绞痛。

（4）感染：出血、尿外渗容易继发感染，甚至形成肾周脓肿或化脓性腹膜炎，病人出现发热、寒战等全身中毒症状。

2. 体征　血液、尿液渗入肾周围组织，使局部肿胀形成腰部肿块，有明显的触痛和肌紧张。

(三)心理社会状况

病人担心肾损伤是否会给生命带来威胁、是否能保住肾脏等问题，会产生焦虑、恐惧。

(四)辅助检查

1. 尿常规　可发现尿中含有大量红细胞。

2. 血常规　肾损伤24小时内动态监测红细胞、血红蛋白与血细胞比容，有活动性出血时上述指标持续降低。白细胞增高提示并发感染。

3. B超检查　可以了解有无肾损伤和损伤的程度。

4. CT检查、磁共振检查　CT检查可清晰显示肾皮质裂伤、尿外渗、肾周血肿范围等，还可了解肾周围脏器情况，可作为肾损伤首选检查。磁共振检查对血肿的显示更清晰。

5. 排泄性尿路造影　可评价肾损伤的范围、程度和健侧肾功能。

(五)治疗要点

1. 急救处理　大出血、休克者，应迅速给予输液、输血等。一旦病情稳定，尽快进行必要的检查，以确定肾损伤的范围、程度及有无合并其他器官损伤，同时做好急诊手术探查的准备。

2. 非手术治疗　适用于轻度肾损伤以及未合并胸腹部脏器损伤者。主要措施包括：绝对卧床休息2~4周；早期合理应用广谱抗生素以预防感染；补充血容量，给予输液、输血等支持治疗；合理应用镇痛、镇静和止血药物。

3. 手术治疗　可根据肾损伤程度行肾修补术、肾部分切除术、肾切除或选择性肾动脉栓塞术。

【常见护理诊断/问题】

1. 有体液不足的危险　与肾损伤或合并其他脏器出血有关。

2. 疼痛　与创伤、肾被膜膨胀有关。

3. 焦虑/恐惧　与担心生命受到威胁或担心损伤肾脏有关。

4. 潜在并发症：感染、休克等。

【护理目标】

病人生命体征平稳，休克得到控制；病人主诉疼痛得到控制或无疼痛；病人恐惧减轻，配合治疗；病人的并发症得到有效预防或治疗。

【护理措施】

（一）一般护理

1. 饮食护理　非手术病人忌食辛辣刺激性食物，多食维生素和粗纤维食物。手术病人术后禁食2～3日，待肠蠕动恢复后开始进食。

2. 体位和活动　非手术病人绝对卧床2～4周，待病情稳定、血尿消失后病人方可离床活动。肾部分切除术后病人需绝对卧床休息1～2周，以防继发性出血。肾切除术后生命体征平稳可给予半卧位，术后第一天开始逐渐增加活动，引流管拔除后可指导病人离床活动，活动以循序渐进、病人能耐受为准，切忌突然增加活动量或不活动。

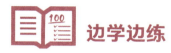

边学边练

为本节"工作情景与任务"中的黄某提供术后卧位与饮食护理。

（二）心理护理

加强交流，解释肾损伤的病情及发展情况、主要的治疗护理措施，鼓励病人及家属积极配合各项治疗和护理工作。

（三）病情观察

1. 非手术治疗护理　密切观察血压、脉搏、呼吸及体温情况，观察有无休克征象；每30分钟至2小时留取尿液于编号的试管内。观察尿色深浅变化，若颜色加深，说明有活动性出血；观察腰腹部肿块范围的大小变化；动态监测血红蛋白和血细胞比容变化，以判断出血情况；观察疼痛的部位及程度。

2. 术后护理　术后严密监测病人血压、脉搏、呼吸及神志的变化；准确记录24小时尿量，必要时监测每小时尿量。观察切口变化，有无红、肿、热、痛等感染迹象；观察引流液的数量、颜色和性状。

（四）治疗配合

1. 重症护理　大出血、休克病人立即建立静脉输液通路，遵医嘱给予补液、输血、止血和镇静措施。有手术指征者，在抗休克的同时，做好急诊术前准备。减少搬动危重病人，以免加重损伤。

2. 疼痛护理　遵医嘱应用止痛药或使用自控镇痛泵，增加与病人的交流以转移其注意力，让病人听轻音乐等缓解疼痛。

3. 切口护理　保持切口敷料的清洁与干燥,敷料浸湿时及时更换;及早发现切口感染;遵医嘱使用抗菌药物,防治感染。

4. 引流护理　肾手术后常留置肾周引流管,以引流渗血、渗液,应妥善固定,严格无菌操作,保持引流管通畅,观察并记录引流液的数量、颜色和性状,一般于术后2～3日、引流量减少时拔除。

(五) 健康指导

1. 生活指导　指导病人注意休息,3个月内不宜参加体力劳动或竞技运动,防止发生肾创伤面再度撕裂出血。

2. 饮食指导　多饮水,保持尿路通畅。

3. 用药指导　尽量不使用对肾脏有损害的药物,如氨基糖苷类抗生素。行肾切除术者,注意保护健侧肾。

4. 随访指导　每年复查肾功能,及时发现并发症。

【护理评价】

病人生命体征是否平稳,休克是否得到控制;病人疼痛是否得到控制或无疼痛;病人焦虑、恐惧是否减轻,是否配合治疗;病人的潜在并发症是否得到有效预防,或并发症一旦发生,是否能得到及时发现与处理。

二、膀胱损伤病人的护理

膀胱损伤是指膀胱壁受到外力作用时发生膀胱浆膜层、肌层、黏膜层的破裂,引起膀胱完整性破坏、血尿外渗。膀胱空虚时位于骨盆深处,很少损伤;膀胱充盈时其壁紧张而薄,高出骨盆至下腹部,易受损伤。

(一) 病因与分类

1. 开放性损伤　膀胱损伤处与体表相通,多由锐器或枪弹贯通所致。常合并直肠、阴道损伤,形成腹壁尿瘘、膀胱直肠瘘或膀胱阴道瘘。

2. 闭合性损伤　膀胱充盈时,下腹部遭撞击、挤压等易致膀胱损伤。骨盆骨折时,骨折端可直接刺破膀胱壁。

3. 医源性损伤　膀胱镜检查、膀胱镜碎石术、经尿道膀胱肿瘤电切除术等可能伤及膀胱。

(二) 病理类型

1. 膀胱挫伤　仅有膀胱黏膜或浅肌层损伤,膀胱壁未穿破,局部有出血或形成血肿,可出现血尿。

2. 膀胱破裂　分腹膜外型和腹膜内型(图5-2)。腹膜外型:膀胱壁破裂但腹膜完整,尿液外渗至膀胱周围组织及耻骨后间隙,大多由膀胱前壁的损伤引起,伴骨盆骨折。腹膜内型:膀胱壁破裂伴腹膜破裂,尿液流入腹腔引起腹膜炎,多见于膀胱后壁和顶部损伤。

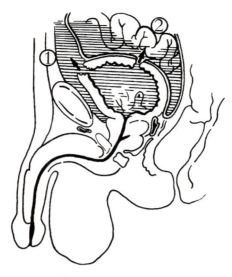

图 5-2 膀胱损伤

【护理评估】
（一）健康史
了解外伤情况、手术及医疗仪器检查情况，有无锐器或火器伤。

（二）身体状况
1. 症状

（1）休克：骨盆骨折合并膀胱破裂时病人会出现休克，一般因骨盆骨折所致的剧烈疼痛、大出血、尿外渗引起的腹膜炎所致。

（2）腹痛：膀胱破裂尿外渗时引发腹痛及血肿。

（3）血尿与排尿困难：膀胱损伤后血尿呈终末加重，病人有尿意但不能排出或仅排出少量血尿，膀胱内有血块堵塞时或有尿外渗时则无尿液排出。

2. 体征　腹膜外型膀胱破裂时可引起下腹部压痛及肌紧张；腹膜内型膀胱破裂时尿液流入腹腔引起全腹压痛、反跳痛及肌紧张，并有移动性浊音。开放性损伤于体表伤口漏尿则形成尿瘘，如与直肠、阴道相通，经肛门、阴道漏尿。闭合性损伤长期感染后破溃亦可形成尿瘘。

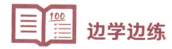 边学边练

角色扮演，评估膀胱损伤病人的主要临床表现。

（三）心理社会状况
膀胱破裂疼痛明显，病人常因排尿异常、担心预后而焦虑甚至恐惧。了解病人的心理状态、病人和家属对疾病及治疗的认知和心理承受能力。

（四）辅助检查

1. 导尿试验　在严格无菌操作下插入导尿管，若不能导出尿液或仅导出少量血性尿液，怀疑膀胱破裂；此时注入无菌生理盐水200ml，片刻后回抽，如抽出量明显少于或多于注入量，则提示膀胱有破裂。

2. X线检查　腹部X线平片可发现骨盆骨折。膀胱造影是诊断膀胱破裂可靠的方法。

3. B超检查　可显示膀胱损伤处的尿外渗、尿漏情况。

（五）治疗要点

原则是尽早闭合膀胱壁缺损，保持尿液引流通畅或完全尿流改道，充分引流外渗的尿液。

1. 急救处理　积极抗休克治疗，如输血、输液、镇痛等。尽早使用广谱抗生素预防感染。

2. 非手术治疗　膀胱轻度损伤，如挫伤或膀胱造影仅见少量尿液外渗、症状较轻者，可从尿道插入导尿管，持续引流尿液7～10日；合理使用抗生素预防感染。

3. 手术治疗　严重膀胱破裂伴出血、尿外渗且病情严重者，应尽早施行手术。若为腹膜内膀胱破裂，应行剖腹探查，同时处理腹腔内其他脏器损伤。若为腹膜外破裂，手术清除外渗尿液，修补膀胱裂口。盆腔血肿应尽量避免切开，以免再次引发大出血。出血难以控制时，可行选择性盆腔血管栓塞术。

【常见护理诊断/问题】

1. 排尿障碍　与留置导尿或膀胱造瘘有关。
2. 有体液不足的危险　与出血、体液丢失有关。
3. 焦虑/恐惧　与担心预后有关。
4. 潜在并发症：感染。

【护理目标】

病人排尿功能恢复正常；病人能维持足够的循环血量；病人的焦虑、恐惧减轻；病人未发生感染或感染得到及时、有效的控制。

【护理措施】

（一）一般护理

1. 饮食护理　进食高热量、高蛋白、高维生素饮食，促进组织愈合；多饮水，增加尿液排出，防止血块堵塞和减少尿路感染。

2. 体位与休息　有休克者采用平卧位或中凹卧位；合并骨折者应妥善固定，减少活动，多卧床休息。

（二）心理护理

向病人解释膀胱损伤的病情发展、主要治疗措施，鼓励病人及家属积极配合各项治疗和护理工作，减轻焦虑或恐惧。

（三）病情观察

监测病人生命体征，判断有无休克或感染表现；观察血尿有无逐渐加深、排尿困难的程度、腹部疼痛有无缓解等情况，随时了解病情变化。

（四）治疗配合

1. 有手术指征者，在防治休克的同时积极做好术前准备。
2. 有骨盆骨折的病人，遵医嘱卧硬板床并进行输血、补液治疗，注意观察病人有无休克的发生。
3. 遵医嘱使用抗生素，防治感染。遵医嘱输液，必要时输血，防治休克。
4. 留置导尿的护理

（1）保持导尿管通畅，避免导尿管扭曲、折叠和受压。血尿较重的病人需定时挤压尿管以防止血块堵塞；如血尿较重，导尿管无尿液流出，及时冲出血块，以保持导尿管的通畅。

（2）嘱病人多饮水，每天在 2 000ml 以上，以保证足够的尿量。

（3）定时清洁、消毒尿道外口，每日 2 次，防止逆行感染。

（4）遵医嘱 8～10 天后拔管。

（5）拔管后继续观察排尿情况，必要时重新放置导尿管。

5. 膀胱造瘘病人的护理

（1）保持引流通畅：正确固定引流管，防止过度牵拉或脱落；定时观察，保持引流通畅。

（2）预防感染：无菌集尿袋应低于尿路引流部位，防止尿液倒流；保持瘘口周围清洁干燥，及时更换渗湿敷料。

（3）冲洗导管：术后如出血量多需冲洗，冲洗速度每分钟 60 滴，每隔 30 分钟开放导管 1 次，待血色变浅时，可改为间断冲洗或每日 2 次。每次冲洗量不宜超过 100ml，膀胱部分切除术者每次冲洗量应少于 50ml。

（4）拔管：造瘘管一般留置 10～12 天拔除，拔管前先夹管，病人排尿通畅后方可拔管，拔管后造瘘口可有少量漏尿，为暂时现象，应及时清理换药。

（五）健康指导

1. 康复指导　留置导尿管和膀胱造瘘时，向病人及家属做好讲解，使其了解留置管道的意义和注意事项，指导病人掌握自我护理的方法。
2. 随访指导　留置导尿或者膀胱造瘘的病人定期复诊，防止并发症的发生。

【护理评价】

病人排尿功能是否恢复正常；病人是否能维持足够的循环血量；病人的焦虑或恐惧是否减轻；病人的潜在并发症是否得到有效预防。

三、尿道损伤病人的护理

尿道损伤是泌尿系统常见的损伤,多见于男性。男性尿道以尿生殖膈为界,分为前、后两段。前尿道包括球部和阴茎体部,损伤以球部多见;后尿道包括前列腺部和膜部,损伤以膜部多见。

1. 按尿道损伤的部位分类 ①前尿道损伤:球部尿道固定在会阴部,会阴部骑跨伤时,尿道被挤向耻骨联合下方,引起尿道球部损伤(图5-3)。②后尿道损伤:膜部尿道穿过尿生殖膈,当骨盆骨折时,附着于耻骨下支的尿生殖膈突然移位,产生剪切样暴力使薄弱的膜部尿道撕裂(图5-4)。

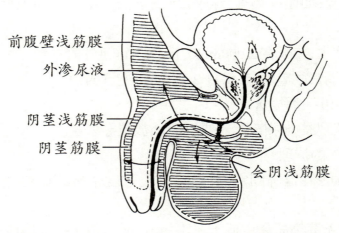

图5-3 尿道球部破裂的尿外渗

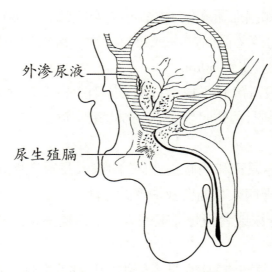

图5-4 后尿道损伤的尿外渗

2. 按尿道损伤是否与体表相通分类 ①开放性损伤:因弹片、锐器伤所致,常伴有阴茎、阴囊、会阴贯通伤。②闭合性损伤:因外来暴力所致,多发生挫伤或撕裂伤。

3. 按尿道损伤程度分类　尿道挫伤、尿道部分裂伤及尿道撕裂。

【护理评估】

（一）健康史

了解病人的年龄、性别、职业、受伤史、暴力性质和作用部位，伤后的病情变化和就诊前的处理情况。

（二）身体状况

1. 症状

（1）休克：90%由骨盆骨折引起。病人病情较危重，出血多，引起创伤性休克和失血性休克。

（2）尿道出血：前尿道损伤后可见尿道外口滴血，尿液可为血尿。后尿道损伤时可无尿道出血或仅有少量滴血。

（3）尿外渗：尿道断裂后，用力排尿时尿液可从裂口处渗入周围组织形成尿外渗，继发感染可出现脓毒症。尿道球部损伤时，血液及尿液渗入会阴浅部，使会阴、阴囊、阴茎肿胀，向上可扩展至腹壁，但不会外渗到两侧股部。尿道膜部断裂时，尿液外渗至耻骨后间隙和膀胱周围，前列腺可向后上方移位。

（4）疼痛：前尿道损伤时受伤部位疼痛，可放射到尿道外口，排尿时疼痛更加剧烈。后尿道损伤时表现为下腹部疼痛、局部肌紧张和压痛。

（5）排尿困难：尿道挫裂伤后可发生排尿困难，尿道断裂或后尿道损伤时会发生尿潴留。

2. 体征　直肠指诊对确定尿道损伤部位极为重要。后尿道断裂时，可触及直肠前方有柔软、压痛的血肿，前列腺向上移位，有浮球感。

（三）心理社会状况

尿道损伤疼痛明显，病人常因排尿异常和疼痛而焦虑。应了解病人和家属对疾病及治疗的认知和心理承受能力。

（四）辅助检查

1. 试插导尿管　可检查尿道是否连续、完整。导尿管如能顺利插入膀胱，说明尿道连续而完整，但不可轻易拔出，导尿管作为治疗措施需放置7~14天。如导尿管插入困难，则不要再插，以免加重创伤和导致感染，立即做耻骨上膀胱造瘘。

2. X线检查　骨盆正、侧位X线平片可发现骨盆骨折。尿道造影可显示尿道损伤的部位及程度，尿道断裂可有造影剂外渗，尿道挫伤则无外渗征象。

（五）治疗要点

1. 急救处理　损伤严重伴大出血可致休克，须积极抗休克，尽早施行手术治疗。

2. 非手术治疗　尿道挫伤及轻度裂伤者不需特殊治疗，可止血、镇痛、应用抗生素预防感染。排尿困难者，可试插导尿管，如导尿管顺利进入膀胱，可留置导尿管1~2周作为支架，以利于尿道愈合。如试插导尿管失败、尿潴留者，可行耻骨上膀胱穿刺或造瘘术，及时引流出膀胱内尿液。

3. 手术治疗　试插导尿管不成功者可考虑手术治疗，包括恢复尿道的连续性、引流膀胱内尿液和引流外渗尿液。

边学边练

角色扮演，评估尿道损伤的病人。

【常见护理诊断/问题】

1. 有体液不足的危险　与损伤合并其他脏器出血有关。
2. 疼痛　与局部损伤、尿液刺激损伤的尿道等有关。
3. 排尿障碍　与尿道损伤有关。
4. 潜在并发症：感染、尿瘘、尿道狭窄。

【护理目标】

病人维持足够的循环血量；病人自诉无疼痛或疼痛减轻；病人排尿功能恢复；病人的并发症得到有效预防或治疗。

【护理措施】

（一）一般护理

1. 饮食护理　忌食辛辣刺激性食物，进食富含维生素和粗纤维的食物。
2. 体位与活动　病人取平卧位，减少活动。合并骨盆骨折病人，应睡硬板床，勿搬动，卧床期间预防压力性损伤发生。

（二）心理护理

病人担心尿道损伤会使排尿或性功能受影响，容易产生焦虑或恐惧，护士应了解病人和家属对疾病的认知程度，以及对治疗费用的承受能力。

（三）病情观察

应严密监测病人的生命体征及意识状态，观察疼痛的部位、程度，观察尿量、尿色变化，观察有无尿道出血、尿液外渗、排尿困难等情况。发现异常及时通知医生并协助处理。

（四）治疗配合

1. 术前准备　病情严重需要手术的病人应遵医嘱做好术前准备。
2. 维持组织灌注　骨盆骨折所致的后尿道损伤，病人会合并休克，应遵医嘱给予抗休克治疗。
3. 预防感染　监测病人体温变化，观察伤口敷料渗出与引流情况，嘱病人多饮水，遵医嘱使用抗生素。
4. 导尿管护理　保持导尿管引流通畅，充分引流尿液，注意观察引流尿液的颜色、性状及量，每日行会阴护理2次，定期更换尿袋。遵医嘱定时冲洗膀胱。

5. 膀胱造瘘管护理　妥善固定,定时挤压,保持通畅;定时清洁、消毒,防止逆行感染;遵医嘱 10~12 天后拔管,拔管前先夹管观察排尿顺畅情况。

6. 并发症的观察与护理

（1）尿瘘:开放性损伤或长期尿外渗感染可形成尿瘘,应保持引流通畅和局部清洁,及时换药。

（2）尿道狭窄:伤口愈合后,需定期扩张尿道,以防止尿道狭窄。

（五）健康指导

1. 康复指导　注意休息。尿道损伤病人需定期扩张尿道,护士应向病人讲明尿道扩张的必要性与重要性,让病人坚持并积极配合扩张尿道。

2. 随访指导　有些病人需二期手术治疗,告诉病人二期手术的具体时间。

边学边练

情景模拟,进行膀胱造瘘管护理并为病人提供健康指导。

【护理评价】

病人是否维持足够的循环血量;病人是否无疼痛或疼痛减轻;病人排尿功能是否恢复;病人的潜在并发症是否得到有效预防,或并发症一旦发生,是否能得到及时发现与处理。

（宋春玲）

第七节　良性前列腺增生病人的护理

工作情景与任务

导入情景

李某,男性,72 岁。小便不能自解 10 小时急诊入院。询问病史得知,在此次发病之前,病人约 1 小时即要解 1 次小便。10 小时前因呃逆不止,肌内注射阿托品 0.5mg 之后出现尿意,但小便不能自解。

工作任务:

1. 分析应对李某实施的护理措施。

2. 对李某进行健康指导。

良性前列腺增生简称前列腺增生,也称前列腺肥大,主要临床特征为进行性排尿困难,是男性老年人常见、多发的慢性病。

男性在45岁以后前列腺可有不同程度的增生,多在50岁以后出现临床症状。病因尚不完全清楚,目前公认老龄和有功能的睾丸是发病的重要因素,随年龄增长,睾酮、双氢睾酮以及雌激素的改变和失去平衡可能与前列腺增生关系密切。

增生的前列腺可造成膀胱出口梗阻,梗阻程度与前列腺增生体积的大小不成正比,而与增生腺体的部位和形态有关。长期排尿困难使膀胱高度扩张或膀胱内高压,可发生膀胱输尿管反流,引起肾积水和肾功能损害。由于梗阻后膀胱内尿液潴留,可继发感染和结石。

【护理评估】

(一)健康史

了解病人的年龄、发病诱因、既往排尿困难情况及治疗经过,有无其他伴随疾病,如心脑血管疾病、肺气肿、糖尿病等。

(二)身体状况

1. 症状

(1)尿频:是前列腺增生常见的早期症状,以夜间明显。

(2)排尿困难:进行性排尿困难是前列腺增生的典型表现,开始有排尿延迟、排尿费力、射程缩短、断续、尿线细而无力,终呈滴沥状,有排尿不尽感。

(3)尿潴留:梗阻严重者膀胱残余尿量增多,长期可导致膀胱收缩无力,发生尿潴留,并可出现充溢性尿失禁。在受凉、劳累、情绪变化、辛辣饮食、酗酒、便秘、久坐等诱因下,前列腺突然充血、水肿导致急性尿潴留。

(4)其他症状:合并膀胱炎或结石时有尿频、尿急、尿痛等膀胱刺激症状。

2. 体征 尿潴留时耻骨上区叩诊呈浊音。直肠指诊可触到前列腺增大,中央沟变浅或消失等。

(三)心理社会状况

病人因尿频、排尿困难甚至尿潴留给生活带来不便,表现出烦躁、焦虑。并发尿路感染时,病人思想压力更大,感到非常痛苦。

(四)辅助检查

1. B超检查 可测量前列腺的大小、形态改变及残余尿量。经直肠B超检查比经腹壁B超检查结果更精确。

2. 膀胱镜检查 可在膀胱镜下看到尿道延长,前列腺增大或突入膀胱等。如有血尿,可在膀胱镜下与膀胱肿瘤相鉴别。

3. 尿流率检查 可确定前列腺增生病人尿流梗阻的程度,最大尿流率<15ml/s表示排尿不畅;最大尿流率<10ml/s提示梗阻严重。评估最大尿流率时,排尿量必须超过150ml才有诊断意义。

4. 前列腺特异抗原测定 可排除前列腺癌。

> 边学边练
>
> 角色扮演,评估前列腺增生病人的主要表现和检查方法。

(五)治疗要点

治疗原则包括观察、药物治疗与手术治疗。

非开放性外科治疗以经尿道前列腺电切术为主,是目前常用的治疗方法。手术治疗的目的是改善症状、减轻梗阻、防止远期并发症。开放性手术多为耻骨上前列腺摘除术或耻骨后前列腺摘除术。

【常见护理诊断/问题】

1. **排尿障碍**　与前列腺增生有关。
2. **焦虑**　与患病时间长、影响睡眠与活动有关。
3. **疼痛**　与手术或膀胱痉挛有关。
4. **潜在并发症**:尿潴留、经尿道前列腺电切术综合征、出血、感染、尿失禁等。

【护理目标】

病人恢复正常排尿型态;病人焦虑症状减轻,情绪平和,配合治疗;病人自述疼痛减轻或消失;病人无并发症发生或并发症得到及时发现与治疗。

> 护理学而思
>
> 病人,张某,男性,68岁,3年前开始出现排尿延迟、费力和不尽感,并逐渐加重。今晨起床时与爱人发生争执后不能排尿2小时前来就诊。
>
> 请思考:
> 1. 该病人的主要护理诊断是什么?
> 2. 应给予该病人哪些护理措施和健康指导?

【护理措施】

(一)一般护理

1. **饮食护理**　非手术病人多食蔬菜水果,少吃辛辣刺激性食物,防止便秘,以免发生急性尿潴留。应嘱夜尿次数较多的病人白天多饮水,睡前少饮水。病人术后6小时如无恶心、呕吐可进食流质饮食;鼓励病人多饮水,1~2日后如无腹胀可恢复正常饮食。

2. **体位与活动**　避免劳累和剧烈运动,避免久坐和骑自行车等。病人术后应取平卧位,尿管牵拉固定在一侧大腿内侧,保持该肢体伸直、减少活动。在肢体限制活动期间,应指导病人主动或被动活动踝关节,防止下肢深静脉血栓形成。

(二)心理护理

耐心向病人及家属解释前列腺增生治疗及预后等情况,消除病人的焦虑、恐惧心理,鼓励病人树立治愈的信心,争取病人的主动配合。

(三)病情观察

1. 观察病人的排尿时间、排尿次数,排尿过程中有无不舒适的感受,是否有排尿困难或者尿潴留的情况发生。

2. 严密观察病人的意识状态和生命体征,病人多为高龄,常患有心脑血管疾病,由于麻醉和手术刺激可引起血压下降或诱发心、脑、肺的并发症,故应加强观察及护理。

(四)治疗配合

1. 用药护理　①α_1受体阻滞剂:对于需要迅速减轻症状的前列腺增生病人是首选的药物,其副作用有头晕、体位性低血压等。该药应睡前服用,用药后卧床休息,改变体位时动作要慢,预防跌倒。②5α还原酶抑制剂:是有效的雄激素抑制剂,主要副作用为性欲降低及影响性功能。起效缓慢,停药后症状易复发,如病情需要使用,应告知病人副作用并指导病人坚持长期服药。

2. 尿潴留病人的护理　导尿是解除急性尿潴留简便常用的方法。若不能插入导尿管,可行耻骨上膀胱穿刺造瘘。护理尿潴留病人时需注意:①导尿或耻骨上膀胱造瘘引流尿液时应间歇、缓慢地将尿液放出,切忌快速排空膀胱,否则可导致膀胱内压骤然降低而引起膀胱内大量出血,第一次排尿不超过800ml。②留置导尿管,做好导尿管的护理。③耻骨上膀胱造瘘后需经常更换敷料,保持局部干燥,防止感染,拔除之前应先行闭管,尿道通畅后方可拔除。拔管时间不得少于术后10天。长期带管病人应间断闭管,以训练膀胱功能,避免发生膀胱肌无力。

3. 术前护理　遵医嘱术前备血200~400ml,有尿路感染者需术前应用抗生素治疗。其他准备同一般手术。

4. 膀胱持续冲洗　病人术后回病房立即用无菌生理盐水持续膀胱冲洗,一般冲洗3~5天,目的是防止前列腺窝出血形成凝血块阻塞尿管。

5. 术后并发症的护理

(1)出血:①固定三腔气囊导尿管于病人一侧大腿的内侧,该侧下肢保持伸直位制动,使充水30~50ml的气囊压迫于前列腺窝。②保持膀胱冲洗持续通畅,并根据血尿的程度调整灌注的速度,色深则快、色浅则慢。③密切观察血尿的颜色及有无生命体征的变化;遵医嘱给予输血、补液、止血等治疗。④避免引起腹内压增高的因素,术后1周内禁止肛管排气或灌肠,以免造成前列腺窝出血。

(2)膀胱痉挛:膀胱痉挛表现为术后尿意频发,尿道及耻骨上区疼痛难忍等。①及时安慰病人,缓解其紧张、焦虑情绪。②保持膀胱冲洗液温度适宜,可用温热毛巾湿热敷会阴部。③减少气囊/尿管囊内液体。④保持尿管引流通畅。⑤遵医嘱给予解痉镇痛药,必要时给予镇静药。

（3）尿路感染：①遵医嘱应用抗生素治疗。②严格无菌操作。③保持会阴部清洁，每日会阴护理2次。④可进食的病人指导其每日饮水2 000ml以上，保证足够的尿量，起到内冲洗的作用。⑤严防逆流或使用抗反流式引流袋。⑥注意观察体温的变化及有无睾丸和附睾肿胀、疼痛等表现，一经发现，及时通知医生。

（4）经尿道前列腺电切术综合征：术中大量的冲洗液被吸收使血容量急剧增加，形成稀释性低钠血症，病人可在术后几小时内出现烦躁、恶心、呕吐、抽搐、昏迷等，严重者可出现肺水肿、脑水肿和心力衰竭。护理措施：①术后应加强病情观察，注意监测电解质变化。②立即吸氧，给予利尿药、脱水剂，减慢输液速度，静脉滴注3%氯化钠溶液纠正低钠血症。

（5）尿失禁：术后尿失禁多为暂时性，一般不需要药物治疗，可指导病人行盆底肌训练、膀胱功能训练，必要时行电刺激、生物反馈治疗。

 边学边练

本节"工作情景与任务"中的李某做经尿道前列腺电切术，为李某做好术后护理。

（五）健康指导

1. 生活指导　指导病人多饮水，忌辛辣刺激食物，加强营养，适度运动，术后1~2个月内为防止继发性出血，避免久坐、提重物，避免剧烈活动如跑步、骑自行车等。

2. 康复指导　指导病人练习提肛运动，增强盆底肌肉的张力，以尽快恢复尿道括约肌的功能。

3. 随访指导　术后前列腺窝的修复需3~6个月，因此病人术后可能仍会有排尿异常现象，应多饮水，定期化验尿，复查尿流率及残余尿量。若出现尿线逐渐变细，甚至出现排尿困难，应及时到医院检查和处理。附睾炎常在术后1~4周出现，如病人出现阴囊肿大、疼痛、发热等症状应及时就诊。

4. 性生活指导　前列腺经尿道电切术后1个月、经膀胱切除术后2个月，原则上可恢复性生活。前列腺切除术后常会出现逆行射精，但不影响性生活。少数病人可出现阳痿，可先采取心理治疗，查明原因再进行针对性治疗。

【护理评价】

病人疼痛是否减轻或缓解；病人焦虑情绪是否减轻或消失；病人导尿管拔除后是否能正常排尿；病人的潜在并发症是否得到有效预防，或并发症一旦发生，是否能得到及时发现与处理。

（宋春玲）

本章小结　泌尿系统常见疾病有尿路感染、慢性肾小球肾炎、肾病综合征、慢性肾衰竭、泌尿系统结石、泌尿系统损伤、前列腺增生等。学习的重点是这些疾病病人的身体状况评估及主要护理措施。难点是学会用护理程序为病人实施整体护理。在学习过程中，注意培养学生关爱病人，保护病人隐私，有高度的责任感和细致的工作态度。同时关注各种疾病的异同点，如慢性肾小球肾炎与肾病综合征、尿路感染中的膀胱炎和肾盂肾炎、泌尿系统结石的不同部位结石等，既要掌握共性，又要明确个性，从而整体掌握本章知识。

思考与练习

1. 尿路感染的感染途径及易感因素有哪些？
2. 急性肾盂肾炎的主要表现有哪些？如何护理？
3. 简述慢性肾炎、肾病综合征、慢性肾衰竭的主要表现及饮食护理？
4. 肾衰竭病人当血钾 >6.5mmol/L 时，紧急处理措施有哪些？
5. 膀胱损伤时怎样实施正确的护理措施？
6. 行肾切除术后，请列出术后相关的护理措施。
7. 前列腺增生病人急性尿潴留应采取何种方法解除？若病人行手术治疗，请列出相应的护理措施与健康指导的内容。

第六章 损伤病人的护理

学习目标

1. 具有良好的职业道德,珍视生命,保护病人隐私,有爱伤意识。
2. 掌握常见损伤病人的护理评估要点和主要护理措施。
3. 熟悉常见损伤病人的主要护理诊断并能运用护理程序,对损伤病人正确实施护理。
4. 了解常见损伤病人的病因、影响因素及健康指导。

第一节 机械性损伤病人的护理

 工作情景与任务

导入情景

小王,男性,22岁。因交通事故被汽车撞伤左下肢,感左下肢剧烈疼痛,活动受限,急诊入院。查体:T 36.5℃,P 90次/min,R 20次/min,BP 100/70mmHg,表情痛苦,情绪紧张,面色发白;左小腿外侧有2cm×5cm裂口,伴活动性出血;未发现畸形,无异常活动。

工作任务:
1. 列出病人现有的主要护理诊断。
2. 对病人实施正确的护理。

损伤是指各种致伤因素作用于人体,造成组织结构完整性破坏和生理功能障碍,按致伤原因可分为机械性损伤、物理性损伤、化学性损伤和生物性损伤。其中常见的是机械性损伤,又称为创伤,是由锐器切割、钝器打击、重物挤压、跌、撞、火器等机械性因素所致的损伤。随着社会的发展，日益发达的交通和不断提高的机械化程度使得创伤的发生率不断上升，对人类的健康构成了很大的威胁。

（一）创伤的分类

创伤的分类方法很多，可按致伤因素、受伤部位、伤情轻重来分类。软组织的创伤根据皮肤、黏膜的完整性可分为两大类：

1. 闭合性损伤　损伤处皮肤或黏膜完整性仍保持良好，多由钝性暴力所致。

（1）挫伤：钝性暴力所致皮下组织、肌肉和小血管损伤，重者可伤及内脏。表现为伤部疼痛、肿胀和皮下淤血。

（2）扭伤：外力使关节异常扭转超过关节正常活动范围造成关节囊、韧带、肌腱损伤，出现关节疼痛、肿胀和活动障碍。

（3）挤压伤：肢体或躯干肌肉丰富的部位受重物较长时间挤压所致。严重时肌肉组织广泛缺血、变性、坏死，继而引起以肌红蛋白血症、肌红蛋白尿、高钾血症和急性肾损伤为主的临床综合征，称为挤压综合征。

（4）爆震伤：又称冲击伤。爆炸产生的高压和变速的冲击波所致。体表多无明显伤痕，但含气体或液体较多的胸腔和腹腔内脏、耳鼓膜可发生出血或破裂等病理改变。

（5）关节脱位或半脱位：在暴力的作用下关节面失去正常对合关系的损伤。

（6）闭合性骨折：暴力作用于骨组织所造成的骨的完整性或连续性丧失。

（7）闭合性内脏损伤：强暴力传入人体后所造成的内脏器官的损伤。

2. 开放性损伤　损伤处皮肤或黏膜遭到破坏，深部组织经伤口与外界相通。

（1）擦伤：粗糙物与受伤部位表面发生切线运动所致的表皮损伤，创面常有擦痕、出血点和少量浆液渗出。

（2）刺伤：尖锐而细长的物体刺入组织所致。伤口深而细小，有时可伤及深部器官。

（3）切割伤：由锐利器械切割所致的损伤。伤口边缘整齐，多呈线性，深浅不一，对非接触的组织一般无损伤，可伤及深部组织，故出血较多。

（4）裂伤：钝器打击造成皮肤和皮下组织断裂，创缘多不整齐，周围组织破坏较重，易发生坏死和感染。

（5）撕脱伤：人体某部位皮肤受强作用力牵拉所致。伤口多不规则，皮肤和皮下组织与深部组织撕脱、断裂，可有大片创面暴露，易感染，出血多。

（6）火器伤：子弹、弹片击中或意外的爆炸、事故所致。伤口大小、形状和深浅不一，伤口污染严重，坏死组织多，常有异物留存。

开放性伤口依据是否污染或感染可分为清洁伤口（无菌手术切口）、污染伤口（有细菌污染但未构成感染）和感染伤口三种。

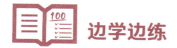 **边学边练**

讨论各种类型创伤的特点。

(二)创伤的修复

1. 创伤的愈合类型　创伤修复要经过炎性反应阶段、肉芽增生形成阶段、组织塑形阶段。创伤愈合分为两种类型:

(1) 一期愈合:组织修复以原来的细胞为主,仅含有少量纤维组织,愈合快,愈合后仅留有线状瘢痕。见于组织缺损少、创缘整齐、无感染、经缝合后创面对合严密的伤口。

(2) 二期愈合:以纤维组织修复为主,伤口内有大量的肉芽组织充填,愈合时间延长,形成瘢痕。见于组织缺损范围大、坏死组织多、创缘不整齐或伴有化脓感染的伤口。

2. 影响伤口的愈合因素　包括局部和全身两个方面。在局部因素中伤口感染是常见的原因。全身性因素主要有营养不良等,尤其是蛋白质、维生素 C、铁、锌等元素缺乏。

【护理评估】

(一)健康史

询问病人受伤的原因、时间、部位、受伤机制,询问现场及伤后处理经过。

(二)身体状况

1. 局部表现　一般伤后均有疼痛、肿胀、瘀斑和功能障碍等。开放性损伤可见伤口和出血。

2. 全身表现　轻者无明显全身表现。严重创伤者可有发热、脉率快、血压升高、呼吸加快、乏力、食欲减退等全身炎症反应综合征表现。

3. 并发症　重度创伤病人继发感染或伴有休克时,可诱发多系统功能障碍,如急性呼吸窘迫综合征、急性肾损伤、应激性溃疡等。

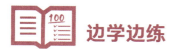 **边学边练**

角色扮演,评估本节"工作情景与任务"中小王创伤后的身体状况。

(三)心理社会状况

了解病人和家属的心理状态,观察有无因突发创伤而引起的恐惧、焦虑;了解病人和家属对应急事件的应对能力,对创伤引起肢体功能障碍和形体改变的承受能力;还应了解家庭、社会对病人的支持情况。

（四）辅助检查

1. 实验室检查　血常规和血细胞比容检查可了解失血及感染情况；尿常规可提示泌尿系统有无损伤。

2. 影像学检查　X线、B超、CT、MRI检查可提示创伤的部位和程度，了解深部器官损伤情况。

3. 穿刺、导尿检查　胸腔、腹腔穿刺，可了解内脏受损破裂情况；导尿检查有助于判断泌尿系统损伤情况。

（五）治疗要点

1. 全身治疗　积极抗休克、保护器官功能、加强营养支持，对开放性创伤应常规使用有效的抗生素，预防感染；常规注射破伤风抗毒素预防破伤风等。

2. 局部治疗　闭合性创伤若无内脏合并伤，多不需特殊处理，可自行恢复。如有骨折脱位，及时复位并妥善固定，逐步进行功能锻炼。一般开放性伤口常有污染，行清创术，目的是将污染伤口变成清洁伤口，为组织愈合创造良好条件。清创时间越早越好，伤后6~8小时内清创常能达到一期愈合。头面部、伤口污染轻、坏死组织少、早期已包扎并使用抗生素，伤后12小时甚至更长，亦可行清创缝合术。如伤口污染重或创伤时间超过8~12小时，可清创后暂不缝合，敞开引流，观察24~48小时，根据情况延期缝合。

【常见护理诊断/问题】

1. 疼痛　与组织损伤有关。
2. 体液不足　与创伤后失血、失液等因素有关。
3. 组织完整性受损　与致伤因子导致组织结构破坏有关。
4. 焦虑　与组织受损、担心影响工作和生活有关。
5. 潜在并发症：休克、感染、挤压综合征等。

边学边练

做出工作情景中的病人小王首要的护理诊断。

【护理目标】

病人疼痛缓解或减轻；病人体液得到及时的补充，生命体征平稳；病人伤口得到妥善处理；病人焦虑减轻或消除，情绪稳定；病人的潜在并发症得到及时预防和处理。

【护理措施】

（一）急救护理

救护工作原则是配合医生做好各类急救工作，密切观察并报告伤情情况，遵医嘱保证各项治疗措施及时、有效实施。

1. 抢救生命　优先救治危及生命的紧急情况，如心跳、呼吸骤停，立即行心肺复苏术;窒息应及时清除口咽部的分泌物、积血、异物,必要时行气管插管,有条件时可行气管切开术;大出血者可采取加压包扎止血法,四肢大血管出血可临时使用止血带止血;开放性气胸可采取加压包扎,变开放性气胸为闭合性气胸,张力性气胸应立即穿刺减压;休克者及时补充血容量,去除病因。

2. 包扎伤口　根据条件以无菌敷料或清洁的布料包扎伤口,减少出血和细菌污染。如有内脏脱出,禁止现场还纳,可用盆、碗等大小合适的清洁容器覆盖后妥善包扎。

3. 骨折固定　就地取材做临时简易固定,以避免搬运过程中二次损伤,并可减轻疼痛,固定好后注意观察远端血运。

4. 及时转送　经急救处理后,待伤情稳定,应由专人护送到相关医院做进一步治疗。运送途中应尽量保持平稳,注意止痛、保暖、补液,以防止休克。

(二) 一般护理

1. 饮食护理　给予高蛋白、高维生素、高热量的饮食。不能经口进食者,选用肠内或肠外途径给予营养支持。

2. 体位和局部制动　严重创伤所致休克病人,应取仰卧中凹位,头和躯干部抬高 15°~20°,下肢抬高 20°~30°。颅脑损伤者,如无休克、昏迷可采取头高足低斜坡卧位,减轻颅内压力。胸部损伤者,可取高半坐卧位,有利于呼吸和血液循环。腹部损伤者,可采取低半坐卧位,可以减轻疼痛,有利于呼吸和血液循环,可使腹腔渗液局限于盆腔。脊柱四肢的损伤,应在明确骨折或脱位后给予适当的复位、固定和制动,以利于缓解疼痛,促进修复。脊柱创伤者应平卧硬板床。四肢受伤者应抬高患肢,减轻疼痛和肿胀。

(三) 心理护理

护士应保持镇静的态度,详细解释各种处理措施,对病人提供个体化的心理支持,给予心理疏导和安慰,帮助其面对压力,缓解其焦虑、恐惧的心理,以稳定的情绪配合治疗和护理。

(四) 病情观察

对于重度损伤和多处复合损伤的病人,应密切观察病情变化。观察病情应全面、细致,尤其是头、胸、腹部损伤,有时虽合并重要器官损伤,但早期表现可能并不明显,如观察不够细致全面,可导致严重后果。故发现异常改变,应及时告知医生并配合处理。

(五) 治疗配合

1. 软组织闭合性创伤的护理

(1) 观察病情:密切观察生命体征的变化,注意有无深部组织器官损伤,对挤压伤病人应观察尿量、尿色、尿比重,注意是否发生急性肾损伤。

(2) 局部制动:抬高患肢 15°~30°,以减轻肿胀和疼痛。伤肢选用夹板、绷带等方法固定制动。

(3) 配合局部治疗:小范围的软组织闭合性损伤后,早期局部冷敷,以减少渗血和肿胀。24~48 小时后可热敷和理疗,促进炎症吸收和炎症消退。

（4）促进功能恢复：病情稳定后，配合应用理疗、按摩和功能锻炼，促进伤肢功能尽快恢复。

2. 软组织开放性创伤的护理

（1）术前准备：根据损伤病情做好相应的术前准备，如备皮、药物过敏试验、配血、输液、局部X线摄片检查等。

（2）术后病情观察：注意观察生命体征的变化，及时发现活动性出血。观察伤口愈合情况，出现红、肿、热、痛等感染征象时，应配合医生做好早期处理；如伤口已化脓，应及时拆除缝线，敞开伤口换药治疗。注意上肢末梢循环情况，如果发现肢端苍白或发绀、皮温降低、麻木或疼痛，以及动脉搏动减弱时，应报告医生及时处理。

（3）治疗配合：①防治感染：遵医嘱使用抗生素防治感染，注射破伤风抗毒素预防破伤风。②防治休克：严重损伤时常有血液及组织液的大量丢失，严重时可导致低血容量性休克的发生。因此，应迅速建立静脉输液通路，根据病情遵医嘱补充平衡盐溶液、生理盐水、血浆、代血浆甚至全血。③伤口护理：保持敷料的清洁干燥，及时换药。④伤肢抬高制动：有利于改善局部血液循环，促进伤口愈合。⑤功能锻炼：病情稳定后，鼓励并协助病人进行功能锻炼，以促进功能恢复和预防并发症。

（六）健康指导

1. 生活指导　指导病人加强营养，以积极的心态配合治疗，促进组织和器官的功能恢复。

2. 康复指导　督促病人坚持身体各部位的功能锻炼，防止因制动引起关僵硬、肌肉萎缩等并发症，以促使患部功能得到最大康复。

 护理学而思

病人，张先生，45岁，施工中因房屋倒塌，被埋在泥土中，伤肢严重肿胀，组织广泛缺血与坏死。

请思考：

1. 该病人属于什么类型的创伤？
2. 该病人目前主要的护理诊断是什么？
3. 对该病人如何进行护理？

【护理评价】

病人疼痛是否得到有效控制；病人体液平衡是否恢复；病人伤口有无感染发生，是否痊愈；病人焦虑是否减轻或消除，情绪是否稳定；病人是否发生感染、挤压综合征等并发症，若发生是否得到有效治疗。

（闫　婧）

第二节 烧伤病人的护理

工作情景与任务

导入情景

小张,男性,36岁,体重50kg,不慎被火焰烧伤,急诊入院。查体:面部、颈部及双上肢烧伤,腹部有3个手掌面积烧伤,创面可见水疱,疱壁较厚,基底部呈红白相间,对疼痛迟钝。

工作任务:

1. 请判断张先生的烧伤程度。
2. 针对张先生目前的病情,请提出护理方案。

烧伤是由各种致热因子引起的损伤,如热力、电流、放射线以及某些化学物质等所致的组织损伤。临床上常见的是热力烧伤,主要包括火焰、热液、热蒸汽、热金属等引起的损伤。

【护理评估】

（一）健康史

了解病人烧伤的原因,是干热、湿热、强电还是化学品等致伤。了解接触的时间与方式,有无浓烟和化学刺激物吸入,是否伴随颅内、胸、腹器官的复合伤,评估病人有无危及生命的情况,了解烧伤后的自救或急救处理的情况。

（二）身体状况

1. 烧伤程度的评估

（1）烧伤面积的计算:①手掌法（图6-1）:以病人本人五指并拢的一个手掌面积约为体表面积的1%,用于小面积烧伤的测量。②新九分法（表6-1,图6-2）:根据我国人体特点,将人体面积分为11个9%与1个1%的等份,共计100%的体表面积来估算烧伤面积的方法,适合于面积较大的烧伤。12岁以下小儿头部面积相对较大,双下肢面积相对较小,测算方法应结合年龄进行计算。

表6-1 烧伤面积新九分法

部位	成人各部位面积(%)	小儿各部位面积(%)
头颈	9×1=9（发部3,面部3,颈部3）	9+（12-年龄）
双上肢	9×2=18（双手5,双前臂6,双上臂7）	9×2
躯干	9×3=27（腹侧13,背侧13,会阴1）	9×3
双下肢	9×5+1=46（双臀5,双大腿21,双小腿13,双足7）	46-（12-年龄）

注:女性双足和臀部各占6%,区别于男性。

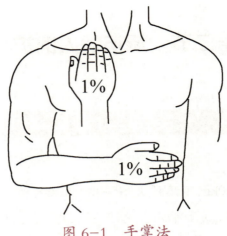

图 6-1　手掌法

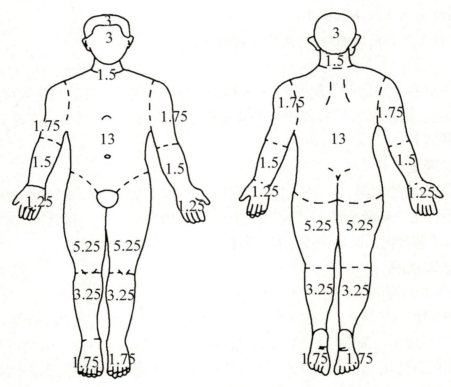

图 6-2　成人体表各部所占比例示意图

边学边练

用新九分法评估本节"工作情景与任务"中张先生的烧伤面积。

（2）烧伤深度的判断：按组织损伤的层次，国际通用的三度四分法将烧伤分为Ⅰ度、浅Ⅱ度、深Ⅱ度和Ⅲ度烧伤。Ⅰ度、浅Ⅱ度属浅度烧伤；深Ⅱ度、Ⅲ度属深度烧伤（图6-3）（表6-2）。

表 6-2 烧伤深度的评估要点

分度	组织损伤	临床表现	愈合过程
Ⅰ度（红斑）	表皮层	红、肿、热、痛、烧灼感、无水疱	3～7日脱屑痊愈，短期有色素沉着
浅Ⅱ度（水疱）	表皮的生发层及真皮乳头层	水疱形成，水疱皮如剥脱，创底肿胀潮红，剧痛	2周左右愈合，可有色素沉着
深Ⅱ度（水疱）	真皮深层	水疱较小或无水疱，基底苍白与潮红相间，痛感迟钝	3～4周可愈合，常有瘢痕增生
Ⅲ度（焦痂）	全层皮肤或皮下组织肌肉和骨骼	无水疱，创面呈蜡白或焦黄色，皮革化，甚至炭化，感觉消失	焦痂自然分离，形成肉芽组织

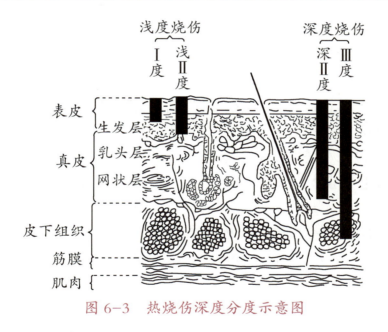

图 6-3 热烧伤深度分度示意图

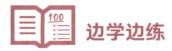 **边学边练**

请评估本节"工作情景与任务"中病人的烧伤深度。

（3）烧伤程度判断：①轻度烧伤：Ⅱ度烧伤面积小于10%。②中度烧伤：Ⅱ度烧伤面积为10%～30%，或Ⅲ度烧伤面积不足10%。③重度烧伤：烧伤总面积为31%～50%，或Ⅲ度烧伤面积为11%～20%，或Ⅱ度、Ⅲ度烧伤面积不足上述百分比，但并发休克、呼吸道烧伤或较严重的复合伤。④特重烧伤：烧伤总面积大于50%，或Ⅲ度烧伤面积大于20%，或已有严重的并发症。

2. 病程分期估计　根据烧伤后病理生理变化及临床过程，病程一般分为4期。

（1）休克期：主要发生在伤后48小时以内。本期的病理变化为毛细血管通透性增加，导致大量血浆外渗至组织间隙及创面，引起有效循环血量锐减，进而出现低血容量性休克。烧伤后的立即反应是体液渗出增多，伤后6~12小时急剧，持续24~48小时，组织水肿液开始回吸收。休克是烧伤早期主要的死亡原因，应给予重视。

（2）感染期：伤后48小时开始，创面及组织中渗液回吸收，此阶段细菌、毒素和其他有害物质也同时被吸收至血液中，可引起烧伤早期的全身性感染。大量细菌在创面下生长繁殖，其毒素释放入血，称为烧伤创面脓毒症。伤后2~3周，焦痂开始大片溶解脱落，创面暴露，细菌可侵入血液循环，是烧伤全身性感染的又一高峰期。伤后1个月，若较大创面经久不愈，加之机体抵抗力低下，也可发生全身性感染。感染是烧伤病人死亡的另一主要原因。

（3）修复期：组织烧伤后，在出现炎症反应的同时，创面也开始修复。Ⅰ度和浅Ⅱ度烧伤多能自行修复，深Ⅱ度烧伤依靠残存皮肤组织和上皮修复，Ⅲ度烧伤依靠皮肤移植修复。

（4）康复期：烧伤创面愈合后形成的瘢痕常影响外观和功能，需要通过功能锻炼和整形恢复；大面积烧伤后因大部分汗腺受损，机体散热能力下降，盛夏季节会出现全身不适，常需2~3年调整适应；病人的心理异常也需要一定时间恢复。

3. 吸入性损伤　以往称为"呼吸道烧伤"，常与头面部烧伤同时发生，系吸入浓烟、火焰、蒸汽、热气或吸入有毒、刺激性气体所致。可有呛咳、声嘶、吞咽疼痛、呼吸困难、发绀、肺部哮鸣音等表现，易发生窒息或肺部感染。

（三）心理社会状况

烧伤病人由于皮肤大面积缺损、剧烈疼痛、外表形象受损、畸形，甚至致残，易造成心理打击和压力。病人早期有精神紧张、行为异常等恐惧性反应；中期因换药疼痛、手术治疗等而有烦躁、缺乏自制力等过度活动反应；后期可能因面容损毁、躯体功能障碍或致残而长期有精神困扰，甚至对生活失去信心。

（四）辅助检查

红细胞数增高提示血液浓缩；血白细胞数增高提示有感染；血红蛋白测定可以了解病人的营养情况；尿素氮测定可以了解肾功能情况。对于重度烧伤病人，检查血常规、尿常规以及生化检查，监测肾、心、肺、肝功能，注意防止重要器官功能衰竭。

（五）治疗要点

轻度烧伤，主要是处理创面和防止局部感染。中度以上烧伤应防止低血容量性休克。

1. 创面处理　保护烧伤区，防止或尽量清除外源性污染，促进创面尽早愈合，尽量减少瘢痕所致的功能障碍和畸形。处理创面的措施包括彻底清创，根据情况选用包扎疗法或暴露疗法，必要时去痂植皮。

2. 防治休克　中度以上烧伤，应及早采取补液疗法，维持有效循环血量，防止低血容量性休克，防治多器官功能障碍综合征。

3. 防治感染　创面局部和全身应用有效的抗生素并注射破伤风抗毒素，同时提高病人的免疫力。

【常见护理诊断/问题】

1. 疼痛　与烧伤创面及局部炎症反应有关。
2. 皮肤完整性受损　与烧伤所致皮肤破坏有关。
3. 体液不足　与大量体液渗出、血容量减少有关。
4. 恐惧　与烧伤现场刺激、自身形象破坏、畸形等有关。
5. 营养失调:低于机体需要量　与烧伤后分解代谢增高、营养摄入不足有关。
6. 潜在并发症:休克、感染等。

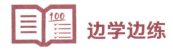 边学边练

为本节"工作情景与任务"中的病人作出主要护理诊断。

【护理目标】

病人疼痛缓解或减轻;病人烧伤创面干净、无分泌物,创面逐渐恢复或植皮后愈合;病人体液得到及时的补充,生命体征稳定,尿量正常;病人敢于面对伤后的自我形象,情绪稳定,能逐渐适应外界环境;病人体重保持相对稳定,处于正氮平衡状态;病人的潜在并发症得到及时预防和处理。

【护理措施】

（一）急救护理

1. 迅速脱离热源　如为火焰烧伤应尽快脱离火源,迅速卧倒,脱离炙热源,以阻止高温继续向深部组织渗透。互救时可用水淋,或用棉被、毛毯等非易燃品覆盖,隔绝空气,阻止燃烧。
2. 避免再损伤　切忌奔跑呼叫或用双手扑打,防止呼吸道及手烧伤。灭火后迅速用凉水冲淋或浸泡,以减少疼痛,带走余热,伤处衣物不宜剥脱,要剪开取下。
3. 保护创面　用清洁布单或衣服等覆盖创面,减少污染。
4. 镇静止痛　安慰病人保持情绪稳定,无其他严重复合伤时酌情使用地西泮、哌替啶等镇静止痛。
5. 保持呼吸道通畅　尤其对吸入性损伤烧伤者,可行气管切开、吸氧。
6. 抢救生命　对心跳及呼吸骤停、窒息、大出血、开放性气胸、休克等优先抢救。
7. 尽快转送　转送时须维持呼吸道通畅,休克基本控制,途中需持续补液。

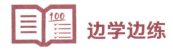 边学边练

讨论烧伤后急救护理的注意事项。

（二）一般护理

加强营养，给予高蛋白、高热量、高维生素饮食；保持呼吸道通畅，吸氧；发热病人给予降温处理；做好疼痛的对症处理，严禁探视。

（三）心理护理

加强交流沟通，用爱心和同情心取得病人的信任，稳定病人的情绪，帮助病人面对现实，解除其对意外烧伤的恐惧；给病人解释全身治疗及局部创面处理的方法及必要性，让病人认知到正确的治疗、护理可以促进早日康复，预防畸形，减少残疾；鼓励病人面对现实，适应容貌、生活状态的改变，树立战胜疾病的信心。

（四）病情观察

1. 观察全身情况　伤后密切观察生命体征的变化；留置导尿，记录尿量；重症烧伤应监测中心静脉压。

2. 观察创面情况　烧伤早期每日评估烧伤面积及深度，了解创面病情变化。观察创面有无水肿、渗液，创缘是否下陷红肿等，创面有无出血点或出血性坏死斑，若有上述征象，则提示有感染。

（五）治疗配合

1. 休克期的护理　大面积烧伤渗出较多，常引起低血容量性休克。迅速建立有效的周围静脉通路或中心静脉通路，尽快恢复有效循环血量，是主要的护理措施。轻度烧伤，可口服烧伤饮料（配方：冷开水 1L，食盐 3g，碳酸氢钠 1~2g，苯巴比妥钠 0.05g，糖适量）；中度以上烧伤，应遵医嘱及时给予补液。为了做好输液工作，应了解补液量的估计和液体的种类。

（1）补液量的估计：伤后第一个 24 小时补液量：晶体和胶体液量 = 烧伤面积（Ⅱ、Ⅲ度）× 体重（kg）×1.5ml（儿童 1.8ml，婴儿 2.0ml），外加生理需要量 2 000ml（儿童 60~80ml/kg，婴儿 100ml/kg）。伤后第二个 24 小时的晶体和胶体液量为第一个 24 小时的一半，外加生理需要量。第三个 24 小时补液量根据病情的变化而定。生理需要量都用 5% 的葡萄糖溶液补充。

（2）补液种类与安排：通常晶体和胶体的比例为 2:1，特重烧伤比例为 1:1。晶体液首选平衡盐溶液，胶体液首选血浆，紧急时也可选用血浆代用品。因为烧伤后第一个 8 小时内渗液快，所以第一个 24 小时补液量的一半在前 8 小时内输入，后 16 小时输入其余 1/2 量。补液的一般原则是先晶后胶、先盐后糖、先快后慢，晶体、胶体液交替输入，特别注意不能集中在一段时间内输入单一液体。

边学边练

小李不慎被开水烫伤，Ⅱ度烧伤面积为体表面积的 30%，体重 60kg，请为小李制订补液计划。

（3）观察指标：①尿量是判断血容量是否充足简便而可靠的指标。成人尿量应均匀地维持在30～50 ml/h，小儿为20ml/h，若低于上述水平，应加快补液，高于50ml则应减慢。②应保持病人安静、清醒，脉搏<120次/min，有力，面色苍白逐渐转红润，肢端逐渐温暖，血压回升，收缩压在90mmHg以上，脉压在20mmHg以上，中心静脉压正常。

2. 创面的护理　烧伤治疗要点是保护创面，减轻损害和疼痛，防止感染和促进愈合；减少瘢痕产生，最大限度恢复功能及容貌。

（1）初期创面清创的护理：病人休克基本控制后，先剃除或剪去创面及周围毛发，修剪指（趾）甲。在良好的麻醉和无菌条件下应尽早进行简单性清创。清创一般按头部、四肢、胸腹部、背部、会阴部的顺序进行。用肥皂水或清水擦净创周皮肤，用无菌生理盐水冲洗创面，轻拭去表面黏附物，使创面清洁。创面的完整水疱予以保留，只需抽取水疱液。若水疱已破损、撕脱，需剪除疱皮。清创术后应注射破伤风抗毒素，遵医嘱使用抗生素。

（2）包扎疗法的护理：①采用吸水性强的敷料，包扎压力要均匀，达到要求的厚度和范围。②抬高患肢，保持关节尤其是手部的关节处于功能位，髋关节处于外展位。③观察肢体末梢的血液循环情况，如皮温和动脉搏动。④保持敷料干燥，若被渗液浸湿、污染或有异味，应及时更换。⑤预防中暑。

（3）暴露疗法的护理：重点是保持创面干燥，促使焦痂或痂皮早日形成且完整。①控制室温于28℃～32℃，湿度于50%～70%。②随时用无菌吸水敷料或棉签吸净创面渗液，尤其是头面部创面。③适当约束肢体，防止意外抓伤。④焦痂可用碘伏涂擦2～4日，每日4～6次。⑤用翻身床或定时翻身，避免创面因受压而加深。⑥有环形焦痂者，应注意呼吸和肢体远端血运。⑦创面不应覆盖任何敷料或被单。

（4）去痂和植皮的处理：深度烧伤创面愈合慢或难以愈合，而瘢痕增生可造成畸形并引起功能障碍。因此，创面应早期采取切痂、削痂并植皮，并做好植皮手术前后的护理工作。

（5）感染创面的处理：及时清除脓液及坏死组织，采用湿敷、半暴露（薄层药液纱布覆盖）、浸浴疗法清洁创面。根据感染特征或细菌培养和药敏试验选择外用药物。感染一旦发生，应遵医嘱早期、足量、联合应用抗生素控制感染。加强营养，必要时少量多次输新鲜血液，以提高自身的免疫力。已结痂的创面保持干燥，待感染基本控制，肉芽组织生长良好，及时植皮促使创面愈合。

（6）特殊部位烧伤护理

1）吸入性损伤：①床旁备急救物品，如气管切开包、吸痰器、气管镜等。②保持呼吸道通畅，如气管切开者，做好气管造口护理。③及时吸氧。④观察并积极预防肺部感染。

2）头颈部烧伤：多采用暴露疗法，安置病人取半卧位，观察有无呼吸道烧伤。做好五官护理，眼部经常用棉签拭去分泌物，滴入抗生素眼药水；保持鼻腔清洁、通畅；耳郭保持干燥,避免长期受压;口腔定时用生理盐水湿润,进食后做好口腔护理。

3)会阴部烧伤:保持局部干燥,将大腿外展,使创面充分暴露;病人床上排便时,注意防止大小便污染创面,每次便后使用生理盐水清洁肛门,整个会阴部每晚清洁一次。

3. 防治感染的护理

(1)遵医嘱合理应用抗生素:做好创面细菌培养和药物敏感试验,合理选用抗生素,同时注意药物的不良反应及二重感染。

(2)做好消毒隔离工作:病房用具应专用,工作人员出入病室要更换隔离衣、鞋、帽,接触病人前后要洗手,做好病房的终末消毒工作,采用保护性隔离措施,防止交叉感染。

4. 改善营养状况　应加强营养,指导病人摄入高蛋白、高热量、富含维生素的饮食。依据病人具体病情给予口服、鼻饲或肠外营养,促进创面修复及身体功能的康复。大面积烧伤者,可遵医嘱适时输入适量血浆、全血或白蛋白,也可应用免疫球蛋白等,以增强抵抗力。

(六)健康指导

1. 生活指导　普及防火、灭火、火灾自救及救护常识,预防烧伤事件的发生。
2. 康复指导　指导或协助病人做好功能锻炼,最大限度地恢复躯体功能。

护理学而思

病人,女性,38岁,体重50kg,烧伤后2小时送至医院。左上肢水肿明显,剧烈疼痛,有较大水疱;双下肢(不包括臀部)无水疱,皮肤呈焦黄色,触之不痛,如皮革样。

请思考:

1. 该病人的烧伤深度为多少?
2. 如何为该病人制订护理措施?

【护理评价】

病人疼痛是否缓解或得到控制;病人皮肤创面是否修复,肢体功能是否逐步恢复;病人的有效循环血量是否得以维持。体液是否平衡;病人情绪是否稳定,恐惧感是否减轻或消失;病人营养状况是否得到改善;病人的潜在并发症是否得到有效预防,若并发症发生,是否能得到及时发现与处理。

(闫　婧)

第三节 胸部损伤病人的护理

工作情景与任务

导入情景

老张,男性,56岁,胸部外伤致右侧第6肋骨骨折并发气胸,呼吸极度困难,发绀。查体:P 120次/min,R 25次/min,BP 75/45mmHg,胸廓饱满,叩诊呈鼓音,听诊呼吸音消失,气管向左侧移位,颈胸部有广泛皮下气肿。

工作任务:

1. 评估造成病人呼吸困难、发绀可能的原因。
2. 对病人进行急救处理。

胸部损伤是常见损伤,其发生率约占全身损伤的1/4。根据胸膜腔是否与外界相通,分为闭合性和开放性两类。闭合性损伤多由暴力挤压或钝力撞击胸部所引起,可造成肋骨骨折、气胸、血胸、心脏损伤。开放性损伤多由于利器或火器等穿破胸膜所引起,可导致开放性气胸或血胸,影响呼吸和循环功能,严重者可危及生命。

一、肋骨骨折病人的护理

肋骨骨折在胸部损伤中常见,其中第4~7肋骨长而薄,易折断,根据骨折后对生理功能的影响可分为2大类。

1. 单根或多根单处肋骨骨折　若骨折部上、下有完整的肋骨支撑胸廓,对呼吸影响不大。若肋骨断端向内移位刺破壁层胸膜和肺组织,可产生气胸、血胸等;若刺破肋间血管,可引起大出血。

2. 多根多处肋骨骨折　局部胸壁失去完整肋骨支撑而出现软化,吸气时软化区胸壁内陷,呼气时软化区向外凸出,这种现象称为反常呼吸运动(图6-4),又称为连枷胸。如果软化区范围较大,在呼吸时由于胸膜腔内两侧压力不平衡,使纵隔左右扑动,引起机体缺氧和二氧化碳滞留,并影响静脉血回流,严重时可发生呼吸和循环衰竭。

【护理评估】

(一)健康史

病人有胸部受伤史。引起肋骨骨折的暴力是直接暴力还是间接暴力,造成病人的损伤会有所不同。

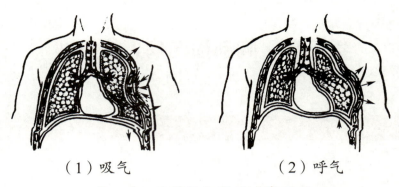

（1）吸气　　　　　　（2）呼气

图 6-4　胸壁软化区的反常呼吸

（二）身体状况

1. 症状　主要表现为骨折部位疼痛，在深呼吸、咳嗽或改变体位时加重。可有不同程度的胸闷、呼吸困难、发绀，严重者可出现休克。

2. 体征　局部可有肿胀、压痛、畸形，有时可触及骨擦感（音）。部分病人可有皮下气肿。多根多处肋骨骨折时，可见反常呼吸运动。

（三）心理社会状况

一般情况下，病人情绪稳定，配合治疗；如病人出现胸闷、气急、反常呼吸，甚至呼吸困难时，可有紧张、烦躁及恐惧的情绪反应。

（四）辅助检查

胸部 X 线和 CT 检查可显示骨折和断端错位，并发血、气胸时出现胸膜腔积气并可显示积液情况。

（五）治疗要点

闭合性单根或多根单处肋骨骨折的处理重点是镇痛、固定胸廓和防治并发症。闭合性多根多处肋骨骨折的处理重点是及早采用包扎固定法或牵引固定法控制反常呼吸运动。开放性肋骨骨折应争取尽早清创，行骨折内固定，应用抗生素防治感染。

【常见护理诊断/问题】

1. 低效性呼吸型态　与损伤导致的疼痛、胸廓运动减弱、反常呼吸运动有关。
2. 疼痛　与胸部损伤有关。
3. 焦虑　与意外损伤及担心预后有关。
4. 潜在并发症：胸腔内出血、肺部和胸腔感染。

【护理目标】

病人呼吸功能改善及疼痛减轻；病人胸部损伤逐渐好转，疼痛减轻；病人心理焦虑减轻，情绪稳定，能够配合治疗；病人未发生并发症或发生后得到及时有效的治疗。

【护理措施】

（一）一般护理

无特殊情况应保持半卧位，给予病人清淡且营养丰富的饮食。

(二)维持有效气体交换

1. 现场急救　对于出现反常呼吸的病人,可用厚棉垫加压包扎以减轻或消除胸壁的反常呼吸运动。
2. 清理呼吸道分泌物,鼓励病人咳出分泌物和血性痰。
3. 密切观察生命体征、神志、胸腹部活动以及发绀、气促、呼吸困难等情况,若有异常立即报告医生并协助处理。

(三)减轻疼痛

遵医嘱行胸带、肋骨带或宽胶布条固定胸部,必要时使用止痛、镇静药。

(四)心理护理

护理中应帮助病人建立战胜疾病的信心,解除病人的心理顾虑,缓解病人的焦虑。

(五)健康指导

1. 生活指导　嘱咐病人要保证睡眠充足,鼓励病人逐渐恢复运动。
2. 疾病知识指导　向病人说明深呼吸、有效咳嗽的意义。指导病人练习腹式呼吸,方法如下:病人仰卧,腹部安置3~5kg重沙袋,吸气时保持胸部不动,腹部上升鼓起,呼气时尽量将腹壁下降呈舟状。呼吸动作缓慢、均匀,每分钟8~12次或更少。
3. 康复指导　肋骨骨折病人3个月后复查X线片,以了解骨折愈合情况;根据损伤的程度注意休息和营养。

 边学边练

角色扮演,指导病人腹式呼吸。

【护理评价】

病人呼吸功能是否恢复正常,有无呼吸困难、胸闷、发绀等存在;病人疼痛是否减轻或消失;病人焦虑程度是否改善;病人是否发生并发症或并发症是否得到有效防治。

二、损伤性气胸病人的护理

胸膜腔内积气称为气胸。在胸部损伤中气胸发病率仅次于肋骨骨折。气胸根据伤后病理特点可分为闭合性气胸、开放性气胸和张力性气胸三类:

1. 闭合性气胸　气胸形成后,伤口闭合,胸膜腔与外界不相通。空气进入胸膜腔后,抵消胸膜腔内部分负压,造成伤侧肺组织萎陷。由于两侧胸腔压力不平衡,导致不同程度的纵隔偏移,使健侧肺组织受压。
2. 开放性气胸　胸壁有开放性伤口,空气经伤口自由出入胸膜腔,患侧胸膜腔负压消失,肺被压缩而萎陷,两侧胸膜腔压力不等而使纵隔移位,健侧肺扩张受限。吸气时健侧负压增大,呼气时健侧负压减小,使纵隔随呼吸而左右摆动,这种现象称为纵隔扑动(图6-5)。纵隔扑动能影响静脉血流回心脏,引起循环功能严重紊乱。

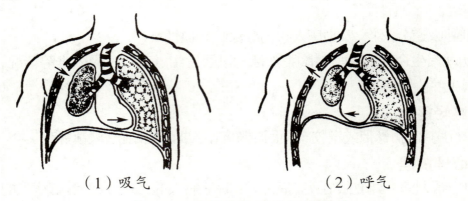

（1）吸气　　　　　　　　　　　（2）呼气

图6-5　开放性气胸的纵隔扑动

3. 张力性气胸　裂口或伤口与胸膜腔相通,且形成活瓣,患侧胸膜腔内压力进行性增高,对肺的压迫和对纵隔的推移越来越大,造成严重呼吸循环功能障碍。同时高压气体可挤入纵隔,扩展至颈、面、胸部等处的皮下,造成纵隔或皮下气肿(图6-6)。

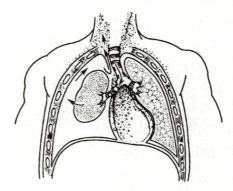

图6-6　张力性气胸和纵隔、皮下气肿

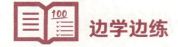 边学边练

讨论三种气胸的区别。

【护理评估】

（一）健康史

了解病人受伤史,包括受伤部位、有无发绀、有无呼吸困难及已采取的抢救措施等。可见钝器、锐器、火器等所致胸壁组织损伤。

（二）身体状况

1. 闭合性气胸　胸闷、胸痛、气促和呼吸困难,随胸膜腔积气量和肺萎陷程度而不同。胸膜腔少量积气,肺萎陷在30%以下,多无明显症状。大量积气(肺萎陷超过50%时)

常有明显的呼吸困难,气管向健侧移位,伤侧胸部叩诊呈鼓音,呼吸音减弱或消失。右侧气胸时可致肝浊音界下移。

2. 开放性气胸　病人有明显的呼吸困难、发绀,甚至休克。胸壁伤口处能听到空气出入胸膜腔的吹风声。气管向健侧移位,伤侧胸部叩诊呈鼓音,听诊呼吸音减弱或消失。

3. 张力性气胸　病人表现为严重或极度呼吸困难、发绀、大汗淋漓、意识障碍等。查体可见伤侧胸部饱满,气管向健侧移位,常触及皮下气肿,叩诊呈高度鼓音,呼吸音消失。

（三）心理社会状况

病人可出现不同程度的焦虑、恐惧等心理反应。

（四）辅助检查

1. 闭合性气胸　胸部X线检查可显示不同程度的肺萎缩和胸腔积气。
2. 开放性气胸　胸部X线检查示患侧肺明显萎缩,气管、心脏及纵隔明显移位。
3. 张力性气胸　胸部X线检查示胸腔大量积气,患侧肺严重萎缩,气管和心脏偏移至健侧,胸膜腔穿刺有高压气体冲出。

（五）治疗要点

1. 闭合性气胸　小量气胸不需要治疗,可于1~2周自行吸收。大量气胸需进行胸膜腔穿刺抽气或胸膜腔闭式引流术排除积气,促使肺尽早膨胀,同时吸氧,遵医嘱使用抗生素,防治休克。
2. 开放性气胸　立即封闭胸壁伤口,变开放性气胸为闭合性气胸,然后按闭合性气胸进一步处理。病情稳定后,争取早期清创,封闭伤口。
3. 张力性气胸　张力性气胸是迅速致死的危重急症,现场应紧急在患侧锁骨中线第2肋间穿刺排气,降低胸腔内压力;然后行胸膜腔闭式引流术、吸氧、补充血容量防治休克、应用抗生素控制感染等。若肺及支气管严重损伤或疑有胸腔内器官损伤及进行性出血者,应行剖胸探查术,手术修复损伤。

【常见护理诊断/问题】

1. 气体交换障碍　与伤后呼吸道梗阻、肺萎陷、肺损伤及胸廓活动受限有关。
2. 疼痛　与组织损伤有关。
3. 焦虑　与胸部损伤引起的呼吸功能紊乱及担心预后有关。
4. 潜在并发症:胸腔感染、呼吸衰竭、休克等。

【护理措施】

（一）现场急救

1. 开放性气胸　立即用凡士林纱布加厚敷料于呼气末封闭伤口,再用胶布或绷带包扎固定,使开放性气胸变为闭合性气胸。
2. 张力性气胸　病情危急,协助医生紧急行胸腔穿刺抽气或胸腔闭式引流术。

（二）维持呼吸功能

协助病人有效咳嗽、排痰、清理呼吸道分泌物,保持呼吸道通畅。痰液黏稠不易咳出

第六章　损伤病人的护理

者给予药物化痰、超声雾化吸入,必要时行气管插管或气管切开辅助呼吸。

(三)病情观察

对于气胸病人应密切观察病情变化,如体温升高、寒战、胸痛加剧、血白细胞升高,则可能并发胸膜炎或脓气胸,应及时通知医生,取痰液标本及胸腔引流液进行细菌培养,遵医嘱给予有效抗生素抗感染治疗。对于原发疾病则应根据年龄、病情采取相应的治疗和护理。同时应注意血压、脉搏及呼吸的变化,如出现血压下降、呼吸困难、脉搏细弱等休克症状,应立即通知医生进行抢救。

(四)疼痛护理

协助或指导病人及家属用双手按压患侧胸壁,可减轻咳嗽引起的伤口疼痛;遵医嘱使用止痛药。

(五)预防感染

协助医生对开放性损伤者及时行清创处理;遵医嘱注射破伤风抗毒素和使用抗生素。

(六)健康指导

1. 生活指导　向病人及家属讲解和指导有效咳嗽、排痰的方法。
2. 康复指导　嘱咐病人早期开展循序渐进的功能锻炼,但需注意病愈后1个月内不宜进行剧烈运动。
3. 疾病知识指导　指导病人练习腹式呼吸。

【护理评价】

病人呼吸功能是否恢复正常,有无气体交换障碍存在;病人疼痛是否减轻或消失;病人焦虑程度是否改善;病人是否发生并发症或并发症是否得到有效防治。

三、损伤性血胸病人的护理

胸膜腔内积血称为血胸。血胸与气胸同时存在称为血气胸,血气胸是胸部损伤早期死亡的主要原因之一。胸膜腔积血来自:①肺组织裂伤出血时,出血量少而缓慢,多能自行止血。②肋间血管或胸廓内血管破裂出血不易自行止血。③心脏大血管破裂出血,出血多而急,易造成循环衰竭。大量持续出血所致的胸膜腔积血,称进行性血胸。肺、心、膈肌运动有去纤维化作用,少量胸腔积血,则为不凝固血;若短期大量出血,胸腔内积血可发生凝固,形成凝固性血胸。凝血块机化后形成纤维组织,称为机化性血胸。细菌在积血中生长繁殖,引起感染,形成脓胸。

【护理评估】

(一)健康史

了解病人胸部受伤史,评估病人血胸的情况,是否并发气胸,有无身体其他部位的损伤,如有无气促、呼吸困难、面色苍白、昏迷等。

（二）身体状况

与伤后出血速度和出血量有关。

1. 小量血胸（成人 0.5L 以下）可无明显症状。
2. 中量血胸（成人 0.5~1.0L）和大量血胸（成人 1.0L 以上）特别是急性失血，可出现面色苍白、脉搏快弱、血压下降等低血容量性休克的表现，同时因胸膜腔积血，肺萎陷有呼吸困难的表现，查体可见肋间隙饱满，气管向健侧移位，患侧叩诊呈浊音，听诊呼吸音减弱或消失。

（三）心理社会状况

病人可有程度不同的焦虑、恐惧，尤其是大量血胸病人出现呼吸困难，休克时会出现濒死恐惧感。

（四）辅助检查

1. 血常规　白细胞计数升高。
2. 胸部 X 线检查　胸膜腔有大片积液阴影，纵隔向健侧移位，血气胸者可见气液平面。
3. 胸膜腔穿刺　抽出不凝固血液。

（五）治疗要点

1. 保持呼吸道通畅　及时清除口腔和呼吸道血液、痰液及呕吐物。不能有效排痰或呼吸衰竭者，可采用气管插管或气管切开给氧、吸痰或辅助呼吸，同时观察呼吸频率、节律及幅度。
2. 协助医生做好胸腔穿刺或闭式引流术　保持胸腔闭式引流的通畅，准确记录出血量。需开胸止血者，要迅速做好术前准备工作。
3. 预防感染　胸部损伤时易导致肺或胸腔感染。护理时应做到充分引流，合理使用抗生素。

【常见护理诊断/问题】

1. 体液不足　与失血引起的血容量不足有关。
2. 气体交换障碍　与肺组织受压有关。
3. 潜在并发症：休克、感染等。

【护理措施】

（一）病情观察

严密观察神志、生命体征、胸部和腹部体征。病人若出现下列征象提示有进行性血胸，应迅速告知医生并配合做好剖胸止血术前准备：①脉搏持续加快，血压下降，或经补充血容量血压仍不稳定。②血红蛋白量、红细胞计数、血细胞比容进行性下降。③胸膜腔闭式引流引出的血量每小时超过 200ml，并持续 3 小时以上。④胸膜腔穿刺抽出的血液很快凝固或血液凝固抽不出，但胸部 X 线检查显示胸部阴影逐渐扩大。

（二）维持循环功能

做好补液的护理,保持静脉输液通畅,补充血容量,防治休克。

（三）保持呼吸道通畅

及时清除病人口腔内的分泌物,防止窒息。

（四）预防感染

密切观察病人生命体征;遵医嘱合理应用抗生素;注意无菌操作;鼓励病人深呼吸、有效咳嗽、咳痰;保持胸腔引流管通畅。

（五）胸腔闭式引流及护理

1. 引流的目的　排出胸膜腔内积气、积液、积血;重建胸膜腔内正常的负压,使肺复张;平衡压力,预防纵隔移位。

2. 胸腔导管安放位置　引流的目的以排气为主,在患侧第2肋间锁骨中线附近;如以引流液体为主,放置在患侧第6、7肋腋中线或腋后线处。脓胸引流应放置在脓腔最低位（图6-7）。

3. 胸腔闭式引流的装置　传统的胸腔闭式引流装置有单瓶、双瓶和三瓶3种（图6-8）。目前临床广泛应用的是一次性硅胶引流装置。

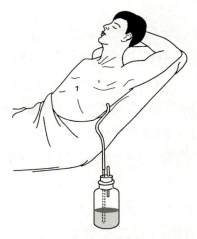

图6-7　胸膜腔闭式引流

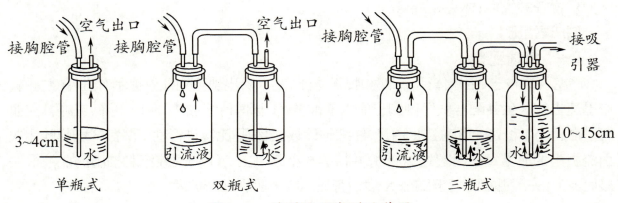

图6-8　胸膜腔闭式引流装置

（1）单瓶水封闭式引流：由容量为 2 000～3 000ml 的广口无菌引流瓶（安装有长短两根管）和一长约 100cm 的连接管组成。引流时，广口瓶中盛入约 500ml 无菌生理盐水，长管下口应插至液面下 3～4cm，短管下口远离液面，保持瓶内空气与外界大气相通。使用时病人胸腔引流管应与水封瓶的长管相连接，即可见长管内水柱上升至液面上方 8～10m，并随呼吸上下波动；若水柱无波动则提示引流不通畅。

（2）双瓶水封闭式引流：包括上述相同的水封瓶与集液瓶，在引流胸膜腔内液体时，水封下的密闭系统不会受到引流量的影响。

（3）三瓶水封闭式引流：在双瓶的基础上增加一个负压调节瓶。调节瓶上有三根管，其中两根短管分别连接水封瓶和负压吸引，长管和外界大气相通，其下端插入液面下 10～20cm，调节插入液面下深度即可调节抽吸的负压大小。

4. 护理要点

（1）严格无菌操作，防止逆行感染：水封瓶应置于病人胸部水平下 60～100cm，引流管的长度以能将引流管固定在床沿，且能使它垂直降到引流瓶为宜。

（2）保持管道密闭：如水封瓶被打破，应立即夹闭引流管，更换一水封瓶。然后松开止血钳，鼓励病人咳嗽和深呼吸，排出胸膜腔内的空气和液体。搬运病人时，先用两把止血钳双重夹住胸腔引流管，再把引流瓶置于床上，可放在病人的双下肢之间。搬运后，先把引流瓶放于低于胸腔的位置，再松止血钳。更换引流瓶时，先双重夹住胸腔引流管，各项操作应遵守无菌原则。

（3）保持引流通畅：病人取半卧位，鼓励病人咳嗽，做深呼吸运动，使积液排出，恢复胸膜腔负压，使肺充分扩张。密切观察引流管是否通畅，防止受压、扭曲、堵塞和滑脱。检查引流管是否通畅的方法是观察是否有气体排出和长管内水柱的波动。正常的水柱上下波动 4～6cm，若波动停止，表明该系统有堵塞或肺已完全膨胀。

（4）观察与记录：密切观察引流液的量和性状、引流管是否通畅。同时观察病人的呼吸和全身情况，有无发绀、缺氧和胸痛。

（5）拔管指征及注意事项：病人无呼吸困难，查体及胸片证实肺已完全复张，24 小时引流液 <50ml，或脓液 <10ml，可拔胸腔引流管。拔管时病人应取半卧位或坐在床沿，鼓励病人咳嗽，挤压引流管后夹闭，嘱病人深吸一口气屏住再拔管。拔管后，要观察病人有无呼吸困难、气胸和皮下气肿。

（六）心理护理

保持环境安静、整洁，加强与病人及家属的沟通，解释各种症状和不适的原因、持续时间及预后，说明各种诊疗、护理操作及手术的必要性和安全性，关心、理解、同情病人，帮助病人树立信心，使病人配合治疗和护理。

（七）健康指导

1. 生活指导　向病人说明半卧位、深呼吸、有效咳嗽、排痰的意义。
2. 疾病知识指导　向病人说明吸氧、胸腔穿刺、胸腔闭式引流等操作的意义及注意事项,以取得病人的合作。

3. 康复指导 鼓励及指导病人早期进行功能锻炼。

 护理学而思

病人,吴某,男性,35岁,车祸致呼吸困难,面色苍白,血压下降,尿量减少,脉搏细数。临床诊断为右侧第4、5肋骨骨折合并损伤性血胸,立即输液、输血,行胸膜腔闭式引流术。

请思考:
1. 该病人的主要护理诊断是什么?
2. 作为责任护士,你到达后会立即采取哪些护理措施?

【护理评价】

病人呼吸状况是否得到改善;病人体液不足是否得到纠正和补充;病人疼痛是否缓解或减轻;病人焦虑、恐惧情绪是否得到消除,是否能配合诊疗、护理;病人的潜在并发症是否得到有效预防,或并发症一旦发生,是否能得到及时发现与处理。

(闫 婧)

第四节 腹部损伤病人的护理

 工作情景与任务

导入情景

张女士,28岁。2小时前行走时被汽车撞伤,左季肋部受力,即感左腹部疼痛,现有口渴感,急诊收入院。查体:P 110次/min,BP 60/40mmHg。意识清楚,略显烦躁。睑结膜、口唇苍白,手足湿冷。左季肋部有片状皮下瘀血、有触痛。腹平坦,全腹有压痛、反跳痛,腹肌紧张不明显,移动性浊音阳性,肠鸣音减弱。余未见明显异常。腹腔穿刺抽出不凝血。

工作任务:
1. 针对该病人,请提出首要的护理诊断。
2. 请列出主要的护理措施。

外界暴力作用于腹部,可导致腹壁、腹内脏器和组织损伤。按腹壁上有无伤口,分为开放性损伤和闭合性损伤。其中,开放性损伤又根据腹膜是否破损分为穿透性损伤和非穿透性损伤两类。无论是闭合性损伤还是开放性损伤,轻者可为单纯性腹壁损伤,重者可合并腹腔内脏损伤。常见受损内脏在开放性损伤中依次为肝、小肠、胃、结肠、大血管等;

在闭合性损伤中依次为脾、肾、小肠、肝、肠系膜等。

【护理评估】

（一）健康史

详细了解病人的外伤史，致伤原因、时间、部位、姿势，致伤物的性质及暴力的大小和方向等；了解病人受伤前是否进食、排尿，伤后有无腹痛、腹胀、呕吐等异常表现，是否采取急救措施，效果如何；了解病人既往有无结核病、糖尿病病史，是否长期应用激素；了解病人有无酗酒、吸烟等不良嗜好。

（二）身体状况

腹部损伤应评估是单纯腹壁损伤，还是腹腔内脏器损伤；腹腔内脏器损伤时应判断是实质性脏器损伤还是空腔脏器损伤；是否合并其他部位损伤。

1. 单纯腹壁损伤　闭合性腹壁损伤可有腹壁疼痛、肿胀、皮下瘀斑、触痛。开放性腹壁损伤可见伤口、血痂、活动性出血等。穿透性腹壁损伤经伤口可见内脏器官或内脏器官经伤口脱出于体表。

2. 腹腔内脏器官损伤　出现下列情况之一，应考虑腹腔内脏器损伤：①早期出现休克。②持续性腹痛进行性加重。③有腹膜刺激征且范围呈扩散趋势。④有气腹征或移动性浊音。⑤有呕血、便血或血尿等。⑥直肠指检、腹腔穿刺、腹腔灌洗等有阳性发现。

（1）实质性脏器损伤：以腹腔内或腹膜后出血为主要表现，腹痛和腹膜刺激征轻重不一，其中肝、胰、肾破裂时，胆汁、胰液或尿液漏入腹腔可出现明显的腹痛和腹膜刺激征；脾、大血管破裂时，腹痛和腹膜刺激征相对较轻。出血量多时，可有移动性浊音。临床上要警惕存在被膜下血肿的情形。

 知识拓展

被膜下血肿

肝、脾破裂，但被膜未裂开，在被膜下形成血肿，称被膜下血肿。由于有被膜包裹，出血量较少且未流入腹腔，因而病人无休克和腹膜炎表现。如果持续出血或因活动诱发，可致被膜破裂，病人可继发大出血。

（2）空腔脏器损伤：胃、肠、胆道、膀胱等损伤，以急性腹膜炎为主要表现。如持续性剧烈腹痛，伴发热、呕吐等；腹膜刺激征明显，肠鸣音减弱或消失。胃、肠穿孔时，肝浊音界缩小或消失；严重者可发生感染性休克。

 边学边练

根据本节"工作情景与任务"中病人的症状和体征，评估可能的损伤脏器、类型。

(三)心理社会状况

常为意外伤害,病人多有紧张、焦虑、恐惧等心理变化。若腹壁有伤口、有内脏脱出或需紧急手术时,病人反应更为强烈。

(四)辅助检查

1. 实验室检查 行血、尿、便常规和血生化等检查。血常规检查红细胞计数、血红蛋白值、血细胞比容进行性下降,提示有活动性出血;白细胞计数及中性粒细胞比例明显增多,提示腹腔感染;血、尿淀粉酶增高,提示胰腺或十二指肠损伤;尿常规检查发现血尿,提示泌尿系损伤。

2. 影像学检查 实质性器官损伤常选择B超、CT检查;空腔脏器损伤选择腹部立位X线平片,如显示"膈下游离气体",提示胃肠道破裂。

3. 腹腔穿刺 是简便、快捷的辅助检查方法,阳性率可达90%左右。通过观察所抽出液的性状,如血液、胆汁、胃肠内容物等,并行细胞计数、细菌涂片及培养,必要时测定淀粉酶来分析受损脏器的情况。如抽出不凝固血液,提示实质性器官或大血管破裂;如抽出液含胆汁,提示胆道破裂;如穿刺液含较高淀粉酶,提示胰腺或胃十二指肠损伤。

(五)治疗要点

1. 单纯腹壁损伤 闭合性腹壁损伤按一般软组织挫伤处理;开放性腹壁损伤应及时行清创术。

2. 合并内脏器官损伤 予以禁食禁水、胃肠减压、抗感染、抗休克、支持、对症等保守治疗,同时通常需要手术处理损伤器官、清洗腹腔、充分引流。疑诊"被膜下血肿"的病人,暂时留院观察,绝对卧床。

【常见护理诊断/问题】

1. 急性疼痛 与腹腔内脏器破裂及腹膜受消化液、血液刺激有关。
2. 体液不足 与腹腔内出血、严重腹膜炎及发热、呕吐、禁水禁食有关。
3. 焦虑/恐惧 与意外受伤和担心预后有关。
4. 潜在并发症:腹腔脓肿、感染性休克等。

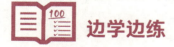

请考虑本节"工作情景与任务"中病人的主要护理问题。

【护理目标】

病人的疼痛得到缓解或减轻;病人的体液不足得到纠正和补充;病人的焦虑、恐惧情绪得到消除,情绪稳定;病人未发生腹腔脓肿、感染性休克,或发生后能得到及时、正确的治疗与护理。

【护理措施】
（一）一般护理
1. 体位与活动　非手术治疗或腹腔内脏损伤未排除前，绝对卧床，不随意搬动病人，在病情许可情况下宜取半卧位，休克病人取中凹卧位。手术后病人根据麻醉要求取合适的体位，麻醉清醒、血压平稳后取半卧位。术后病情许可时，鼓励病人及早翻身或下床活动，以促进肠蠕动功能恢复，预防肠粘连及下肢静脉血栓形成。

2. 饮食护理　术前及非手术治疗，禁食禁水，直至完全排除内脏器官损伤。术后，常规禁食禁水，持续胃肠减压，待胃肠功能恢复、肛门排气后，拔除胃管，允许进食。饮食按流质、半流质、普食逐渐过渡，宜清淡、少食多餐。

（二）心理护理
及时向病人介绍病情，解释各项诊疗、护理措施的必要性，说明麻醉、术中、术后可能发生的不适或并发症及应对措施，以消除病人的焦虑或恐惧，树立战胜疾病的信心。

（三）病情观察
1. 非手术治疗或手术前　密切监测意识、血压、脉搏、呼吸、出入量及腹部的症状与体征，关注辅助检查结果。被膜下血肿病人如骤然出现休克表现，考虑被膜破裂出血，应立即告知医生并做好紧急手术前准备。

2. 手术病人术后　密切监测生命体征、意识、尿量等；伤口敷料是否清洁干燥，有无渗血渗液；腹部伤口疼痛程度，有无切口裂开及感染征象；肠鸣音恢复情况，了解有无肛门排气；如有旷置于腹壁外的肠管，观察肠管色泽、蠕动情况；做好腹腔引流管的护理，观察并记录腹腔引流液的性状和量。如有活动性出血或有胆汁、肠液流出且伴腹痛、腹膜刺激征者，应及时通知医生。

（四）治疗配合
1. 急救护理　①急救时应分清主次和轻重缓急，首先处理危及生命的情况，如心搏骤停、窒息、大出血等。对有明显休克或腹膜炎表现的病人，应迅速建立静脉通路，并予吸氧、保暖，暂禁食禁水，禁用吗啡、哌替啶等镇痛药。②开放性非穿透性腹壁损伤病人，对腹壁伤口进行简单止血、包扎，不要在现场冲洗伤口。③穿透性腹壁损伤并有少量肠管等脱出的病人，可用消毒或清洁的器皿覆盖保护后包扎固定，送医院处理，以免肠管受压、缺血坏死，切忌现场还纳；如大量肠管脱出，则先将脱出肠管回纳入腹腔，暂包扎伤口，以免伤口痉挛收缩而卡压肠系膜血管引起血运障碍，造成肠管坏死。

2. 被膜下血肿病人，应绝对卧床2周以上，应避免咳嗽、便秘等引起腹内压增高的因素。

3. 诊断尚不明确的病人，应禁食禁水，禁止活动，禁止灌肠，禁用镇痛药和镇静剂。

4. 手术治疗病人，因通常为急诊手术，除常规准备外，多数病人需要术前留置胃管。术后做好腹腔引流管护理，做好静脉补液、静脉营养、应用抗生素等相关护理。

（五）健康指导

1. 生活指导　加强安全意识,防止意外伤害。
2. 疾病知识指导　宣教腹部损伤现场急救措施。
3. 康复指导　嘱病人出院后加强营养,积极锻炼,促进康复。若有腹痛、腹胀等不适,应及时到医院复诊。

 护理学而思

病人,王某,男,25 岁。约于 3 小时前在劳动中被一重物撞伤中腹部,即感腹部持续性剧烈疼痛,并逐渐扩散,遂急诊入院治疗。查体:T 39.3℃,R 20 次/min,P 100 次/min,BP 110/80mmHg,意识清楚,腹部平坦,肝浊音区缩小,板状腹,全腹压痛、反跳痛明显,肠鸣音消失。余未见明显异常。立位腹部 X 线检查显示膈下有新月状游离气体。

请思考:
1. 该病人目前的主要护理问题是什么?
2. 针对护理问题,主要的护理措施有哪些?

【护理评价】

病人疼痛是否得到缓解;体液不足是否得到纠正和补充;病人的焦虑、恐惧情绪是否得到消除;病人是否发生腹腔脓肿、感染性休克等并发症,或并发症发生后是否得到及时有效的治疗与护理。

（李底平）

第五节　颅脑损伤病人的护理

 工作情景与任务

导入情景

王某,男性,25 岁。2 小时前上班时不慎被落下的木块击中头部,当时神志丧失,呼之不应,鼻腔流血,20 分钟后被送到医院。王某清醒后能正确回答问题,在医院又呕吐了两次,呕吐物为胃内容物,诉头痛,然后呈昏迷状态。

工作任务:
1. 请提出首要的护理诊断及护理措施。
2. 正确处理鼻腔流血。

颅脑损伤在平时和战时均常见,发生率仅次于四肢损伤,居第二位,但其病死率和致残率均居首位。导致颅脑损伤的原因主要是外伤,包括交通事故、工矿事故、自然灾害、高空坠跌、火器伤等。颅脑损伤按损伤部位可分为头皮损伤、颅骨骨折和脑损伤,三者可单独发生,也可合并存在。

【护理评估】

（一）健康史

向病人、家属或目击者了解致伤原因,暴力的作用部位、性质、大小、方向及速度;了解有无意识障碍及程度和持续时间,有无头痛、恶心、呕吐、抽搐、大小便失禁和肢体瘫痪等;了解有无口鼻流血、流液等;了解现场急救过程;了解有无其他外伤史、手术史和疾病史。

（二）身体状况

1. 头皮损伤　是常见的颅脑损伤,包括头皮血肿、头皮裂伤和头皮撕脱伤。

（1）头皮血肿:有皮下血肿、帽状腱膜下血肿和骨膜下血肿3种类型。①皮下血肿的特点是血肿比较局限,无波动,有时因周围组织肿胀较中心硬,易误诊为凹陷性骨折。②帽状腱膜下血肿位于帽状腱膜与骨膜之间,出血弥散在帽状腱膜下疏松结缔组织层内,血肿易扩散,甚至可充满整个帽状腱膜下层,触诊有波动感。③骨膜下血肿多由相应颅骨骨折引起,范围局限于某一颅骨,以骨缝为界,血肿张力较高,可有波动感。

（2）头皮裂伤:出血较多,不易自行停止,严重时发生失血性休克。若帽状腱膜未破时,伤口呈线状;若帽状腱膜已破,头皮伤口可全部裂开。

（3）头皮撕脱伤:是严重的头皮损伤,多因暴力撕扯所致,累及全层头皮。常因剧烈疼痛和大量出血而发生休克,有时合并颈椎损伤。

2. 颅骨骨折　根据部位可分为颅盖骨折和颅底骨折。

（1）颅盖骨折:按形态可分为线形骨折和凹陷性骨折。①线性骨折:发生率高,常表现为骨折局部的头皮肿胀和压痛。②凹陷性骨折:范围较大,软组织出血不多时可触知,小的凹陷性骨折易与头皮下血肿相混淆。若凹陷性骨折的骨折片压迫了脑的重要功能区,可出现偏瘫、失语或癫痫等神经系统定位体征和症状。

（2）颅底骨折:多因强烈的间接暴力作用于颅底所致,常伴硬脑膜破裂,引起脑脊液漏和颅内积气。颅底骨折常因出现脑脊液漏而确诊,按照骨折部位可分为颅前窝骨折、颅中窝骨折和颅后窝骨折,临床表现各异（表6-3）。

表6-3　各部位颅底骨折的特点

骨折部位	软组织出血	脑神经损伤	脑脊液漏
颅前窝	眼睑青紫（熊猫眼征）,球结膜下出血（兔眼征）	嗅神经、视神经	鼻漏

续表

骨折部位	软组织出血	脑神经损伤	脑脊液漏
颅中窝	咽黏膜下、乳突部皮下淤血、瘀斑	面神经、听神经	鼻漏或耳漏
颅后窝	乳突后、枕下淤血、瘀斑	偶有Ⅸ~Ⅻ对脑神经	无

3. 脑损伤 是指脑膜、脑组织、脑血管、脑神经的损伤。根据损伤机制分为原发性脑损伤(如脑震荡、脑挫裂伤)和继发性脑损伤(如脑水肿、颅内血肿)。按伤后脑组织是否与外界相通,分为闭合性损伤和开放性脑损伤。

(1)脑震荡:是常见的原发性脑损伤。表现为伤后立即出现短暂、程度不同的意识障碍,一般不超过30分钟。意识恢复后不能回忆受伤当时及伤前一段时间内的情况,称为逆行性遗忘。脑震荡可出现面色苍白、出冷汗、血压下降、心动过缓、呼吸浅慢、肌张力下降等表现。常伴有头痛、头晕、恶心、呕吐等症状。神经系统检查无阳性发现,脑脊液无改变,头颅CT无阳性发现。

(2)脑挫裂伤:为脑实质的损伤,包括脑挫伤及脑裂伤,前者指脑组织遭受破坏较轻,软脑膜完整;后者指软脑膜、血管和脑组织同时有破裂,伴有外伤性蛛网膜下腔出血。两者常同时存在,故合称为脑挫裂伤。因受伤部位和程度不同而临床表现差异较大。①意识障碍是突出的表现,其程度和持续时间与脑挫裂程度和范围有关,一般超过30分钟,严重者可长期昏迷。②局灶症状和体征,如偏瘫、失语、癫痫等。若合并有外伤性蛛网膜下腔出血,病人可出现剧烈头痛、颈项强直等脑膜刺激征。可出现颅内压增高和脑疝表现。

4. 颅内血肿 是脑损伤中常见的、危险的继发性损伤,如不及时处理,可因其引起的颅内压增高、脑疝而危及生命。颅内血肿按血肿部位可分为以下3种:

(1)硬脑膜外血肿:位于颅骨内板和硬脑膜之间,多为急性型,常因颞侧颅骨骨折致脑膜中动脉破裂引起。病人的意识障碍有3种类型:①典型的意识障碍是伤后即刻昏迷→清醒→再昏迷,即有"中间清醒期"。即刻昏迷多为原发性脑损伤(脑震荡或脑挫裂伤)所致,而再昏迷则与继发性颅内血肿形成引起的颅内压增高或脑疝有关。②原发性脑损伤严重,伤后持续性昏迷进行性加重,颅内血肿的症状被原发性脑损伤所掩盖。③原发性脑损伤轻,伤后无昏迷,随颅内血肿形成病人逐渐昏迷。病人病情发展可出现颅内压增高表现及血肿压迫所致的神经局灶症状和体征,甚至可致脑疝形成。

(2)硬脑膜下血肿:位于硬脑膜下腔,是常见的颅内血肿,多因脑挫裂伤的皮层血管破裂所致。意识障碍多呈进行性加重,少有中间清醒期,较早出现颅内压增高和脑疝症状。

(3)脑内血肿:发生于脑实质内,多因脑挫裂伤导致脑实质内血管破裂引起。以进行性加重的意识障碍为主要表现,若血肿累及重要脑功能区,可出现偏瘫、失语、癫痫等症状。

> **边学边练**
>
> 评估本节"工作情景与任务"中王某的病情。

(三) 心理社会状况

由于损伤多为意外事故造成,突然的身体变化和对生命的威胁使得病人有恐惧情绪。

(四) 辅助检查

1. 头颅 X 线摄片　可了解头皮损伤有无合并颅骨骨折,颅盖线性或轻度凹陷性骨折依靠头颅正、侧位 X 线摄片可发现。

2. 头颅 CT 和 MRI　头颅 CT 是目前具有价值的检查方法,能清楚地显示脑挫裂伤、颅内血肿的部位、范围和程度;头颅 MRI 能显示轻度脑挫伤病灶。

3. 腰椎穿刺　腰椎穿刺的目的是抽取脑脊液进行常规检查和生化检查,并测定颅内压。如病人有明显的颅内压增高症状、脑脊液漏者,禁忌腰椎穿刺,以免诱发脑疝或颅内压下降。

(五) 治疗要点

颅脑损伤者多数病情紧急而且严重,治疗原则为维持呼吸、循环功能,正确处理伤口和继发性脑损伤,积极处理颅内高压,做好昏迷及高热病人的护理。

正确、妥善地处理伤口,制止活动性出血,开放性损伤要及早应用抗生素和破伤风抗毒素(TAT),预防感染。

1. 头皮损伤　①头皮血肿:较小的头皮血肿无需特殊处理,较大的头皮血肿可在无菌操作下穿刺抽吸后加压包扎。②头皮裂伤:要立即压迫止血,尽早清创缝合,一般不超过 24 小时。③头皮撕脱伤:需立即加压包扎止血,防治休克,不完全撕脱者争取在伤后 6~8 小时内清创后缝回原处,完全撕脱者可根据情况行清创植皮。

2. 颅骨骨折　①单纯线性骨折本身无需处理,关键在于处理因骨折引起的脑损伤或颅内出血。②凹陷性骨折一般认为凹陷深度 >1cm;位于重要功能区;骨折片刺入脑内;骨折引起瘫痪、失语等功能障碍或局限性癫痫者应手术治疗,将陷入的骨折片撬起复位,或摘除碎骨片后做颅骨成形。③颅底骨折本身无需特殊处理,重点是预防颅内感染,脑脊液漏一般在 2 周内愈合。脑脊液漏 4 周仍未自行愈合者,需做硬脑膜修补术。

3. 脑损伤　①脑震荡一般卧床休息 1~2 周可以恢复,必要时给予镇痛、镇静剂等对症处理。②脑挫裂伤以非手术治疗为主,减轻脑损伤后的病理生理反应,预防并发症。非手术治疗无效或病情恶化出现脑疝征象时,需手术开颅清除血肿和坏死脑组织,然后去骨瓣减压。③颅内血肿一经确诊,原则上手术治疗,手术清除血肿并彻底止血。尤其是急性硬脑膜下血肿,由于病情发展迅速,须争分夺秒进行手术治疗。手术方法根据病人情况可采用开颅血肿清除术或颅骨钻孔引流术。若颅内血肿较小,病人无意识障碍和颅内压增高症状,或症状已明显好转者,可在严密观察病情下,采用脱水等非手术治疗。④开放性脑损伤原则上须尽早行清创缝合术。

【常见护理诊断/问题】

1. 自主呼吸障碍　与意识障碍或脑干损伤有关。
2. 急性意识障碍　与严重的脑损伤或继发颅内血肿有关。
3. 体温过高　与脑干或下丘脑损伤有关。
4. 有感染的危险　与开放性损伤或有脑脊液漏有关。
5. 潜在并发症:颅内压增高、泌尿系感染、暴露性角膜炎、废用综合征。

【护理目标】

病人呼吸道通畅,恢复自主呼吸;病人意识逐步恢复;病人体温恢复正常;病人未发生颅内感染,颅内压正常;病人的潜在并发症得到有效预防,或并发症一旦发生,能及时发现并处理。

【护理措施】

(一)一般护理

1. 体位与活动　意识清醒者采取床头抬高15°~30°的斜坡卧位,有利于颅内静脉回流,减轻脑水肿。昏迷病人或吞咽功能障碍者宜取侧卧位或侧俯卧位,以免呕吐物、分泌物误吸,颅底骨折病人头偏向患侧。

2. 饮食护理　昏迷病人须禁食,早期应采用肠外营养,每天静脉输液量在1 500~2 000ml,其中含钠电解质溶液500ml,输液速度不宜过快。一般3~4日后仍不能经口进食者,可经鼻胃管补充营养。长期昏迷者,可考虑行胃造瘘术。

(二)心理护理

多与病人家属沟通,增加病人及家属的安全感,使其减轻恐惧,缓解压力。病情稳定后耐心介绍治疗方案并教会病人如何配合治疗,鼓励病人尽早自理,增强病人康复的信心。

(三)病情观察

1. 意识状态　反映大脑皮层和脑干的功能状态。目前常用格拉斯哥(Glasgow)昏迷评分法(表6-4)量化反映意识障碍的程度,最高分为15分,表示意识清醒;12~14分为轻度昏迷;9~11分为中度昏迷;8分以下为昏迷,最低分为3分。分数越低则意识障碍越重。

表6-4　Glasgow昏迷评分法

睁眼反应	记分	言语反应	记分	运动反应	记分
正常睁眼	4	回答正确	5	遵嘱动作	6
呼唤睁眼	3	回答错误	4	刺痛定位	5

续表

睁眼反应	记分	言语反应	记分	运动反应	记分
刺痛睁眼	2	言语混乱	3	躲避刺痛	4
无反应	1	只能发声	2	刺痛肢屈	3
		不能发声	1	刺痛肢伸	2
				无动作	1

2. 瞳孔变化　瞳孔变化可因动眼神经、视神经及脑损伤引起，瞳孔的观察对判断病变部位具有重要意义。护士在评估瞳孔变化时应两侧对比并做好记录，以备前后比较。伤后立即出现一侧瞳孔散大，对光反射消失，是原发性动眼神经损伤引起。伤后立即出现一侧瞳孔散大，直接对光反射消失，间接对光反射存在，是原发性视神经损伤引起。伤后瞳孔正常，以后一侧瞳孔先缩小后进行性散大、对光反射减弱或消失，提示小脑幕切迹疝。如双侧瞳孔时大时小，对光反射消失，伴眼球运动障碍，常是脑干损伤的表现。双侧瞳孔散大，对光反射消失，眼球固定伴深昏迷或去大脑强直，多为临终表现。

（四）治疗配合

1. 保持呼吸道通畅　及时清除病人咽部、鼻腔异物，并注意吸痰，如发生呕吐，将病人头偏向一侧以免误吸。舌后坠者放置口咽通气管，必要时气管内插管、气管切开或使用呼吸机辅助呼吸，并做好相关护理。

2. 维持有效的循环功能　及时有效止血，快速补液，输血或血浆是防治休克、避免循环功能衰竭有效的方法。

3. 体温过高的护理　可应用物理降温并及时观察降温效果。详见第十二章第一节"颅内压增高与脑疝病人的护理"。

4. 颅内压增高的护理　具体内容详见第十二章第一节"颅内压增高与脑疝病人的护理"。

5. 脑脊液漏病人的护理　护理重点是防止因脑脊液逆流而导致颅内感染。取头高足低斜坡位，头偏向患侧，至脑脊液漏停止3~5天。每天2次清洁、消毒外耳道或鼻前庭，避免棉球过湿导致液体逆流颅内。不可堵塞或冲洗鼻腔、外耳道等脑脊液漏的通道，禁行腰椎穿刺。避免用力咳嗽、打喷嚏和擤鼻涕，勿挖耳、抠鼻或屏气排便。严禁经鼻腔进行护理操作。注意有无颅内感染迹象，遵医嘱应用抗生素。

6. 癫痫病人的护理　遵医嘱应用抗癫痫药物。注意观察抗癫痫药物的不良反应，如药物热、凝血功能障碍、共济失调等。病人癫痫发作时要保障病人的安全，防止受伤和误吸。

7. 手术治疗的护理　做好术前准备，包括备皮、维持生命体征稳定、完善辅助检查等。术后密切观察病人的生命体征、意识、瞳孔和肢体活动情况，根据手术方式安置病人于合适的体位。妥善固定引流管,保持引流通畅,观察并记录引流液的性质和量。注意伤口的护理,预防伤口感染。

(五)健康指导

1. 加强安全宣教　宣传安全知识,增强生产、生活安全意识,加强劳动安全保护。

2. 康复训练　对存在失语、肢体功能障碍或生活不能自理者,病情稳定后即可开始康复锻炼。

3. 控制癫痫　有外伤性癫痫者,应在医生指导下按时服药控制症状发作,不可自行减量或突然中断服药。癫痫病人不宜单独外出或做有危险的活动(如游泳),以防发生意外。

4. 生活指导　加强营养,进食高热量、高蛋白、富含纤维素和维生素的饮食。重度残障者的各种后遗症应采取适当的治疗,指导其部分生活自理,并指导家属生活护理方法及注意事项。

5. 出院指导　出院后继续鼻饲者,要教会家属鼻饲饮食的方法和注意事项。嘱病人若有不适,及时复诊。

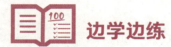

角色扮演,模拟对本节"工作情景与任务"中的王某进行护理。

病人,何某,男,32岁。被铁棍击中头部,立即昏迷。送往医院途中曾清醒,但头痛、呕吐多次,入院时又发生昏迷。查体:左侧瞳孔直径0.5cm,右侧瞳孔直径0.2cm,右侧肢体无自主运动。

请思考:

1. 病人可能发生了哪种类型的脑损伤?
2. 目前主要的护理问题是什么?
3. 针对护理问题,应立即采取哪些急救措施?

【护理评价】

病人呼吸道是否通畅,是否恢复自主呼吸;病人意识是否逐步恢复;病人体温是否恢复正常;病人是否发生了颅内感染,颅内压是否正常;病人是否发生了并发症。

(李底平)

第六节 破伤风病人的护理

工作情景与任务

导入情景

李某,女,31岁。全身僵直伴阵发性抽搐2天,收入院治疗。查体:生命体征平稳。表情凝滞,张口困难,难以自主进食,颈项强直,躯干、四肢肌肉僵硬,四肢关节屈曲受限。大约间隔半小时全身抽搐一次,每次持续约数秒钟。

工作任务:

1. 列出该病人目前的主要护理问题。
2. 有效缓解病人的肌肉僵直、抽搐等问题。
3. 对该病人正确使用约束带。

破伤风是由破伤风梭菌侵入人体伤口后生长繁殖,产生大量毒素所引起的急性特异性感染。破伤风梭菌是一种革兰氏阳性厌氧芽孢梭菌,广泛存在于泥土、人畜粪便、铁锈中。破伤风梭菌污染伤口,若伤口深窄、坏死组织多、填塞过紧、局部缺血或同时有需氧菌感染,则在伤口深层繁殖,产生并释放外毒素(痉挛毒素和溶血毒素)进入血液循环而致病。其中痉挛毒素与脑干或脊髓的躯体运动神经元结合,使神经兴奋性增高,导致全身骨骼肌紧张性收缩与阵发性痉挛,并由此引发一系列临床症状与体征。溶血毒素可引起局部组织坏死和心肌等损害。

【护理评估】

(一)健康史

询问病人近期或以往有无开放性外伤史,尤其注意了解伤口的致伤原因、是否进行了清创、是否注射了破伤风抗毒素;新生儿病人,询问家属有无产后感染或新生儿脐带消毒不严。

(二)身体状况

破伤风根据临床表现分为潜伏期、前驱期和发作期。

1. 潜伏期 一般为7~8日。潜伏期越短,症状越严重,预后越差。新生儿多在断脐后7天左右发病,俗称"七日风"。

2. 前驱期 一般持续12~24小时。症状无特异性,常表现为眼涩、打喷嚏、流涕、咀嚼肌紧张或酸胀等,以张口不便为主要特征,类似"感冒",称"前驱症状"。

3. 发作期 病程一般为3~4周,自第2周开始症状逐渐缓解。典型症状是在肌肉紧张性收缩的基础上,呈阵发性强烈痉挛,先受累的肌群为咀嚼肌,表现为咀嚼不便、张口困难,甚至牙关紧闭;其次是面肌受累,表现为苦笑面容;继而累及颈项肌,表现为颈项强直、后仰过伸;再发展到背腹、四肢肌肉,表现为角弓反张、屈膝、弯肘、半握拳等痉挛状态。病情严重者,可累及呼吸肌和膈肌,出现呼吸困难、窒息,甚至呼吸暂停。任何轻微的刺激如声音、接触、微风、光亮变化等,均可诱发全身肌群强烈的阵发性痉挛。发作时,病人意识清楚。一般无高热。抽搐发作越频繁、持续时间越长,表明病情越重,也越容易发生严重并发症。肌痉挛及大量出汗可导致水电解质、酸碱平衡失调,严重者可发生心力衰竭。窒息、心力衰竭、肺部感染是病人死亡的主要原因。

(三) 心理社会状况

病人因不能自主控制身体、频发抽搐,以及窒息、呼吸困难,甚至会产生濒死感,加重病人的恐惧。隔离治疗,会让病人有孤独、无助感,病人会期望交流。

(四) 辅助检查

1. **血常规检查**　合并肺部感染时,白细胞计数升高,中性粒细胞比例升高。
2. **生化检查**　可发现水、电解质和酸碱平衡失调。
3. **渗出物检查**　伤口渗出物涂片检查可发现破伤风梭菌。

(五) 预防措施

正确处理伤口及进行人工免疫是预防破伤风的主要措施。

1. **正确处理伤口**　遇到可疑伤口应彻底清除伤口内异物、坏死组织、积血等,用3%过氧化氢溶液冲洗和湿敷伤口,破坏有利于破伤风梭菌生长的缺氧环境。
2. **人工免疫**　包括主动免疫和被动免疫。

(1) 主动免疫:是健康时预防破伤风可靠的方法。按计划接种破伤风疫苗(破伤风类毒素),使人体产生抗体以达到免疫的目的,抗体可维持10~15年。

(2) 被动免疫:是受伤后预防破伤风的一种有效方法。对伤前未接受主动免疫者,尽早皮下注射破伤风抗毒素(TAT)1 500~3 000U或人体破伤风免疫球蛋白,对深部创伤、有潜在厌氧菌感染者,可在1周后追加注射1次。TAT易致过敏反应,注射前必须做过敏试验,阳性者按脱敏法注射。每次注射后需观察有无面色苍白、皮疹、皮肤瘙痒、打喷嚏、关节疼痛和血压下降等症状;上述症状一旦发生,立即停止注射,同时皮下注射肾上腺素1mg或肌内注射麻黄碱50mg(成人剂量)。被动免疫可肌内注射250~500U破伤风免疫球蛋白(TIG),一次注射后在人体可存留4~5周,免疫效能强于破伤风抗毒素约10倍,且无血清反应,故不需做过敏试验。

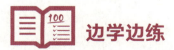
边学边练

情景模拟,进行破伤风的预防指导。

（六）治疗要点

治疗原则是清除毒素来源,中和游离毒素,控制和解除痉挛(中心环节),保持呼吸道通畅,防治并发症。具体措施包括:隔离,减少外界刺激;镇静,可应用人工冬眠减少抽搐发作;补液、营养支持、应用破伤风抗毒素中和游离毒素、应用青霉素防治感染,是常用治疗手段;如发生窒息,及时予以气管切开并保持呼吸道通畅。

【常见护理诊断/问题】

1. 焦虑/恐惧　与不能自主控制的抽搐及担心预后有关。
2. 有受伤的危险　与强烈的肌痉挛有关,如舌咬伤、坠床等意外损伤。
3. 营养失调:低于机体需要量　与摄入不足、能量消耗增加有关。
4. 潜在并发症:窒息、肺部感染、心力衰竭、骨折等。

【护理目标】

病人恐惧感消除;病人未发生舌咬伤或坠床等意外;病人营养得到及时补充;病人的潜在并发症得到有效预防,或并发症一旦发生,能得到及时发现与处理。

【护理措施】

（一）一般护理

1. 隔离护理　病人需安置于单人隔离病室,由专人护理,严格执行隔离制度,保持温度为15~20℃,湿度约60%;保持室内安静、避光,减少探视,避免外界刺激;治疗和护理操作尽可能集中在应用镇静剂30分钟内进行,且动作轻柔、准确、利落;破伤风梭菌具有传染性,应严格执行接触隔离制度,接触病人时,需穿隔离衣、戴口罩、手套和帽子。

2. 体位与活动　给予病人舒适体位,床边设防护栏,必要时加用约束带固定病人。抽搐时,选用合适的牙垫,防治舌咬伤。

3. 饮食护理　给予病人高维生素、高热量、高蛋白、易消化饮食。病情严重者宜少食多餐。不能自主进食者,在控制痉挛后给予鼻饲,做好相应护理。消耗较大者,遵医嘱静脉营养,必要时予以全肠外营养,并做好相关护理。

（二）心理护理

因病人开口困难,难以用言语表达内心活动,需要通过眼神、形体动作了解病人的心理活动,应及时进行心理疏导,向病人介绍病情、分析预后,消除病人的悲观与恐惧,稳定病人的情绪,使病人树立战胜疾病的信心。

（三）病情观察

1. 密切监测,并记录体温、呼吸、血压、脉搏、意识、尿量等。
2. 详细记录抽搐发作的持续时间和间隔时间,观察治疗效果。

（四）治疗配合

1. 伤口护理　伤口尚未愈合病人,配合医生彻底清创,用3%过氧化氢冲洗或湿敷伤口。所有器械、敷料专用,器械使用后应灭菌处理,用过的敷料应焚烧。

2. 用药护理　遵医嘱应用破伤风抗毒素(TAT)或破伤风免疫球蛋白中和游离毒素;

遵医嘱应用镇静、解痉药物控制和解除痉挛。用药过程中,严密观察呼吸、血压、脉搏等。遵医嘱使用青霉素、甲硝唑,注意观察和处理药物的副作用、过敏反应等。

3. 预防并发症的护理　抽搐时,放置合适的牙垫,防止舌咬伤;设置防护栏,必要时用约束带固定大关节,防止病人坠床;床旁常规备气管切开包,以备病人发生窒息时即刻实施急救。

（五）健康指导

1. 生活指导　做好劳动保护,防止发生外伤;普及科学分娩知识,避免不洁接产。
2. 疾病知识指导　宣传破伤风的发病原因和预防知识。告知病人出现下列情况,应及时到正规医院处理伤口,并注射破伤风抗毒素:①任何较深的伤口,如木刺、锈钉刺伤。②伤口虽浅,但被人、畜粪便污染。③医院外的急产或流产,未经消毒处理者。④陈旧性异物拆除术前。
3. 用药指导　宣传并指导社区居民主动到指定医疗机构进行破伤风主动免疫,儿童应定期注射破伤风类毒素或百白破三联疫苗,以获得主动免疫。

【护理评价】

病人恐惧感是否消除,情绪是否稳定;病人是否发生舌咬舌、坠床等意外损伤;病人营养需求是否得到及时补充;病人并发症是否发生,或并发症发生时是否能得到及时发现和处理。

（李底平）

> **本章小结**
>
> 本章主要学习了损伤、烧伤、胸部损伤、腹部损伤、破伤风、颅脑损伤病人的护理评估、常见护理诊断/问题、主要护理措施、健康指导,以及危急重症病人的急救配合。重点是上述各疾病的主要护理措施和急救配合,难点是根据各疾病的护理评估作出正确的护理诊断,制订有效的护理措施。在学习过程中注意不同部位、不同类型损伤的区别,特别是对于多发伤、复合伤,一定要注意伤情判断,准确把握伤情的轻重缓急,树立正确的急救观念,采用及时、有效的急救与护理措施,提高运用知识进行伤情评估、判断、急救与护理的能力。

思考与练习

1. 简述开放性损伤的评估要点和急救护理措施。
2. 简述烧伤病人的伤情判断及各期的护理要点。
3. 简述损伤性气胸的类型及主要急救护理措施。
4. 简述胸腔闭式引流管的护理要点。
5. 简述破伤风病人的评估要点,并说明如何有效预防破伤风。

6. 简述腹腔内脏器损伤的伤情评估要点及主要护理措施。
7. 简述颅内压增高病人的主要护理措施。
8. 简述颅底骨折病人的主要护理措施及注意事项。
9. 护理评估脑损伤病人应着重注意哪些内容?

第七章 肌肉骨骼系统疾病病人的护理

07章 数字资源

学习目标

1. 具有认真负责的职业态度，与病人良好沟通，依法实施整体护理。
2. 掌握肌肉骨骼系统疾病病人的护理评估要点和主要护理措施。
3. 熟悉肌肉骨骼系统疾病病人的常见护理诊断和健康教育。
4. 了解肌肉骨骼系统疾病病人的病因和病理变化。
5. 学会运用护理程序，对肌肉骨骼系统疾病病人正确实施护理。

肌肉骨骼系统疾病是指发生在骨和关节及其周围附着的肌肉、韧带、肌腱、软骨以及营养和支配它们的血管、神经的疾病，常见的有骨折、关节脱位、腰腿痛和颈肩痛、化脓性骨髓炎等。

第一节 骨折病人的护理

 工作情景与任务

导入情景

老张，男性，48岁。走路不慎跌倒，左手掌着地，随后出现左肘部剧烈疼痛、不能活动，急诊入院。查体：左肘关节肿胀明显，肘后凸起，左上肢处于半屈位，肘后三角关系正常。

工作任务：

1. 评估老张的损伤情况。
2. 如果老张出现了拇指不能对掌，桡侧三个手指不能屈曲，手的外形类似"猿手"，评估可能出现的并发症。
3. 协助老张做好辅助检查。

【概述】

骨折是指骨的连续性和/或完整性的中断。多由暴力引起，也可因骨骼疾病等原因引起，常伴有周围软组织损伤。

（一）分类

1. 根据骨折原因分类

（1）外伤性骨折：外伤性骨折可见于以下情况：

1）直接暴力：暴力直接作用于局部骨骼使受力的部位发生骨折（图7-1），常有不同程度的软组织损伤。

2）间接暴力：暴力通过传导、杠杆、旋转等方式，使着力点以外的骨骼部位发生骨折（图7-2），如跌倒时以手掌撑地，暴力向上传导，可致桡骨远端骨折或肱骨髁上骨折。

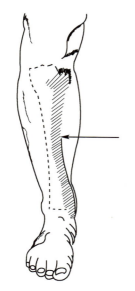
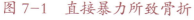

图 7-1　直接暴力所致骨折

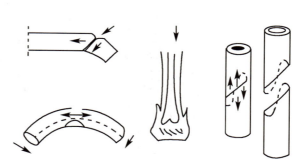

图 7-2　间接暴力所致骨折

3）牵拉暴力：当肌肉猛烈收缩，牵拉其附着处的骨质，使其发生骨折，如髌骨骨折。

4）疲劳应力：长期、反复、轻微的直接或间接外力可致使肢体某一特定部位骨折，如长途行军所致的第2、3跖骨骨折。

（2）病理性骨折：骨肿瘤、骨髓炎等疾病导致骨质破坏，在轻微的外力作用下即可发生骨折。

2. 根据骨折端的稳定程度分类　分为稳定性骨折和不稳定性骨折。稳定性骨折是断端不易移位或复位固定后不易再发生移位的骨折，如裂缝骨折、青枝骨折、横形骨折、压缩性骨折、嵌插骨折等。不稳定性骨折是断端易移位或复位后易再移位的骨折，如斜形骨折、螺旋形骨折、粉碎性骨折等。

3. 根据骨折端是否与外界相通分类　分为闭合性骨折和开放性骨折。闭合性骨折皮肤黏膜完整，细菌不易侵入骨折处。开放性骨折附近的皮肤或黏膜破裂，骨折处与外界相通，细菌可从伤口进入，容易引起感染。

(二) 骨折愈合

1. 骨折愈合过程　根据细胞学和组织学的变化,通常将其分为三个阶段,但三个阶段又不可截然分开,而是相互交织逐渐演进的过程(图7-3)。

(1) 血肿机化期:此期骨折端新生的毛细血管、成纤维细胞和吞噬细胞形成纤维组织,纤维组织把断端连接在一起。这一过程持续2~3周才能初步完成。

(2) 原始骨痂形成期:此期骨折断端形成内、外、环状和髓腔内骨痂,骨痂不断钙化加强,当其达到足以抵抗肌收缩时,骨折达到临床愈合,一般需4~8周。X线片上可见骨折处有梭形骨痂阴影,骨折线仍隐约可见。

(3) 骨痂改造塑形期:随着肢体活动和负重,在应力轴线上成骨细胞相对活跃,有更多新骨形成坚硬的板层骨,而在应力轴线以外,破骨细胞相对活跃,使多余的骨痂逐渐被吸收而清除。最终,髓腔重新沟通,骨折处恢复正常骨结构,在组织学和放射学上不留痕迹。此过程需1~2年。

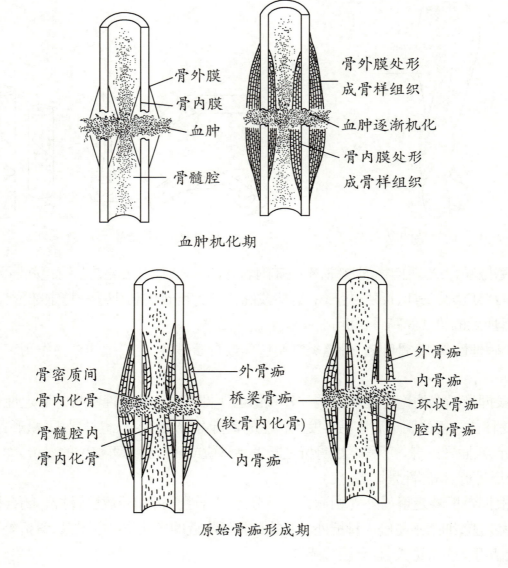

血肿机化期

原始骨痂形成期

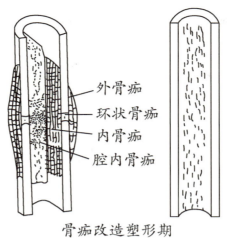

骨痂改造塑形期

图 7-3 骨折的愈合过程

2. 影响骨折愈合的因素

（1）全身因素：年龄、发育、营养代谢及健康状况等。

（2）局部因素：骨折的类型和数量、骨折部位的血液供应、软组织损伤程度、软组织嵌入以及感染等。

（3）治疗因素：过度牵引、复位不及时或复位不当、固定不妥、手术操作不当、过早或不当的功能锻炼等。

【护理评估】

（一）健康史

评估病人受伤时的情况，包括受伤部位、姿势、暴力特点、受伤时间及伤后处理情况等；病人的年龄、营养状况；有无慢性病史、有无骨结核、骨肿瘤等骨骼疾病史；有无心血管疾病、糖尿病、甲状旁腺功能亢进等慢性病史。

（二）身体状况

1. 全身表现　出血或并发重要内脏器官损伤可引起休克；骨折的出血量较大，血肿吸收时可出现低热，但一般不会超过38℃。开放性骨折出现高热时应考虑感染的可能。

2. 局部表现　可有疼痛和压痛、肿胀、瘀斑、功能障碍等表现。开放性骨折可见伤口出血及骨折端外露。

3. 专有表现

（1）畸形：骨折端移位可使患肢外形改变，表现为缩短、成角、旋转等畸形。

（2）反常活动：在肢体非关节的部位发生了类似关节样的活动。

（3）骨擦音或骨擦感：两骨折断端相互摩擦时所产生的类似于粗糙物之间的摩擦感或摩擦音。

具有以上三者之一即可诊断为骨折，但三者都不出现不能排除骨折，如裂缝骨折。不可反复多次检查，以免增加病人的痛苦或造成神经、血管的损伤。

边学边练

评估本节"工作情景与任务"中病人老张骨折的典型表现。

4. 常见骨折的表现

（1）肱骨干骨折：指肱骨外科颈下 1~2cm 至肱骨髁上 2cm 段内的骨折。可由直接暴力或间接暴力所致。在肱骨干中下 1/3 段后外侧桡神经沟内有桡神经经过，此处骨折易致桡神经损伤。

病人患侧上臂疼痛、肿胀、皮下瘀斑，上肢活动障碍。可见畸形、反常活动、骨擦感、骨擦音。若合并桡神经损伤，可出现患侧垂腕畸形，各手指掌指关节不能背伸，拇指不能伸直，前臂旋后障碍，手背桡侧皮肤感觉减退或消失。

（2）肱骨髁上骨折：指肱骨干与肱骨髁交界处发生的骨折。多见于 10 岁以下儿童，常因间接暴力所致。在肱骨髁内前方有肱动脉、正中神经经过，肱骨髁内侧有尺神经，外侧有桡神经经过，均可因骨折受到损伤。在儿童期，肱骨下端有骨骺，若骨折线穿过骺板，有可能影响骨骺的发育，出现肘内翻或外翻畸形。若肱动脉挫伤或受压，可并发前臂缺血性肌挛缩，导致"爪形手"畸形。肱骨髁上骨折根据暴力和骨折移位方向的不同，分为伸直型（图 7-4）和屈曲型两种，以伸直型多见。

儿童有手着地受伤史，肘部出现疼痛、肿胀、皮下瘀斑，肘部向后突出并处于半屈位，应考虑肱骨髁上骨折的可能。检查局部明显压痛，有骨擦音及假关节活动，肘前方可扪到骨折断端，肘后三角关系正常。在评估时，应注意有无神经、血管损伤，应特别注意观察前臂肿胀程度，腕部有无桡动脉搏动，手的感觉及运动功能等。

（3）桡骨远端骨折：指距桡骨远端关节面 3cm 以内的骨折，多为间接暴力引起。跌倒时，手部着地，暴力向上传导，发生桡骨远端骨折。根据受伤的机制不同，可分为伸直型骨折（Colles fracture）、屈曲型骨折（Smith fracture），伸直型较屈曲型多见。

病人患侧腕关节局部疼痛、肿胀、皮下瘀斑，局部压痛明显，腕关节活动受限。伸直型骨折可出现典型畸形，即侧面观呈"餐叉"样畸形，正面观呈"枪刺样"畸形（图 7-5）。X 线检查可见典型移位，骨折远端向背、桡侧移位，近端向掌侧移位。

（4）股骨颈骨折：指发生在股骨头以下至股骨颈基底的骨折，以间接暴力为主。多发生于老年人，以女性多见，常因跌倒时下肢外旋使股骨颈受到扭转暴力而骨折。根据骨折部位可分为头下型、经颈型、基底型，其中头下型由于股骨颈血供特点，骨折不愈合率高，易造成股骨头缺血坏死。

病人可表现为患髋疼痛，移动患肢时疼痛更明显，不能站立或行走；患肢有缩短，呈 45°~60° 外旋畸形；髋部有压痛，叩击足跟部或大粗隆时髋部疼痛，大转子明显突出。

（5）骨盆骨折：多有强大暴力外伤史，如车祸、高空坠落等。多存在严重的多发伤，休

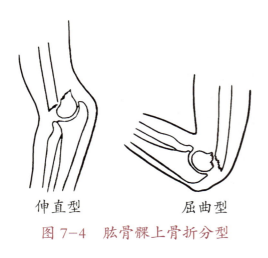
图 7-4　肱骨髁上骨折分型

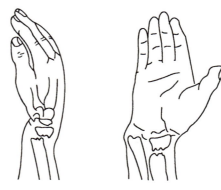
图 7-5　Colles 骨折畸形示意图

克常见。如为开放性损伤,病情更为严重,死亡率高达 40%～70%。

病人表现为会阴部、腹股沟或腰部可有皮下瘀斑,翻身困难,下肢活动障碍。合并骶髂关节分离时,患肢可有缩短畸形;若膀胱或尿道损伤可出现血尿,腹腔内脏器损伤可出现急腹症症状,伴大量出血时,常合并休克。双手交叉撑开病人的两髂嵴,使两骶髂关节的关节面更紧贴,而骨折的骨盆前环产生分离,如出现疼痛即为骨盆分离试验阳性。双手挤压病人的两髂嵴,伤处仍出现疼痛则为骨盆挤压试验阳性。

(6) 脊柱骨折:以胸腰段多见,可因骨折并发脊髓或马尾神经损伤,特别是颈椎骨折或脱位合并有脊髓损伤者,若病情严重可致残、致死。多因间接暴力引起,如从高处坠落后头、肩、臀或足部着地,暴力传导造成骨折;直接暴力所致的脊柱骨折多见于战伤、爆炸伤、直接撞伤等。

病人表现为局部疼痛、肿胀,损伤部位有明显压痛,可出现肢体麻木、感觉异常;活动受限,骨折处棘突有明显压痛和叩击痛;胸腰椎骨折常有后突畸形;合并截瘫时,损伤椎体平面以下感觉、运动、反射障碍,高位截瘫可出现呼吸困难甚至呼吸停止。

5. 并发症　骨折常由严重创伤所致,有时骨折同时可伴有重要组织、器官的损伤,可能比骨折本身更严重,甚至可以危及病人的生命。

(1) 早期并发症

1) 休克:严重创伤、骨折导致大出血或重要脏器损伤所致。

2) 感染:开放性骨折易发生感染,严重者可致化脓性骨髓炎。

3) 脂肪栓塞综合征:多见于成人粗大的骨干骨折。因骨折断端血肿张力较大,骨髓被破坏,脂肪滴经破裂的静脉窦进入血液循环,可引起肺、脑、肾等血管栓塞。

4) 重要组织内脏损伤:骨折断端可压迫或刺伤附近的血管、神经,也可致肝、脾、肺、膀胱、尿道和直肠等器官损伤。

5) 骨筋膜室综合征(图 7-6):因骨、骨间膜、肌间隔和深筋膜形成的骨筋膜室内肌肉和神经急性缺血而产生的一系列早期综合征。常见于前臂掌侧和小腿,多由创伤骨折后血肿和组织水肿引起骨筋膜室内的内容物体积增加,或外包扎过紧、局部压迫使骨筋膜室容积减小,导致骨筋膜室内压力增高所致。常因缺血引起缺血性肌挛缩,严重者可致坏疽。主要表现为肢体微曲,局部疼痛、肿胀,皮肤张力增高、有时可见到水疱,被动屈伸时剧痛,远端感觉异常、动脉搏动减弱或消失。

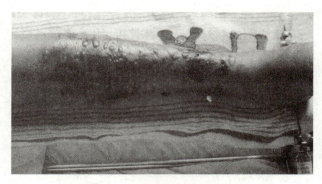

图7-6　骨筋膜室综合征

（2）晚期并发症

1）坠积性肺炎:骨折病人长期卧床所致,多见于年老体弱或伴有慢性病病人。

2）压力性损伤:因骨折长期卧床或外固定后骨突处受压,局部血液循环障碍所致。截瘫病人更易发生压力性损伤。常见部位为骶尾部、髋部、足跟。

3）下肢深静脉血栓形成:多见于骨盆骨折或下肢骨折,下肢长时间制动导致血液流速减慢,加上创伤应激使血液处于高凝状态,容易形成血栓。

4）缺血性骨坏死:骨折可破坏某一骨折端的血液供应而发生坏死。常见的有腕舟状骨骨折后近侧骨折端坏死、股骨颈骨折后股骨头坏死。

5）缺血性肌挛缩:为骨折后严重的并发症之一,常为骨筋膜室综合征处理不当的严重后果。典型的畸形是爪形手、爪形足(图7-7)。

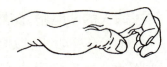

图7-7　缺血性肌挛缩引起的爪形手

6）关节僵硬:骨折后长时间固定或功能锻炼不足,静脉和淋巴回流不畅,关节周围组织中浆液纤维性渗出和纤维蛋白沉积,发生纤维粘连,同时关节囊和周围肌肉挛缩,致使关节活动障碍。妥善固定并积极康复治疗是有效的预防方法。

7）创伤性关节炎:关节内骨折,关节面遭到破坏,未能达到解剖复位致骨愈合后关节面不平整,长期磨损致关节负重时疼痛。

边学边练

评估本节"工作情景与任务"中老张骨折后容易出现的并发症。

（三）心理社会状况

了解病人是否感到恐惧或紧张;是否因骨折、疼痛、行动障碍使生活或工作受到影响而感到焦虑或悲观;评估家庭及社会对病人提供的心理和经济支持;评估骨折并发症、后遗症对病人的心理影响;评估病人和家属对术后康复过程及出院健康教育知识的了解程度。

（四）辅助检查

1. 实验室检查　通过血常规检查了解病人骨折后出血程度及是否合并感染；通过尿常规检查了解病人是否合并泌尿系损伤。

2. 影像学检查　首选 X 线检查，摄正、侧位 X 线平片，可了解是否发生骨折，掌握骨折的程度、分类及移位情况，判断治疗的效果及骨折愈合情况，对复杂的骨折或合并其他组织的损伤如颅骨骨折、椎体骨折，可选择 CT 和 MRI。

（五）治疗要点

骨折的治疗原则是复位、固定、功能锻炼。

1. 复位　是将移位的骨折端恢复至正常或近乎正常的解剖关系，重建骨的支架作用，有手法复位、手术复位、牵引复位。

2. 固定　是将骨折维持在复位后的位置，使骨在良好对位情况下达到牢固愈合，是骨折愈合的关键。固定方法有外固定和内固定。外固定包括小夹板固定、石膏固定、外固定架固定、牵引固定（皮牵引、骨牵引、牵引带牵引）；内固定包括螺丝钉固定、钢板固定、髓内针固定、克氏针固定、张力带内固定等。

肱骨干骨折和肱骨髁上骨折常使用吊带或三角巾将患侧肘关节固定于 60°～90° 屈曲或半屈曲位。桡骨远端骨折常固定于屈腕、尺偏、旋前 2 周，之后改用中立位固定 2 周。股骨颈骨折常固定患肢于外展中立位，可穿丁字鞋固定，防止髋关节外旋、内旋及足下垂。未移位的骨盆边缘性骨折、骶尾骨骨折者，采取非手术治疗，卧床休息 3～4 周，以保持骨盆的稳定，不稳定性的骨折可用骨盆兜悬吊牵引、髋人字石膏固定或骨牵引固定，如骨盆环双处骨折伴骨盆环破裂者则采用骨外固定架或手术治疗。胸腰椎单纯压缩骨折时，若椎体压缩不严重或病人年老体弱，可仰卧于硬板床上，骨折部位垫厚枕，使脊柱过伸，让椎体自行恢复；对颈椎半脱位者应予以石膏颈托固定 3 个月，以防晚期并发症，严重骨折有神经症状或有骨折片嵌入椎管内者，须手术治疗。

3. 功能锻炼　是在不影响固定的情况下，尽快地恢复患肢肌肉、韧带、关节囊等软组织的舒缩活动，是防止并发症发生和及早恢复功能的重要保证。应在医务人员指导下，鼓励病人进行早期康复治疗，促进骨折愈合和功能恢复，防止并发症发生。功能锻炼分为三个阶段：早期（2 周内）以患肢肌肉的主动舒缩活动为主，促进患肢血液循环，消除肿胀，防止肌萎缩；中期（2～8 周）主要进行骨折部位上、下两个关节的活动，患肢肿胀已消退，局部疼痛减轻，骨折处已有纤维连接并日趋稳定，可逐渐缓慢增加活动强度和范围，在助行器的帮助下进行功能锻炼，以防肌萎缩和关节僵硬；晚期（8 周以上）已达临床愈合标准，外固定已拆除，此时是康复治疗的关键时期，特别是早、中期康复治疗不足的病人，肢体部分肿胀和关节僵硬应通过锻炼，促进关节活动范围和肌力的恢复。

【常见护理诊断/问题】

1. 体液不足　与骨折伤及大血管或重要脏器引起的大出血有关。
2. 急性疼痛　与骨折断端刺激、局部肿胀压迫、骨折固定不当等有关。

3. 焦虑　与疼痛、担心是否残疾有关。

4. 潜在并发症：休克、感染、压力性损伤、下肢静脉血栓形成、骨筋膜室综合征、肌肉萎缩、关节僵硬、内脏损伤等。

【护理目标】

病人体液不足得以纠正；病人疼痛得到缓解；病人未出现感染或感染得到控制；病人焦虑减轻，情绪稳定；病人的并发症得到预防，或并发症被及时发现和处理。

护理学而思

病人，男性，35岁。因摩托车车祸致右胫腓骨骨折，经复位后石膏固定一天。现在自诉右小腿剧痛，活动障碍。查体：右小腿肿胀明显，趾端温度低，感觉异常，皮肤苍白，足背动脉搏动消失。

请思考：

1. 该病人目前的主要护理诊断是什么？
2. 该病人目前如何护理？
3. 如何预防该问题出现？

【护理措施】

（一）现场急救

1. 抢救生命　在现场急救时不仅要处理骨折，更要注意全身情况的处理。如处于休克状态，应立即抢救休克；昏迷者应注意保持呼吸道通畅。

2. 处理伤口　开放性伤口用无菌敷料或清洁布类包扎以保护伤口，伤口出血可加压包扎止血。大血管出血可在肢体近端用止血带止血，最好用充气止血带，注意标明止血带的使用时间，每30～60分钟放松1～2分钟，以防止肢体长时间缺血而坏死。外露骨端一般不进行现场复位。

3. 妥善固定　凡骨折或怀疑骨折者，搬运前均应妥善固定，防止继发损伤。固定物可用夹板或就地取材的木板、树枝等，上肢也可固定在胸部，患侧下肢可缚扎于健侧固定。

4. 搬动转运　脊柱骨折者，尽量减少搬动，必须搬动时，至少3人平托平放，始终保持脊柱于中立位，切忌背驮、托抱或坐立。颈椎骨折者，4人搬动，须用双手固定头部，使颈椎维持中立位，平置病人于硬板上，在头颈两侧填塞沙袋或布团以限制头颈活动；现场有条件者可在牵引下安放颈托，保持头颈躯干平直，不能屈曲、旋转，防止发生移位，损伤颈髓。股骨颈骨折的病人搬运时，将髋关节与患肢整个托起，防止关节脱位或骨折断端移位造成继发损伤。病人经过简单的现场处理后，快速转运至就近的医院进行治疗。

（二）一般护理

1. 体位与活动　骨折病人有些需长时间卧床，卧床期间要做好生活护理，如协助进食、洗漱、排尿排便等，防止骨折移位；注意皮肤护理，勤翻身预防压力性损伤，调节体位以改善舒适度；指导病人深呼吸咳嗽排痰，预防呼吸系统感染；指导病人进行下肢的主动或被动运动，预防下肢静脉血栓形成。

2. 饮食护理　提示病人摄入高热量、高蛋白、高维生素、高钙和高铁饮食，多吃蔬菜、水果以防便秘，多饮水以防泌尿系形成结石和感染。多晒太阳促进钙、磷吸收，不能到户外晒太阳的病人注意补充维生素 D。

（三）病情观察

严密观察病人生命体征、患肢远端感觉、运动和血液循环情况等，如发现病人出现早期或晚期并发症应及时报告医生，采取相应处理措施。观察手术后切口有无红、肿、热、痛等感染表现。

若正中神经、尺神经或桡神经受损，可有手臂感觉异常和运动功能障碍。若前臂缺血出现局部肿胀、剧痛，皮肤苍白、发凉、麻木，桡动脉搏动减弱或消失，被动伸指疼痛等，则考虑出现了骨筋膜室综合征，须立即通知医生，并做好手术准备。骨盆骨折者应监测生命体征，判断有无休克；观察牵引效果；观察有无腹痛、发热、尿液外渗、腹膜刺激征，以判断有无膀胱、直肠破裂。

（四）心理护理

通过和病人交流，及时了解病人的心理状态和病情变化，有针对性地做好解释工作，减轻病人紧张、焦虑情绪，必要时遵医嘱给予镇静、止痛等处理；多给予病人安慰和鼓励，增强病人的信心，使之能积极配合治疗和护理。

（五）治疗配合

1. 小夹板固定术　是利用小夹板在适当部位加固定垫，绑在骨折部位肢体的外面，外扎横带，以固定骨折。适用于四肢长骨的骨折，有时也用于指骨骨折。

（1）准备工作：向病人及家属解释小夹板固定的必要性、不适和注意事项。协助医生选择大小、型号合适的小夹板，准备固定垫、内衬物和绷带卷。

（2）协助固定：协助医生固定小夹板，松紧度以固定的绷带能上下移动 1cm 或两块夹板之间能容纳成人一横指为宜。

（3）抬高患肢：促进血液循环，减轻肿胀和疼痛；观察患肢远端有无肿胀、麻木、疼痛、动脉搏动减弱或消失，检查固定的松紧度，以防骨折移位。

（4）注意复查：定期拍 X 线片，了解骨折是否移位，避免畸形愈合。

（5）指导病人进行功能锻炼。

2. 牵引术　是利用牵引力和反牵引力作用于骨折部，达到复位或维持复位固定的治疗方法。牵引方法包括皮牵引（图 7-8）、骨牵引（图 7-9）。适用于骨折、关节脱位的复位及维持复位后的稳定；挛缩畸形的矫正治疗和预防；炎症肢体的制动和抬高；骨和关节疾病治疗前准备；防止骨骼病变。如果牵引部位皮肤受损或对牵引材料过敏者禁用皮牵引。

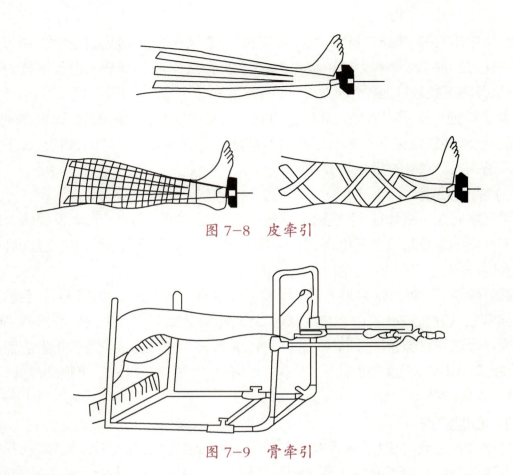

图7-8 皮牵引

图7-9 骨牵引

（1）准备工作：向病人及其家属说明牵引的目的、作用、体位、持续时间、可能出现的不适和并发症等，指导病人配合医生和护士操作；牵引前清洗患肢皮肤，剃去较长的汗毛；准备好合适的牵引架、牵引绳、滑轮、牵引弓、无菌钢针及骨钻或骨锤、带橡皮塞的小瓶、牵引砝码等；如用牵引带，选合适的型号。

（2）协助牵引：操作过程中，帮助病人摆好并维持患肢位置，协助医生麻醉、做牵引。保持有效牵引：①设置对抗牵引，下肢牵引时抬高床尾，或颅骨牵引时抬高床头15～30cm，以对抗牵引力量。②告知家属，不可随意放松牵引绳，不可随意调节牵引重量和改变牵引方向。

（3）维护牵引：牵引绳要在滑轮的滑槽内，保持滑轮运动灵活，被褥衣物不能压在牵引绳上，牵引砝码不可触地，牵引侧肢体不可抵靠病床；皮牵引注意有无胶布和绷带松散、脱落，是否出现皮肤水疱、糜烂、撕脱，发现异常及时协助医生处理；颅骨牵引需注意牵引弓的螺母不能松动，如有松动应及时拧紧，防止牵引弓脱落；骨牵引注意观察骨圆针位置不能左右移动，不能与支托摩擦；所选用的各种支架大小要合适，达到有效固定和支持肢体的作用。

3. 石膏绷带固定术 是骨折病人常用的固定方法之一，适用于骨折、关节脱位、软组织损伤的治疗及畸形的预防和矫正。石膏的塑形后5～10分钟即可硬结成型，并逐渐干燥坚固，对患肢起有效的固定作用。

（1）准备工作：向病人及家属解释石膏固定的重要性、不适和注意事项。清洁患肢皮肤，去除血迹及异物，如果有伤口提前换药，在石膏固定的范围内放棉垫，将肢体置于功能位或病情要求的固定位置。准备一盆温水（35～40℃），根据固定范围的大小，选择合适的石膏卷并折叠，将准备好的石膏绷带放于水中，待气泡排尽后，从两边向中间挤出水分（图7-10），即可使用。

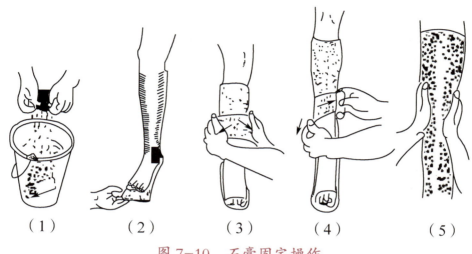

图7-10 石膏固定操作

（2）协助包扎：自肢体近端向远端包扎，松紧度适中，每圈压前一圈的1/3。用手掌托起石膏，严禁用手指托扶和压迫，以防石膏局部内陷，引起病人不适甚至压力性损伤。暴露肢体末端，便于观察血运、感觉及运动。

（3）加速石膏凝固：冬季温度低，石膏凝固慢，可用灯泡烘烤、红外线照射、热吹风机吹干；石膏未干以前切勿活动关节，切勿搬动病人，以免石膏断裂和变形，需要搬动病人时，要保持原姿势不变，平行托起，切忌在关节部位施加力量。

（4）保持石膏清洁、干燥：会阴及臀部附近的石膏易受大小便污染，要注意大小便护理，保持床单清洁、干燥。有伤口要在石膏上开窗，及时换药，及时清除伤口分泌物。冲洗伤口时，用纱布将换药窗口围好，防止冲洗液或脓液污染石膏。石膏有断裂、松动或污染严重时应及时更换。石膏内皮肤瘙痒，切勿用手搔抓，以防发生感染，可用70%乙醇涂擦。

（5）观察血液循环：石膏固定后如出现疼痛，主要是石膏压迫造成，可抬高患肢，促进血液循环，减轻水肿，缓解疼痛；如为管型，则在痛处开窗、减压；如果为石膏夹，及时调整石膏的松紧度；禁忌向石膏内填塞棉垫，防止压力过高。出现血运障碍、感觉异常，立即通知医生，必要时行石膏剪开减压、局部开窗减压或更换石膏。

（6）拆除石膏：拆除石膏管型时协助医生保护肢体，拆除后用温开水清洗皮肤，涂抹护肤霜。

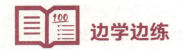

边学边练

协助医生为本节"工作情景与任务"中的老张进行石膏固定术。

4. 功能锻炼　无论是手法复位外固定，还是切开复位内固定，均应早期进行康复锻炼。在锻炼过程中，要随时检查骨折对位、对线及愈合情况。在锻炼过程中，可配合理疗等。

（1）肱骨干骨折复位固定后抬高患肢，主动练习手指屈伸活动，2~3周后，开始腕、肘关节主动屈伸活动和肩关节的外展、内收活动，但活动量不宜过大，逐渐增加活动量和活动频率。6~8周后加大活动量，并做肩关节旋转活动。

（2）肱骨髁上骨折复位固定后指导病人尽早开始手指及腕关节屈伸活动、上臂肌肉的主动舒缩运动，有利于减轻水肿。4~6周后解除外固定，开始肘关节屈伸活动。手术切开复位内固定稳定的病人，术后2周即可活动肘关节。

（3）桡骨远端骨折复位固定后早期开始手指屈伸和握拳活动，伤后2周进行腕关节背伸和桡侧偏斜练习。4~6周后可去除外固定，逐渐开始腕关节活动。

（4）股骨颈骨折复位固定后指导患肢股四头肌等长收缩、踝关节屈伸和足部运动，以防止下肢深静脉血栓、肌萎缩和关节僵硬。3个月后骨折基本愈合，可先扶双拐患肢不负重活动，后逐渐换单拐患肢部分负重活动；6个月后复查X线检查，显示骨折愈合牢固后可弃拐行走。

（5）脊柱骨折根据骨折具体情况，指导和鼓励病人早期活动和功能锻炼。单纯压缩骨折病人卧床3日后开始腰背部肌肉锻炼，开始时臀部左右移动，然后要求做背伸动作，使臀部离开床面，随着腰背肌力量的增加，臀部离开床面的高度也逐渐增高，2个月后骨折基本愈合，第3个月可以下地少量活动，但仍以卧床休息为主。3个月后逐渐增加下地活动时间。除了腰背肌锻炼，还应定时进行全身各个关节的全范围被动或主动活动，每日数次，以促进血液循环，预防关节僵硬和肌萎缩。鼓励病人适当进行日常活动能力的训练，以满足其生活需要。

5. 截瘫病人的护理　①呼吸道护理：鼓励病人深呼吸、有效咳嗽、翻身拍背协助排痰。痰液黏稠者可雾化吸入稀释痰液，必要时吸痰。②泌尿系统护理：早期留置尿管持续引流，2~3周后定时开放尿管，每4~6小时开放一次，以使膀胱充盈，防止膀胱萎缩和感染。鼓励病人多饮水，预防泌尿系统感染和结石。③皮肤护理：截瘫病人长期卧床，骨突起处皮肤长时间受压，易发生压力性损伤。预防的关键是保持皮肤清洁，定时翻身，有条件者使用充气床垫。

（六）健康指导

1. 生活指导　指导病人安全使用辅助器械如轮椅、拐杖或助行器等移动工具，练习上下床和行走方法。

2. 康复指导　告知病人功能锻炼的意义、方法及锻炼时间,指导家属协助病人锻炼。必要时病人应到康复中心进行康复治疗。

3. 随访指导　告知病人出院后有异常情况如肢体肿胀或疼痛明显加重、肢体麻木、固定松动等立即回医院复查。

【护理评价】

病人体液状况是否得到改善;病人的焦虑是否减轻;病人的疼痛是否减轻;病人的感染是否得到控制;病人的并发症是否得到及时、有效的防治。

（娄元彤）

第二节　关节脱位病人的护理

工作情景与任务

导入情景

老余,男,50岁。在工地不慎从二楼跌落时手掌撑地,现感觉肩部疼痛难忍,不敢活动来院就诊。查体:患肩肿胀畸形,活动受限。X线平片提示:肩关节脱位。

工作任务:

1. 请对老余进行护理评估,并提出主要的护理诊断。

2. 老余肩关节复位后指导其进行功能锻炼。

3. 指导老余避免发生习惯性肩关节脱位。

【概述】

组成关节的各个骨面失去正常的对合关系称为关节脱位。关节脱位好发于儿童、青壮年。上肢关节脱位多于下肢。

（一）按病因分类

引起关节脱位的原因较多,可分为:

1. 创伤性脱位　创伤性脱位是因暴力作用于正常关节引起的脱位。

2. 病理性脱位　因疾病改变关节结构,骨端遭到破坏,不能维持关节面正常的对合关系所引起的脱位。常见于关节结核、肿瘤、类风湿性关节炎、化脓性关节炎等。

3. 习惯性脱位　创伤性关节脱位后,关节囊及韧带松弛或在骨附着处被撕脱,使关节结构不稳定,复位后没有按要求进行固定,使关节遭受轻微外力即可导致再次脱位,称为习惯性脱位。以肩关节和颞下颌关节多见。

4. 先天性脱位　胚胎发育异常或胎儿在生长发育过程中受到母体不良影响,使关节头发育不全,关节窝过大引起的脱位,多见于髋关节。

(二) 按脱位程度分类

1. 全脱位　关节面完全失去对合关系的脱位称为全脱位。
2. 半脱位　关节面部分失去对合关系的脱位称为半脱位。

(三) 按脱位发生的时间分类

1. 新鲜脱位　关节脱位发生在2周以内,关节腔内无肉芽生长,手法复位容易成功。
2. 陈旧脱位　关节脱位发生在2周以上,关节腔内有肉芽组织生长,手法复位较困难,常需要手术切开复位。

(四) 按脱位后关节腔是否与外界相通分类

1. 开放性脱位　指关节脱位后,关节腔与外界相通,细菌易进入关节腔发生感染。
2. 闭合性脱位　指关节脱位后,关节腔与外界不相通,不易发生感染。

【护理评估】

(一) 健康史

了解病人的受伤经过、受力大小、性质、受伤部位、受伤的时间及处理情况;了解病人有无其他疾病史。

(二) 身体状况

1. 一般表现　关节肿胀、疼痛、有瘀斑,局部压痛,关节功能障碍。
2. 专有表现

(1) 畸形:关节脱位后骨端移位导致的外形改变,可在关节附近部位触及关节头,肢体的长度也可发生改变。

(2) 弹性固定:脱位后关节周围肌肉发生痉挛,加之周围韧带的牵拉,使患肢处于某种特别位置,当被动活动时又被弹回或有弹性感。

(3) 关节腔空虚:关节脱位后可触及关节所在部位有空虚感。

边学边练

角色扮演,评估本节"工作情景与任务"中老余可能出现的关节脱位表现。

3. 常见关节脱位表现

(1) 肩关节脱位:多发生在青壮年,以男性居多,多由间接暴力引起。肩关节脱位分为前脱位、后脱位、盂下脱位和盂上脱位,以前脱位多见。

肩关节疼痛,周围软组织肿胀,活动受限。病人常用健侧手扶持患肢前臂,头颈倾向患肩。局部可见"方肩畸形"(图7-11),体检时可发现杜加斯(Dugas)征阳性(图7-12)表现,即患肢肘部贴近胸壁,则患肢手掌不能触及对侧肩部;反之,患肢手掌搭到对侧肩部时,患肘则不能贴近胸壁。X线检查可明确脱位的类型及有无合并骨折。

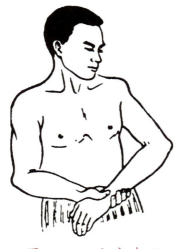
图 7-11 方肩畸形

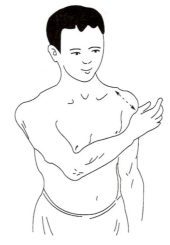
图 7-12 Dugas 征阳性

（2）肘关节脱位：发生率仅次于肩关节脱位，好发于 10~20 岁青少年。多因间接暴力所致，根据脱位的方向可分为后脱位、侧方脱位及前脱位，以后脱位常见。

主要表现为肘部畸形，疼痛、肿胀，肘窝前方可触及肱骨远端，后方为移位的尺骨鹰嘴，患肘处于半伸位弹性固定，肘后三角关系失常（在正常情况下肘伸直位时，尺骨鹰嘴和肱骨内、外上髁三点呈一直线；屈肘时则呈一等腰三角形，图 7-13）。X 线检查可明确脱位的类型、移位情况及有无合并骨折。

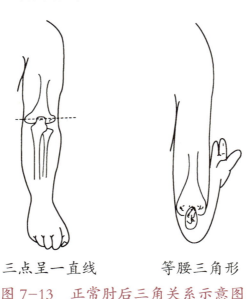

三点呈一直线　　等腰三角形
图 7-13 正常肘后三角关系示意图

（3）髋关节脱位：髋关节周围有强大的韧带和肌肉附着，结构稳定，多因强大的暴力导致髋关节脱位，常合并骨折。按股骨头的移位方向，可分为后脱位、前脱位和中心脱位，其中以后脱位常见。

主要表现为患侧髋关节疼痛，主动活动丧失，被动活动可引起剧烈疼痛。后脱位（图 7-14）时，患肢呈屈曲、内收、内旋及短缩畸形。臀部可触及向后上突出移位的股骨头。

X线前位、后位、侧位和斜位片可明确诊断，必要时行CT检查，了解髋臼后缘及关节内骨折情况。

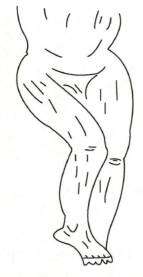
下肢弹性固定于屈曲、内收、内旋位，足尖触及健侧足背，患肢外观变短

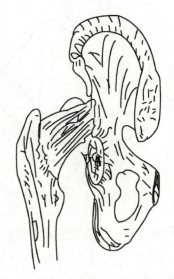
股骨头移向后方

图7-14　右髋关节后脱位示意图

4. 并发症　脱位的关节头可压迫周围神经和血管。神经受压时，可出现其支配区的感觉、运动、反射等功能障碍。血管受压时，可出现远端肢体皮肤苍白或水肿、缺血性疼痛、动脉搏动减弱或消失等。

（三）心理社会状况

脱位后关节疼痛、功能障碍，影响工作和生活，加之病人担心预后，常产生焦虑和烦躁情绪。因疾病导致关节脱位，肢体功能可暂时或永久丧失，病人常产生悲观情绪，甚至有轻生念头。

（四）辅助检查

1. X线检查　可了解脱位的部位、程度、类型、是否合并骨折等。X线检查是关节脱位常用的、简便的诊断方法。

2. CT检查　主要用于髋关节，通过三维成像可明显地发现是否合并髋臼或股骨头骨折。

（五）治疗要点

脱位的治疗原则是复位、固定和功能锻炼。

1. 复位　对于新鲜的闭合性脱位，采用手法复位外固定。对于开放性脱位，应及早进行清创手术，复位固定，预防感染。对于陈旧性脱位、手法复位失败或合并关节内骨折者应切开复位固定。如新鲜肩关节脱位常用手牵足蹬法和悬垂法复位；当合并骨折、软组织嵌入等时，应积极采取手术治疗。髋关节脱位常用的复位方法有提拉法（Allis法）和旋转法。

2. 固定　复位后固定有利于关节囊、韧带和周围软组织的修复，一般固定2~3周。

3. 功能锻炼　固定后即可开始功能锻炼，早期舒缩患部周围肌肉及其他关节；去除固定后，逐渐活动患部关节，以主动活动为主，被动活动为辅。

【常见护理诊断/问题】

1. 疼痛　与关节脱位引起局部组织损伤及神经受压有关。
2. 躯体活动障碍　与关节脱位、疼痛、制动有关。
3. 潜在并发症：血管、神经损伤。
4. 有皮肤完整性受损的危险　与外固定压迫局部皮肤有关。

【护理目标】

病人的疼痛得到缓解或消失；病人肢体功能恢复，逐步恢复生活自理；病人的潜在并发症得到有效预防，或并发症一旦发生，能得到及时发现与处理。

护理学而思

病人，男性，8岁。因摔跤致肘关节脱位，复位后1周，关节肿胀消退，活动自如。
请思考：
1. 该病人目前应如何护理？
2. 该病人如护理不当可遗留什么问题？

【护理措施】

（一）一般护理

1. 体位与活动　抬高患肢并保持患肢于关节的功能位，以利于静脉回流，减轻患肢肿胀。
2. 饮食护理　加强营养，嘱咐病人进食高热量、高蛋白、高维生素、高钙饮食，多饮水、多吃蔬菜水果以防便秘。

（二）心理护理

关节脱位多由意外事故造成，病人常有焦虑、恐惧等心理反应，应在生活上给予病人帮助，加强沟通，耐心开导，使病人心情舒畅，从而愉快地接受并配合治疗。

（三）病情观察

移位的骨端可压迫邻近的血管和神经，进而引起患肢缺血、感觉及运动障碍。应定时观察患肢远端血运，皮肤颜色、温度、感觉，患肢活动情况等；若发现患肢苍白、发冷及患处肿胀、疼痛加剧、感觉麻木等，应及时通知医生并配合处理。

（四）治疗配合

1. 保护伤口　伤口出血较多，协助医生包扎止血；伤口有感染迹象，及时进行换药，

第七章　肌肉骨骼系统疾病病人的护理

必要时遵医嘱使用有效的抗生素。

2. 缓解疼痛

（1）局部冷热敷：伤后早期局部冷敷，以减轻局部组织渗血和肿胀；2~3日后局部热敷，以促进积血和水肿的吸收。

（2）避免加重疼痛：进行护理操作或移动病人时，托住患肢，动作轻柔。

（3）镇痛：应用心理暗示、转移注意力或松弛疗法等非药物镇痛方法缓解疼痛，必要时遵医嘱应用镇痛剂。

3. 固定　肩关节、肘关节创伤性脱位复位后，用三角巾悬吊上肢，保持肘关节屈曲90°，固定2~3周。有习惯性脱位病史的年轻病人适当延长固定时间。固定期间功能锻炼须循序渐进，主动做腕部、伸掌、握拳与手指关节屈伸等活动；解除固定后，开始进行肩关节的功能锻炼，肘关节的屈伸及前臂旋转活动。

髋关节创伤性脱位复位后，选用单侧髋人字石膏固定4~5周，或皮牵引固定于外展中立位2~3周，穿丁字鞋。固定期间鼓励病人进行股四头肌收缩锻炼，3周后开始活动关节，4周后扶拐下地，3个月内不能负重，防止股骨头缺血性坏死。病理性脱位、陈旧性脱位、习惯性脱位，多选用手术复位石膏外固定。

4. 保持皮肤完整性　使用石膏固定或牵引的病人，避免因固定物压迫而损伤皮肤。髋关节脱位固定后需长期卧床的病人，鼓励其经常更换体位，保持床单清洁干燥，预防压力性损伤。

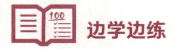 **边学边练**

为本节"工作情景与任务"中的老余提供缓解疼痛的方法。

（五）健康指导

1. 生活指导　指导病人进食富含优质蛋白质及维生素的食物。

2. 疾病知识指导　脱位复位后，虽然关节功能已恢复，但周围软组织损伤尚未恢复，要向病人强调固定的重要性。

3. 康复指导　指导病人进行康复锻炼。固定期间进行肌肉舒缩活动及邻近关节的主动活动，切忌被动运动；固定拆除后，逐步进行肢体的全范围功能锻炼，防止关节粘连和肌萎缩。习惯性脱位者，须保持有效固定并严格遵医嘱坚持功能锻炼，避免各种导致再脱位的原因。

4. 随访指导　病人应在术后一周和术后三周到骨科门诊复诊，术后一周复诊的目的主要是观察石膏是否有过紧或过松的情况；术后三周复查主要是观察肘关节是否已经稳定，如果已经稳定，可以拆除石膏进行肘关节的功能锻炼。

边学边练

角色扮演,指导关节脱位病人出院后进行功能锻炼。

【护理评价】

病人的疼痛是否得到有效控制;关节功能是否得以恢复,是否能满足日常活动需要;是否发生血管、神经损伤;是否避免了压力性损伤或感染的发生。

（娄元彤）

第三节　颈肩痛和腰腿痛病人的护理

一、颈椎病病人的护理

工作情景与任务

导入情景

王某,男,52岁。主诉四肢麻木无力、双手持物困难6个月,排尿困难1个月,收入院治疗。查体:双下肢肌张力增高,双膝腱反射亢进,躯干平乳头线平面以下针刺觉减退,巴宾斯基征阳性。

工作任务:

1. 请为病人进行入院评估。
2. 指导病人选择正确的睡眠姿势。

颈椎病是指颈椎间盘退行性变及其继发椎间关节退行改变,刺激或压迫相邻神经、脊髓、血管等组织而表现的一系列临床症状或体征。多见于40~50岁,男性居多,好发部位为颈5~6、颈6~7椎间盘。颈椎病主要分为神经根型、脊髓型、椎动脉型及交感神经型四型,以神经根型常见。其发病原因如下:

1. 颈椎间盘退行性变　是本病发生和发展的基本原因。颈椎间盘一般从20岁左右开始发生退行性变,出现颈椎病症状者以中老年人居多。退行性变引起颈椎之间不稳定、骨质增生与椎间盘突出,导致椎间孔与椎管狭窄,刺激与压迫神经根、脊髓及椎动脉。

2. 损伤　①急性损伤:加重已有退行性变的颈椎和椎间盘损害而诱发颈椎病。②慢性损伤:使颈部肌肉和颈椎处于慢性疲劳、损伤状态,加速颈椎退行性变过程。

3. 颈椎先天性椎管狭窄　颈椎先天性椎管狭窄基础上的轻微退行性变,都可出现压迫症状。

【护理评估】

(一)健康史

了解病人的年龄、职业,以及其职业是否处于长期伏案工作或长时间低头体位。了解病人平常睡姿及枕头的使用情况。询问病人有无躺在床上看手机、看书等不良生活习惯,有无颈部急、慢性损伤史,治疗经过及康复情况,以及家族中有无类似病史等。

(二)身体状况

1. 神经根型　是脊神经根被刺激或压迫所致。①症状:主要表现为与脊神经根分布区相一致的感觉、运动及反射障碍。典型表现为颈肩痛并向上肢放射,颈部僵硬,上肢麻木。②体征:颈肌痉挛,颈部活动受限,颈肩部有压痛,受累的神经根支配区出现感觉减退、感觉过敏、相关肌肉肌力减弱。臂丛牵拉试验阳性(术者一手扶患侧颈部,一手握患腕外展,双手向相反方向牵拉,使臂丛神经被牵拉,病人感到放射痛或疼痛加重为阳性)或压头试验阳性(病人端坐,头后仰并偏向患侧,检查者用手压迫头部,出现颈痛并向患手放射为阳性)(图7-15)。

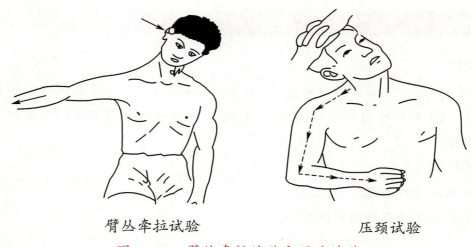

臂丛牵拉试验　　　　　　压颈试验

图7-15　臂丛牵拉试验和压头试验

2. 脊髓型　此型严重,是退行性变刺激或压迫脊髓所致。①症状:缓慢起病,先有双下肢无力、麻木及步态不稳,踩棉花感,足尖拖地,逐渐出现上运动神经源性瘫痪等;上肢有手部麻木,活动不灵,精细活动失调,握力减弱;躯干部可有束带感、大小便功能障碍等。②体征:肢体肌力减退,肌肉萎缩,腱反射亢进,霍夫曼(Hoffmann)征阳性、巴宾斯基(Babinski)征阳性等。

3. 椎动脉型　由于椎动脉供血不足所致,主要表现有3方面。①眩晕:转动头部时眩晕加重,有时可出现猝倒。②头痛:头枕部、顶部发作性胀痛。③视觉障碍:弱视或失明、复视,短期可恢复。

4. 交感神经型　主要因颈椎不稳定,刺激颈交感神经所致。表现为交感神经兴奋或抑制。兴奋症状：头痛或偏头痛、头晕、恶心、视物模糊、畏光、眼窝胀痛，心跳加快，耳鸣、听力障碍，多汗等。抑制症状：心动过缓、血压下降、头晕、眼花、流泪、鼻塞等。

临床上颈椎病常是两种或多种类型的症状同时出现，称为复合型。

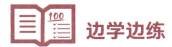 **边学边练**

角色扮演，神经根型颈椎病病人的主要症状和体征。

（三）心理社会状况

病人常因颈椎病反复发作、进行性加重使身心备受折磨，担心会发生瘫痪和/或手术后并发症而出现焦虑、恐惧等。

（四）辅助检查

1. X线检查 颈椎正位、侧位、斜位、动力位X线平片，可见颈椎生理前凸减小或消失，颈椎病变；受累椎间隙变窄及骨赘增生等。

2. CT、MRI检查 可见椎间盘突出，椎管、神经根管狭窄及脊髓、脊神经根受压情况。

（五）治疗要点

1. 非手术治疗 是本病的基本疗法，包括枕颌带牵引、佩戴颈围或颈托制动、理疗、推拿按摩、药物治疗、改善不良工作体位和睡眠姿势、调整枕头高度等。脊髓型颈椎病不适宜牵引，忌用推拿按摩。

2. 手术治疗 适用于经非手术治疗半年以上无效者或影响正常生活、工作者；神经根型疼痛剧烈，非手术治疗无效者；脊髓型症状进行性加重时，确诊后应及时手术治疗。

手术入路主要包括：①颈椎前路手术，以颈前路减压、突出椎间盘摘除，并行椎间盘植骨融合术为主。②颈椎后路手术，包括颈后路开窗减压髓核摘除术、椎板切除术及椎管成形术。

【常见护理诊断/问题】

1. 疼痛 与神经压迫刺激、椎动脉供血不足有关。
2. 焦虑/恐惧 与疾病反复和担心手术及预后有关。
3. 躯体活动障碍 与颈椎病所致神经根或脊髓损害有关。
4. 潜在并发症：手术后呼吸困难、术后出血等。

【护理目标】

病人的疼痛缓解或消失；病人的焦虑、恐惧减轻，接受并配合治疗；病人躯体活动障碍得到有效帮助；病人的并发症得到有效预防或治疗。

护理学而思

病人,李某,男,64岁。主诉颈部疼痛伴四肢麻木无力3年,加重2个月入院。入院诊断:脊髓型颈椎病。入院完善术前检查后行颈椎前路手术。术后30小时出现呼吸困难且进行性加重,烦躁。

请思考:
1. 该病人出现呼吸困难可能的原因是什么?
2. 应采取哪些护理措施?
3. 病人病情稳定后,应指导病人如何进行功能锻炼?

【护理措施】

(一)一般护理

1. 体位与活动

(1)术前及非手术治疗:避免劳累,眩晕症状明显者应卧床休息、颈部制动。椎动脉型避免头颈急速转动,以防猝倒。纠正不良的工作体位和睡眠姿势,选用合适的枕头,保持颈肌处于松弛状态。

(2)术后:取平卧位,颈部稍前屈,两侧颈肩部置沙袋固定头颈部;侧卧时枕与肩同高;搬动或翻身时,保持头、颈和躯干在同一平面上,维持颈部相对稳定。行内固定植骨融合者,加强颈部制动。下床活动时需用头颈胸支架固定颈部。

2. 饮食护理 指导病人进食高热量、高蛋白、丰富维生素与粗纤维食物,多饮水,预防便秘。

(二)心理护理

全面了解病人的心理状态,稳定病人的情绪,讲解治疗方法、手术的相关事项等,鼓励病人以积极的心态配合治疗和护理。

(三)病情观察

1. 术前及非手术治疗 观察牵引效果,头颈痛的变化,肢体运动和感觉改变情况;观察药物疗效及副作用。

2. 术后 观察生命体征变化;注意切口出血情况;警惕术后喉头水肿或局部血肿压迫而导致呼吸困难;观察伤口引流管是否通畅,观察引流液的颜色、性状、量等;观察病人术后疼痛情况。

(四)治疗配合

1. 术前及非手术治疗

(1)枕颌带牵引:适用于脊髓型以外的各型颈椎病。病人取坐位或卧位,头微屈,牵引重量2~6kg,每日2次,每次0.5~1小时;若无不适,可行持续牵引,每日6~8小时。2

周为 1 疗程(图 7-16)。

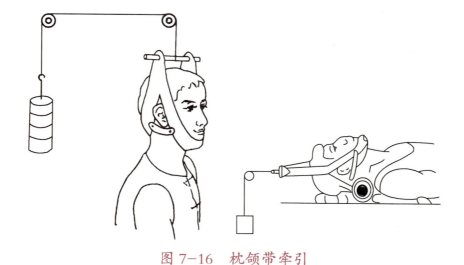

图 7-16　枕颌带牵引

(2) 佩戴颈围:可限制颈椎过度活动,不影响病人日常生活。

(3) 理疗:采用热疗、磁疗、超声疗法等,促进颈肩部血液循环,松弛颈部肌肉。

(4) 推拿按摩:减轻颈肌痉挛、改善局部血液循环。脊髓型颈椎病病人忌用。

(5) 药物治疗:遵医嘱用药,如非甾体抗炎药、肌肉松弛剂及镇静剂等,长期使用可产生副作用,宜在症状剧烈、严重影响生活及睡眠时短期交替使用。

(6) 术前准备:做好骨科手术前常规准备;指导病人进行适应手术卧位的练习,如低枕平卧或俯卧位;前路手术者,术前 3~5 天开始进行气管、食管推移训练。

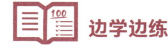 **边学边练**

角色扮演,为颈椎病病人做好术前准备。

2. 术后护理

(1) 伤口及引流护理:注意颈部伤口渗血情况,当渗出液浸透伤口敷料时应通知医生及时更换;妥善固定引流管,保持引流通畅,及时更换引流袋。

(2) 保持呼吸道通畅:术后 2~3 天进行雾化吸入,鼓励病人深呼吸和有效咳嗽。

3. 功能锻炼　鼓励病人早期进行四肢功能锻炼,防止肌肉萎缩、关节僵硬和静脉血栓形成。指导肢体能活动者做主动运动;肢体不能活动者,协助并指导其做各关节的被动运动;定时按摩四肢肌肉。一般术后第 1 天开始进行各关节的主动、被动功能锻炼。

📖 **边学边练**

角色扮演,颈椎病病人术后功能锻炼。

4. 并发症的预防和护理

(1) 呼吸困难:是颈椎前路手术危急的并发症,多发生于术后1~3天内。原因:切口内出血,颈部形成血肿压迫气管;手术刺激及反复持续牵拉气管致喉头水肿;手术中不慎损伤脊髓;植骨块松动脱落,压迫气管。术后常规床头准备气管切开包,以备急用。术后应严密观察病人呼吸情况,当出现呼吸困难如张口状急迫呼吸、口唇及面色发绀等,及时报告医生并协助处理,必要时拆线清除血肿或做气管切开。

(2) 其他并发症:植骨块脱落、移位,脊髓、神经损伤,切口感染等,术后应注意观察,及时发现问题报告医生并协助处理。

📖 **边学边练**

角色扮演,颈椎病病人术后常见并发症的护理。

(五) 健康指导

1. 生活指导

(1) 纠正病人在日常生活、工作和休息时的不良姿势;长期伏案工作者应间歇远视以缓解颈部肌肉紧张,防止慢性劳损。平时转头时动作应轻而慢。

(2) 颈部保暖。

(3) 卧硬板床,选择正确的睡眠姿势、合适的枕头。

(4) 避免外伤,行走或劳动时避免损伤颈肩部。乘机动车时戴颈托保护,系好安全带,以防急刹车扭伤颈部。

2. 康复指导　缓解期指导病人做颈部功能锻炼;坚持四肢肌肉锻炼。

【护理评价】

病人的疼痛有无缓解或消失;病人是否情绪稳定,能否接受并积极配合治疗;病人躯体活动障碍是否得到有效的帮助;病人的并发症是否得到有效预防或治疗。

二、腰椎间盘突出症病人的护理

  工作情景与任务

导入情景

赵某,女,50岁。2个月前不慎扭伤腰部,出现腰部疼痛并向左下肢放射,左下肢外侧感觉麻木,肌力较右侧差,左膝腱反射减弱。CT显示:腰4~5椎间盘突出。

工作任务:

1. 请为病人进行入院评估。
2. 病人如采取保守治疗,请正确进行护理。

腰椎间盘突出症是指下腰椎椎间盘变性后纤维环破裂和髓核组织突出,刺激或压迫神经根或马尾神经而引起的一系列症状和体征的疾病,是腰腿痛常见的原因之一。好发年龄为20~50岁,男性多于女性。好发部位多为腰4~腰5及腰5~骶1间隙,原因在于此处活动度较大。

腰椎间盘突出症的病因:椎间盘退行性变、急性或慢性损伤、妊娠、发育异常和遗传因素等。

【护理评估】

（一）健康史

了解病人的年龄、职业特点,既往有无腰部急、慢性损伤史,了解受伤经过及诊疗情况,有无先天性椎间盘疾病,家族中有无类似病史等。

（二）身体状况

1. 症状

（1）腰痛:是常见的早期症状。为急性剧痛或慢性隐痛,弯腰负重、咳嗽、打喷嚏、长时间强迫体位时加重,休息后可减轻;腰痛可向下肢放射。

（2）坐骨神经痛:初为痛觉过敏或钝痛,逐渐加重,典型表现为从下腰部向臀部、大腿后侧、小腿外侧、足背或足外侧的放射痛,伴麻木感。咳嗽、打喷嚏时因腹压增加使疼痛加剧。

（3）马尾综合征:中央型的腰椎间盘突出常压迫马尾神经,表现为会阴区感觉麻木、大小便功能障碍、双下肢疼痛等感觉、运动异常。

2. 体征

（1）腰椎侧凸:腰椎生理曲度改变,变直、侧凸,是一种为减轻疼痛的姿势性代偿畸形。

（2）腰部活动受限：腰部活动在各方向均有不同程度受限，以前屈受限明显。

（3）压痛、叩击痛：腰部骶棘肌痉挛，棘间及椎旁1cm处多有压痛，压痛可沿坐骨神经放射。

（4）直腿抬高试验和加强试验阳性：病人仰卧，膝伸直，被动抬高患侧下肢至60°以内时如发生坐骨神经痛，为直腿抬高试验阳性。此时稍降低患肢高度至疼痛缓解，再将踝关节被动背屈，如又出现坐骨神经痛为加强试验阳性。

（5）神经系统表现：下肢感觉异常，小腿痛触觉减退，肌力下降，踝反射减弱或消失；马尾神经受压时肛门反射减弱或消失。

边学边练

角色扮演，腰椎间盘突出症病人的主要症状和体征。

（三）心理社会状况

本病因病程较长，时轻时重，迁延不愈，直接影响病人的工作与生活，病人常因疼痛和活动受限而烦恼、焦虑。病人和家属常因对疾病缺乏认知而恐惧。

（四）辅助检查

1. X线检查 正位片可见腰椎侧弯，侧位片可见生理前凸减少或消失，椎间隙狭窄。

2. CT、MRI检查 CT可显示黄韧带是否增厚及椎间盘是否突出变形等。MRI显示椎管形态，可全面地观察各椎体、腰椎间盘有无病变及髓核突出的程度和位置，对本病有较大的诊断价值。

3. 肌电图检查 对定位诊断和鉴别诊断有一定的帮助。

（五）治疗要点

1. 非手术治疗 适用于初次发作、症状较轻、病程较短者，以及经休息后症状明显缓解者。主要方法包括绝对卧床休息、骨盆牵引、理疗、推拿按摩、应用腰围、皮质激素硬膜外注射、髓核化学溶解法等。

2. 手术治疗 不适合非手术治疗者或经严格非手术治疗无效者，马尾神经受压者需采取手术治疗。手术方式包括椎板切除术和髓核摘除术、椎间盘切除术、植骨融合术、经皮穿刺髓核切吸术等。

【常见护理诊断/问题】

1. 疼痛 与椎间盘突出压迫神经根有关。

2. 焦虑/恐惧 与疾病反复、担心手术和预后有关。

3. 躯体活动障碍 与疼痛、肌肉痉挛有关。

4. 潜在并发症：神经根粘连、肌肉萎缩、下肢静脉血栓形成等。

【护理目标】

病人的疼痛缓解或消失;病人焦虑、恐惧减轻,接受并配合治疗、护理;病人躯体活动障碍得到有效帮助;病人的并发症得到有效预防或治疗。

护理学而思

病人,男性,46岁。因腰痛6个月,加重伴右下肢疼痛1个月入院。病人6个月前弯腰搬重物后出现腰痛,呈持续性胀痛,劳累后加重,休息后缓解,无明显夜间痛,无下肢放射痛,未重视;1个月前腰痛加重,伴右下肢放射痛,由臀部放射至大腿外侧,无会阴麻木感。查体:跛行步态,棘突及椎旁压痛、叩击痛,腰椎活动受限,右下肢感觉减退,右下肢直腿抬高试验和加强试验阳性。辅助检查:X线腰椎正侧位片示$L_{4\sim5}$椎间盘病变,MRI示腰椎退行性变,$L_{3\sim4}$椎间盘膨出,$L_{4\sim5}$椎间盘突出。

请思考:

1. 病人目前的主要护理诊断是什么?
2. 针对该病人主要的护理诊断应采取哪些护理措施?

【护理措施】

(一)一般护理

1. **体位与活动** 急性期需绝对卧硬板床休息,3~4周后多数症状可好转,起床活动时需使用腰围,以防扭伤加重。3个月内不做弯腰持物活动。手术后平卧硬板床,麻醉清醒、生命体征平稳2小时后,每隔2~3小时协助病人轴线翻身。术后卧床休息3天,3天后在腰围保护下可下床站立、行走。

2. **饮食护理** 卧床期间给予易消化吸收的食物,多饮水,以防泌尿系统感染。术后禁食、禁水6小时,6小时后可进水,排气后方可进食,先进半流食,逐渐改成术前饮食方式。

3. **其他** 卧床期间注意皮肤、呼吸道、排便排尿的护理。

(二)心理护理

全面了解病人的心理状态,稳定病人的情绪;解释疾病的发生、发展过程及影响因素,说明手术的必要性和重要性、常用的非手术治疗方法及注意事项,减轻病人的焦虑,鼓励病人以积极的心态配合治疗和护理。

(三)病情观察

牵引期间,观察牵引是否有效,牵引带有无松动,疼痛是否减轻。术后观察生命体征;切口出血情况;引流管是否通畅,引流液的性质、量,有无脑脊液漏出;有无排尿困难和尿潴留等。如渗血量多,疼痛加剧,下肢感觉、运动障碍加剧,应及时报告医生并协助处理。

(四)治疗配合

1. 骨盆牵引　牵引可增宽椎间隙,促进突出物回缩,减轻对神经根的刺激或压迫。根据个体差异,牵引重量为7~15kg,床尾抬高15~30cm做反牵引(图7-17),共2周。孕妇、高血压、心脏病病人禁用骨盆牵引治疗。

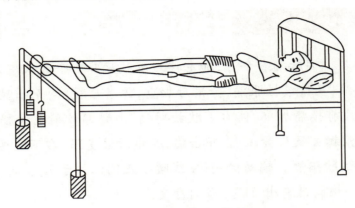

图7-17　骨盆牵引

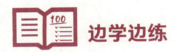 边学边练

角色扮演,为腰椎间盘突出症病人进行骨盆牵引的护理。

2. 理疗和推拿　促进局部血液循环,缓解肌肉痉挛,对早期病人有较好的效果。

3. 使用腰围　病人急性期过后起床活动时,佩戴腰围临时保护,防止病情加重,但不宜久用。

4. 术前准备　训练正确翻身、床上使用便盆及术后功能锻炼的方法,做好术前常规准备。

5. 有效镇痛　术前因疼痛影响入睡时,遵医嘱给予口服非甾体抗炎药、外敷镇痛消炎药膏等缓解疼痛,保证充足睡眠。术后疼痛严重者遵医嘱予以镇痛剂或镇痛泵。

6. 伤口及引流护理　注意观察伤口渗血、渗液情况,当渗出液浸透伤口敷料时应及时通知医生更换敷料,以防感染;观察引流情况,保持引流管通畅,及时更换引流袋。

7. 功能锻炼

(1) 卧床期间坚持深呼吸和四肢肌肉、关节的功能锻炼,促进血液循环,预防肺内感染、肌肉萎缩、关节僵硬。给予小腿、大腿肌肉按摩,预防静脉血栓形成及静脉炎的发生。

(2) 直腿抬高锻炼:术后第1天开始进行直腿抬高锻炼,每分钟2次,抬放时间相等,每次15~30分钟,每天2~3次,逐渐增加抬腿幅度,以防神经根粘连。

(3) 腰背肌锻炼:指导病人进行腰背肌锻炼,预防肌肉萎缩,增强脊柱稳定性(图7-18),非急性期病人及术后恢复期均可进行。术后第7天开始,用五点支撑法,循序渐进,逐渐增加锻炼次数。腰椎有破坏性改变、内固定物植入、感染性疾患、年老体弱及心肺功能障碍者不宜进行腰背肌锻炼。

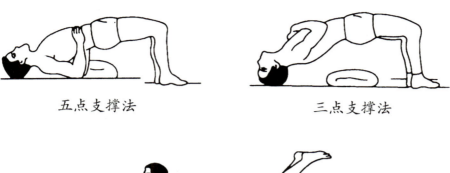

五点支撑法　　　　　　　三点支撑法

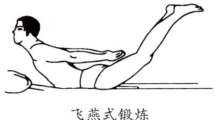

飞燕式锻炼

图 7-18　腰背肌锻炼法

（4）行走训练：制订活动计划，帮助病人按时下床活动。一般手术 3 天后借助腰围或支架下床活动。指导病人正确起床，预防长时间卧床引起的体位性低血压和肌无力。

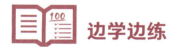

角色扮演，腰椎间盘突出症病人进行功能锻炼。

（五）健康指导

1. 生活指导　督促病人使用硬床垫或木板床，防止加重椎间盘的突出。

2. 疾病知识指导　①指导病人采取正确的卧、坐、立、行和劳动姿势，减少急、慢性损伤发生的机会。长期坐位工作者需注意桌、椅高度，定时改变姿势；常弯腰劳动者，应定时伸腰、挺胸，并使用宽腰带。②弯腰取物时采取屈髋、屈膝下蹲方式，减少对椎间盘后方的压力。③腰部劳动强度过大者、长时间开车的司机可佩戴腰围保护腰部 3~6 个月，直至神经压迫解除，并适当活动腰部。

3. 康复指导　适当进行体育锻炼，增强腰背肌肌力，以增强脊柱稳定性；坚持四肢肌肉锻炼。

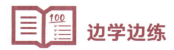

角色扮演，为腰椎间盘突出症病人进行健康指导。

【护理评价】

病人的疼痛有无缓解或消失;病人是否情绪稳定,能否接受并积极配合治疗、护理;病人躯体活动障碍是否得到有效的帮助;病人的并发症是否得到有效预防或治疗。

(刘丽红)

第四节　化脓性骨髓炎病人的护理

工作情景与任务

导入情景

李某,男性,5岁。9天前臀部发生一处疖肿,服用抗生素治疗3天后,又出现右膝下疼痛,到乡卫生院治疗6天无效入院。现患儿疼痛加重,时常哭闹,饮食不佳,精神萎靡,右下肢活动受限,不让人触摸。查体:T39.3℃,P 98次/min,R 22次/min,BP 95/60mmHg,急性痛苦面容,右膝下压痛、红肿。

工作任务:

1. 评估李某病情。
2. 按要求指导李某家长正确使用抗生素。

化脓性骨髓炎是细菌入侵引起的骨髓、骨质、骨膜的化脓性感染,常导致骨骼组织破坏。根据感染途径可分为急性血源性骨髓炎、创伤后骨髓炎、外来性骨髓炎。临床上常见于儿童,以急性血源性骨髓炎多见。好发于长骨的干骺端,如胫骨近端、股骨远端、肱骨近端等。常见的致病菌是金黄色葡萄球菌,其次是乙型溶血性链球菌。

【护理评估】

(一)健康史

1. 了解病人的年龄及性别;询问急、慢性感染病史及骨关节外伤史;了解病人全身疾病病史及营养状况。
2. 疑似慢性骨髓炎者,询问急性血源性骨髓炎病史以及诊疗经过和疗效。

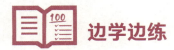

评估本节"工作情景与任务"中李某发病的可能原因。

(二)身体状况

1. 急性血源性骨髓炎　起病急骤,全身中毒症状明显,出现寒战、高热时,体温可达

39℃以上,患儿脉率加快,头痛,食欲减退,重者可发生感染性休克。患肢持续性剧痛及深压痛,活动受限;形成骨膜下脓肿时,局部压痛明显;当骨膜下脓肿穿破骨膜时,疼痛可减轻。脓液进入周围软组织时,患肢局部红、肿、热、痛或伴有波动感。脓肿可穿破皮肤形成窦道。

2. 慢性骨髓炎　在病变静止阶段可无症状,骨组织失去原有的形态,患肢增粗变形,缩短畸形,局部皮肤色素沉着,窦道口肉芽组织突起。患儿抵抗力低下时可出现急性发作,表现为发热,患肢疼痛,局部软组织红、肿、热及压痛,窦道口排出脓液和死骨。

(三)心理社会状况

病人常因病程迁延不愈而出现焦虑、恐惧,因年龄幼小承受能力差,易出现情绪低落、哭闹、不配合治疗等。

(四)辅助检查

1. 实验室检查

(1) 血常规检查:急性期血液白细胞计数明显增高,可达 $10 \times 10^9/L$ 以上,中性粒细胞可达 90% 以上。慢性骨髓炎,血液红细胞计数下降,血红蛋白含量降低。

(2) 细菌学检查:血液细菌培养阳性;排出脓液应做细菌培养及药物敏感试验。

2. 诊断性穿刺　局部分层穿刺抽出脓液可确诊,对早期诊断有重要价值。

3. 影像学检查

(1) X 线检查:急性骨髓炎早期 X 线片无特殊表现。2 周后,可见长骨的干骺端有散在的虫蚀样骨质破坏,向骨髓腔蔓延,骨密质破坏变薄,有死骨形成,骨膜呈洋葱皮样增生。慢性骨髓炎者 X 线片显示:骨膜下有大量的新骨形成,骨质硬化,患骨变形、增粗、包壳形成并有死骨,骨髓腔不规则;经窦道口造影可显示脓腔。

(2) CT 检查:可较早发现骨膜下脓肿及死骨。

(五)治疗要点

1. 急性骨髓炎　病人患肢制动,预防病理性骨折;患肢固定于关节功能位,防止畸形。

(1) 非手术治疗:应早期、广谱、联合、大剂量应用抗生素控制感染,防止病程迁延;早期经抗生素治疗 48~72 小时仍不能控制感染者,应考虑手术。

(2) 手术治疗:可采用局部钻孔引流或开窗减压引流,在开孔骨髓腔内留置引流管做闭式灌洗引流。

2. 慢性骨髓炎　以手术治疗为主,目的是清除局部坏死骨组织,闭合死腔,避免局部反复形成脓腔。急性发作期不宜进行手术清除,仅做脓肿切开引流。

【常见护理诊断/问题】

1. 体温过高　与细菌感染毒素吸收有关。
2. 急性疼痛　与炎症刺激及骨髓腔内压力增高有关。
3. 躯体活动障碍　与疼痛及患肢制动有关。

4. 焦虑　与担心手术、预后有关。

5. 潜在并发症：病理性骨折、脓毒血症。

【护理目标】

病人的体温恢复正常；病人的疼痛缓解或减轻；病人的肢体最大限度地恢复功能；病人情绪稳定，焦虑减轻或消失；病人的潜在并发症得到有效预防，或并发症一旦发生，能得到及时发现与处理。

【护理措施】

（一）一般护理

1. 体位与活动　病人患肢制动抬高，局部用皮肤牵引或石膏托固定，搬动病人时动作轻柔，注意上下关节支托，防止病理性骨折，卧床时避免棉被直接压迫患肢。

2. 饮食护理　给予高蛋白、高热量、高维生素、富含纤维饮食；多饮水，多吃水果和蔬菜，防止便秘。高热期间，给予流质或半流质饮食。手术日晨禁饮禁食。

3. 其他　出汗较多者，及时擦洗，更换床单及衣裤；加强皮肤、呼吸道、大小便后的护理。

边学边练

角色扮演，对本节"工作情景与任务"中的李某进行一般护理。

（二）心理护理

应亲切和蔼地对待病人，耐心细致地做好护理工作，动作轻柔，安慰和稳定病人及家属的情绪。

（三）病情观察

观察病人生命体征，尤其是体温的变化；观察局部红、肿范围，了解治疗效果；测量患肢周径变化，了解骨骼增粗变形情况；观察病人是否出现畸形、反常活动等，判断是否存在病理性骨折；观察邻近关节运动度，了解关节强直情况；观察并记录引流液及灌洗液的量和性状。

（四）治疗配合

1. 控制体温　高热者给予物理降温，必要时遵医嘱给予药物降温。

2. 合理应用抗生素　遵医嘱早期、联合、足量、全程应用有效抗生素。使用抗生素前采血送检做细菌培养及药物敏感试验。采血宜在寒战、高热时进行，采血后及时送检。体温正常后，继续使用抗生素3周，以巩固疗效。

3. 全身支持　遵医嘱补液，纠正水、电解质及酸碱平衡紊乱。少量多次输新鲜血液或血浆，以提高病人的机体抵抗力，纠正贫血、低蛋白血症。

4. 缓解疼痛　抬高患肢，减轻肿胀，缓解疼痛；皮牵引或石膏固定，解除肌肉痉挛，减轻疼痛;在护理操作时,动作轻柔,减少刺激,避免诱发疼痛;疼痛严重时遵医嘱使用镇痛剂。

5. 闭式灌洗引流的护理

(1) 明确目的:闭式灌洗引流的目的是局部灭菌和引流脓液,由于引流需持续 3 周,因此应向病人及家属说明引流的目的,争取他们的积极配合。

(2) 合理灌洗:①灌洗管和引流管的闭式连接:灌洗管上连灌洗瓶,引流管下接一次性负压引流瓶(图 7-19),并保持负压状态;灌洗瓶应高出切口 60~70cm,引流瓶位置应低于切口 50cm。②灌洗液的配制和滴入速度:灌洗液为含抗生素的等渗氯化钠溶液和不含抗生素的等渗氯化钠溶液,前者按医嘱浓度配制,慢慢滴入,以利于药物在局部吸收,后者用于快速灌注,两者交替进行;术后 24 小时内滴入速度要快,逐日减慢滴速和灌洗液量。

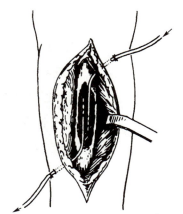

图 7-19　闭式灌洗引流

(3) 保持引流通畅:应避免扭曲压迫引流管,如为血块脓栓堵塞,可用 20~50ml 注射器在无菌条件下从引流管处进行抽吸,以通畅引流。

(4) 拔管:引流管一般放置 3 周,当体温正常、引流通畅且连续 3 次引流液细菌培养阴性即可拔管。

6. 换药　有窦道者,手术前应及时换药,待局部条件改善后方可手术。手术后按时换药,保持局部清洁、干燥,使伤口尽快愈合。

(五) 健康指导

1. 生活指导　加强营养,提高机体抵抗力,防止疾病复发。
2. 康复指导　指导病人使用拐杖、助行器等支具减轻患肢负重,防止发生病理性骨折。每日进行肌肉的等长收缩练习,以感到肌肉轻微酸痛为度,未固定的关节和肢体做全方位的活动,避免患肢功能障碍。
3. 随访指导　慢性骨髓炎易复发,出院后应继续进行抗感染治疗,定期复诊。

【护理评价】

病人的体温是否恢复正常;病人的疼痛是否缓解或减轻;病人肢体功能是否恢复正常;病人情绪是否稳定,焦虑是否减轻或消失;病人是否有并发症发生,或并发症发生后是否得到及时发现和处理。

(娄元彤)

本章小结

肌肉骨骼系统疾病包括骨折、关节脱位、颈肩腰腿痛和化脓性骨髓炎。本章主要介绍了肌肉骨骼系统常见疾病的病因、分类、病人身体状况、常见护理诊断、一般护理、对症护理、病情观察、治疗配合、并发症的预防及健康指导。学习重点是骨折常见并发症、常见骨折、关节脱位、颈椎病、腰椎间盘突出症、化脓性骨髓炎的护理评估和护理措施;常见骨折、脱位、颈椎病、腰椎间盘突出症、化脓性骨髓炎病人的身体状况。学习难点是骨折的护理措施;骨折常用固定方法及护理、常见骨折的护理要点和功能锻炼;关节脱位、颈椎病、腰椎间盘突出症、化脓性骨髓炎的治疗配合。在学习过程中注意几种常见骨折、关节脱位的评估要点及护理要点;几种类型颈椎病的对比及护理要点;腰椎间盘突出症的评估要点及护理要点;树立良好的职业道德,强化医疗安全意识。

思考与练习

1. 骨折和关节脱位的专有表现各是什么?
2. 哪些部位骨折容易发生骨筋膜室综合征? 有什么表现?
3. 肱骨干骨折固定后,功能锻炼的三个阶段该如何进行?
4. 桡骨下端骨折的典型表现是什么?
5. 截瘫病人的护理要点是什么?
6. 肩关节脱位的典型表现是什么?
7. 生活中如何预防颈椎病?
8. 如何指导腰椎间盘突出症病人进行腰背肌功能锻炼?
9. 急性血源性骨髓炎对抗生素治疗有什么要求?

第八章 风湿性疾病病人的护理

学习目标

1. 具有认真负责的职业态度，尊重关心病人，沟通良好，依法实施整体护理。
2. 掌握风湿性疾病病人的护理评估要点和主要护理措施。
3. 熟悉风湿性疾病病人的主要护理诊断/问题。
4. 了解风湿性疾病病人的护理目标和护理评价。
5. 能对风湿性疾病病人实施有效的护理。

第一节 类风湿关节炎病人的护理

 工作情景与任务

导入情景

刘女士，30岁。手部近端指间关节及足部关节疼痛3年，5天前疼痛加重伴低热来院就诊。查体：T 38.3℃，P 70次/min，R 20次/min，BP 120/80mmHg，关节呈梭形肿胀。血常规：Hb 89g/L，WBC $8.3×10^9$/L。X线检查：关节周围软组织肿胀，关节腔变窄。诊断为类风湿关节炎。

工作任务：

1. 采取措施缓解刘女士的关节表现。
2. 经治疗和护理后关节临床表现缓解，请指导刘女士保护和促进关节功能恢复的措施。

类风湿关节炎（rheumatoid arthritis，RA）是一种以侵蚀性、多关节炎为主要临床表现的慢性、全身性自身免疫性疾病。病因和发病机制尚不明确,可能与感染、环境、遗传易感性及免疫系统失调等因素综合作用有关。本病呈全球性分布,可发生于任何年龄,80%发病于35～50岁,我国发病率为0.32%～0.36%,女性病人是男性的2～3倍。基本病理改变为滑膜炎和血管炎,滑膜炎是RA关节表现的基础,血管炎是RA关节外表现的基础。该疾病早期表现为受累关节疼痛、肿胀以及功能下降,晚期出现关节软骨和骨的破坏,可能导致关节畸形和功能障碍,是人类丧失劳动力和致残的主要原因之一。

【护理评估】

（一）健康史

询问病人有无家族遗传史；有无细菌、病毒等感染史；有无寒冷、潮湿、创伤、疲劳及精神刺激等诱发因素；了解诊疗经过及用药史等。

（二）身体状况

1. 全身表现　起病多缓慢而隐匿,在明显关节症状出现前,多有低热、全身不适、乏力、食欲减退等不典型的全身表现。

2. 关节表现　典型表现为对称性多关节炎。主要侵犯四肢小关节,常侵及手关节,如腕关节、近端指间关节、掌指关节,其次为足趾、踝、膝、肩、肘等关节。

（1）晨僵:是指病变关节经过一定时间的静止和休息后关节僵硬,常在晨起时表现明显,即病人早晨起床后自觉病变关节及其周围僵硬,难以达到平时关节的活动范围。原因为受累关节因炎症造成局部充血、水肿和渗液,使关节肿胀、僵硬、疼痛和有胶着样感觉。95%以上的病人可出现晨僵,为突出的临床表现,活动后可缓解或减轻。晨僵持续时间与关节炎症的程度成正比,持续超过1小时者意义较大,常作为观察本病活动的重要指标之一。

（2）关节痛与压痛:一般是较早出现的关节症状,多呈持续性,时轻时重,常伴有压痛,受累关节的皮肤可出现褐色色素沉着。

（3）关节肿胀:受累的关节均可肿胀,原因为关节腔积液、滑膜增生和软组织水肿。常见部位为腕关节、掌指关节、近端指间关节、膝关节等,近端指间关节呈梭形肿胀,称梭形指,是类风湿关节炎的重要特征。

（4）关节畸形:多见于较晚期病人,因滑膜炎致软骨和软骨下的骨质结构破坏,造成关节纤维化改变或骨性强直,关节周围肌肉萎缩、痉挛。常见的关节畸形是腕和肘关节强直,掌指关节的半脱位,手指向尺侧偏斜和呈"天鹅颈"样畸形（彩图8-1）、"纽扣花"样畸形（彩图8-2）表现。

（5）功能障碍:关节肿痛和畸形改变均可引起关节障碍。严重者生活不能自理,且丧失劳动能力。

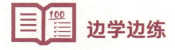 边学边练

评估本节"工作情景与任务"中刘女士的关节表现。

3. 关节外表现

（1）类风湿结节：是较常见的关节外改变，也是本病较特异的皮肤表现，30%～40%的病人可出现，常提示病情处于活动期。可发生于任何部位，多位于关节隆突及经常受压部位的皮下，如前臂伸面、肘鹰嘴附近等处。结节数量不等，大小不一，直径数毫米至数厘米不等，呈对称性分布，质硬、无压痛。此外，心、肺、眼等实质组织及脏器均可累及。

（2）类风湿血管炎：是关节外损害的病理基础，多影响中小血管，体检可见指甲下或指端出现小血管炎；眼睛受累多为巩膜炎，严重者因巩膜软化而影响视力等。

（3）系统、器官受累：呼吸系统受累以肺间质病变常见；循环系统受累以心包炎常见；神经系统受累表现为周围神经病变，常见原因为周围神经受压；血液系统受累以正细胞正色素性贫血常见，贫血程度与病情活动度相关。本病很少累及肾脏。

（三）心理社会状况

类风湿关节炎反复发作引起顽固性关节疼痛，活动功能受限，生活自理能力下降，严重影响工作和生活，且无特效治疗方法，病人失去对治疗和生活的信心，易产生焦虑、抑郁或悲观等不良心理反应，渴望家庭、社会的情感支持。

（四）辅助检查

1. 血液检查　轻、中度贫血，白细胞及分类多正常，活动期血小板计数可增高，C反应蛋白增高，血沉增快。

2. 免疫学检查　①类风湿因子（RF）：约70%的病人血清IgM型RF阳性，其滴度与本病的活动性和严重性成正比，但RF也可出现在除本病以外的多种疾病及健康人群当中，因此，RF检查不是该病特异性诊断指标。②抗瓜氨酸化蛋白抗体：是一组对RA有较高特异性的自身抗体，其中抗环状瓜氨酸（CCP）抗体有更高的敏感性和特异性，在临床普遍应用。

3. 关节滑液检查　滑液量增多，呈淡黄色透明、黏稠状。滑液内白细胞明显增多，以中性粒细胞为主。

4. 关节X线检查　对本病的诊断、关节病变的分期、监测病变的进展均很重要，临床以手指及腕关节的X线片具有诊断价值。手指和腕关节X线病变分期：Ⅰ期可见到关节周围软组织肿胀、关节端骨质疏松；Ⅱ期关节间隙因软骨破坏而变狭窄；Ⅲ期关节面出现虫蚀样改变；Ⅳ期可见关节半脱位和关节破坏后的纤维性和骨性强直。

（五）治疗要点

本病目前尚不能根治，治疗的关键是早期诊断与早期治疗。治疗目的是减轻关节肿痛和缓解关节外表现，延缓病情进展，防止和减少关节破坏，保持受累关节的功能，促进已破坏的关节及软骨修复。

治疗措施有一般治疗、药物治疗、外科手术治疗，其中药物治疗很重要。

1. 一般治疗　休息、急性期关节制动、恢复期关节功能锻炼、物理疗法、健康指导等。

2. 常用药物

（1）非甾体抗炎药：是缓解关节炎症的常用药，但控制病情作用有限，应与缓解病情抗风湿药同服。常用药物有布洛芬、阿司匹林等，通过抑制环氧合酶的作用，减少体内前列腺素的生成，达到抗炎、解热、镇痛作用。

（2）缓解病情抗风湿药：可延缓和控制病情进展，确诊后应尽早使用，但不具备明显的镇痛和抗炎作用。常用药物有甲氨蝶呤、来氟米特、磷酸氯喹、柳氮磺吡啶等，首选甲氨蝶呤。

（3）糖皮质激素：有强大的抗炎作用，能迅速缓解关节肿痛症状和全身炎症，适用于关节炎明显、有关节外表现或急性发作者，必须和缓解病情抗风湿药联合使用，不单独使用。

（4）生物制剂靶向治疗：目前治疗RA快速发展的治疗方法，疗效显著，使用普遍的是TNF-α拮抗剂和IL-6拮抗剂。

（5）植物药制剂：临床上也有用此类药物治疗该病。

3. 外科手术治疗　包括关节置换和滑膜切除手术等。

【常见护理诊断/问题】

1. 慢性疼痛　与关节炎性反应有关。
2. 有废用综合征的危险　与关节疼痛、畸形引起功能障碍有关。
3. 悲伤　与疾病久治不愈、可能致残、影响生活质量有关。
4. 自理缺陷　与关节功能障碍、疼痛、疲乏有关。
5. 知识缺乏：缺乏保护关节功能的知识。

【护理目标】

病人关节疼痛缓解或消失；病人关节功能得到保护和改善；病人摆脱悲伤情绪，重建生活信心；病人生活能够自理或部分自理；病人能够运用知识保护好关节功能。

【护理措施】

（一）一般护理

1. 休息与活动　急性活动期卧床休息，限制受累关节活动，保持关节功能位以保护关节功能，但不宜绝对卧床。缓解期指导病人及早下床活动，鼓励病人坚持每天定时进行被动和主动的全关节活动及功能锻炼，防肌肉萎缩致关节僵硬。

2. 饮食护理　给予充足蛋白质、高维生素的清淡、易消化饮食，忌辛辣刺激性食物。贫血病人适当增加含铁丰富的食物。

（二）心理护理

关心和支持病人，给予疏导、安慰及鼓励，帮助病人认识负面情绪不利于疾病的康复。充分调动病人的潜力，鼓励病人自我护理，对已经发生关节功能障碍的病人，鼓励其发挥健康肢体的作用，尽量做到生活自理或参加力所能及的工作。鼓励病人参加集体活动，体现生存价值。

(三)病情观察

观察受累关节疼痛、肿胀和活动受限的程度和变化;观察晨僵、关节畸形的进展或缓解情况;注意有无胸闷、心前区疼痛、腹痛、消化道出血、头痛、发热、咳嗽及呼吸困难等关节外表现,一旦出现,提示病情严重,应及时报告医生并协助尽早处理。

(四)治疗配合

1. 疼痛护理 ①创设身心愉悦的环境。②合理使用非药物止痛措施,根据病情使用蜡疗、水疗、超声波治疗、红外线治疗等物理治疗方法缓解疼痛。③严重者遵医嘱给予非甾体抗炎药止痛。

2. 保持关节功能位 指关节可手握小卷轴,维持指关节屈曲;肩关节两侧可置软枕等,双臂间放置枕头,维持肩关节内旋外展位;膝关节可膝下置平枕,维持膝关节功能位;不宜维持功能位的关节如腕、肘、足等部位,使用矫形支架和可塑夹板固定受累关节,如足底置护足板以防足下垂,但每天应拆除支架或夹板2~3次,并进行适度活动和局部按摩。

3. 保暖和理疗 晨僵肢体可戴保护套保暖,晨起后用热水浸泡僵硬关节或温水浴,以减轻晨僵进而尽快缓解症状。对受累关节使用局部按摩、热疗等措施,促进局部血液循环,使肌肉松弛,减轻疼痛,消除关节僵硬。

4. 用药护理

(1)非甾体抗炎药:主要的不良反应是胃肠道症状,表现为消化不良、上腹痛、恶心、呕吐等,严重者可致急性糜烂出血性胃炎,宜饭后用药。

(2)缓解病情抗风湿药:告知病人该药起效较慢,症状明显改善需1~6个月。常见的不良反应有胃肠道反应、骨髓抑制、肝损害、肾毒性、口腔溃疡、脱发、出血性膀胱炎及性腺毒性等,宜饭后服药,加强口腔护理,多饮水。用药期间应严密观察药效,及时监测血象变化及肝、肾功能。

(3)糖皮质激素:长期服用可引起胃肠道反应、电解质紊乱、继发性感染、向心性肥胖、高血压、高血糖、骨质疏松等。服药期间预防感染,定期监测血压、血糖,同时可适当补充钙剂及维生素D。强调遵医嘱用药的必要性,不可自行停药或减量过快,以免引起"反跳"现象。

(4)生物制剂靶向治疗:用药过程中密切观察注射部位的反应,有无局部的皮疹和感染,有些生物制剂长期使用可致淋巴系统肿瘤患病率增加。

 边学边练

角色扮演,指导本节"工作情景与任务"中刘女士急性发作期保护关节功能的措施。

(五)健康指导

1. 生活指导 给予充足蛋白质和高维生素的清淡、易消化饮食,指导病人养成良好的习惯,建立健康的生活方式,疾病缓解期每天坚持有计划的关节功能锻炼,保护关节功能状态,增强机体免疫力。教会病人及家属晨僵的护理和防止关节僵硬、活动受限的方法。

2. 疾病知识指导　帮助病人及家属了解疾病的性质、病程和治疗方案。避免感染、寒冷、潮湿、过劳等诱因,注意保暖。强调休息和治疗性锻炼的重要性。

3. 用药指导　指导病人遵医嘱服药,坚持规律治疗,减少复发,严密观察药物疗效和不良反应。

4. 随访指导　定期检测血、尿常规及肝、肾功能等,一旦发现严重不良反应,应立即停药并及时就医。病情复发时及早就医,以免重要脏器受损。

【护理评价】

病人关节疼痛是否缓解或消失;病人关节功能是否得到保护和改善;病人是否摆脱悲伤情绪,重建生活信心;病人生活能否自理或部分自理;病人能否运用知识保护好关节功能。

（顾　骞）

第二节　系统性红斑狼疮病人的护理

 工作情景与任务

导入情景

陈女士,29岁。日晒后面部出现红斑,形状像只蝴蝶,就医检查后,初步诊断为系统性红斑狼疮。

工作任务:

1. 正确采集陈女士的健康史资料。
2. 指导陈女士做好面部红斑的护理。

系统性红斑狼疮(systemic lupus erythematosus,SLE)是一种以致病性自身抗体和免疫复合物形成为特征,并介导多系统组织、器官损伤的慢性自身免疫性疾病,病人血清中存在以抗核抗体为代表的多种自身抗体。SLE的全球患病率地域差别较大,我国患病以女性居多,尤其是20~40岁的育龄期女性。

病因尚未明确,可能与下列因素有关:①遗传因素。②环境因素。日光中的紫外线使皮肤上皮细胞出现凋亡,新抗原暴露成为自身抗体。含补骨脂素的食物如芹菜、无花果等,可能增强SLE病人对紫外线的敏感性。含联胺基团的食物如烟熏食物、蘑菇等,可诱发SLE。某些病人使用盐酸普鲁卡因胺、氯霉素、甲硝唑、甲基多巴等药物,可出现狼疮样症状。③雌激素。女性发病率显著高于男性,妊娠可诱发或加重病情。

发病机制尚不明确。主要病理改变为炎症反应和血管炎,可出现在各个脏器,受损器官的特征性改变:①苏木紫小体,即细胞核受抗体的作用变性为嗜酸性团块。②洋葱皮样病变,即小动脉周围有显著向心性纤维增生。

【护理评估】

(一)健康史

询问病人有无家族史;有无与本病相关的诱因,如感染、日光过敏、劳累、精神刺激等;有无进食芹菜、无花果、蘑菇及烟熏食物等;有无盐酸普鲁卡因胺、氯霉素、甲硝唑、甲基多巴等药物服用史;育龄女性应询问有无月经紊乱,是否妊娠,有无流产史及胎儿发育异常等。

(二)身体状况

临床表现复杂多样,个体差异较大,早期症状不典型,后期可侵犯多个器官。

1. 全身症状 多见于活动期病人,常见症状为发热,以低中度热常见,并可伴有疲倦、乏力、体重下降等不典型全身表现。

2. 皮肤与黏膜表现 80%病人会出现皮肤损害,多出现在日光照射部位,一般无明显瘙痒。特征性的皮肤损害为鼻梁和面颊部呈蝶形分布的红斑,还可出现盘状红斑、指掌部和甲周红斑、面部及躯干皮疹等。口腔和鼻黏膜无痛性溃疡及毛发脱落(如斑秃)现象较常见,提示病情活动。

3. 关节与肌肉表现 约85%病人有不同程度的关节疼痛,多为对称性疼痛,伴红肿者少见,常出现在指、腕、膝关节。肌肉表现为肌痛和肌无力,5%~10%出现肌炎。少数病人可因关节周围肌腱受损出现Jaccoud关节病,表现为可复性非侵蚀性关节半脱位,可维持正常关节功能,多无关节骨破坏。

4. 泌尿系统表现 是SLE常见和严重的临床表现。大多数SLE病人在病程中有肾损害,即狼疮性肾炎,主要表现为蛋白尿、管型尿、血尿、水肿、高血压等,严重者可造成肾衰竭。肾衰竭是SLE病人死亡的常见原因。

5. 心血管系统表现 以心包炎常见,可为纤维蛋白性心包炎或渗出性心包炎。约10%病人有心肌损害,可有气促、心前区不适及心律失常等表现,严重者可发生心力衰竭而死亡。部分病人可有冠状动脉受累,表现为心绞痛和心电图ST-T改变,严重时出现急性心肌梗死。

6. 呼吸系统表现 部分病人可有肺间质性病变表现,临床表现为活动后气促、低氧血症、干咳等,肺功能检查显示肺弥散功能下降。极少数病人可并发弥漫性肺泡出血,病情凶险,病死率高达50%以上。

7. 消化系统表现 病人可有食欲减退、腹痛、呕吐、腹泻及腹水等。其中部分病人以上述症状为首发,不易鉴别,易误诊。早期出现肝损害者,预后不良。少数病人可并发胰腺炎、肠坏死和肠梗阻等急腹症。

8. 神经系统表现 神经精神狼疮(又称狼疮脑病),中枢神经系统和外周神经系统均可受累。中枢神经系统病变包括狼疮性头疼、癫痫、无菌性脑膜炎等;外周神经系统病变包括吉兰-巴雷综合征、重症肌无力、多发性神经病等。

9. 血液系统表现　病人活动期常有血红蛋白下降、白细胞和/或血小板减少。部分病人可有无痛性轻度或中度淋巴结肿大，少数病人有脾大。

10. 眼部表现　约15%的病人有眼底变化，如视网膜渗出、视网膜出血、视神经乳头水肿等，其原因为视网膜血管炎，易影响视力。若累及视神经，也影响视力，重者可在数天内致盲。若及时治疗，多可逆转。

11. 抗磷脂综合征　可出现在SLE活动期，临床表现为动脉和/或静脉血栓形成、血小板减少、反复流产，血清中可出现抗磷脂抗体。

12. 干燥综合征　约30%的病人可出现，临床表现为唾液腺和泪腺功能不全。

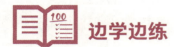
边学边练

角色扮演，向陈女士说明可能出现的皮肤和黏膜损害表现。

（三）心理社会状况

SLE因病程长、反复发作，疾病造成皮肤损害及系统器官损害，严重影响日常生活和工作，病人可出现情绪低落、焦虑、悲观等心理反应。

（四）辅助检查

1. 一般检查　血液检查全血细胞减少，提示血液系统受损；尿液检查见蛋白尿、血尿及管型尿等，提示肾损害；血沉在活动期常增快；狼疮性脑病常有脑脊液压力升高，蛋白升高，氯化物和葡萄糖多正常。

2. 自身抗体检查　①抗核抗体（ANA）：几乎所有SLE病人均能检出，为SLE筛查的首选项目，但其特异性低。②抗双链DNA（dsDNA）抗体：是诊断SLE的特异性抗体，多出现在SLE的活动期。该抗体的含量与疾病活动性密切相关，缓解期如增高，提示复发风险较高，需严密监测病情。③抗Sm抗体：是诊断SLE的标记抗体，与病情活动性无关。其特异性高达99%，但敏感性仅25%，主要用于早期与不典型病人的诊断或回顾性诊断。④抗磷脂抗体：包括抗心磷脂抗体、狼疮抗凝物等。

3. 补体检查　目前常用的有总补体（CH50）及C3和C4的检测，总补体低下，尤其是C3降低提示SLE活动。

4. 肾活检病理　对狼疮性肾炎的诊断、治疗和预后估计均有价值，尤其对指导狼疮性肾炎的治疗意义重大。

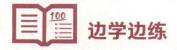
边学边练

角色扮演，向陈女士介绍常用自身抗体检查项目及意义。

（五）治疗要点

SLE 目前尚不能根治，治疗原则为早期、个性化的治疗，最大程度地延缓疾病进展，降低器官损害，改善预后。短期目标为控制疾病活动、改善临床表现，达到临床缓解或可能达到的最低疾病活动度；长期目标为预防和减少复发，减少药物不良反应，预防和控制疾病所致的器官损害，实现长周期的病情缓解，降低病死率，全面提升病人的生活质量。

治疗措施有一般治疗、药物治疗、对症治疗，目前药物治疗常用方案依然是糖皮质激素加免疫抑制剂。

1. 糖皮质激素　是目前治疗 SLE 的常用的基础治疗药物，可显著抑制炎症反应，抑制抗原抗体反应，较快控制病情活动，达到诱导缓解的目的。常用于急性暴发性狼疮、脏器损害等情况。

2. 免疫抑制剂　有利于更好地控制 SLE 活动，保护脏器功能，减少复发，同时可减少激素的使用量和不良反应。常用药物为环磷酰胺、甲氨蝶呤、来氟米特等。

3. 抗疟药　磷酸氯喹是治疗盘状红斑狼疮的主要药物。

4. 非甾体抗炎药　主要用于发热及关节痛而无明显血液系统受累的轻症病人，常用药物为阿司匹林、吲哚美辛等。

5. 其他药物治疗　在病情危重或治疗困难时可根据临床情况选择静脉注射大剂量的免疫球蛋白、血浆置换等。

【常见护理诊断/问题】

1. 皮肤完整性受损　与疾病所致的血管炎性反应引起的皮肤损害有关。
2. 慢性疼痛　与自身免疫反应所致的关节炎症有关。
3. 口腔黏膜受损　与自身免疫反应、长期使用激素等有关。
4. 焦虑　与病情反复发作、迁延不愈、面容毁损及多脏器功能损害有关。
5. 潜在并发症：慢性肾衰竭。

 护理学而思

病人，宋女士，35 岁，反复出现面部片状红斑半年，加重 10 天就诊。查体：T 38℃，P 90 次/min，R 20 次/min，BP 120/80mmHg。实验室检查：血沉 80mm/h，蛋白尿（++），抗双链 DNA 抗体阳性，抗 Sm 抗体阳性。诊断为系统性红斑狼疮。

请思考：
1. 宋女士目前首要的护理诊断是什么？
2. 针对宋女士首要的护理诊断，制订相应的护理措施。

【护理目标】

病人皮肤损害减轻或修复；病人关节疼痛缓解或消失；病人口腔溃疡逐步愈合；病人

能正确认识疾病,缓解心理压力,树立战胜疾病的信心;病人无慢性肾衰发生或慢性肾衰竭及时发现并得到有效防治。

【护理措施】

（一）一般护理

1. 休息与活动　病床应安排在无阳光直射的地方,保持病室环境安静、整洁,温湿度适宜。急性活动期病人以卧床休息为主,缓解期病人可适当活动,但应避免过度劳累。

2. 饮食护理　给予高热量、高蛋白、高维生素、低脂的易消化饮食,少食多餐。避免进食辛辣刺激性食物,忌食芹菜、无花果、烟熏食物及蘑菇等,以免诱发或加重病情。

（二）心理护理

向病人及家属介绍本病的有关知识,说明坚持合理治疗,病情可以达到长期缓解,使病人坚定战胜疾病的信心;说明良好心态对缓解疾病和改善预后的重要性,鼓励病人表达心理感受;让病人参与护理计划的制订,明确目标,积极配合治疗。

（三）病情观察

监测病人的生命体征、体重,观察记录尿量、尿色和尿液检查结果的变化情况;观察有无面部蝶形红斑及其他皮疹、口腔溃疡等病情变化;监测血清电解质、血肌酐、血尿素氮的改变。观察有无水肿、高血压;有无气促、心前区疼痛、心律失常;有无发热、干咳、胸痛;有无头痛、性格改变、意识障碍、大小便失禁等;有无贫血、视力下降等情况。

（四）治疗配合

1. 保护皮肤黏膜完整

（1）皮肤护理:避免在日射下活动,禁忌日光浴,必要时穿长袖长裤,戴遮阳帽、打遮阳伞。保持皮肤清洁卫生,可用清水冲洗皮损处,3次/d,红斑处用30℃左右温水湿敷,每次30分钟。禁忌用碱性肥皂,避免使用化妆品及化学药物,防止刺激皮肤。

（2）口腔护理:保持口腔清洁及黏膜完整。有口腔黏膜破损者,每天晨起、睡前和进餐前后用漱口液漱口,防止感染;有口腔溃疡者,在漱口后可用中药冰硼散涂敷溃疡部位,促进溃疡愈合;有口腔感染者,遵医嘱局部使用药物控制口腔感染。

（3）脱发护理:减少洗发次数,2次/周,边洗边按摩。梅花针轻叩头皮,每次15分钟,2次/d,促进局部头皮血液循环,改善脱发。禁忌染发、烫发。脱发严重病人指导其适当遮盖,如戴假发、帽子等。

2. 保护关节功能　注意观察关节表现及功能障碍情况,做好关节护理,保护关节功能。

3. 用药护理　注意观察非甾体抗炎药、糖皮质激素、免疫抑制剂等药物的不良反应,做好用药指导。磷酸氯喹长期应用可引起视网膜退行性变和心、肝损害,应定期检查眼底,监测心、肝功能变化。

4. 肾损害的护理　疾病活动期病人应卧床休息,保护肾脏功能。肾功能低下者,限制水、钠摄入,给予低盐、优质低蛋白饮食。观察生命体征、体重及水肿情况,监测肾小球滤过率、肌酐、尿素氮,及时了解肾脏功能的变化。

(五)健康指导

1. **生活指导** 病情稳定后,鼓励病人参与日常工作和社交活动;忌食芹菜、无花果、烟熏食物及蘑菇等,以免诱发或加重病情;避免进食辛辣刺激性食物,外出适当遮盖皮肤避免日晒,如可戴宽边帽子,穿长袖衣服及长裤。

2. **疾病知识指导** 向病人及家属解释本病若能及时、正确治疗,病情可以长期缓解,正常生活。嘱家属给予病人精神支持和生活照顾,使病人维持良好的心理状态;指导病人避免一切可能诱发或加重病情的因素,如日晒、妊娠、分娩、口服避孕药、手术、劳累、感冒及精神刺激等,避免接受各种预防接种。注意个人尤其是皮损部位清洁卫生,忌滥用外用药或化妆品,切忌挤压、搔抓皮疹或皮损部位。

3. **用药指导** 坚持遵医嘱用药,向病人介绍药物用法、用量及可能出现的不良反应,嘱病人不可擅自改变药物剂量或突然停药,定期复诊。

4. **生育指导** 妊娠可诱发SLE活动,应在医生的指导下妊娠。无中枢神经系统、肾脏或其他脏器严重损害,病情处于缓解期达半年以上者,一般能安全妊娠,并分娩出正常婴儿。妊娠前3个月至妊娠期应用免疫抑制剂可影响胎儿的生长发育,故必须停用免疫抑制剂半年以上方能妊娠。非缓解期的SLE病人易出现流产、早产和死胎,故应避孕。病情活动伴有心、肺、肾功能不全属妊娠禁忌。

【护理评价】

病人皮肤受损是否减轻或修复;病人关节疼痛是否缓解或消失;病人口腔溃疡是否愈合;病人能否正确认识疾病,缓解心理压力,树立战胜疾病的信心;病人有无慢性肾衰发生或慢性肾衰竭是否及时发现并得到有效防治。

(顾 骞)

本章小结

风湿性疾病常见疾病为类风湿关节炎和系统性红斑狼疮。本章学习重点是类风湿关节炎和系统性红斑狼疮病人的身体状况;常见护理问题;病情观察;健康指导。学习的难点为类风湿关节炎的关节表现及护理,系统性红斑狼疮的皮肤表现及护理、自身抗体检查项目及意义。学习过程中注意从病因、临床表现、实验检查、治疗、护理等多角度比较,区别两者的关节病变特点及身心表现,理解护理问题、实验室检查、饮食护理、用药护理和健康指导,提高运用知识解决问题的能力。

❓ 思考与练习

1. 简述类风湿关节炎关节表现有哪些及如何进行关节护理?

2. 分析比较SLE与RA关节病变特点？
3. 简述系统性红斑狼疮皮损特点及如何进行皮肤护理？
4. 系统性红斑狼疮自身抗体检查项目有哪些？临床意义是什么？

第九章　肿瘤病人的护理

09章 数字资源

学习目标

1. 具有认真负责的职业态度,与病人良好沟通,依法实施整体护理。
2. 掌握常见肿瘤病人的护理评估和护理措施。
3. 熟悉常见肿瘤病人的主要护理诊断。
4. 了解常见肿瘤病人的健康指导。
5. 能初步运用护理程序,对肿瘤病人正确实施护理。

第一节　概　　述

 工作情景与任务

导入情景

刘女士,45岁,因发现左侧乳房外上象限质硬肿块,经临床确诊为乳腺癌,欲行乳腺癌根治术,术后需要静脉化疗。病人愁眉不展,寡言少语,并有不想住院的强烈意愿。

工作任务:

1. 评估此病人现有的心理问题。
2. 针对病人的心理问题,提出相应的护理措施。

肿瘤是机体细胞在各种始动与促进因素作用下产生的增生和异常分化所形成的新生物。新生物一旦形成,不因病因消除而停止增长。它的生长不受正常机体生理调节,而是破坏正常组织与器官。根据形态及对机体的影响,肿瘤可分为良性肿瘤、恶性肿瘤以及介于良性肿瘤、恶性肿瘤之间的交界性肿瘤3类。

1. **良性肿瘤** 一般称为"瘤"。肿瘤细胞分化程度高，呈膨胀性生长，生长速度慢，包膜完整，不发生转移。

2. **恶性肿瘤** 包括癌（来源于上皮组织）、肉瘤（来源于间叶组织）及胚胎性肿瘤（母细胞瘤）。恶性肿瘤生长速度快，无包膜，边界不清，具有浸润和转移能力。

3. **交界性肿瘤** 少数形态上属良性，但常浸润性生长，切除后易复发，甚至转移，生物学行为上介于良性肿瘤与恶性肿瘤之间。

恶性肿瘤的发生发展过程可分为癌前期、原位癌、浸润癌3个阶段，根据恶性肿瘤细胞的分化程度不同，可分为高分化（Ⅰ级）、中分化（Ⅱ级）、低分化/未分化（Ⅲ级）3类。恶性肿瘤易发生转移，转移方式有直接蔓延、淋巴转移、血行转移和种植转移4种，"癌"淋巴转移常见，"肉瘤"早期血行转移多见。

【护理评估】

（一）健康史

肿瘤的病因迄今尚未完全明了。80%以上恶性肿瘤与环境因素有关，环境因素有致癌因素与促癌因素，机体内在因素也起着重要的作用，因此应注意评估病人是否跟以下因素有关：

1. 环境因素

（1）化学因素：如饮食中的亚硝胺类物质与食管癌、胃癌、肝癌的发生有关；黄曲霉素可致肝癌、胃癌等。

（2）物理因素：如电离辐射可致白血病；紫外线可引起皮肤癌。

（3）生物因素：主要为病毒感染，如乙型肝炎病毒与原发性肝癌有关，人乳头瘤病毒是宫颈癌发生的主要因素。

（4）其他因素：如长期慢性刺激、不良生活方式、长期大量吸烟等都可导致癌变。

2. 机体因素 主要有遗传因素、内分泌因素、免疫因素和心理社会因素。

（二）身体状况

肿瘤临床表现取决于肿瘤性质、发生组织、所在部位以及发展程度。

1. 局部表现

（1）肿块：是表浅肿瘤常见的局部表现。良性肿瘤的肿块表面光滑，边界清楚，活动度好；恶性肿瘤的肿块表面不光滑，凹凸不平，边界不清，活动度小，甚至固定不动。

（2）疼痛：良性肿瘤和恶性肿瘤早期一般无疼痛，肿块破溃或感染刺激神经组织时可出现局部疼痛或放射痛；晚期肿瘤的疼痛常难以忍受。

（3）其他：恶性肿块可继发坏死或感染形成溃疡，有恶臭及血性分泌物；肿瘤发生自身破溃或侵蚀血管会引发出血；阻塞或压迫空腔脏器可导致梗阻；经淋巴转移可有区域淋巴结肿大，血行转移可出现侵入器官的症状和体征。

2. 全身表现 恶性肿瘤早期无明显症状，中、晚期病人常出现乏力、消瘦、贫血、低热、低蛋白血症、水肿，甚至全身衰竭等恶病质表现。

3. 分期　目前临床较常用的为国际抗癌联盟提出的 TNM 分期法,对恶性肿瘤的治疗和预后有重要意义。T 指原发肿瘤情况;N 指区域淋巴结受累情况;M 指远处转移情况。

(三) 心理社会状况

肿瘤病人未确诊前常表现为焦虑情绪,确诊之后产生一系列心理变化,可分为 5 期。①震惊否认期:表现为不相信自己患病的事实。②愤怒期:表现为激动、烦躁、理智减弱、粗暴无礼,表示病人已开始正视现实。③协议期:病人虽已开始接受患不治之症的事实,但仍抱有能治愈的希望。④抑郁期:治疗效果不理想,病人感到无助和绝望,甚至严重意志消沉,产生轻生念头。⑤接受期:病人心境变得平静,并能理性地对待治疗。以上变化同时或反复出现,不同病人存在差异。评估病人对疾病诊断的心理承受能力,对治疗效果、预后等心理反应。

边学边练

评估本节"工作情景与任务"中病人刘女士此时的心理问题。

(四) 辅助检查

1. 实验室检查　常规化验的阳性结果常可提供诊断肿瘤的线索。免疫学检测指标对于恶性肿瘤的筛查、诊断、预后判断均有重要意义,如甲胎蛋白测定可作为原发性肝癌早期辅助诊断的依据,血清癌胚抗原测定用于结肠癌预后的判断,血清前列腺特异抗原是前列腺癌的特异性标志物。

2. 影像学检查　X 线、超声、造影、电子计算机断层扫描、磁共振成像、正电子发射断层成像等各种检查方法,可明确肿瘤的部位、形态、大小和性质。

3. 内镜检查　能直接观察病变,采取细胞和组织行病理学检查,也可经内镜插管做造影检查或做简单治疗,对于肿瘤的诊断具有重要价值。临床上常用的有支气管镜、胃镜、结肠镜、膀胱镜、腹腔镜、阴道镜、宫腔镜等。

4. 病理学检查　是目前确诊肿瘤直接而可靠的方法,包括细胞学检查与组织学检查两种方法。

(五) 治疗要点

肿瘤治疗多采用综合治疗方法,包括手术治疗、化学治疗(简称化疗)、放射治疗(简称化疗)、生物治疗、中医中药及内分泌治疗,具体治疗需要经多科医生参与的多学科协作诊疗模式讨论,结合肿瘤性质、分期和病人的全身状态做出决定。

【常见护理诊断/问题】

1. 焦虑/恐惧　与担忧疾病治疗效果、预后、治疗费用等有关。
2. 营养失调:低于机体需要量　与肿瘤消耗过多、消化吸收障碍及放疗、化疗后食欲缺乏、恶心、呕吐等有关。

3. 疼痛　与肿瘤生长侵犯神经、肿瘤压迫及手术创伤有关。

4. 体像紊乱　与手术、放疗、化疗后形象改变等有关。

5. 潜在并发症：感染、出血、皮肤和黏膜受损、骨髓抑制、静脉栓塞及脏器功能障碍。

【护理目标】

病人焦虑、恐惧减轻；营养状况得到改善或维持；疼痛减轻，舒适感增加；病人能够坦然面对自我形象的改变；病人的潜在并发症得到有效预防，或并发症一旦发生，能得到及时发现与处理。

【护理措施】

（一）一般护理

根据病人的口味选择高热量、高蛋白、富含维生素、易消化的饮食；避免粗糙、辛辣食物；忌油腻，少量多餐。必要时遵医嘱静脉补液或给予肠内外营养支持。

为病人创造安静舒适的环境，采用松弛疗法、音乐疗法等方法控制疼痛。肿瘤晚期疼痛难以控制者，可按三阶梯镇痛方案处理。疼痛较轻者，可用阿司匹林等非阿片类解热消炎镇痛药；中度持续性疼痛者，用可待因等弱阿片类药物；疼痛进一步加剧，改用强阿片类药物，如吗啡、哌替啶等。癌性疼痛给药时须注意口服、按时、按阶梯、个体化给药。也可使用病人自控镇痛泵，根据病情需要设定自动连续给药和病人自控给药的间隔时间和剂量。

（二）心理护理

密切观察病人的心理反应，给予相应的心理支持和疏导。对有轻生念头的病人，应给予更多的关爱和抚慰，帮助其树立生活的信心，同时加强防范措施，如加强巡视、避免病人独处、鼓励家人陪伴等，防止发生意外。耐心向病人解释放疗、化疗或手术治疗的目的、注意事项、可能出现的不良反应及有效的应对方式，使病人能正确认识疾病，树立信心，积极配合治疗。

（三）治疗配合

1. 手术治疗的护理　手术是治疗恶性肿瘤重要的手段，尤其对早、中期恶性肿瘤应列为首选方法。术前减轻病人的焦虑或恐惧，手术前准备时动作要轻柔，以防刺激肿瘤引起癌细胞扩散。术后护理要仔细观察病情，加强引流管和切口的护理，采取有效措施，防止并发症的发生。

2. 放射治疗的护理　放射治疗是利用各种放射线照射肿瘤，以抑制或破坏肿瘤细胞，从而达到治疗效果的一种方法。接受放疗的病人要保证充足的休息和睡眠，鼓励病人多饮水，加强营养，补充维生素，放疗前后应静卧 30 分钟。病人放射治疗期间应注意：

（1）防治皮肤、黏膜损伤：要保护好照射野皮肤，保持皮肤清洁、干燥，防止皮肤破损，选用全棉柔软的内衣，避免冷、热刺激，禁用肥皂擦洗或热水浸浴，禁用酒精等刺激性的消毒剂，也不可贴胶布，外出时避免阳光直晒。放疗期间应加强局部黏膜清洁，如口腔含漱、阴道冲洗、鼻腔用抗生素以及润滑剂滴鼻等。

（2）预防感染：监测体温和白细胞计数，若白细胞计数过低，应进行保护性隔离，遵医嘱给予升白细胞药物；若白细胞计数低于 $3×10^9/L$ 等，应暂停放疗。

（3）照射器官功能障碍的预防和护理：加强对照射器官功能状态变化的观察，给予相应护理，反应严重时暂停放疗。

边学边练

癌症病人局部放疗的皮肤护理。

3. 化学治疗的护理

（1）防治静脉炎、静脉栓塞：护士应了解化疗方案，熟悉化疗药物剂量、给药方法及毒副作用。化疗药物要现配现用，不可久置。由于药物对静脉有刺激，注射前必须将药物稀释至要求的浓度，血管要交替使用、由远及近，避免反复穿刺同一部位，可采用深静脉置管，以减少血管损伤。注射完抗癌药物后，再注入生理盐水 5～10ml，以减轻药物对静脉壁的刺激。要妥善固定针头，以防滑脱。一旦出现药液外漏须立即停止用药，皮下注射解毒剂，冷敷 24 小时，同时报告医生并做好记录。

边学边练

深静脉置管的护理。

（2）化疗不良反应的护理：化疗期间应大量饮水以减轻药物对消化道黏膜的刺激，宜给予清淡、多维生素、易消化饮食，恶心呕吐严重者，化疗尽量安排在晚饭后进行，并适当给予镇静止吐药。保持口腔清洁，用温生理盐水或温水漱口，预防溃疡，出现口腔溃疡时可用 1% 过氧化氢溶液擦洗。在化疗前头置冰帽可减轻脱发。化疗期间要密切观察骨髓抑制征象，监测血象变化，注意观察病人有无出血倾向，如牙龈、鼻出血，皮肤瘀斑，血尿及便血等。当白细胞 $<3×10^9/L$，血小板 $<80×10^9/L$ 时，必须暂停化疗，予以保护性隔离，预防交叉感染。

知识拓展

化疗过程中护士的个人防护

护士在进行化疗药物配制操作时，应穿长袖防护衣，佩戴一次性口罩、帽子，戴双层聚氯乙烯手套。打开粉剂安瓿时，用无菌纱布包裹瓶颈，将溶媒沿瓶壁注入瓶内，待药物浸透后再搅动，以防粉末逸出；抽吸瓶装水溶液药物时，应插入双针头，以排出瓶内压力，防止针栓脱出造成污染。静脉给药时,应确保注射器与输液管接头处衔接紧密,静脉冲药时应从滴药管内缓慢冲入,防止药液外溢。需排注射器或滴管内气泡时,要用无菌棉球盖在针尖上或滴管旁开口上,以便吸收不小心排出的药液。

(四)健康指导

1. 生活指导　指导病人保持心情舒畅,注意营养,加强锻炼,提高自理能力和自我保护意识。

2. 疾病知识指导　加强肿瘤三级预防的宣教。一级预防为病因预防,目的是消除或减少可能致癌的因素,降低癌症的发病率;二级预防是早发现、早诊断、早治疗,目的是降低癌症的死亡率;三级预防是康复预防,目的是提高生存质量、减少痛苦及延长寿命。

3. 随访指导　向病人和家属介绍继续治疗和定期复查的必要性;加强随访。

【护理评价】

病人焦虑或恐惧情绪是否减轻;病人营养状况是否得到改善或维持;病人疼痛是否减轻;病人是否能够坦然地面对自我形象的改变;病人的并发症是否得到有效的防治。

（杨　浩）

第二节　原发性支气管肺癌病人的护理

 工作情景与任务

导入情景

李某,男,68岁。患慢性支气管哮喘25年,因发热咳嗽、咳痰、痰中带血1个月余入院。经检查诊断为肺癌,3天前行右肺上叶切除、胸腔闭式引流术。术后进食较少,因伤口疼痛不敢咳嗽,痰液黏稠不易咳出。术后第三天晨病人诉胸闷、气短。查体:体温37.8 ℃,脉搏102次/min,呼吸26次/min,听诊右侧呼吸音减弱,左肺可闻及湿啰音。

工作任务:

1. 做好呼吸道护理。

2. 协助病人做床旁胸片检查。

原发性支气管肺癌是起源于支气管黏膜或腺体的肺部恶性肿瘤(也称肺癌),发病率和死亡率居男性恶性肿瘤的首位,好发于40岁以上的男性。

起源于主支气管、肺叶支气管的肺癌,位置靠近肺门者称中心性型肺癌。起源于肺段支气管以下的肺癌,位于肺的周围部分者称周围型肺癌。按照病理组织学分类,常见的肺癌分为两种:非小细胞癌和小细胞癌。非小细胞癌包括腺癌(最常见)、鳞状细胞癌和大细胞癌。小细胞癌恶性程度最高,对放化疗最敏感,预后差。

【护理评估】

(一)健康史

1. 吸烟　　长期大量吸烟是肺癌发病的重要因素。烟草中含有3,4-苯并芘,是致癌物质。

2. 环境污染　　厂矿烟尘、废气、居民生活废气、汽车尾气排放等造成空气污染。

3. 人体内在因素　　如免疫状态、代谢活动、遗传因素等。

(二)身体状况

与肿瘤的部位、大小、压迫及侵犯邻近器官、转移等有关。早期肺癌,特别是周围型肺癌多无症状。

1. 局部症状

(1)咳嗽:为早期常见症状,常为刺激性的干咳。少数病人表现为高调金属样咳嗽或刺激性呛咳。

(2)咯血:多为痰中带血、血丝或持续地少量咯血。

(3)胸痛:为肿瘤侵犯胸膜、胸壁、肋骨及其他组织所致。表现为胸部不规则隐痛或钝痛,可随呼吸、咳嗽加重。

(4)胸闷、发热:当癌肿引起较大支气管不同程度的阻塞,发生阻塞性肺炎和肺不张时,还可表现出局部性哮鸣、气促等症状。肿瘤造成不同程度的阻塞,可出现胸闷、哮鸣、气促、胸痛、发热等症状。

2. 压迫及转移症状　　压迫或侵犯膈神经,同侧膈肌麻痹。压迫或侵犯喉返神经,声带麻痹、声音嘶哑。压迫上腔静脉,面颈、上肢、上胸静脉怒张,皮下水肿,上肢静脉压升高,临床称上腔静脉综合征。侵犯胸膜,可有胸腔血性积液。上叶顶部肺癌常压迫颈交感神经节,表现为霍纳综合征。

肺癌血行转移后,侵入不同器官产生不同症状。少数病人可以出现非肺转移性全身症状,如骨关节综合征(杵状指、关节疼痛等症状)。

(三)心理社会状况

评估病人的心理反应和情绪的变化情况,评估病人对疾病的认知程度。了解家庭成员对病人的关心程度。病人常担心疾病治疗无效,预后不佳,不能耐受手术,会有不同程度的焦虑、恐惧、悲哀、绝望等心理变化。

(四)辅助检查

1. 胸片和CT检查　　肺部可见块状、边缘不整齐、周围有毛刺的阴影。气管阻塞可见肺不张、肺部感染影像。

2. 痰细胞学检查　　痰中可能找到表面脱落的癌细胞,有助于确诊。

3. 纤维支气管镜检查　　直接观察肿瘤的大小、部位、侵及范围,取瘤组织或吸取支气管内分泌物进行病理学检查,有助于确诊肺癌。

（五）治疗要点

肺癌多采用以手术为主的综合性治疗。

1. 手术治疗　目的是彻底切除肺部原发癌肿病灶，以及局部和纵隔淋巴结。根据病变的部位和大小决定肺癌的手术方式。一般周围型肺癌多施行肺叶切除术，中心型肺癌多施行肺叶或一侧全肺切除术。

2. 放射治疗　是局部清除肺癌病灶的一种手段。小细胞癌对放射治疗敏感，鳞癌次之，腺癌和支气管肺泡癌对放射治疗敏感性最低。

3. 化学治疗　分化程度低的肺癌，特别是小细胞癌效果较好。用于手术前后治疗可提高疗效；用于晚期病例可减轻症状，延缓病情进展。

4. 靶向治疗　靶向药物进入体内会特异地选择肿瘤细胞并使其死亡，而不会损伤周围正常组织细胞，较常用于治疗晚期癌症。

【常见护理诊断/问题】

1. 气体交换障碍　与肿瘤阻塞较大支气管、胸腔积液、肺切除等有关。
2. 营养失调：低于机体需要量　与疾病引起机体代谢增加、手术创伤有关。
3. 焦虑/恐惧　与难以忍受的疼痛、担心预后、害怕死亡等有关。
4. 潜在并发症：肺不张、肺炎、急性肺水肿、心律失常、支气管胸膜瘘。

【护理目标】

病人恢复正常的气体交换；病人营养状况改善；病人自述焦虑/恐惧减轻或消失；病人的潜在并发症得到有效预防，或并发症一旦发生，能得到及时发现与处理。

【护理措施】

（一）术前护理

1. 一般护理　卧床休息，减少活动。建立愉快的进食环境，给予色香味齐全的均衡饮食。

2. 心理护理　开展有针对性的心理护理，做好有关的解释和说明，取得病人的配合。改善病人焦虑的情绪，增强病人战胜疾病的信心，使病人能以平静的心态接受手术治疗。

3. 病情观察　观察生命体征、消瘦程度、有无呼吸道病变；观察化疗反应。

4. 治疗配合

（1）术前训练：为预防术后并发症，指导病人进行有关训练。①指导病人有效咳嗽排痰，进行腹式呼吸运动，清除呼吸道分泌物，改善呼吸功能。②训练肌肉功能，如指导病人进行小腿肌肉的收缩与舒张运动，促进静脉回流，预防深静脉血栓形成。③指导病人锻炼上肢功能，训练肩臂运动动作，预防局部组织粘连而导致的活动障碍及姿势异常。④适应性训练，如教会病人正确的半卧位，指导病人练习床上解大小便、翻身等。

（2）呼吸道护理：开胸手术的病人要加强呼吸道的准备，预防肺部并发症。①加强口腔护理。②术前2周禁烟。③遵医嘱使用抗生素预防感染。④促进深呼吸，做有效的咳嗽排痰训练,练习床上解大小便。⑤对于有慢性咳嗽和咳痰史的病人必要时行体位引流术,排痰困难者给予超声雾化吸入。

(3)术前准备:遵医嘱完善病人手术前各项准备工作;遵医嘱使用化疗药物,预防化疗药物的副作用和不良反应。

(4)协助医生完善检查:如肺功能检查、支气管镜检查等。

边学边练

角色扮演,做好病人术前准备。

(二)术后护理

1. 一般护理

(1)卧位:①麻醉未清醒时取仰卧位,头偏向一侧,麻醉清醒、血压平稳后改为半卧位,有利于引流和呼吸。肺叶切除术后安置病人于平卧位或侧卧位。②肺段切除或楔形切除术后,尽量取健侧卧位,以促进患侧肺组织扩张。③一侧全肺切除术后,取 1/4 患侧卧位,避免完全侧卧,以防纵隔移位和健肺受压,引起呼吸和循环功能障碍。

(2)饮食与输液:麻醉作用消失后 4~6 小时,无禁忌,可饮水,逐渐进食流质、半流质,直至普通饮食。一侧肺全切术后,限制钠盐输入,补液量控制在每日 2 000ml 以内,滴速 20~30 滴/min,以防发生肺水肿。

2. 病情观察 临床常规给予心电监护,观察呼吸、脉搏、血压,术后 2~3 小时内,15 分钟测定一次。观察病人的神志、面色、末梢循环、出入量情况。观察有无胸膜腔内出血或感染、肺不张和肺炎、急性肺水肿、心律失常等异常发生。

3. 治疗配合

(1)呼吸道的护理:常规给病人鼻导管吸氧,氧流量 2~4L/min,根据病情调整氧流量,直至呼吸、脉搏平稳。雾化吸入稀释痰液,保持呼吸道通畅,协助病人咳嗽排痰,预防肺炎、肺不张的发生。促进痰液排出的方法有:①每 2 小时鼓励或协助病人坐起,轻拍背部,并用双手或软枕轻轻护住伤口,嘱病人深呼吸和有效咳嗽。②用一手食指和中指在胸骨上窝处刺激气管,诱发咳嗽排痰。③对于痰多而咳嗽无力的病人,及时给予吸痰。必要时行纤维支气管镜吸痰。

(2)胸腔闭式引流管护理:①按照胸腔闭式引流常规进行护理。②保持引流管流畅,观察引流液颜色、性状和量,当引流液较多(每小时 >100ml)时,应考虑有活动性出血。③全肺切除后所置的胸膜腔闭式引流管一般呈钳闭状态,以保证术后患侧胸膜腔内有一定的压力,使纵隔位于中间位置。每次放液量不宜超过 100ml,速度宜慢,避免快速多量放液引起纵隔突然移位,导致心搏骤停。

(3)配合做好放射治疗和化学治疗病人的护理。

4. 并发症护理

（1）急性肺水肿：立即减慢输液速度，给予高流量吸氧。遵医嘱给予利尿药和强心药等，观察病人用药后的反应。

（2）心律失常：予以心电监护并密切观察，遵医嘱应用抗心律失常药物，并观察药物的疗效。

（3）支气管胸膜瘘：配合医生行胸膜腔闭式引流、控制感染、给予营养支持等。

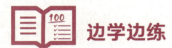 边学边练

角色扮演，做好病人术后护理。

（三）健康指导

1. 生活指导　告知病人应保持良好的营养状况，每日保证充分休息与活动；注意保持良好的口腔卫生，戒烟，避免出入公共场所，避免布满灰尘、烟雾及化学刺激物品的环境。

2. 康复指导　出院仍然需加强呼吸运动和有效的咳嗽，预防上呼吸道感染。摄取足够的营养，保证充足的睡眠。保持脊柱于功能位置，坚持肩部功能锻炼，以防脊柱侧弯和肩关节僵硬。

3. 随访指导　如术后需进行放射治疗和化学治疗，指导病人完成相应疗程以提高疗效，并告知病人注意事项。化疗药物可抑制骨髓造血功能，引起胃肠道反应，治疗前应取得病人的同意。治疗中要注意血象的变化，并定期复查血细胞和肝功能。当白细胞低于 $3.5 \times 10^9/L$ 时应停药。凡 40 岁以上者每年拍摄胸片或 CT 一次，若有伤口疼痛、剧烈咳嗽及咯血等症状，或有进行性倦怠情形，应返院复查。

【护理评价】

病人是否恢复正常的气体交换；病人的营养状况是否改善，焦虑、恐惧是否有所减轻或消失；病人是否出现并发症或并发症出现后是否得到及时的发现和控制。

（杨　浩）

第三节　食管癌病人的护理

　工作情景与任务

导入情景

张某，男性，50 岁。吞咽不利半年。查体：面色苍白，消瘦，左锁骨上窝触及一肿物，

直径约 2cm，质硬、不活动。食管造影检查显示食管中段有约 5cm 长的狭窄。经过一系列必要的检查和准备，次日早 8 时拟行开胸食管癌切除术。

工作任务：
1. 实施术前健康教育。
2. 针对病人的常见护理诊断／问题，采取相应的护理措施。

食管癌是我国常见的消化道恶性肿瘤，发病年龄多在 40 岁以上，男性多于女性。食管癌可以发生在食管的任何部位，以中胸段食管多见，其次为下胸段及上胸段。肿瘤起源于食管的黏膜上皮，多数为鳞状上皮癌，其次是腺癌。

【护理评估】
(一) 健康史

食管癌的病因尚不明确，根据流行病学的调查发现可能与下列因素有关：

1. 不良的生活习惯　慢性刺激，如大量饮酒、吸烟、进食过快、食物过热或过硬、口腔不洁、龋齿等，造成食管损伤及炎症，促进肿瘤发生。

2. 营养状况　摄入蛋白质少，食物中缺乏微量元素如钼、铁、锌、氟、硒及维生素等。

3. 生物和化学因素　摄入食物中亚硝酸盐含量高，食物被真菌污染，亚硝酸盐和真菌产生的毒素致癌。

4. 癌前病变　如食管白斑、瘢痕、慢性炎症等可发生癌变。

5. 遗传因素　在我国食管癌的高发区调查发现，有阳性家族史者达 27%～61%。

(二) 身体状况

1. 症状　早期症状不明显，当病人出现咽下食物有哽噎感，胸骨后烧灼样、针刺样或牵拉摩擦样疼痛，异物感，常为疾病的早期表现。食管癌中晚期的典型症状是进行性吞咽困难，先是难咽干硬食物，继而只能进半流质、流质，直至滴水难进。晚期癌肿侵及食管周围器官出现声音嘶哑、呕血、持续胸痛或背痛等症状，侵入气管，可形成食管气管瘘，进食时出现呛咳及肺部感染。病人逐渐消瘦、贫血、营养不良、恶病质。

2. 体征　中晚期病人可触及锁骨上淋巴结肿大，严重者有腹水征。晚期病人出现恶病质状态。若有肝、脑等脏器转移，可出现黄疸、腹水、昏迷等。

(三) 辅助检查

1. 食管吞钡双重对比造影　早期病变：食管黏膜皱襞紊乱，管壁僵硬，有小龛影等。中晚期病变：有明显不规则狭窄和充盈缺损，病变段管壁僵硬，严重狭窄者近端食管扩张。

2. 食管脱落细胞学检查　带网气囊食管脱落细胞学检查是一种简单易行的食管癌筛查的首选方法，阳性率可高达 90%，是诊断早期食管癌的可靠方法之一。

3. 内镜及超声内镜检查　食管纤维内镜检查可直视肿块部位、形态，并可钳取活组织做病理学检查。超声内镜检查可用于判断肿瘤侵犯深度、食管周围组织及结构有无受累，以及局部淋巴转移情况。

4. 胸腹部 CT　能显示食管癌向管腔外扩展的范围及淋巴结转移情况,辅助判断能否手术切除。

> **边学边练**
>
> 模拟评估本节"工作情景与任务"中张某的病情。

(四)心理社会状况

了解病人对疾病的认知程度,是否对手术有顾虑和担忧,术前、术后评估病人有无不同程度的焦虑、紧张、恐惧等不良心理。此外,还需了解朋友及家属与病人的关系、对病人的支持程度,以及病人家庭对手术的经济承受能力。

(五)治疗要点

手术是目前食管癌主要的治疗方法。早中期病人可手术切除距肿瘤上下各 5~8cm 的食管及所属区域的淋巴结,然后行胃代食管术(图9-1)或结肠、回肠代食管术(图9-2)。晚期病人,可行胃、空肠或结肠与肿瘤上方食管吻合术等,以改善症状。手术前后辅助放疗、化疗和免疫治疗。

【常见护理诊断/问题】

1. 营养失调:低于机体需要量　与进食减少或不能进食、消耗增加等有关。
2. 体液不足　与进食困难、摄入不足有关。
3. 焦虑　与疾病的进展、担忧术后能否正常进食有关。
4. 潜在并发症:胸腔出血、脓胸、乳糜胸、吻合口瘘等。

【护理目标】

病人营养和全身情况有所改善;病人水电解质维持平衡;病人自述焦虑减轻,表现为情绪稳定;病人的潜在并发症得到有效预防,或并发症一旦发生,能得到及时发现与处理。

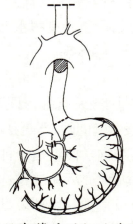
上、中段食管癌的切除食管范围

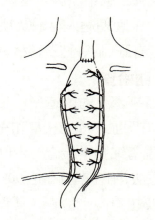
胃代食管,颈部吻合术

图9-1　食管癌切除后胃代食管术

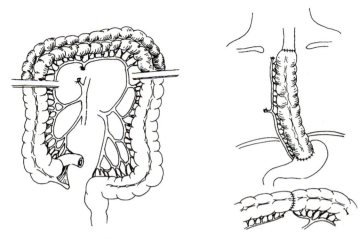

图 9-2 横结肠代食管术

【护理措施】

（一）术前护理

1. 一般护理　为改善病人的营养状况,能进食者给予高热量、高蛋白、富含维生素的饮食。进食困难者遵医嘱给予输血、输液等支持疗法。必要时给予全胃肠外营养。术前加强口腔护理,不能进食者,每天给予淡盐水或其他含漱液漱口。有口腔疾病的病人要及时治愈。

2. 心理护理　加强与病人及家属沟通,讲解治疗新进展及配合治疗的重要性,争取亲属在心理和经济方面的积极支持和配合,解除病人的后顾之忧。

3. 病情观察　观察病人进食困难的程度,消瘦进展速度。

4. 治疗配合

（1）呼吸道准备：术前2周禁烟,对有慢性肺部疾病的病人遵医嘱给予药物治疗,改善肺功能。

（2）适应性训练：术前训练病人深呼吸、有效咳嗽排痰的动作。

（3）消化道准备：①术前3天给流质饮食,餐后温开水漱口,以冲洗食管,每餐后或睡前口服新霉素及甲硝唑溶液,以达到食管黏膜消炎的作用。②食管梗阻的病人,术前3天每晚插胃管用抗生素生理盐水冲洗食管,以减轻组织水肿,降低术后感染及吻合口瘘的发生率。③行结肠代食管者应做好肠道准备。术前3～5日口服肠道抗生素,如甲硝唑或新霉素等,术前2日进食无渣流质,术前晚行清洁灌肠或全肠道灌洗后禁饮禁食。④手术晨放置胃管及十二指肠营养管,通过梗阻部位时不能强行插入,以免穿破食管。肝硬化合并胃底静脉曲张病人术前禁忌插胃管。

 边学边练

角色扮演,模拟做好本节"工作情景与任务"中张某的术前准备。

（二）术后护理

1. 一般护理

（1）术后待病人麻醉清醒、生命体征平稳后取半卧位。术后每15～30分钟测生命体征一次，记录24小时出入量，观察伤口敷料有无脱落及渗血、渗液情况等。

（2）饮食护理：①术后3～4天严格禁饮禁食。禁食期间持续胃肠减压，经静脉补充营养。术后禁食时间应适当延长，待肛门排气后即可停止胃肠减压。②留置十二指肠营养管的病人，先滴入少量温盐水，次日开始滴入35～37℃营养液，每次200～300ml，如无不适可逐渐增加至2 000～2 500ml/d。约术后第10天拔出十二指肠营养管，开始经口进流食，一般术后2周改为半流食。③未留置十二指肠营养管者，经禁食5～6天可给全流食，每2小时100ml，每日6次。流食1周后改为半流食，半流食1周后可进普食。

2. 心理护理　安慰病人，帮助病人树立战胜疾病的信心。

3. 病情观察　观察生命体征和手术并发症。观察切口有无红肿、流脓等感染迹象，观察引流液的质和量，如有异常，及时报告医生。

4. 治疗配合

（1）保持胃肠减压管通畅：①术后3～4天持续胃肠减压，妥善固定胃管，防止脱出。待肛门排气、胃肠减压引流量减少后，拔出胃管。严密观察引流液量、性状及颜色并准确记录。②术后6～12小时可从胃管内抽吸出少量血性或咖啡色液体，以后颜色逐渐变浅。若引流出大量鲜血或血性液体，病人出现烦躁、血压下降、脉搏增快、尿量减少等，应考虑吻合口出血，及时通知医生并配合处理。③经常挤压胃管，定期用少量生理盐水冲洗并及时回抽，避免管腔阻塞。④胃管脱出后严密观察病情，不应盲目插入，以免戳穿吻合口，形成吻合口瘘。

（2）胸膜腔闭式引流管的护理：维持胸腔闭式引流通畅，观察引流液量、性状并记录。若术后每小时引流超过200ml，连续3小时，呈鲜红色并有较多血凝块，病人出现烦躁不安、血压下降、脉搏增快、尿少等血容量不足症状，应考虑有活动性出血；若引流量多，由清亮渐转浑浊，提示有乳糜胸。

（3）呼吸道护理：维持呼吸功能，预防肺部并发症的发生。术后48小时内常规吸氧，超声雾化稀释痰液，鼓励并协助病人咳嗽排痰，促进肺复张。

（4）术后多观察，及时发现并发症并正确护理（表9-1）。

表9-1　食管癌术后并发症的护理措施

并发症	表现	护理措施
吻合口瘘	严重并发症，多发生于术后5～10d，消化道内容物漏入胸腔导致胸膜腔感染。表现为持续高热、呼吸困难、胸痛、患侧胸膜腔积气积液，全身中毒症状明显，重者发生休克	立即禁食禁饮、胃肠减压、胸腔闭式引流、抗感染治疗等

续表

并发症	表现	护理措施
乳糜胸	多因伤及胸导管所致,多发生在术后2~10d,表现为胸闷、气急、心悸,甚至血压下降。如未及时治疗,可在短期内全身消耗、衰竭死亡	一旦发生乳糜胸,立即进行胸腔闭式引流,及时排除胸膜腔内乳糜液,促使肺复张
肺不张、肺部感染	由于疼痛限制病人呼吸、咳嗽,或胃上拉至胸腔内使肺受压等因素,术后易发生肺不张、肺部感染	患慢性肺疾病者术前戒烟、控制肺部感染;术后加强呼吸道管理,叩背、协助病人有效咳嗽

(三)健康指导

1. 生活指导　饮食宜少食多餐,细嚼慢咽,以高热量、高蛋白、易消化的软食为宜。病人进食后出现胸闷、呼吸困难,考虑因胸腔内胃膨胀压迫心肺所引起,预防方法是餐后2小时不能平卧;食管反流症状较重时,睡眠时应垫高枕头,防止胃液返流至食管引起恶心和呕吐症状,并服用抑制胃酸分泌的药物。

2. 疾病知识指导　结肠代食管术后,因结肠逆蠕动,病人口腔常嗅到粪臭气味,应向病人耐心解释,一般半年后症状逐渐减轻,指导病人注意口腔卫生。术后进行肩关节功能锻炼应循序渐进,避免长期制动造成肩关节僵硬和上肢肌肉萎缩。

3. 随访指导　定期复查,坚持后续放疗、化疗。

【护理评价】

病人营养和全身情况是否得到改善;病人的体液是否得到及时有效的补充;病人的顾虑心理是否得到缓解或减轻;病人术后并发症是否得到预防或及时的处理。

(杨　浩)

第四节　胃癌病人的护理

工作情景与任务

导入情景

王某,50岁,既往有慢性萎缩性胃炎病史。3个月前觉上腹部饱胀不适,疼痛,食欲减退,有反酸、嗳气,服用抗酸药无明显好转,自发病以来体重下降3kg。经胃镜检查确诊为胃癌。

工作任务：
1. 试述王某出现的护理问题。
2. 针对该病人病情进行术前护理。

胃癌是常见的消化道恶性肿瘤。在全球范围内胃癌的发病率在男性恶性肿瘤中仅次于肺癌，位于第 2 位，在女性恶性肿瘤中位于第 4 位；死亡率在恶性肿瘤中占第 2 位。好发年龄多在 50 岁以上，男女比例约为 2∶1。

胃癌的病因尚未完全清楚，目前认为与下列因素有关：①地域环境。胃癌发病有明显的地域性差别，在我国西北与东部沿海地区发病率高于南方地区。②饮食生活因素。长期食用熏烤、腌制食品的人群发病率高，与食物中亚硝酸盐、真菌霉素、多环芳烃化合物等致癌物含量高有关。缺乏新鲜蔬菜、水果与发病也有一定关系。吸烟者胃癌发病危险性较不吸烟者高。③幽门螺杆菌感染。这是引发胃癌的主要因素之一。幽门螺杆菌感染高的国家和地区，胃癌发病率也高。④癌前疾病和癌前病变。易发生胃癌的胃疾病包括胃息肉、慢性萎缩性胃炎及胃大部切除后的残胃。胃黏膜上皮细胞的不典型性增生属于癌前病变，可分为轻、中、重 3 度，重度不典型性增生易发展为胃癌。⑤遗传因素。胃癌有明显的家族聚集倾向，一级亲属患病比例显著高于二、三级亲属。

胃癌多见于胃窦部，约占 1/2，其次为胃底贲门，约占 1/3，发生在胃体者较少。胃癌大体类型分为早期胃癌和进展期胃癌。早期胃癌指病变仅局限于黏膜或黏膜下层，无论病灶大小或有无淋巴结转移。癌灶直径在 10mm 以下称为小胃癌，5mm 以下为微小胃癌。进展期胃癌指癌组织浸润已超越黏膜下层。胃癌组织学分型绝大部分为腺癌。淋巴转移是胃癌主要的转移方式，常先转移到胃周围的淋巴结，然后汇集到腹腔淋巴结；恶性程度较高或较晚期的胃癌，可通过胸导管转移至左锁骨上淋巴结。另外，胃癌也可通过直接浸润、血行转移、腹膜种植等方式发生转移。

【护理评估】

（一）健康史

了解病人的饮食喜好及生活习惯；既往有无慢性萎缩性胃炎、胃溃疡及胃息肉等病史；询问家庭中有无胃癌或其他肿瘤病人。

（二）身体状况

1. 症状 早期胃癌多无明显症状，有时出现上腹隐痛不适、嗳气、反酸、进食后饱胀恶心等非特异性上消化道症状，胃窦癌常出现类似十二指肠溃疡的症状，按胃炎和溃疡治疗，症状可暂时缓解，易被忽视。随着病情发展，出现上腹疼痛加重、乏力、消瘦、贫血、食欲下降、体重减轻等。不同部位的胃癌可有其特殊表现，如贲门胃底癌可出现胸骨后疼痛和进食梗阻感；幽门附近癌发生梗阻而呕吐，呕吐物为隔夜宿食；癌肿破溃或侵犯血管可出现呕血、黑便等上消化道出血症状。

2. 体征 早期病人多无明显体征，晚期病人可扪及上腹部质硬、固定的肿块。发生远处转移时可有锁骨上淋巴结肿大、肝大、腹水等。

（三）心理社会状况

病人获悉病情后可出现焦虑、恐惧、忧郁、悲哀、绝望等心理变化，甚至失去治疗的信心，护理人员应密切观察病人的情绪变化，了解家属对病人的关心和支持程度以及家庭经济承受能力；了解病人和家属对本病及其治疗、疾病发展和预后的了解和期望程度。

（四）辅助检查

1. 纤维胃镜检查　是诊断胃癌的有效方法，可直接观察病变的部位和范围，可以对可疑病灶钳取病变组织做病理学检查。

2. X线钡餐检查　目前仍为诊断胃癌的常用方法。多采用气钡双重造影，通过黏膜相和充盈相的观察作出诊断。

3. CT检查　在评估胃癌病变范围、局部淋巴结转移和远处转移方面具有较高的价值，是判断胃癌术前临床分期的首选方法。

4. 正电子发射成像技术　是一种新型无创检查手段，也可用于胃癌诊断，判断淋巴结和远处转移病灶情况。

5. 实验室检查　部分胃癌病人大便隐血试验常呈持续阳性。肿瘤标志物癌胚抗原等在部分胃癌病人中可见升高，目前仅作为判断预后和治疗效果的指标，无助于胃癌的诊断。

（五）治疗要点

早发现、早诊断和早治疗是提高胃癌疗效的关键。外科手术仍是胃癌的主要治疗手段，也是目前能治愈胃癌的唯一方法。手术根据情况采用根治性手术和姑息性手术。对中、晚期胃癌，积极辅以化疗、放疗、免疫治疗、靶向治疗、中医中药治疗等以提高疗效。

【常见护理诊断/问题】

1. 焦虑/恐惧　与病人对癌症的恐惧及对预后的担忧有关。
2. 营养失调：低于机体需要量　与长期食欲减退、消化吸收不良及癌肿导致的消耗增加有关。
3. 潜在并发症：出血、十二指肠残端瘘、吻合口瘘、消化道梗阻、倾倒综合征等。

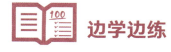

边学边练

评估本节"工作情景与任务"中王某出现的护理问题。

【护理目标】

病人焦虑情绪减轻；病人的营养状况得到改善或维持；病人的潜在并发症得到有效预防，或并发症一旦发生，能得到及时发现与处理。

【护理措施】
(一) 术前护理

1. 心理护理　护士要注意发现病人的情绪变化,缓解焦虑、恐惧。根据病人的心理状态、承受能力及不同的心理类型给予疏导和鼓励。消除病人的顾虑和消极心理,增强病人对治疗的信心,使病人能够积极配合治疗和护理。

2. 营养支持　胃癌病人常因食欲减退、摄入不足及癌肿导致的消耗增加出现营养状况欠佳,因此根据病人的饮食生活习惯,制订合理食谱。能进食者给予高蛋白、高热量、高维生素、低脂肪、易消化和少渣饮食;对于不能进食或禁食病人,应静脉输液,补足热量,必要时输血浆或全血。

3. 胃肠道准备　有幽门梗阻的病人应禁食,术前 3 日每晚用温生理盐水洗胃,减轻黏膜水肿。术前 3 日口服肠道不吸收的抗菌药。

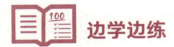
边学边练

为本节"工作情景与任务"中的王某提供术前洗胃。

(二) 术后护理

1. 体位　全麻未清醒时平卧,头偏向一侧(易于口腔分泌物或呕吐物流出,避免窒息),病人清醒且血压平稳后取半卧位,利于呼吸及引流,减轻切口疼痛。

2. 活动　除年老体弱或病情较重病人外,术后第 1 天坐起进行轻微活动,第 2 天协助下地、床边活动,第 3 天可在室内活动。病人的活动量根据个体差异而定,早期活动可促进胃肠蠕动,预防术后肠粘连和下肢静脉血栓。

3. 病情观察　每 30 分钟监测生命体征 1 次,病情平稳后每 1~2 小时监测生命体征 1 次,密切注意血压、脉搏的变化。

4. 营养支持　术后暂禁食,禁食期间,遵医嘱静脉补充液体,维持水电解质平衡并补充营养素。准确记录出入量,保证合理补液,若病人出现营养不良或贫血,遵医嘱补充蛋白、血浆或全血。一般术后 3~4 天胃肠道功能恢复后,可给予水或米汤,拔除胃管后进流食,然后半流食、全流食、软食,逐渐恢复普通饮食。

5. 各种引流管的护理　保持各种引流管通畅,勿扭曲、受压,保持胃肠减压处于持续负压状态,观察引流液的颜色、性质和量。正常术后 24 小时内胃管流出少量暗红色或咖啡色胃液,一般少于 300~600ml,量逐渐减少至自行停止,若术后短时间内胃管流出大量鲜血,可能有吻合口出血,应立即报告医生。术后若胃液减少,颜色正常,肠蠕动恢复,可拔出胃管。注意观察腹腔内有无出血、渗液。观察每日尿量,根据尿量多少补充液体量。

6. 术后并发症护理　参照胃大部切除术后病人的护理。

(三)健康指导

1. 生活指导 少食腌制、熏、烤食品,戒烟、酒,注意休息和适当的体育锻炼。
2. 疾病知识指导 积极治疗幽门螺杆菌感染及胃癌的癌前疾病。高危人群应定期检查。
3. 随访指导 出院后定期复查,术后 3 年每 3～6 个月复查 1 次,3～5 年后每年复查 1 次,内镜检查每年 1 次。

【护理评价】

病人焦虑情绪是否减轻;病人营养状况是否得到改善或维持;病人的并发症是否得到有效的防治。

(李 宁)

第五节 原发性肝癌病人的护理

  工作情景与任务

导入情景

王某,男,47 岁,有慢性肝炎史 30 年。因"右上腹隐痛 3 个月,加重伴低热 1 周"收入院。近 3 个月来,无明显诱因出现右上腹疼痛,为持续性胀痛,1 周前疼痛加重,午后有低热,伴有食欲减退,厌油腻饮食。查体:贫血貌,皮肤、巩膜无黄染,有肝掌、蜘蛛痣,肝肋下 2cm,质硬,边界不清楚,轻度压痛。血常规:WBC 6×10^9/L,RBC 3.5×10^{12}/L,Hb 88g/L,甲胎蛋白 >400μg/L。B 超和 CT 示肝右叶占位性病变。诊断为原发性肝癌。

工作任务:

1. 请列举出王某出现的护理问题。
2. 拟定该病人的护理措施。

原发性肝癌是指原发于肝实质细胞或肝内胆管细胞的恶性肿瘤。全球发病率高,在我国主要集中在东南沿海地区。发病年龄以 40～50 岁为多,男性多于女性。病因至今尚未完全明确,多数为病毒性肝炎和肝硬化发展的结果。世界范围内,70%～90% 的原发性肝癌伴有肝硬化。目前认为其发病是多因素、多步骤的复杂过程,与多种危险因素相关。乙型肝炎病毒感染、丙型肝炎病毒感染、酒精摄入及黄曲霉毒素污染是四种主要的致病因素。

原发性肝癌按大体病理形态分为巨块型、结节型、弥漫型;按肿瘤大小分为微小肝癌(直径≤2cm),小肝癌(>2cm,≤5cm),大肝癌(>5cm,≤10cm)和巨大肝癌(>10cm);按病理组织分为肝细胞型、胆管细胞型和混合型,其中肝细胞型多见,约占 91.5%。原发性肝癌可经血行转移、淋巴转移及种植转移造成癌细胞扩散。肝癌细胞极易经门脉系统在肝内播散,后经血行、淋巴转移至肝外,肝外转移常见的部位是肺,其次是骨、肾和肾上腺及脑等。

【护理评估】

(一) 健康史

询问病人有无肝炎病史,因为肝癌病人常有"肝炎→肝硬化→肝癌"病程,是否有长期食用霉变食物、酗酒及接触亚硝胺类致癌物质的情况。此外,还应了解家族有无相关病史。

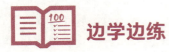 边学边练

评估本节"工作情景与任务"中病人王某患肝癌常见的病因。

(二) 身体状况

原发性肝癌起病隐匿,一旦出现症状和体征,病程大多已进入中晚期。

1. 肝区疼痛 半数以上的病人首发症状为肝区疼痛,多呈持续性钝痛、刺痛或胀痛,因肿瘤迅速生长使肝包膜被牵拉所致。疼痛的部位与病变位置有密切关系,如位于肝右叶顶部的癌肿累及膈肌可牵涉至右肩背部;左肝癌多表现为胃区疼痛。当癌结节坏死、破裂时,引起腹腔内出血,出现剧烈腹痛和腹膜刺激征,出血量大,则引起晕厥和休克。

2. 消化道症状及全身症状 无特异性,不易引起注意。表现为乏力、消瘦、发热、食欲减退、腹胀,也可有恶心、呕吐及腹泻等。晚期则出现贫血、黄疸、腹水及恶病质等。

3. 肝大 进行性肝大为中晚期肝癌常见的体征,多为不对称变大,质地坚硬,表面凹凸不平,边缘钝而不整齐,常有压痛。

4. 其他 上消化道出血、癌肿破裂出血、继发感染、肝性脑病,以及肝、肾衰竭等并发症。

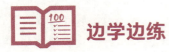 边学边练

角色扮演,评估肝癌病人的主要症状和体征。

(三) 心理社会状况

病人可因肝区疼痛或缺乏心理准备而出现焦虑、抑郁及恐惧等不良情绪,晚期病人出现悲观、绝望等心理,甚至有自杀倾向。

(四) 辅助检查

1. 甲胎蛋白 对诊断肝细胞癌有相对特异性,现已广泛用于肝癌的诊断、预测复发。

病人甲胎蛋白≥400μg/L,持续 1 个月以上或 200μg/L 持续 2 个月以上,并排除妊娠、生殖腺胚胎源性肿瘤、活动性肝炎等可考虑原发性肝癌。

2. 影像学检查　B 型超声是目前肝癌筛查和定位诊断首选的方法,具有方便易行、无创伤等优点。CT 检查、磁共振检查及选择性腹腔动脉和肝动脉造影等对肝癌定性、定位诊断均有价值。

3. 其他　肝穿刺活检、腹腔镜检查可确诊,必要时可行剖腹探查。

(五)治疗要点

原发性肝癌关键在于早期诊断、早期治疗。手术切除是目前治疗原发性肝癌有效的方法;非手术治疗包括放射治疗、生物和分子靶向药物治疗、中医中药治疗、介入治疗。根据病情可采用以手术治疗为主的综合疗法,以提高肝癌治疗效果。

知识拓展

肝动脉化疗栓塞治疗

肝动脉化疗栓塞治疗是肝癌介入治疗常见的方法之一,常用于治疗不可切除的肝癌或作为肝癌切除术后的辅助治疗。方法是经皮穿刺股动脉,在 X 线透视下将导管插至肝固有动脉或其分支注射抗肿瘤药物和栓塞剂,现临床多用抗肿瘤药物和碘化油混合后注入肝动脉,发挥持久的抗肿瘤作用,一般 6~8 周重复 1 次。

【常见护理诊断/问题】

1. 疼痛　与癌肿增大牵拉肝包膜有关。
2. 营养失调:低于机体需要量　与恶性肿瘤对机体的慢性消耗、化疗所致胃肠道反应有关。
3. 焦虑/恐惧　与担心手术、腹部剧烈疼痛或担心预后有关。
4. 潜在并发症:肝性脑病、上消化道出血、癌结节破裂出血、感染等。

【护理目标】

病人疼痛缓解或减轻;病人营养状况得到改善;病人焦虑或恐惧的情绪有所减轻;病人的潜在并发症得到有效预防,或并发症一旦发生,能得到及时发现与处理。

【护理措施】

(一)术前护理

1. 心理护理　疏导、安慰和鼓励病人,耐心解释各种治疗、护理措施,与家属共同讨论并制订诊疗措施,多与病人沟通交流。
2. 营养支持　宜采用高蛋白、高热量、高维生素、易消化饮食;合并肝硬化有肝功能损害者,应限制蛋白摄入;必要时输血浆或白蛋白,改善贫血,纠正低蛋白血症。
3. 保肝治疗　禁烟酒,保证睡眠。遵医嘱给予支链氨基酸,避免或减少使用肝毒性药物。

4. 维持体液平衡　肝功能损害伴有腹水者,严格控制水、钠摄入;遵医嘱补液和利尿,准确记录24小时液体出入水量;每日记录体重及腹围变化。

5. 预防出血　措施包括:①术前3日给予维生素K_1,补充血浆和凝血因子,改善凝血功能。②避免剧烈咳嗽、用力排便、外伤或进食干硬食物等。③应用H_2受体阻断药,预防应激性溃疡出血。④密切观察腹部体征,若病人突发腹痛,伴腹膜刺激征,应怀疑癌肿破裂出血,及时通知医生,做好急症手术的各项准备。

(二) 术后护理

1. 体位　麻醉未清醒时采用去枕平卧位,头偏向一侧;清醒且血压稳定后,多采用半卧位。

2. 病情观察　密切观察并记录病人生命体征、神志、尿量、全身皮肤、黏膜有无出血点,有无发绀及黄疸等;观察切口有无渗血、渗液;观察腹部体征,有无腹痛、腹胀及腹膜刺激征等;有引流管者,观察并记录引流液的颜色、量和性状。

3. 营养支持　禁食、胃肠减压,静脉输入高渗葡萄糖溶液、适量胰岛素及维生素B、维生素C、维生素K等,待肛门排气胃肠蠕动功能恢复后逐步给予流质、半流质和普食。术后2周给予适量的血浆和白蛋白,以增强机体抵抗力。

4. 并发症的护理　肝癌术后常见的并发症包括:①出血,是术后常见的并发症之一,多为凝血机制障碍、腹压增高、手术缝合不当所致。表现为失血性休克,引流量增多。护理重点在于预防和控制出血。术后1~2日应卧床休息,不宜早期下床活动;密切观察引流管的量、性状。发现出血倾向及时通知医生并做好紧急止血准备。②膈下积液及脓肿,多发生在术后1周左右。多为引流不畅或拔管过早所致。表现为病人体温升高,上腹部及右季肋区胀痛,伴有呃逆、白细胞计数升高等。护理要点:保持引流管通畅,观察体温变化,高热者给予物理降温。发生膈下脓肿者给予半坐位,可在超声引导下穿刺抽脓或引流并加强冲洗,抗生素抗感染治疗。③胆漏,多因胆管渗漏、损伤或结扎线脱落造成。病人会出现腹膜炎症状,切口或引流管会有胆汁样液体流出,一旦发现应立即通知医生,保持引流通畅,如发现胆汁性腹膜炎,应尽早手术。④肝性脑病。因肝解毒能力减弱,手术刺激极易发生肝性脑病,病人出现性格行为变化,如欣快感、表情淡漠或扑翼样震颤等前驱症状。密切观察病情变化;吸氧;避免上消化道出血、便秘、使用镇静催眠药等诱因;禁用肥皂水灌肠;服用阿霉素或卡那霉素减少氨的产生;给予富含支链氨基酸的制剂;限制蛋白质摄入;使用降血氨的药物。

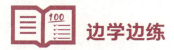 **边学边练**

角色扮演,护理肝癌病人的术后并发症。

（三）介入治疗护理

1. 介入治疗前护理　消除病人紧张、焦虑情绪,术前6小时禁食,做好穿刺部位皮肤准备,备好所需物品及药品。

2. 介入治疗后护理

（1）预防出血：术后取平卧位,穿刺处拔管后压迫15分钟,再局部加压。穿刺肢体伸直位制动6小时,绝对卧床24小时。注意观察穿刺肢体皮肤的颜色、温度及足背动脉搏动,以防加压过紧造成肢体缺血。

（2）导管护理：严格遵守无菌原则,每次注药前消毒导管,注药后用肝素稀释液冲洗导管并用无菌纱布包扎。

（3）栓塞后综合征护理：多数病人可出现发热、肝区疼痛、恶心呕吐、白细胞降低等表现。应及时对症处理,告知病人遵医嘱大量饮水。

（四）健康指导

1. 生活指导　多吃高热量且富含优质蛋白质、维生素和纤维素的食物,食物应清淡、易消化。

2. 疾病知识指导　不吃发霉食品,积极防治病毒性肝炎和肝硬化,定期对肝癌高发地区人群或高危人群进行甲胎蛋白检测或超声检查。

3. 随访指导　定期随访,第1年每1~2个月复查甲胎蛋白、胸片和B超检查1次。

【护理评价】

病人焦虑或恐惧程度是否减轻,情绪是否稳定;病人的疼痛是否减轻或缓解;病人的营养状况是否得到改善;病人的并发症是否得到有效的预防或已发生的并发症是否能得到及时发现和处理。

（李　宁）

第六节　胰腺癌病人的护理

工作情景与任务

导入情景

张某,男性,63岁,因"上腹部胀痛不适半年,皮肤巩膜黄染1个月"入院。半年前无明显诱因出现中上腹胀痛不适,呈带样向后腰部放射,食欲缺乏,口服多潘立酮,症状未缓解。1个月前出现皮肤、巩膜黄染进行性加重,粪便为白陶土色,体重减轻,较前下降约3kg。入院查体：皮肤、巩膜黄染,无肝掌、蜘蛛痣,中上腹压痛,无反跳痛及腹肌紧张。肝、脾肋下未及。腹部增强CT：胰胆管扩张,可见胰头部占位。初步诊断为胰腺癌。

工作任务：
1. 拟为张某进行手术治疗，帮助病人做好术前准备。
2. 护理该病人术后出现的并发症。

胰腺癌是一种发病隐匿、进展迅速、治疗效果及预后极差的消化道肿瘤。好发年龄多在40岁以上，男性多于女性。胰腺癌好发于胰头部，其次为体尾部。病理类型以导管细胞腺癌多见，转移途径主要为局部浸润和淋巴转移，也可经血行转移至肝、肺及骨等处和腹腔内种植。

【护理评估】

（一）健康史

胰腺癌的病因尚未完全清楚，吸烟是目前取得共识的危险因素。其他危险因素：食用高热量、高饱和脂肪酸、高胆固醇、富含亚硝胺的食品；糖尿病；职业暴露；饮酒；胰腺良性疾病；遗传及基因突变等。黏液性囊性肿瘤和胰管内乳头状黏液性肿瘤为胰腺癌的癌前疾病，这些疾病的检测有助于早期发现胰腺癌。应注意询问病人有无嗜烟情况和上述相关病史。

（二）身体状况

1. **上腹痛、不适** 是常见的首发症状。疼痛部位多位于左上腹、脐周及右上腹，早期多为隐痛、钝痛、胀痛，多数因为肿瘤压迫胰管，使胰管出现不同程度的梗阻、扩张、扭曲及压力增高所致。随病情发展，疼痛转为绞痛或进行性加重的钝痛，并向肩背部或后腰部放射。晚期肿瘤侵犯腹腔神经丛时出现持续性腹痛，腹痛程度剧烈，影响睡眠和饮食。

2. **黄疸** 是胰头癌主要的临床表现，由于浸润或压迫胆总管，造成梗阻性黄疸，多呈进行性加重，可伴有皮肤瘙痒、茶色尿和陶土色大便。黄疸出现的早晚与肿瘤位置有关，肿瘤越靠近胆总管，黄疸出现越早。肝和胆囊因胆汁淤积而肿大，胆囊常可触及。黄疸伴有无痛性胆囊增大称为库瓦西耶征，对胰头癌具有诊断价值。

3. **消化道症状** 早期常有食欲减退、消化不良、便秘、腹泻等症状。因肿瘤压迫十二指肠、胃可出现梗阻性呕吐。晚期出现呕血或黑便等上消化道出血的表现。

4. **消瘦、乏力** 多数病人有显著的体重减轻，早期即可出现，晚期常伴有恶病质。

5. **其他** 可有发热、性格改变、糖尿病等。

边学边练

角色扮演，评估胰腺癌病人的主要症状和体征。

（三）心理社会状况

被诊断为胰腺癌后多数病人很难接受，常会出现否认、畏惧或愤怒情绪，甚至拒绝接受治疗;病人常有持续性疼痛,尤以夜间为重,严重影响病人的睡眠,易产生焦虑、悲观等情绪。

(四)辅助检查

1. 实验室检查　胰头癌引起胆道梗阻时,血清胆红素、转氨酶、碱性磷酸酶增高。此外,血清淀粉酶、空腹血糖也可升高,但均无特异性。迄今尚无一种对胰腺癌具有较高敏感性和特异性的诊断指标。

2. B超　腹部超声是胰腺癌诊断的初筛方法,可显示胰腺有增大的肿块、胆管、胰管扩张,胆囊肿大等,可检出直径在2cm以上的癌肿。

3. 内镜超声　优于普通超声,可发现<1cm的肿瘤,是目前对胰头癌进行TNM分期敏感的检查手段,可作为评估肿瘤可切除性的可靠依据。

4. CT　是诊断胰腺癌的首选方法,能较清晰地显示胰腺的形态、肿瘤的位置、肿瘤与邻近血管的关系,以及腹膜后淋巴结转移情况。

5. 磁共振及磁共振胰、胆管成像　能显示胰、胆管梗阻的部位和胰、胆管扩张的程度,是CT的重要补充检查手段。

6. 经内镜逆行性胰、胆管造影术　可了解十二指肠乳头部及胰、胆管情况,了解阻塞部位和性质,此检查可引起急性胰腺炎或胆道感染,需警惕。

(五)治疗要点

手术切除仍是胰腺癌有效的治疗方法。常用的根治手术为胰十二指肠切除术,切除范围包括胰头、远端胃、十二指肠、上段空肠、胆囊和胆总管。晚期病人无法行根治性手术时,可行姑息性手术,对黄疸者行胆-肠内引流术,也可在内镜下放置支架以解除黄疸。不能耐受手术者,可经皮肝穿刺置管引流,还可进行化疗、放疗、介入治疗等综合治疗。

多数胰腺癌病人在获得诊断时病程已属晚期,手术切除率低,预后差。

【常见护理诊断/问题】

1. 焦虑/恐惧　与担心胰腺癌预后等有关。
2. 疼痛　与晚期癌肿侵犯周围组织、脏器等有关。
3. 营养失调:低于机体需要量　与食欲下降、肿瘤消耗等有关。
4. 潜在并发症:术后出血、胰瘘、胆瘘、继发性糖尿病、切口感染等。

【护理目标】

病人焦虑或恐惧的情绪得到控制;病人疼痛有所减轻;病人营养状况得到改善或维持;病人的潜在并发症得到有效预防,或并发症一旦发生,能得到及时发现与处理。

【护理措施】

(一)术前护理

1. 心理护理　病人出现悲伤、恐惧等不良情绪时,护士应理解、同情病人,有针对性地进行健康指导,使病人配合治疗与护理。

2. 疼痛护理　对病人进行疼痛评估,根据癌症三阶梯止痛原则合理使用镇痛药,保证病人获得良好的睡眠和休息。

3. 营养支持　因疾病原因多数病人会出现营养障碍,应指导病人进食高热量、高蛋白、高维生素、低脂饮食,补充白蛋白,使手术时血清白蛋白达到或维持在 35g/L 左右。

4. 改善肝功能　静脉输注高渗葡萄糖溶液,加入胰岛素和氯化钾,以增加肝糖原储备;使用保肝药物、维生素 B 等;有黄疸者,静脉输注维生素 K_1,改善凝血功能。

5. 皮肤护理　黄疸伴皮肤瘙痒者,指导病人修剪指甲,勿搔抓皮肤,防止破损;穿宽松纯棉质衣裤;保持皮肤清洁,勿用碱性清洁剂;镇静药和抗组胺药可缓解瘙痒,瘙痒剧烈者可给予炉甘石洗剂外用。

6. 肠道准备　请参考大肠癌术前肠道准备。

7. 其他　血糖异常者,应及时调整血糖;并发感染者给予抗生素控制感染。

(二) 术后护理

1. 病情观察　观察生命体征和意识、腹部体征、伤口和引流情况,记录 24 小时出入量及尿量。

2. 营养支持　术后早期禁饮食,给予肠外营养以维持水、电解质及酸碱平衡。胃肠蠕动恢复后拔除胃管,可给予流质、半流质,逐渐过渡到普食。

3. 并发症护理　①出血:术后出血是危及生命的严重并发症,出血可在术后 24 小时内发生,也可在术后 1 周左右发生。出血原因复杂多样,早期多是由于创面渗血或止血不彻底所致,晚期出血可能因血管被腐蚀破裂、应激性溃疡或吻合口溃疡造成。病人表现为休克或消化道出血,引流管和胃管内引出大量鲜红色血性液体。出血少者给予止血药,以及补液、输血治疗;出血量大时应紧急介入治疗或手术止血。②胰漏:胰十二指肠切除术后常见,是导致死亡的主要原因。胰漏一经证实,应立即禁饮食,胃肠减压,取半卧位,充分引流,维持水电解质平衡,保护引流管周围皮肤。大多数胰漏可在 2～4 周得到控制并自行愈合。③胆漏:多发生在术后 5～7 天,表现为腹腔引流管引出大量胆汁。一旦发生胆漏立即禁饮食,保持腹腔引流通畅,将漏出的胆汁引流至体外是治疗的关键,补液以维持水、电解质平衡。④感染:多由腹腔内细菌感染所致。及时观察体温变化,遵医嘱合理应用抗生素,形成腹腔脓肿者可行腹腔穿刺置管引流。⑤胃排空延迟:多见于保留幽门的胰十二指肠切除术后。因非机械性梗阻造成胃排空障碍。表现为术后 10 天仍不能进食或需胃肠减压。给予禁饮食、胃肠减压、补液、胃肠促动药、抗感染治疗等。

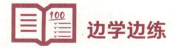

边学边练

为本节"工作情景与任务"中的张某提供术后并发症护理。

(三) 健康指导

1. 生活指导　戒烟酒,少食多餐,均衡饮食。

2. 疾病知识指导　40 岁以上的病人,短期内出现持续性上腹痛、腹胀、黄疸、食欲减退或消瘦等,应及时行胰腺疾病筛查。

3. 用药指导　病人出院后如出现消化不良、腹泻等,多是由于胰腺切除后,剩余胰腺功能不足,适当应用胰酶可减轻症状。

4. 随访指导　出院后每3~6个月复查1次。

【护理评价】

病人焦虑或恐惧情绪是否得到控制;病人疼痛是否减轻;病人营养状况是否得到改善或维持;病人的并发症是否得到有效的防治。

（李　宁）

第七节　大肠癌病人的护理

工作情景与任务

导入情景

李某,男性,55岁,因大便次数增多伴黏液血便3个月收入院。于3个月前无明显诱因出现排便次数增多,每日3~5次不等,粪便不成形,里急后重,为黏液血便。无恶心呕吐,无腹痛、腹胀,无发热,无心慌、乏力。发病以来体重无明显减轻。查体:腹平软,无压痛及肿块,粪便隐血试验(+)。平日吃肉多,吃菜少。直肠指诊:距肛缘3~4cm处触及质硬肿物,活动度差,指套染血。直肠镜提示距肛缘4~6cm占位性隆起,表面不光滑,接触出血明显。诊断为直肠癌,入院欲行手术治疗。

工作任务:

1. 找出病人生活习惯中与大肠癌发病相关的因素。
2. 术前正确地为病人进行肠道准备。

大肠癌是结肠癌和直肠癌的总称,是胃肠道常见的恶性肿瘤。我国大肠癌发生的流行病学特点为:①男性多于女性。②直肠癌的发病率高于结肠癌。③发病年龄明显提前,比国外提早10年余,但近年我国发病年龄有老龄化趋向。④在经济发达地区,大肠癌好发部位逐渐由直肠上移到结肠,且右半结肠比例明显上升。

大肠癌的病因尚不清楚,可能与下列因素有关:①饮食习惯。高脂肪、高热量、高动物蛋白和低纤维素饮食是大肠癌的高发因素。②遗传因素。遗传易感性在大肠癌发病中占有重要地位,如家族性肠息肉病。③癌前疾病。家族性肠息肉病已被公认为大肠癌癌前疾病,大肠腺瘤尤其是绒毛状腺瘤、溃疡性结肠炎、息肉、克罗恩病、血吸虫病均与大肠癌发生相关。④其他因素。环境因素、职业因素、体力活动也与大肠癌发生有关。

大肠癌的大体分型:①溃疡型,是大肠癌常见的类型,恶性程度高,转移早,预后差。

②隆起型,好发于右半结肠,恶性程度低,预后较好。③浸润型,多见于左半结肠,沿肠壁浸润生长,易引起肠腔狭窄和肠梗阻,恶性程度高,预后差。组织学分类多见的是腺癌,其他有腺鳞癌和未分化癌。淋巴转移是大肠癌的主要转移方式,其他转移途径有直接浸润、血行转移和种植转移。

【护理评估】

(一)健康史

了解病人的个人饮食及生活习惯,既往有无便血、排便习惯改变以及结直肠慢性炎症病史,询问病人家族中有无家族性肠息肉病、大肠癌病史。

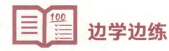

评估本节"工作情景与任务"中病人李某患大肠癌的相关因素。

(二)身体状况

大肠癌早期可无明显自觉症状。病情发展到一定程度才有明显症状。排便习惯与粪便性状改变是结肠癌早期出现的症状,表现为排便次数增多,腹泻、便秘,大便呈血性、脓性或为黏液便。

结肠癌因肿瘤部位和病理类型不同,其临床表现会存在差异。①右半结肠的肠腔较宽大,粪便较稀,结肠血运及淋巴丰富,吸收能力强,癌肿多为隆起型,易溃烂坏死致出血感染,故临床表现以中毒症状为主,常有贫血、腹部肿块,晚期可有肠梗阻。②左半结肠肠腔相对狭窄,粪便成形,癌肿多为浸润型、溃疡型。肠管易出现环状狭窄,故较早出现肠梗阻症状,临床表现以不完全性或完全性低位肠梗阻为主,伴有腹泻、便秘、黏液血便。

直肠癌早期无明显症状,癌肿刺激直肠病人出现便意频繁,排便习惯改变,便前有肛门坠胀感,伴里急后重感,排便不尽感,晚期有下腹痛。肠腔狭窄时可出现大便变形、变细,严重时出现低位性肠梗阻表现。癌肿破溃感染时可出现黏液血便、脓血便。当癌肿穿透肠壁侵犯前列腺、膀胱时出现尿道刺激征、血尿、排尿困难;侵及周围神经出现骶尾会阴部持续性剧痛;女性病人侵犯阴道出现白带改变、直肠阴道瘘;远处脏器转移时出现相应脏器的症状,如肝转移可有腹水、肝大、黄疸等。

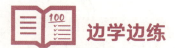

角色扮演,评估大肠癌病人的主要症状和体征。

(三)心理社会状况

大肠癌病人常因治疗方式产生较严重的焦虑、自卑等。行结肠造口的病人,可因术后永久性人工肛门感到自我形象受损,而失去对生活、工作的信心。

(四)辅助检查

1. 直肠指诊　是直肠癌直接有效的检查方法。60%～70%的直肠癌能在直肠指诊时触及,所以直肠指诊对于低位直肠癌诊断简单易行。

2. 实验室检查

(1) 大便隐血试验:可作为高危人群的初筛方法和普查手段。

(2) 肿瘤标记物检测:常用的是癌胚抗原等,主要用于预测大肠癌的预后和监测复发。

3. 影像学检查

(1) X线钡剂灌肠:是大肠癌的基础影像学检查。

(2) B超:对实质性脏器转移敏感性较好。

(3) CT或磁共振检查:有助于了解大肠癌的浸润程度和淋巴结转移情况。

(4) PET-CT:对远处转移、淋巴结转移以及较小病灶均有很高的敏感性及特异性。

4. 内镜检查　是诊断大肠癌有效、可靠的方法,包括直肠镜、乙状结肠镜、纤维结肠镜检查等,可深入肠腔,发现早期病变,并可钳取病变组织做病理学检查。

(五)治疗要点

大肠癌治疗是以手术切除为主,放疗、化疗辅助的综合治疗。

1. 结肠癌根治术　根据癌肿部位,可选择右半结肠切除术、横结肠切除术、左半结肠切除术及乙状结肠切除术等术式。

2. 直肠癌根治术　直肠癌根治术包括:①经腹直肠癌切除术,适用于腹膜返折以上(距肛缘5cm以上)的直肠癌,可保留肛门。②腹会阴联合直肠癌根治术,适用于腹膜返折以下的直肠癌,不能保留肛门,需在病人左下腹行永久性结肠造口(人工肛门)。

【常见护理诊断/问题】

1. 焦虑　与担忧预后和生活方式有关。

2. 营养失调:低于机体需要量　与疾病慢性消耗、手术创伤、放化疗反应、化疗反应等有关。

3. 体像紊乱　与结肠造口后排便方式改变有关。

4. 知识缺乏:缺乏有关术前准备及术后注意事项的知识。

5. 潜在并发症:术后切口感染、吻合口瘘、造口坏死或狭窄等。

【护理目标】

病人焦虑情绪有所减轻;病人营养状况得到改善;病人能正视自我形象的改变,适应新的排便方式;病人掌握有关术前准备和术后相关注意事项知识;病人的潜在并发症得到有效预防,或并发症一旦发生,能得到及时发现与处理。

【护理措施】

(一)术前护理

1. 心理护理　关心病人,加强沟通,了解病人的心理反应,鼓励病人及家属正视结直肠癌的病情及治疗方式。需行造口者,可通过图片、视频等渠道向病人及家属介绍相关知识,增强病人战胜疾病的信心。

2. 营养支持　因肿瘤消耗,多数病人会存在消瘦、营养不良,术前补充高蛋白、高热量、高维生素、少渣饮食。必要时给予输血、白蛋白,以纠正贫血、低蛋白血症。及时纠正水、电解质及酸碱平衡紊乱。

3. 肠道准备

(1) 饮食准备:①传统饮食准备。术前3日进少渣半流质食物,如稀饭、蒸蛋;术前1～2日进无渣流质食物。②新兴饮食准备。术前3日口服全营养制剂每日4～6次,直至术前12小时。

(2) 肠道清洁:术前1日进行肠道准备。①导泻法:高渗导泻法是传统的导泻方法,如使用甘露醇、硫酸镁等。目前临床上应用较广的是等渗导泻法,常用制剂为复方聚乙二醇电解质散溶液,开始服用宜快,有排便后适当减慢速度,多饮水,饮水总量达2 000ml以上,直至排出粪便呈无渣清水样为止,年迈体弱,心、肾等脏器功能障碍以及肠梗阻者不宜使用。也可服用番泻叶泡茶饮等中药导泻。②灌肠法:目前多采用全肠道灌洗法。常用制剂为肥皂水、甘油灌肠剂等,洗至粪便呈清水样,肉眼无粪渣为止。如合并肠腔狭窄,灌肠时应在直肠指诊引导下或直肠镜直视下,选用管径合适的肛管,轻柔通过狭窄部位,切忌动作粗暴。高位直肠癌应避免高压灌肠。③口服肠道抗生素:术前3天开始服用新霉素、甲硝唑、庆大霉素等,抑制肠道细菌繁殖,但会造成维生素K合成和吸收减少,需适当补充。

4. 阴道冲洗　女性病人为减少术中污染、术后感染,特别是癌细胞侵犯阴道者,术前3日每晚行阴道冲洗。

5. 术日晨留置胃管、尿管　有肠梗阻者尽早留置胃管可减轻胃肠道压力。留置尿管可保持膀胱排空,术后可预防尿潴留。

边学边练

为本节"工作情景与任务"中的李某提供术前肠道准备。

(二)术后护理

1. 体位　全麻未完全清醒时应取平卧位,头偏向一次,清醒后改为半卧位。

2. 病情观察　术后每半小时测量1次生命体征,待病情稳定后改为每小时测量一次,24小时后可酌情延长间隔时间。

3. **营养支持** 传统方法为术后早期禁食,胃肠减压,给予肠外营养。肛门排气或造口开放后,无腹胀及恶心呕吐,可拔除胃管,逐步从水、流质过渡到半流质、普食。目前有观点认为,早期开始应用肠内全营养制剂,可促进肠功能恢复,维持并修复肠黏膜屏障,改善病人的营养状况。

4. **活动** 鼓励病人早期活动,卧床时多翻身,进行四肢肌肉运动,术后1天可协助病人下床活动,促进肠蠕动,减轻腹胀,预防肠粘连。活动时注意保护切口。

5. **各种引流管护理** 妥善固定,保持通畅,注意观察并记录引流液的颜色、性状和量。保持引流管周围皮肤干燥、清洁,定时更换敷料。导尿管一般放置时间为1~2周,拔除前应试行夹管,每4~6小时或有尿意时开放,以训练膀胱舒缩功能;腹腔引流液量少、色轻时可拔除。

6. **并发症的护理**

(1)切口感染:关注病人体温变化,观察切口有无红、肿、热、痛症状,遵医嘱预防性应用抗生素。肠造瘘者,应取造瘘口侧卧位,腹壁切口与造瘘口间用塑料隔膜隔开,及时更换敷料。会阴部切口术后4~7天可用1:5 000高锰酸钾温水坐浴,2次/d。换药时先换腹壁切口再换会阴切口。

(2)吻合口瘘:术前肠道准备不当、营养不良、感染、吻合口张力高等因素都可引起吻合口瘘。表现为突发腹痛或腹痛加重,伴有腹膜炎,引流管可引出浑浊液体。术后7~10天严禁灌肠以免刺激吻合口,一旦发生吻合口瘘立即禁饮食,胃肠减压,行盆腔持续冲洗、负压吸引,必要时行急症手术。

7. **肠造口护理**

(1)评估造口:正常肠造口呈圆形或椭圆形,颜色为红色,表面光滑湿润。早期肠黏膜可出现水肿表现,一般1周后水肿会消退。造口高出皮肤表面1~2cm,便于粪便进入造口袋。如发现造口出现暗红色或紫色,考虑肠黏膜缺血;若发黑则为坏死,应及时通知医生。

(2)造口袋的使用:一般手术当日或术后2~3天开放结肠造口后即佩戴造口袋。用造口测量板测量造口大小。底盘开口直径大于造口直径1~2mm,当造口袋内充满1/3排泄物时,需倾倒排泄物。

(3)造口局部护理:用凡士林或0.9%氯化钠溶液纱布外敷结肠造口,外层敷料渗湿后及时更换,防止感染。术后1周或造口愈合后,每日扩张瘘口1次,防止造口狭窄。若病人进食后3~4天未排便,可用液体石蜡或肥皂水经结肠造口进行低压灌肠,肛管插入造口不超过10cm,压力不能过大,以防肠道穿孔。

(4)保护腹壁皮肤切口:一般采取造口侧的侧卧位,并用塑料薄膜将腹壁切口与造口隔开,及时清除流出的粪液,造口周围皮肤涂氧化锌软膏。

(三)健康指导

1. **生活指导** 鼓励病人积极适应新的排便方式,有规律地生活,保持心情愉悦,适当进行户外活动。保肛手术者应多摄入新鲜蔬菜、水果,避免高脂、辛辣饮食;结肠造口者选用产气少、少渣、易消化的富含营养的食品,避免生冷辛辣饮食。

2. 疾病知识指导　定期行大肠癌的筛查,做到早诊断、早治疗。积极预防或治疗大肠癌的癌前病变如结直肠息肉、腺瘤、溃疡性结肠炎、克罗恩病等。

3. 康复指导　为防止人工肛门狭窄,嘱病人出院后2～3个月内,每1～2周自戴手套,用食指和中指伸入造口内扩张结肠造口1次;若发现人工肛门狭窄或排便困难及时就诊。

4. 随访指导　每3～6个月定期门诊复查。行放疗、化疗病人,定期检查血常规。

【护理评价】

病人焦虑或恐惧的情绪是否有所减轻;病人是否能正视自我形象的改变,适应新的排便方式;病人是否学会自我护理人工肛门;病人的并发症是否得到有效的防治。

(李　宁)

第八节　肾癌病人的护理

 工作情景与任务

导入情景

李某,男性,59岁。因间歇性、全程肉眼血尿2个月余,发作性腰腹部绞痛入院。排泄性尿路造影示右肾部分充盈缺损,诊断为肾肿瘤。

工作任务:

1. 请对病人进行入院评估。
2. 病人对疾病不了解,担心治疗效果,请对病人进行心理护理。

肾癌是指起源于肾实质泌尿小管上皮系统的恶性肿瘤,亦称肾细胞癌、肾腺癌,占成人恶性肿瘤的2%～3%,占肾脏恶性肿瘤的80%～90%。35岁以上发病率快速升高,70～80岁达高峰,男女发病比例为2∶1。

肾癌的确切病因至今不明确,目前认为肾癌发病与遗传、吸烟、肥胖等有关,与普通人相比有终末期肾病病人的肾细胞癌发病率更高,饮酒、职业暴露于三氯乙烯、高雌激素的女性等都有可能增加患肾细胞癌的风险。

绝大多数肾癌发生于一侧肾脏,多为单发肿瘤,10%～20%为多发病灶。多发病灶病例常见于遗传性肾细胞癌及乳头状肾细胞癌的病人。双侧肾脏先后或同时发病者仅占散发性肾癌的2%～4%。

肾癌组织学分类:①透明细胞肾细胞癌,占60%～85%。②乳头状肾细胞癌,占7%～

14%。③肾嫌色细胞癌,占 4%~10%。

肾癌的转移途径有直接蔓延、血行转移、淋巴转移。肾癌可蔓延至肾盏、肾盂、输尿管,并常侵犯肾静脉。静脉内柱状的癌栓可延伸至下腔静脉,甚至右心室。远处转移常见的部位为肺,其次为骨骼、肝、肾上腺、皮肤、脑等。

【护理评估】

(一)健康史

了解病人的年龄、性别、职业及吸烟史、用药史以及有无泌尿系统肿瘤的家族史。了解病人的全身状况。

(二)身体状况

1. 症状

(1)肾癌三联征:血尿、腰痛、肿块。

1)血尿:是肾癌早期出现的症状,表现为无痛、间歇性全程肉眼血尿,或只有镜下血尿,肾癌出血堵塞输尿管可引起肾绞痛。

2)腰痛:常为钝痛或隐痛,当肿瘤侵犯周围脏器和腰大肌时所致。

3)肿块:肿瘤较大时可在腹部或腰部发现肿块,质坚硬。肾母细胞瘤常以肿块为首发症状,常见于幼儿。

(2)肾外表现:常见的肾外表现有低热、高血压、红细胞沉降率较正常人快、贫血、消瘦等。

2. 体征　肾癌早期体征不明显。不到 10% 的肾癌病人有体征,当肿瘤长大到一定程度时可在腰、腹部触及肿大的肾脏,有淋巴转移者可出现左侧锁骨上淋巴结肿大,有下腔静脉癌栓严重阻塞静脉回流者可出现双下肢水肿,左肾癌时男性精索静脉曲张,平卧后不能消失。

 边学边练

角色扮演,肾癌病人的主要症状和体征。

(三)心理社会状况

应了解病人的心理状态、病人和家属对疾病及治疗的认知和心理承受能力,了解家庭的经济承受能力。

(四)辅助检查

1. 影像学检查

(1)B 超检查:简单易行,可以发现肾内直径 1cm 以上的占位病变,能够准确地区分肾肿瘤和囊肿,对肾癌的敏感性高。

（2）X线检查

1）泌尿系统平片（KUB）：可见肾的外形增大、不规则，肿瘤内有时可见钙化影。

2）静脉尿路造影（IVU）：可见肾盂、肾盏因肿瘤挤压或侵犯，出现不规则形、狭窄、拉长、移位或充盈缺损。肿瘤较大、破坏严重时患肾不显影，做逆行肾盂造影可显示患肾情况。

（3）腹部CT、MRI：有助于肾癌的早期诊断。CT是临床诊断肾癌和进行临床分期主要的手段，对肾脏肿块检出率近100%，肿瘤诊断正确率达95%以上；MRI在鉴别肾癌与出血性肾囊肿及确定静脉癌栓范围方面具有优势。

2. 肾穿刺活检　用于不宜手术治疗或不能手术治疗的晚期肾癌病人。明确病理诊断，有助于选择治疗用药。

（五）治疗要点

1. 手术治疗　主要的治疗方法是根治性肾切除术；孤立肾肾癌或双侧肾癌，考虑做保留肾单位的肾部分切除术。腹腔镜根治性肾切除术或肾部分切除术创伤小，术后恢复快，得到广泛应用。

2. 非手术治疗　肾癌对放疗及化疗均不敏感。免疫治疗如干扰素-α、白细胞介素-2的使用对预防或治疗转移癌有一定疗效。分子靶向药物可提高晚期肾癌的治疗有效率。

【常见护理诊断/问题】

1. 疼痛　与肿瘤生长刺激或压迫、手术所致组织损伤有关。
2. 营养失调：低于机体需要量　与长期血尿、营养物质消耗增大、手术创伤有关。
3. 焦虑/恐惧　与缺乏疾病的相关知识、担心手术和预后有关。
4. 潜在并发症：出血、感染等。

【护理目标】

病人的疼痛缓解或消失；病人的营养得到及时补充；病人情绪稳定，了解疾病的基本知识，积极配合治疗与护理；病人的潜在并发症得到有效预防，或并发症一旦发生，能得到及时发现与处理。

 护理学而思

病人，男性，65岁。以左侧腰部胀痛、间歇无痛性肉眼血尿6个月入院。有吸烟饮酒史40余年。6个月前无明显诱因出现左侧腰部胀痛不适，呈阵发性，无放射，间歇性无痛性肉眼血尿，近来自觉疼痛加重。体格检查：T 37.9℃，Hb 80g/L，B超显示左肾中低回声肿块，直径5cm。行左肾大部分切除术，术后第2天，卧床休息，T 37.2℃，P 88次/min，R 20次/min，BP 125/60mmHg。病人对预后感到担忧。

请思考：

1. 病人出现肉眼血尿、腰腹部胀痛可能的原因是什么？

2. 病人目前的主要护理诊断是什么？应如何护理？

【护理措施】

（一）一般护理

1. 体位与活动　术后根据麻醉方式选择体位，生命体征平稳后取半卧位，以利于病人的呼吸，并促进引流。行肾癌根治术的病人建议早期下床活动；行肾部分切除的病人应卧床3～7天，以防出血。

2. 饮食护理　给予高蛋白、高热量、易消化的食物，增进食欲，必要时给予肠外营养支持；贫血病人保证营养的摄入，遵医嘱给予输血等支持治疗。鼓励病人多饮水以稀释尿液，减轻膀胱刺激征，减少血块对尿路的堵塞，防止感染。

（二）心理护理

关心体贴病人，与病人进行有效的交流，适当解释病情，告知病人手术治疗的必要性和可行性，解除病人的疑虑，增强病人对治疗的信心。对于肾切除术后病人，帮助其尽快消除焦虑、悲观情绪，协助病人尽快地适应术后生活。

（三）病情观察

1. 术前　每天观察和记录排尿情况、血尿程度及腰部肿块变化。注意观察病人疼痛的性质，有无突然肾绞痛及腰部持续性疼痛的发生。注意引起低热原因的鉴别及观察。

2. 术后

（1）严密观察生命体征，保证输血、输液通畅，防治休克。

（2）监测肾功能：术后连续3天准确记录24小时尿量，且观察第1次排尿的时间、尿量、颜色；若术后6小时仍无排尿或24小时尿量较少，说明健侧肾功能可能有障碍，应通知医生处理；肾癌切除同时行腔静脉取瘤栓术后，需保留导尿并监测24小时尿量、尿蛋白、肾功能，防止肾衰。

（四）治疗配合

1. 术前准备　做好泌尿系统手术前各项常规准备工作。

2. 疼痛护理　遵医嘱给予止痛药，同时指导病人卧床休息，分散注意力。

边学边练

为本节"工作情景与任务"中的病人老李提供术前准备。

3. 并发症的护理

（1）出血：术中和术后出血是肾部分切除术主要的并发症。应密切监测病人生命体征的变化，若病人引流液较多，色鲜红且很快凝固，同时伴有血压下降、脉搏增快等低血容量性休克表现，常提示出血，应及时通知医生并协助处理：①遵医嘱应用止血药物。②出血量大、血容量不足的病人,给予输液和输血。③对经处理出血仍未停止者,积极做好手术止血准备。

（2）腹胀:肾位于腹膜后,手术时腹膜后神经受到刺激,麻醉抑制胃肠蠕动,胃内容物不能排空,可导致腹胀。病人呼吸吞入空气,长时间卧床可加重腹胀。一般在术后2~3天,胃肠功能即可恢复正常,肛门排气后症状迅速缓解。

4. 引流管护理　保持引流通畅,观察引流液的颜色、性质及量,术后7天引流量少于10ml/d,可考虑拔管。

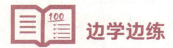 边学边练

角色扮演,护理肾癌病人的术后常见并发症。

（五）健康指导

1. 生活指导　充分休息,术后3个月内不要做剧烈运动,避免重体力劳动,适当运动,加强营养,增强体质,避免感冒。禁止吸烟,禁忌高脂饮食。慎用对肾功能有损害的药物,保护健侧肾功能。

2. 随访指导　定期复查超声检查、胸部X线、CT和血、尿常规,及早发现肾癌复发或转移,如出现血尿、乏力、消瘦、疼痛、腰腹部肿块立即到医院就诊。指导病人遵医嘱定时进行生物治疗及免疫治疗。

【护理评价】

病人的疼痛有无缓解或消失;病人的营养是否得到及时补充;病人是否情绪稳定,是否了解疾病基本知识,是否能积极配合治疗、护理;病人的并发症有无得到有效预防或治疗。

（刘丽红）

第九节　膀胱癌病人的护理

 工作情景与任务

导入情景

张某,男性,65岁。因间歇性、无痛性全程肉眼血尿3个月余入院。3个月前无明显诱因出现全程肉眼血尿,呈间断性,伴夜尿增多,无尿急、尿痛、排尿困难。病人为皮革厂工人,已退休,有吸烟史近50年。B超检查显示膀胱有异常实质性回声,性质待查。

工作任务：

1. 病人入院后为进一步明确诊断，需行膀胱镜检查，请指导病人做好检查前的准备，告知病人检查后的注意事项。
2. 为病人进行入院评估。

膀胱癌是泌尿系统中常见的恶性肿瘤之一。各年龄段均可发病，高发年龄为50～70岁，男女发病率比例为(3～4):1。

（一）病因

吸烟和长期接触工业化学产品是两大外在致病危险因素，是目前肯定的膀胱癌致病危险因素。

1. 吸烟　约50%的膀胱癌病人有吸烟史，吸烟者膀胱癌的风险增加2～3倍。风险率与吸烟强度和时间成正比。膀胱癌与烟中含有芳香胺类化合物有关。

2. 长期接触工业化学产品　约20%的膀胱癌病人发病与所从事的职业有关，如纺织、染料制造、橡胶化学、药物制剂和杀虫剂生产、油漆、皮革及铝和钢生产领域，此类人群长期接触芳香胺类化合物、多环芳烃等。

3. 膀胱内长期慢性炎症刺激与异物刺激　细菌、血吸虫、人乳头状瘤病毒感染、结石、留置导尿管等与膀胱癌关系密切。

4. 其他　既往接受过环磷酰胺化疗、长期服用非那西汀、治疗糖尿病药物吡格列酮等均可增加患病风险。膀胱癌的发生发展与遗传及基因异常有关，有家族史者发生膀胱癌的危险增加2倍。

（二）病理

1. 组织类型　90%以上为膀胱尿路上皮（移行细胞）癌，近1/3的膀胱癌为多发性肿瘤。

2. 分化程度　分为三级：Ⅰ级分化良好，属低度恶性；Ⅲ级分化不良，属高度恶性；Ⅱ级分化程度居Ⅰ、Ⅲ级之间，属中度恶性。

3. 生长方式　分为原位癌、乳头状癌及浸润性癌。原位癌局限于黏膜内，无乳头亦无浸润基底膜现象。移行细胞癌多为乳头状，低分化者常有浸润。鳞癌和腺癌常有浸润。

4. 浸润深度　是肿瘤临床（T）和病理（P）分期的依据，多采用TNM分期。

5. 转移途径　膀胱癌的扩散方式如下。①直接蔓延：肿瘤直接向膀胱壁内浸润，直至累及膀胱外组织及邻近器官。②淋巴转移：是主要的转移途径，主要转移到盆腔淋巴结。③血行转移：多在晚期，主要转移至肝、肺、骨和皮肤等处。

【护理评估】

（一）健康史

1. 一般情况　了解病人年龄、性别、吸烟史、饮食习惯等，评估病人有无长期接触致癌物质。

2. 既往史 了解病人有无接受过环磷酰胺化疗,有无长期服用非那西汀、吡格列酮的病史,是否有膀胱慢性炎症病史等危险因素。

3. 家族史 了解病人家庭中有无遗传病史、泌尿系统肿瘤及其他肿瘤病人。

(二)身体状况

1. 症状

(1)血尿:是膀胱癌常见和较早出现的症状。血尿的特点为间歇性、无痛性全程肉眼血尿。尿色可呈淡红色或深褐色不等,多为洗肉水色。少数仅有镜下血尿。出血量多少与肿瘤大小、数目、恶性程度不成正比。出血可自行停止,易造成"治愈"或"好转"的错觉。

(2)膀胱刺激症状:为膀胱癌的晚期表现,常见于膀胱原位癌和浸润癌的病人。

(3)排尿困难和尿潴留:位于三角区或膀胱颈部的肿瘤梗阻膀胱出口所致。

(4)其他:骨转移病人有骨痛,腹膜后转移或肾积水病人可出现腰痛。膀胱癌晚期病人可出现水肿、贫血、腹部肿块等症状。

2. 体征 膀胱癌初期病人无典型体征,当肿瘤增大到一定程度时可触及下腹部肿块。当出现血块堵塞、排尿困难时可在下腹部触及胀满的膀胱,伴有压痛。发生肝转移时,可扪及变大的肝脏。

边学边练

角色扮演,膀胱癌病人的主要症状和体征。

(三)心理社会状况

评估病人及家属对疾病、手术方式、术后并发症、尿道改道的认知程度及家庭的经济承受能力。

(四)辅助检查

1. 实验室检查 尿脱落细胞检查,可找到肿瘤细胞,可作为血尿病人的初步筛选检查。近年来开展的尿液膀胱肿瘤抗原检查、纤维蛋白和纤维蛋白降解产物检查、核基质蛋白检查等方法有助于提高膀胱癌检出率。

2. 影像学检查

(1)超声检查:B超可发现直径0.5cm以上的膀胱肿瘤,可检测上尿路是否有积水扩张,经尿道超声扫描可了解肿瘤浸润范围及深度。

(2)静脉尿路造影(IVU):可了解膀胱充盈情况和肿瘤浸润范围、深度,是否有肾积水,输尿管浸润及浸润的程度。

(3)CT、MRI检查:可了解肿瘤浸润深度及局部转移病灶。

3. 膀胱镜检查 是诊断膀胱癌重要的、直接的检查手段,可直接观察到肿瘤的位置、大小、形态、数目、浸润范围等情况。在膀胱镜直视下可取活组织做病理检查,也可在镜下行切除治疗。

（五）治疗要点

以手术治疗为主的综合治疗。

1. 手术治疗　原则上 T_a、T_1 及局部的 T_2 肿瘤可采用保留膀胱的手术；较大、多发、反复发作的 T_2 期和 T_3、T_4 期肿瘤，应行膀胱全切术。

（1）经尿道膀胱肿瘤切除术：适用于表浅膀胱肿瘤（T_a、T_1 期）的治疗。

（2）膀胱部分切除术：适用于 T_2 期分化良好、局限的膀胱肿瘤。

（3）根治性膀胱全切除术：适用于反复复发、多发或侵犯膀胱颈、三角区的膀胱肿瘤。膀胱切除术后须行尿流改道和膀胱替代。常用的是回肠或结肠代膀胱术，分非可控性和可控性。可控性肠代膀胱术又可分为异位可控性肠代膀胱术和正位可控性肠代膀胱术（如原位新膀胱术）。全膀胱切除术后，截取患者自己的部分胃或肠道做成储尿囊（新膀胱）。

2. 非手术治疗

（1）化学治疗：包括全身化疗及膀胱灌注化疗等方式。全身化疗多用于有转移的晚期病人。为预防或推迟肿瘤复发，凡保留膀胱的病人，术后 24 小时内应行膀胱内灌注化疗（理想的是术后 6 小时内完成灌注）和维持膀胱灌注化疗，常用的药物有丝裂霉素、吉西他滨、表柔比星等，术后 4~8 周，每周灌注 1 次，之后改为每月灌注 1 次，维持 6~12 个月。膀胱内灌注化疗的主要不良反应是化学性膀胱炎。

（2）放射治疗：包括根治性放射治疗、辅助性放射治疗、姑息性放射治疗，适用于膀胱癌各期病变。

【常见护理诊断/问题】

1. 焦虑/恐惧　与对疾病认知不足、担心手术和预后有关。
2. 营养失调：低于机体需要量　与长期血尿、癌肿消耗、手术创伤有关。
3. 疼痛　与手术所致的组织损伤有关。
4. 体像紊乱　与尿流改道后留置造口，化学治疗导致脱发有关。
5. 潜在并发症：出血、感染、尿瘘、膀胱穿孔、尿失禁、代谢异常等。

【护理目标】

病人焦虑、恐惧减轻，接受并配合治疗；病人营养状况得以维持或改善；病人的疼痛缓解或消失；病人及家属能够接受形象改变；病人的并发症得到有效预防或治疗。

护理学而思

病人，女性，55 岁。1 个月前开始出现无痛、间歇、全程肉眼血尿，尿中有血凝块，无发热，近 1 周来有轻度尿痛。膀胱镜检查发现膀胱后壁有一单发直径 1cm 菜花样新生物，诊断为膀胱癌。病人在得知自己的病情后情绪低落。

请思考:
1. 该病人目前的主要护理诊断是什么?
2. 病人将进行经尿道膀胱肿瘤电切术,应为病人做好哪些术前准备?

【护理措施】
(一) 一般护理
1. 体位与活动　病人生命体征平稳后取半坐卧位,以利于伤口引流及尿液引流。膀胱全切术后卧床8~10天。术后6~12周,避免久坐、重体力劳动、性生活等,多参与日常活动,可进行轻度、可耐受的锻炼。病程长、体质差、晚期肿瘤病人出现明显血尿者,应卧床休息。

2. 饮食护理　病人应进食高蛋白、易消化、营养丰富的食物,必要时输液、输血或给予静脉营养等,以纠正贫血、改善全身营养状况。膀胱全切术后,应持续胃肠减压,待胃肠功能恢复后拔除胃管并开始进食。回肠膀胱术、可控性膀胱术后按肠吻合术后饮食,禁食期间给予静脉营养。经尿道膀胱肿瘤电切术后6小时,病人即可进食。多饮水以起到冲洗尿路的作用。

(二) 心理护理
病人可表现出对癌症的否认,对手术及预后的恐惧及不接受尿流改道方式。通过交流全面了解病人的心理状态,对病人及家属做好心理疏导,进行疾病相关知识的指导,对于需要造口的病人提供全面的信息支持,增强病人的治疗信心。

(三) 病情观察
1. 术前　观察尿液的颜色及性状;观察有无膀胱刺激症状,出现膀胱刺激症状时说明膀胱肿瘤瘤体较大、数量较多或肿瘤侵入较深。

2. 术后　密切观察生命体征、意识、尿量的变化,保证输液、输血通畅。膀胱癌全切术后,手术创面大,渗血可能较多,早期发现休克的症状和体征,及时进行治疗和护理。

(四) 治疗配合
1. 术前准备

(1) 膀胱部分切除术:嘱病人手术日晨勿排尿,以便术中识别膀胱。

(2) 根治性膀胱切除术:需做好肠道准备。①术前3天开始给予少渣、半流质饮食,术前1~2天起给予无渣饮食。②为减少肠道细菌,术前3天遵医嘱口服肠道不吸收的抗生素。③术前3天每晚灌肠,术晨清洁灌肠。④术前禁食8~12小时,禁饮4小时。⑤术晨留置胃管。

(3) 膀胱全切双侧输尿管皮肤造口术:应做好腹部皮肤准备。

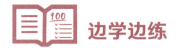 **边学边练**

角色扮演,为膀胱癌病人提供术前准备。

2. 引流管的护理 各种引流管的标识应准确,妥善固定,保持引流通畅,分别观察、记录引流液的颜色、性质、量,发现异常情况及时报告医生,并协助妥善处理。

(1) 输尿管支架管:支撑输尿管,引流尿液。引流袋位置应低于膀胱,以防尿液反流,一般于术后10~14天后拔除。

(2) 新膀胱造瘘管:引流尿液、新膀胱冲洗。术后2~3周,经造影检查新膀胱无尿瘘及吻合口无狭窄后可拔除。

(3) 留置导尿管:引流尿液,新膀胱冲洗及训练新膀胱的容量。护理时应经常挤压,避免血块及黏液堵塞。待新膀胱容量达150ml以上后拔除导尿管。

(4) 盆腔引流管:引流盆腔的积血、积液,是观察是否发生活动性出血与尿瘘的重要途径,一般术后3~5天拔除。

(5) 胃肠减压:膀胱全切术后应持续胃肠减压,密切观察胃液的性质、颜色、量并做好记录,待胃肠功能恢复后拔出胃管开始进食。

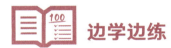 **边学边练**

角色扮演,膀胱癌病人各种引流管的护理。

3. 造口护理 尿流改道术后留置腹壁造口,病人需终身佩戴造口集尿袋。①应密切观察造瘘口的大小、性状、颜色。②保持伤口、造瘘口皮肤清洁干燥。③及时清理造口及周围皮肤黏液,使尿液顺利流出。术后造口周围皮肤出现白色结晶状粉末,可先用白醋清洗,再用清水清洗。

4. 新膀胱冲洗的护理 ①冲洗目的:预防肠道黏液分泌过多导致管道堵塞。②冲洗时机和次数:一般术后第3天开始行新膀胱冲洗,每日1~2次,黏液增多者可适当增加冲洗次数。③冲洗方法:病人取平卧位,用生理盐水或5%的碳酸氢钠溶液作为冲洗液,温度控制在36℃左右,每次用注射器抽吸30~50ml溶液,连接膀胱造瘘管注入冲洗液,低压缓慢冲洗,并开放导尿管引出冲洗液,反复多次直至冲洗液澄清为止。

5. 膀胱灌注化疗的护理 膀胱灌注化疗主要适用于膀胱保留术后能憋尿病人。膀胱灌注化疗可预防或推迟肿瘤复发。①膀胱灌注治疗前避免大量饮水,排空膀胱,以使膀胱内药液达到有效浓度。②灌注时保持病室温度适宜,常规置入导尿管,充分润滑导尿管,以减少尿道黏膜损伤。③将用蒸馏水或等渗盐水稀释的化疗药物灌注入膀胱内,药液保留 0.5~2 小时,协助病人 15~30 分钟变换 1 次体位,分别取仰卧位、俯卧位、左侧卧位、右侧卧位,使药液均匀地与膀胱壁接触。④灌注后,嘱病人大量饮水,稀释尿液以降低药物浓度,减少对尿道黏膜的刺激。⑤如有化学性膀胱炎、血尿等症状,遵医嘱延长灌注时间间隔,减少剂量、使用抗生素等,特别严重者暂停膀胱灌注。

6. 并发症的护理　经尿道膀胱肿瘤切除术常见的并发症为膀胱穿孔;根治性膀胱切除术常见的并发症包括出血、感染、膀胱穿孔、尿瘘、尿失禁、代谢异常等。

(1) 出血:膀胱全切术后易发生出血,应密切观察病情,如病人出现血压下降,脉搏加快,引流管内引出鲜血,每小时超过 100ml 且易凝固,提示有活动性出血,及时报告医生并协助处理。

(2) 感染:保持伤口清洁、干燥,敷料渗湿时应及时更换;保持引流通畅,引流管应妥善固定,更换引流袋时严格执行无菌操作;监测体温、伤口、血常规和尿常规,发现病人体温升高、引流液有脓性分泌物或恶臭、血白细胞计数升高、中性粒细胞比例升高、尿常规检查有白细胞时,多提示有感染,及时报告医生并协助处理。

(3) 膀胱穿孔:多发生在膀胱侧壁,一般为腹膜外穿孔,适当延长导尿管留置时间,大多可自行愈合。

(4) 尿瘘:指导病人养成定时排尿、及时排尿的习惯,避免长时间憋尿,以预防新膀胱自发破裂;发现盆腔引流管引流出尿液、切口部位渗出尿液、导尿管引流量减少等尿瘘征象时,应嘱病人取半坐卧位,保持各引流管通畅,盆腔引流管可做低负压吸引,同时遵医嘱使用抗生素。采取上述措施,尿瘘常可自愈,仍不能控制者,协助医生手术处理。

(5) 尿失禁:多见于新膀胱术后,夜间症状较重。指导病人通过排尿日记、尿垫监测尿失禁程度;睡前完全排空膀胱,夜间用闹钟唤醒 2~3 次,以帮助减少夜间尿失禁;坚持锻炼盆底肌肌肉功能,以辅助控尿。

(6) 代谢异常:定期行血气分析,监测病人血 pH 及电解质水平;注意病人有无疲劳、耐力下降等相应表现,遵医嘱补充维生素;术后规律排空膀胱、规律冲洗,以减少结石发生率;遵医嘱纠正水电解质、酸碱平衡失调。

边学边练

角色扮演,膀胱癌病人术后常见并发症的护理。

(五) 健康指导

1. 生活指导　加强营养,饮食清淡,减少刺激性食物的摄入。多饮水、勤排尿,不要憋尿。禁止吸烟,不要接触染料等化学致癌物质,对密切接触致癌物质者加强劳动保护。

2. 疾病知识指导　教会病人自我护理的方法:①尿流改道术后腹部佩戴集尿袋者,应指导病人正确使用集尿袋,避免集尿袋的边缘压迫造口,保持清洁,定时更换集尿袋,更换集尿袋的动作要快,避免尿液外流。②可控性回肠膀胱术后病人自我导尿时,注意保持清洁,间隔3~4小时导尿1次;外出或夜间睡觉时可使用集尿袋避免尿失禁。

3. 康复指导　原位膀胱功能训练:新膀胱造瘘口愈合后,应教会病人掌握有效排空新膀胱的技巧,通过锻炼逐渐扩大新膀胱的容量,增强排尿的可控性。①储尿功能:夹闭导尿管,定时放尿,起初每30分钟放尿1次,逐渐延长至1~2小时。放尿前收缩会阴,轻压下腹,逐渐形成新膀胱充盈感。②控尿功能:收缩会阴及肛门括约肌10~20次/d,每次维持10秒。③排尿功能:选择特定的时间排尿,如餐前30分钟、晨起或睡前;定时排尿,一般白天每2~3小时排尿1次,夜间排尿2次,减少尿失禁。④排尿姿势:病人自行排尿早期可采用蹲位或坐位排尿,如排尿通畅,试行站立排尿。注意排尿时先放松盆底肌,然后稍微增加腹内压。

4. 随访指导

(1) 向病人反复强调坚持定期复查的重要性。任何保留膀胱的手术后病人都应进行严密随访,必须定期复查膀胱镜。术后第一年内每3个月复查一次,2年如无复发者,可半年复查一次。根治性膀胱手术后应终身随访。

(2) 浸润性膀胱癌术后定期复查肝、肾、肺等脏器功能,及早发现转移灶。

(3) 放疗、化疗期间应定期检查血常规、尿常规。

【护理评价】

病人是否情绪稳定,能否接受并积极配合治疗;病人是否能获得足够的营养,体重是否能维持;病人的疼痛有无缓解或消失;病人是否接受形象的改变,是否能做到自我情绪的调整;病人的并发症有无得到有效预防或治疗。

(刘丽红)

第十节　乳腺癌病人的护理

工作情景与任务

导入情景

王某,女性,50岁。近日无意中发现左乳房上有一肿物,无疼痛、无红肿,今天入院检查治疗。查体:双侧乳头不对称,左侧乳房触及一直径2cm的肿物,质地较硬,边界欠清楚,表面不光滑,活动尚好,无粘连。双侧腋窝未触及肿大淋巴结。病人自述近日睡眠不佳。明天准备在B超引导下做细针穿刺细胞学检查。等待进一步诊断治疗。

工作任务:

1. 通知病人做细针穿刺细胞学检查。

2. 评估病人的睡眠情况。

乳腺癌是女性常见的恶性肿瘤之一，发病率占全身各种恶性肿瘤的7%～10%，40～60岁、绝经前后的妇女发病率较高。在某些地区乳腺癌已成为女性发病首位的恶性肿瘤。乳腺癌的病理分型为非浸润性癌、早期浸润性癌、浸润性特殊癌、浸润性非特殊癌、特殊类型乳腺癌。非浸润性癌、早期浸润性癌、浸润性特殊癌属于早期癌，预后较好。浸润性非特殊癌是乳腺癌中常见的类型，如浸润性小叶癌、浸润性导管癌，预后较差。淋巴转移是乳腺癌主要的转移方式，癌细胞可以直接侵入血液循环转移至肺、骨、肝等器官。

【护理评估】

（一）健康史

乳腺癌的病因尚不明确，要重点评估与乳腺癌发病相关的高危因素。

1. 评估月经史、生育史　流行病学调查发现月经来潮较早或绝经期较晚的妇女、不育或30～35岁以后妊娠的妇女、更年期妇女等乳腺癌的发生率较高。有研究认为性激素的变化可以引起乳腺上皮细胞的过度增生。雌激素的活性与乳腺癌的发生有很大关系，其中雌酮及雌二醇与乳腺癌的发病有直接关系。

2. 评估家族遗传史　乳腺癌在某些家族中的多发性已被证实。一级亲属中有乳腺癌病史者，发病危险性比一般人群高2～3倍。

3. 评估环境和生活方式　肥胖、吸烟、饮酒也是诱发乳腺癌的重要因素。流行病学调查表明胸部长期受到大剂量放射线照射，更年期补充外源性雌激素会增加患乳腺癌的机会。

4. 评估病人患乳腺其他疾病的病史　研究发现乳腺癌的危险性与某些乳房良性疾病有关，如乳腺小叶不典型增生者患乳腺癌的危险性明显增高。

边学边练

情景模拟，对本节"工作情景与任务"中的王某做护理评估。

（二）身体状况

1. 乳房肿块　单发、无痛乳房肿块常为乳腺癌早期典型表现。多发生在乳房的外上象限，其次是乳腺中央区和内上象限。肿块质硬、表面不光滑、与周围组织分界不清、不易推动。一般无自觉症状，常于洗澡、更衣或查体时发现。

2. 皮肤改变　随着肿瘤的生长，会出现一些特征性的皮肤改变。当癌肿块侵及Cooper韧带，可使韧带收缩而失去弹性，导致皮肤凹陷，称为"酒窝征"（图9-3）。当皮内、皮下淋巴管被癌细胞堵塞时，可出现皮肤淋巴水肿，在毛囊处形成许多点状凹陷，使皮肤呈"橘皮样"改变（图9-4）。乳房小而肿块大，肿块可隆起于乳房表面。肿块还可向浅表生长，使皮肤破溃形成菜花样溃疡。

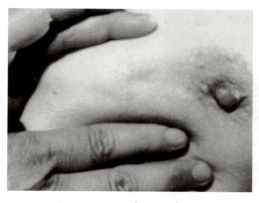
图 9-3 乳房"酒窝"征

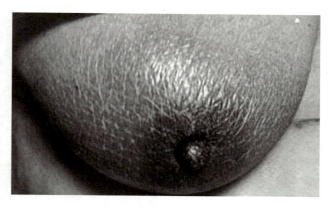
图 9-4 橘皮样改变

3. 乳头改变 若癌肿侵犯近乳头的大乳管,可使乳头偏移、内陷或抬高,造成两侧乳头位置不对称。部分病人的乳头会溢出血性液体。

4. 淋巴转移症状 常见患侧腋窝淋巴结肿大,早期淋巴结肿大为散在、质硬、无压痛、尚可推动的结节。后期淋巴结肿大相互粘连、融合,与皮肤和深部组织粘连,不易推动,大量癌细胞堵塞腋窝主要淋巴管时则可发生上肢水肿。晚期锁骨上淋巴结增大。

5. 乳腺癌血行转移表现 常先出现肺转移的症状,即胸痛、咯血、咳嗽、气急等症状。其次可出现腰背痛、病理性骨折等骨转移的症状,肝转移时出现肝大、黄疸。

6. 乳腺癌的临床分期 根据癌肿的大小,与皮肤或胸肌粘连程度,腋窝淋巴结转移等情况,将乳腺癌分为0期、Ⅰ期、Ⅱ期、Ⅲ期、Ⅳ期。

(三)心理社会状况

评估病人对乳腺癌疾病的认知程度,了解病人的家庭经济情况等。评估病人的心理反应,有无焦虑、恐惧等情绪变化。病人多无意中发现乳房内肿块就诊,一旦怀疑乳腺癌,常表现为焦虑、恐惧。手术切除乳房,就意味着失去了女性第二性征和哺乳的功能,病人会产生心理上的困扰。

(四)辅助检查

1. 影像学检查

(1)钼靶X线:可显示乳房软组织结构,发现癌肿。乳腺癌的肿块呈现密度增高阴影,边缘呈毛刺状改变,肿块内或肿块旁出现微小钙化灶,局部皮肤增厚(图9-5)。

(2)B型超声检查:能够发现直径在5mm以上的肿瘤,用于癌肿的早期发现。

(3)乳腺磁共振成像检查:敏感度高,能够显示多病灶、多中心或双侧乳腺癌病灶,并能够显示肿瘤与胸壁的关系、腋窝淋巴结转移情况。

(4)正电子发射计算机断层成像:用于乳腺癌晚期病人治疗前分期、术后随访。

2. 细胞学和病理学检查 取乳头溢液涂片做细胞学检查。通过穿刺、手术活检获取部分乳腺组织做病理检查。进一步做免疫组化、肿瘤分子病理检测,根据病理结果来决定病人的治疗方法和判断预后。

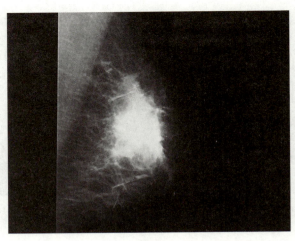

图9-5 乳腺癌的钼靶X线征象

(五) 治疗要点

采取综合治疗的方法,根据肿瘤生物学行为和病人的身体情况,联合应用多种治疗手段,兼顾局部治疗和全身治疗,以提高疗效,改善病人的生活质量。主要方法如下:

1. 手术治疗 是乳腺癌的主要治疗方法之一。手术术式应综合考虑病人的临床分期和全身情况进行选择。常见的术式如下:

(1) 乳腺癌根治术:切除整个乳房、胸大肌、胸小肌及腋窝和锁骨下脂肪组织及淋巴结。

(2) 乳腺癌扩大根治术:在根治术的基础上同时切除2~4肋软骨及肋间肌、胸廓内动静脉及周围淋巴组织。

(3) 改良乳腺癌根治术:切除整个乳房,同时做腋窝淋巴结清扫,保留胸肌。该术式对胸部外观影响较小,是目前常用的手术方式。

(4) 乳房单纯切除或部分切除术。

2. 放射治疗 是局部治疗的重要手段之一,可减少局部复发率,根据情况可在手术前或手术后进行。晚期乳腺癌可以在化疗的基础上加做放疗。

3. 化学治疗 是一种必要的全身性辅助治疗手段,可提高手术治疗的效果和病人的生存率。常见的化学治疗包括术前化疗、术后辅助化疗及晚期癌化疗。化疗前需有病理学诊断作为依据,一般需4~8周期,3~6个月。

4. 内分泌治疗 适用于对激素依赖的乳腺癌,可采用的方法如下:

(1) 去势治疗:绝经前病人可药物去势、手术切除卵巢或用放射线照射卵巢,以消除体内雌激素的来源。

(2) 抗雌激素治疗:根据绝经前后病人体内雌激素的来源不同,选用雌激素拮抗剂或芳香化酶抑制剂,如他莫昔芬、来曲唑等,这些药物有较好的抑癌作用,应连续使用5~10年。

5. 靶向治疗 针对人表皮生长因子受体-2阳性的乳腺癌病人可采用靶向治疗,国内主要药物有单克隆抗体。

【常见护理诊断/问题】

1. 焦虑/恐惧　与对癌症的恐惧或担心失去乳房有关。
2. 体像紊乱　与术后身体外观改变、化疗后脱发等有关。
3. 潜在并发症：皮瓣坏死、患侧上肢肿胀、感染等。
4. 知识缺乏：缺乏有关术后患侧肢体功能锻炼、自我检查乳房的知识。

【护理目标】

病人情绪平稳，能配合各项检查与治疗；病人表示能够积极面对自我形象的变化，并采取措施改善形象；病人的并发症得以预防，或得到及时发现和处理；病人能复述患肢功能锻炼的知识且能正确进行功能锻炼，学会正确自查乳房。

 护理学而思

乳房其他常见病

乳房纤维瘤是乳房的良性肿瘤，临床表现具有良性肿块的特征，有恶变的可能，要及早切除并做病理学检查。乳房囊性增生病临床特点是周期性乳房胀痛和多发的乳房肿块，常需对症治疗。乳管内乳头状瘤是发生在乳管内的良性肿瘤，乳头溢血性液是主要表现，乳管造影有助于诊断，一旦有恶变的倾向，应及早手术。

病人，女性，25岁。发现乳房肿块多个，时有疼痛。

请思考：

如何指导病人就诊？

【护理措施】

（一）一般护理

指导病人摄入足够营养，进食高蛋白、高热量、高维生素饮食，保证睡眠。妊娠期、哺乳期病人立即终止妊娠、哺乳。

（二）心理护理

关心体谅病人，观察病人的心理反应。针对病人提出的问题做好有关的解释和说明，取得病人的配合。帮助病人克服对癌症的恐惧，克服因手术切除乳房所造成的失落感。

（三）病情观察

密切观察生命体征的变化；观察伤口敷料渗血、渗液的情况；观察并记录皮瓣的颜色、引流量和性质；及时发现出血、皮下积液、皮瓣坏死等并发症是否发生。扩大根治术后病人有可能损伤胸膜而产生气胸，重点观察有无胸闷、呼吸困难的症状发生。观察手术侧上肢皮肤颜色和温度、感觉、运动及有无肿胀等，若皮肤发绀、肢端肿胀、皮温降低、脉搏细弱或肢端麻木，应协助医生及时调整绷带的松紧度。

(四)治疗配合

1. 术前护理　同一般外科病人的术前准备,对高龄病人做好心、肺、肝、肾功能检查,提高手术的耐受性。按要求的范围做好皮肤准备。如需植皮者,做好供皮区的皮肤准备。对晚期乳腺癌病人有皮肤破溃的,术前每天换药,改善创面情况。

2. 术后护理　给予外科病人常规护理,重点关注以下内容:

(1) 体位:术后取平卧位,患侧上肢稍抬高。待血压平稳后,可取半卧位,有利于病人的引流和呼吸。

(2) 伤口护理:防止皮瓣下积血积液,使胸壁与皮瓣紧密贴合。乳房切除术后伤口用多层敷料或棉垫加压包扎,包扎松紧度要适当。

(3) 维持有效引流:皮瓣下常规放置引流管,保持持续性负压吸引。及时有效地吸出残腔内的积血积液,有利于皮瓣的愈合。密切观察引流液的颜色和量,一般术后1~2天,每天引流血性液50~200ml,以后伤口引流液会逐渐减少。术后4~5天渗出基本停止,可拔除引流管,继续加压包扎伤口。

(4) 预防患侧上肢肿胀:抬高患侧上肢,按摩患侧上肢或患侧上肢做适当运动,勿在患侧上肢测血压、抽血、做静脉或皮下注射等。

(5) 患肢功能锻炼:病人无特殊情况要早期活动,术后24小时内开始活动手指及腕部,可做伸指、握拳、屈腕等锻炼。术后3天内肩关节制动。术后第4天可进行屈肘、伸臂等锻炼。术后7天开始活动肩部,同时避免上臂外展。可用患侧手洗脸、刷牙、进食等,注意做患侧手触摸对侧肩部及同侧耳朵的锻炼。术后10天后进行全范围的肩关节活动,如手指爬墙运动、转绳运动、拉绳运动等。

(五)健康指导

1. 生活指导　保持良好的情绪,生活规律,饮食营养均衡。

2. 疾病知识指导　早期发现肿瘤,预防肿瘤复发。定期做乳房的自我检查,30岁以上的妇女,特别是一侧患乳腺癌的病人,每个月需自我检查乳房一次。停经前的妇女在月经结束后4~7天进行检查为宜,病变易被检出。自查方法如下:

(1) 观察乳房:直立,面对镜子,脱去上衣,仔细观察两侧乳房的大小、外形、轮廓是否对称,有无局限性隆起、凹陷及皮肤橘皮样改变;注意有无乳头回缩和抬高,乳晕区有无湿疹。

(2) 触摸乳房:仰卧,左前臂枕于头下,右手各指并拢,沿顺时针方向用手指掌面轻柔扪摸左侧乳房,注意有无肿块。然后触摸乳晕区,注意有无乳头溢液及溢液性质。用右手再触摸左侧腋窝有无淋巴结肿大。同法检查另一侧乳房。

3. 用药指导　告知病人所服各类药物的不良反应和服药注意事项,对使用雄激素治疗者要告知会出现多毛、喉音变粗、头发减少、性欲增强等男性化现象,使用雌激素会出现恶心、食欲减退、不规则子宫出血等副作用。

4. 康复指导　向患者讲明患肢功能锻炼的意义,指导病人开展患侧上肢的功能锻炼。

5. 随访指导 减少癌肿复发的机会,督促病人遵医嘱坚持放疗和化疗。定期随访,告知病人避孕。计划妊娠前咨询专科医生。

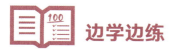 边学边练

模拟指导病人乳房自查的方法。

【护理评价】

病人是否情绪平稳,是否能配合各项检查与治疗;病人是否表示能够积极面对自我形象的变化,并采取措施改善形象;病人的并发症是否得以预防,或得到及时发现和处理;病人是否能复述患肢功能锻炼的知识且能正确进行功能锻炼;病人是否掌握乳腺自查的方法。

（李胜萍）

第十一节　骨肿瘤病人的护理

 工作情景与任务

导入情景

小钢,男性,20岁。持续性大腿疼痛2个月,近日无意中发现大腿下端有一个核桃大小包块,来门诊咨询。

工作任务：

指导病人挂号就诊。

骨肿瘤是指发生于骨组织(骨、软骨、骨膜)及骨附属组织(血管、神经、脂肪、纤维等)的肿瘤。骨肿瘤发病率为所有肿瘤的2%~3%。骨肿瘤根据发生情况可分为原发性和继发性两大类,原发性骨肿瘤是指发生于骨组织及骨附属组织本身的肿瘤,继发性骨肿瘤是来源于其他组织或器官的恶性肿瘤,如来自肾、乳房、肺、甲状腺、前列腺等器官的恶性肿瘤。骨肿瘤根据细胞来源可有骨性、软骨性、纤维性、神经性等;根据组织形态、细胞分化程度及细胞间质的类型,可分为良性、中间性和恶性三大类。良性骨肿瘤常见的是骨瘤,恶性骨肿瘤以骨肉瘤多见。骨肿瘤常发生在长骨的干骺端。

【护理评估】
（一）健康史

评估病人既往史和家族史，重点了解恶性肿瘤发病史，如肺癌、乳腺癌等病史。评估病人一般健康状况、营养状态，是否有精神不振、食欲缺乏、消瘦、乏力等症状。骨的恶性肿瘤常发生的年龄是 10～20 岁，如骨肉瘤。骨巨细胞瘤常发生在 20～40 岁成年人，40 岁以上病人常发生继发性恶性骨肿瘤。

（二）身体状况

1. 疼痛 是骨肿瘤的重要症状，恶性肿瘤尤其突出。恶性骨肿瘤呈进行性加重的疼痛，常影响休息和工作。良性骨肿瘤疼痛不重或无症状。

2. 包块 局部出现包块，良性肿瘤包块生长较慢，无明显压痛。恶性肿瘤包块生长快，包块局部表面肿胀、皮温高、可有静脉怒张。

3. 病理性骨折 骨组织过多损害引起病理性骨折，常为首发症状，良恶性肿瘤均可发生。

4. 功能障碍或畸形 关节附近骨肿瘤可使关节活动障碍。肿瘤可以压迫软组织、神经等而致相应功能障碍。肿瘤影响肢体骨骼的发育及坚固性而合并畸形，以下肢明显，如髋内翻、膝内翻、膝外翻。

5. 全身症状 恶性肿瘤病人常出现发热、消瘦、乏力等症状，良性肿瘤病人极少有全身症状。

（三）心理社会状况

评估病人对骨肿瘤疾病的认知程度，了解病人的家庭经济情况等。评估病人的心理反应，有无焦虑、恐惧等情绪变化，疼痛、肢体功能障碍常加重病人焦虑、恐惧的情绪，病人甚至出现悲观、失望。

（四）辅助检查

1. X 线检查 是重要的检查手段。X 线片中骨和软组织阴影可以直接反映其病理变化。良性骨肿瘤生长缓慢，形成膨胀性骨病损，边界清楚，密度均匀，骨皮质连续，无骨膜反应，无软组织阴影。若肿瘤生长迅速，肿瘤表面的骨迅速被破坏，而残留于肿瘤边缘的骨膜反应影像呈三角状，称之 Codman 三角，多见于骨肉瘤。若骨膜掀起呈节段性，形成同心圆或层状排列的骨沉积，则称"葱皮现象"，多见尤文氏肉瘤。若恶性肿瘤骨与反应骨沿向外放射状分布的血管方向沉积，X 线表现为"日光放射"现象。骨肿瘤 X 线片还可以显示病理性骨折征象。

2. CT 与磁共振 能够确定骨与软组织肿物累积的范围。

3. 病理学检查 通过穿刺、手术活检获取组织做病理检查，是诊断肿瘤的重要手段。

4. 生化检查 怀疑骨肿瘤时，必须测定血钙、磷、碱性磷酸酶、酸性磷酸酶。溶骨性破坏时血钙常升高。成骨性肿瘤时碱性磷酸酶明显升高，如骨肉瘤。

(五)治疗要点

良性肿瘤多采取手术治疗。恶性肿瘤应采取以手术为主的综合性治疗方法,手术前后综合应用化疗、放疗、免疫治疗、中药等方法。手术治疗按照外科分期来选择手术方法和界限,首先考虑保留肢体,尽量切除肿瘤。

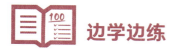
边学边练

模拟本节"工作情景与任务"中小钢出现的症状和体征,进行护理评估。

【常见护理诊断/问题】

1. 焦虑/恐惧　与对癌症的恐惧或担心肢体残疾有关。
2. 疼痛　与肿瘤压迫、浸润有关。
3. 躯体活动障碍　与疼痛、病理性骨折、脱位有关。
4. 知识缺乏:对疾病的诊断、治疗措施和术后康复等缺乏了解。
5. 营养失调　与机体消耗有关。

【护理目标】

病人恐惧、焦虑减轻或消失,能接受患病的现实;病人疼痛缓解或消失,舒适感增强;病人关节活动得到恢复或重建;病人对疾病有充分的认识,能说出治疗和护理的配合要点;病人的营养得到及时补充。

【护理措施】

(一)一般护理

1. 饮食护理　鼓励病人摄入足够营养,进食高蛋白、高热量、多维生素饮食。
2. 活动　适当活动,防止骨折,患肢避免负重。脊柱肿瘤病人应绝对卧床休息,指导病人床上做肌肉收缩活动,不要坐起或行走,防止脊柱骨折造成截瘫。

(二)心理护理

关心体谅病人,观察病人的心理反应。针对病人提出的问题做好有关的解释和说明,取得病人的配合。帮助病人克服对癌症的恐惧心理。

(三)病情观察

观察生命体征,观察伤口和引流管的情况。观察残肢端创口情况,有无出血、感染等。

(四)治疗配合

1. 疼痛护理　疼痛可以影响病人的正常生活,要及时解除或缓解疼痛,评估病人的疼痛程度,按"三级止痛"方案用药。
2. 术前准备　纠正病人营养不良的状态,提高病人对手术的耐受力,做好骨科术前常规护理。
3. 术后护理　做好骨科术后常规护理,重点关注以下内容:

（1）患肢和伤口：术后抬高患肢，注意患肢血运情况。注意切口护理，及时更换敷料，保持敷料干燥。

（2）功能锻炼：注意肢体和全身的功能锻炼。患肢外固定时鼓励病人适当做肌肉收缩活动，固定解除后，更要加强锻炼，促进功能恢复。截肢后要指导病人进行残肢锻炼，以增强肌力，防止关节屈曲、挛缩，使关节保持正常功能。鼓励病人使用拐杖早期下床活动，为安装假肢做准备。

（3）截肢或关节离断术后：病人可能出现精神症状，需要专人护理防止意外。病人术后出现幻肢痛要解释原因，对症处理。

（五）健康指导

1. 生活指导　帮助病人树立战胜疾病的信心，保持良好的情绪，生活规律，饮食营养均衡。指导病人日常生活中防止骨折发生。

2. 疾病知识指导　早期发现骨肿瘤，及早治疗，出现肢体包块、疼痛等要及时就诊。防止复发，嘱病人坚持放疗和化疗。

3. 用药指导　对于疼痛明显的病人，指导病人按"三级止痛"方案合理用药，观察疗效，提高生活质量。

4. 康复指导　指导病人循序渐进地进行功能锻炼，最大限度恢复肢体功能，提高适应能力和生活自理能力。

5. 随访指导　嘱病人定期复查，指导病人缓解放疗和化疗的不良反应。

【护理评价】

病人恐惧、焦虑是否减轻或消失，心态是否适应身心改变；病人疼痛是否缓解或消失，病人是否舒适；病人的关节活动是否得到恢复或重建；病人是否对疾病有充分的认识，是否能说出治疗和护理的配合要点；病人的营养是否得到及时补充。

（李胜萍）

本章小结　本章重点是常见肿瘤疾病病人身体状况评估，难点是主要的护理措施和健康教育的要点。学习中要注意总结复习各种常见肿瘤的护理措施、健康指导要点，尝试运用已经掌握的知识解决遇到的新问题。

思考与练习

1. 恶性肿瘤的转移方式有哪些？
2. 恶性肿瘤的三级预防措施是什么？
3. 原发性支气管肺癌、食管癌、大肠癌、膀胱癌的主要症状有哪些？
4. 简述左、右半结肠癌临床表现的不同之处。

5. 简述胃癌、胰腺癌、乳腺癌病人的健康指导。
6. 各种常见肿瘤术后常见的并发症如何护理？
7. 如何指导结肠造口术后病人的饮食？

第十章 血液系统疾病病人的护理

10章 数字资源

学习目标

1. 具有认真负责的职业态度,与病人良好沟通,依法实施整体护理。
2. 掌握常见血液系统疾病病人的护理评估要点和主要护理措施。
3. 熟悉常见血液系统疾病病人的主要护理诊断。
4. 了解常见血液系统疾病病人的健康指导。
5. 能初步运用护理程序,对血液系统疾病病人正确实施护理。

第一节 贫血病人的护理

 工作情景与任务

导入情景

小张,女性,32岁。因平日月经量多、面色苍白、全身乏力来院就诊,医生诊断为缺铁性贫血,收入院治疗。家属来到护士站办理入院手续,按照工作要求,值班护士小王对其及家属进行了有关贫血知识的健康指导。

工作任务:

1. 假如你是值班护士,请你为小张制订缺铁性贫血的饮食计划。
2. 指导小张正确口服铁剂。

贫血是指单位容积外周血中血红蛋白浓度(Hb)、红细胞计数(RBC)和/或血细胞比容均低于同年龄、同性别及同地区正常标准的一种常见的临床症状。成年男性Hb低于120g/L,成年女性Hb低于110g/L,即为贫血。贫血是血液系统疾病的常见症状,其临床表现主要是 Hb 下降和红细胞计数减少引起的全身组织和器官缺氧。一般依据 Hb 将贫血进行分度(表 10-1)。

表 10-1 贫血的分度

程度	血红蛋白浓度/(g·L^{-1})	临床表现
轻度	>90	症状不明显
中度	60~90	活动后有心悸、气促
重度	30~59	静息状态下仍有心悸、气促
极重度	<30	常并发贫血性心脏病

贫血按病因及发病机制进行分类:①红细胞生成减少,包括造血原料不足和骨髓造血功能障碍。②红细胞破坏过多,包括各种因素所致溶血。③失血,包括急性和慢性失血。此外,还可根据红细胞形态特点、贫血发生的速度和严重程度进行分类。

病因治疗是贫血治疗的关键,其他措施还有药物治疗、对症治疗和支持治疗等。

一、缺铁性贫血病人的护理

缺铁性贫血是体内储存铁缺乏,使血红蛋白合成减少而引起的一种小细胞低色素性贫血。缺铁性贫血在各类贫血中常见,各年龄均可发生,以婴幼儿和育龄期妇女多见。本病预后较好,及时彻底治疗原发病,并注意合理饮食及补充铁剂,血红蛋白和红细胞即可恢复正常。

人体内的铁主要分为功能状态铁和储存铁,前者包括血红蛋白、肌红蛋白、转铁蛋白、乳铁蛋白及酶和辅因子结合铁,后者包括铁蛋白和含铁血黄素。正常人体每天造血所需的铁大部分来源于衰老红细胞破坏后释放的铁,成人每天还需从食物中摄取铁 1~2mg。含铁丰富且吸收率高的食物有动物肝、瘦肉类、蛋黄、动物血、海带及黑木耳等,而谷类、多数蔬菜、水果含铁低,乳类(如牛奶)含铁量低。食物中的三价铁需转化为二价铁后才易被机体吸收,胃酸及维生素 C 能使三价铁还原成二价铁,以利于铁吸收。铁的主要吸收部位在十二指肠及空肠上段,肠黏膜能根据体内储存铁情况,调节其吸收率。吸收入血的二价铁大部分被氧化为三价铁后,与转铁蛋白结合成转铁蛋白复合体即血清铁,将铁运送到需要的各组织,主要到骨髓中的幼红细胞,参与血红蛋白的合成。储存铁主要以铁蛋白和含铁血黄素形式储存在肝、脾、骨髓等器官的单核吞噬细胞系统,当体内所需铁量增加时,铁蛋白可解离供机体利用。通过测定血清铁蛋白浓度可了解储存铁的状况。正常人铁排泄量不超过 1mg/d,主要由粪便排出,育龄期妇女主要通过月经、妊娠、哺乳而丢失。

【护理评估】

(一)健康史

了解有无疾病发生的原因。婴幼儿、青少年、妊娠期及哺乳期妇女等需铁量增加,铁供给不足,可导致缺铁性贫血;胃大部切除术、胃空肠吻合术、肠道功能紊乱及小肠黏膜病变等可致铁吸收障碍;消化性溃疡、痔疮、胃肠道肿瘤、钩虫病等慢性失血性疾病,由于反复失血导致铁丢失过多,是缺铁性贫血常见的原因。询问病人的饮食习惯,有无偏食等;询问女性病人有无多次妊娠、月经过多及子宫肌瘤等。

 边学边练

评估本节"工作情景与任务"中小张患缺铁性贫血常见的病因。

(二)身体状况

本病发展缓慢,其临床表现包括原发病表现和贫血的表现两方面。

1. 原发病表现　如消化性溃疡、痔疮、月经过多、钩虫病、恶性肿瘤等疾病的表现。

2. 贫血的表现　面色苍白、头晕、心悸、疲乏无力、耳鸣、气短等,严重者可发生贫血性心脏病。

3. 缺铁性贫血的特殊表现

(1)组织缺铁表现:黏膜损害表现,如口角炎、舌炎、舌乳头萎缩,严重者出现吞咽困难;营养缺乏表现,如皮肤干燥、角化、萎缩、无光泽,毛发干枯易脱落,指(趾)甲扁平、不光整、脆薄易裂,甚至反甲等。

(2)神经、精神系统异常:如易激动、烦躁、兴奋、头痛、易动,以儿童多见;少数病人有异食癖,如喜吃生米、泥土、石子等;部分病人可出现神经痛、末梢神经炎,严重者可出现智力发育障碍等。

(三)心理社会状况

由于缺血、缺氧引起不适和活动无耐力,病人自觉工作能力下降而忧虑不安、烦躁和焦虑等。

(四)辅助检查

1. 血常规检查　呈小细胞低色素性贫血,血红蛋白降低比红细胞计数减少明显,涂片可见红细胞体积较小,中心淡染区扩大。网织红细胞数量正常或轻度增高。白细胞、血小板多正常。

2. 骨髓检查　骨髓增生活跃或明显活跃,以红系增生为主,尤以中、晚幼红细胞为主;粒系和巨核系无明显异常。铁染色检查示骨髓含铁血黄素(细胞外铁)减少。

3. 铁代谢检查　血清铁(ST)低于 8.95μmol/L,总铁结合力(TIBC)升高,>64.44μmol/L;转铁蛋白饱和度(TS)降低,<15%;血清铁蛋白(SF)是体内储存铁的指标,

<20μg/L 表示储存铁减少，<12μg/L 表示储存铁耗尽，可作为早期储存铁缺乏的常用诊断指标。骨髓铁染色反映单核吞噬细胞系统中的储存铁，可作为诊断缺铁的"金指标"。血清转铁蛋白受体测定是反映缺铁性红细胞生成的最佳指标，一般浓度 >26.5mmol/L 可诊断为缺铁。

（五）治疗要点

1. 病因治疗　查明原发病因并及时治疗，是根治缺铁性贫血的关键措施。
2. 铁剂治疗　首选口服铁剂，如富马酸亚铁、硫酸亚铁等。成人每天口服元素铁 150~200mg，胃酸缺乏者可同服稀盐酸促进铁吸收。口服铁剂不能耐受或胃肠道病变影响铁的吸收可用注射铁剂，常用右旋糖酐铁肌内注射。

【常见护理诊断/问题】

1. 营养失调：低于机体需要量　与铁需要量增加、摄入不足、吸收障碍或丢失过多有关。
2. 活动无耐力　与贫血引起全身组织缺氧有关。
3. 口腔黏膜受损　与贫血导致营养素缺乏有关。
4. 知识缺乏：缺乏缺铁性贫血有关防治方面的知识。

【护理目标】

病人缺铁情况得到纠正，营养状况有改善；病人活动耐力增加，自觉症状好转；病人黏膜损害得到修复；病人能描述引起缺铁的原因和预防措施。

护理学而思

病人，小王，30 岁，已婚。因头晕、乏力 3 年，加重 5 天而入院。病人近 3 年来月经量明显增多，且不规则，历时 8~10 天，未引起足够重视。近 10 天来，头晕、乏力加重，活动后心悸、气短明显而收入院。

患病以来，病人食欲尚可，既往体健。查体：T 36.5℃，P 90 次/min，R 26 次/min，BP 110/75mmHg，面色苍白，巩膜无黄染，全身浅表淋巴结无肿大。心律齐，心尖区可闻及 2/6 级柔和的吹风样收缩期杂音，肝、脾未触及，指甲无光泽呈匙状甲，神经系统检查无异常。实验室检查：Hb 65g/L，RBC 2.8×10^{12}/L，WBC 4.7×10^9/L，PLT 300×10^9/L，血清铁 6μmol/L，总铁结合力 80μmol/L，血清铁蛋白 10μg/L。

请思考：
1. 病人存在哪些护理问题？
2. 针对首要的护理问题，应采取哪些护理措施？

【护理措施】
(一)一般护理

1. 休息与活动　根据贫血程度、发生速度及基础疾病等,协助病人制订休息与活动计划。轻、中度贫血病人,活动量以不感到疲劳、不加重症状为度,鼓励病人生活自理,增加卧床休息时间;重度贫血伴贫血性心脏病且显著缺氧者,应卧床休息,必要时给予氧气吸入,输全血或成分输血。

2. 饮食护理　鼓励病人多进食高蛋白、高维生素、高铁饮食,如瘦肉、动物血、动物肝、蛋黄、海带、黑木耳等,饮食要多样化,纠正不良的饮食习惯,如偏食等。

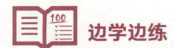

边学边练

为本节"工作情景与任务"中的小张制订贫血的饮食计划。

(二)心理护理

向病人及家属介绍本病的有关知识,解释缺铁性贫血是完全可以治愈的疾病,且痊愈后对身体无不良影响。讲明缺铁性贫血可能出现的一些神经精神异常症状是暂时的,在消除病因积极治疗后,这些症状会很快消失,以解除病人的心理负担。

(三)病情观察

观察及判断病情,协助医生寻找有无失血的病因。观察病人的面色、皮肤和黏膜,以及自觉症状如心悸、头晕、气急等有无改善。定期监测血常规、血清铁蛋白等以判断药物的疗效。

(四)治疗配合

1. 口服铁剂的应用与护理　向病人解释口服铁剂易引起恶心、呕吐等胃肠道刺激症状,饭后服用可减轻消化道不良反应,反应过于强烈者宜减少剂量或从小剂量开始。避免牙齿及舌质被染黑,口服液体铁剂时要使用吸管,将药液吸至舌根部咽下,再喝温开水并漱口。服铁剂期间大便会变成黑色,应向病人说明。口服铁剂不宜与浓茶、咖啡、牛乳等同时服用,还应避免同时服用抗酸药(如碳酸钙)以及H_2受体拮抗药;为促进铁的吸收,可服用维生素C、乳酸或稀盐酸等酸性药物或食物。

2. 注射铁剂的护理　为避免药液溢出引起皮肤染色,不要在皮肤暴露部位注射,应采用Z形注射法或留空气注射法。为减少或避免局部疼痛与硬结,注射铁剂应采取深部肌内注射并经常更换注射部位。应用铁剂会引起局部肿痛外,尚可发生面部潮红、恶心、头痛、肌肉酸痛、关节痛和淋巴结炎、荨麻疹等过敏反应,严重者可发生过敏性休克,所以首次用药须用0.5ml的试验剂量进行肌内注射,同时备好肾上腺素,做好急救准备。

3. 疗效判断　铁剂治疗1周后网织红细胞开始上升,网织红细胞数增加可作为治疗有效的早期指标,8~10周Hb恢复正常后,病人仍需继续服用铁剂4~6个月或待血清铁蛋白正常后才能停药,目的是补足体内储存铁,以免疾病复发。

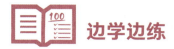 **边学边练**

角色扮演,正确地为缺铁性贫血病人进行铁剂治疗。

(五)健康指导

1. **生活指导**　开展预防缺铁性贫血的卫生宣传,对哺乳期妇女强调婴幼儿正确喂养方法;妊娠期和哺乳期妇女应多食用动物肝脏、瘦肉、蛋黄、海带、黑木耳等含铁丰富的食物。

2. **疾病知识指导**　向病人介绍缺铁性贫血的常见原因,说明消除病因的重要性,及时治疗各种慢性失血性疾病,如消化性溃疡、钩虫病、恶性肿瘤、痔疮等。

3. **用药指导**　向病人说明坚持规律用药的重要性,在贫血纠正后仍应按医嘱完成整个用药疗程。

4. **随访指导**　定期复查血常规及血清铁蛋白,防止疾病复发。

【护理评价】

病人缺铁情况是否纠正,营养状况有无改善;病人活动耐力是否增强,自觉症状有无好转;病人口腔黏膜是否得到修复;病人能否正确描述缺铁性贫血的病因和预防措施。

二、再生障碍性贫血病人的护理

再生障碍性贫血简称再障,是由各种原因引起骨髓造血功能衰竭、造血干细胞减少及功能障碍的一类贫血。临床表现为进行性贫血、感染、出血及外周血中全血细胞减少。各年龄组均可发病,老年人发病率较高。

再障按病因可分为遗传性再障和获得性再障;获得性再障根据有无明确诱因分为原发性再障和继发性再障。再障按病程及表现分为急性再障和慢性再障;按病人的病情、血象、骨髓象及预后分为重型再障和非重型再障。

再障的发病机制目前尚未完全明确,但可能与下列三种机制有关:①造血干细胞缺陷("种子"学说)。各种病因损伤造血干细胞,导致造血干细胞质与量的改变,使骨髓各系造血细胞明显减少,引起外周全血细胞减少。②造血微环境受损("土壤"学说)。骨髓微环境由巨噬细胞、网状组织及微血管构成。正常微环境是造血干细胞再生、分化的必备条件,骨髓微环境受损影响造血细胞的生长与发育。③免疫异常(免疫学说)。研究发现骨髓体外培养时,再障病人骨髓或血中的淋巴细胞能抑制红、粒细胞生长,说明再障的发生可能与免疫机制有关。

【护理评估】

(一)健康史

询问有无家族史;了解是否使用过对骨髓有明显抑制的药物,如氯霉素、磺胺类药、抗肿瘤药等;了解有无长期接触X线、γ射线等;了解近期有无感染各型肝炎病毒、EB病毒、巨细胞病毒等;了解病人的职业、工作和居住环境,是否长期接触苯及其衍生物,如油漆、塑料、染料等。

(二)身体状况

临床表现与全血细胞减少有关,主要为进行性贫血、出血、反复感染,而肝、脾、淋巴结多无肿大。

1. **重型再障** 起病急,病情重,进展快,预后差,常于数月至1年内死亡。以严重感染和出血为主要表现。

(1)感染:常为全身多部位感染,以呼吸道感染常见,其次有消化道、泌尿生殖道及皮肤、黏膜感染等。致病菌以革兰氏阴性杆菌、金黄色葡萄球菌及真菌为主,常合并败血症。

(2)出血:多为不同程度的皮肤黏膜及内脏出血,如皮肤出血点或瘀斑、鼻出血、牙龈出血、眼结膜出血、呕血、便血、尿血等,严重者可出现颅内出血,是本病死亡的主要原因之一。

(3)贫血:多呈进行性加重,面色苍白、头晕、乏力、心悸和气短等明显。

2. **非重型再障** 起病较缓慢,病程长,经恰当治疗后病人可长期存活。部分病人病情恶化,表现同重型再障,预后较差。

(1)贫血:多为首发和主要表现。

(2)出血:较轻,常为皮肤、黏膜出血。

(3)感染:较轻,常为呼吸道感染,出现较晚,治疗后较易控制。

边学边练

角色扮演,评估再生障碍性贫血病人的主要表现。

(三)心理社会状况

重型再障病人常伴有严重的出血和感染,病情凶险,治疗效果差,病人预感生命受到威胁而出现紧张、恐惧、情绪低落或悲观失望,对治疗失去信心。非重型再障病人贫血呈进行性加重,需长期使用激素和免疫抑制剂,因激素会引起痤疮、多毛和体型变化,病人常感自卑或烦恼,不愿参加社交活动。

(四)辅助检查

1. **血常规检查** 全血细胞减少,但三系细胞减少的程度不同。正细胞正色素性贫血;网织红细胞绝对值低于正常;白细胞计数减少,以中性粒细胞减少为主;血小板减少,出血时间延长。

2. 骨髓检查 为确诊的主要依据。重型再障骨髓增生低下或极度低下，粒细胞、红细胞明显减少，脂肪滴增多，淋巴细胞增多，无巨核细胞。非重型再障骨髓增生减低或呈灶性增生，三系细胞均有不同程度减少，淋巴细胞相对性增多。

（五）治疗要点

1. 去除病因 避免再次接触放射性物质、苯及其衍生物等有害因素，禁用对骨髓有抑制作用的药物。

2. 对症治疗 包括控制感染、控制出血和纠正贫血。

（1）控制感染：做好个人卫生及环境的清洁消毒，减少感染机会；发生感染时及时使用有效抗生素，必要时输注白细胞混悬液。

（2）控制出血：用止血药，如酚磺乙胺等。出血严重者可输浓缩血小板。

（3）纠正贫血：严重贫血者可输全血或浓缩红细胞。

3. 免疫抑制剂治疗 重型再障常选用抗胸腺细胞球蛋白或抗淋巴细胞球蛋白，联合环孢素治疗，抑制病人T淋巴细胞或非特异性自身免疫反应。

4. 雄激素治疗 是治疗非重型再障的首选治疗方法，常用丙酸睾酮、司坦唑醇、达那唑等，可刺激肾脏产生更多的促红细胞生成素，对骨髓有直接刺激红细胞生成的作用。

5. 造血干细胞移植 包括骨髓移植、脐血输注等。最佳移植对象为年龄40岁以下、未接受输血、未发生感染的病人。

【常见护理诊断/问题】

1. 组织完整性受损 与血小板减少致皮肤黏膜出血有关。
2. 活动无耐力 与贫血、感染等有关。
3. 有感染的危险 与粒细胞减少有关。
4. 悲伤 与出血、病情恶化、预后不良有关。
5. 知识缺乏：缺乏有关再障治疗及预防感染和出血的知识。
6. 潜在并发症：颅内出血。

【护理目标】

病人出血减少或消失；病人的活动耐力恢复正常；病人无感染发生或感染得到有效控制；病人悲伤情绪缓解；病人已对再障治疗及预防感染和出血的知识有所了解；病人无颅内出血的发生或颅内出血被及时发现并得到有效控制。

【护理措施】

（一）一般护理

1. 休息与活动 急性病人需卧床休息，慢性轻、中度贫血者应适当休息，避免劳累；病情稳定后，与病人及家属共同制订日常活动计划，指导病人适度活动；病室内定期空气消毒，限制探视。

2. 饮食护理 应给予高热量、高蛋白、高维生素、清淡、易消化饮食。

（二）心理护理

与病人建立信任关系，向病人介绍再障的疾病特点及治疗措施，使病人增强康复信心。鼓励家属关心体贴病人，积极参与病人的治疗与护理，使病人感到温暖和关怀，消除不良情绪。

（三）病情观察

定期检查血常规，了解白细胞、红细胞、血小板的变化，观察病人有无头晕、头痛、心悸、气促、体温升高、全身皮肤黏膜出血等症状。当血小板低于 $20\times10^9/L$ 时嘱病人绝对卧床休息，禁止头部剧烈活动，以防颅内出血。如病人出现头痛、呕吐、视物模糊、意识障碍等颅内出血征兆，应立即通知医生，协助抢救。

（四）治疗配合

1. 用药护理

（1）免疫抑制剂：①观察抗胸腺细胞球蛋白和抗淋巴细胞球蛋白的不良反应，如血清病样反应（猩红热样皮疹、关节痛、发热等）、超敏反应和出血加重等。②使用环孢素应注意观察肝肾功能损害、牙龈增生及消化道反应等。

（2）雄激素：丙酸睾酮为油剂，不易吸收，注射部位常可形成硬块，甚至发生无菌性坏死，故需深部缓慢分层注射，并注意轮换注射部位；雄激素长期使用可出现须毛增多、痤疮、女性病人闭经及男性化倾向、肝损害、水肿等不良反应，但停药后不良反应可逐渐消失，应加强观察，并定期检查肝功能。药物治疗后6个月内可见效果。1个月左右网织红细胞开始上升，随后血红蛋白开始上升，经3个月后红细胞开始上升，而血小板上升则需要较长时间。

2. 颅内出血的抢救　病人若突然出现头痛、视力模糊、喷射性呕吐、双侧瞳孔不等大、对光反射迟钝等，提示颅内出血，应立即通知医生，做好抢救配合。立即安置病人去枕平卧，头偏向一侧，头部冷敷；保持呼吸道通畅、吸氧；迅速建立2条静脉通道，遵医嘱快速静脉滴注或静脉注射20%甘露醇、50%葡萄糖液、地塞米松、呋塞米等，以降低颅内压，必要时做好输全血或成分输血准备。

3. 骨髓移植护理　移植前向病人解释骨髓移植的必要性、要求、操作方法和配合事项，以消除其顾虑和排斥情绪；做好病人进层流室前的清洁工作，包括剃发、沐浴、修甲、消毒液漱口、服肠道抗生素等，所进饮食和一切用品均需消毒；移植时观察有无输血反应和栓塞现象；移植后关心病人，帮助病人度过移植关，严密观察有无并发感染或移植物抗宿主病。

边学边练

角色扮演，当再生障碍性贫血病人出现颅内出血时，请配合医生对病人实施抢救及护理。

（五）健康指导

1. 生活指导　对生活或工作中存在长期接触影响骨髓造血功能物质（如放射性物质、农药、苯及其衍生物等）的人员加强宣教，提高对危害因素的认识，增强自我保健意识，严格遵守规章制度及操作规程，定期检查血常规。指导病人加强营养，注意个人卫生，注意个人日常生活中的自我照顾，劳逸结合，学会调理情绪，保持心情舒畅。

2. 疾病知识指导　向病人介绍本病的知识，说明坚持用药的重要性、长期性，坚持遵医嘱用药。避免服用对造血系统有损害的药物，特别是氯霉素。

3. 随访指导　嘱病人定期复查血常规和肝功能，出现病情变化时应及时就诊。

【护理评价】

病人出血有无减少或消失；病人的活动耐力是否恢复正常；病人有无感染发生或感染是否得到有效控制；病人悲伤情绪是否得到缓解；病人是否已对再障治疗及预防感染和出血的知识有所了解；病人有无颅内出血或颅内出血是否及时被发现并得到有效控制。

（代思琦）

第二节　白血病病人的护理

工作情景与任务

导入情景

李先生，45岁。因乏力、消瘦1个月，伴发热1周，以"急性白血病"收治入院，入院后遵医嘱进行化疗。血常规检查：RBC 3.0×10^{12}/L、WBC 12×10^{9}/L、PLT 30×10^{9}/L。今天治疗结束后，病人情绪低落，询问当班护士能否外出散步。

工作任务：

1. 积极处理病人的主要护理问题。
2. 观察化疗不良反应，并对李先生进行健康指导。

白血病是一类起源于造血干细胞的恶性克隆性疾病。克隆的白血病细胞增殖失控、分化障碍、凋亡受阻而停滞在细胞发育的不同阶段。在骨髓及其他造血组织中白血病细胞大量积累，导致正常造血受到抑制，临床上以贫血、发热、出血和白血病细胞浸润为主要表现，以外周血液中出现形态各异、为数不等的幼稚细胞为特征。临床以急性白血病多见。在恶性肿瘤所致死亡率中，白血病居第6位（男性）和第7位（女性），但在儿童及35岁以下成年人中则居第1位，是儿童和青少年常见的恶性肿瘤。

1. 按自然病程及白血病细胞的成熟程度分类

（1）急性白血病：起病急、进展快、病情重，自然病程仅几个月。骨髓及外周血中主要为异常的原始细胞和早期幼稚细胞。

（2）慢性白血病：起病缓、发展慢，自然病程可达数年。骨髓和外周血中以较成熟的细胞为主，伴有幼稚细胞。

2. 按细胞类型分类

（1）急性白血病分为急性淋巴细胞白血病（ALL）和急性非淋巴细胞白血病（ANLL）或急性髓系白血病（AML），成人以 AML 多见，儿童以 ALL 多见。

（2）慢性白血病分为慢性髓系白血病（CML）、慢性淋巴细胞白血病（CLL）和少见类型的白血病。

3. 按外周血白细胞的计数分类

（1）白细胞增多性白血病：外周血中白细胞明显增多，超过 $10\times10^9/L$ 并有较多原始和幼稚细胞出现，若超过 $100\times10^9/L$，称高白细胞性白血病。

（2）白细胞不增多性白血病：外周血中白细胞不增多甚至低于正常。血涂片中没有或较难找到原始细胞。

白血病发病机制非常复杂，可能是在多种因素作用下致细胞基因突变，导致白血病细胞株形成，联合机体免疫功能缺陷，对恶性细胞不能识别及消灭，使之得以繁殖，引起白血病。

【护理评估】

（一）健康史

了解有无疾病发生的相关因素，如有无病毒感染和免疫功能异常；了解有无接触以下物理因素，如 X 射线、γ 射线、电离辐射等；了解有无接触以下化学因素，如苯及其衍生物、亚硝胺类物质、氯霉素、环磷酰胺等。了解有无遗传因素或其他血液病，如淋巴瘤、骨髓增生异常综合征等。

（二）身体状况

1. 急性白血病　多数起病急骤，常持续高热或有严重出血倾向；也可缓慢起病，常出现面色苍白、皮肤紫癜、疲乏等。本病主要表现为贫血、发热和出血及各种器官浸润所引起的症状。

（1）贫血：病人均有贫血，常为首发表现，并随病情发展而加重。表现为面色苍白、疲乏无力等。贫血的主要原因是骨髓中正常红细胞生成明显减少以及无效红细胞生成、溶血、出血及某些抗白血病药物的影响等。

（2）发热：50% 以上的病人以发热起病，程度不一，热型不定，伴畏寒、出汗等。白血病本身可以发热（肿瘤性发热），但大多数发热由继发感染所致，以口腔炎、牙龈炎、咽峡炎常见，肺部感染、肛周炎、肛周脓肿也较常见，严重时可导致菌血症或败血症。常见致病菌为革兰氏阴性杆菌如肺炎克雷伯菌、铜绿假单胞菌、大肠埃希菌等，也可为病毒感染，随着长期化疗、激素和广谱抗生素的应用还可出现真菌感染。病人易发生感染的主要原因是血中成熟粒细胞缺乏，其次是人体免疫力低下。

（3）出血：明显出血是病人就医的主要原因。几乎所有病人病程中都有不同程度的出血，出血可发生于全身任何部位，以皮肤瘀点、瘀斑、鼻出血、牙龈出血、月经过多较常见，严重者可发生内脏出血，如颅内出血、咯血、尿血及便血等。出血主要原因是血小板减少、凝血异常及感染等。

（4）白血病细胞浸润的表现

1）肝、脾和淋巴结：急性白血病可有轻到中度肝、脾大，主要与白血病细胞的浸润及新陈代谢增高有关。部分病人伴有浅表及深部淋巴结肿大，一般无压痛，多见于急性淋巴细胞白血病。

2）骨骼和关节：骨骼及关节疼痛是白血病常见症状，以胸骨中下段局部压痛显著，提示骨髓腔内白血病细胞过度增生，对白血病诊断有一定价值，儿童多见。粒细胞白血病累及骨膜，可形成粒细胞肉瘤，以眼眶常见，可引起眼球突出、复视或失明。

3）皮肤和口腔：皮肤可出现蓝灰色斑丘疹、结节性红斑、皮下结节等；牙龈增生、肿胀。

4）中枢神经系统白血病（CNSL）：是白血病髓外复发的根源，可发生在疾病的各个时期，常发生在化疗后的缓解期，这是由于多种化学药物难以透过血脑屏障，隐藏在中枢神经系统的白血病细胞不能被有效杀灭而引起，以急性淋巴细胞白血病病人和儿童病人多见，轻者表现为头痛、头晕，重者可有呕吐、颈项强直，甚至抽搐、昏迷等。

5）睾丸：多为一侧睾丸无痛性肿大，多见于急性淋巴细胞白血病化疗缓解后的幼儿和青年，是仅次于中枢神经系统白血病的髓外复发的根源。

6）其他：还可浸润其他组织器官，如心、肺、胃肠道等，但不一定出现相应的症状。

2. 慢性白血病 是一种起源于多能干细胞的恶性骨髓增生性肿瘤，病程缓慢。

（1）慢性髓系白血病：又称慢性粒细胞白血病，简称慢粒，是我国常见的慢性白血病。其特点为脾脏显著肿大，外周血中粒细胞明显增多并有幼稚细胞。自然病程可经历慢性期、加速期和急变期，病人多因急性变而死亡。

1）慢性期：此期一般持续1~4年，起病缓慢，早期无自觉症状，随病情的发展可出现乏力、低热、多汗或盗汗、体重减轻等代谢亢进的表现。脾大为突出的体征，可达脐平面，甚至伸入盆腔，质地坚实、平滑，无压痛。如果发生脾梗死，则脾区压痛明显。部分病人可有胸骨中下段压痛，约半数病人有肝大。

2）加速期：主要表现为原因不明的高热、体虚、体重下降、骨骼疼痛，逐渐出现贫血和出血，脾脏持续或进行性肿大。原来治疗有效的药物发生耐药，可持续几个月到数年。

3）急变期：为慢粒的终末期，表现与急性白血病相似。病人常有严重出血、贫血、感染等症状，急性变预后极差，往往在数月内死亡。

（2）慢性淋巴细胞白血病：简称慢淋，我国较少见，多见于老年人，男性略多于女性。起病十分缓慢，多无自觉症状，常因淋巴结肿大而就诊。淋巴结肿大以颈部、腋下、腹股沟等处为主，触诊无压痛，较坚实，可移动。早期可有疲倦乏力，后期可出现食欲减退、低热、盗汗、消瘦等症状,晚期可出现贫血、出血和感染。50%～70%的病人有轻中度肝脾大。

边学边练

评估本节"工作情景与任务"中李先生的主要表现。

(三) 心理社会状况

病人未确诊时因怀疑而焦虑,一旦确诊白血病易产生强烈的恐惧、忧伤、悲观、绝望等负面情绪,甚至萌生轻生之念。同时对家属也是沉重打击,精神和经济的负担对家庭成员可造成严重的心理影响。慢粒进展缓慢,病人一般情况良好,但早期病人也有较大的心理负担,且因慢粒终将发生急性变,易使病人产生联想,甚至终日不安。

(四) 辅助检查

1. **血常规检查** 急性白血病大多数病人白细胞计数增多,甚至大于 $100\times10^9/L$,少数病人白细胞计数正常或减少。血涂片分类检查可发现原始细胞及早幼细胞占30%～90%。贫血轻重不一,一般属正细胞性贫血。早期血小板轻度减少或正常,晚期明显减少,可伴出血时间延长。慢性白血病白细胞总数明显增高,常超过 $20\times10^9/L$,晚期可达 $100\times10^9/L$ 以上。各阶段中性粒细胞均增多,以中幼、晚幼、杆状核粒细胞居多,原始粒细胞低于10%,红细胞、血小板计数和血红蛋白减少。

2. **骨髓检查** 是必查项目和确诊的主要依据,对指导治疗、判断疗效、估计预后等有重要意义。急性白血病多数病人骨髓增生明显活跃或极度活跃,以原始细胞为主,而较成熟中间阶段细胞缺少,只残留少量成熟细胞,形成所谓"裂孔"现象。原始细胞占全部骨髓有核细胞30%以上是急性白血病的诊断标准。奥尔小体仅见于急性非淋巴细胞白血病,有独立的诊断意义。慢性粒细胞白血病骨髓呈现粒细胞增生明显至极度活跃,中幼粒、晚幼粒、杆状核粒细胞明显增多;原始粒细胞低于10%。

3. **其他** 细胞化学染色、免疫学、细胞遗传学及分子生物学(染色体和基因)检查,可在形态学上进行白血病类型的鉴别;白血病病人血清尿酸浓度增高,在化疗期间更显著,甚至可形成尿酸结晶影响肾功能,这是由于大量白血病细胞破坏所致;CNSL病人,脑脊液检查可找到白血病细胞。95%以上慢性粒细胞白血病病人血细胞中出现Ph染色体。除Ph染色体以外又出现其他染色体异常,此类预后较差。

(五) 治疗要点

1. **对症支持治疗** 病情严重病人须卧床休息,最好将病人安置在隔离病室或无菌层流室进行治疗。

(1) 控制感染:严重感染是白血病病人的主要死亡原因。病人如有发热,应及时查找感染部位及病原菌,使用有效抗生素;若伴有粒细胞缺乏症,可应用一般升白细胞药物、激素类升白细胞药、粒细胞集落刺激因子等以提升正常白细胞。

(2) 控制出血：轻度出血可使用各种止血药；出血严重者或血小板计数 <20×10⁹/L，应输浓缩血小板悬液或新鲜血。并发 DIC 者，应及时做出相应处理。

(3) 纠正贫血：积极争取白血病缓解是纠正贫血有效的方法，严重贫血者可给予吸氧，输浓缩红细胞或全血，维持 Hb>80g/L。

(4) 预防尿酸性肾病：化疗期间应鼓励病人多饮水或静脉补液，碱化尿液，口服别嘌醇等抑制尿酸合成的药物。

2. 急性白血病的治疗

(1) 化学疗法：化疗是治疗白血病的主要方法，也是造血干细胞移植的基础。急性白血病的化疗过程分为诱导缓解和缓解后治疗两个阶段。常用的化疗药物见表 10-2。

表 10-2　治疗急性白血病常用的化疗药物

药名	缩写	种类和药理作用	主要不良反应
长春新碱	VCR	生物碱，抑制有丝分裂	末梢神经炎、便秘、脱发
泼尼松	P	糖皮质激素，破坏淋巴细胞	库欣综合征、感染、高血压、糖尿病
巯嘌呤	6-MP	抗嘌呤代谢，阻碍DNA合成	骨髓抑制、胃肠道反应、肝脏损害
硫鸟嘌呤	6-TG	抗嘌呤代谢，阻碍DNA合成	同上
甲氨蝶呤	MTX	抗叶酸代谢，干扰DNA合成	口腔黏膜溃疡、骨髓抑制
阿糖胞苷	Ara-C	抗嘧啶代谢，干扰DNA合成	恶心、骨髓抑制
柔红霉素	DNR	抗生素，抑制DNA、RNA合成	骨髓抑制、心脏损害
高三尖杉酯碱	HHT	生物碱，抑制DNA、RNA合成	骨髓抑制、心脏损害、消化道反应
环磷酰胺	CTX	烷化剂，破坏DNA	骨髓抑制、脱发、恶心、出血性膀胱炎
羟基脲	HU	抗嘧啶嘌呤代谢，阻碍DNA合成	消化道反应、骨髓抑制
依托泊苷	VP-16	植物，干扰DNA、RNA合成	骨髓抑制、消化道反应、脱发、过敏反应

1) 诱导缓解：是急性白血病治疗的起始阶段。目的是通过联合化疗迅速大量地杀灭白血病细胞，恢复机体正常造血，使病人的症状和体征消失，血常规和骨髓象基本恢复正常，达到完全缓解（CR）。目前多采用联合化疗，优点是各药物作用在细胞周期不同阶段，且有协同作用，以提高疗效。给药时剂量要充足，第 1 次缓解愈彻底，则缓解期愈长，生存期亦愈长。目前急性淋巴细胞白血病首选 VP 方案，即长春新碱加泼尼松。若疗效不佳时，可改用 VDP 或 DVLP 等方案。急性髓系白血病一般首选 DA 方案，即柔红霉素加阿糖胞

苷,或使用 IA 方案及其他方案。总之,应根据病人血常规、骨髓象、身体状况、年龄、对药物的反应和毒性反应的不同而选用化疗方案和调整剂量。

2)缓解后治疗:是完全缓解后病人治疗的延续阶段。急性白血病达到完全缓解后,体内尚有 $10^8/L \sim 10^9/L$ 左右白血病细胞。缓解后治疗的目的是继续消灭体内残存的白血病细胞,延长缓解期,争取治愈。治疗方法可选用原诱导缓解方案或轮换使用多种药物,急性淋巴细胞白血病需治疗 2~3 年,急性髓系白血病需治疗 2 年,以后随访。

(2) CNSL 的防治:急性淋巴细胞白血病病人需要预防 CNSL。目前防治措施多采用早期强化全身治疗和鞘内注射化疗药,常用甲氨蝶呤、阿糖胞苷、糖皮质激素等。CNSL 发生时可进行脑脊髓放疗。

(3) 造血干细胞移植:原理是先对病人进行全身照射、化疗和免疫抑制预处理后,将正常供体或自体的造血细胞经血管输注给病人,使其重建正常的造血和免疫功能。

3. 慢性白血病的治疗　以化学治疗为主,应着重于慢性早期,避免疾病转化,力争细胞遗传学和分子生物学水平的缓解,一旦进入加速期或急变期同急性白血病的治疗方法。

(1) 化学治疗

1) 羟基脲:为目前治疗慢性粒细胞白血病的首选化疗药,用药期间需查血常规以调整药物剂量,需长期维持治疗。

2) 马利兰:又称白消安。该药使用方便,控制疾病较持久,但作用缓慢,不良反应有骨髓抑制、皮肤色素沉着等。

3) 氟达拉滨:是治疗慢性淋巴细胞白血病进展期常用化疗药物。

(2) 干扰素:具有抗细胞增殖作用,有抑制 Ph 阳性细胞的作用。不良反应有乏力、发热、头痛、纳差、肌肉骨骼酸痛等流感样症状和体重下降、肝功能异常等。

(3) 骨髓移植:是目前认为唯一能治愈慢性粒细胞白血病的方法。自体干细胞移植对于慢性淋巴细胞白血病可获得较理想的效果。

【常见护理诊断/问题】

1. 有感染的危险　与正常成熟粒细胞减少、化疗使机体免疫力低下有关。
2. 组织完整性受损　与血小板减少、白血病细胞浸润等有关。
3. 活动无耐力　与贫血、白血病引起代谢率增高及化疗药物不良反应有关。
4. 悲伤　与急性白血病治疗效果差、死亡率高有关。
5. 潜在并发症:中枢神经系统白血病、尿酸性肾病、化疗药物不良反应等。

【护理目标】

病人营养改善,减少或避免感染的发生;病人出血症状减轻或消失,组织保持完整无损;病人活动耐力增强,体力逐渐恢复,生活自理;病人悲伤情绪得到缓解,能积极配合治疗和护理;病人未发生中枢神经系统白血病等并发症,或并发症能及时发现和妥善处理;病人能积极应对化疗出现的不良反应。

护理学而思

病人,男性,12岁。感冒后持续发热、咳嗽、鼻出血、面色苍白半月余,抗生素治疗无效。查体:T 39.5℃,胸骨压痛,肝脾肋下触及。血红蛋白100g/L,白细胞20×10^9/L,血小板60×10^9/L。胸片示右中肺片状渗出性改变。初步诊断为急性淋巴细胞白血病。

请思考:
1. 护士在为病人进行物理降温时应注意什么?
2. 请指导病人及家属化疗期间的饮食护理。

【护理措施】
(一)一般护理

1. 休息与活动 轻症者活动与休息可以交替进行,以休息为主,可每天室内活动3~4次,以后逐渐增加活动时间或活动次数。重症者应协助洗漱、进餐、大小便、翻身等,以减少体力消耗。慢性白血病病人卧床休息应取左侧卧位以减轻不适感,尽量避免弯腰及碰撞腹部,以免发生脾破裂。

2. 饮食护理 给予高热量、高蛋白、高维生素、适量纤维素、清淡、易消化的食物,如瘦肉、牛奶、鸡、新鲜蔬菜、水果,每天饮水1 500ml以上,以半流质为主,并注意改善烹饪方法以适合病人口味和喜好。提供清洁、安静、舒适的进餐环境,指导病人少量多餐,细嚼慢咽。

 **边学边练**

为本节"工作情景与任务"中的李先生提供休息指导。

(二)心理护理

帮助病人认识到积极的心态有利于疾病的康复,向病人说明长期的消极心理会影响机体的生理功能,导致食欲下降、失眠、内分泌失调、免疫功能下降,以致加重病情,不利于康复。指导病人及家属理性对待疾病,耐心倾听病人诉说,给予理解与同情,取得病人的信任。做好科普宣传,家属、亲友多给予病人精神及物质关怀。组织病友交流经验,请长期生存病人现身说法,帮助病人克服恐惧心理,增强战胜疾病的信心。帮助病人建立良好的生活方式及饮食规律,根据身体条件做些有益的事情,使病人感受到生命的价值,提高生存的信心。

(三)病情观察

观察生命体征,口腔、鼻腔、皮肤、肺部感染征象,贫血及颅内出血征象;了解病人进食及营养状况;记录出入量;化疗期间定期监测白细胞计数及分类、尿量、血尿酸、尿沉渣及骨髓象等变化;每天测量脾脏大小、质地,并做好记录;注意脾区疼痛、压痛情况;发现不明原因的高热、贫血、出血加重、脾脏进行性肿大等慢性粒细胞白血病急变表现等,要及时报告医生,并配合抢救和协助处理。

(四)治疗配合

1. 对症护理

(1)感染的预防与护理:化疗药物在杀伤白血病细胞的同时,正常细胞也会受损,导致病人的免疫力下降,易发生感染;当成熟粒细胞绝对值$\leq 0.5\times 10^9/L$时,应实行保护性隔离;置病人于单人病房或层流室,定时进行地面及空气消毒,加强口腔、皮肤及肛周护理,谢绝探视,以免交叉感染。严格执行消毒隔离制度和无菌技术操作。如病人有感染征象,应及时协助医生做血液、咽部、尿液、粪便和伤口分泌物的培养及药敏试验,遵医嘱使用有效抗生素、升白细胞药等。高热病人给予物理降温,禁用酒精擦浴或温水擦浴,以免血管扩张加重出血,多选用局部冰敷。必要时遵医嘱给予药物降温,慎用解热镇痛药,以免诱发出血。降温过程中,密切监测体温变化;及时更换衣物,防止受凉;积极补液,避免虚脱。

(2)口腔护理:甲氨蝶呤、阿糖胞苷、多柔比星等可引起口腔溃疡,严重者可于餐前用普鲁卡因稀释液漱口,以减轻进食时疼痛,保证进食量。化疗期间应增加对病人口腔护理的次数,指导病人培养良好的口腔卫生习惯,早晚刷牙,饭后漱口。避免食用辛辣等有刺激性的食物以及带刺的食物,勿用牙签剔牙。观察口腔黏膜的颜色、性状,若有异常应采取相应措施。

2. 化疗护理

(1)保护血管:化疗首选中心静脉置管,如外周穿刺中心静脉导管、植入式静脉输液港。应用外周浅表静脉应选择有弹性且直的大血管,由四肢远端向近端依次选择合适的静脉穿刺,左右交替使用,不宜选择较细的静脉,以防药液外渗。

(2)药液外渗预防及处理:静脉用药注射前先用生理盐水试穿刺,确定穿刺成功后再用化疗药物,静脉推注(或滴注)过程中要不断回抽检查,观察针头是否在血管内,注射完毕再用生理盐水冲管后拔针,然后压迫针眼数分钟。药液外渗,应立即停止输注或推注,尽量回抽渗入皮下的药液,外渗局部立即冷敷或以利多卡因局部封闭。有静脉炎者可用喜疗妥乳膏或硫酸镁外敷。

(3)药物不良反应观察及护理:①消化道反应:化疗常可引起恶心、呕吐、食欲减退等消化道不良反应。化疗期间应避免在化疗前后2小时进食,并指导病人进食前做深呼吸及吞咽动作,进食后保持坐位或半卧位,以减轻恶心、呕吐。发生恶心、呕吐时不要进食,及时清除呕吐物,保持口腔清洁,必要时遵医嘱给予止吐药。病情严重不能进食者,应尽早遵医嘱给予静脉补充营养。②骨髓抑制:为化疗药物常见不良反应,化疗中必须定期查血常规、骨髓象,以观察疗效及骨髓抑制情况。③肝损害:用药期间应观察病人有无黄疸,并定期监测肝功能。④其他：长春新碱能引起末梢神经炎、手足麻木感等，停药后上述反应可逐渐消失。柔红霉素、多柔比星、高三尖杉酯碱等药物可引起心肌及心脏传导损害，用药时要缓慢静脉滴注，注意心率、心律的变化，必要时做心电图检查。环磷酰胺可引起脱发，为减轻脱发可在注射药物前10分钟戴冰帽，至药物注射完毕后30~40分钟脱下，使头皮血管收缩，有效控制药物对毛囊的作用。

（4）化疗期间应预防尿酸性肾病，鼓励病人多饮水，每天饮水量达3 000ml以上，遵医嘱口服碳酸氢钠碱化尿液，必要时口服别嘌醇。

3. 鞘内注射化疗药物的护理 协助病人采取头低抱膝侧卧位，协助医生做好穿刺点的定位和局部消毒麻醉，推注药物宜慢，注毕去枕平卧4~6小时，注意观察有无头痛、呕吐、发热等症状及其他神经系统的损害症状。

4. 造血干细胞移植的护理 造血干细胞移植的目的是使病人的造血系统和免疫功能得到重建，应做好相关的术前护理，以提高移植成功率。

5. 骨髓穿刺的护理

（1）操作前护理

1）向病人及家属解释该检查的目的、意义及操作过程，取得病人的配合，并请病人或家属签署知情同意书。

2）询问病人有无血友病等出血性疾病病史。查阅报告单，注意病人出血及凝血时间。

3）检查前准备好用物：治疗盘、骨髓穿刺包、棉签、2%利多卡因、无菌手套、玻片、胶布，需做骨髓培养时另备培养基、酒精灯等。

（2）操作过程与护理配合

1）选择穿刺部位，协助病人采取适宜的体位。于胸骨、髂前上棘做穿刺者取仰卧位，前者还需以枕头置于背后，使胸部稍突出；于髂后上棘穿刺者取侧卧位或俯卧位；棘突穿刺点穿刺者则取坐位，尽量弯腰，头俯屈于胸前使棘突暴露。以髂前上棘穿刺点常用。

2）协助消毒麻醉，常规消毒皮肤，戴无菌手套，铺无菌孔巾，用2%利多卡因行局部皮肤、皮下及骨膜麻醉。

3）操作中协助医生将骨髓穿刺针固定器固定在一定长度，右手持针垂直骨面穿刺，当针尖接触骨质后则将穿刺针左右旋转，缓缓钻刺骨质，穿刺针进入骨髓腔后，拔出针芯，接上干燥的5ml或10ml的注射器，用适当力量抽吸骨髓液0.1~0.2ml滴于载玻片上，迅速送检做有核细胞计数、形态学及细胞化学染色检查，若需行骨髓液细菌检查，再抽取1~2ml。

4）抽吸完毕，重新插入针芯，以无菌纱布覆于穿刺点，协助医生拔针，按压1~2分钟后如无出血，用胶布固定纱布。

5）清理用物，做初步浸泡消毒；及时送检标本。

（3）操作后护理

1）向病人说明术后穿刺点疼痛是暂时的，不会对身体造成影响。

2）注意观察穿刺处有无出血，如果有渗血，需立即更换无菌纱布，压迫伤口直至无渗血为止。

3）嘱病人48~72小时内保持穿刺处皮肤干燥，避免淋浴或盆浴；多卧床休息，避免剧烈活动，防止伤口感染。

边学边练

角色扮演，做好白血病病人的化疗护理。

（五）健康指导

1. 生活指导　指导病人合理安排休息与活动，加强营养，指导病人减轻恶心、呕吐的方法。保持乐观情绪，平时注意个人卫生，保护皮肤、黏膜免受损伤，以预防感染、出血等发生。

2. 疾病知识指导　向病人及家属解释白血病的知识、治疗方法和疗效等，坚持缓解后治疗是争取长期缓解或治愈的重要手段，使病人树立信心，积极配合治疗。

3. 用药指导　向病人介绍治疗方法及化疗的不良反应，遵医嘱按疗程用药。

4. 随访指导　定期复查血常规，有出血、发热及骨骼疼痛、脾脏增大时要及时就诊。

【护理评价】

病人病程中是否发生严重感染；病人出血症状有无减轻或消失，组织是否完整无损；病人活动耐力是否增强，进行日常活动有无不适；病人悲伤情绪是否得到缓解，是否能积极配合治疗和护理；病人病程中有无中枢神经系统白血病、尿酸性肾病等并发症发生，并发症一旦发生是否被及时发现并得到有效控制。

（代思琦）

第三节　出血性疾病病人的护理

 工作情景与任务

导入情景

小夏，女，32岁。妊娠12周，洗澡时发现双下肢出现大量瘀点、瘀斑，故来院就诊。查体：T 36.5℃，P 95次/min，R 18次/min，BP 100/60mmHg，面色苍白，双下肢及腹部有瘀点、瘀斑，大小不等，压之不褪色，分布不均。心、肺、腹无异常。血常规检查：红细胞 $3×10^{12}/L$，血红蛋白 90g/L，血小板 $50×10^9/L$。初步诊断：原发免疫性血小板减少症。

工作任务：
1. 请指导小夏的休息与活动方式。
2. 嘱咐小夏应避免使用的药物。

一、原发免疫性血小板减少症病人的护理

原发免疫性血小板减少症又称特发性血小板减少性紫癜（idiopathic thrombocytopenic purpura，ITP），是由于外周血的血小板免疫性破坏，以致血小板的数量减少及寿命缩短的一种出血性疾病。本病是血小板减少性疾病中常见的一种，临床表现为自发性皮肤、黏膜及内脏出血。临床发病率为（0.5~1）/万，育龄期女性发病率高于同龄男性，60岁以上的人群发病率增加。

【护理评估】

（一）健康史

了解病人发病前有无上呼吸道感染史；了解病人是否有免疫异常。还应了解病人的年龄、性别，成年女性病人应了解月经史等。

（二）身体状况

成人ITP一般起病隐匿。出血多局限且轻，但易反复。表现为皮肤黏膜瘀点、瘀斑、紫癜或外伤后不易止血等，鼻及牙龈出血也很常见；女性以月经过多较常见，且为部分病人唯一的症状。严重内脏出血较少见，但病情可因感染等因素骤然加重，出现广泛且严重的皮肤黏膜及内脏出血。部分病人可无出血症状，仅在血常规检查时发现血小板减少。亦可伴有乏力等失血性贫血表现和血栓形成倾向。

 边学边练

评估本节"工作情景与任务"中小夏的主要表现。

（三）心理社会状况

由于反复发作的广泛出血或出血不止，病人可出现焦虑、恐惧。随着病情迁延，病人可出现脾气粗暴、固执、易迁怒于他人等心理反应。

（四）辅助检查

1. 血常规检查 血小板数量减少、血小板平均体积偏大但功能一般正常；失血多时可出现红细胞和血红蛋白的减少，白细胞计数多正常。

2. 骨髓检查 骨髓巨核细胞数量增多或正常，但形成血小板的巨核细胞减少而且成熟障碍；幼稚巨核细胞增多，有血小板形成的巨核细胞显著减少。

3. 其他 出血时间延长、血块回缩不良、束臂试验阳性；血小板寿命明显缩短；血小

板相关抗体阳性和血小板相关补体增高,缓解期可恢复正常。

(五)治疗要点

1. 糖皮质激素 为治疗本病的首选药物,该类药物可以减少血小板自身抗体生成及减轻抗原抗体反应,抑制血小板与抗体结合,降低血管壁通透性,阻滞单核吞噬细胞系统吞噬破坏血小板。常用泼尼松,$1mg/(kg \cdot d)$,分次或顿服,待血小板接近正常后,1 个月内逐渐减至最小剂量($5 \sim 10mg/d$),无效者 4 周后停药。

2. 脾切除 是 ITP 的有效疗法之一,可减少血小板抗体产生及减轻血小板破坏。适用于内科积极治疗 6 个月无效的 ITP 病人;肾上腺皮质激素疗效差或需用较大剂量($>30mg/d$)维持者;对激素或免疫抑制药应用禁忌者。

3. 免疫抑制剂 一般不作为首选。当以上治疗方法无效、疗效差或不能切脾者,可加用免疫抑制剂或单独使用免疫抑制剂。主要药物有长春新碱、环磷酰胺、硫唑嘌呤、环孢素等。其中常用的是长春新碱。

4. 急重症的处理

(1)静脉注射免疫球蛋白:适用于危重型 ITP、难治型 ITP、不宜用糖皮质激素治疗的 ITP、需迅速提升血小板的 ITP 病人。剂量为 $400mg/(kg \cdot d)$,静脉滴注,5 天为 1 个疗程。也可先静脉滴注免疫球蛋白 $1\,000mg/kg$,后再输注血小板,次日再用相同剂量 1 次。

(2)血浆置换:可减少血液循环中抗体和免疫复合物,使血小板上升。方法:每日置换 3L,连续 $3\sim5$ 天。

(3)输血和输血小板:适用于危重出血、血小板低于 $20 \times 10^9/L$、脾切除术前准备或其他手术及严重并发症,输新鲜血或浓缩血小板悬液有较好的止血效果。

【常见护理诊断/问题】

1. 组织完整性受损 与血小板减少有关。
2. 焦虑 与反复发生出血,病人对疾病的发生、发展及预后不了解有关。
3. 潜在并发症:颅内出血。

【护理目标】

病人出血减少或消除;病人焦虑情绪减轻或消失;病人无颅内出血发生或颅内出血被及时发现并得到有效控制。

【护理措施】

(一)一般护理

1. 休息与活动 根据病情合理安排休息与活动。为防止损伤出血,应注意休息、减少活动,活动时应注意安全保护。当血小板低于 $20 \times 10^9/L$ 时,要严格卧床休息,预防和避免加重出血的因素,如用力排便、咳嗽等,以免颅内出血。

2. 饮食护理 应给予富含高生物效价的蛋白质饮食;根据病人的嗜好,烹调适合病人口味的饮食,但避免过热、粗糙及刺激性强的饮食;如有胃肠道出血则应禁食。

3. 生活护理 保持皮肤清洁,注意皮肤有无干燥、发红、皮疹、瘀点、瘀斑及压力性损伤,注意清洁肛门及会阴部,大小便后用温水擦拭,以增加舒适、预防感染。经常修剪指甲,避免抓伤皮肤,衣着应宽松。保持口腔清洁,刷牙时不要太用力,牙刷不要太硬,若出血严重则不要使用牙刷。

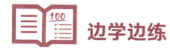

指导本节"工作情景与任务"中小夏采取适宜的休息和活动方式。

(二)心理护理

向病人讲述本病特点,帮助寻找诱因,以减少发作,使病人增强治愈信心。安慰病人,耐心解答病人提出的各种问题,满足病人情感上的需要。指导病人尽量保持情绪稳定,以利于疾病恢复。一旦发生严重出血,护士应沉着冷静,通过熟练操作和精心护理给病人以安慰,并注意观察病人的情绪状态,及时给予帮助和指导,以消除病人的焦虑、恐惧心理。

(三)病情观察

注意出血部位和范围、出血量及出血是否停止,有无内脏出血,监测血小板计数等。若病人出现视力模糊、头晕、头痛、呼吸急促、喷射性呕吐甚至昏迷,提示可能有颅内出血,应迅速通知医生,并配合抢救。

(四)治疗配合

本病首选药物为糖皮质激素,用药期间应观察病人有无向心性肥胖、胃肠道反应、感染或骨质疏松等不良反应,长期服用还易合并高血压、糖尿病等。应用免疫抑制剂期间应注意有无骨髓造血功能抑制、末梢神经炎、出血性膀胱炎等,必要时应停药。避免使用引起血小板减少或者抑制其功能的药物,如阿司匹林、双嘧达莫、吲哚美辛等,以免加重出血。

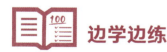

指导本节"工作情景与任务"中小夏自我观察使用糖皮质激素的疗效和不良反应。

(五)健康指导

1. **生活指导** 嘱病人平时注意保暖,预防感染,避免一切外伤。缓解期注意锻炼身体,增强体质。

2. **疾病知识指导** 向病人及家属介绍本病的基本知识,血小板在 50×10^9/L 以下时,避免强体力活动,可适当散步,预防各种外伤的发生。

3. **用药指导** 指导病人坚持服药,用药期间定期检查血小板、白细胞、血压和血糖等。服用糖皮质激素者,应告知病人必须按医嘱按时、按剂量、按疗程用药,不可自行减量或停药,以免加重病情。为减轻药物的不良反应,应饭后服药,必要时可加用胃黏膜保护剂或抑制胃酸分泌的药物。避免使用阿司匹林等影响血小板功能的药物。

4. 随访指导　定期复查血象,以了解血小板计数的变化,并指导疗效的判断和治疗方案的调整。出现内脏出血征象应及时就诊。

【护理评价】

病人出血是否减少或消除;病人焦虑情绪是否减轻或消失;病人有无颅内出血或颅内出血是否被及时发现并得到有效控制。

二、过敏性紫癜病人的护理

过敏性紫癜是一种常见的血管变态反应性疾病。主要表现为皮肤紫癜、腹痛、便血、关节痛、血尿及荨麻疹等过敏表现,多为自限性。本病多见于儿童及青少年,春秋季多发,男性略多于女性。近年来过敏性紫癜的患病率有上升趋势。

【护理评估】

(一)健康史

了解有无进食鱼、虾、蟹、鸡蛋、牛奶等动物异体蛋白;了解发病前有无呼吸道感染、麻疹、水痘等感染史;了解有无使用青霉素、头孢菌素类药物、水杨酸类药物、吲哚美辛及奎宁类药物的过敏史;了解有无接触花粉、尘埃,有无疫苗接种、虫咬及寒冷刺激等。

(二)身体状况

病人常见症状为皮肤紫癜。根据受累部位及临床表现的不同可分为下列五型:

1. 单纯型(紫癜型)　常见,主要表现为反复皮肤紫癜,多位于下肢及臀部。紫癜成批出现、对称分布、大小不等、融合成片或略高于皮肤表面,呈出血性丘疹或小型荨麻疹,可伴轻微痒感,一般数日内由深红色变成紫色、黄褐色、淡黄色,经7~14天逐渐消退。

2. 腹型　是具有潜在危险的类型。除皮肤紫癜外,常由于胃黏膜水肿、出血而致腹痛。腹痛多位于脐周或下腹,呈阵发性绞痛或持续性钝痛,可伴有恶心、呕吐、腹泻及便血。

3. 关节型　除皮肤紫癜外,由于关节部位血管受累出现肿胀、疼痛、压痛和功能障碍,多发生于膝、踝、肘及腕关节,反复发作,呈游走性。一般在数月内消失,不留后遗症。

4. 肾型　是严重的类型。多在紫癜发生后1周出现蛋白尿、血尿、管型尿。多数病人在3~4周内恢复,也可反复发作。少数严重者可发展为慢性肾炎或肾病综合征,甚至尿毒症。

5. 混合型　皮肤紫癜合并上述两种以上类型的表现。

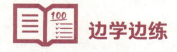

角色扮演,评估过敏性紫癜病人的主要表现。

（三）心理社会状况

部分病人因反复发作,少数肾型病人可转为慢性肾炎或肾病综合征,从而出现焦虑和抑郁。儿童或青少年常因治疗影响学习而导致情绪不稳。

（四）辅助检查

1. 血常规检查　血白细胞轻至中度增高,伴嗜酸性粒细胞增高,血小板计数正常。
2. 其他检查　出、凝血时间正常;半数以上病人束臂试验阳性。

（五）治疗要点

应积极寻找并去除致病因素,如消除感染灶,避免食用可能致敏的食物与药物等。

抗过敏治疗可选用抗组胺药,如异丙嗪、氯苯那敏及静脉滴注钙剂等;增加毛细血管壁抵抗力、降低血管壁通透性可辅助性使用大剂量维生素C及静脉滴注钙剂;糖皮质激素对腹型和关节型疗效较好,常用泼尼松;肾型可用免疫抑制剂,也可用抗凝治疗或中药治疗。

【常见护理诊断/问题】

1. 组织完整性受损　与血管壁的通透性和脆性增加有关。
2. 疼痛　与过敏性紫癜累及胃肠道和关节有关。
3. 知识缺乏:缺乏有关病因预防的知识。
4. 潜在并发症:肾病综合征、慢性肾衰竭。

【护理目标】

病人皮肤紫癜减少或消失;病人疼痛减轻;病人了解疾病的病因并懂得预防;病人的并发症得到有效预防或治疗。

【护理措施】

（一）一般护理

1. 体位与活动　急性期应采取合适的体位卧床休息。
2. 饮食　避免食用易引起过敏的鱼、虾、牛奶等,多吃蔬菜与水果;发作期可选用清淡、少刺激、易消化的普食、软食或半流质,有消化道出血的病人应给予温凉流质或暂禁食。

（二）心理护理

向病人耐心解释过敏性紫癜的原因,消除病人紧张情绪,使病人树立战胜疾病的信心,积极配合治疗。

（三）病情观察

观察皮肤出血的部位及范围;腹痛的性质、部位、程度及持续时间,有无伴随症状,如腹泻、便血及肠鸣音变化;关节疼痛、肿胀情况;尿液颜色变化及尿常规检查结果。

（四）治疗配合

1. 对症护理　嘱病人勿用手搔抓皮肤,避免外伤,以免出现皮肤紫癜;腹痛时应采取屈膝卧位,必要时遵医嘱使用解痉药;关节肿痛时应取适宜的体位休息,减少关节活动,注意保暖;肾损害时应合理控制水、钠及蛋白质的入量。

2. 用药护理　抗组胺药易引起困倦,用药期间嘱病人避免高空作业及驾驶。使用糖皮质激素应向病人及家属说明可能出现的不良反应,并加强护理,防止感染。使用环磷酰胺应嘱病人多饮水,注意观察尿量及尿液颜色改变。

（五）健康指导

1. 生活指导　避免接触与发病有关的食物或药物,预防呼吸道感染,花粉季节外出时戴口罩。引导病人以积极的心态对待自身的疾病,增加社会活动,保持心情轻松愉快,促进疾病恢复。

2. 疾病知识指导　向病人讲述本病的有关知识,说明本病为过敏性疾病,解释发病诱因及避免再次接触发病诱因的重要性。

【护理评价】

病人皮肤紫癜有无减少或消失;病人疼痛有无减轻;病人是否已了解疾病的病因并懂得预防;病人的并发症是否得到有效预防或治疗。

三、血友病病人的护理

血友病是一组因遗传性凝血因子缺乏导致凝血活酶生成障碍引起的出血性疾病,分为三种类型。①血友病 A,又称 F Ⅷ 缺乏症,是临床上常见的类型。②血友病 B,又称遗传性 F Ⅸ 缺乏症。③遗传性 F Ⅺ 缺乏症。血友病发病率为(5~10)/10 万,血友病以阳性家族史、幼年发病、自发或轻度外伤后出血不止、血肿形成、关节出血、凝血时间延长为特征。

血友病 A 和 B 均为典型的 X 染色体连锁隐性遗传,女性遗传、男性发病。遗传性 F Ⅺ 缺乏症为常染色体隐性遗传,男女均可遗传,子女均可发病。约 1/3 病人无家族史,发病原因不明。不同类型血友病均是因机体内源性凝血途径正常运作的原料缺乏、凝血酶原激活受限、凝血活酶生成减少,最终导致凝血功能障碍引起病人出血。

【护理评估】

（一）健康史

了解病人初次发病年龄、性别及是否有遗传性疾病病史;有家族史的病人是否做过婚前检查或产前检查。

（二）身体状况

血友病是与生俱来、伴随终身的疾病。主要表现为出血和局部血肿形成所致的压迫症状与体征,其严重程度取决于血友病的类型及相关凝血因子缺乏的程度。

1. 出血　是本病的主要表现,血友病 A 较血友病 B 出血严重,遗传性 F Ⅺ 缺乏症较轻。多为自发性出血或轻微外伤、小手术(如拔牙)后出血不止。出血部位以皮下软组织及肌肉出血常见,颅内出血是病人死亡的主要原因。肌肉及关节腔内出血是血友病病人的特征。负重关节,如膝、踝关节等反复出血甚为突出,最终可导致关节肿胀、僵硬、畸形,可伴骨质疏松、关节骨化及肌肉萎缩。

2. 血肿压迫症状及体征　血肿压迫周围神经可致局部疼痛、麻木;颈部、咽后壁、口腔底部及喉出血可致呼吸困难甚至窒息。

边学边练

角色扮演,评估血友病病人的主要表现。

(三) 心理社会状况

负重关节反复出血,影响学习、生活,病人易产生烦躁、易怒等心理反应。本病尚无法根治,且替代治疗的费用高,给病人及家属带来严重的精神和经济负担。

(四) 辅助检查

1. 血常规及血小板功能　红细胞、白细胞及血小板计数正常;出血时间、血块回缩试验正常。

2. 筛选试验　凝血时间和部分凝血活酶时间(APTT)延长。

3. 确诊试验　FⅧ活性测定辅以FⅧ:Ag测定和FⅨ活性测定辅以FⅨ:Ag测定可以确诊血友病A和血友病B。

(五) 治疗要点

以补充凝血因子的替代治疗为主,及时处理局部出血。

1. 补充凝血因子　是目前防治血友病病人出血重要的替代性治疗。

2. 局部出血的处理　压迫止血法用于皮肤表面出血;应用凝血酶、明胶海绵加压或堵塞止血(用于鼻黏膜出血);含相关凝血因子的粘贴物覆盖伤口或创面可用于出血较多的伤口或拔牙后出血不止者。休息(制动)、局部压迫、冷敷及抬高患肢是局部深层组织血肿形成和关节腔出血病人重要的非药物性治疗措施,可使用夹板、模具、拐杖或轮椅等,使病人出血的肌肉和关节处于休息位;局部予以冰敷或冷湿敷,每4~6小时1次,每次约20分钟,直至局部肿胀或疼痛减轻。

3. 药物治疗　轻症血友病A病人可用去氨加压素治疗,常用剂量为0.3μg/kg,用生理盐水30~50ml稀释后于20~30分钟内静脉注射,也可分次皮下注射或鼻腔滴入。达那唑对轻中型者效果较好。糖皮质激素对反复接受FⅧ:C治疗而效果差者效果较佳。氨基己酸可用于口腔伤口及拔牙出血者。

【常见护理诊断/问题】

1. 有受伤的危险　与缺乏凝血因有关。
2. 有废用综合征的危险　与反复多次关节腔出血有关。
3. 恐惧　与害怕出血不止、危及生命有关。

4. 潜在并发症:颅内出血。

【护理目标】

增加病人凝血因子,减少出血;病人避免关节负重,减少关节出血;病人悲观、恐惧情绪减轻或消失;病人无颅内出血发生或颅内出血被及时发现并得到有效控制。

【护理措施】

(一) 一般护理

1. 休息与活动　平日可适量活动,行走、慢跑时间不可过长,告诉病人关节不可过度负重或进行剧烈的接触性运动,如打篮球、踢足球、穿硬底鞋或赤脚走路等。

2. 饮食护理　为避免刺伤消化道黏膜,禁食带骨、刺及油炸的食物。

(二) 心理护理

与病人建立信任关系,向病人介绍血友病的疾病特点,有关药物不良反应,鼓励病人积极配合治疗。鼓励家属关心体贴病人,积极参与病人的治疗与护理,使病人感到温暖和关怀,消除不良情绪,增加治疗信心。

(三) 病情观察

定期监测生命体征,观察肌肉、关节出血的情况。及时发现内脏出血尤其是颅内出血的征象,如有无呕血、咯血、头痛、呕吐、瞳孔不对称甚至昏迷等,一旦发现,及时通知医生。

(四) 治疗配合

1. 用药护理　输注凝血因子时应取回后立即输注;输注冷冻血浆或冷沉淀物时,应在37℃温水中解冻、融化后尽快输入。输注过程中密切观察有无输血反应。禁忌使用抗血小板聚集药,如阿司匹林、双嘧达莫等。

2. 出血的护理　早期关节出血者宜卧床休息,并用弹力绷带加压包扎,局部冷敷,抬高患肢、制动并保持患肢于功能位,出血停止后可适当采用运动疗法以防关节畸形。尽量避免肌肉、静脉注射及深部组织穿刺,必须穿刺时,须选小针头,拔针后至少按压5分钟,直至出血停止;禁止使用静脉留置套管针,以免针刺点出血。尽量避免手术,必须手术时,应根据手术大小调节补充凝血因子的用量。

边学边练

角色扮演,指导血友病病人的日常自我护理。

(五) 健康指导

1. 生活指导　告知病人日常适度的运动是有益的,如游泳、散步、骑自行车等,但应避免负重或剧烈的接触性运动。注意防止因拔牙而引起出血。

2. 疾病知识指导　重视遗传咨询、婚前检查和产前诊断,这是减少血友病发病率的重要举措。教会病人及家属对出血进行监测和出血的急救处理方法,如对碰撞或外伤后引起的关节腔和伤口出血的情况等进行观察。

3. 随访指导　一旦发现出血,常规处理效果不好或出血严重者,应及时就医。

【护理评价】

病人凝血因子是否增加,出血是否减少;病人能否避免关节负重,从而减少关节出血;病人悲观、恐惧情绪是否减轻或消失;病人有无颅内出血或颅内出血是否被及时发现并得到有效控制。

（代思琦）

> **本章小结**
>
> 　　本章学习重点是缺铁性贫血、再生障碍性贫血、白血病、出血性疾病病人的身体状况,常见护理诊断／问题,一般护理,病情观察;重症急性病人的抢救配合及健康指导。学习难点为缺铁性贫血中口服铁剂的注意事项及疗效判断,颅内出血的判断和抢救配合,中枢神经系统性白血病的判断,白血病化疗护理,过敏性紫癜临床各型的识别,血友病的发病机制。在学习过程中注重从缺铁性贫血的发病机制中分析铁剂治疗的注意事项,注重通过血液系统的解剖和生理知识理解白血病的定义、分类并学会区分急慢性白血病病人的身心状况和治疗要点,注意比较各类出血性疾病辅助检查的区别,提高运用知识解决问题的能力。

思考与练习

1. 缺铁性贫血病人应进食哪些食物有利于病情恢复？口服铁剂的注意事项有哪些？
2. 重型与非重型再生障碍性贫血病人临床表现的区别？
3. 对白血病病人,护士如何配合医生进行化学治疗？
4. 原发免疫性血小板减少症病人应如何依据血小板计数合理安排休息与活动？
5. 过敏性紫癜病人临床各型的主要表现有哪些？
6. 如何正确判断血液系统疾病病人有无颅内出血？护士如何配合医生进行抢救？

第十一章 内分泌及代谢系统疾病病人的护理

11章 数字资源

学习目标

1. 具有认真负责的职业态度,良好的沟通技巧与团队合作能力。
2. 掌握常见内分泌及代谢系统疾病病人的护理评估要点、主要护理措施和健康指导。
3. 熟悉常见内分泌及代谢系统疾病病人的主要护理诊断。
4. 了解常见内分泌及代谢系统疾病病人的护理目标和护理评价。
5. 能初步运用护理程序,对内分泌及代谢系统疾病病人正确实施护理。

第一节 甲状腺疾病病人的护理

 工作情景与任务

导入情景

小李,女性,22岁。近一个多月来明显感到怕热多汗,食欲增加,而且体重下降明显。到医院就诊,医生诊断为甲状腺功能亢进症。

工作任务:

1. 对小李进行饮食护理。
2. 医生拟用丙硫氧嘧啶对小李进行治疗,请你对小李说明用药的注意事项。

一、单纯性甲状腺肿病人的护理

单纯性甲状腺肿又称弥漫性非毒性甲状腺肿,是指非炎症、非肿瘤原因引起的不伴有临床甲状腺功能异常的甲状腺肿。单纯性甲状腺肿患病率约5%,女性患病率是男性的3~5倍。本病可呈地方性分布,也可呈散发性分布。如果一个地区儿童中单纯性甲状腺肿的患病率超过5%时,称为地方性甲状腺肿。碘缺乏是地方性甲状腺肿常见的原因,多见于山区和远离海洋的地区。部分轻度缺碘地区的人群在机体碘需要量增加的情况下可出现甲状腺肿,如妊娠期、哺乳期、青春期等。散发性甲状腺肿原因复杂,主要影响因素包括食物中的碘化物、致甲状腺肿物质和药物、儿童先天性甲状腺激素合成障碍等。

【护理评估】

(一)健康史

了解病人是否来自缺碘的地区;是否为青春期、妊娠期及哺乳期女性;是否经常摄入含致甲状腺肿物质的食物,如卷心菜、花生、白菜、萝卜等;是否服用抑制甲状腺激素合成的药物,如硫脲类、保泰松、高氯酸盐、锂盐等。

(二)身体状况

临床上一般无明显症状。甲状腺常呈现轻、中度肿大,表面平滑,质地较软,无压痛。重度肿大的甲状腺可压迫气管或食管而引起呼吸不畅或吞咽困难;压迫喉返神经可引起声音嘶哑。胸骨后甲状腺肿可引起头部和上肢静脉回流受阻,让病人双手上举在头顶合拢,可见面部充血和颈静脉怒张。

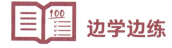
边学边练

角色扮演,评估单纯性甲状腺肿病人的主要症状和体征。

(三)心理社会状况

明显肿大的甲状腺导致颈部外形改变,病人易产生自卑、焦虑、恐惧等情绪反应。在流行地区,因患病人数多,人们习以为常,可能不愿配合治疗。

(四)辅助检查

1. 甲状腺功能检查 血清总甲状腺素(TT_4)、血清总三碘甲状腺原氨酸(TT_3)正常,碘缺乏病人 TT_4 可轻度下降,TT_3/TT_4 的比值常增高,促甲状腺激素(TSH)水平一般正常。

2. 血清甲状腺球蛋白水平测定 血清甲状腺球蛋白水平增高,增高的程度与甲状腺肿的体积呈正相关。

3. 影像学检查 B超是确定甲状腺肿的主要检查方法。核素扫描主要通过甲状腺摄取核素的能力评估甲状腺及甲状腺结节形态和功能。CT 或 MRI 用于明确甲状腺肿及结节与邻近组织的关系。

(五)治疗要点

主要是针对病因治疗。碘缺乏所致者,应补充碘剂,食盐加碘是目前国际上公认的预防碘缺乏病的有效措施;无明显原因的单纯性甲状腺肿病人,可采用左甲状腺素口服;出现压迫症状、药物治疗无效或疑有癌变者,应手术治疗。

【常见护理诊断/问题】

1. 体像紊乱　与甲状腺肿大致颈部增粗有关。
2. 知识缺乏:缺乏使用药物及正确的饮食方法等知识。
3. 潜在并发症:呼吸困难、声音嘶哑、吞咽困难。

【护理措施】

（一）一般护理

劳逸结合,适当休息。多食海带、紫菜等海产品及含碘丰富的食物,避免过多食用卷心菜、萝卜、白菜及花生等抑制甲状腺激素合成的食物。

（二）心理护理

向病人解释单纯性甲状腺肿的病因和防治知识,告知病人经补碘等治疗后甲状腺肿可逐渐缩小或消失,消除病人的自卑与恐惧感;帮助病人进行恰当的修饰打扮,改善其自我形象,树立信心;积极与病人家属沟通,使家属给予病人心理支持。

（三）病情观察

观察病人甲状腺肿大的程度、质地,有无结节及压痛,颈部增粗的进展情况及有无局部压迫的表现。

（四）治疗配合

碘缺乏者需改善碘营养状态,食盐碘化（10～15mg/kg盐）是目前国际上公认的预防碘缺乏病的有效措施。由于妊娠和哺乳期妇女碘排泄增加和胎儿甲状腺对碘需求增加,可导致母体甲状腺激素相对不足。WHO建议妊娠和哺乳期妇女碘摄入量的标准为每天250μg。

（五）健康指导

1. 生活和疾病知识指导　指导病人多食含碘丰富的食物,如海带、紫菜等海产品,食用碘盐,以预防缺碘所致地方性甲状腺肿。食盐加碘应当根据地区的自然碘环境有区别地推行,并要定期监测居民的尿碘水平,碘充足或碘过量地区应使用无碘食盐,具有甲状腺疾病遗传背景或潜在甲状腺疾病的个体不宜食用碘盐。对青春发育期、妊娠期、哺乳期人群,应适当增加碘的摄入量。此外,避免摄入大量阻碍甲状腺激素合成的食物。
2. 用药指导　指导病人遵医嘱长期服药,以免停药后复发。教会病人观察药物疗效及不良反应,如出现心悸、手震颤、怕热多汗等甲状腺功能亢进症表现,应及时就诊。避免服用阻碍甲状腺激素合成的药物,如高氯酸盐、保泰松、碳酸锂等。

二、甲状腺功能亢进症病人的护理

甲状腺毒症是指血液循环中甲状腺激素过多,引起以神经、循环、消化等系统兴奋性增高和代谢亢进为主要表现的一组临床综合征。根据甲状腺的功能状态,甲状腺毒症可分为甲状腺功能亢进类型和非甲状腺功能亢进类型。

甲状腺功能亢进症简称甲亢,是指甲状腺腺体本身产生甲状腺激素过多而引起的甲状腺毒症。病因包括弥漫性毒性甲状腺肿(Graves病)、结节性毒性甲状腺肿和甲状腺自主高功能腺瘤等。80%以上甲亢是由 Graves 病引起,本节主要讨论 Graves 病。

Graves 病是一种伴甲状腺激素分泌增多的器官特异性自身免疫病。临床主要表现为甲状腺毒症、弥漫性甲状腺肿和眼征。女性高发,男女比例为 1:(4～6),高发年龄为 20～50 岁。

Graves 病的病因和发病机制尚未完全阐明,但公认其发生与自身免疫有关。Graves 病的特征性自身抗体是促甲状腺激素(TSH)受体抗体(TRAb)。TRAb 包括甲状腺刺激性抗体(TSAb)和甲状腺刺激阻断性抗体(TSBAb)。TSAb 是 Graves 病的致病性抗体,可与 TSH 受体结合,产生 TSH 的生物学效应,即甲状腺细胞增生、甲状腺激素合成及分泌增加。Graves 病有显著的遗传倾向。此外,感染、精神创伤、应激等环境因素可能都对本病有重要促发作用。

【护理评估】

(一) 健康史

了解发病前有无感染、口服过量甲状腺激素制剂、严重精神创伤等诱发因素;了解疾病对病人日常生活影响程度,病人的情绪变化如有无急躁易怒;了解病人有无结节性甲状腺肿大病史、家族发病史、女性病人的月经史和生育史;了解既往及目前的检查、治疗经过,用药情况等。

(二) 身体状况

1. 甲状腺毒症表现

(1) 高代谢综合征:甲状腺激素分泌增多导致交感神经兴奋性增高和新陈代谢加速,病人常有疲乏无力、怕热多汗、皮肤潮湿、多食易饥、体重显著下降等。

(2) 精神、神经系统:神经过敏、多言好动、紧张忧虑、焦躁易怒、失眠不安、记忆力减退及注意力不集中,伸舌或双手向前平举时震颤,腱反射亢进等。

(3) 心血管系统:心悸、心动过速、第一心音亢进。收缩压增高,舒张压降低,脉压增大,可出现周围血管征。合并甲状腺毒症心脏病时,出现心律失常、心脏增大,甚至心力衰竭。心律失常以心房颤动等房性心律失常多见。

(4) 消化系统:食欲亢进,排稀便或排便次数增加。重者可有肝大及肝功能异常,偶有黄疸。

(5) 肌肉与骨骼系统:可伴发周期性瘫痪(亚洲青壮年男性多见)和近端肌肉进行性无力、萎缩,后者称为甲亢性肌病,以肩胛带和骨盆带肌群受累为主。

(6) 生殖系统:女性常有月经稀少或闭经。男性可出现阳痿,偶见乳房发育。

(7) 血液系统:外周血白细胞和血小板计数可轻度降低,部分病人有轻度贫血。

2. 甲状腺肿　大多数病人有不同程度的甲状腺肿大，多呈弥漫性、对称性肿大，质地不等，无压痛。但肿大程度与甲亢轻重无明显关系。甲状腺上下极可触及震颤，闻及血管杂音，为本病重要体征。

3. 眼部表现　可分为单纯性突眼和浸润性突眼两类。

（1）单纯性突眼：与甲状腺毒症所致的交感神经兴奋有关。表现为轻度突眼、瞬目减少、上睑挛缩、眼裂增宽及眼球辐辏不良。

（2）浸润性突眼：与眶后组织的自身免疫炎症有关。眼球突出明显，超过眼球突度参考值上限的 3mm（中国人群突眼度参考值：女性 16mm；男性 18.6mm）。表现为眼内异物感、畏光、流泪、复视、斜视及视力下降，眼睑肿胀，结膜充血水肿，眼球活动受限，严重者眼球固定。角膜外露可形成溃疡、全眼炎，甚至失明。

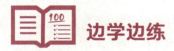

边学边练

角色扮演，评估甲亢病人的主要症状和体征。

4. 甲状腺危象　又称甲亢危象，是甲状腺毒症急性加重的一个综合征，发病原因与短时间内大量甲状腺激素释放入血有关。常见诱因有感染、手术、创伤、精神刺激等。临床表现：高热或超高热、大汗、心动过速（140 次 /min 以上）、烦躁不安、谵妄、恶心、呕吐、腹泻，病情严重病人可有心力衰竭、休克及昏迷等。

（三）心理社会状况

甲亢病人由于神经过敏、急躁易怒，易与家人或同事发生争执，导致人际关系紧张，或在与其他人的交往中出现社交障碍。对他人言行和周围事物敏感多疑，甚至有幻觉、狂躁等精神异常现象。由于情绪不稳定，病人在检查、治疗及护理等活动中出现不配合的行为。

（四）辅助检查

1. 促甲状腺激素（TSH）血清 TSH 浓度的变化是反映甲状腺功能的敏感指标。甲亢时因 TSH 受抑制而减少。

2. 血清甲状腺激素　血清游离甲状腺素（FT_4）与游离三碘甲状腺原氨酸（FT_3）增高，FT_4、FT_3 是实现激素生物效应的主要部分，不受甲状腺激素结合球蛋白影响，直接反映甲状腺功能状态，是临床诊断甲亢的主要指标。血清总甲状腺素（TT_4）是筛查甲状腺功能的基本指标，但受甲状腺激素结合球蛋白量和结合力变化的影响。血清总三碘甲状腺原氨酸（TT_3）为早期 Graves 病、治疗中疗效观察及停药后复发的敏感指标，也是诊断 T_3 型甲亢的特异性指标。

3. ^{131}I 摄取率　甲亢时总摄取量增加，摄取高峰前移。目前已被 TSH 测定代替。本方法现在主要用于甲状腺毒症的病因鉴别。

4. 甲状腺刺激性抗体（TSAb）测定　是诊断 Graves 病的重要指标之一，可判断病情、是否复发,还可作为治疗停药的重要指标。

5. 基础代谢率(BMR) 可根据脉率和脉压计算,常用计算公式:BMR(%)=(脉率+脉压)-111。测定基础代谢率应在清晨清醒、静卧、空腹状态下进行。正常值为 -10%~+15%,+20%~+30% 为轻度甲亢,+30%~+60% 为中度甲亢,+60% 以上为重度甲亢。

6. 影像学检查 超声、放射性核素扫描、CT、MRI 等有助于甲状腺病变性质的诊断。

(五)治疗要点

甲亢的治疗方法有抗甲状腺药物治疗、放射性碘治疗及手术治疗。国内首选抗甲状腺药物治疗,欧美国家首选放射性碘治疗。应用甲状腺大部切除术,治愈率可达 90%~95% 以上,但可引起窒息、喉返神经和喉上神经损伤、甲状腺危象等多种并发症。

【常见护理诊断/问题】

1. 营养失调:低于机体需要量 与基础代谢率增高有关。
2. 活动无耐力 与蛋白质分解、甲亢性心肌病、肌无力有关。
3. 应对无效 与性格及情绪改变有关。
4. 有组织完整性受损的危险 与浸润性突眼有关。
5. 潜在并发症:窒息、切口内出血、喉返和喉上神经损伤、甲状腺危象等。

【护理目标】

病人能恢复并保持正常体重;能逐步增加活动量,活动时无明显不适;情绪稳定,能保持足够的应对能力;能采用正确的保护眼睛的措施,角膜无损伤;并发症得到有效防治。

【护理措施】

(一)非手术病人的护理

1. 一般护理

(1)环境和休息:将病人安置在安静、整洁、通风、舒适的环境中,避免嘈杂。轻症病人可照常工作和学习,以不感疲劳为度;病情重、合并心力衰竭或严重感染者应严格卧床休息。

(2)饮食护理:给予高热量、高蛋白、高维生素及矿物质丰富的饮食。主食应足量,可增加奶类、蛋类及瘦肉类等优质蛋白,以纠正体内的负氮平衡,多摄取新鲜蔬菜和水果。避免进食辛辣等刺激性的食物;减少可增加肠蠕动及导致腹泻的高纤维类食物摄入;禁用对中枢神经系统有兴奋作用的浓茶、咖啡等刺激性饮料;避免食用含碘丰富的食物,如海带、紫菜等,以免甲状腺激素合成增加。每天饮水 2 000~3 000ml,以补充出汗、腹泻、呼吸加快等所丢失的水分。

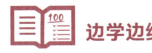 边学边练

为本节"工作情景与任务"中的小李提供饮食护理。

2. 心理护理　向病人家属及朋友耐心细致地解释病情，提高他们对疾病的认知水平，使其了解病人性格、情绪改变的原因，给予病人更多的理解、关心和支持。鼓励病人表达内心感受，尊重和同情病人，与病人建立互信关系，指导和帮助病人正确处理生活中的突发事件，避免情绪波动。针对病人情绪的改变，关心体贴病人，与病人交流时态度和蔼，避免刺激性语言，控制各种可能对病人造成不良刺激的信息，帮助病人建立舒畅愉快的生活氛围，使病人积极配合治疗。

3. 病情观察　观察病人心率、脉压和基础代谢率的变化，以判断甲亢的严重程度。观察病人体重、情绪及症状的发展变化，了解治疗反应，脉搏减慢、体重增加是治疗有效的标志。观察突眼、甲状腺肿大等是否加重。注意各种激素的监测结果。观察有无甲状腺危象的表现，若有异常立即报告医生并协助处理。

4. 治疗配合

（1）眼部护理：①睡眠或休息时抬高头部，以减轻球后组织水肿。②限制钠盐摄入，遵医嘱使用利尿剂，以减轻眼部水肿。③外出戴深色眼镜或眼罩，以减少强光、灰尘等刺激。④经常用眼药水湿润眼睛，睡前涂抗生素眼膏，眼睑不能闭合者用无菌生理盐水纱布覆盖双眼。⑤指导病人在眼睛有异物感、刺痛或流泪时勿用手直接揉眼睛。

（2）用药护理

1）抗甲状腺药物：遵医嘱正确应用抗甲状腺药物，包括硫脲类和咪唑类两类。硫脲类有甲硫氧嘧啶（MTU）及丙硫氧嘧啶（PTU）；咪唑类有甲巯咪唑（MMI，他巴唑）和卡比马唑（CMZ，甲亢平）。我国普遍使用 MMI 和 PTU。①治疗期：每次 MMI 10～30mg，每天 1 次口服；或者 PTU 每次 50～150mg，每天 2～3 次口服。②维持期：当血清甲状腺激素达到正常后减量，维持剂量每次 MMI 5～10mg，每天 1 次口服或者 PTU 每次 50～100mg，每天 2～3 次。维持时间 12～18 个月。

密切观察抗甲状腺药物的不良反应。①粒细胞缺乏症：除了定期检查外周血白细胞计数外，监测病人的发热、咽痛尤为重要，因为粒细胞缺乏症可以在数天内发生。白细胞低于 $3 \times 10^9/L$ 或者中性粒细胞低于 $1.5 \times 10^9/L$ 时应当停药。②药疹：较常见，可给予抗组胺药控制，如出现皮肤瘙痒、团块状等严重皮疹需立即停药，以免发生剥脱性皮炎。

2）β受体阻滞剂：常用普萘洛尔，可改善病人的心悸、震颤等症状，用药过程中需注意观察心率，以防心动过缓。有哮喘病史的病人禁用。

（3）^{131}I 治疗的护理：^{131}I 被甲状腺摄取后可释放出 β 射线，破坏甲状腺组织细胞。①治疗前和治疗后 1 个月内避免服用含碘的药物和食物。②空腹服 ^{131}I，服药后 2 小时内不吃固体食物，服药后 24 小时内避免咳嗽、咳痰，以减少 ^{131}I 的丢失。③服药后的 2～3 天，每天饮水 2 000～3 000ml，以增加排尿。④服药后第 1 周避免用手按压甲状腺。⑤服药后病人的排泄物、衣服、被褥、用具等需单独存放，待放射作用消失后再做清洁处理，以免污染环境。在处理病人的物品及排泄物时要戴手套，以免造成自身伤害。

（4）甲状腺危象的护理：①去除诱因。②绝对卧床休息，避免一切不良刺激，烦躁不安者,遵医嘱给适量镇静剂。呼吸困难时取半卧位,立即给氧。③迅速建立静脉通道,遵医嘱用药。首选 PTU,500~1 000mg 首次口服或经胃管注入;以后每次 250mg,每 4 小时口服 1 次。复方碘口服溶液每次 5 滴,每 6 小时 1 次,服用 PTU 1 小时后开始服用,一般使用 3~7 天。此外,遵医嘱应用糖皮质激素、普萘洛尔等。准备好抢救药物,如镇静剂、血管活性药物和强心剂等。④密切观察病情,定时测量生命体征,准确记录 24 小时出入液量,观察神志的变化。⑤高热时尽快给予物理降温,如使用冰袋、乙醇擦浴等。必要时施行人工冬眠降温。禁用阿司匹林,该药可与甲状腺结合球蛋白结合而释放游离甲状腺激素,加重病情。躁动不安者使用床挡,昏迷者加强口腔和皮肤护理。⑥维持营养与体液平衡,给予高热量、高蛋白、高维生素饮食,通过口服或静脉及时补充足量的液体。

(二) 手术病人的护理

手术适应证:①继发性甲亢和高功能腺瘤。②中度以上的原发性甲亢。③应用抗甲状腺药物或 ^{131}I 治疗后复发者。④甲状腺肿大明显,特别是呈结节性的甲状腺肿或有压迫症状者。⑤妊娠早、中期(<5 个月)具有上述指征者。手术禁忌证:青少年病人、症状较轻者、老年病人或有严重器质性疾病不能耐受手术者。

1. 术前护理

(1) 一般护理:完善常规术前检查,特别注意进行食管吞钡 X 线检查,评估有无气管受压;通过心电图等检查评估有无甲亢性心脏病;使用喉镜检查声带,评估有无颈部神经受压;进行血钙、血磷检查,了解甲状旁腺功能;进行基础代谢率检查,血 T_3、T_4 检查等,选择手术时机。教会病人头低肩高体位,每天练习用软枕垫高肩部数次,以适应手术中头过伸的体位。

(2) 心理护理:甲状腺肿大病人,特别是青年女性病人,担心手术影响外观,有碍自尊和社交活动,对手术有恐惧、焦虑,护士应酌情告知病人有关疾病和手术的相关知识,解答病人的疑惑,消除病人的恐惧、焦虑心理,增强病人对手术治疗的信心,使病人配合医护人员的治疗和护理。

(3) 用药护理:用抗甲状腺药物控制基础代谢率低于 +20%,脉率稳定在 90 次/min 以下。术前 2 周应用复方碘化钾溶液(又称 lugol 液),通过抑制(蛋白水解酶)甲状腺激素的释放,使滤泡细胞退化、甲状腺充血减少、脆性降低、腺体因此缩小变硬,有利于手术。用法:每天 3 次口服,第一天每次 3 滴、第二天每次 4 滴,依此类推至每天 3 次、每次 16 滴为止,维持此量 3~5 天至手术日。对常规应用碘剂或合用抗甲状腺药物效果不佳,心率仍快,未达到手术前要求指标的病人,可使用普萘洛尔。禁忌使用阿托品,以免引起心动过速,可用东莨菪碱代替。

2. 术后护理

(1) 一般护理:床边常规放置气管切开包、吸痰设备、氧气、急救物品(手套、消毒用品);全麻清醒、血压平稳后取半卧位,有利于呼吸和伤口引流;保持头颈舒适位置,避免剧烈咳嗽、说话过多;全麻清醒(术后 6 小时)后即可饮水、进温凉流质饮食,逐渐恢复正常饮食；病情允许，鼓励病人早下床活动。

（2）用药护理：遵医嘱继续服用碘剂，每天3次，第一天16滴、第二天15滴，依此类推至每次3滴为止，防止并发症的发生。术前用普萘洛尔做准备者，术后继续服用普萘洛尔4~7天。

（3）切口及引流物护理：保持引流通畅，观察记录引流液的性质及量（术后伤口引流液一般不超过100ml），及时更换被渗血、渗液污染的敷料。伤口乳胶引流条一般24~48小时拔除。

（4）病情观察：测生命体征，每30分钟一次直至生命体征平稳；观察伤口渗血、疼痛变化；保持呼吸道通畅，观察病人发声，有无音调降低和声音嘶哑；观察进流质饮食后有无呛咳；观察有无面部、唇部或手足部的针刺样麻木或强直感。

护理学而思

病人，蒋女士，38岁，因甲状腺功能亢进行甲状腺大部切除术后12小时，发现病人颈部肿大，呼吸困难。

请思考：

1. 蒋女士出现了什么手术后并发症？
2. 首要护理措施是什么？

（5）术后并发症的观察和护理

1）呼吸困难和窒息：是术后危急的并发症，多发生在术后48小时内。常见原因有切口内出血压迫气管，手术创伤或气管插管引起喉头水肿；痰液阻塞气道；气管塌陷；双侧喉返神经损伤。病人表现为进行性呼吸困难、烦躁、发绀，甚至窒息等临床表现，应立即报告医生，给予吸氧、吸痰等对症处理。切口内血肿压迫所引起者，颈部肿胀，引流口大量鲜血渗出，应在床旁拆除缝线，敞开伤口，去除血肿，结扎出血点，必要时床旁气管切开；喉头水肿者，遵医嘱给予大剂量地塞米松静脉滴注；由气管塌陷所致呼吸困难和窒息，则应立即施行气管切开。

2）神经损伤：多因手术操作误伤引起，如切断、缝扎或牵拉过度等，随着神经探测技术在手术中应用，神经损伤发生率明显降低。单侧喉返神经损伤引起声音嘶哑，遵医嘱适当应用促进神经恢复的药物，结合理疗、针刺，促进神经功能恢复，但不能恢复原有音色；双侧喉返神经损伤表现为失声和呼吸困难甚至窒息，需立即做气管切开；喉上神经外支受损可使环甲肌瘫痪，引起声带松弛，表现为声调降低，一般经理疗可自行恢复；喉上神经内支受损引起喉部黏膜感觉丧失，在进食特别是饮水时，易发生误咽和呛咳，应进行言语训练，防止呛咳。

3）**手足抽搐**：是因手术中误切或损伤甲状旁腺血供，导致甲状旁腺功能低下，引起血钙降低、神经肌肉应激性增高所致,多数病人症状轻且短暂。多发生在术后 1~2 天,病人出现面部、唇或手足部的针刺感、麻木感或强直感;少数严重者可出现面部和手足伴有疼痛性的持续性痉挛,每天发作多次,每次持续 10~20 分钟或更长,其至发生喉、膈肌痉挛和窒息。预防和护理措施包括:控制和避免含磷高的食物,如瘦肉、蛋黄、乳制品、鱼类等,宜进食绿叶蔬菜、豆制品等高钙低磷的食物;症状轻者,口服钙片,同时服用维生素 D_3;症状较重者,服用双氢速固醇,以迅速提高血钙;在抽搐发作时,遵医嘱静脉缓慢注射 10%氯化钙溶液或 10% 葡萄糖酸钙溶液 10~20ml,以解除痉挛。

4)甲状腺危象:是甲亢手术治疗后危及生命的严重并发症,多因手术前准备不充分引起,预防的关键是充分的手术前准备。手术前用药后病人情绪稳定,睡眠良好,体重增加,基础代谢率低于 +20%,脉率稳定在 90 次 /min 以下,方可行手术治疗。

5)甲状腺功能减退:需长期补充甲状腺激素进行替代治疗。

(三)健康指导

1. **生活指导** 指导病人以平和的心态应对生活,避免精神刺激;生活规律,避免熬夜;给予高热量、高维生素、高蛋白饮食;每天饮水量在 2 000~3 000ml 以上;忌食含碘多的食物,不吸烟,不饮咖啡、浓茶等兴奋性饮料。

2. **疾病知识指导** 向病人讲解有关甲亢的疾病知识和突眼的护理措施,使病人学会自我护理。指导病人注意加强自我保护,上衣领宜宽松,避免压迫甲状腺,严禁用手挤压甲状腺。

3. **用药指导** 告知病人遵医嘱按剂量、按疗程服药,不可随意减量和停药,服用抗甲状腺药物的开始 3 个月,每周查血常规 1 次,每隔 1~2 个月做甲状腺功能测定。对妊娠期甲亢病人,应指导其积极避免对孕妇及胎儿造成影响的因素,选择抗甲状腺药物控制甲亢,禁用 ^{131}I 治疗,慎用普萘洛尔。产后如需继续服药者,则不宜哺乳。

4. **随访指导** 指导病人每天清晨起床前自测脉搏,定期测量体重,脉搏减慢、体重增加是治疗有效的标志。告知病人甲状腺危象的诱因和临床表现,如出现高热、恶心、呕吐、不明原因腹泻、突眼加重等,应警惕甲状腺危象的可能,应及时就诊。

【护理评价】

病人能否合理饮食,高代谢症候是否得到缓解,体重是否恢复正常;活动耐力是否增加;能否保持正常的人际交往,焦虑、紧张情绪是否缓解或消失;能否主动保护自己的眼睛,有无结膜炎、角膜炎等并发症发生;病人有无发生甲状腺危象及术后并发症等。

三、甲状腺功能减退症病人的护理

甲状腺功能减退症简称甲减,是由各种原因导致的低甲状腺激素血症或甲状腺激素抵抗而引起的全身性低代谢综合征,其病理特征是黏多糖在组织和皮肤堆积,表现为黏液性水肿。起病于胎儿或新生儿的甲减称为呆小病,又称克汀病,常伴有智力障碍和发育迟缓。起病于成人者称成年型甲减。本节主要介绍成年型甲减。根据病变发生的部位，甲减分为原发性甲减、中枢性甲减和甲状腺激素抵抗综合征三类。由甲状腺腺体本身病变引起的甲减称为原发性甲减，占全部甲减的95%以上，常见的原因是自身免疫性甲状腺炎；由下丘脑或垂体病变引起的甲减称为中枢性甲减；由甲状腺激素在外周组织实现生物效应障碍引起的综合征称为甲状腺激素抵抗综合征。

【护理评估】

（一）健康史

询问病人有无桥本甲状腺炎、萎缩性甲状腺炎、产后甲状腺炎等自身免疫性甲状腺炎病史和家族史；有无甲状腺手术、^{131}I治疗等甲状腺破坏病史；是否服用锂盐、硫脲类、咪唑类等抗甲状腺药物；有无服用胺碘酮等药物史；有无垂体、下丘脑病变。

（二）身体状况

本病多见于中年女性，发病隐匿，病程较长，不少病人缺乏特异性症状和体征，主要表现以代谢率减低和交感神经兴奋性下降为主。

1. 症状 典型表现为畏寒、乏力、少汗、手足肿胀感、嗜睡、记忆力减退、关节疼痛、体重增加、便秘，女性病人常有月经周期紊乱，或者月经过多、不孕，男性病人可有性欲减退、勃起功能障碍。

2. 体征 典型者可出现黏液性水肿面容，表现为表情呆滞、反应迟钝、声音嘶哑、听力障碍、面色苍白、颜面和眼睑水肿、唇厚舌大，皮肤干燥、粗糙、脱屑，皮肤温度低、水肿，手脚掌皮肤可呈姜黄色，毛发稀疏干燥。脉率缓慢。少数病例出现胫前黏液性水肿。累及心脏可出现心包积液和心力衰竭。

3. 黏液性水肿昏迷 多见于老年人或长期未获治疗者，于寒冷时发病。可因为寒冷、感染、手术、严重躯体疾病、中断甲状腺激素替代治疗和使用麻醉、镇静剂等诱发。临床表现为嗜睡、低体温（体温<35℃）、呼吸缓慢、心动过缓、血压下降、四肢肌肉松弛、反射减弱或消失，甚至昏迷、休克，可因心、肾衰竭而危及病人生命。

（三）心理社会状况

病人由于乏力、反应迟钝、记忆力减退等疾病的影响，社交能力降低，易产生孤独心理；出现黏液性水肿面容时常有自卑、抑郁心理。

（四）辅助检查

1. 甲状腺功能检查 原发性甲减血清TSH增高，TT_4、FT_4均降低，血清TT_3、FT_3早期正常，晚期降低。

2. 甲状腺过氧化物酶抗体（TPOAb）、甲状腺球蛋白抗体（TgAb） 是确定甲减病因和诊断自身免疫性甲状腺炎（包括桥本甲状腺炎、萎缩性甲状腺炎）的主要指标。

3. 生化检查 血清胆固醇、甘油三酯、低密度脂蛋白常增高，高密度脂蛋白降低。

（五）治疗要点

各种类型的甲减均需用甲状腺激素替代治疗。首选左甲状腺素口服治疗，治疗目标是将血清 TSH 和甲状腺激素水平恒定在正常范围内,需要终身服药。有贫血者补充铁剂、维生素 B_{12}、叶酸等。

【常见护理诊断/问题】

1. 便秘　与代谢率降低及体力活动减少引起的肠蠕动减慢有关。
2. 体温过低　与机体基础代谢率降低有关。
3. 营养失调:高于机体需要量　与代谢率降低致摄入大于需求有关。
4. 活动无耐力　与甲状腺激素不足所致肌肉乏力、心功能减退、贫血有关。
5. 潜在并发症:黏液性水肿昏迷。

【护理措施】

(一)一般护理

1. 休息与环境　保持环境安静、舒适,调节室温在 22～23℃,注意保暖,及时添加衣服,睡眠时加盖棉被或用热水袋保暖。冬天外出时戴手套、穿棉鞋,避免受凉。

2. 饮食护理　给予高蛋白、高维生素、低钠、低脂肪饮食,细嚼慢咽,少量多餐。桥本甲状腺炎所致甲状腺功能减退者应避免摄取含碘食物和药物,以免诱发严重黏液性水肿。嘱病人多进食粗纤维素食物,如新鲜蔬菜、水果、全麦制品,促进胃肠蠕动。指导病人每天定时排便,养成规律排便的习惯;教会病人促进排便的技巧,如适当按摩腹部;鼓励病人每天进行适度的运动如散步等。

(二)心理护理

多与病人交流,关心、体贴病人,消除其孤独、抑郁心理。介绍疾病相关知识,提高病人及家属对疾病的认知程度,解释黏液性水肿面容的原因,使病人消除自卑心理,积极配合治疗。

(三)病情观察

观察神志、生命体征的变化及全身黏液性水肿情况,每天记录病人体重。如出现嗜睡、低体温、呼吸缓慢、心动过缓、血压降低等黏液性水肿昏迷表现,立即通知医生并配合抢救处理。

(四)治疗配合

1. 用药护理　左甲状腺素口服吸收缓慢,每天早晨服药 1 次即可维持较稳定的血药浓度,应遵医嘱准确给药,观察药物疗效及不良反应,如出现多食消瘦、心动过速、发热、大汗、情绪激动等情况,应及时报告医生并协助处理。对于有心脏病、高血压的病人,尤其应注意给药剂量,防止诱发和加重心脏病。

2. 黏液性水肿昏迷的抢救配合　立即建立静脉通道,遵医嘱补充甲状腺激素,清醒后改口服维持治疗;保暖、保持呼吸道通畅、吸氧,必要时配合医生行气管切开、机械通气等;遵医嘱应用氢化可的松静脉滴注;严密监测生命体征,记录 24 小时出入液量;遵医嘱控制感染,治疗原发病。

(五)健康指导

1. **生活指导** 告知病人发病原因及注意事项,指导病人合理饮食,注意个人卫生,冬季注意保暖,减少出入公共场所,避免感染。

2. **用药指导** 对需终身激素替代治疗者,耐心向病人讲解坚持激素替代治疗的必要性,不可擅自停药或随意变更剂量。指导病人定期监测血清 TSH 水平,长期替代者宜每 6~12 个月检测 1 次,自我监测有无甲状腺激素服用过量的症状。慎用催眠、镇静、止痛、麻醉药物。

3. **随访指导** 向病人及家属讲解黏液性水肿昏迷的诱因及表现,使其学会观察病情,若出现体温过低、心动过缓、低血压、意识障碍等,应及时就医。

(宋淑燕 吴 坚)

第二节 库欣综合征病人的护理

工作情景与任务

导入情景

小王,女,20 岁。因脸部浑圆、皮肤薄红、胸腹肥胖入院。月经量少而不规则。查体:血压 180/100mmHg。医生诊断为库欣综合征。小王因容貌、外形改变,不愿社交。

工作任务:

1. 给小王进行健康指导。
2. 教会小王如何正确饮食。

库欣综合征是由各种病因引起肾上腺皮质分泌过多的糖皮质激素(主要是皮质醇)所致病症的总称,其中以垂体促肾上腺皮质激素(ACTH)分泌亢进所引起者常见,称为库欣病。主要临床表现为满月脸、多血质外貌、向心性肥胖、皮肤紫纹、痤疮、糖尿病倾向、高血压和骨质疏松等。本病多见于女性,以 20~40 岁居多。库欣综合征按病因可分为两大类:①依赖 ACTH 的库欣综合征:是库欣病常见的临床类型,多为垂体微腺瘤所致;异位 ACTH 综合征是垂体以外的恶性肿瘤如肺癌、胸腺癌、胰腺癌等引起。②不依赖 ACTH 的库欣综合征:多见于肾上腺皮质腺瘤、肾上腺皮质癌、不依赖 ACTH 的双侧性肾上腺小结节或大结节性增生。

【护理评估】

(一)健康史

询问病人既往的健康状况,有无垂体瘤;有无垂体以外的肿瘤,如肾上腺皮质腺瘤、肾上腺皮质癌、肺癌、胸腺癌、胰腺癌、甲状腺髓样癌等;了解病人有无激素类药物服用史。

(二)身体状况

库欣综合征临床表现形式多样,典型表现如下:

1. **向心性肥胖、满月脸、多血质外貌** 病人面圆而呈暗红色,锁骨上窝、颈背部和腹部脂肪堆积,呈典型的满月脸、水牛背和悬垂腹,四肢相对瘦小。多血质外貌与皮肤菲薄、微血管易透见及红细胞计数增多有关。

2. **皮肤表现** 皮肤薄,毛细血管脆性增加,轻微外伤即可引起瘀斑。下腹两侧、大腿外侧等处出现皮肤紫纹。手、脚、指(趾)甲、肛周常出现真菌感染。异位ACTH综合征和较重的库欣病病人皮肤色素明显加深。

3. **代谢障碍** 大量皮质醇促进肝糖原异生,减少外周组织对葡萄糖的利用,拮抗胰岛素,使血糖升高,葡萄糖耐量降低,部分病人出现类固醇性糖尿病。大量皮质醇有潴钠、排钾作用,低血钾使病人乏力加重。病程较久者出现骨质疏松。儿童患病后,生长发育受到抑制。

4. **心血管表现** 高血压常见,长期高血压可导致左心室肥大、心力衰竭和脑血管意外。病人易发生动静脉血栓,使心血管并发症发生率增加。

5. **抗感染能力减弱** 长期皮质醇分泌增多使免疫功能减弱,病人容易发生各种感染,其中以肺部感染多见。因皮质醇增多使发热等机体防御反应被抑制,病人感染后炎症反应往往不显著,发热不明显。

6. **性功能异常** 女性病人出现月经减少、不规则或停经不孕、痤疮等;男性病人则出现性欲减退、阴茎缩小、睾丸变软等。

7. **全身肌肉及神经系统** 常表现为肌无力,下蹲后起立困难。约半数病人可有精神状态的改变,轻者表现为失眠、情绪不稳定、注意力不集中,少数病人表现为抑郁与狂躁交替发生。

边学边练

角色扮演,评估库欣综合征病人的主要症状和体征。

(三)心理社会状况

病人常因身体外形和身体功能改变出现体像紊乱,家庭和社会生活受影响,不敢面对社会,对生活失去信心,出现自卑、抑郁情绪等。

(四)辅助检查

1. **皮质醇测定** 血浆皮质醇水平增高且昼夜节律消失。24小时尿17-羟皮质类固醇、尿游离皮质醇升高。

2. **地塞米松抑制试验** ①小剂量地塞米松抑制试验:各型库欣综合征均不能被小剂量地塞米松抑制。②大剂量地塞米松抑制试验:被抑制者,病变大多为垂体性;不能被抑制者,可能为原发性肾上腺皮质肿瘤或异位ACTH综合征。

3. ACTH兴奋试验　垂体性库欣病和异位ACTH综合征者常高于正常;原发性肾上腺皮质肿瘤者多数无反应。

4. 影像学检查　肾上腺超声检查、蝶鞍区断层摄片、CT、MRI等,可协助病变部位的诊断。

(五)治疗要点

根据不同病因进行相应治疗。①库欣病:采取手术、放射、药物治疗,其中经蝶窦切除垂体微腺瘤为治疗本病的首选方法。②肾上腺皮质腺瘤手术切除可获根治,肾上腺皮质癌应尽可能早期手术治疗。③不依赖ACTH的小结节性或大结节性双侧肾上腺增生行双侧肾上腺切除术,术后做激素替代治疗。④异位ACTH综合征,应治疗原发性恶性肿瘤,视具体病情手术治疗、放疗和化疗。如不能根治,则需用肾上腺皮质激素合成阻滞药。

【常见护理诊断/问题】

1. 体像紊乱　与库欣综合征引起身体外形改变有关。
2. 体液过多　与皮质醇增多引起水钠潴留有关。
3. 有感染的危险　与皮质醇增多导致机体免疫力下降有关。
4. 潜在并发症:骨折。

【护理措施】

(一)一般护理

1. 休息与活动　尽量取平卧位,适当抬高双下肢,以利于静脉回流,避免水肿加重。
2. 饮食护理　给予低钠、高钾、高蛋白、低热量食物,避免刺激性食物,鼓励病人食用柑橘类、枇杷、香蕉及南瓜等含钾高的食物,预防和控制水肿、低钾血症和高血糖。适当摄取富含钙及维生素D的食物以预防骨质疏松。有糖尿病症状时执行糖尿病饮食。

(二)心理护理

关注病人的情绪变化,及时与病人沟通,鼓励病人说出身体外形和功能改变的感受,给予病人安慰与心理疏导,解释病情,消除病人的顾虑。鼓励病人家属为病人提供有效的心理和情感支持。鼓励病人参加力所能及的社会活动,增强自尊感和自信心。

(三)病情观察

观察血压、心律、心率变化,监测有无左心衰竭的表现;观察有无恶心、呕吐、腹胀、乏力及心律失常等低钾血症的表现,监测血钾和描记心电图;观察病人进食量和有无糖尿病表现,必要时做糖耐量试验或测空腹血糖;观察体温变化,定期检查血常规,注意有无感染征象;观察有无关节痛或腰背痛等情况;每天测量体重变化,记录24小时出入液量。

(四)治疗配合

1. 对症护理

(1)预防感染:①保持病室环境清洁,室内温、湿度适宜,减少感染源。②严格执行无菌操作技术,避免交叉感染。尽量减少侵入性治疗措施。③向病人及家属介绍预防感染的知识,如保持皮肤、外阴、衣着及用具等清洁卫生,减少感染机会。一旦发生感染应遵医嘱及早治疗。

(2) 防止受伤:①对有广泛骨质疏松和骨痛的病人,应注意休息,避免过度劳累。②移去环境中不必要的家具或摆设,浴室应铺上防滑脚垫。③避免剧烈运动,变换体位时动作宜轻柔,严防摔伤和骨折。④护理操作时,动作应轻稳,避免碰击或擦伤病人皮肤,引起广泛性皮下出血。

2. 用药护理　使用肾上腺皮质激素合成阻滞药治疗时,注意观察药物疗效及食欲减退、恶心、呕吐、乏力、嗜睡等不良反应。部分药物对肝损害较大,应定期监测肝功能。

(五) 健康指导

1. 生活指导　指导病人做好皮肤、外阴、衣着及用具的清洁卫生,尽量减少或避免到公共场所,以预防感染;合理饮食,避免水、电解质紊乱。

边学边练

为本节"工作情景与任务"中的小王提供健康指导。

2. 疾病知识指导　告知病人疾病的基本知识及注意事项,注意自我防护,防止外伤、骨折,定期门诊复查。

3. 用药与随访指导　指导病人遵医嘱用药,学会观察药物疗效和不良反应。对于手术后应用激素替代治疗者,应告知药物过量及不足的症状和体征,并告诫病人随意停用激素会引起致命的肾上腺危象。如出现乏力、发热、头晕、恶心、呕吐等应立即就诊。

(宋淑燕)

第三节　糖尿病病人的护理

工作情景与任务

导入情景

陈先生,男,65岁。10年前无明显诱因出现多尿、多饮、多食,伴体重下降10kg,至当地医院检查诊断为2型糖尿病。陈先生觉得糖尿病治疗很简单,没有按医嘱服药,也未自己监测血糖,近1周出现视物模糊才引起他的重视。查体:糖尿病视网膜改变。

工作任务:

1. 评估陈先生视物模糊的原因。
2. 对陈先生进行健康指导并指导陈先生自己监测血糖。

糖尿病（diabetes mellitus，DM）是一组由多病因引起的以慢性高血糖为特征的代谢性疾病，是由于胰岛素分泌和/或利用缺陷所引起。临床上出现多尿、多饮、多食及消瘦等表现，长期碳水化合物、蛋白质、脂肪代谢紊乱可引起多系统损害，导致眼、肾、神经、心脏、血管等组织器官出现慢性进行性病变、功能减退及衰竭；病情严重或应激时发生急性严重代谢紊乱，如糖尿病酮症酸中毒、高渗高血糖综合征。随着人口老龄化、生活方式和行为方式的改变，糖尿病人数迅速增加。糖尿病前期的比例更高，更为严重的是我国约有60%的糖尿病病人未被诊断，而已接受治疗者，糖尿病的控制情况也很不理想。另外，儿童和青少年2型糖尿病的患病率显著增加，目前已成为超重和肥胖儿童的关键健康问题。

糖尿病分为四大类型，即1型糖尿病、2型糖尿病、其他特殊类型糖尿病和妊娠糖尿病。遗传和环境因素共同参与发病过程，2型糖尿病遗传基础更明显。发病机制为不同病因导致胰岛β细胞分泌缺陷和/或外周组织胰岛素利用不足，引起糖、脂肪及蛋白质等代谢紊乱。

【护理评估】

（一）健康史

详细询问病人有无糖尿病家族史，有无反复病毒感染，尤其是风疹病毒、腮腺炎病毒、柯萨奇病毒、脑心肌炎病毒和巨细胞病毒等感染史；有无其他自身免疫性疾病，如桥本甲状腺炎、艾迪生病（Addison disease）等；是否有营养过剩、体力活动不足及不良生活方式；女性病人注意询问妊娠次数及新生儿出生体重等。

（二）身体状况

1. 代谢紊乱症状群　出现典型"三多一少"，即多尿、多饮、多食和体重下降症状。由于血糖升高产生渗透性利尿导致尿量增多，继而口渴多饮；葡萄糖氧化利用减少及丢失过多，病人常易饥多食；同时脂肪、蛋白质的分解代谢增加，引起消瘦、乏力，儿童生长发育受阻。可有皮肤瘙痒，尤其是外阴瘙痒。血糖升高较快时可引起屈光改变致视物模糊。许多病人无任何症状，仅于健康检查或因各种疾病就诊化验时发现高血糖。

2. 急性并发症

（1）糖尿病酮症酸中毒：为常见的糖尿病急症，以高血糖、酮症和酸中毒为主要表现。糖尿病代谢紊乱加重时，脂肪动员、分解加速，大量脂肪酸在肝脏经β-氧化产生大量乙酰乙酸、β-羟丁酸和丙酮，三者统称为酮体。血清酮体超过正常水平时出现酮血症和酮尿，临床上统称为酮症。若代谢紊乱进一步加剧，血酮体继续升高，超过机体的处理能力时即发生代谢性酸中毒。病情进一步发展，出现意识障碍时则称为糖尿病酮症酸中毒昏迷。

1）诱因：常见的诱因是感染。其他诱因包括胰岛素不适当减量或治疗中断、各种应激、酗酒以及某些药物（如糖皮质激素等）。另有2%~10%原因不明。

2）临床表现：多数病人在发生意识障碍前有糖尿病症状加重表现，初感疲乏软弱、四肢无力、极度口渴、多尿多饮，酸中毒时表现为食欲减退、恶心、呕吐，常伴头痛、嗜睡、烦躁、呼吸深快有烂苹果味（丙酮味）。病情进一步发展出现严重失水、尿量减少、皮肤干燥、弹性差、眼球下陷、脉搏细速及血压下降。晚期各种反射迟钝、消失，出现昏迷。也有少数病人表现为腹痛等急腹症的表现。血糖、血酮体明显升高，尿糖、尿酮体强阳性。

（2）高渗高血糖综合征：是糖尿病急性代谢紊乱的另一临床类型，以严重高血糖、高血浆渗透压、脱水为特点，无明显酮症，可有不同程度的意识障碍或昏迷。主要见于老年2型糖尿病病人，超过2/3病人发病前无糖尿病病史。诱因为引起血糖增高和脱水的因素，如急性感染、外伤、手术、脑血管意外等应激状态，使用糖皮质激素、利尿剂等药物，水摄入不足或失水，透析治疗，静脉高营养疗法等。起病时先有多尿、多饮、食欲减退。渐出现严重脱水和神经精神症状，病人反应迟钝、烦躁或淡漠、嗜睡，逐渐陷入昏迷、抽搐，晚期尿少甚至尿闭。就诊时严重脱水，可有神经系统损害的定位体征，易误诊为脑卒中。血糖、血钠及血浆渗透压显著升高。尿糖强阳性。

（3）感染：糖尿病病人易发生各种感染。肾盂肾炎和膀胱炎多见于女性病人。疖、痈等皮肤化脓性感染可反复发生。肺结核发病率高，病灶多呈渗出干酪性，易扩展播散。足癣、体癣等皮肤真菌感染也较常见，女性病人常合并真菌性阴道炎和巴氏腺炎，多为白念珠菌感染所致。

（4）低血糖症：一般血糖≤2.8mmol/L作为低血糖的诊断标准，糖尿病人血糖值≤3.9mmol/L就属于低血糖范畴。但因个体差异，有的病人血糖不低于此值也可出现低血糖症状，表现有两类。①自主（交感）神经过度兴奋表现：肌肉颤抖、心悸、出汗、饥饿感、软弱无力、焦虑、紧张、面色苍白、心率加快、四肢冰冷等。②脑功能障碍表现：初期精神不集中、思维和语言迟钝、头晕、嗜睡、视物不清、步态不稳，后可有幻觉、易怒、躁动、性格改变、认知障碍，重者抽搐、昏迷。

3. 慢性并发症

（1）微血管病变：是糖尿病的特异性并发症。病变主要表现在视网膜、肾、神经及心肌组织，其中以糖尿病肾病和视网膜病变尤为重要，最终可导致尿毒症和失明。

（2）动脉粥样硬化性心血管疾病：动脉粥样硬化的易患因素如肥胖、高血压、血脂异常等在糖尿病（主要是2型糖尿病）人群中的发生率均明显增高，致糖尿病人群动脉粥样硬化的患病率较高，发病更早，病情进展较快。动脉粥样硬化主要侵犯主动脉、冠状动脉、脑动脉、肾动脉和肢体动脉等，引起冠心病、出血性或缺血性脑血管病、肾动脉硬化及肢体动脉硬化等。

（3）神经系统并发症：可累及神经系统任何一部分，以周围神经病变常见，可表现为对称性肢端感觉异常（呈手套或袜套式分布）、痛觉过敏等。自主神经病变可引起尿潴留、胃肠功能失调和体位性低血压等。

（4）糖尿病足（彩图11-1）：指与下肢远端神经异常和不同程度周围血管病变相关的足部溃疡、感染和/或深层组织破坏，是糖尿病非外伤性截肢的主要原因。轻者表现为足部畸形、皮肤干燥和发凉、胼胝（高危足）；重者可出现足部溃疡、坏疽。

（5）其他：有视网膜黄斑病、白内障、青光眼、口腔疾病、皮肤病变等。

边学边练

角色扮演，向本节"工作情景与任务"中的陈先生进行健康宣教。

（三）心理社会状况

糖尿病为终身性疾病，病程漫长、严格的饮食控制、多器官多组织结构功能障碍易使病人产生焦虑、恐惧和抑郁等心理反应，病人可能对治疗缺乏信心，不能有效地应对，治疗的依从性较差。

（四）辅助检查

1. 血糖测定　血糖升高是诊断糖尿病的主要依据，也是判断糖尿病病情和控制情况的主要指标。静脉血浆测定，空腹血糖正常范围为 3.9~6.0mmol/L。糖尿病诊断标准见表 11-1。

表 11-1　糖尿病诊断标准（2020 年中国 2 型糖尿病防治指南）

诊断标准	静脉血浆葡萄糖水平或 GHbA1c 水平 /(mmol·L^{-1})
（1）糖尿病症状加随机血糖或	≥11.1
（2）空腹血糖（FPG）或	≥7.0
（3）口服葡萄糖耐量试验 2h 血糖（2hPG）或	≥11.1
（4）糖化血红蛋白 A1c（GHbA1c）	≥6.5%
无糖尿病典型症状者，需改日复查确认	

注：①典型糖尿病症状包括烦渴多饮、多尿、多食、不明原因体重下降；随机血糖指不考虑上次用餐时间，一天中任意时间的血糖；空腹状态指至少 8h 没有进食热量。②在有严格质量控制的实验室，采用标准化检测方法测定的 GHbA1c 可作为糖尿病的补充诊断标准。

2. 尿糖测定　尿糖阳性为诊断糖尿病的重要线索，尿糖阴性不能排除糖尿病的可能。

3. 口服葡萄糖耐量试验　适用于血糖高于正常范围而未达到诊断标准者。

4. 糖化血红蛋白 A1（GHbA1）和糖化血浆清蛋白测定　GHbA1 有 a、b、c 三种，以 GHbA1c 为主。GHbA1 测定可反映取血前 8~12 周血糖的平均水平，为糖尿病控制情况的监测指标之一。血浆清蛋白可与葡萄糖发生糖化反应形成果糖胺，果糖胺测定可反映糖尿病病人近2~3周内平均血糖水平，为糖尿病病人近期病情监测的指标。

5. 血浆胰岛素和C-肽测定　有助于了解胰岛β细胞功能。

（五）治疗要点

由于糖尿病的病因和发病机制尚未完全阐明，目前仍缺乏病因治疗。糖尿病治疗强调早期、长期、综合治疗及治疗方法个体化的原则。近期治疗目标是通过控制高血糖和相关代谢紊乱以消除糖尿病症状和防止出现急性严重代谢紊乱；远期治疗目标是通过良好的代谢控制达到预防和/或延缓糖尿病慢性并发症的发生、发展，维持良好的健康和学习、劳动能力，保障儿童生长发育，提高病人的生活质量，降低病死率和延长寿命。

近年，糖尿病的控制已从传统意义上的治疗转变为系统管理。糖尿病管理强调以病人为中心的协同管理模式，管理团队应包括临床医生、护士、营养师、运动学专家、药剂师、口腔医生、足病师及精神科医生等，所有临床决策均需病人与临床医生共同制订。国际糖尿病联盟提出糖尿病综合管理五个要点（有"五驾马车"之称）。①糖尿病健康教育：是重要的基础管理措施，是决定糖尿病管理成败的关键。②医学营养治疗：是糖尿病基础管理措施，对医学营养治疗的依从性是决定病人能否达到理想代谢控制的关键影响因素。③运动治疗：运动可增加胰岛素敏感性，有助于控制血糖和体重。④病情监测：包括血糖监测、其他脑血管疾病（CVD）危险因素和并发症的监测。⑤高血糖的药物治疗：包括口服降糖药物和注射制剂如胰岛素及胰岛素类似物等。在饮食和运动不能使血糖控制达标时应及时应用降糖药物治疗。

【常见护理诊断/问题】

1. 营养失调：低于或高于机体需要量　与糖尿病病人胰岛素分泌和/或利用缺陷有关。

2. 有感染危险　与血糖增高、脂代谢紊乱、营养不良、微循环障碍等有关。

3. 知识缺乏：缺乏糖尿病的预防和自我护理知识。

4. 潜在并发症：糖尿病酮症酸中毒、高渗高血糖综合征、低血糖、糖尿病足。

【护理目标】

病人体重恢复正常并保持稳定，血糖、血脂正常或维持理想水平；未发生感染；掌握糖尿病的预防和自我护理知识；并发症得到有效防治。

【护理措施】

（一）一般护理

1. 饮食护理　饮食控制是重要的基础治疗措施，应严格和长期执行。

（1）计算总热量：根据病人性别、年龄和身高查表或用简易公式计算出理想体重[理想体重（kg）=身高（cm）-105]，根据病人理想体重和工作性质，参照生活习惯等，计算每天所需总热量。正常体重的成年人完全卧床时每天每公斤理想体重给予热量62~84kJ（15~20kcal），休息状态下104~125kJ（25~30kcal），轻体力劳动125~146kJ（30~35kcal），中度体力劳动146~167kJ（35~40kcal），重体力劳动167kJ（40kcal）以上。儿童、孕妇、乳母、营养不良和消瘦、伴有消耗性疾病者应酌情增加,肥胖者酌减。

（2）食物组成：碳水化合物应占饮食总热量的50%～60%,提倡食用粗制米、面和一定量杂粮。蛋白质摄入量应占总热量的15%～20%,成人每天每公斤理想体重0.8～1.2g；孕妇、乳母、营养不良或伴有消耗性疾病者增至1.5～2.0g；伴有糖尿病肾病而肾功能正常者应限制在0.8g；肾小球滤过率降低者,需降至0.6～0.7g。蛋白质至少1/2来自动物蛋白,以保证必需氨基酸的供给。脂肪摄入量占总热量的25%～30%。富含膳食纤维的食品可延缓食物吸收,降低餐后血糖高峰,并增加饱腹感。每天饮食中食用纤维含量以25～30g为宜。

（3）总热量分配：可按每天三餐分配为1/5、2/5、2/5或1/3、1/3、1/3；也可按四餐分配为1/7、2/7、2/7、2/7。

（4）注意事项：①按时进食,对于使用降糖药物的病人尤应注意。②控制饮食的关键在于控制总热量。在保持总热量不变的原则下,增加一种食物时应同时减去另一种食物。当病人因饮食控制而出现易饥饿的感觉时,可增加碳水化合物含量小于5%的蔬菜,如芹菜、西红柿、黄瓜、茄子及各种绿叶蔬菜等。③严格限制各种甜食。体重过重者,要忌吃油炸、油煎食物。炒菜宜用植物油,忌食动物油。少食动物内脏等含胆固醇高的食物。限制饮酒,食盐<6g/d。

边学边练

为本节"工作情景与任务"中的陈先生提供饮食护理。

2. 运动锻炼　根据病人的年龄、性别、体力、病情、有无并发症以及既往运动情况等,安排有规律的合适运动,循序渐进并长期坚持。久坐时每隔30分钟进行一次短暂的身体活动,每周150分钟的中等强度运动。①运动锻炼的方法以有氧运动为主,如散步、慢跑、骑自行车、打太极拳等。最佳运动时间是餐后1小时（以进食开始计时）。②合适运动强度的简易计算方法为：心率=170-年龄。活动时间为30～40分钟。③运动时应随身携带糖果等,当出现低血糖症状时及时食用并暂停运动。④血糖>14～16mmol/L、近期频繁发作低血糖或者血糖波动较大、有糖尿病急性并发症和严重心、脑、眼、肾等慢性并发症者暂不适宜运动。⑤运动后应做好运动日记,以便观察疗效和不良反应。

（二）心理护理

糖尿病病人长期饮食控制、使用降糖药及胰岛素治疗易产生悲观情绪,应加强护患沟通,解除病人的焦虑、紧张心理,提高病人的治疗依从性；鼓励家属多给予病人关心,使其获得感情支持；鼓励病人参加团体活动,增强战胜疾病的信心。

（三）病情观察

定期监测血糖、血压、血脂、糖化血红蛋白、眼底及体重等,必要时进行动态血糖监测,力求安全平稳降糖、长期全面达标(表 11-2)。注意观察有无酮症酸中毒、高渗高血糖综合征、低血糖及糖尿病足等情况发生。

表 11-2 糖尿病综合控制目标(2020 年中国 2 型糖尿病防治指南)

检测指标		目标值
毛细血管血糖	空腹 /(mmol·L^{-1})	4.4~7.0
	非空腹 /(mmol·L^{-1})	<10.0
GHbA1c/%		<7.0
血压 /mmHg		<130/80
总胆固醇 /(mmol·L^{-1})		<4.5
高密度脂蛋白胆固醇(HDL-C)	男性 /(mmol·L^{-1})	>1.0
	女性 /(mmol·L^{-1})	>1.3
甘油三酯 /(mmol·L^{-1})		<1.7
低密度脂蛋白胆固醇(LDL-C)	未合并动脉粥样硬化性心血管疾病 /(mmol·L^{-1})	<2.6
	合并动脉粥样硬化性心血管疾病 /(mmol·L^{-1})	<1.8
体重指数 /(kg/m^2)		<24

(四)治疗配合

1. 用药护理

(1)口服降糖药物:主要包括促胰岛素分泌剂(磺脲类、非磺脲类和二肽基肽酶-Ⅳ抑制剂)、增加胰岛素敏感性药物(双胍类和噻唑烷二酮类药物)和 α 葡萄糖苷酶抑制剂三类。磺脲类和非磺脲类药物的主要作用为刺激胰岛 β 细胞分泌胰岛素。二肽基肽酶-Ⅳ(DPP-Ⅳ)抑制剂可通过抑制 DPP-Ⅳ活性而减少胰高血糖素样多肽 1(GLP-1)失活,增加 GLP-1 水平,促进胰岛素分泌。双胍类主要药理作用是通过抑制肝葡萄糖输出,改善外周组织对胰岛素的敏感性,增加对葡萄糖的摄取和利用而降血糖,目前广泛应用的是二甲双胍;噻唑烷二酮类主要作用是增强靶组织对胰岛素的敏感性,减轻胰岛素抵抗。α 葡萄糖苷酶抑制剂可抑制小肠黏膜刷状缘的 α 葡萄糖苷酶活性,从而延缓葡萄糖、果糖的吸收,降低餐后高血糖。近年来两类基于肠促胰岛素的降糖药物已应用于临床,包括 DPP-Ⅳ抑制剂。常用口服降糖药的不良反应及用药注意事项见表 11-3。

表 11-3 常用口服降糖药物的不良反应及用药注意事项

药物种类	常用药物	不良反应	注意事项
促胰岛素分泌剂			
磺脲类	格列本脲 格列吡嗪 格列齐特 格列喹酮 格列美脲	以低血糖反应、体重增加为主，同时可有程度不同胃肠道反应、皮肤瘙痒、肝功能损害等	餐前半小时服用；1型糖尿病、有严重并发症或β细胞功能很差的2型糖尿病、孕妇及哺乳期妇女、肝肾功能不全者禁用
非磺脲类	瑞格列奈 那格列奈		
增加胰岛素敏感性药物			
双胍类	二甲双胍	以胃肠道反应为主；可出现皮肤过敏反应；长期使用可能致维生素B_{12}缺乏；乳酸性酸中毒为严重的不良反应	餐中服药可减轻不良反应。肝肾功能不全、缺氧、急性感染、外伤、大手术、糖尿病酮症酸中毒、孕妇及哺乳期妇女等禁用
α葡萄糖苷酶抑制剂	阿卡波糖 伏格列波糖	腹胀、排气增多或腹泻	进食第一口食物后立即服用。胃肠功能紊乱者、孕妇、哺乳期妇女和儿童禁用

(2) 胰岛素

1) 适应证：① 1型糖尿病。②各种严重的糖尿病伴急、慢性并发症或处于应激状态，如急性感染、创伤、手术前后、妊娠和分娩。③ 2型糖尿病病人经饮食、运动、口服降糖药物治疗后血糖控制不满意者，β细胞功能明显减退者，新诊断并伴有明显高血糖者，无明显诱因出现体重显著下降者。④新发病且与1型糖尿病鉴别困难的消瘦糖尿病病人。⑤某些特殊类型糖尿病。

2) 制剂类型与注射途径：根据胰岛素的来源不同还可将其分为动物胰岛素、人胰岛素和胰岛素类似物。胰岛素制剂按作用快慢和维持作用时间长短，可分为速效、短效、中效、长效、预混胰岛素5类（表11-4）。胰岛素的注射途径包括静脉注射和皮下注射两种。注射工具有胰岛素专用注射器、胰岛素笔（彩图11-2）和胰岛素泵（彩图11-3）3种。

表 11-4 胰岛素制剂类型及作用时间

作用类别	制剂类型	皮下注射作用时间			注射时间与进餐关系
		开始	高峰	持续	
速效	赖脯胰岛素	10~15min	1~2h	4~6h	三餐前注射,注射后立即进餐
短效	普通胰岛素(R)	15~60min	2~4h	5~8h	三餐前注射,注射后15~30min进餐
中效	低精蛋白胰岛素(NPH)	2.5~3h	5~7h	13~16h	睡前22:00~23:00注射,可不进餐
长效	精蛋白锌胰岛素(PZI)	3~4h	8~10h	20h	每天固定时间注射,可不进餐
	甘精胰岛素	2~3h	无峰	30h	
预混	预混胰岛素30R	0.5h	2~12h	14~24h	早、晚餐前各注射一次,注射后15~30min进餐,预混胰岛素类似物注射后立即进餐;中餐进食时间相对固定
	预混胰岛素50R	0.5h	2~3h	10~24h	

注:因受胰岛素剂量、吸收、降解等多种因素影响,且个体差异大,作用时间仅供参考。

边学边练

练习使用胰岛素笔给病人注射胰岛素。

知识拓展

胰岛素泵

胰岛素泵为一种持续皮下胰岛素输注装置,以基础量和餐前追加量的形式,模拟生理胰岛素的持续基础分泌和餐时释放,保持体内胰岛素维持在一个基本水平,保证病人正常的生理需要。泵中只能使用短效胰岛素或速效胰岛素类似物。

3)用药注意事项:①胰岛素保存:未开封的胰岛素放于冰箱4~8℃冷藏保存,正在使用的胰岛素在常温下(不超过28℃)可使用28天,无需放入冰箱。抽吸时避免剧烈晃动。②准确用药:遵医嘱使用胰岛素,做到剂型、剂量准确,按时注射。③吸药顺序:长、短效胰岛素混合使用时,应先抽吸短效胰岛素,再抽吸长效胰岛素,然后混匀,防止影响其速效性。④注射部位的选择与更换：皮下注射胰岛素，宜选择皮肤疏松部位，如上臂三角肌、臀大肌、大腿前侧、腹部等，注射部位应交替使用以免形成局部硬结和脂肪萎缩，影响药物吸收及疗效；同一部位注射，必须与上一次注射部位相距1cm以上。⑤使用胰岛素泵时应定期更换导管和注射部位，以避免感染及针头堵塞。使用胰岛素笔时要注意笔与笔芯相互匹配，每次注射前确认笔内是否有足够剂量，药液是否变质。每次使用前均应更换针头。

4）胰岛素不良反应的观察及处理：①低血糖反应：是主要的不良反应，与剂量过大、饮食失调有关。②过敏反应：表现为注射部位瘙痒、荨麻疹样皮疹。自人胰岛素广泛在临床应用后，过敏反应发生减少。③注射部位皮下脂肪萎缩或增生：采用多点、多部位皮下注射和及时更换针头可预防其发生。若发生则停止该部位注射后可缓慢自然恢复。

护理学而思

病人，女性，19岁。4年前出现多饮、多尿、多食、体重下降，确诊为1型糖尿病，长期使用胰岛素治疗。3天前因外出未及时注射胰岛素，渐感疲乏无力，口渴、多饮、多尿明显加重，并逐渐出现食欲减退、恶心、呕吐。2小时前出现头晕、嗜睡，遂急诊入院。查体：T 37.8℃，P 108次/min，R 26次/min，BP 100/70mmHg。消瘦，嗜睡，呼吸深快，有烂苹果味。

请思考：
1. 病人目前有可能发生什么并发症？
2. 请指导病人正确地使用胰岛素。

2. 对症护理

（1）糖尿病酮症酸中毒与高渗高血糖综合征的抢救：①安置病人于重症监护病房，绝对卧床休息，注意保暖，吸氧。②迅速建立两条静脉通道，准确执行医嘱，确保液体和胰岛素的输入，立即输液是首要关键措施。一般开始2小时内输入1 000~2 000ml，第1个24小时输液总量为4 000~5 000ml，重者可达6 000~8 000ml。小剂量短效胰岛素加生理盐水中持续静脉滴注（每小时每公斤体重0.1U），当血糖降到13.9mmol/L时，改输5%葡萄糖溶液并加入短效胰岛素，遵医嘱调节液体中胰岛素的比例。③纠正电解质及酸碱平衡失调，消除诱因和防治并发症，严密观察和监测病情变化。

（2）低血糖的预防和护理：①避免磺脲类药物和胰岛素使用不当或过量；合理饮食。②低血糖一旦发生，应及时检测血糖，根据病情进食糖果、含糖饮料或静脉注射50%葡萄糖溶液20~30ml等。③老年人血糖不宜控制过严，一般空腹血糖不超过7.8mmol/L，餐后血糖不超过11.1mmol/L。

（3）感染的预防和护理：指导病人注意个人卫生，保持全身和局部清洁，尤其是口腔、皮肤和会阴部的清洁。注射胰岛素时皮肤应严格消毒，以防感染，若发现感染征象，及时协助医生处理。

（4）足部护理：①每天检查双足1次，观察有无水疱、皮肤破损等。②每天洗脚，水温<37℃；洗后用柔软的浅色干毛巾擦干，尤其是足趾间；修剪趾甲应选在洗脚后，趾甲修剪与脚趾平齐，并挫圆边缘尖锐部分。③不宜用热水袋、电热器等物品直接进行足部保暖；避免赤脚行走、赤脚穿凉鞋和拖鞋。④穿鞋前，检查鞋内有无异物或异常；不穿过紧或有毛边的袜子或鞋。⑤指导病人采用多种方法促进肢体血液循环，如步行和腿部运动等；指导病人正确处理小伤口，伤口或局部皮肤有淤血、红肿、发热时，应尽早就医。

（五）健康指导

1. 生活指导　指导病人掌握并自觉执行饮食治疗的具体要求和措施。为病人准备一份常用食物营养素含量和替换表，使病人学会自我饮食调节。让病人了解体育锻炼在治疗中的意义，掌握体育锻炼的具体方法及注意事项。运动时随身携带甜食以备急需，运动中如感到头晕、无力及心悸等应立即停止运动。

2. 疾病知识指导　通过多种方法，如讲解、放录像等，让病人和家属了解糖尿病的病因、表现、诊断要点与治疗方法，提高病人对治疗的依从性。教导病人外出时随身携带识别卡，以便发生紧急情况时及时处理。

3. 用药指导　指导病人掌握口服降糖药的应用方法和不良反应的观察；掌握胰岛素的注射方法、不良反应的观察和低血糖反应的处理。

4. 康复指导　规律生活，戒烟、酒。注意个人卫生，养成良好的卫生习惯。告知病人及家属糖尿病酮症酸中毒及高渗高血糖综合征等并发症的诱发因素，熟悉上述疾病的主要表现及应急处理措施。指导病人掌握糖尿病足的预防和护理知识。

5. 随访指导　指导病人3~6个月复检糖化血红蛋白A1。血脂异常者每1~2个月监测1次。体重1~3个月监测1次。每年全面体检1~2次，以尽早防治慢性并发症。指导病人学习和掌握监测血糖、血压、体重指数的方法，了解糖尿病的控制目标。

【护理评价】

病人体重是否恢复正常，血糖控制是否较好；病人是否足部有破损、发生了感染；病人情绪是否稳定，心理状态是否良好；是否发生糖尿病急性并发症或并发症发生时能够得到及时的控制；病人是否了解糖尿病的病因和急、慢性并发症的表现等相关知识。

（宋淑燕）

第四节　骨质疏松症病人的护理

工作情景与任务

导入情景

张女士，64岁。感觉腰背部疼痛一年余，自述仰卧或坐位时疼痛减轻，久立、久坐时疼痛加剧。日间疼痛轻,夜间和清晨醒来时疼痛加重,弯腰、肌肉运动、咳嗽、大便用力时加重。不能负重并有身高变矮的表现,来院就诊。医疗诊断为骨质疏松症。

工作任务:
1. 教会张女士缓解疼痛的方法。
2. 告知张女士在今后的生活中饮食、运动应注意的事项。

骨质疏松症是一种以骨量降低和骨组织微结构破坏为特征,导致骨骼脆性增加和易于骨折的代谢性骨病。临床特点为骨痛和肌无力、骨折。骨质疏松症可分为原发性和继发性两类。原发性骨质疏松症又分为Ⅰ型(绝经后骨质疏松症)和Ⅱ型(老年性骨质疏松症)。继发性骨质疏松症多继发于内分泌代谢疾病或全身性疾病。本节主要介绍原发性骨质疏松症。

原发性骨质疏松症的病因和发病机制尚未阐明。雌激素缺乏使破骨细胞功能增强,骨丢失加速,是绝经后骨质疏松症的主要病因。雄激素缺乏在老年性骨质疏松症的发病中起了重要作用。此外,不良的生活方式和生活环境,如吸烟、酗酒、体力活动过少、光照减少、钙和维生素D摄入不足、长期大剂量应用糖皮质激素等均为骨质疏松症的危险因素。而蛋白质摄入不足、营养不良和肌肉功能减退是老年性骨质疏松症的重要原因。

【护理评估】

(一)健康史

了解病人的年龄;有无家族史;询问病人是否有甲亢、糖尿病、库欣综合征、尿毒症、血液病、胃肠道疾病等病史;是否有长期卧床史;了解病人有无不良的生活方式;是否长期应用糖皮质激素;女性病人应了解月经史和生育史有无异常。

(二)身体状况

1. 骨痛和肌无力　轻者无症状,仅在X线摄片或骨密度测量时发现。病情较重者常诉腰背疼痛、乏力或全身骨痛。骨痛常为弥漫性,无固定部位,检查不能发现压痛点(区)。仰卧或坐位时疼痛减轻,直立时后伸或久立、久坐时疼痛加剧;日间疼痛轻,夜间和清晨醒来时疼痛加重;常于劳累或活动后加重,负重能力下降或不能负重。

2. 骨折　病人常因轻微活动、创伤、弯腰、负重、挤压或跌倒后发生骨折,多发生于脊柱、髋部和前臂。脊柱压缩性骨折多见于绝经后骨质疏松,可引起驼背和身高变矮,多在突发性腰背部疼痛后出现。驼背或胸廓畸形者可出现胸闷、气短、呼吸困难,严重者还可引起肺活量、心排血量下降,极易并发上呼吸道感染和肺部感染。

(三)心理社会状况

由于疼痛影响日常生活及害怕骨折,病人可产生紧张、焦虑、恐惧等情绪。病情严重者因反复骨折、长期卧床、自理能力下降而心理负担加重,出现愤怒、悲观、抑郁等心理。

(四)辅助检查

1. 骨量测定　骨矿含量(BMC)和骨矿密度(BMD)测量是判断低骨量、确定骨质疏松的重要手段,是评价骨丢失率和疗效的重要客观指标。

2. 骨转换的生化测定　分为骨吸收指标和骨形成指标两类。

3. X线检查　是一种简单而较易普及的检查骨质疏松的方法。

(五)治疗要点

治疗原则为减轻症状,改善预后,降低骨折发生率。①一般治疗:适当运动、合理膳食、补充钙剂和维生素D。每天元素钙摄入量达800～1 200mg,同时服用维生素D 400～600IU/d,促进钙吸收。②对症治疗:疼痛者可给予非甾体镇痛药,发生骨折或顽固性疼痛时,可用降钙素制剂;畸形者应局部固定或采用其他矫形措施;有骨折时给予牵引、固定、复位或手术等相应处理。③特殊治疗:补充性激素,雌激素是女性绝经后骨质疏松症的首选药物,雄激素可用于男性老年病人;应用抑制骨吸收药物,如依替膦酸二钠、帕米膦酸二钠和阿仑膦酸钠;其他药物有降钙素、甲状旁腺激素、生长激素等。

【常见护理诊断/问题】

1. 有受伤的危险　与骨质疏松导致骨骼脆性增加有关。

2. 疼痛　与骨质疏松有关。

3. 躯体活动障碍　与骨骼变化引起活动范围受限有关。

【护理目标】

病人无意外发生;病人的疼痛减轻或消失;病人躯体活动得到改善或重建;病人的并发症得到有效预防,或并发症一旦发生,能得到及时发现与处理。

【护理措施】

(一)一般护理

1. 休息与活动　骨痛时应卧床休息数天至1周,可使用硬板床,疼痛缓解后可恢复活动。适当运动可增加和保持骨量,增强老年人身体的协调性和应变能力,预防跌倒和减少骨折的发生。鼓励病人多从事户外活动,适当进行负重锻炼。

2. 饮食护理　给予富含钙、蛋白质和维生素的食物。补充足够的蛋白质有助于骨质疏松症的治疗。多进食富含异黄酮类的食物,如大豆等对保存骨量也有一定作用。应适当增加乳制品、海产品等含钙丰富的食物。摄入富含维生素D、维生素A、维生素C及含铁的食物,以利于钙的吸收。戒烟忌酒,宜选择低钠、高钾、高非饱和脂肪酸饮食,少饮浓茶和咖啡。

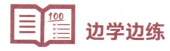 边学边练

对本节"工作情景与任务"中的张女士进行健康指导。

(二)心理护理

关注病人的情绪变化,及时给予安慰及心理疏导;做好病人家属工作,鼓励其多陪伴

病人,体谅病人的痛苦;协助病人适应角色变化,为病人创造安全、舒适的生活环境,鼓励病人做力所能及的事情,消除悲观、抑郁情绪。

(三)病情观察

观察疼痛的部位、性质及持续时间;了解疾病对病人日常生活的影响程度;观察有无胸闷、气短、呼吸困难等症状。

(四)治疗配合

1. 对症护理　疼痛时可采用物理疗法,如局部湿热敷、超短波、微波、电疗、磁疗等减轻疼痛;使用骨科辅助物如背架、紧身衣等,以限制脊柱的活动,减轻疼痛;必要时遵医嘱应用止痛剂。

2. 用药护理　①钙剂空腹服用效果较好,同时服用维生素D,避免与绿叶蔬菜一起服用,以免形成钙螯合物而减少钙的吸收。嘱病人多饮水,以增加尿量,防止泌尿系结石的形成。②性激素必须在医生指导下使用,剂量要准确,并要与钙剂、维生素D同时使用。服用雌激素应定期进行妇科检查和乳腺检查,观察有无阴道出血;使用雄激素应定期监测肝功能。③二膦酸盐应晨起空腹服用,同时饮清水200～300ml,服药后至少半小时内不能进食或喝饮料,也不能平卧,应采取立位或坐位,以减轻对食管的刺激。嘱病人不要咀嚼或吮吸药片,以免发生口腔溃疡。观察病人有无吞咽困难、胸骨后疼痛等食管损伤症状。④应用降钙素应观察病人有无食欲减退、恶心、颜面潮红等不良反应。

(五)健康指导

1. 生活指导　指导病人改变体位时动作应缓慢,必要时可使用手杖或助行器,以增加活动时的稳定性。做好防滑、防绊、防碰撞措施,保持室内光线充足,地面整洁干爽,无障碍物,浴室及厕所安装扶手及防滑垫。指导病人多进行户外活动,如步行、游泳、慢步、骑自行车等,避免剧烈、危险运动,运动要循序渐进、持之以恒。衣服和鞋子大小适中,以利于活动。摄入充足的含钙食物,保证蛋白质、维生素的摄入,动物蛋白不宜过多。戒烟酒,避免咖啡因的摄入,少饮含碳酸的饮料,少吃食盐及糖。

2. 用药指导　嘱病人遵医嘱应用各种药物,学会观察疗效及不良反应。应用激素治疗的病人应定期检查。

【护理评价】

病人有无意外发生;病人疼痛是否减轻或消失;病人是否发生骨折,如发生骨折是否得到了及时的发现及处理。

(宋淑燕)

第五节 痛风病人的护理

工作情景与任务

导入情景

张先生,54岁。下班后与朋友聚餐,午夜突发右脚第一跖趾关节剧痛,约4小时后局部出现红、肿、热、痛和活动困难,遂急诊就诊。查血尿酸550μmol/L,X线片可见非特征性组织肿胀,诊断为痛风。

工作任务:

1. 请帮助张先生减轻关节疼痛。
2. 告知张先生在今后饮食方面应注意的事项。

痛风是嘌呤代谢紊乱和/或尿酸排泄障碍所致的一组异质性疾病,临床特征为血清尿酸升高,反复发作急性关节炎,痛风石及关节畸形,尿酸性肾结石,肾小球、肾小管、肾间质及血管性肾脏病变等。痛风见于世界各地,患病率随年龄及血清尿酸浓度升高和持续时间而增加。据估计,我国痛风的患病率为1%~3%。痛风分为原发性、继发性和特发性三类。原发性痛风是先天性的,绝大多数为尿酸排泄障碍所致,有一定的家族易感性。继发性痛风主要由于肾脏疾病、药物、肿瘤化疗或放疗等所致。特发性痛风是原因未知的痛风。本节重点讲述原发性痛风。

【护理评估】

(一)健康史

询问病人有无痛风家族史;是否有肥胖、高血压、高脂血症、冠心病及糖尿病等危险因素;了解病人是否有不良的饮食习惯;是否有肾病、血液病等;是否应用抑制尿酸排泄的药物;发病前有无摄入大量高嘌呤食物、饮酒、劳累、手术、感染等诱因。

(二)身体状况

痛风多见于40岁以上男性,女性多在更年期后发病,近年发病有年轻化趋势。

1. 无症状期　仅有波动性或持续性高尿酸血症。长达数年至数十年才出现症状,有些人终身不出现症状。临床上5%~15%高尿酸血症病人会发展为痛风。

2. 急性关节炎期及间歇期　急性关节炎是由于尿酸盐结晶沉积引起的炎症反应,常有以下特点:①多在午夜或清晨突然发病,关节剧痛,数小时内出现受累关节的红、肿、热、痛和功能障碍。②易受累的部位是单侧第1跖趾关节,其次为踝、膝、腕、指、肘等关节。③发作呈自限性,可于2周内自行缓解。④可伴高尿酸血症,但部分急性发作时血尿酸水平正常。⑤关节液或痛风石中发现尿酸盐结晶。⑥秋水仙碱可迅速缓解症状。⑦可伴有发热等。间歇期是指两次痛风发作之间的无症状期。

3. **痛风石及慢性关节炎期**　长期尿酸盐结晶沉积导致单核细胞、上皮细胞和巨噬细胞浸润，形成异物结节即痛风石。痛风石（彩图 11-4）是痛风的特征性临床表现，典型部位在耳郭，也常见于关节周围以及鹰嘴、跟腱、髌骨滑囊等处，呈黄白色大小不一的隆起，表面菲薄，破溃后排出白色粉状或糊状物，虽不易愈合但很少发生感染。慢性关节炎多见于未规范治疗的病人，大量沉积的痛风石可造成关节骨质破坏，表现为关节不规则肿胀、疼痛、畸形和功能障碍。

4. **肾脏病变**　主要表现为：①痛风性肾病。起病隐匿，临床表现为尿浓缩功能下降，出现夜尿增多、低比重尿、低分子蛋白尿、白细胞尿、轻度血尿及管型等。晚期可发生高血压、水肿、贫血、氮质血症等肾功能不全表现。②尿酸性肾石病。肾石较小者常无症状，较大者可发生肾绞痛、血尿、排尿困难、肾积水、肾盂肾炎等。③急性肾损伤。大量尿酸盐结晶堵塞肾小管、肾盂甚至输尿管，病人突然出现少尿甚至无尿，可发展为急性肾损伤。

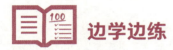
边学边练

角色扮演，评估痛风病人的主要症状和体征。

（三）心理社会状况

疼痛影响进食和睡眠，可引起病人精神紧张、焦虑、烦躁。疾病反复发作导致关节畸形和功能障碍，可加重病人的心理负担，病人出现恐惧、悲观、抑郁等心理。

（四）辅助检查

1. **尿酸测定**　血尿酸浓度 >420μmol/L 定义为高尿酸血症。限制嘌呤饮食 5 天后，每天尿酸排出量 >3.57mmol/L（600mg），可认为尿酸生成增多。

2. **关节液或痛风石内容物检查**　偏振光显微镜下可见双折光的针形尿酸盐结晶。

3. **其他检查**　超声检查、X 线检查、CT 检查、MRI 检查、关节镜检查等均有助于发现骨、关节等相关病变或结石影。

（五）治疗要点

防治目的是控制高尿酸血症，预防尿酸盐沉积；迅速控制急性关节炎发作；防止尿酸结石形成和肾功能损害。①非药物治疗：适当调整生活方式和饮食习惯是痛风长期治疗的基础。②药物治疗：急性痛风性关节炎期应及早并足量应用非甾体抗炎药、秋水仙碱、糖皮质激素，减轻病人的症状。发作间歇期和慢性期，应用促进尿酸排泄药，如丙磺舒、苯溴马隆。应用抑制尿酸生成药别嘌醇，以维持血尿酸正常水平。③手术治疗：较大痛风石或经皮破溃者可手术剔除。

【常见护理诊断/问题】

1. **疼痛**　与尿酸盐结晶沉积在关节引起炎症反应有关。

2. 躯体活动障碍　与关节受累、关节畸形有关。

3. 知识缺乏:缺乏与痛风有关的饮食知识。

【护理目标】

病人自述疼痛减轻或消失;病人关节功能得到恢复或部分恢复;病人能够复述痛风相关饮食知识并自觉遵守饮食计划。

【护理措施】

（一）一般护理

1. 休息与活动　急性关节炎期应卧床休息,抬高患肢,避免受累关节负重。疼痛缓解72小时后方可恢复活动。

2. 饮食护理　控制总热量,限制高嘌呤食物,如动物内脏、鱼虾类、蛤蟹、肉类、菠菜、蘑菇、黄豆、扁豆、豌豆、浓茶等。饮食宜清淡、易消化,忌辛辣及刺激性食物。严禁饮酒。多进食碱性食物,如牛奶、鸡蛋、各类蔬菜、柑橘类水果等。每天饮水2 000ml以上以增加尿酸排泄。

（二）心理护理

向病人讲解痛风的有关防治知识,给予病人精神安慰及心理疏导。帮助病人勇敢面对生活,增强治疗信心。指导病人在家属的参与帮助下,从事力所能及的活动或工作,消除悲观、抑郁心理。

（三）病情观察

观察关节疼痛的部位、性质及发作时间;受累关节有无红、肿、热、痛和功能障碍;观察有无痛风石的相应症状;监测尿酸的变化;观察尿液改变、肾功能等,及早发现肾脏损害。

（四）治疗配合

1. 对症护理

（1）减轻疼痛:可在病床上安放支被架支托盖被,避免患部受压;手、腕或肘关节受累时用夹板固定,遵医嘱给予冰敷或25%硫酸镁湿敷,消除关节肿胀和疼痛。

（2）皮肤护理:保护痛风石局部皮肤,保持患部清洁,避免发生感染。

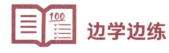

边学边练

为本节"工作情景与任务"中的张先生减轻关节疼痛。

2. 用药护理　遵医嘱正确用药,观察疗效及不良反应。①非甾体抗炎药:可有效缓解急性痛风症状,常用药物有吲哚美辛、双氯芬酸、布洛芬等,注意观察有无活动性溃疡及消化道出血。②秋水仙碱:小剂量(1.5mg/d)有效,且不良反应少。在急性关节炎发作48小时内使用效果更好。③糖皮质激素用于非甾体抗炎药、秋水仙碱治疗无效或禁忌,以及肾功能不全者。短期中等剂量或关节腔内注射有明显疗效亦可行。④丙磺舒、苯溴马隆的不良反应有皮疹、发热及胃肠道反应,用药期间嘱病人多饮水,口服碳酸氢钠等碱性药。⑤别嘌醇的不良反应有胃肠道症状、皮疹、药物热、肝损害、骨髓抑制等。

(五)健康指导

1. 生活指导　嘱病人保持心情愉快,避免情绪紧张;适当运动,防止肥胖;严格控制饮食,忌饮酒,避免进食高嘌呤食物,每天饮水至少2 000ml,应用排尿酸药时更应多饮水;避免劳累、受凉、感染、外伤等。

2. 疾病知识指导　告知病人本病的诱因和治疗方法。日常生活中尽量使用大肌群,如能用肩部负重者不用手提,能用手臂者不用手指;避免长时间持续从事重体力劳动,经常改变姿势,避免关节受压;如局部发热和肿胀,尽可能避免活动。

3. 随访指导　指导病人学会观察病情,平时用手触摸耳郭及手足关节处,检查是否有痛风石。观察有无夜尿增多、水肿等肾脏损害。定期复查血尿酸,定期门诊随访。

【护理评价】

病人疼痛是否减轻或消失;病人关节功能是否恢复;病人是否能复述痛风相关的饮食知识并自觉遵守饮食计划。

(宋淑燕)

本章小结

本章学习重点是甲状腺疾病、糖尿病、痛风病人的身体状况、常见护理诊断/问题、一般护理、病情观察、用药护理;重症急性病人的抢救配合和健康指导。学习难点是甲状腺危象的抢救配合、库欣综合征的发病机制、糖尿病的用药护理及急症的病情观察和治疗配合。在学习过程中注意从内分泌轴的角度理解甲状腺疾病、库欣综合征病人的身体状况和护理措施;注重从胰岛素分泌调节、作用机制理解糖尿病的表现、一般护理、饮食护理、用药护理和健康指导,提高运用知识解决问题的能力。

思考与练习

1. 甲状腺功能亢进症的表现有哪些?护士如何配合医生抢救甲状腺危象病人?甲状腺大部切除术后危急的并发症是什么?如何护理?
2. 甲状腺功能减退症病人服用左甲状腺素应注意哪些事项?
3. 库欣综合征的表现有哪些?
4. 糖尿病的并发症有哪些?护士如何配合医生抢救酮症酸中毒、低血糖病人?
5. 痛风的表现有哪些?

第十二章 神经系统疾病病人的护理

学习目标

1. 具有认真负责的职业态度,与病人良好沟通,依法实施整体护理。
2. 掌握常见神经系统疾病病人的护理评估要点和主要护理措施。
3. 熟悉常见神经系统疾病病人的主要护理诊断。
4. 了解常见神经系统疾病病人的健康教育。
5. 能初步运用护理程序,对神经系统疾病病人正确实施护理。

第一节 颅内压增高与脑疝病人的护理

 工作情景与任务

导入情景

赵某,男,24岁。因头部外伤18小时入院。伤后神志不清,持续约3小时后苏醒,主诉头痛。2小时前,病人再次神志不清,烦躁不安,频繁呕吐,呈喷射状。查体:T 36.4℃,P 64次/min,R 12次/min,BP 130/88mmHg。病人深昏迷,呼之不应,右侧瞳孔散大,对光反射消失,心肺正常,左侧下肢瘫痪,锥体束征阳性。CT:颅盖骨折,颅骨内板下方见梭形高密度影。初步诊断:急性颅内压增高,硬膜外血肿。

工作任务:

1. 小赵入院后的首优护理诊断是什么?
2. 针对首优护理诊断列出护理措施。

颅内压(intracranial pressure,ICP)是指颅腔内容物对颅腔壁所产生的压力,一般以脑脊液静水压来表示，临床以正常人水平侧卧位腰椎穿刺测压为准，正常成人颅内压为 70～200mmH$_2$O（0.7～2.0kPa），儿童为 50～100mmH$_2$O（0.5～1.0kPa）。当颅内压持续高于 200mmH$_2$O（2.0kPa），称为颅内压增高。

正常颅内压的维持有赖于颅腔容积与颅腔内容物体积的相对稳定与平衡。正常颅内压可随呼吸、血压有细微波动，呼气时压力略增，吸气时压力略减；收缩期颅内压略增，舒张期略减。成人颅缝闭合后，颅腔的容积基本不变；颅腔内容物由脑组织、脑组织循环血量和脑脊液构成，其中脑组织、脑组织循环血量体积变化量小。脑脊液占总容积的 10%，在急性颅内压发生变化时通过减少脑脊液分泌、增加脑脊液吸收来减少脑脊液总量，以及将脑脊液挤入椎管的脊髓蛛网膜下腔来缓冲颅内压增高。脑脊液的变化对颅内压起主要的调节作用。

根据颅内压增高病情发展的速度不同，可分为急性颅内压增高、亚急性颅内压增高和慢性颅内压增高三类：急性颅内压增高多见于高血压脑出血、严重颅脑损伤颅内出血；亚急性颅内压增高多见于发展较快的颅内恶性肿瘤、各种颅内炎症；慢性颅内压增高多见于生长缓慢的良性肿瘤、慢性硬膜下血肿。

根据病因的不同，颅内压增高可分为弥漫性颅内压增高和局灶性颅内压增高两类：弥漫性颅内压增高多由于全面脑实质的体积增加引起，它的特点是颅腔内各部位及各分腔之间压力均匀升高，不存在明显的压力差，因此脑组织没有明显的移位；局灶性颅内压增高多因颅内有局限的扩张性病变引起，在病变部位压力先增高，使附近的脑组织受到压力推挤而发生移位，并把压力传向远处，颅腔内各分腔之间存在着压力差，这种压力差是造成脑组织移位的主要动力。脑疝就是由于颅内压增高造成颅腔内各分腔以及颅腔与椎管间压力不平衡，某部分脑组织从压力高处经过解剖上的裂隙或孔道向低压处移位，引起脑干、脑神经和脑血管受压而产生的一系列神经症状。常见的脑疝有小脑幕切迹疝、枕骨大孔疝。

【护理评估】
（一）健康史

了解有无颅脑外伤、高血压、脑肿瘤及颅脑手术史引起的颅腔内容物增加情况，如颅脑外伤引起的颅内出血，高血压病人并发出血性脑卒中，颅内肿瘤、颅内脓肿、颅内寄生虫性肉芽肿等占位性病变，脑脊液分泌过多，循环和吸收障碍所引起的脑积水，颅脑手术后脑水肿等，其中脑水肿是常见的颅内压增高原因。了解有无引起颅腔容量缩小的情况，如狭颅症、颅底陷入症、大面积颅骨凹陷性骨折及向内生长的颅骨骨瘤等。

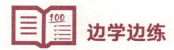
边学边练

评估工作本节"工作情景与任务"中病人赵某发生急性颅内压增高的原因。

（二）身体状况

1. 颅内压增高

（1）头痛：为颅内压增高常见的早期症状，以清晨和晚间多见，多位于前额及颞部，多表现为胀痛、跳痛或爆裂样痛，用力、咳嗽、打喷嚏、排便可使头痛加重，平卧或侧卧头低位使头痛加重，坐姿时减轻；头痛剧烈程度与颅内压增高程度成正比。

（2）呕吐：常与剧烈头痛相伴发，呈喷射性，与进食无直接关系，呕吐后头痛可有缓解。

（3）视神经乳头水肿：是颅内压增高的重要客观体征，是视神经受压、眼底静脉回流受阻引起，早期视力无明显障碍或仅有视野缩小，晚期可因视神经萎缩引起视力下降甚至失明。

头疼、呕吐、视神经乳头水肿三者是颅内压增高的典型表现，临床合称为颅内压增高"三主征"。

（4）意识障碍：急性颅内压增高病人，常有进行性意识障碍。慢性颅内压增高病人多表现为嗜睡、表情淡漠、反应迟钝，进而昏睡、昏迷，症状时轻时重。

（5）生命体征改变：在急性颅内压增高早期代偿性出现脉搏减慢、呼吸深慢、血压增高（简称为"二慢一高"）；随着颅内压的继续增高，逐渐失代偿，出现血压下降、脉搏细数，呼吸浅快而不规则，此种生命体征的变化，临床称之为库欣（Cushing）反应。

（6）其他症状与体征：一侧或双侧展神经麻痹、复视、阵发性黑矇、头晕、猝倒等，婴幼儿颅内压增高可见前囟饱满、颅缝增宽、头皮静脉怒张等。

2. 脑疝　脑疝是颅内压增高的严重并发症和引起死亡的主要原因，根据脑疝发生的部位和脑组织移位的不同，可分为小脑幕切迹疝和枕骨大孔疝（图12-1）。

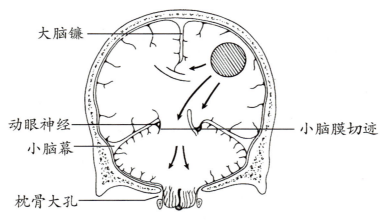

图12-1　脑疝示意图

（1）小脑幕切迹疝：是幕上占位性病变形成的局灶性颅内压增高，使颞叶海马回、沟回通过小脑幕裂切迹向幕下移位压迫中脑形成的脑疝，故又称颞叶沟回疝。主要表现为在颅内高压的基础上出现剧烈头痛，频繁呕吐，进行性意识障碍，患侧瞳孔先短暂缩小继而进行性散大,对光反射迟钝或消失,病变对侧肢体瘫痪和锥体束征阳性,生命体征变化明显,表现为脉搏减慢、呼吸深慢、血压增高,继之出现血压下降、脉搏细数、潮式或叹息样呼吸,最终呼吸、心搏骤停而死亡。

（2）枕骨大孔疝：是小脑扁桃体及部分延髓经枕骨大孔向椎管移位形成的脑疝,故又称小脑扁桃体疝。主要表现为剧烈头痛,频繁呕吐,意识障碍,颈项强直或强迫体位,瞳孔忽大忽小,生命体征紊乱（以呼吸变化突出）,常发生呼吸、心搏骤停而死亡,临终前呼吸衰竭也先于心搏骤停。

小脑幕切迹疝与枕骨大孔疝不同之处在于小脑幕切迹疝病人意识障碍与瞳孔变化出现较早,生命体征变化出现较晚；枕骨大孔疝呼吸、循环障碍出现较早,而意识与瞳孔变化出现较晚。

边学边练

病人,男,52岁。骑车路滑摔倒,头部触地,当即昏迷,约20分钟醒来,神志恢复正常,诉头痛、头晕,对创伤的经过不能回忆,神经系统检查基本正常。护理过程中应特别注意观察的病情有哪些？

（三）心理社会状况

本病发病急,头痛明显,常需急诊手术治疗,病人常因发病突然而焦虑。应了解病人的心理状态,病人和家属对疾病及治疗的认知程度和心理承受能力,了解家庭的经济承受能力。

（四）辅助检查

1. 腰椎穿刺　既可以测量脑脊液压力,又可以取得脑脊液做生化检查。但若颅内压增高症状和客观体征已很明显,进行腰椎穿刺检查有促使脑疝形成的危险,应禁止应用。

2. 影像学检查　无创伤性脑成像检查,包括CT、MRI,可直接显示病变部位和性质,诊断价值大,为首选检查方法。

3. 脑造影检查　包括脑血管造影、脑室造影、数字减影血管造影（DSA）等,可明确血管病变部位、性质,主要用于疑似脑血管畸形及动脉瘤等疾病的检查。

（五）治疗要点

病因治疗是根本的治疗方法,如手术清除颅内血肿、破裂颅内血管瘤介入治疗、手术切除颅内肿瘤、脑积水分流术等。对病因不明或一时不能手术者,应先限制液体入量,应用脱水剂和糖皮质激素减轻脑水肿,冬眠低温治疗,以降低颅内压。紧急情况可脑室外穿刺引流缓解增高的颅内压,脑疝形成时立即应用高渗脱水剂降低颅内压,紧急手术治疗。疼痛病人遵医嘱给予镇痛剂,但禁用吗啡和哌替啶；抽搐病人可给予抗癫痫药物；呕吐病人应暂禁食并静脉补液,维持水、电解质及酸碱平衡；外伤和感染病人应用抗生素防治感染。

【常见护理诊断/问题】

1. 疼痛　与颅内压增高有关。
2. 有体液不足的危险　与剧烈呕吐及应用脱水剂有关。
3. 焦虑/恐惧　与颅脑疾病病情严重、手术与预后不佳等有关。
4. 潜在并发症：脑疝、窒息、压力性损伤。

【护理目标】

病人的疼痛缓解或消失、舒适感增强；病人的体液得到及时补充，体液平衡恢复；病人的焦虑、恐惧程度减轻，情绪稳定，病人的潜在并发症得到有效预防，或并发症一旦发生，能得到及时发现与处理，病人呼吸道通畅，无脑疝、窒息、压力性损伤发生。

 护理学而思

病人，钱某，男性，50岁，因车祸急诊入院。查体：生命体征正常；神志清楚；双侧瞳孔等大、等圆，直径2.5mm，对光反应灵敏；次日晨，病人突然出现头痛加重，继而出现喷射状呕吐，意识由清醒转为模糊，左侧瞳孔直径5.0mm，对光反应消失，视神经乳头明显水肿，右侧瞳孔正常，右侧肢体活动障碍，测BP 130/80mmHg，P 58次/min，R 12次/min。CT成像示新月形高密度区。初步诊断：左侧硬膜下血肿、脑挫裂伤。

请思考： 针对该病人"潜在并发症：脑疝"的护理问题列出主要护理措施。

【护理措施】

（一）一般护理

1. 体位　绝对卧床休息，保持病室安静。病人取抬高床头15°～30°的斜坡卧位，有利于颅内静脉回流，减轻脑水肿。昏迷病人头偏向一侧或取侧卧位，以免呕吐误吸，同时便于呼吸道分泌物排出。

2. 吸氧　持续或间断吸氧，可改善脑缺氧，收缩脑血管，减少脑血流量，降低颅内压。

3. 饮食与补液　神志清醒病人，给予低盐饮食，应减少饮水量或不饮水；不能进食病人，成人每日输液量1 500～2 000ml，其中等渗盐水不超过500ml，保持24小时尿量不少于600ml，维持体液代谢和营养平衡。静脉补液时严格控制输液速度，防止短时间内输入大量液体，加重脑水肿。

4. 对症护理　躁动不安病人及时查找原因（如呼吸不畅，尿潴留，衣被、床垫渗液、尿液污染等），遵医嘱给予镇静剂，切忌强制约束，以免病人挣扎导致颅内压增高；癫痫抽搐病人需抗癫痫治疗；头痛病人，遵医嘱应用镇痛剂，但禁用吗啡和哌替啶，以免抑制呼吸中枢。

5. 加强基础护理　清醒病人鼓励深呼吸、有效咳嗽，可给予拍背、雾化吸入；加强皮肤护理,定时翻身,保持会阴、骶尾部等部位的皮肤清洁干燥;加强口腔护理,减少并发症的发生;加床挡保护病人,避免意外伤害。

📖 边学边练

病人,男性,48岁,诊断为脑出血,入院第2天发生颅内压增高,遵医嘱静脉滴注20%甘露醇250ml,请陈述补液的注意事项。

(二) 心理护理

做好病人的思想工作,消除病人的焦虑、恐惧、依赖心理,适度解释手术治疗的目的、方法、注意事项,稳定病人的情绪,使病人积极配合医护人员的治疗和护理。

(三) 病情观察

密切观察病人的意识、瞳孔、生命体征和肢体活动的变化,及时发现脑疝的并发症。

1. **意识状态** 意识状态反映病人大脑皮层和脑干的功能状态,观察意识状态的变化是分析病情变化的重要指标,用格拉斯哥昏迷量表(Glasgow coma scale,GCS)评定睁眼、语言及运动反应,以三者累计积分来表示意识状态,最高15分,表示意识清醒,8分以下为昏迷,最低3分,分数越低表明意识障碍越严重。

📖 边学边练

病人,女性,36岁。被汽车撞倒,头部受伤,唤之睁眼,回答问题错误,检查时躲避刺痛。请对病人意识障碍进行格拉斯哥昏迷评分。

2. **瞳孔** 对比两侧瞳孔是否等大等圆,有无对光反射。正常两侧瞳孔等大、等圆,直径3～4mm,直接和间接对光反射灵敏。瞳孔变化可因动眼神经、视神经及脑损伤引起,瞳孔的观察对判断病变部位具有重要意义。伤后立即出现一侧瞳孔散大,对光反射消失,是原发性动眼神经损伤引起;伤后立即出现一侧瞳孔散大,直接光反射消失,间接光反射存在,是原发性视神经损伤引起;伤后瞳孔正常,以后一侧瞳孔先缩小后进行性散大,对光反射减弱或消失,是小脑膜切迹疝的典型瞳孔变化;如双侧瞳孔时大时小,对光反射消失,伴眼球运动障碍,常是脑干损伤的表现;双侧瞳孔散大,对光反射消失,眼球固定伴深昏迷或去大脑强直,多为临终表现。

3. **生命体征** 观察呼吸频率、幅度和类型,观察脉搏的频率、节律和强度,测血压。为了避免病人躁动影响观察的准确性,先测呼吸、再测脉搏、后测血压。伤后生命体征出现"二慢一高",同时有进行性意识障碍,是颅内压增高的代偿性生命体征改变。

4. **肢体活动** 观察病人两侧肢体的肌力、自主活动情况、有无阳性病理征。如病人伤后继发出现侧肢体瘫痪、腱反射亢进、病理反射阳性，同时伴有意识障碍和瞳孔变化，提示病人发生小脑幕切迹疝，应及早通知医生并协助处理。

（四）治疗配合

1. 用药护理

（1）脱水剂治疗的护理：应用高渗性脱水剂，首选 20% 甘露醇 250ml，快速静脉滴注（15~30 分钟内滴完），每日 2~4 次，静脉滴注后 10~20 分钟颅内压开始下降，记录病人的尿量；若与利尿药（呋塞米）、20% 人血白蛋白合用，降低颅内压效果更好。脱水期间要观察病人的血压、脉搏、尿量的变化，了解脱水效果及有无血容量不足、水电解质失衡等副作用。

（2）糖皮质激素治疗的护理：肾上腺皮质激素能加速消退脑水肿和减少脑脊液生成，降低毛细血管通透性，稳定血脑屏障，预防和缓解脑水肿，常用地塞米松 5~10mg 肌内注射或静脉注射，每日 1~2 次，或氢化可的松 100mg 静脉注射，每日 1~2 次。激素可引起消化道应激性溃疡和增加感染机会，应加强观察和护理。

2. 防止颅内压骤然增高的护理

（1）保持呼吸道通畅：昏迷病人可采用斜坡卧位头偏向一侧的体位，以避免呕吐误吸；托起下颌解除舌后坠，必要时可用舌钳将舌牵出或放置口咽通气管；清除呼吸道分泌物、呕吐吸入物；痰液黏稠者可行超声雾化吸入；昏迷病人可配合医生行气管切开。

（2）避免剧烈咳嗽及用力排便：剧烈咳嗽、用力排便均可使胸腹腔内压骤升而引起脑疝。给病人定时翻身拍背，既有利于保持呼吸道通畅，又可防止呼吸道感染及肺部并发症的发生，是防止颅内压骤然增高的有效措施；能自主进食病人，多吃蔬菜和水果或给缓泻药防止便秘；对已有便秘者，切勿用力屏气排便，必要时戴手套用手掏出秘结的大便，然后行低压小量灌肠是临床常用且有效的方法，禁忌大量高压灌肠。

（3）控制癫痫发作：癫痫发作可加重脑缺氧和脑水肿，引起颅内压骤然增高。观察病人有无癫痫发作，遵医嘱给予抗癫痫药物。

3. 脑疝的急救护理

（1）保持呼吸道通畅，清除气道分泌物后给予氧气吸入，必要时气管插管辅助呼吸。

（2）静脉快速滴注脱水剂（20% 甘露醇 250ml），遵医嘱加地塞米松 10mg 静脉滴注，加呋塞米 40mg 静脉缓推，以暂时降低颅内压。

（3）密切观察病人意识、瞳孔、呼吸、脉搏、肢体活动变化，同时配合医生完成必要的紧急术前检查（如 CT 诊断性检查）和手术准备。

4. 脑室引流管的护理

（1）妥善固定、防止滑脱：回到病房的病人，在无菌操作下连接引流管和引流瓶（袋）并妥善固定于床头，引流管开口要高于侧脑室平面 10~15cm，以维持正常的颅内压。搬动病人时应将引流管夹闭，防止引流液逆流引起颅内感染。

（2）严格无菌技术操作：每日更换引流瓶（袋）时严格无菌操作，更换时应先夹闭引流管,以免引流液和空气逆流入脑室内引起感染。

（3）保持引流通畅：引流管不可受压、扭曲、折叠、成角。引流管内不断有脑脊液流出，管内的液面随病人的呼吸、脉搏上下波动，表明引流管通畅，反之即为阻塞，阻塞时可挤压引流管，或在严格无菌操作下用注射器抽吸，将阻塞物排出，不可用生理盐水冲洗引流管，以免管内阻塞物被冲入脑室系统，引起脑脊液循环障碍和感染；若以上操作不能恢复引流管通畅时，应通知医生，协助医生将引流管轻轻旋转、向外拔出少许或换管。颅内压低于 120～150mmH$_2$O，引流管内可能无脑脊液引流出，证实的方法是将引流瓶（袋）降低，再观察有无脑脊液流出。

（4）观察并记录脑脊液的引流量、颜色、性状：正常脑脊液每日分泌 400～500ml，以日引流量不超过 500ml 为宜，每日引流量过多、过快可引起颅内压骤降造成脑移位危险；正常脑脊液无色透明，手术后 1～2 日可略呈血性，以后逐渐变淡，若脑脊液中有较多血液或血色逐渐加深，提示脑室内出血；若引流脑脊液浑浊、有絮状物，提示颅内感染。

（5）拔管：脑室引流管一般留置 5～7 天，开颅手术脑室引流不超过 3～4 天；拔管前先行头部 CT 检查，并夹管 1 天，夹管期间观察病人神志、瞳孔及生命体征变化，无颅内压增高表现方可拔管；拔管前先夹闭引流管，以免管内液体逆流引起颅内感染；拔管后继续观察病情，并注意观察有无脑脊液漏。

边学边练

病人，男性，28 岁。头痛 3 个月，多见于清晨，常出现癫痫发作，经检查诊断为颅内占位性病变、颅内压增高，行开颅手术治疗，医生在手术中放置了脑室引流管，请描述脑室引流管护理的主要内容。

5. 冬眠低温疗法的护理　通过冬眠药物，配合物理降温，可以降低脑组织耗氧量，减少脑血流量，增加脑组织对缺氧的耐受力，减轻脑水肿，降低颅内压。安置病人于单人病房，室温保持在 18～20℃，用药前应确保病人生命体征平稳。遵医嘱静脉滴注冬眠药物，通过调节滴注速度控制冬眠深度，给予冬眠药物半小时后，机体进入睡眠状态后方可进行物理降温，用药半小时内不能搬动病人或为病人翻身，以防发生体位性低血压。物理降温多采用冰帽或在体表大血管（如颈动脉、腋动脉、肱动脉、股动脉）处放置冰袋，降温速度以每小时下降 1℃ 为宜，体温降至肛温 32～34℃ 较为理想，体温过低易诱发心律失常、低血压等并发症。治疗期间密切观察病人意识、瞳孔、生命体征和肢体活动情况，若脉搏超过 100 次/min，收缩压低于 100mmHg，呼吸次数减少或不规则时，应及时通知医生，遵医嘱停止冬眠疗法或更换冬眠药物。冬眠低温治疗的时间一般为 2～3 天。停止冬眠低温疗法时，应先停止物理降温，再逐渐停用冬眠药物，注意保暖，让体温自然回升。冬眠低温治疗期间，特别注意预防肺部、泌尿系感染，防止冻伤和压力性损伤等并发症。疑有颅内血肿在观察中的病人,禁用冬眠低温疗法。

(五)健康指导

1. **生活指导** 颅内压增高的病人要防止剧烈咳嗽、用力排便、提重物等使颅内压骤然增高的因素,以免发生脑疝。

2. **疾病知识指导** 介绍颅内压增高的相关知识和治疗方法。原因不明的头痛症状进行性加重,经一般治疗无效或头部外伤后有剧烈头痛并伴有呕吐者,应及时到医院检查治疗。

3. **康复指导** 颅脑手术后病人可能遗留神经系统功能障碍,要帮助其制订康复计划,鼓励其进行多方面的训练,以最大程度地恢复其生活自理能力和社会适应能力。

【护理评价】

病人脑组织灌注是否正常,是否因颅内压增高造成脑组织的进一步损伤。病人头痛是否减轻或消失。病人水、电解质是否保持平衡,是否有低钾、低钠、低钙等发生。病人颅内压增高症状是否得到控制和缓解,是否有脑疝、压力性损伤等并发症的发生,或并发症发生后是否得到有效的控制。病人因缺乏疾病相关知识而产生的恐惧、焦虑、依赖心理是否得到有效舒缓。

(吴　坚)

第二节　颅内肿瘤病人的护理

工作情景与任务

导入情景

罗某,女性,32岁。头痛1年半,近2个月头痛加重,伴有喷射样呕吐,CT示左顶叶肿瘤,为行手术治疗而入院。入院第二日,用力大便突然出现剧烈头痛、呕吐,随之出现意识障碍,右侧瞳孔缩小,后又散大,对光反射迟钝,左侧肢体运动障碍。

工作任务:

1. 正确对病人罗某进行护理评估。
2. 对病人实施紧急救护措施。

颅内肿瘤又称脑瘤,包括发生于脑组织、脑膜、脑垂体、脑神经、脑血管和胚胎残余组织的原发性脑瘤,以及由身体其他部位脏器组织如肺(约占75%)、子宫、乳腺、消化道、肝脏等转移至颅内或邻近器官恶性肿瘤侵入颅内的继发性脑瘤。病因至今不明,颅内肿瘤可发生于任何年龄,以20~50岁多见。

原发性颅内肿瘤以神经胶质瘤常见,其次为脑膜瘤、垂体腺瘤、听神经瘤等。神经胶质瘤简称胶质瘤,也称为胶质细胞瘤,是常见的原发性恶性脑瘤,约占所有颅内原发肿瘤的50%;脑膜瘤约占颅内肿瘤的20%,良性居多,生长缓慢;垂体腺瘤,为良性肿瘤,可以有内分泌(如泌乳素、生长激素)功能;听神经瘤,为良性肿瘤,位于第Ⅷ脑神经前庭支上;颅咽管瘤,为良性肿瘤,位于鞍上区。

颅内肿瘤约半数是恶性肿瘤,发病以大脑半球为多,其次是鞍区、小脑脑桥角、小脑等部位。无论是良性脑瘤还是恶性脑瘤,都可随着肿瘤增大破坏或压迫脑组织,产生颅内压增高,引起脑疝危及病人生命。

【护理评估】

(一)健康史

了解病人有无颅内肿瘤家族史,长期接触离子射线、亚硝酸化合物、杀虫剂、石油产品,是否接触致瘤病毒及有无其他感染疾病史。

(二)身体状况

颅内肿瘤引起颅内压增高为局灶性颅内压增高,因肿瘤病理类型和所在部位不同有不同的临床表现,但颅内压增高和局灶症状是其共同表现。在慢性颅内压增高病程中病人可因剧烈咳嗽、用力排便等诱因引起颅内压骤升并发脑疝危症。

1. 颅内压增高 约90%以上的病人出现颅内压增高的症状和体征,通常呈慢性、进行性加重,表现为发作性头痛、呕吐;若未得到及时、正确的治疗,随着肿瘤增大,轻者可引起视神经萎缩,病人视力减退,重者引起脑疝危及生命。

2. 局灶症状与体征 局灶症状是由于肿瘤刺激、压迫或浸润破坏脑组织、脑神经,使其功能损害的结果。不同部位肿瘤所产生的局灶症状和体征是不相同的,首发症状和体征表明脑组织最先受损的部位,有定位诊断意义,常表现为一侧肢体运动、感觉障碍和锥体束征阳性,以及精神异常、视觉障碍、共济失调、意识障碍等。

位于脑干等重要部位的肿瘤早期即可出现局部症状,而颅内压增高症状出现较晚。

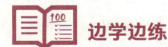

边学边练

病人,女性,28岁。头痛2年,在运动大量出汗后有所减轻。近1个月头痛进行性缓慢加重,3小时前头痛剧烈,伴有喷射样呕吐,烦躁后出现意识障碍,右侧瞳孔缩小,后又散大,对光反射迟钝,左侧肢体运动障碍。请作出初步护理评估并提出后期首选的辅助检查。

(三)心理社会状况

本病病程相对较长,病人常因肿瘤的预后而焦虑。应了解病人的心理状态、病人和家属对疾病及治疗的认知程度和心理承受能力,了解家庭的经济承受能力。

(四)辅助检查

1. 影像学检查　无创伤性脑成像检查,包括 CT、MRI,可直接显示病变部位和性质,诊断价值大,为目前理想的常用检查方法。

2. 脑造影检查　包括脑室造影、气脑造影和脑血管造影检查,是目前用以诊断脑瘤常用的方法。

3. 血清内分泌激素检查　垂体腺瘤可表现对应的内分泌功能紊乱,如泌乳素、生长激素、促肾上腺皮质激素、促甲状腺激素血清内分泌检查有助于诊断。

(五)治疗要点

1. 手术治疗　手术切除肿瘤是主要的治疗方法,辅以化疗和放疗。手术治疗有传统手术、经鼻腔颅底入路手术、脑血管介入手术等。

2. 放射治疗　对肿瘤位于重要功能区或位置深不宜手术病人,对放射线敏感的恶性肿瘤可选择放射治疗(内照射法、外照射法、伽马刀等)。

3. 化学药物治疗　对手术后残余的肿瘤组织或部分对放疗不敏感的肿瘤,化疗起到进一步杀灭残余肿瘤组织,有防止肿瘤复发的作用。

4. 靶向治疗　原发性脑瘤靶向治疗有待进一步发展和提高;转移性脑瘤接受靶向治疗的机会多,而且效果较好。

5. 其他治疗　如免疫治疗、中医中药治疗。

知识拓展

伽马刀是立体定向放射外科的主要治疗手段,是根据立体几何定向原理,将颅内的病变组织选择性地确定为靶点,使用 Co-60(钴-60)产生的伽马射线进行一次性大剂量地聚焦照射,使病变组织产生局灶性的坏死或功能改变而达到治疗疾病的目的。由于放射线在靶区分布的特殊性,周围组织几乎不受影响,靶区坏死边缘如同刀割,故形象称之为伽马刀。伽马刀具有无明显手术禁忌证、不麻醉、不开颅、不出血、对正常组织基本无损伤的优点。

【常见护理诊断/问题】

1. 疼痛　与颅内压增高和肿瘤压迫有关。
2. 自理缺陷　与肿瘤压迫导致肢体瘫痪或开颅手术有关。
3. 营养失调:低于机体需要量　与呕吐、食欲下降、放疗、化疗有关。
4. 焦虑　与肿瘤预后不佳及术后康复有关。
5. 潜在并发症:脑疝、颅内出血、脑脊液漏、癫痫、尿崩症。

【护理目标】

病人的疼痛缓解或消失;病人的生活能自理甚至恢复日常工作;病人营养失调得到纠

正和维持;病人情绪稳定,积极配合医护人员的治疗和护理;病人的并发症得到有效预防或治疗。

护理学而思

病人刘某,男,19岁。间断性剧烈头痛伴呕吐1个月入院。1个月前无明显诱因出现右半身不灵活,右手不能写字,右腿稍跛行,未予以重视。查体:T 36.1℃,P 100次/min,R 20次/min,BP 90/60mmHg,神志清楚,精神差,语速缓慢。心肺检查正常。CT:左顶叶脑膜瘤突入脑室。

请思考:
1. 该病人目前的主要护理诊断是什么?
2. 该病人目前如何护理?

【护理措施】

颅内肿瘤病人的护理与颅内压增高的护理基本相同,包括生活护理、心理护理、预防颅内压增高护理、伤口及脑室引流的护理。疾病护理特点如下:

(一)心理护理

做好病人思想工作,消除病人的焦虑、烦躁、恐惧心理,适度解释手术治疗的目的、方法、注意事项,稳定病人的情绪,使病人积极配合医护人员的治疗和护理。

(二)手术前护理

密切观察病人意识、瞳孔、呼吸、脉搏、肢体活动变化。在做好常规手术前准备的同时,尚需按颅脑外科手术要求做准备。

1. 头部备皮　病人手术前每日清洁头发,术前一日检查病人头部皮肤是否有毛囊破损或毛囊炎,给予颅脑手术专用发式或手术前2小时剃光头发后,消毒头皮,戴上手术帽;经口鼻蝶窦入路手术的病人,术前需剃胡须、剪鼻毛。

2. 消除引起颅内压增高的因素,及时做好降低颅内压的治疗和护理措施。

3. 术前30分钟肌内注射阿托品,以减少呼吸道分泌物和抑制迷走神经反应。

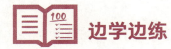

边学边练

为本节"工作情景与任务"中的病人罗某提供手术前手术区备皮健康指导。

(三)手术后护理

1. 安置体位　全麻未清醒病人,取侧卧位;生命体征平稳后,安置病人于斜坡卧位,抬高床头15°~30°,以利于颅内静脉回流。

2. 严密观察病情变化　密切观察病人意识、瞳孔、呼吸、脉搏、肢体活动变化,及时发现并发症。

3. 保持呼吸道通畅　手术病人因疾病本身原因、麻醉、手术等往往咳嗽及吞咽反射减弱或消失,气管内分泌物不能及时排出,极易并发肺部感染,应加强基础护理,如翻身、拍背、雾化吸入、吸痰,必要时行气管切开以保持呼吸道通畅。

4. 营养及补液　根据病情由稀到稠、由少到多逐渐过渡到正常饮食;不能进食病人,控制每日输液量1 500～2 000ml,维持病人水、电解质平衡和营养均衡。

5. 创口及引流管护理　保持切口敷料清洁、干燥、观察手术创口愈合情况,及时更换渗血、渗液污染的敷料,及时发现出血及切口感染征象。有留置尿管、创腔引流管、脑室引流管病人应遵循引流管护理原则,妥善固定,防止滑脱,保持引流通畅,严格无菌操作,观察、记录引流液的性质及量,24小时总结一次,按要求拔管。经鼻腔颅底手术后创口及手术通道填塞引流需神经外科或耳鼻喉科专科护理;开放性颅脑手术创腔引流管一般放置3～4日,一旦血性脑脊液转清,即可拔除引流管,以免形成脑脊液漏。

(四) 治疗配合

1. 用药护理

(1) 围手术期用药护理:遵医嘱使用有效抗生素,防治感染。遵医嘱使用脱水剂和激素降低颅内压。遵医嘱补液,维持水、电解质平衡和营养均衡。遵医嘱使用对症药物缓解病人的疼痛等不适。

(2) 手术后病人放疗、化疗护理:遵医嘱按时用药,观察病人放疗和化疗的并发症,特别注意骨髓抑制的监测,并做好相应的护理工作。

2. 术后并发症护理

(1) 颅内出血:多发在术后24～48小时内,病人表现为意识清醒后又逐渐嗜睡,甚至昏迷或意识障碍进行性加重,并伴有颅内压增高和脑疝症状。一旦发现颅内出血征象,应及时报告医生,并做好再次手术止血的准备。

(2) 脑脊液漏:颅底手术病人可出现脑脊液漏,表现为手术创口渗出无色透明略黏稠的液体,应及时通知医生并协助处理,病人取半卧位,抬高头部以减少脑脊液漏。

(3) 癫痫:癫痫发作时以突发意识丧失、全身强直和抽搐为特征。癫痫发作时采取保护性护理措施,如立即松解病人衣领,头偏向一侧,保持呼吸道通畅,使用牙垫防止舌咬伤,保障病人安全。保持病室安静,减少外界刺激,禁止口腔测量体温,遵医嘱按时给予病人药物,控制癫痫症状发作。

(4) 尿崩症:垂体肿瘤等手术累及下丘脑影响抗利尿激素的分泌,病人出现多尿、多饮、口渴,每日尿量大于4 000ml,尿比重低于1.005。遵医嘱给予病人垂体后叶素治疗,治疗时应准确记录出入液量,根据尿量的增减和血清电解质化验值调节用药剂量。

(五) 健康指导

1. 疾病知识指导　向病人和家属介绍后续治疗的必要性和方法。

2. 康复指导　术后有功能障碍者,与病人和家属制订康复计划,实现早康复。

3. 随访指导　嘱病人出院后定期复查;出院后如有头痛、肢体活动障碍等不适应及时就诊。

【护理评价】

病人的疼痛有无缓解或消失;病人的生活是否能自理甚至恢复日常工作;病人是否情绪稳定,积极配合治疗和护理;病人的并发症有无得到有效预防或治疗。

（吴　坚）

第三节　脑血管疾病病人的护理

　工作情景与任务

导入情景

林先生,64岁,每天吸烟1包,平时喜好喝酒,前一天早上起床时,突然发现右边肢体不能动,说不出话,持续半个小时仍然没有恢复,家人将其送入医院。既往有高血压、高血脂、感染性心内膜炎等病史。查体:神志清,失语,BP 180/110mmHg,右侧肢体肌力下降,肌张力增高。

工作任务:

1. 列出病人的首优护理诊断。
2. 针对首优护理诊断,对病人进行护理。

脑血管疾病是指各种血管源性脑病变引起的脑功能障碍。脑卒中是指急性起病,由于脑局部血液循环障碍所导致的神经功能缺损综合征,又称急性脑血管疾病,俗称中风。脑血管疾病的分类方法:①依据神经功能缺失持续时间,将不足24小时者称短暂性脑缺血发作,超过24小时者称脑卒中。②依据病理性质,可分为缺血性卒中和出血性卒中;前者又称为脑梗死,包括脑血栓形成和脑栓塞;后者包括脑出血和蛛网膜下腔出血。

一、短暂性脑缺血发作病人的护理

短暂性脑缺血发作(transient ischemic attack,TIA)是指颈内动脉系统或椎-基底动脉系统病变导致脑动脉一过性供血不足引起的短暂性、局限性、可逆性的脑或视网膜功能障碍,表现为供血区神经功能缺失的症状和体征。病因主要是当脑血管出现动脉粥样硬化或者管腔狭窄后,遇到低血压或者血压波动,使脑血管内血流减少,从而出现一过性的脑缺血症状。或者来源于身体的微栓子随着血流进入颅内,引起相应动脉闭塞而引起一过性的脑缺血症状。

TIA 多发于 50～70 岁，男女比例约为 3∶1，发病率随着年龄增长而升高，动脉粥样硬化是缺血性脑卒中重要的独立危险因素，心房颤动合并 TIA 易发生栓塞性脑梗死。

【护理评估】

（一）健康史

询问病人有无动脉粥样硬化、严重高血压、心脏病、糖尿病、高脂血症、颈椎病及严重贫血等病史；直系亲属有无脑血管疾病病史；了解病人的饮食习惯，是否有吸烟、酗酒等；发病前有无血压波动大、短暂性一过性跌倒、意识丧失等。

（二）身体状况

病人多突然起病，迅速出现脑局限性神经功能缺失的症状和体征，历时短暂，数分钟达到高峰，持续数分钟到十几分钟，多在 1 小时内恢复，一般不超过 24 小时，可反复发作，每次发作症状相似，少则数周、数月甚至数年才发作一次，多者 1 日可发作数次，不留后遗症。

1. 颈内动脉系统 TIA　常见症状为病变侧单眼一过性黑矇或失明、对侧同向性偏盲；病灶对侧发作性肢体偏瘫、面瘫、单肢或偏身感觉障碍；优势半球受累可有失语。

2. 椎-基底动脉系统 TIA　常见症状为眩晕、恶心、呕吐、平衡失调以及跌倒发作和短暂性全面遗忘，还可出现吞咽障碍、饮水呛咳、构音不清、共济失调（小脑缺血）、复视、交叉性瘫痪（脑干缺血）和交叉性感觉障碍等。

（三）心理社会状况

病人因疾病突然发作或者反复发作，容易出现紧张、焦虑和恐惧心理；因缺乏相关知识未引起重视，没有及时就医。护士应评估病人的心理情况，了解病人及家属对疾病的了解程度，评估病人社会支持系统的支持程度，对病人进行个体化的心理护理。

（四）辅助检查

1. 影像学检查　磁共振血管成像（MRA）可见颅内动脉狭窄，数字减影血管造影（DSA）可明确颅内外动脉的狭窄程度。

2. 彩色经颅多普勒　可见动脉粥样硬化斑、狭窄等。

3. 血液检查　血常规、血脂检测、血糖检测、同型半胱氨酸检测、血液流变学检查等，可发现血黏度增高及血小板聚集性增加，有助于病因的发现。

（五）治疗要点

TIA 是卒中的高危因素，需积极进行治疗。治疗的目的是消除病因、减少及预防复发，保护脑功能。

1. 病因治疗　是预防 TIA 复发的关键。针对危险因素进行治疗，如控制血压、降低血脂和血糖、治疗心律失常、改善心功能、防止颈部过度活动等。

2. 药物治疗

（1）抗血小板聚集：可减少微栓子的发生，预防复发。常用药物有阿司匹林、双嘧达莫、氯吡格雷和奥扎格雷等。

（2）抗凝治疗：不是常规治疗，但对发作频繁、持续时间长、症状逐渐加重且无出血倾向和严重高血压、肝肾疾病、消化性溃疡者，可行抗凝治疗。常用药物有肝素、低分子肝素和华法林。

（3）钙拮抗剂：能防止血管痉挛，增加血流量，改善循环。常用药物有尼莫地平和盐酸氟桂利嗪等。

（4）中药：常用药物有川芎、丹参、红花、三七等。

3. 手术和介入治疗　包括动脉血管成形术和颈动脉内膜切除术。有或无症状、单侧重度颈动脉狭窄 >70% 或药物治疗无效者可考虑行动脉血管成形术或颈动脉内膜切除术治疗。

 知识拓展

TIA 的 ABCD2 评分

TIA 是急症，发病后 2~7 天内是脑卒中的高风险期，对病人进行紧急评估和干预可以减少脑卒中的发生。常用危险分层工具为 ABCD2 评分（表 12-1）。0~3 分为低危人群，4~5 分为中危人群，6~7 分为高危人群。症状发作 72 小时内，有以下情况者建议住院治疗：① ABCD2 评分 >3 分。② ABCD2 评分在 0~2 分，但门诊 2 天内不能完成 TIA 系统检查或有其他证据提示有局部缺血症状。

表 12-1　TIA 的 ABCD2 评分法

	相关因素	TIA 临床特征	得分
A	年龄	>60 岁	1
B	血压	收缩压 >140mmHg 或舒张压 >90mmHg	1
C	临床症状	单侧无力	2
		不伴无力的言语障碍	1
D	症状持续时间	≥60min	2
		10~59min	1
D	糖尿病		1

【常见护理诊断/问题】

1. 有受伤的危险　与突发眩晕、平衡失调和一过性失明等有关。
2. 焦虑　与突然发病或反复发作有关。
3. 潜在并发症：缺血性脑卒中。

4. 知识缺乏:缺乏脑血管疾病的防治知识。

【护理目标】

病人 TIA 发作次数减少,无受伤发生;病人能正确地认识和对待疾病,焦虑减轻或消失,情绪平稳;病人的潜在并发症得到有效预防,或并发症一旦发生,能及时发现和处理;病人及家属能了解疾病防治相关知识。

【护理措施】

(一)一般护理

指导病人发作时卧床休息,以抬高头部 15°～20° 为宜,仰头或头部转动的幅度不宜太大,防止跌倒。如厕、沐浴及外出活动时应有家人陪伴,以防意外受伤;频繁发作者应避免重体力劳动。注意戒烟限酒、健康饮食、适当运动等。

(二)心理护理

给病人及家属讲解疾病相关知识,帮助病人消除焦虑、恐惧心理,使病人情绪稳定。对于未重视疾病危险性的病人,应强调预防治疗的重要性。

(三)病情观察

密切观察生命体征变化,注意观察和记录每次发作的持续时间、频率和伴随症状,有无脑功能受损表现,如肢体无力或麻木、感觉障碍、头痛、头晕等,警惕完全性缺血性脑卒中的发生。注意观察血压、血糖的变化。

(四)治疗配合

TIA 治疗目的是消除病因、预防复发。指导病人遵医嘱正确用药,不可自行调整、更换或停用药物,告知病人药物的作用及不良反应并注意观察。阿司匹林、氯吡格雷和奥扎格雷等抗血小板药物主要不良反应有恶心、腹痛、腹泻等消化系统症状和皮疹,偶可致严重但可逆的粒细胞减少症,用药期间定期检查血常规。肝素、华法林等抗凝药物可导致出血,用药过程中应注意观察有无出血倾向,如皮肤瘀点和瘀斑、牙龈出血、黑便等,一旦发生及时报告医生并协助处理。

(五)健康指导

1. 疾病指导　向病人及家属介绍疾病发生、发展、预后及诱因等相关知识,提高其认知水平,促进病人的健康。

2. 饮食指导　向病人和家属说明吸烟、酗酒、肥胖、饮食不合理与疾病发生的关系,指导病人选择低盐、低糖、低脂、高维生素及少辛辣刺激的食物,多吃新鲜的蔬菜和水果。

3. 用药指导　遵医嘱用药,不能自行更换、停止用药。

4. 生活指导　告知病人注意心态平和、适当运动、劳逸结合,鼓励病人培养兴趣爱好,多参加有益身心的社交活动,对于疾病频发者应避免独处。

【护理评价】

病人病情是否稳定,有无受伤;病人焦虑是否减轻,能否积极配合治疗;病人是否发生了并发症;病人及家属是否了解疾病预防的相关知识。

二、脑梗死病人的护理

脑梗死是指各种原因引起脑部血液循环障碍,缺血、缺氧所致的局限性脑组织的缺血性坏死或软化,又称缺血性脑卒中。临床常见的类型为脑血栓形成和脑栓塞。

脑血栓形成是在脑动脉粥样硬化等动脉壁病变的基础上,脑动脉主干或分支管腔狭窄、闭塞,形成血栓,造成该动脉供血区局部脑组织血流中断而发生缺血、缺氧性坏死,引起偏瘫、失语等相应的神经症状和体征,约占全部脑梗死的60%。

脑栓塞是指血液中的各种栓子(如心脏内的附壁血栓、动脉粥样硬化斑块、脂肪、肿瘤细胞、空气等)随血流进入颅内动脉系统,导致血管腔急性闭塞,引起相应供血区脑组织缺血性坏死,出现局灶性神经功能缺损的症状和体征,占脑梗死的15%~20%。

【护理评估】

(一)健康史

了解病人年龄、性别,有无高血压、高脂血症、糖尿病、TIA病史及家族史,有无心房颤动、风湿性心脏瓣膜病、感染性心内膜炎及心肌梗死等心脏疾病病史,有无失水、大出血、心力衰竭及心律失常等诱因,是否长期摄入高钠、高动物脂肪的食物,有无烟酒嗜好等。

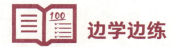
边学边练

评估本节"工作情景与任务"中林先生患脑血管疾病的常见病因。

(二)身体状况

1. 脑血栓形成

(1)临床特点:①多见于50岁以上有动脉粥样硬化、高血压、高血脂、糖尿病者。②常于睡眠中或安静休息时发病,部分病人发病前有肢体麻木、无力等前驱症状或TIA发作。③起病缓慢,症状多在发病后10小时或1~2天达高峰。④以偏瘫、失语、偏身感觉障碍和共济失调等局灶定位症状为主。⑤部分病人可有头痛、呕吐、意识障碍等全脑症状。

(2)临床类型:①完全型:起病后6小时内病情达高峰,病情重,表现为一侧肢体完全瘫痪甚至昏迷。②进展型:发病后症状在48小时内逐渐进展或呈阶梯式加重。③缓慢进展型:起病2周以后症状逐渐发展,多见于颈内动脉颅外段血栓形成。④可逆性缺血性神经功能缺失:症状和体征持续时间超过24小时,但在1~3周内完全恢复,不留后遗症。

2. 脑栓塞临床特点　①任何年龄均可发病,风湿性心脏瓣膜病所致以青壮年为主,冠心病及动脉粥样硬化所致以中老年多见。②以活动中突然发病常见,发病前多无明显诱因和前驱症状。③起病急,症状常在数秒至数分钟内达高峰,是所有急性脑血管病中发病速度最快者。④以偏瘫、失语等局灶定位症状为主要表现。⑤有无意识障碍及其程度取决栓塞血管的大小和梗死的部位与面积,重者可表现为突发昏迷、全身抽搐、因脑水肿或颅内高压继发脑疝而死亡。⑥多有导致栓塞的原发病和同时并发的脑外栓塞的表现。⑦与脑血栓形成相比,脑栓塞易导致多发性梗死,易复发和出血,病情波动大,初期病情较为严重,可反复发作。

3. 不同脑血管闭塞的临床特点　①颈内动脉闭塞:出现病灶对侧偏瘫、偏身感觉障碍和偏盲。优势半球梗死可出现失语。眼动脉受累可有一过性同侧视力障碍,同侧霍纳征。②椎基底动脉闭塞:可出现眩晕、复视、耳鸣、吞咽困难、构音障碍及共济失调等。基底动脉主干闭塞可引起四肢瘫、延髓麻痹昏迷,常迅速死亡。脑桥基底部梗死可产生闭锁综合征,病人意识清楚,但由于四肢瘫,双侧面部及延髓麻痹,不能讲话,只能以眼球上下活动表达意思。③大脑前、大脑中及大脑后动脉闭塞:主要表现为对侧中枢性面舌瘫与下肢瘫;尿潴留或尿急,反应迟钝、欣快和缄默等;垂直性凝视麻痹、动眼神经瘫、优势半球受累可出现命名性失语、失读、不伴失写等。④小脑后下动脉闭塞:表现为突然眩晕、呕吐、眼球震颤、同侧霍纳征、共济失调、交叉性感觉障碍。

边学边练

角色扮演,对比分析各类型脑梗死病人的临床特点。

(三) 心理社会状况

病人骤然发病,脑功能障碍明显,致残率高,影响工作生活,常出现紧张、焦虑、抑郁等心理;长期住院经济负担重,护理人员应综合评估病人的心理状况及家庭支持情况。

(四) 辅助检查

1. 实验室检查　血脂及血液黏稠度增高,血小板聚集性增高,脑脊液检查可正常,大面积脑梗死脑脊液压力增高。

2. 影像学检查　头颅 CT 检查常用,发病 24 小时后梗死灶逐渐显示低密度影像(图 12-2);MRI 可清晰显示梗死区,可发现脑干、小脑梗死及小灶梗死。

(五) 治疗要点

1. 脑血栓形成　急性期治疗包括早期溶栓治疗、改善脑血液循环、降低颅内压、调整血压、抗凝及抗血小板聚集,尽早行高压氧舱治疗,必要时给予外科或介入治疗。

(1) 早期溶栓:在发病 3~4 小时内进行溶栓使血管再通,及时恢复血流和改善组织代谢,可

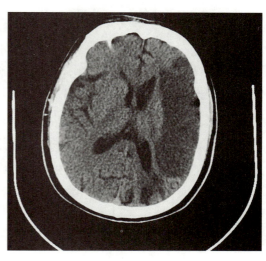
图 12-2　CT 扫描低密度脑梗死灶

以挽救梗死周围仅功能改变的缺血半暗带组织。缺血半暗带即围绕在缺血中心坏死区以外的可逆性损伤组织,由于其存在大动脉残留血流和/或侧支循环,故脑缺血程度较轻,仅功能缺损,具有可逆性。缺血中心区和缺血半暗带是一个动态的病理生理过程,随着缺血程度的加重和时间的延长,中心坏死区逐渐扩大,缺血半暗带逐渐缩小。溶栓治疗是目前重要的恢复血流的措施。尿激酶是我国目前使用的主要溶栓药物,应用溶栓药物期间应严密监护病人。感染性栓塞应用抗生素,禁用溶栓和抗凝治疗。脂肪栓塞可用肝素、5%碳酸氢钠及脂溶剂(如酒精溶液等)溶解脂肪颗粒。

(2)调整血压:急性期应维持病人血压于较平时稍高水平,以保证脑部灌注,防止梗死面积扩大。除非血压过高(收缩压>220mmHg 或舒张压>120mmHg 及平均动脉压>130mmHg),否则不予应用降压药物。首先针对导致血压升高的相关因素如疼痛、呕吐、颅内压增高、焦虑、卒中后应激状态等采取措施。出现持续性低血压者,应补充血容量和增加心排血量,必要时可应用多巴胺、间羟胺等升压药物。

(3)防治脑水肿:脑水肿常于发病后 3~5 天达高峰,多见于大面积梗死。严重脑水肿和颅内压增高是急性重症脑梗死病人的常见并发症和主要死亡原因。当病人出现剧烈头痛、喷射性呕吐、意识障碍等高颅压征象时,常用 20% 甘露醇 125~250ml,快速静脉滴注,每 6~8 小时 1 次;心、肾功能不全的病人可改用呋塞米 20~40mg 静脉注射,每 6~8 小时 1 次。

2. 脑栓塞　治疗与脑血栓形成相同。积极治疗原发病、消除栓子来源、防止复发是防治脑栓塞的重要环节。

3. 恢复期康复治疗　通过语言和肢体康复训练,促进神经功能逐步恢复,降低致残率。为提高病人的生活质量,应尽早开展康复锻炼。

【常见护理诊断/问题】
1. 躯体活动障碍　与运动中枢损害导致偏瘫有关。
2. 语言沟通障碍　与病变累及语言中枢有关。
3. 吞咽障碍　与延髓麻痹有关。
4. 焦虑　与偏瘫、失语有关。
5. 潜在并发症:肺部感染、压力性损伤等。

【护理目标】
病人掌握肢体康复训练方法,躯体活动能力逐渐增强;病人掌握语言功能训练方法,语言表达逐渐恢复,能有效沟通;病人掌握吞咽功能训练方法,吞咽功能逐渐恢复,没有出现呛咳;病人情绪稳定,能积极配合治疗和护理;病人潜在并发症得到有效预防,或并发症一旦发生,能及时发现与处理。

护理学而思

林某,男,70岁。病人一周前在无明显诱因的情况下突然出现言语不清,无法站立,伴有头晕、恶心,门诊以脑栓塞收入院。既往有高血压、动脉粥样硬化病史,未规律服药治疗。

请思考:
1. 该病人主要的护理诊断是什么?
2. 治疗好转后,如何为该病人进行吞咽障碍护理和语言障碍护理?

【护理措施】

(一)一般护理

1. 急性期病人平卧位休息,使较多血液供给脑部,遵医嘱给予氧气吸入,头部禁止冷敷,以免脑血管收缩、血流减慢而使脑血流量减少。

2. 保持病室安静、整洁,地面平整防滑,病人行走配备辅助工具、有人陪伴,防止跌倒损伤。

3. 饮食护理 ①体位选择:选择安全有利于进食的体位,常用半坐卧位或坐位。②食物选择:选择低盐、低脂、高蛋白质、高维生素食物,多吃新鲜蔬菜、水果、豆类及鱼类,少吃甜食,忌辛辣油炸食品。为防止误吸,应将食物调成糊状或者形成食团便于吞咽。③对不能吞咽的病人,应鼻饲饮食,同时做好留置胃管的护理。

(二)心理护理

向病人解释病情,告知病人积极配合治疗和护理有助于病情恢复;指导病人积极参与肢体康复训练,恢复自理能力;多与病人和家属沟通,解除病人的思想顾虑;鼓励病人主动参与治疗、康复等活动,增强病人康复的信心。

(三)病情观察

严密监测病人的生命体征、意识状态及瞳孔变化,特别注意血压过高或过低的情况,及时发现脑缺血加重征象及颅内压增高症状,如有异常及时报告医生并协助处理。

(四)治疗配合

1. 偏瘫的护理 注意保持瘫痪肢体处于功能位,防止关节变形,在生命体征平稳后48小时即可开始早期肢体康复锻炼,包括刺激患侧、体位变换训练等,越早开始康复训练,功能恢复的可能性越大,但在训练时应注意避免损伤。

2. 吞咽障碍的护理 ①评估病人吞咽功能,常用的评估方法有洼田饮水试验,根据病人吞咽障碍程度指导病人正确进食。②鼓励能吞咽的病人自行进食,选择流食、半流食或软食,避免粗糙、干硬及辛辣刺激性食物,少量多餐。③有面肌麻痹者,应将食物送至口腔健侧的舌根部,以利于吞咽;吞咽困难的病人避免使用吸水管;进食后应保持坐位30~

60分钟。④床旁备齐吸引装置,一旦发生误吸应立即清除口鼻分泌物和呕吐物,保持呼吸道通畅。⑤不能进食的病人,遵医嘱鼻饲,告知病人及家属鼻饲饮食的原则、方法及注意事项。

> **知识拓展**

洼田饮水试验

检查方法:嘱病人端坐,喝下30ml温开水,观察所需时间和呛咳情况。

1. 1级(优) 能顺利地1次将水咽下。
2. 2级(良) 分2次以上,能不呛咳地咽下。
3. 3级(中) 能1次咽下,但有呛咳。
4. 4级(可) 分2次以上咽下,但有呛咳。
5. 5级(差) 频繁呛咳,不能全部咽下。

评定:

1. 正常 1级,5秒之内。
2. 可疑 1级,5秒以上;或2级。
3. 异常 3~5级。

3. 语言障碍的护理 ①评估病人失语的情况、理解能力,确定语言障碍的程度。②鼓励病人采取合适的方式向医护人员和家属表达自己的需求,可以借助图片、手势、交流板等来进行有效的沟通。③介绍语言训练方法,制订个体化全面语言康复计划,进行发音肌群运动训练(包括缩唇、叩唇、伸舌、卷舌、鼓腮、吹气等运动)、发音训练、复述训练、命名训练等,由易到难,循序渐进,坚持训练。

> **边学边练**

角色扮演,为本节"工作情景与任务"中治疗好转后的林先生进行语言障碍护理。

4. 高压氧治疗的护理

(1) 入舱前的护理:①评估病人情况,说明高压氧治疗的目的和过程,取得病人的配合,进舱前勿饱食、饥饿和酗酒,指导病人掌握调节中耳气压的具体方法及要领;教会病人正确使用吸氧面罩,掌握间歇吸氧方法,消除病人的恐惧心理与紧张情绪。②高压氧治疗是在密闭的舱室内进行,且舱内氧浓度较高,不得携带火种和易燃、易爆物品。病人入舱应更换专用纯棉服装,不得穿戴能产生静电的服装、鞋、帽。③首次进舱治疗的病人进舱前用1%麻黄碱滴鼻,发热、血压过高、严重疲劳及女性月经期应暂停治疗。进舱前指导病人排空大小便。严格执行治疗方案,舱内备好抢救用品及药物。

(2)加压过程的护理:①加压开始应通知舱内人员做好相应准备,控制加压速度,加压初期以稍慢为宜。边加压边询问病人有无耳痛或其他不适,加压时将各种引流管关闭,严密观察密闭式水封瓶等装置,防止液体倒流入体腔。②加压过程中应观察病人血压、脉搏、呼吸的变化。如出现血压增高、心率和呼吸减慢,属正常加压反应,不必做特殊处理,告诉病人不要因此而惊慌;若发现病人烦躁不安、抽搐、出冷汗、突发干咳、气急,或病人自诉有四肢麻木、头晕、眼花、恶心、无力等症状时,可能为氧中毒,应立即报告医生并摘除面罩,停止吸氧;出现抽搐时,应防止外伤和舌咬伤。

(3)减压过程的护理:①减压前应告知病人做好准备后才能开始减压,指导病人自主呼吸,不能屏气,避免造成严重的肺气压伤。禁止密闭式静脉输液,避免莫菲氏滴管内空气进入静脉引起空气栓塞。②减压时各种引流管都要开放;气管插管的气囊在减压前应打开,以免在减压时因气囊膨胀压迫气管黏膜而造成损伤。③减压出舱后,应询问病人有无皮肤瘙痒、关节疼痛等不适,及早发现减压病症并及时处理。

5. 用药护理

(1)溶栓及抗凝药:严格按照医嘱用药,监测出凝血时间、凝血酶原时间;密切观察病人意识和血压变化,及时发现出血征象,特别是颅内出血征象。

(2)低分子右旋糖酐:用药前做皮试,部分病人用药后可出现发热、皮疹甚至过敏性休克等,应密切观察。

(3)脱水剂:长期大量应用甘露醇,易出现肾损害及水电解质紊乱等,应监测尿常规和肾功能。

(4)钙通道阻滞剂:可有头部胀痛、颜面部发红、血压下降等不良反应,一般为 20~30 滴/min,监测血压变化,随时调整输液速度。

(五)健康指导

1. 疾病指导　向病人介绍脑血栓形成和脑栓塞的基本知识,使病人掌握自我护理方法,告知病人出现眩晕、肢体麻木和短暂性脑缺血发作等先兆表现应及时就诊。

2. 用药指导　告知病人遵医嘱正确服用降压、降糖和降血脂药物,不随意停用或更改药物,注意观察药物疗效和不良反应,定期复查。

3. 生活指导　指导病人生活要有规律、适量活动、劳逸结合、心态平和,保持大便通畅,戒烟、限酒。告知中老年人晨醒后不要急于起床,可安静平卧10分钟后缓慢起床,改变体位动作要慢,转头不宜过猛,洗澡时间不宜过长、水温不宜过高,外出有人陪伴,防止发生体位性低血压、跌倒等意外。

4. 康复指导　告知病人及家属早期康复训练的重要性和必要性,共同制订康复训练计划,鼓励病人长期坚持运动及言语功能训练等,促进神经功能的恢复。

> 📖 **边学边练**
>
> 角色扮演,为本节"工作情景与任务"中治疗好转后的林先生进行出院健康指导。

【护理评价】

病人能否主动参与康复训练,生活自理能力是否提高;病人经过语言训练后能否通过语言和非语言沟通表达自己的需求;病人的吞咽功能是否逐渐恢复;病人的焦虑是否减轻或消失,情绪是否稳定;病人是否发生了并发症,或并发症一旦发生是否被及时发现并有效控制。

三、脑出血病人的护理

脑出血是指原发性非外伤性脑实质内出血,也称为自发性脑出血,占急性脑血管病的20%~30%,是病死率最高的脑卒中类型,好发于50岁以上人群,近年有年轻化的趋势。

【护理评估】

(一)健康史

询问病人既往有无高血压、动脉粥样硬化、先天性动脉瘤、颅内血管畸形及血液病等病史,有无家族史;发病前有无情绪激动、精神紧张、酗酒、用力排便、劳累等诱因。

(二)身体状况

1. 一般表现 常在情绪激动或用力活动时突然起病,病情于数分钟至数小时内达高峰。血压常明显升高,出现剧烈头痛、喷射性呕吐、意识障碍及大小便失禁等症状。呼吸深沉并带有鼾音,重者呈潮式呼吸或不规则呼吸。

2. 临床表现 因出血量及出血部位不同而异。

(1)基底节区出血:常见。病变因累及内囊表现为典型的"三偏征",即病灶对侧偏瘫、偏身感觉障碍和双眼对侧同向偏盲。如出血累及优势半球常伴失语;累及下丘脑可伴持续高热、消化道出血等。出血量较大时可有意识障碍,并发颅内压增高或脑疝,甚至死亡。

(2)脑桥出血:轻者无意识障碍,仅有头痛、呕吐等症状;重者表现为出血灶侧周围性面瘫,对侧肢体中枢性瘫痪,称为交叉瘫。当出血波及两侧时,可出现四肢瘫,两侧瞳孔缩小呈"针尖样",病人数分钟内进入深昏迷,多数在24~48小时内死亡。

(3)小脑出血:起病急骤,常表现为一侧后枕部头痛、眩晕、呕吐、眼球震颤、病侧肢体共济失调等,无肢体瘫痪。

(三)心理社会状况

病人因运动障碍、感觉障碍及言语障碍等常会出现情绪沮丧、悲观失望,对自己的生活能力和生存价值可能丧失信心。

(四)辅助检查

1. 影像学检查　CT 是确诊脑出血的首选方法,发病后即刻出现边界清楚的高密度影像(图 12-3);MRI 和 DSA 能检出更细微的病变,更容易发现脑血管畸形、肿瘤及血管瘤等病变。

2. 脑脊液检查　脑脊液压力增高,多为血性脑脊液。

(五)治疗要点

脑出血急性期的治疗原则是降低颅内压、防止继续出血、维持生命功能、调节血压、减轻脑血肿引起的继发性损害,必要时采用手术治疗,一般认为手术应在发病后 6~24 小时内进行。

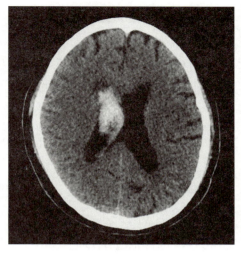

图 12-3　CT 显示颅内高密度出血灶

【常见护理诊断 / 问题】

1. 急性意识障碍　与脑出血、脑水肿有关。
2. 有废用综合征的危险　与脑出血导致的运动、感觉、语言功能障碍有关。
3. 潜在并发症:脑疝、上消化道出血等。

【护理目标】

病人意识障碍程度减轻至逐渐恢复正常;病人躯体活动能力、感觉、语言表达能力逐渐恢复;病人未发生脑疝或上消化道出血,或脑疝、上消化道出血一旦发生,能得到及时发现与处理。

【护理措施】

(一)一般护理

1. 休息与体位　脑出血急性期,发病 24~48 小时内应避免搬动,绝对卧床休息 2~4 周。翻身时应保护头部,动作要轻柔。侧卧位,抬高头部 15°~30°,有利于颅内静脉回流,减轻脑水肿。病房应保持安静,限制亲友探视,各种治疗护理操作应集中进行。尽早使用冰帽、降温毯等进行头部降温和全身降温,可减轻脑水肿,促进神经功能恢复。

2. 饮食护理　急性脑出血病人在发病 24 小时内应禁食,24 小时后病人生命体征平稳、无颅内压增高症状及严重消化道出血时,可进食高蛋白质、高维生素、低盐、低脂及富含纤维素的半流质食物;昏迷或有进食障碍者可鼻饲流质饮食并做好鼻饲护理;有消化道出血不能鼻饲者改为肠外营养。

3. 生活护理　应加强口腔、皮肤护理和大小便护理,防止便秘。将病人瘫痪肢体置于功能位,协助病人进行肢体的被动运动,预防关节僵硬。

(二)心理护理

护士要及时发现病人的心理问题,有针对性地进行心理护理。请康复效果理想的病人介绍康复成功的经验;鼓励病人做自己力所能及的事情,减少病人的依赖性;指导家属充分理解病人,给予病人各方面的支持,使病人树立战胜疾病的信心。

(三)病情观察

严密观察神志、瞳孔、呼吸、血压的变化,如有意识障碍加重、头痛剧烈、瞳孔大小不等大、血压升高、脉搏减慢、呼吸不规则等,提示再次出血或脑疝形成,应立即通知医生,并做好降低颅内压、止血等抢救配合工作。

(四)治疗配合

1. 对意识、感觉、运动、语言障碍等给予相应的护理。

2. **用药护理** 遵医嘱用降低颅内压药物,如20%甘露醇快速静脉滴注,15~30分钟内滴完,注意防止药液外渗并观察尿量与电解质变化,心肌梗死、心力衰竭和肾功能不全时慎用;为增强脱水效果,利尿剂与脱水剂可交替使用;在脱水降颅压基础上谨慎使用降压药,降压不能过快,避免加重脑损害。

3. **脑疝的抢救配合** ①迅速建立静脉通道,遵医嘱快速给予脱水、降颅压药物。②保持呼吸道通畅,防止舌根后坠和窒息,及时清除呕吐物和口鼻腔分泌物,给予高流量吸氧。③备好气管切开包、脑室穿刺引流包、监护仪、呼吸机和抢救药物等。

(五)健康指导

1. **疾病指导** 向病人和家属介绍脑出血的基本知识,明确积极治疗原发病对防止再次发病的重要性;指导病人尽量避免情绪激动及血压骤升骤降等诱发因素;指导病人注意病情变化,每日定时测血压,定期随诊,发现血压异常波动或有头痛、头晕及其他不适及时就诊。

2. **康复训练指导** 向病人及家属说明康复训练越早疗效越好,强调坚持长期康复训练的重要性,并介绍和指导康复训练的具体方法,使病人尽可能恢复生活自理能力。

3. **生活指导** 指导病人建立健康的生活方式,戒烟酒,保持大便通畅,保证睡眠充足,适当运动,避免过度劳累。

【护理评价】

病人意识障碍程度是否逐渐减轻;病人躯体活动能力是否增加;病人感知是否恢复;病人语言表达能力是否逐渐恢复;病人潜在并发症是否得到防治。

四、蛛网膜下腔出血病人的护理

蛛网膜下腔出血是多种病因导致脑底部或脑表面血管破裂,血液直接流入蛛网膜下腔引起的一种临床综合征。蛛网膜下腔出血约占急性脑卒中的10%,占出血性卒中的20%。主要病因为动脉瘤,约占全部病例的85%,包括先天性动脉瘤、高血压和动脉粥样硬化所致动脉瘤,其次为脑血管畸形等。

【护理评估】
(一) 健康史

询问病人有无颅内先天性动脉瘤、血管畸形、高血压及动脉粥样硬化等病史;有无血液病、糖尿病、颅内肿瘤及抗凝治疗史等;询问发病前有无剧烈运动、情绪激动、用力排便等诱发因素;了解病人发病前有无头痛、头晕、视物模糊等前驱症状。

(二) 身体状况

1. 症状　典型表现为突发剧烈的头部胀痛或爆炸样疼痛、呕吐。头痛可持续数日不变,2周后减轻,如再次头痛加重,常提示动脉瘤再次出血。重者可有短暂意识障碍或烦躁、谵妄、幻觉等精神症状,少数病人出现癫痫发作。

2. 体征　特征性表现为脑膜刺激征阳性,以颈项强直多见;部分病人发病后2~3天可出现低热到高热。

3. 脑出血与蛛网膜下腔出血的比较见表12-2。

表12-2　脑出血与蛛网膜下腔出血的比较

	脑出血	蛛网膜下腔出血
发病年龄	中老年(50~65岁)多见	各年龄组均见,以青壮年居多
常见病因	高血压及动脉硬化	先天性动脉瘤、血管畸形
TIA史	少见	无
起病缓急	急(以分、小时计)	急骤(以分计)
意识障碍	多见、持续	少见、短暂意识丧失
头痛	多有	剧烈头部胀痛或爆裂样痛
呕吐	喷射性呕吐多见	多见
血压	明显升高	正常或升高
瞳孔	患侧可不等大	多正常
眼底	动脉硬化,可见视网膜出血	可见玻璃体下出血
偏瘫	多见	无
脑膜刺激征	可有	阳性(特征性表现)
脑脊液	压力增高,含血	压力增高、均匀一致血性
CT检查	脑内高密度影	蛛网膜下腔高密度影

4. 并发症

(1) 再出血:为严重的急性并发症,病死率高,表现为病情稳定后再次出现剧烈头痛、呕吐、意识障碍等。

(2) 脑血管痉挛:继发脑梗死,出现局灶性症状、体征。

(3) 脑积水:表现为嗜睡、思维缓慢和近期记忆损害。

(三) 心理社会状况

病人多为青壮年,突然发病,剧烈头痛,病情危重,由于担心并发症或需要手术治疗,病人可有紧张、焦虑、恐惧等情绪。

(四) 辅助检查

1. CT检查 是确诊蛛网膜下腔出血的首选检查方法,表现为蛛网膜下腔出现高密度影像(图12-4)。

2. DSA 是确诊病因特别是颅内动脉瘤有价值的检查方法。

3. 脑脊液检查 脑脊液压力增高,呈均匀一致血性,具有诊断价值和特征性。

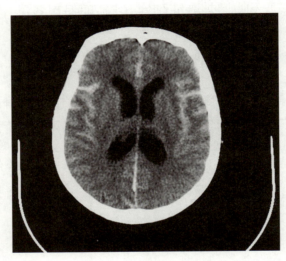

图 12-4 CT 显示蛛网膜下腔出血

(五) 治疗要点

急性期处理与脑出血的处理基本相同,如调整血压、降低颅内压、控制脑水肿、维持水电解质及酸碱平衡、预防感染、防治再出血等并发症,必要时手术治疗。

 护理学而思

张女士,66岁。与家人争吵后突然倒地,口吐白沫,意识不清1小时,急诊收入院。入院评估:意识不清,潮式呼吸,左侧肢体肌力和肌张力下降。

请思考:
1. 该病人目前的主要护理诊断是什么?
2. 该病人目前的护理措施是什么?

【常见护理诊断/问题】

1. 急性疼痛:头痛 与脑血管破裂、颅内压增高、脑动脉痉挛等有关。

2. 焦虑　与突然发病、剧烈头痛,以及担心再出血、疾病预后有关。

3. 潜在并发症:再出血、脑疝。

【护理目标】

病人头痛减轻或消失;病人焦虑、紧张和恐惧感逐渐减轻;病人未发生脑疝和再出血,脑疝和再出血一旦出现能及时发现并配合医生处理。

【护理措施】

（一）一般护理

1. 绝对卧床休息4~6周,抬高头部15°~20°,有利于减轻脑水肿,严格限制探视,一切护理操作均应轻柔,头置冰袋防止继续出血。

2. 避免情绪激动、用力排便、剧烈咳嗽等诱因,及时处理头痛、烦躁等问题,防止血压和颅内压升高。

3. 饮食护理　急性期暂禁食,等病情稳定后给予温凉的流质或半流质饮食,逐渐过渡到正常饮食,应指导病人多进食高纤维食物,预防便秘。

（二）心理护理

向病人说明避免各种诱因的重要性,减少声、光刺激,指导家属关心、体贴病人,在精神上和生活上给予足够的支持,从而减轻病人的紧张、焦虑心理,增强病人战胜疾病的信心,使病人积极配合护理和治疗。

（三）病情观察

密切观察生命体征、神志、瞳孔、有无头痛等,若病人病情稳定后,突然再次出现剧烈头痛、恶心、呕吐、意识障碍加深、抽搐或原有局灶性神经系统表现加重等,提示再出血或有脑疝的可能,应及时报告医生并协助处理。

（四）治疗配合

遵医嘱用药,观察疗效和不良反应。降低颅内压、减轻脑水肿并遵医嘱静脉推注呋塞米等利尿药。注意观察尿量并记录24小时出入液量,定期复查电解质。病人头痛明显时,指导病人缓慢深呼吸、听轻音乐等放松方法,必要时遵医嘱给予地西泮等镇静剂。

（五）健康指导

向病人和家属介绍疾病的病因、诱因、并发症的表现、应进行的检查和预后,同时向病人介绍自我护理的方法。告知病人减少刺激、情绪稳定、遵医嘱绝对卧床休息的重要性,使病人积极配合治疗和护理。

【护理评价】

病人头痛是否减轻或消失;病人情绪是否稳定,焦虑是否减轻或消失;病人是否发生脑疝和再出血。

（张　韩）

第四节　三叉神经痛病人的护理

工作情景与任务

导入情景

王某,女性,53岁。近一年来,经常在说话、大笑、咀嚼较硬食物,甚至刷牙、洗脸时突然出现右侧面部、嘴角部位剧烈疼痛,呈刀割样痛,1~2分钟后疼痛消失,但又反复发作,现病人为查明病因而入院。入院检查:无异常。

工作任务:

1. 列出该病人的首优护理诊断。
2. 给予病人健康指导。

三叉神经痛是一种原因未明的三叉神经分布区内呈闪电样、短暂性、反复发作的阵发性剧痛,又称原发性三叉神经痛。病因尚未完全明了,研究认为三叉神经痛发病是由于脑动脉压迫三叉神经根,导致神经根脱髓鞘而产生的异位冲动和传导短路所致。

【护理评估】

(一)健康史

询问病人疼痛发生的部位、性质、程度、持续时间、发作频率及诱发因素;与气候变化、进食、洗脸、说话等日常动作的关系;有无伴头晕、恶心、畏光、耳鸣、复视、发热等症状;既往健康史及家族史情况。

边学边练

评估本节"工作情景与任务"中王女士患三叉神经痛的常见诱因。

(二)身体状况

约70%~80%的病例在40岁以后发病,女性稍多于男性,多为一侧发病。

1. 症状

(1) 疼痛的部位及性质:多为单侧发作,以面部三叉神经分布区内突发的剧痛为特点,如电击、刀割、火烫样疼痛,以面颊部、上下颌和舌部疼痛明显。口角、鼻翼、颊部等处为敏感区,轻触、轻叩即可诱发,故有"触发点"或"扳机点"之称。严重者洗脸、刷牙、剃须、咀嚼、说话、大笑都可诱发。

(2) 发作特点:每次发作从数秒至2分钟不等。开始多呈周期性,发作次数少,间歇期长。随着病程进展,间歇期缩短,甚至整天疼痛不止。

(3) 疼痛范围:疼痛可固定累及三叉神经的某一分支,以第二支、第三支多见。

2. 体征　神经系统检查无明显阳性体征。

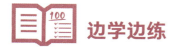 **边学边练**

角色扮演,评估三叉神经痛病人的主要症状。

(三) 心理社会状况

每次发作疼痛剧烈,病人因害怕发作而紧张不安,不敢洗脸、刷牙、剃须、进食等;或者表现为抑郁、情绪低落等。

(四) 辅助检查

血常规、脑脊液检查等无明显改变。

(五) 治疗要点

迅速有效止痛是治疗本病的关键。治疗方法有药物治疗、神经节射频电凝术、封闭疗法、手术治疗等。

【常见护理诊断/问题】

1. 急性疼痛:面颊、上下颌及舌疼痛　与三叉神经受损、反复发作性放电有关。
2. 焦虑　与疼痛反复、频繁发作有关。

【护理目标】

病人疼痛能够缓解或消除;病人的焦虑症状有所缓解或消除,能保持良好的心态,情绪稳定。

【护理措施】

(一) 一般护理

病室环境安静,减少声、光刺激,指导病人采取舒适的体位。给予富含营养、高维生素、易消化、无刺激的软食、半流质饮食。指导病人进食、漱口、洗脸、刷牙等动作轻柔,避免诱发发作;保持心情愉快,生活有规律。

(二) 心理护理

鼓励病人说出对疼痛的感受,关心体贴病人,安慰病人,消除病人的紧张情绪。

(三) 病情观察

观察病人疼痛的部位、性质、时间、频率、强度,以及加重或缓解的因素。

(四) 治疗配合

1. 对症护理　鼓励病人运用指导式想象、听轻音乐等方法分散注意力,缓解疼痛。
2. 用药护理　治疗本病的首选药物是卡马西平。指导病人遵医嘱合理用药,学会识别药物的副作用。服用卡马西平易出现眩晕、口干、恶心、步态不稳、肝功能损害、精神症状、皮疹等不良反应,轻者多在数日后消失,重者应及时报告医生,遵医嘱给予对症处理。

边学边练

角色扮演,通过各种方法缓解病人的疼痛。

(五)健康指导

1. 疾病知识指导　告诉病人及家属本病的临床特点及诱发因素,病人应注意以下几个方面,以避免触及触发点而引起发作。①用棉垫及温水洗脸。②将刷牙改为饭后漱口。③在室温下进餐,喝温热饮料。④健侧咀嚼。⑤进食微温的软食。⑥避免受凉。⑦避免触摸面部。⑧避免大声说话和哈哈大笑。指导病人遵医嘱合理用药,服用卡马西平者每1~2个月检查1次肝功能和血常规,出现皮疹、白细胞减少和共济失调时需及时就医。

2. 生活指导　指导病人规律生活,正常作息,保持稳定的情绪和健康的心态,培养多种兴趣爱好,适当分散注意力。

【护理评价】

病人疼痛是否有所缓解或消除;病人的焦虑症状是否有所缓解或消除,情绪是否稳定。

(张　韩)

第五节　急性炎症性脱髓鞘性多发性神经病病人的护理

工作情景与任务

导入情景

李某,男,42岁。一周前感冒后出现晨起腹泻,继之发现手臂活动失灵,握水杯困难,未重视和诊治。入院前20分钟,病人突然呼吸困难,大小便失禁,全身麻痹瘫软,无知觉,急诊送入院。脑脊液检查:有蛋白-细胞分离现象。

工作任务:

1. 列出病人的首优护理诊断。
2. 配合医生进行病人的抢救。

急性炎症性脱髓鞘性多发性神经病,又称吉兰-巴雷综合征(Guillain-Barre syndrome,GBS),为急性或亚急性起病且大多可恢复的多发性脊神经根(可伴脑神经)受累的一组疾病。本病病因及发病机制不明,但众多证据提示为免疫介导的周围神经病,发病可能与空肠弯曲菌感染有关,也可能与巨细胞病毒、EB病毒、水痘-带状疱疹病毒、肺炎支原体、乙型肝炎病毒、人类免疫缺陷病毒(HIV)感染有关。病理改变为周围神经的神经纤维脱髓鞘。

【护理评估】

(一)健康史

评估时注意询问病人是否有空肠弯曲菌接触史,有无巨细胞病毒、EB病毒、肺炎支原体等感染史;是否曾经使用免疫抑制剂或家族中有无自身免疫性疾病病史;询问病人近期有无上呼吸道感染或消化道感染,多数病人发病前1~4周有感染史。

边学边练

评估本节"工作情景与任务"中李先生患GBS的病因及诱因。

(二)身体状况

任何年龄均可发病,男性略高于女性,一年四季都可发病。多为急性或亚急性起病,症状常于数日至2周达高峰。

1. 弛缓性瘫痪　首发症状为四肢对称性无力,从双下肢开始,逐渐加重和向上发展至四肢,一般是下肢重于上肢,近端重于远端,表现为双侧对称性下运动神经元瘫痪。病情危重者,出现四肢完全性瘫痪、呼吸肌和吞咽肌麻痹,危及生命,出现呼吸困难、发绀、咳嗽无力、痰液淤积。急性呼吸衰竭是本病主要的死亡原因。

2. 感觉障碍　一般较轻或缺如,起病时肢体远端感觉异常,如麻木、蚁走感、针刺感和烧灼感,伴有肌肉酸痛,或轻微的手套、袜套样感觉减退。

3. 脑神经损害　半数以上病人有脑神经损害,而且多为双侧。成人以双侧面神经麻痹多见;儿童以舌咽神经和迷走神经麻痹多见,表现为吞咽困难、声音嘶哑、咳嗽反射消失等。

4. 自主神经损害　以心脏损害较常见,也较严重,可有心律失常、心肌缺血、血压不稳等,可引起突然死亡。其他表现还有手足水肿、多汗、皮肤潮红等。

边学边练

角色扮演,评估GBS病人的主要症状。

(三)心理社会状况

周围神经损害导致病人肢体瘫痪、感觉障碍,日常生活需要他人照顾,严重者出现呼吸肌麻痹,使病人焦虑不安、悲观失望,甚至绝望。

（四）辅助检查

1. 脑脊液检查　典型的脑脊液改变为细胞数正常而蛋白质明显增高，称为蛋白-细胞分离现象，此现象为本病的特征性表现，通常在发病 2~4 周较明显。

2. 肌电图检查　可发现神经传导速度减慢。

（五）治疗要点

1. 辅助呼吸　维持呼吸功能是提高治愈率、降低死亡率的关键。呼吸肌麻痹是 GBS 较危险的表现，应立即气管插管或气管切开，机械辅助通气。

2. 病因治疗　包括血浆置换、大剂量免疫球蛋白冲击治疗、应用糖皮质激素、抗感染治疗等。

3. 其他治疗　考虑有胃肠道空肠弯曲菌感染者可用大环内酯类药物治疗。可选用 B 族维生素，如维生素 B_1、B_6、B_{12} 等营养神经的药物。病情稳定后尽早进行神经功能康复训练，包括主动或被动运动、理疗、针灸及按摩等。

【常见护理诊断/问题】

1. 低效性呼吸型态　与呼吸肌麻痹有关。
2. 躯体活动障碍　与四肢肌肉进行性瘫痪有关。
3. 吞咽障碍　与舌咽神经和迷走神经麻痹导致吞咽无力有关。
4. 焦虑　与担心病情预后有关。
5. 潜在并发症：急性呼吸衰竭、心脏损害、肺部感染等。

【护理目标】

病人呼吸困难逐渐缓解；病人肢体活动功能改善，日常生活能够自理；病人吞咽功能改善，无呛咳发生；病人消除或缓解焦虑、恐惧等不良情绪；病人未出现严重并发症或并发症得到有效防治。

【护理措施】

（一）一般护理

1. 休息与活动　协助病人选择适宜的呼吸姿势和体位，及时去除呼吸道分泌物，保持呼吸道通畅，必要时给予吸氧。减少探视，医护人员接触病人时戴口罩，治疗与护理时严格执行无菌操作，防止院内感染。

2. 饮食护理　给高热量、高蛋白、高维生素的易消化食物。对吞咽困难者或呼吸机辅助呼吸者予以鼻饲流质饮食，进食时和进食后 30 分钟抬高床头，防止食物反流引起窒息和吸入性肺炎，做好口腔护理。

（二）心理护理

发现病人情绪变化时，为病人提供正向信息及自我心理调节的方法，使病人情绪稳定，树立信心。

（三）病情观察

观察病人呼吸频率、节律和深度，呼吸音及肺部啰音，痰的性状及排痰情况，心率、心律、脉搏、血压,躯体活动能力及皮肤受压情况,吞咽功能,意识状态等,及时发现病情变化。当病人出现呼吸费力、口唇发绀等缺氧症状,应立即报告医生,遵医嘱尽早使用呼吸机,并做好人工气道护理。

(四)治疗配合

1. 用药护理 遵医嘱用药,告知病人药物疗效、不良反应等注意事项。

2. 躯体活动障碍护理

(1)肢体瘫痪:定时翻身、按摩,保持瘫痪肢体处于功能位,对于足下垂的病人,可用T形板固定,病情稳定后,及时进行肢体被动和主动运动,加强功能锻炼,促进瘫痪肢体功能恢复。

(2)吞咽困难:做好进食护理,选择适合病人吞咽且营养丰富的食物,保证进食安全,发现噎食时立即急救;若病人不能经口进食,应安排鼻饲,进行吞咽训练,促进吞咽功能恢复。

3. 腰椎穿刺术术后护理 ①指导病人去枕平卧 4~6 小时,告知卧床期间不可抬高头部以免引起术后头痛,但可适当转动身体。②观察病人有无头痛、腰背痛、脑疝及感染等穿刺后并发症。头痛多发生于穿刺后 1~7 天,可为颅内压降低所引起。应指导病人多喝水,延长卧床休息时间至 24 小时,遵医嘱静脉滴注生理盐水等。③保持穿刺部位干燥,观察有无渗液、渗血,24 小时内不宜淋浴。

 边学边练

角色扮演,对 GBS 病人进行瘫痪护理。

(五)健康指导

1. 疾病知识指导 指导病人及家属了解发病原因、进展、常见并发症及预后,帮助病人树立康复的信心。

2. 预防保健指导 指导病人加强营养,均衡饮食,选择含高蛋白、高维生素食物,增强体质和机体抵抗力。

3. 功能锻炼指导 鼓励病人尽早进行肢体功能锻炼,坚持肢体主动和被动运动,加强日常生活活动能力的训练,减少并发症,促进康复。运动锻炼中应有家人陪同,防止跌倒、受伤。

【护理评价】

病人呼吸困难是否全部或部分缓解;病人肢体活动功能是否改善,日常生活能否自理;病人吞咽功能是否改善,有无呛咳发生;病人焦虑、恐惧等不良情绪是否消除或缓解;病人是否出现严重并发症。

(张 韩)

第六节 癫痫病人的护理

工作情景与任务

导入情景

小林,男性,8岁,近一个月来,经常出现吃饭突然中断,双眼发呆,手中筷子和碗掉落,约30秒后又恢复,继续吃饭,问及刚刚发生的事情,小林全无记忆。近一周发作更加频繁,为明确病因而入院,入院后体格检查未发现阳性体征。

工作任务:

1. 列出该病人的首优护理诊断。
2. 对病人进行用药后健康指导。

癫痫是一组反复发作的脑神经元异常放电所致的短暂性中枢神经系统功能障碍的临床综合征,具有突然发生和反复发作的特点。癫痫的患病率约5‰,我国约有600万以上癫痫病人。癫痫可见于各年龄组,青少年和老年是发病的两个高峰阶段。癫痫根据病因可分为3种类型。①特发性癫痫:又称原发性癫痫,病因不明,与遗传密切相关,多在儿童或青年期首次发病,药物治疗效果好。②症状性癫痫:又称继发性癫痫,由明确的中枢神经系统结构损伤或功能异常引起,各年龄段均可发病,药物治疗效果差。③隐源性癫痫:病因不明,临床表现提示为症状性癫痫。

【护理评估】

(一)健康史

评估疾病首次发作的时间,发病方式及过程,发作频率,发作前有无发热、失眠、疲劳、饮酒等诱因;详细询问有无脑肿瘤、代谢性疾病等病史,有无癫痫家族史。

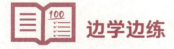

评估本节"工作情景与任务"中小林患癫痫的病因及诱因。

(二)身体状况

癫痫发作形式多样,但均有发作性、短暂性、刻板性和重复性的特征。

1. 部分性发作 是癫痫发作的常见类型,源于大脑半球局部神经元的异常放电,也是成年人癫痫发作常见的类型。

(1)单纯部分性发作:无意识障碍,常以身体的某一局部发作不自主抽动或感觉异常为特征，发作持续时间一般不超过 1 分钟，分为部分运动性发作、部分感觉性发作、自主神经性发作、精神性发作四种类型。

（2）复杂部分性发作：占成人癫痫发作的 50% 以上，有意识障碍，发作时对外界刺激无反应，以精神症状及自动症为特征，也称为精神运动性发作，可分为仅有意识障碍、意识障碍和自动症、意识障碍和运动障碍三种类型。病灶多在颞叶，故又称颞叶癫痫。

（3）部分性发作继发全面性发作：先出现上述部分性发作，继之出现全身性发作。

2. 全面性发作　最初的症状和脑电图提示发作起源于双侧脑部，多在发作初期就有意识障碍，常为首发症状。

（1）全面性强直-阵挛发作：过去称为大发作，是常见的发作类型之一，以意识丧失、双侧强直后出现阵挛为主要临床特征。发作前可有瞬间疲乏、麻木、恐惧或无意识动作等先兆表现。早期出现意识丧失、跌倒在地，其后的发作过程分为 3 期。①强直期：全身骨骼肌持续收缩，眼肌收缩致上眼睑上牵，眼球上翻或凝视；咀嚼肌收缩致口张开，随后突然闭合，可导致舌咬伤；喉部肌肉和呼吸肌收缩致病人尖叫一声，呼吸停止；颈部和躯干肌肉收缩致角弓反张。常持续 10~20 秒转入阵挛期。②阵挛期：不同肌群收缩和松弛交替出现，由肢端延及全身。阵挛频率开始较快，之后逐渐减慢，松弛期逐渐延长，在一次剧烈阵挛后发作停止，进入发作后期。此期持续 30~60 秒。③发作后期：此期尚有短暂阵挛，造成牙关紧闭和大小便失禁。呼吸首先恢复，心率、血压和瞳孔逐渐恢复至正常。肌肉松弛，意识逐渐清醒。自发作开始至意识恢复历时 5~10 分钟。清醒后病人常感头晕、头痛、全身酸痛和疲乏无力，对发作过程不能回忆。

（2）失神发作：又称小发作，典型失神发作儿童期起病，青春期前停止发作。发作时病人意识短暂丧失，停止正在进行的活动，呼之不应，两眼凝视不动，可伴咀嚼、吞咽等简单的不自主动作，或伴手中持物坠落等。发作过程持续 5~10 秒，清醒后无明显不适，继续原来的活动，对发作无记忆。每天发作数次至数百次不等。

（3）强直性发作：多见于弥漫性脑损害的儿童，睡眠中发作较多。表现为与强直-阵挛发作中强直期相似的全身骨骼肌强直性收缩，常伴有面色苍白或潮红、瞳孔散大等自主神经症状，发作时处于站立位者可突然倒地。发作持续数秒至数十秒。

（4）阵挛性发作：几乎都发生于婴幼儿。特征为全身重复阵挛性抽动伴意识丧失，之前无强直期，持续 1 分钟至数分钟。

（5）肌阵挛发作：可见于任何年龄，常见于预后较好的特发性癫痫病人。表现为快速、短暂、触电样肌肉收缩，可遍及全身，也可限于某个肌群、某个肢体，声、光刺激可诱发。

（6）无张力性发作：表现为部分或全身肌肉的张力突然降低，导致垂颈、张口、肢体下垂和跌倒等。持续数秒至 1 分钟。

3. 癫痫持续状态　指一次癫痫发作持续 30 分钟以上，或连续多次发作致发作间期意识或神经功能未恢复至正常水平，可见于任何类型的癫痫，但通常是指大发作持续状态，可由不适当地停用抗癫痫药物或治疗不规范、感染、精神刺激、过度劳累、饮酒等诱发。

> **边学边练**
>
> 角色扮演,评估各种类型癫痫病人的主要症状和体征。

(三) 心理社会状况

因发作时出现抽搐、跌伤、尿失禁等有碍病人自身形象的表现,使病人自尊心受挫而产生自卑感;癫痫病程长而且难以治愈,病人常出现焦虑、紧张、悲观,对生活丧失信心。

(四) 辅助检查

1. 脑电图检查　是诊断癫痫常用且极有价值的检查方法,典型表现是棘波、尖波、棘-慢或尖-慢复合波。24小时脑电图可记录病人各时间段脑电图的变化。

2. 血液检查　血常规、血糖、血寄生虫检查等,了解有无贫血、低血糖、寄生虫病等。

3. CT和MRI　可发现脑部器质性病变、占位性病变、脑萎缩等。

(五) 治疗要点

癫痫治疗以药物治疗为主。药物治疗应达到:控制发作或最大限度地减少发作次数;没有或只有轻微的不良反应;使病人保持或恢复生理、心理和社会功能状态。癫痫持续状态病人应尽快制止发作,保持呼吸道通畅。

【常见护理诊断/问题】

1. 有窒息的危险　与癫痫发作时意识丧失、喉头痉挛及气道分泌物增多有关。
2. 有受伤的危险　与癫痫发作时肌肉抽搐、意识丧失、判断力失常有关。
3. 知识缺乏:缺乏有关癫痫合理用药和预防保健的知识。
4. 潜在并发症:脑水肿、酸中毒、水电解质紊乱等。

【护理目标】

病人呼吸道通畅,发作时未发生窒息;病人癫痫发作时未出现摔伤、舌咬伤等;病人能遵医嘱服药,没有自行停药,能正确说出各种抗癫痫药物的不良反应;病人未发生各种并发症或者并发症得到及时、有效的治疗。

【护理措施】

(一) 一般护理

1. 保持呼吸道通畅　强直阵挛发作和癫痫持续状态伴意识丧失的病人,取头低侧卧位或平卧位头偏向一侧;松开领带和衣扣,解开腰带;取下活动性义齿,及时清除口腔和鼻腔分泌物,必要时吸氧;癫痫持续状态者插胃管鼻饲,防止误吸;必要时备好床旁吸引器和气管切开包。

2. 饮食护理　告知病人应保持环境安静,避免过度劳累,选择合适食物并正确进食。给予高热量、高维生素、高纤维素、低盐、低脂、适量优质蛋白的易消化食物,戒烟禁酒,避免疲劳、饥饿、便秘等易导致癫痫发作的因素。

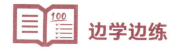 **边学边练**

为本节"工作情景与任务"中的小林进行饮食护理及指导。

(二) 安全护理

1. 发作期　告知病人有前驱症状时立即平卧;活动时发作,陪伴者应立即将病人缓慢置于平卧位,防止外伤,切忌用力按压病人抽搐的肢体,以防骨折和脱臼;将牙垫或厚纱布垫于病人上下臼齿之间,防止舌、口唇和颊部咬伤,但不可强行硬塞;用棉垫或软垫对跌倒时易擦伤的关节加以保护;癫痫持续状态、极度躁动或发作停止后意识恢复过程中有短时躁动的病人,应由专人守护,放置保护性床挡,必要时使用约束带,确保病人安全。遵医嘱立即缓慢静脉注射地西泮,快速静脉滴注甘露醇,注意观察药物疗效及有无出现呼吸抑制、肾脏损害等不良反应。

2. 发作间歇期　给病人创造安全、安静的休养环境,减少声、光刺激,床旁桌上不放置热水、玻璃杯等危险物品。病室内悬挂"防意外摔伤"的警示牌,做好意外防范准备。

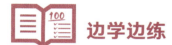 **边学边练**

角色扮演,为本节"工作情景与任务"中的小林进行安全护理。

(三) 心理护理

护士应仔细观察病人有无紧张、焦虑、抑郁、淡漠、易怒等不良心理问题,关心、理解、尊重病人,鼓励病人表达自己的心理感受,指导病人面对现实,采取积极的应对方式,配合长期药物治疗。

(四) 病情观察

密切观察病人生命体征、意识及瞳孔变化,注意发作过程中有无出现心率增快、血压升高、呼吸减慢或暂停、瞳孔散大、牙关紧闭、大小便失禁等;观察并记录发作的类型、发作频率与发作持续时间、发作停止后病人意识完全恢复的时间,有无头痛、疲乏及行为异常。

(五) 治疗配合

1. 用药原则　遵医嘱服用抗癫痫药物。①根据癫痫发作类型正确选择药物。②坚持单一用药,尽量避免联合用药。③从小剂量开始,逐渐加量。④长期规律服药,停药应根据病情逐渐减量。

2. 常用抗癫痫药物　包括卡马西平、苯妥英钠、丙戊酸钠、奥卡西平等。强直性发作、部分性发作和部分性发作继发全面性发作首选卡马西平;全面强直-阵挛发作、失神发作、肌阵挛发作、阵挛性发作首选丙戊酸钠。

3. **用药护理及药物不良反应的处理** 向病人和家属强调遵医嘱长期甚至终身用药的重要性,少服或漏服药物可能导致癫痫发作,可发展成难治性癫痫或癫痫持续状态。需要在医护人员指导下增减剂量和停药。药物于餐后服用,以减少胃肠道反应。用药前进行血、尿常规和肝、肾功能检查,用药期间监测血药浓度并定期复查相关项目,以及时发现肝损伤、神经系统损害、行为改变等不良反应(表12-3)。向病人和家属说明能否停药及何时停药取决于所患疾病的类型、发作控制情况及减量后反应等。

表12-3 常用抗癫痫药物的不良反应

药物	不良反应
苯妥英钠	胃肠道症状、毛发增多、齿龈增生、小脑征、粒细胞减少、肝损害
卡马西平	胃肠道症状、小脑征、嗜睡、体重增加、骨髓抑制、肝损害、皮疹
苯巴比妥	嗜睡、小脑征、复视、认知与行为异常
丙戊酸钠	肥胖、毛发减少、嗜睡、震颤、骨髓抑制、肝损害、胰腺炎
加巴喷丁	嗜睡、头晕、复视、健忘、感觉异常

护理学而思

小刘,男性,20岁,2小时前出现意识丧失,突然倒地,眼球上翻,牙关紧闭,上肢屈肘,下肢伸直,持续约20秒后出现全身肌肉阵挛,约1分钟后抽搐突然停止,口吐白沫,病人一直呈嗜睡状态,间隔20分钟后上述症状再次发作。

请思考:

1. 该病人目前可能出现了什么情况?
2. 护士应该如何配合医生治疗和护理?

4. **癫痫持续状态的护理**

(1)迅速建立静脉通道,遵医嘱缓慢静脉注射地西泮,若15分钟复发可重复给药;遵医嘱给予10%的水合氯醛保留灌肠;如出现呼吸变浅,昏迷加深,血压下降,立即报告医生,遵医嘱停药。

(2)保持病室安静,避免刺激,做好安全护理,保持呼吸道通畅,给予高流量氧气吸入,必要时配合气管切开,进行心电监护、脑电图监测。

(3)严密观察生命体征、意识状态及瞳孔等变化;观察抽搐发作持续的时间与频率;监测血清电解质和酸碱平衡;加强营养支持治疗。

(六)健康指导

1. **疾病知识指导** 向病人和家属介绍疾病的相关知识和自我护理的方法,告知病人避免劳累、睡眠不足、便秘、强烈的声光刺激等诱发因素。

2. 生活指导　指导病人充分休息,环境安静适宜。养成良好的生活习惯,劳逸结合。告知病人饮食宜清淡,避免辛辣刺激性食物;勿从事攀高、驾驶等在癫痫发作时有可能危及生命的工作。特发性癫痫且有家族史的女性病人婚后不宜生育,双方均有癫痫,或一方有癫痫,另一方有家族史者不宜结婚。

3. 用药指导　告知病人遵医嘱坚持长期、规律用药,切忌突然停药、减量、漏服药及自行换药,尤其应防止在服药控制发作后不久自行停药。如药物减量后病情有反复或加重的迹象,应尽快就诊。告知病人坚持定期复查,一般于首次服药后 5~7 天复查抗癫痫药物的血药浓度,之后 3 个月至半年复查 1 次;每月检查血常规;每 3 个月检查肝、肾功能,动态观察抗癫痫药物的血药浓度和药物不良反应。当癫痫发作频繁、症状控制不理想或出现发热、皮疹时应及时就诊。

【护理评价】

病人癫痫发作时呼吸道分泌物能否及时清除,发作时是否出现窒息、摔伤、舌咬伤等危险;病人是否知晓遵医嘱用药的重要性,是否了解正确用药的方法及药物的不良反应;病人是否发生并发症或并发症能否被及时发现和处理。

（张　韩）

第七节　帕金森病病人的护理

　工作情景与任务

导入情景

李某,男性,67 岁,退休教授。1 年前出现左手静止时抖动,情绪紧张时抖动加剧,但握持东西时不抖,写字越写越小,表情僵硬,步态迟缓。入院查体:出现静止性震颤和运动迟缓。诊断为帕金森病。病人由于病情而感到自卑和抑郁,不喜交际。

工作任务:

1. 列出病人主要的护理诊断。
2. 对病人实施有效的护理措施。

帕金森病(Parkinson disease,PD)又称震颤麻痹,是中老年常见的神经系统变性疾病,临床上以静止性震颤、运动迟缓、肌强直和姿势、步态异常为特征。帕金森病多为 60 岁以上人群发病,患病率随年龄增加而升高,男性多于女性,起病缓慢,进行性发展。本病与大脑黑质神经元变性,导致神经递质多巴胺释放减少有关。

【护理评估】

(一) 健康史

评估时详细询问病人年龄,有无杀虫剂、除草剂或工业化学品的长期接触史,有无帕金森病家族史,有无高血压脑动脉硬化、脑炎、中毒、外伤等相关因素;了解病人起病形式,发作周期,持续时间,既往检查及治疗经过,目前服药情况及有无不良反应。

边学边练

评估本节"工作情景与任务"中李先生患帕金森病可能的病因。

(二) 身体状况

帕金森病起病隐匿,进展缓慢,进行性加重。首发症状多为震颤(60%~70%),其次为步行障碍(12%)、肌强直(10%)和运动迟缓(10%)。

1. 静止性震颤 常为首发症状,多由一侧上肢远端开始,逐渐扩展到同侧下肢及对侧上下肢。上肢震颤重于下肢,典型表现为有规律的拇指与屈曲的食指间呈"搓丸样"动作,每秒4~6次。震颤在静止状态时出现且明显,运动时减轻或暂时停止,情绪激动时可加重,睡眠时可完全停止,故称为"静止性震颤"。疾病后期,震颤可累及下颌、口唇、舌和头部。少数70岁以上发病者可无震颤。

2. 肌强直 是本病的主要特征之一,多从一侧上肢或下肢近端开始,逐渐蔓延至远端、对侧和全身肌肉,表现为被动运动时关节呈"铅管样强直"改变,如合并有震颤,可表现为"齿轮样强直"。病人可出现头部前倾,躯干俯屈,上臂内收,肘关节屈曲,腕关节伸直,手指内收,拇指对掌,指间关节伸直,髋、膝关节均略屈曲等特殊姿势。

3. 运动迟缓 随意动作减少、减慢。

(1) 写字过小:书写时字越写越小,上肢不能做精细动作。

(2) 姿势、步态异常:早期走路时上肢摆动幅度小,步伐逐渐变小、变慢,转弯时步态障碍尤为明显。晚期有慌张或前冲步态:行走时起步困难,且步距小,往前冲。坐位、卧位起立困难,有时行走中全身僵住,不能动弹,称为"冻结"现象。

(3) "面具脸":面肌强直,为面肌运动减少所致。

(4) 日常活动受限:如坐下后不能起立,卧床时不能自行翻身;进食困难,握持勺取食物时发抖,不能将食物准确送入口中;不能独立取水、沐浴、刷牙、修剪指甲;不能取物、穿衣或脱衣、解系鞋带和纽扣、穿脱鞋袜、剃须、独立如厕。

4. 其他表现 常有自主神经系统症状,如多汗、便秘、油脂分泌增多等。因口咽部运动障碍致唾液不能自然咽下而引起流涎。晚期可有认知功能障碍,表现为痴呆。

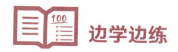 **边学边练**

角色扮演,评估帕金森病病人的主要症状和体征。

(三)心理社会状况

病人早期动作迟钝笨拙、语言断续、流涎,此时往往产生自卑、抑郁的心理。随着病情进行性加重,生活自理能力下降,病人会产生焦虑、绝望的心理。

(四)辅助检查

本病缺乏有诊断价值的实验室及其他检查。脑脊液中多巴胺的代谢产物高香草酸含量可降低,但缺乏特异性。

(五)治疗要点

目前PD无法治愈,应用理疗、行为治疗、康复训练等手段可改善症状,维持日常生活能力。早期无需药物治疗,当疾病影响病人日常生活和工作能力时,尽早使用替代性药物和抗胆碱药物治疗,辅以行为治疗,必要时手术治疗,从而达到减轻症状、减少并发症、提高自理能力、延长病人生命的目的。替代药物有左旋多巴、多巴胺受体激动剂等,效果较好,但只能改善症状,不能阻止病情发展,故需终身服用。

【常见护理诊断/问题】

1. 躯体活动障碍　与黑质病变、锥体外系功能障碍所致震颤、肌强直、体位不稳、随意运动异常有关。

2. 长期低自尊　与震颤、流涎、面肌强直等身体形象改变和语言障碍、生活依赖他人有关。

3. 知识缺乏:缺乏帕金森病相关知识和药物治疗知识。

4. 有受伤的危险　与帕金森病引起的运动迟缓、步态异常有关。

【护理目标】

病人能自行或在他人协助下完成日常生活活动;病人能正视疾病,自卑、焦虑情绪有所缓解;病人能掌握本病相关知识,在医护人员指导下正确用药及坚持康复训练;病人未发生并能主动避免意外伤害。

【护理措施】

(一)一般护理

1. 休息与活动

(1)加强生活护理和鼓励病人自理:主动了解病人的需求,协助病人洗漱、进食、沐浴、大小便,做好安全防护;对于出汗多、皮脂腺分泌亢进的病人勤换被褥、衣服,勤洗澡,做好皮肤护理。指导和鼓励病人自我护理,做力所能及的事情。

(2)运动护理:告知病人运动锻炼的目的是防止和推迟关节强直与肢体挛缩,维持身体的灵活性,增加肺活量,防止便秘,增强自理能力,与病人及家属共同制订切实可行的锻炼计划。①早期:鼓励病人参加有益的社交活动,坚持适当的运动锻炼。②中期:对已出现的某些功能障碍要有计划、有目的地锻炼,如指导病人进行面部表情、语言及头颈部、躯干、四肢肌肉的协调训练,恢复语言及肢体功能。③晚期:病人出现显著的运动障碍而卧床不起,帮助病人采取舒适体位,按摩四肢肌肉,注意动作轻柔,勿造成病人疼痛或骨折。

2. 饮食护理 ①病人肌张力增高,肢体震颤,能量消耗相对增加,应保证足够的营养供给。②服用多巴胺治疗者,宜限制蛋白质摄入量,因为蛋白质消化过程中产生大量中性氨基酸,与左旋多巴竞争入脑,降低左旋多巴的疗效。蛋白质摄入量限制在每日 0.8g/kg 以下,全日总量为 40~50g,尽量选择优质蛋白如奶、蛋、鱼类等。多吃新鲜的蔬菜、水果,多吃含酪氨酸的食物如瓜子、杏仁、芝麻等,可促进脑内多巴胺的合成,适当控制脂肪的摄入。③对咀嚼、吞咽功能障碍者,指导病人进食时宜缓慢,集中注意力。④对于流涎过多的病人,可使用吸管,必要时鼻饲流食,保证营养的供给。

 边学边练

为本节"工作情景与任务"中的李先生进行运动护理与饮食护理。

(二)心理护理

细心观察病人的心理反应。护理人员和家属要共同配合,做好知识宣传,让病人了解病情,主动配合治疗和护理,生活上避免不良刺激。鼓励病人自我护理,增加其独立性及自信心。

(三)病情观察

治疗及用药过程中要仔细观察震颤、肌强直和其他运动功能、语言功能的改善程度,观察病人起坐速度、步行姿态、讲话音调与流利程度及其他细微动作等,以确定药物的疗效。注意观察以下病情变化:"开-关现象""剂末恶化""异动症"。

(四)治疗配合

1. 用药护理 应用药物治疗,从最小剂量开始,不宜突然停药或随意换药。告知病人正确的服药方法及注意事项,密切观察病情变化及药物的不良反应(表 12-4)。

表 12-4 帕金森病常用药物的作用、不良反应及注意事项

药物	不良反应	用药注意事项
多巴丝肼	恶心、呕吐、便秘、幻觉、"异动症""开-关现象"	需服药数天或数周才见效;避免咀嚼药片;出现"开-关现象"时最佳服药时间为饭前30min 或饭后 1h,避免与高蛋白食物及维生素 B_6 一起服用;避免突然停药

续表

药物	不良反应	用药注意事项
盐酸司来吉兰	恶心、呕吐、眩晕、疲倦、做梦、不自主动作	为轻微兴奋剂,尽量在上午用药,以免影响睡眠;溃疡病人慎用
盐酸苯海索	恶心、呕吐、眩晕、疲倦、视物模糊、口干、便秘、排尿困难	不可立即停药,需缓慢减量,以免症状恶化;青光眼或前列腺肥大者禁用
盐酸金刚烷胺	恶心、呕吐、眩晕、失眠、意识模糊、踝部水肿、惊厥、玫瑰斑	尽量在黄昏前服用,避免失眠;肾功能不全、癫痫、严重胃溃疡,肝病病人慎用,哺乳期妇女禁用

边学边练

角色扮演,对帕金森病病人进行用药指导。

2. 运动指导 运动的目的是防止和推迟关节强直与肢体挛缩,维持关节活动范围和身体的灵活性,增加肺活量,防止便秘,保持并增强自我照顾能力。

（五）健康指导

1. 疾病知识指导 告诉病人及家属,帕金森病是一种慢性进展性疾病,病人晚期常死于压力性损伤、感染、外伤等并发症,应帮助病人掌握疾病相关知识和自我护理方法,帮助病人分析和消除不利于个人及家庭应对的各种因素,制订切实可行的护理计划并督促落实。指导病人应定期门诊复查,了解病情变化及用药情况,及时调整用药剂量及用药方案。

2. 休息与活动指导 指导病人进行面肌功能训练,改善面部表情和吞咽困难,协调发音。鼓励病人维持和培养兴趣爱好,坚持适当的运动和体育锻炼,做力所能及的家务等,可以延缓身体功能障碍的发生和发展,从而延长寿命,提高生活质量。鼓励病人树立信心,坚持主动运动,保持关节活动的最大范围;加强日常活动锻炼,尽量自理;协助卧床病人进行被动运动,预防关节僵硬和肢体挛缩。

3. 皮肤护理指导 病人因震颤和不自主运动,出汗多,易造成皮肤刺激和不舒适感,皮肤抵抗力降低,还可导致皮肤破损和继发皮肤感染,应勤洗勤换,保持皮肤干燥、卫生;中晚期病人因运动障碍,卧床时间增多,应勤翻身,防止局部皮肤受压和改善全身血液循环,预防压力性损伤。

4. 安全指导 指导病人避免登高和操作高速运转的机器,不要单独使用煤气、热水器及锐利器械以防意外;避免让病人进食带骨带刺的食物和使用易碎的器皿;体位性低血压病人睡眠时应抬高床头,可穿弹力袜,避免快速坐起或睡醒立即下床活动,防止跌倒;外出时需有人陪伴,精神或智力障碍者衣服口袋里要放置写有病人姓名、住址和联系电话的"安全卡片",或佩戴手腕识别牌,以防走失。

5. 照顾者指导　①本病无法根治,病程长达数年或数十年,家庭成员身心疲惫,经济负担重,容易产生无助感。医护人员应关心照顾病人及家属,尽力帮助他们解决困难。②照顾者应关心体贴病人,协助进食、服药和日常生活。③督促病人遵医嘱正确用药,防止错服、漏服。④细心观察,积极预防并发症和及时识别病情变化。⑤当病人出现发热、外伤、骨折、吞咽困难或运动障碍、精神障碍、智力障碍加重时应及时就诊。

【护理评价】

病人日常基本生活能否自理;病人是否正视疾病,自卑、焦虑情绪是否缓解;病人能否说出疾病相关知识及正确的用药知识,能否坚持有效的康复训练;病人是否发生意外伤害,能否主动避免意外伤害发生。

（张　韩）

> **本章小结**
>
> 神经系统常见疾病有脑血管疾病、颅内肿瘤、三叉神经痛、急性炎症性脱髓鞘性多发性神经病、癫痫、帕金森病等疾病,发展过程中可出现颅内压增高甚至发生脑疝。本章学习重点是神经系统疾病常见症状和体征;脑血管疾病病人的身体状况、用药护理;急性炎症性脱髓鞘性多发性神经病病人的身体状况及病情观察;癫痫病人的身体状况,发作时护理,癫痫持续状态的护理,用药护理及健康指导,颅内压增高、脑疝病人的病情观察和急救。学习难点是神经系统疾病病人的身体状况评估和护理措施;各种脑血管疾病的区别;急性炎症性脱髓鞘性多发性神经病病人呼吸肌麻痹的观察和护理;不同类型癫痫发作的临床表现和护理措施。学习过程中注意同一症状或体征可能出现在很多不同的疾病中,其表现具有共性,同时存在个性,其护理措施也是如此;要注重从神经系统的结构和功能理解脑血管疾病的特点、各种疾病病人的身体状况并采取相应的护理措施;应该比较不同癫痫发作的特点和各种抗癫痫药物的作用及不良反应,加深对知识的理解和记忆。

思考与练习

1. 急性炎症性脱髓鞘性多发性神经病病人的可能病因及身心状况特点是什么?主要护理诊断有哪些?

2. 脑血管病的危险因素有哪些?比较各类脑血管疾病病人的身心状况有何特点?主要护理诊断有哪些?

3. 脑血栓形成与脑出血病人的主要护理措施有哪些?

4. 癫痫常见的病因及诱因有哪些? 常见类型癫痫病人的身心状况特点是什么? 主要护理诊断有哪些?

5. 颅内压增高病人的主要表现有哪些? 主要护理措施有哪些?

6. 颅内肿瘤的好发部位在哪里?

第十三章 传染性疾病病人的护理

13章 数字资源

学习目标

1. 能够深刻认识传染性疾病对人类社会的危害,体会传染病病人的痛苦,积极参与传染病的防治及宣传教育工作。
2. 掌握常见传染性疾病病人的护理评估要点、主要护理措施。
3. 熟悉常见传染性疾病病人的流行病学特征、主要护理诊断。
4. 了解常见传染性疾病病人的健康指导。
5. 能够运用护理程序,对常见传染病病人正确实施护理及预防疾病传播。

第一节 流行性感冒病人的护理

 工作情景与任务

导入情景

小李,女性,16岁。2天前出现了高热,最高39.5℃,伴头痛、乏力、全身肌肉酸痛。询问得知同班级已有3位同学因以上症状就医,初步诊断为"流行性感冒"。

工作任务:

1. 描述流行性感冒的流行病学特征。
2. 指导小李做好日常护理。

流行性感冒简称流感,是流行性感冒病毒(简称流感病毒)引起的急性呼吸道传染病。流感病毒的传染性强,主要是通过呼吸道传播。临床特点为上呼吸道卡他症状较轻,而高热、头痛、乏力等全身中毒症状较重。

（一）病原学

人流感病毒属于正黏病毒科，为单股、负链、分节段 RNA 病毒。根据核蛋白和基质蛋白的抗原性不同，分为甲、乙、丙、丁四型。甲型流感病毒根据跨膜糖蛋白植物血凝素（HA）和神经氨酸酶（NA）的抗原性又可分成许多亚型，甲型流感病毒目前已发现的血凝素有 18 个亚型（H1～H18），神经氨酸酶有 11 个亚型（N1～N11）。目前感染人的主要是甲型流感病毒及乙型流感病毒。流感病毒易发生变异，特别是甲型流感病毒，导致人类无法获得对流感病毒的持久的免疫力，同时这也为疫苗的研制带来了困难。流感病毒人群普遍易感，发病率高，已多次引起全世界的暴发流行。流感病毒不耐热，在 100℃ 1 分钟或 56℃ 30 分钟即可将其灭活，对酸和乙醚不耐受，对紫外线及乙醇、碘伏、碘酊等常用消毒剂均敏感，但对干燥及低温有相当强的耐受力，能在真空干燥环境下或 -20℃ 以下长期存活。

（二）流行病学

1. 传染源　主要为流感病人，其次为隐性感染者。症状出现前 2 天到症状出现后大约 1 周均可传播流感病毒。以病初 2～3 天的传染性最强。病人以儿童和青少年多见。

2. 传播途径　主要通过打喷嚏和咳嗽等飞沫传播，也可经口腔、鼻腔、眼睛等黏膜直接或间接接触感染，接触被病毒污染的物品也可传播。在特定场所，如人群密集且密闭或通风不良的房间内，也可能通过气溶胶的形式传播，需警惕。

边学边练

角色扮演，阻断流行性感冒的传播途径。

3. 人群易感性　人群对流感病毒普遍易感，感染后对同一亚型会获得一定程度的免疫力，但不同亚型间无交叉免疫，故人体可反复患病。

【护理评估】

（一）健康史

询问病人有无与流感病人的接触史及疫苗接种史，当地是否有流感流行，是否到过流感流行区。

（二）身体状况

流感潜伏期一般为 1～3 天，最短为数小时，最长可达 4 日。流感的症状通常较普通感冒重，在临床上可分为单纯型、胃肠型、肺炎型和中毒型四种表现类型。

1. 单纯型　为常见的流感类型。本病起病急，可见高热、寒战、头痛、食欲减退、乏力、全身肌肉酸痛等全身中毒症状，上呼吸道卡他症状相对较轻或不明显，少数病人可有鼻塞、流涕、咽干痛、声嘶、咳嗽等上呼吸道症状，体温 1～2 天达高峰，3～4 天后逐渐下降，热退后全身症状好转，乏力可持续 1～2 周，上呼吸道症状持续数日后消失，预后良好。

> **边学边练**
>
> 角色扮演，评估单纯型流行性感冒的临床表现。

2. 胃肠型　多见于儿童，较少见。主要症状为呕吐、腹泻、腹痛、食欲下降等。

3. 肺炎型　多见于老年人、婴幼儿、慢性病病人及免疫力低下者。病初表现同单纯型流感，1~2天后病情迅速加重，持续高热、咳嗽、呼吸困难、发绀，可伴有全身衰竭。体检可见双肺呼吸音低，布满湿啰音，但无肺实变体征。痰液中可分离出流感病毒，对抗菌药物治疗无效。预后较差，常在5~10天内因呼吸、循环衰竭而死亡。

4. 中毒型　少见。表现为高热不退、气急、发绀、咯血、极度疲乏等症状，甚至呼吸衰竭。

此外，在流感流行时，有相当数量的轻型病人，症状与普通感冒极为相似，常难于区别。

（三）心理社会状况

病人因发热、全身酸痛、食欲下降而情绪低落。及时评估病人及家属对疾病和隔离治疗的认识程度，评估病人患病后对家庭、生活、工作的影响，评估社会支持系统的作用等。

（四）辅助检查

1. 血常规　白细胞总数正常或降低，淋巴细胞相对增加。继发细菌感染时白细胞显著增多。

2. 病原学检查

（1）病毒抗原检测：病毒抗原检测速度快，但敏感性低于核酸检测。病毒抗原检测阳性支持诊断，但阴性不能排除流感。

（2）病毒核酸检测：病毒核酸检测的敏感性和特异性很高，且能区分病毒类型和亚型。对重症病人，检测下呼吸道（痰或气管抽取物）标本结果更加准确。

（3）病毒培养分离：在疾病的第2~3天，可从鼻咽部、气管分泌物中直接分离出流感病毒。上呼吸道标本应在发病3天内留取，下呼吸道标本可随时留取。

3. 血清学检查　IgG抗体水平恢复期比急性期呈4倍或以上升高者有回顾性诊断意义。IgM抗体检测敏感性和特异性较低。

4. 胸部影像　原发性病毒性肺炎者影像学表现为肺内斑片状、磨玻璃影，多叶段渗出性病灶；进展迅速者可发展为双肺弥漫的渗出性病变或实变，个别病例可见胸腔积液。

（五）治疗要点

早期使用抗流感病毒药物，如神经氨酸酶抑制剂（奥司他韦等）。给予补液、解热、镇痛、止咳等对症处理。

【常见护理诊断/问题】

1. 体温过高　与病毒感染或继发细菌感染有关。
2. 气体交换障碍　与肺部感染使有效肺组织减少、分泌物增多有关。
3. 知识缺乏：缺乏流感的防治知识和预防疾病传播的知识。

【护理目标】

病人体温恢复正常；病人呼吸困难有所缓解；病人能描述相关的疾病防治知识和预防疾病传播的知识。

护理学而思

小高，16岁，男性。1天前受凉后出现体温39.8℃，头痛、乏力，全身肌肉酸软，考虑为流行性感冒。

请思考：

1. 小高目前的主要护理诊断是什么？
2. 小高目前如何护理？

【护理措施】

（一）一般护理

急性期病人应做好呼吸道隔离，卧床休息，多饮水，给予清淡、易消化、富营养的饮食，补充维生素。

（二）心理护理

进行有效沟通，告知病人及家属流感的传播途径、消毒隔离方法、隔离意义，取得病人及家属的配合。进行心理疏导，满足病人的合理要求，鼓励病人主动配合治疗护理。

（三）病情观察

密切观察病人的生命体征，尤其注意体温和呼吸；观察病人全身症状是否加重，肺炎型流感病人应重点观察有无呼吸困难等。

（四）治疗配合

1. 对症护理　高热时，可用冰袋冷敷、温水擦浴等物理方法降温，必要时使用药物降温。做好呼吸道护理，观察痰液、呼吸情况，指导病人翻身、叩背、有效排痰、湿化痰液，保持呼吸道通畅，呼吸困难时给予半卧位、氧气吸入，警惕呼吸衰竭情况。

2. 用药护理

（1）抗病毒治疗：奥司他韦能特异性抑制甲型、乙型流感病毒的神经氨酸酶，从而抑制病毒的释放，减少病毒传播，应及早服用，注意观察胃肠道症状以及神经系统症状等不良反应。

（2）抗菌药物治疗：不常规使用，但当出现继发性细菌感染时，抗菌药物对病情控制十分重要,可根据送检标本培养结果合理使用抗菌药物,因老年病人病死率高,故应积极给予适当治疗。

（3）避免使用阿司匹林或含阿司匹林的药物以及其他水杨酸制剂,以免诱发严重的瑞氏综合征。

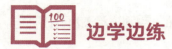
边学边练

角色扮演,指导病人使用治疗流行性感冒的药物。

（五）健康指导

1. 疾病知识指导　向病人及家属介绍流感的病因、主要表现、出院后需注意的问题。告知病人及家属隔离的重要性和隔离的方法。

2. 疾病预防指导

（1）管理传染源：早发现,早报告,早隔离,早治疗。按照呼吸道隔离要求,隔离至病后1周或退热后2日。

（2）切断传播途径：流行期间,尽可能减少公众集会和集体娱乐活动,暂不探亲访友。加强室内通风与环境消毒。对病人呼吸道分泌物、污染物应消毒处理,病人的餐具应煮沸消毒。医护人员戴口罩、洗手,防止交叉感染。

（3）保护易感人群：人群接种流感疫苗是预防流感的基本措施。流行期间可使用奥司他韦预防流感,但药物预防不能代替疫苗接种。

【护理评价】

病人及相关人员能否采取正确的隔离措施,是否发生交叉感染;病人体温是否恢复正常;病人是否能描述相关的疾病防治知识和预防疾病传播的知识。

（黄丽萍）

第二节　病毒性肝炎病人的护理

工作情景与任务

导入情景

小张,17岁,近2周自觉疲倦乏力,没有食欲,见到油腻食物觉恶心,腹部饱胀不适,遂去医院就诊,诊断为慢性乙型病毒性肝炎。

工作任务：

1. 指导小张及家庭成员做好家庭隔离。

2. 为小张静脉穿刺的护士不慎被他用过的针头刺伤，请正确处理。

病毒性肝炎是由多种肝炎病毒引起的以肝脏损害为主的一组全身性传染病，目前按病原学分类有甲型、乙型、丙型、丁型、戊型五型肝炎。各型肝炎的临床表现相似，临床以疲乏、食欲减退、厌油、肝功能异常为主要表现，部分病例可见黄疸。甲型和戊型肝炎主要表现为急性感染，经粪－口途径传播；乙型、丙型、丁型肝炎多表现为慢性感染，少数病人可进展为肝硬化或肝癌。病毒性肝炎主要经血液、体液等途径传播。

（一）病原学

病毒性肝炎的病原体是肝炎病毒，目前证实的有甲型、乙型、丙型、丁型和戊型五种肝炎病毒，除乙型肝炎病毒属于 DNA 病毒外，其余 4 种为 RNA 病毒。

1. 甲型肝炎病毒（HAV） 感染后引起病毒血症并在肝内复制，随胆汁经肠道排出。HAV 对外界抵抗力较强，耐酸碱，室温下可生存 1 周，在贝壳类动物、海水、泥土中能存活数月，能耐受 60℃ 30 分钟，80℃ 5 分钟或 100℃ 1 分钟才能灭活，对紫外线、氯、甲醛等敏感。

2. 乙型肝炎病毒（HBV） 乙型肝炎是我国目前流行广泛、危害性严重的一种肝炎疾病。HBV 对外界抵抗力很强，能耐受热、紫外线、干燥、低温和一般浓度消毒剂等。100℃ 10 分钟、65℃ 10 小时或高压蒸汽消毒可灭活，对 0.2% 新洁尔灭和 0.5% 过氧乙酸敏感。

3. 丙型肝炎病毒（HCV） 容易变异，不易被机体清除，对有机溶剂敏感，10% 氯仿、煮沸、紫外线等可使灭活。

4. 丁型肝炎病毒（HDV） 是一种缺陷 RNA 病毒，与 HBV 共存时才能复制。

5. 戊型肝炎病毒（HEV） 在肝细胞内复制，经胆道随粪便排出。碱性环境下稳定，对高热、氯仿、氯化铯敏感。

（二）流行病学

我国是病毒性肝炎的高发区。

1. 传染源 甲型和戊型肝炎主要为隐性感染者和急性期病人，在发病前 2 周至血清谷丙转氨酶高峰期后 1 周传染性最强。乙型、丙型、丁型肝炎传染源为急、慢性病人和病毒携带者，其中以慢性病人和病毒携带者为主要传染源。

2. 传播途径 甲型、戊型肝炎主要由粪－口途径传播，多因接触被污染的水源和食物引起。乙型、丙型、丁型肝炎以血液－体液传播（如输血、文身、共用注射器吸毒、针刺伤、共用剃刀、拔牙、血液透析、器官移植等）、性传播（无防护性行为）、母婴传播为主。

 **边学边练**

情景模拟，说出各型病毒性肝炎的传播途径。

3. 易感人群 人群对甲型、乙型、丙型、丁型、戊型肝炎普遍易感。及时进行疫苗接种可减少感染。

【护理评估】

（一）健康史

了解发病前有无在流行区进食未煮熟的海产品、不洁食物及接触污水等情况；有无接受输血、血制品史，有无接受消毒不严的注射、针刺治疗史，有无与病人及病毒携带者的密切接触史等；了解家庭成员的情况。

（二）身体状况

病毒性肝炎的潜伏期：甲型肝炎2~6周，平均4周；乙型肝炎1~6个月，平均3个月；丙型肝炎2周~6个月，平均40天；丁型肝炎4~20周，平均6周；戊型肝炎2~9周，平均6周。

1. **急性肝炎** 各型肝炎均可引起，分为急性黄疸型肝炎和急性无黄疸型肝炎两型，以后者多见，约占90%以上。

（1）急性黄疸型肝炎：临床经过的阶段性明显，可分为3个时期，病程为2~4个月。

1) 黄疸前期：主要症状有全身不适、疲乏无力、发热、畏寒、恶心、呕吐、厌油、食欲减退、消化不良、腹胀、肝区疼痛、尿色加深等。本期持续5~7天。

2) 黄疸期：主要症状为黄疸逐渐加深，表现为尿黄，巩膜和皮肤黄染，1~3周达高峰。体检可见肝大、质软，有压痛及叩击痛，部分病人脾轻度肿大，胆红素和转氨酶升高。部分病人可出现一过性粪便颜色变浅、皮肤瘙痒、心动徐缓等梗阻性黄疸的表现。本期持续2~6周。

3) 恢复期：症状逐渐消失，黄疸消退，肝脾回缩，肝功能逐渐正常。本期持续1~2个月。

（2）急性无黄疸型肝炎：除无黄疸外，其临床表现与急性黄疸型肝炎相似。此型起病较慢，症状较轻，恢复较快，病程多在3个月内。

2. **慢性肝炎** 急性肝炎病程超过半年，称为慢性肝炎，见于乙、丙、丁型肝炎。依据病情轻重分为轻、中、重三度。

（1）轻度：病情较轻，可反复出现乏力、头晕、食欲减退、厌油、肝区不适、肝大伴压痛，可有轻度脾大。肝功能仅1~2项轻度异常。

（2）中度：症状、体征、实验室检查介于轻度与重度之间。

（3）重度：有明显的肝炎症状，如乏力、腹胀、食欲减退、尿黄等，可见肝病面容、肝掌、蜘蛛痣、脾大。转氨酶持续升高，白蛋白降低，免疫球蛋白升高等。

3. **重型肝炎（肝衰竭）** 是严重的肝炎类型，各型肝炎均可因劳累、饮酒、感染、服用肝损害药物、妊娠等诱发，预后差。表现为一系列肝衰竭综合征：极度乏力，严重消化道症状，神经精神症状（嗜睡、性格改变、烦躁不安、昏迷等），有明显出血现象，凝血酶原时间显著延长及凝血酶原活动度（PTA）<40%。黄疸进行性加深，胆红素上升（大于正常值10

倍)。可出现中毒性鼓肠、肝臭、肝肾综合征等。可见扑翼样震颤及病理反射,肝浊音界进行性缩小。可见胆酶分离、血氨升高等。重型肝炎根据病理组织学特征和病情发展速度,分为4种类型:

(1) 急性重型肝炎(亦称暴发型肝炎):起病急,在发病2周内出现以肝性脑病为特征的肝衰竭症候群,病死率高,病程不超过3周。

(2) 亚急性重型肝炎:起病15天~26周内出现肝衰竭症候群,则为亚急性重型肝炎。

(3) 慢加急性(亚急性)重型肝炎:是在慢性肝病基础上出现的急性或亚急性肝功能失代偿。

(4) 慢性重型肝炎:多数在慢性肝炎或肝硬化基础上发展而来,预后较差。

边学边练

角色扮演,评估重型肝炎的临床表现。

4. 淤胆型肝炎　又称毛细胆管炎性肝炎,以肝内胆汁淤积为主要表现。常见症状有黄疸加深(为肝内梗阻性黄疸)、皮肤瘙痒、粪便颜色变浅、肝大等。

5. 肝炎肝硬化　在肝炎基础上演变为肝硬化,出现肝硬化的临床表现。

(三) 心理社会状况

评估病人和家属对疾病知识的了解及对预后的认知;病人有无身体不适导致的不良的心理反应,有无因疾病所引起的孤独感;患病对家庭和工作的影响,家庭的经济状况及社会支持系统的支持度。

(四) 辅助检查

1. 肝功能检查

(1) 血清酶测定:血清谷丙转氨酶(GPT)是临床肝功能检查常用的指标。急性肝炎时 GPT 明显升高,黄疸出现后 GPT 开始下降。重型肝炎时 GPT 随黄疸迅速加深反而下降,此为胆酶分离现象,提示肝细胞大量坏死。另外胆碱酯酶降低,其值越低表明病情越严重。其他血清酶,如谷草转氨酶(GOT)、乳酸脱氢酶(LDH)、γ-氨酰转肽酶(γ-GT)、碱性磷酸酶(ALP 或 AKP)可升高。

(2) 血清蛋白:急性肝炎时,血清蛋白质可在正常范围内。慢性活动性肝炎和肝硬化病人白蛋白(A)减少,球蛋白(G)升高,白/球(A/G)比值下降或倒置。

(3) 血清和尿胆红素:黄疸型肝炎时,血清总胆红素、直接和间接胆红素均升高,尿胆原和胆红素明显增加。淤胆型肝炎时,则以血清直接胆红素升高为主,尿胆红素增加,但尿胆原减少或呈阴性。

(4) 凝血酶原活动度(PTA):PTA≤40% 是诊断重型肝炎或肝衰竭的重要依据,PTA 数值越低,预后越差。

2. 病原学检查 是诊断各型肝炎的重要依据。

（1）甲型肝炎：①血清抗-HAV IgM 阳性提示近期有 HAV 感染，是确诊甲型肝炎主要的标记物；血清抗-HAV IgG 是保护性抗体，见于甲型肝炎疫苗接种后或既往感染 HAV 的病人。②急性早期病人的粪便检出 HAV 颗粒，或 HAV 抗原，或 HAV RNA。

（2）乙型肝炎

1）血清病毒标记物的临床意义见表 13-1。

表 13-1 血清病毒标记物的临床意义

血清病毒标记物	临床意义
乙型肝炎表面抗原（HBsAg）	HBsAg 阳性见于 HBV 感染者
乙型肝炎表面抗体（抗-HBs）	见于乙肝疫苗接种后或既往感染 HBV 后产生免疫力，为保护性抗体
乙型肝炎 e 抗原（HBeAg）	阳性提示 HBV 复制活跃，传染性较强
乙型肝炎 e 抗体（抗-HBe）	如 e 抗原消失，e 抗体出现，乙肝病毒复制活动减弱；乙肝病毒发生基因突变，无法产生 e 抗原，但病毒活动并没有减少
乙型肝炎核心抗体（抗-HBc）	抗-HBc IgM 阳性表示急性感染或慢性乙型肝炎急性发作；抗-HBc IgG 阳性表示既往曾感染，若滴度高提示低水平感染

2）HBV-DNA：是病毒复制和传染性的标志，滴度越高，传染性越强。

（3）丙型肝炎：① HCV RNA 阳性提示有 HCV 病毒感染和复制。② HCV 抗体为非保护性抗体，其阳性是 HCV 感染的标志。

（4）丁型肝炎：① HDV RNA 阳性提示有 HDV 病毒感染。② HDV-Ag、抗-HDV IgM、抗-HDV IgG 是感染的标志。

（5）戊型肝炎：①抗-HEV IgM 阳性提示现症感染。②抗-HEV IgG 在急性期滴度较高，恢复期则明显下降。③粪便中检出 HEV RNA 提示感染。

边学边练

角色扮演，根据辅助检查结果，判断病人病毒性肝炎感染情况。

3. 超声检查 借助腹部超声动态观察肝、脾的大小、形态、结构、占位以及腹水等，对监测肝炎病情发展、评估预后有重要价值。

(五)治疗要点

病毒性肝炎目前尚无特效治疗方法,治疗原则为:以充分的休息、合理营养为主,辅以适当药物,避免饮酒、过劳和损害肝脏的药物。

1. 急性肝炎　一般具有自限性,多可完全康复,强调早期卧床休息,以对症和支持治疗为主,急性期应进行隔离,多数病人在3个月内临床康复。一般不采用抗病毒治疗,但急性丙型肝炎致急性肝炎者,应早期应用抗病毒治疗。

2. 慢性肝炎　采用综合性治疗方案,如合理休息和饮食、护肝、调节机体免疫、抗病毒及抗纤维化治疗等。

3. 重型肝炎　采取综合措施,减少肝细胞坏死,促进肝细胞再生,预防或治疗并发症,维持病人生命,促进肝脏恢复功能。

【常见护理诊断/问题】

1. 活动无耐力　与肝功能受损、能量代谢障碍有关。
2. 营养失调:低于机体需要量　与食欲下降、呕吐、腹泻、消化和吸收功能障碍有关。
3. 焦虑　与不了解疾病的相关知识和担心预后有关。
4. 潜在并发症:肝性脑病、出血、感染、肝肾综合征。
5. 知识缺乏:缺乏病毒性肝炎的防治知识和预防疾病传播的知识。

【护理目标】

病人掌握活动与休息的方法,活动耐力增加;病人能合理饮食,营养状况改善;病人获得了相关知识,焦虑感减轻;病人未发生并发症或并发症得到及时发现和处理;病人能描述相关的疾病防治知识和预防疾病传播的知识。

护理学而思

病人,男性,50岁。2年来反复肝区胀痛、乏力、厌油,近2周症状加重伴巩膜黄染。实验室检查:GPT 250U/L,GOT 182U/L,总胆红素(TBIL)85μmol/L,直接胆红素(DBIL)47μmol/L,HBsAg(+)、抗-HBe(+)、抗-HBc(+)。

请思考:

1. 病人患有哪种类型病毒性肝炎?
2. 该病人目前的主要护理诊断是什么?
3. 如何进行健康指导?

【护理措施】

(一)一般护理

1. 隔离　甲、戊型肝炎的潜伏期传染性很强,须尽早进行消化道隔离,隔离期至发病后3~4周。急性乙型肝炎采取血液、体液隔离,隔离至HBsAg转阴。

2. 休息与活动　急性肝炎、慢性肝炎活动期、重型肝炎病人应卧床休息,待症状好转、黄疸减轻、肝功能改善后,逐渐增加活动量,以不感到疲劳为度。

3. 饮食护理

1) 急性肝炎:给予清淡、易消化的饮食,多食蔬菜和水果,保证足够热量,适当补充维生素,热量不足可静脉补充葡萄糖。禁酒。

2) 慢性肝炎:给予高蛋白、高维生素、易消化的食物,不宜长期高糖、高热量饮食,以免发生脂肪肝和糖尿病。禁酒。

3) 重型肝炎:给予低蛋白饮食,减少肠道内氨的来源,预防发生肝性脑病。

(二) 心理护理

向病人和家属讲解疾病的特点、隔离的意义和预后,倾听病人述说其心理困扰的问题,给予病人精神和情感上的安慰和支持,对病人所关心的问题耐心解答。与病人家属取得联系,使病人家属消除对肝炎传染性的恐惧。安排探视时间,使病人心情愉快,保持良好的心理状态。

(三) 病情观察

观察病人的食欲,有无厌油、恶心、呕吐;观察黄疸、腹水等变化;观察肝功能的变化;观察病人的生命体征和神志变化,有无并发症的早期表现等,一旦发现病情变化,及时报告医生,积极配合处理。

(四) 治疗配合

1. 常用药物

(1) 护肝药物:联苯双酯、双环醇片等有保肝降酶作用;丹参、茵栀黄胶囊、门冬氨酸等具有退黄作用。维生素、谷胱甘肽为非特异性护肝药。

(2) 抗病毒药物:包括干扰素和核苷类似物。干扰素包括长效干扰素和普通干扰素,可用于慢性乙型肝炎和丙型肝炎的抗病毒治疗,干扰素对于最大限度降低乙肝病人肝癌发生率具有重要意义。核苷类似物包括拉米夫定、阿德福韦酯等。抗丙肝病毒药物包括干扰素和利巴韦林。

(3) 免疫调节剂:胸腺肽、多糖等。

(4) 抗纤维化药物:丹参、冬虫夏草、干扰素等。

2. 药物疗效和不良反应观察与处理　初次使用干扰素治疗时,病人可出现以下不良反应:

(1) 发热反应:嘱病人多饮水,卧床休息,必要时对症处理。

(2) 骨髓抑制:表现为粒细胞和血小板减少,遵医嘱定期进行血常规检查。

(3) 胃肠道症状:出现恶心、呕吐、食欲减退、脱发,告知病人多不需要停药,治疗结束后,症状可逐渐好转。

(4) 神经精神症状:抑郁、焦虑等,严重者应停药。

(5) 自身免疫异常:可诱发血小板减少性紫癜、糖尿病、风湿性关节炎等自身免疫性疾病,应停药。

> 📖 **边学边练**
>
> **角色扮演,指导使用干扰素病人识别不良反应。**

3. 并发症护理　肝炎病人可出现肝硬化、肝性脑病、出血、感染、肝肾综合征等并发症,积极给予相应预防和护理。

（1）肝性脑病:详见"消化系统疾病病人的护理"。

（2）继发感染:加强防护,特别是呼吸道、消化道、泌尿系、胆道感染,严格消毒,根据细菌培养及药敏结果应用敏感抗菌药物。

（3）出血:给予新鲜血液或血浆、血小板、凝血酶原复合物、纤维蛋白原等,可用奥美拉唑防治消化道出血。

（4）肝肾综合征:避免肾损害药物、低血容量等各种因素。少尿时应补充血容量,必要时进行血液透析治疗。

（五）健康指导

1. 疾病知识指导　向病人和家属介绍肝炎的相关知识,合理饮食,避免加重肝脏负担的食物、药物等,绝对禁酒,规律服药,了解药物的不良反应,定期复查。

2. 疾病预防指导

（1）管理传染源:病人和家属自觉遵守并执行隔离消毒制度,甲型、戊型肝炎病人自发病之日起实行消化道隔离3周,急性乙型、丙型、丁型肝炎病人采取血液隔离和体液隔离。

（2）切断传播途径:对于甲型及戊型肝炎,注重切断粪-口传播途径,做好环境清洁,加强水、食品卫生及粪便管理。乙型、丙型、丁型肝炎需预防血液、体液传播。严格筛查献血人员,医务人员注意手卫生,严格应用一次性注射用具,杜绝无保护性行为。利用主动、被动免疫,做好母婴阻断。

（3）保护易感人群:①甲型肝炎:HAV IgG阴性者,可接种甲型肝炎减毒活/灭活疫苗。甲型肝炎的密切接触者应注射人免疫球蛋白进行被动免疫,时间越早越好。②乙型肝炎:接种乙型肝炎疫苗是我国预防和控制乙型肝炎流行的关键措施。新生儿应进行普种,与HBV感染者密切接触者、医务工作者、药瘾者等高危人群及从事托幼保育、食品加工、饮食服务等职业人群亦是主要的接种对象。目前采用0、1、6个月的接种程序,每次注射10~20μg,高危人群可适当加大剂量。接种后随着时间的推移,部分人抗-HBs水平会逐渐下降,宜加强注射一次。HBsAg阳性母亲的新生儿,应在出生12小时内注射乙型肝炎免疫球蛋白(HBIG),越早越好,并同时在手臂另一侧接种乙肝疫苗。意外接触HBV感染者的血液和体液后,应立即检测血清标记物和肝功能,并于3个月和6个月复查。如抗-HBs 低于 10mIU/ml，可立即注射 HBIG200～400IU，并同时注射乙肝疫苗。③丙型、丁型肝炎：尚缺乏特异性免疫预防措施。④戊型肝炎：重组戊型肝炎疫苗（大肠埃希菌）已上市。

【护理评价】

病人身心是否得到休息，体力是否较前有所增强；病人食欲是否好转，能否合理饮食，获得足够的营养；病人情绪是否稳定，焦虑感是否减轻；病人是否发生并发症，如果发生并发症是否得到及时发现和处理；病人是否能描述相关的疾病防治知识和预防疾病传播的知识。

（黄丽萍）

第三节　艾滋病病人的护理

艾滋病是获得性免疫缺陷综合征（acquired immunodeficiency syndrome，AIDS）的简称，是人免疫缺陷病毒（HIV）感染引起的慢性传染病。HIV 主要侵入人体免疫系统，包括 CD4+T 淋巴细胞、巨噬细胞和树突状细胞，主要表现为 $CD4^+T$ 淋巴细胞数量不断减少，导致机体免疫功能严重缺陷，引起各种机会性感染和肿瘤的发生。本病主要经性接触、血液及母婴传播，具有传播速度快、发病缓慢、病死率高的特点。为加强艾滋病防治工作，WHO 将每年的 12 月 1 日定为国际艾滋病日。

（一）病原学

HIV 属反转录病毒科，是单链 RNA 病毒，分 HIV-1 型和 HIV-2 型，全球流行的主要毒株是 HIV-1 型。HIV 是变异性很强的病毒，对外界抵抗力低。对热敏感，56℃ 30 分钟使其失去感染性，100℃ 20 分钟、75% 的乙醇、0.2% 次氯酸钠及漂白粉均能将其灭活。但 0.1% 甲醛、紫外线、γ 射线均不能灭活 HIV。

（二）流行病学

1. 传染源　HIV 感染者和艾滋病病人是本病唯一的传染源。无症状 HIV 感染者是具有重要意义的传染源。HIV 存在于血液、精液、阴道分泌物中，唾液、眼泪和乳汁等体液也含有少量 HIV。

2. 传播途径

（1）性接触传播：是我国艾滋病主要的传播途径，与发病率有关的因素包括性伴数量、性伴的感染阶段、性交方式和性交保护措施等。

（2）血液传播：输入含 HIV 的血液或血制品，静脉吸毒者共用注射器以及介入性医疗操作、文身、共用剃刀、被污染的针头意外刺伤、接受 HIV 感染者的器官移植等均可致感染。

（3）母婴传播：感染 HIV 的孕妇可通过胎盘将病毒传给胎儿，也可经产道、产后血性分泌物及哺乳等传给婴儿。

目前无证据表明可经食物、水、昆虫或生活接触传播。

边学边练

角色扮演，为人群宣讲艾滋病的传播途径。

3. 人群易感性　人群普遍易感。高危人群有与HIV感染者有性接触者、男同性恋者、静脉药物依赖者、多次输血和血制品者及父母感染HIV的儿童。

【护理评估】

（一）健康史

询问病人发病前是否存在相关诱因，有无不安全性行为史，是否为艾滋病病人或无症状病毒携带者的性伴侣、有无输血及静脉吸毒史、有无与艾滋病病人的密切接触史等。

（二）身体状况

潜伏期较长，平均9年，短则数月，长则15年。目前我国将艾滋病分为3期：

1. 急性期　通常发生在初次感染HIV后2~4周。大多数病人临床症状轻微，持续1~3周后缓解，主要以发热常见，可伴有全身不适、头痛、咽痛、盗汗、恶心、呕吐、腹泻、皮疹、关节痛、淋巴结肿大及神经系统症状。感染初期，血清病毒阳性但HIV抗体尚未产生，称为"窗口期"，此期已有传染性。感染2~6周后HIV抗体可呈阳性。$CD4^+T$淋巴细胞计数一过性减少。

2. 无症状期　临床上无症状和体征，但血清中可检出HIV和HIV抗体，有传染性。此期持续6~8年或更长。$CD4^+T$淋巴细胞计数逐渐下降。

3. 艾滋病期　为感染HIV后的终末期。病人$CD4^+T$淋巴细胞计数明显下降，HIV血浆病毒载量明显升高，一旦进入此期，预后不良，主要死因为机会性感染。

（1）HIV相关症状：①全身症状：发热、乏力不适、盗汗、体重下降、畏食、慢性腹泻、肝脾大等。②神经系统症状：头痛、癫痫、下肢瘫痪、进行性痴呆。③持续性全身淋巴结肿大，除腹股沟淋巴结外，其他部位可有两处或两处以上淋巴结肿大。淋巴结一般持续肿大3个月以上，无自觉症状。

（2）各种机会性感染及恶性肿瘤：①呼吸系统：肺孢子菌肺炎常见，表现为慢性咳嗽、发热、发绀、血氧分压降低。胸部X线显示间质性肺炎。②中枢神经系统：弓形虫脑病、新型隐球菌脑膜炎、结核性脑膜炎、各种病毒性脑膜脑炎。③消化系统：鹅口疮、舌毛状白斑、复发性口腔溃疡、白念珠菌食管炎，以及沙门菌、痢疾杆菌、空肠弯曲菌及隐孢子虫性肠炎等。④皮肤：带状疱疹、传染性软疣、尖锐湿疣、真菌性皮炎和甲癣。⑤眼部：弓形虫性和巨细胞病毒性视网膜炎等。⑥恶性肿瘤：恶性淋巴瘤、卡波西肉瘤、宫颈癌等。

（三）心理社会状况

病人因艾滋病无特效治疗及预后不良，易遭歧视和亲朋好友疏远，加之晚期健康状况迅速恶化而产生恐惧、焦虑、悲观等心理。了解病人及家属对疾病的认识及适应情况，评估社会支持情况。

（四）辅助检查

1. 血清抗-HIV检查　HIV抗体检测是目前确定有无HIV感染的"金标准"。
2. 免疫功能检查　$CD4^+T$淋巴细胞进行性下降，$CD4^+/CD8^+$比值倒置，此检查有助于了解病情，判断治疗效果和预后。
3. 病原学检查　病毒抗原检测及病毒载量测定有助于早期诊断、预测疾病进程和指导治疗。
4. 血常规检查　白细胞、红细胞、血红蛋白、血小板均有不同程度减少。

边学边练

情景模拟，指导高危人群进行艾滋病检测。

（五）治疗要点

目前艾滋病尚无根治方法，多采取抗病毒、增强机体免疫功能、对症支持治疗及心理关怀，同时积极控制机会性感染、抗肿瘤和预防性治疗等综合治疗。其中早期抗病毒治疗是关键，由于单一抗病毒药易诱发HIV变异，产生耐药性，故目前主张联合用药，称为高效抗逆转录酶病毒疗法（简称HAART疗法），又称鸡尾酒疗法。

【常见护理诊断/问题】

1. 营养失调：低于机体需要量　与食欲减退、腹泻、并发机会性感染和肿瘤消耗等有关。
2. 恐惧　与缺乏特效治疗、预后不良和担心受歧视有关。
3. 知识缺乏：缺乏艾滋病的防治知识和预防疾病传播的知识。

【护理目标】

病人摄入足够的营养物质，营养情况得到改善，体重逐步恢复正常；病人能客观地面对现实，应对能力增强，恐惧感减轻或消失，社会活动增加；病人能描述相关的疾病防治知识和预防疾病传播的知识。

护理学而思

病人，男性，40岁，因低热、腹泻伴消瘦半年，咳嗽、咳痰1个月入院。查体：颈部和腋窝淋巴结肿大。血常规：红细胞$3.0 \times 10^{12}/L$，白细胞$10.2 \times 10^9/L$，中性粒细胞78%，淋巴细胞20%，血红蛋白95g/L，9年前有冶游史。

请思考:
1. 为明确诊断,建议病人行什么检查?
2. 该病人应该采取何种隔离措施?

【护理措施】

(一) 一般护理

1. 隔离 HIV 感染者和艾滋病病人实施接触隔离(主要是血液、体液、母婴、性接触隔离)。医护人员在接触病人前后要认真洗手,在换药和做管道护理时,严格执行无菌操作,尤其要预防污染的针头及其他锐器刺破皮肤引起医源性感染。

2. 休息与活动 急性感染期和艾滋病期应卧床休息,并协助病人做好生活护理。无症状感染期,可以正常工作,避免劳累。

3. 饮食护理 给予高热量、高蛋白、高维生素、清淡易消化饮食,少食多餐,补充所需要的营养和水分。

(二) 心理护理

不歧视病人,尊重病人的人格,建立互信关系;进行有效沟通,了解病人的真实想法,进行心理疏导,满足病人的合理要求。向病人家属、亲友进行解释,争取他们对病人的支持,解除病人的孤独、恐惧感,使其建立自尊和自信,面对现实,融入社会。引导病人树立良好的生活愿望,正视现实,战胜自我。

 边学边练

角色扮演,做好病人的心理护理。

(三) 病情观察

密切观察各系统症状、体征的变化;观察有无各种严重的机会性感染和恶性肿瘤等并发症的发生,早期发现,早期诊断,早期治疗。

(四) 治疗配合

1. 用药护理 目前国际上有六大类抗反转录病毒的药物:核苷类反转录酶抑制剂、非核苷类反转录酶抑制剂、蛋白酶抑制剂、整合酶抑制剂、融合抑制剂及趋化因子受体 5 (CCR5)抑制剂。国内目前有前四类。注意观察抗病毒药物的疗效和不良反应,定期监测血象,观察有无中性粒细胞减少;监测肝肾功能;长期用药应注意有无耐药性发生,停药或换药有无反跳现象。

2. 并发症的处理 定期监测,及早发现各类机会性感染及肿瘤,对症抗感染、手术、化疗、放疗等。

（五）健康指导

1. 疾病知识指导　介绍本病的基本知识，告知病人及家属以下内容：①本病的抗病毒、抗真菌、预防用药的药物使用方法、剂量、不良反应及长期治疗的重要性。②机会性感染、肿瘤的表现和预防措施。③HIV感染者应定期进行访视及医学观察。

2. 疾病预防指导

（1）管理传染源：本病是《中华人民共和国传染病防治法》规定的乙类传染病。发现HIV感染者应24小时内向当地疾病预防控制中心报告。高危人群普查HIV有助于发现传染源。隔离治疗病人，随访无症状HIV感染者。

（2）切断传播途径：加强艾滋病防治知识宣传教育。坚持使用安全套，避免不安全性行为。严格筛查血液及血制品，用一次性注射器。严格消毒病人用过的医疗器械，对意外暴露采取及时暴露后预防，72小时内服用阻断药，越快越好。对HIV感染的孕妇可采用产科干预（如终止妊娠，择期剖宫产等措施）加抗病毒药物干预以及人工喂养等措施阻断母婴传播。注意个人卫生，不共用牙具、剃须刀等。宣传与艾滋病病人进行一般的社交活动不会传播本病，如握手、共同进餐、共用办公用品、共用浴室（游泳池）、共用卧具以及昆虫叮咬等。

（3）保护易感人群：加强预防艾滋病的宣传，做好个人防护，消除对艾滋病病人的歧视；对HIV感染者的配偶定期进行HIV检测；医护人员在做侵袭性操作、手术前应对病人进行抗HIV抗体检测。HIV疫苗目前仍处于试验研究阶段。

【护理评价】

病人各项营养指标是否正常或营养情况是否得到改善；病人是否能正确地面对疾病，是否消除恐惧感等；病人是否能描述相关的疾病防治知识和预防疾病传播的知识。

（黄丽萍）

第四节　肾综合征出血热病人的护理

 工作情景与任务

导入情景

王伯伯，63岁，计划明日到田间为种的蔬菜除草，听闻有位村民下田时被老鼠咬伤后出现肾衰竭住院治疗，心理有点担心，于是找到您，询问相关问题。

工作任务：

1. 请告知王伯伯肾综合征出血热的流行病学特点。

2. 为避免肾综合征出血热，王伯伯可以做何种预防。

肾综合征出血热又称为流行性出血热,是由汉坦病毒属的各型病毒引起的,以鼠类为主要传染源的一种自然疫源性疾病。本病广泛性损伤全身小血管和毛细血管,临床上以发热、充血出血后发生低血压休克和肾损害为主要表现。

(一)病原学

汉坦病毒为负性单链RNA病毒,汉坦病毒的核衣壳蛋白有较强的免疫原性和稳定的抗原决定簇,病程第2~3天可检出核衣壳蛋白抗体,以协助早期诊断。由于抗原结构的不同,汉坦病毒有20个以上血清型。我国流行的主要是Ⅰ型汉滩病毒、Ⅱ型汉城病毒及Ⅲ型普马拉病毒,临床症状以Ⅰ型最重,Ⅱ型次之,Ⅲ型多为轻症。汉坦病毒对氯仿、乙醚、去氧胆酸盐、紫外线、乙醇、碘酒等敏感,不耐热、不耐酸,温度超过37℃或pH5.0以下容易被灭活,56℃ 30分钟或100℃ 1分钟可被灭活。

(二)流行病学

1. **传染源** 据不完全统计,有170多种脊椎动物能自然感染汉坦病毒,我国发现53种动物携带本病毒,主要宿主动物为啮齿类动物,其他动物包括猫、猪、犬和兔等。在我国以黑线姬鼠、褐家鼠为主要宿主动物和传染源。林区则以大林姬鼠为主。也有报道接触肾综合征出血热病人早期带病毒的血液和尿液被感染,但人不是主要传染源。

2. **传播途径**

(1)呼吸道传播:携带病毒的鼠尿、粪、唾液等污染环境,可形成尘埃或气溶胶被易感者吸入,这是传播的主要方式。

(2)消化道传播:进食被携带病毒鼠的排泄物所污染的食物,经口腔或胃肠道黏膜感染。

(3)接触传播:被鼠咬伤或破损伤口接触带病毒的鼠类排泄物或血液后导致感染。

(4)垂直传播:孕妇感染本病后病毒可以经胎盘感染胎儿。

(5)虫媒传播:我国曾从恙螨和柏氏禽刺螨中分离到汉坦病毒,但其传播作用尚有待进一步证实。

3. **人群易感性** 人群普遍易感,病人以青壮年为主,职业以农民占多数,在田间劳作、清整杂草秸秆和野外活动时容易感染。实验室研究人员也有感染病例。在流行区隐性感染率可达3.5%~4.3%。

4. **流行特征**

(1)地区性:本病好发于我国海拔500米以下的地区,疫区主要分布于丰水带、多水带和过渡带的农业区及东北林区。目前我国的流行趋势是老疫区病例逐渐减少,新疫区则不断增加。

(2)季节性和周期性:四季均能发病,但有较明显的高峰季节,家鼠传播者以3~5月为多,姬鼠传播者以11~1月、5~7月为多,林区姬鼠传播者以夏季为流行高峰。本病发病率有一定周期性波动,以姬鼠为主要传染源的疫区,一般相隔数年有一次较大流行,以家鼠、黄鼠为传染源的疫区周期性尚不明确。实验用老鼠也有感染实验人员的疫情发生,不受季节的影响。

（3）人群分布：不同人群发病与接触传染源机会多少有关。

📖 边学边练

情景模拟，宣教肾综合征出血热的流行病学特点。

【护理评估】
(一) 健康史

询问流行季节有无疫区野外作业及留宿史；有无与鼠类及其排泄物接触史；有无接种过疫苗；家属是否有患病史。

(二) 身体状况

本病潜伏期为4～46天，一般为7～14天。典型病例病程分发热期、低血压休克期、少尿期、多尿期和恢复期，但目前非典型病例明显增加，如轻型病例可出现越期现象，而重症病人则可出现发热期、休克期和少尿期之间的互相重叠。

1. 发热期

（1）发热：起病急骤，突发畏寒、发热，体温达到39～40℃，热型以弛张热多见，持续3～7天，少数达10天以上。体温越高，热程越长，病情越重。病情轻者热退后症状缓解，重者热退后症状反而加重。

（2）全身中毒症状：表现为全身酸痛、头痛、腰痛和眼眶痛。头痛、腰痛、眼眶痛一般称为"三痛"。头痛为脑血管扩张充血所致，腰痛与肾周围组织充血、水肿以及腹膜后水肿有关，眼眶痛是由于眼球周围组织水肿，重者可伴有眼压升高和视力模糊。多数病人有食欲减退、恶心、呕吐、腹泻、腹痛等消化道症状。重症病人可出现嗜睡、烦躁不安、谵妄、抽搐等精神神经症状。

（3）毛细血管损害征

1）充血：颜面、颈、胸部等皮肤充血潮红，重者呈酒醉貌。眼结膜、软腭和咽部等黏膜充血。

2）出血：皮肤出血多见于腋下及胸背部，常呈搔抓样、条索状、点状瘀点。黏膜出血可见于眼结膜和软腭黏膜，尤以软腭出血更具有特征。少数病人有鼻出血、咯血、黑便或血尿。如在病程4～6天，腰臀部或注射部位出现大片瘀斑和腔道大出血可能为DIC所致，是重症表现。

3）渗出与水肿：主要表现在球结膜水肿，轻者斜视时在内眦部出现"涟漪波"，重者球结膜呈水泡样，甚至突出睑裂。部分病人出现眼睑和脸部水肿，亦可出现腹水，一般渗出与水肿越重，病情越重。

4）肾损害：出现蛋白尿和管型。

5）其他：部分病人可出现黄疸、肝脾大和肝功能异常。

2. 低血压休克期　表现为低血压和休克，多在体温下降的同时出现血压下降。多发生在病程的第4~6天，一般持续1~3天，血压下降初期病人颜面仍潮红，四肢温暖；随休克加剧，出现面色苍白、四肢厥冷、脉搏细弱、尿量减少；重症病人出现 DIC、脑水肿、急性呼吸窘迫综合征。低血压休克期一般不超过24小时。休克出现越早，持续时间越长，病情越重。

3. 少尿期　可继低血压休克期而出现，或是与低血压休克期重叠，或由发热期直接进入本期。多发生在起病后的第5~8天，一般持续2~5天。表现为少尿或无尿、氮质血症、代谢性酸中毒、水和电解质平衡失调，严重者可发生高血容量综合征和肺水肿。

4. 多尿期　多数病人少尿期后进入此期，少数病人可由发热期或低血压休克期转入此期。多尿期一般出现在病程第9~14天，持续时间短者为1天，长者可达数月之久。根据尿量及氮质血症情况分为3期：

（1）移行期：尿量每天由400ml 增至2 000ml，但血尿素氮和肌酐等反而升高，症状加重，部分病人因并发症而死于此期。

（2）多尿早期：尿量每天超过2 000ml，氮质血症未见改善，症状仍重。

（3）多尿后期：尿量每天超过3 000ml，每天增加，氮质血症逐步下降，精神、食欲逐日好转，此期每天尿量可达4 000~8 000ml，少数可达15 000ml 以上。

5. 恢复期　多尿期后，尿量逐渐恢复正常，一般情况也逐渐好转，但仍需1~3个月或更长的时间才能完全恢复。少数病人可遗留高血压、肾功能障碍、心肌劳损和垂体功能减退等症状。

 边学边练

角色扮演，对肾综合征出血热病人临床表现进行评估。

（三）心理社会状况

评估病人及家属对疾病的认识程度；有无因发病突然、病情进展快、症状明显、担心预后而出现紧张、情绪低落、恐惧等情绪；了解病人家庭和社会支持情况如何。

（四）辅助检查

1. 血常规　早期白细胞总数正常或偏低，第3~4日后白细胞多明显增高。中性粒细胞比率升高，异型淋巴细胞增多。血小板计数在第2日开始降低。多有血液浓缩，红细胞计数和血红蛋白明显上升。

2. 尿常规　显著蛋白尿是本病的主要特征之一。在第2~4日即可出现尿蛋白，且尿蛋白迅速增加，在少尿期达高峰，可在多尿期和恢复期转阴。重症病人尿中可出现大量红细胞、透明或颗粒管型，可见肉眼血尿，有时可见膜状物。

3. 血液生化检查 血尿素氮、血肌酐在低血压休克期少数病人在发热后期开始上升,少尿期达高峰,多尿后期开始下降。还可见电解质紊乱及代谢性酸中毒等。心肌酶谱改变较为常见。肝功能检查可有 GPT、总胆红素轻中度升高,血清白蛋白降低。

4. 凝血功能检查 发热期开始血小板减少,其黏附、凝聚和释放功能降低,若出现 DIC,血小板常减少至 $50 \times 10^9/L$ 以下。

5. 免疫学检查 汉坦病毒特异性 IgM 抗体阳性可以确诊为目前或近期感染,但检测阴性亦不能排除该病,检测阴性的疑似病例可每日或隔日重复检测。

6. 病原学检查 血清汉坦病毒 RNA 检测具有重要的临床意义。

(五)治疗要点

本病治疗以综合疗法为主,早期应用抗病毒治疗,中晚期则针对病理生理情况进行对症治疗。"三早一就"是本病的治疗原则,即早发现、早休息、早治疗和就近治疗。休克、少尿、出血和其他脏器损伤的防治是救治成功的关键。

【常见护理诊断/问题】

1. 急性疼痛 与脑血管扩张、肾及眼周围组织充血水肿和病毒血症有关。
2. 体温过高 与病毒血症有关。
3. 组织灌注量改变 与全身广泛小血管损伤、DIC、出血等有关。
4. 体液过多 与病变损害肾脏有关。
5. 潜在并发症:出血、急性肾损伤、肺水肿等。
6. 知识缺乏:缺乏肾综合征出血热的防治知识和预防疾病传播的知识。

【护理目标】

病人的疼痛缓解或消失;病人的体温恢复正常;病人的组织灌注量得到改善;病人体液恢复平衡;病人的并发症得到有效预防或治疗;病人能描述相关的疾病防治知识和预防疾病传播的知识。

 护理学而思

病人,男性,43 岁。发热、头痛 6 天,无尿 2 天,以肾综合征出血热收入院。现病人躁动不安,体表静脉充盈,心率 124 次/min,血压 140/100mmHg,曾解少量柏油样大便 1 次。

请思考:

1. 该病人目前的主要护理诊断是什么?
2. 该病人目前如何护理?

【护理措施】

(一)一般护理

1. 隔离 病人用过、接触过的物品进行消毒;严格探视制度,减少交叉感染。

2. 休息 病程早期应绝对卧床休息，保持舒适体位，不宜搬动，以免加重组织及脏器的出血。恢复期病人仍要注意休息，逐渐增加活动量。

3. 饮食 给予病人高热量、高维生素、清淡、易消化的流质或半流质饮食；发热期应注意适当补充液体量；少尿期应限制液体量、钠盐及蛋白质的摄入，以免加重水钠潴留、氮质血症，病人口渴时，可以采用漱口或湿棉签擦拭口腔的方法缓解口渴。多尿期指导病人进食高蛋白、高糖和富含维生素的食物，注意水电解质平衡，特别是钾的摄入，指导病人多食用含钾高的食物，如橘子、香蕉等。

（二）心理护理

向病人及家属解释疾病相关知识，关心体贴病人；鼓励病人树立战胜疾病的信心，积极配合治疗；要求家属不要将焦虑、紧张等不良情绪带给病人；引导家属和亲友给病人心理支持和帮助。

（三）病情观察

及时而准确的病情观察是本病护理的重点。①观察病人生命体征及意识状态的变化。②观察充血、渗出及出血的表现。③严格记录24小时出入量，注意尿量、颜色、性状及尿蛋白的变化。④观察肾损伤的表现：注意有无厌食、恶心、呕吐、顽固性呃逆等症状。⑤实验室检查：血尿素氮、肌酐、电解质及酸碱平衡的监测及凝血功能检查等。一旦发现病情变化，及时报告，积极配合治疗。

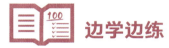 **边学边练**

角色扮演，说出肾综合征出血热病人病情观察要点。

（四）治疗配合

1. 对症处理

（1）高热：以物理降温为主，如冰袋外敷，注意不能用酒精或温水擦浴，以免加重皮肤损害。忌大量退热药，以免大量出汗促使病人提前进入休克期。

（2）皮肤、黏膜的护理：保持床铺清洁、干燥、平整，衣服应宽松、柔软，出汗较多时应及时更换，减少对皮肤的不良刺激；帮助病人保持舒适体位，用软垫适当衬垫，并及时变换体位；避免推、拉、拽等动作，以免造成皮肤破损；做好口腔护理，保持口腔黏膜的清洁、湿润，及时清除口腔分泌物及痰液；保持会阴部清洁，留置导尿者应做好无菌操作，定时膀胱冲洗。

（3）循环衰竭：①快速建立静脉通路，遵医嘱准确、迅速补充血容量，并应用血管活性药，以迅速纠正休克，纠正酸碱失衡和电解质紊乱。快速扩容时，注意观察心功能，避免发生急性肺水肿。②吸氧。③做好交叉配血、备血，为输血做好准备。④做好各种抢救的准备工作。⑤密切观察治疗效果。

（4）急性肾损伤：①严格控制液体入量，注意控制补液量和速度，按"量出为入，宁少勿多"的原则摄入或输入液体。②利尿、导泻治疗时，密切观察病人用药后的反应，协助排尿、排便，观察尿、便颜色、性状及量，并及时做好记录。③出现高血容量综合征者，应立即减慢输液速度或停止输液；使病人取半坐位或坐位，双下肢下垂，并报告医生。④做好血液透析或腹膜透析病人的相应护理。

2. 用药护理

（1）发热期：抗病毒、减轻外渗、改善中毒症状和预防 DIC。早期给予利巴韦林、a 干扰素等进行抗病毒治疗。给予维生素 C 等降低血管通透性，每天输注平衡盐溶液或葡萄糖盐水 1 000ml 左右，维持血容量，高热、大汗或呕吐、腹泻者可增加输注液体量。中毒症状重者可给予地塞米松 5～10mg 静脉滴注，呕吐频繁者给予甲氧氯普胺 10mg 肌内注射。适当给予低分子右旋糖酐或丹参注射液静脉滴注，以降低血液黏滞性。处于高凝状态时可给予小剂量肝素抗凝。输入液体可适当加温，防止液体过冷诱发输液反应。

（2）低血压休克期：积极补充血容量，注意纠正酸中毒和改善微循环。遵循早期、快速和适量原则，争取 4 小时内血压稳定。液体应晶胶结合，如平衡盐溶液、低分子右旋糖酐、甘露醇、血浆和白蛋白等，切忌单纯输入葡萄糖液，不宜用全血。待血压正常后输液仍需维持 24 小时以上。酸中毒者，可用 5% 碳酸氢钠溶液。经补液、纠酸后，血红蛋白已恢复正常但血压仍不稳定者可应用血管活性药物如多巴胺、山莨菪碱、地塞米松等改善微循环。

（3）少尿期：稳定机体内环境，促进利尿、导泻和透析治疗。注重补液，每日补液量为前一天尿量和呕吐量再加 500～700ml。纠正酸中毒可用 5% 碳酸氢钠溶液。用 20% 甘露醇快速滴注，呋塞米静脉注射利尿，从小剂量开始，逐步加大剂量。病情严重者可应用血液透析、持续性肾脏替代治疗或腹膜透析。为预防高血容量综合征和高钾血症，可用甘露醇、50% 硫酸镁或大黄等进行导泻，但必须是无消化道出血者。

（4）多尿期：移行期和多尿早期的治疗同少尿期，多尿后期主要是维持水和电解质平衡，防治继发感染。

（5）恢复期：补充营养，逐步恢复工作，出院后应休息 1～2 个月，定期复查肾功能、血压和垂体功能，如有异常应及时治疗。

（五）健康指导

1. 疾病知识指导　告知病人及家属该病的相关知识，叮嘱病人出院后要休息 1～2 个月，生活要规律，保证足够睡眠，安排力所能及的活动如散步，逐渐增加活动量，定期复查肾功能、血压和垂体功能，如有异常应及时治疗。

2. 疾病预防指导

（1）管理传染源：应用药物、机械方法等灭鼠，防止鼠类排泄物污染食品，避免接触鼠类及其排泄物，动物实验时要防止被实验鼠咬伤。

（2）切断传播途径：野外作业、疫区工作时应加强个人防护，不要用手直接接触鼠类或鼠的排泄物。被打死的老鼠要焚烧后埋掉。

（3）保护易感人群：重点人群注意疫苗接种。

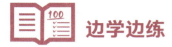 **边学边练**

制作肾综合征出血热预防宣传海报。

【护理评价】

病人的疼痛是否缓解或消失；病人的体温是否恢复正常；病人的组织灌注量是否得到改善；病人的体液是否恢复平衡；病人的并发症是否得到有效预防或治疗；病人是否能描述相关的疾病防治知识和预防疾病传播的知识。

（黄丽萍）

第五节　狂犬病病人的护理

 工作情景与任务

导入情景

小王，10岁。在路边玩耍时被流浪狗咬伤小腿，有出血。查体可见左下肢有一长2cm的伤口，有少量血液渗出。

工作任务：

1. 指导小王做伤口局部处理。

2. 应为小王做何重要处理以预防狂犬病？

狂犬病是由狂犬病毒引起的一种侵犯中枢神经系统为主的急性人兽共患传染病。狂犬病毒通常由患病动物通过唾液经伤口进入人体。临床表现有狂躁型和麻痹型。狂躁型症状为特有的恐水、怕风、恐惧不安、咽肌痉挛、进行性瘫痪等，狂躁型因有典型的恐水症状又名恐水症。至今该病尚无特效药物治疗，一旦发病，病死率达100%。

（一）病原学

狂犬病毒为单股负链RNA病毒。病毒易被紫外线、苯扎溴铵、碘酒、高锰酸钾、乙醇、甲醛等灭活，加热100℃ 2分钟也可灭活。病毒主要存在于病畜的脑组织及脊髓中，病畜的涎腺和涎液中也含有大量病毒，并随涎液向体外排出。病毒对神经组织有强的亲和力。

（二）流行病学

1. 传染源　携带狂犬病毒的动物是本病的传染源，我国狂犬病的主要传染源是病犬,其次为猫、猪、牛、马、蝙蝠、浣熊、臭鼬、狼、狐狸等。因狂犬病病人唾液中所含病毒量较少不形成人与人之间的传染,故病人不是传染源。

2. 传播途径　主要通过动物咬伤传播,也可由带病毒的动物唾液,经伤口和抓伤、舔伤的黏膜、皮肤入侵,少数可在宰杀病犬、剥皮、切割等过程中被感染。蝙蝠群居洞穴中的含病毒气溶胶也可经呼吸道传播。

3. 人群易感性　人群普遍易感,主要跟咬伤部位、创口深浅、局部处理情况、疫苗接种情况及被咬伤者免疫功能有关。

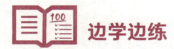 **边学边练**

情景模拟,为社区人群讲述狂犬病的流行病学特点。

【护理评估】

(一) 健康史

结合犬的习性改变,评估是否被病犬或其他患病动物咬伤;了解现场采取的急救措施及是否合并其他疾病。

(二) 身体状况

潜伏期长短不一,大多在 3 个月内发病,有些潜伏期可长达十年以上,潜伏期长短与年龄、伤口部位、伤口深浅、入侵病毒数量和毒力等因素相关。典型临床经过分为 3 期。

1. 前驱期　持续 2~4 天。常有头痛、低热、恶心、乏力、全身不适,继而恐惧不安,烦躁失眠,对声、光、风等刺激敏感而有喉头紧缩感。50%~80% 病人有愈合的伤口及其神经支配区痒、痛、麻及蚁走等异样感觉,对疾病诊断有重要意义。

2. 兴奋期　持续 1~3 天。病人表现为高度兴奋、恐惧不安、恐水、恐风,常伴有中高度热。恐水为本病的特征,但不一定每例都有。典型病人极为口渴,但不敢饮水,见水、闻流水声、饮水,或仅提及饮水时均可引起咽喉肌严重痉挛。风、光、声也可引起咽喉肌痉挛,常因声带痉挛伴声嘶、说话吐词不清。严重发作时可出现全身肌肉阵发性抽搐,因呼吸肌痉挛致呼吸困难和发绀。病人可出现交感神经功能亢进症状,如流涎、多汗、心率快、血压增高等。因同时有吞咽困难和过度流涎而出现"泡沫嘴"。病人神志多清楚,也可出现精神失常、幻视、幻听等。

3. 麻痹期　持续时间较短,一般为 6~18 小时。病人肌肉痉挛停止,进入全身弛缓性瘫痪,从安静转为昏迷状态,最终因呼吸、循环衰竭死亡。

本病全程一般不超过 6 天。除上述狂躁型表现外,还有以脊髓或延髓受损为主的麻痹型(静型)。麻痹型病人无兴奋期和典型的恐水表现,常见高热、头痛、呕吐、腱反射消失、肢体软弱无力、共济失调和大小便失禁,呈横断性脊髓炎或上行性麻痹等症状,最终因全身弛缓性瘫痪死亡。

(三) 心理社会状况

病人在犬咬后常会出现恐惧、焦虑等心理反应。了解病人及家属对疾病的认识及适应情况,评估社会支持情况。

(四) 辅助检查

1. 血、尿常规及脑脊液检查 外周血白细胞总数轻至中度增多,中性粒细胞一般占80%以上,可见蛋白尿,偶有透明管型。脑脊液压力稍增高,细胞数轻度增高,以淋巴细胞为主,蛋白轻度增高,糖及氯化物正常。

2. 病原学检查 可取病人的脑脊液、唾液、咬伤部位组织进行狂犬病抗原检查、病毒分离、内氏小体检查、核酸测定等,以协助诊断。

3. 抗体检查 存活1周以上者做血清中和试验或补体结合试验检测抗体效价上升者有诊断意义。中和抗体还是评价疫苗免疫力的指标。

(五) 治疗要点

目前尚无有效疗法,以对症、综合治疗为主,包括减少刺激、镇静、补液与营养支持、给氧等,以维持循环和呼吸功能。重要的是要做好暴露后的预防处理。

1. 局部处理 被咬伤后应马上彻底清洗伤口,用20%肥皂水或0.1%苯扎溴铵彻底冲洗伤口至少半小时,去除狗涎,挤出污血。彻底冲洗后用2%碘酒或75%酒精涂擦伤口,伤口一般不予缝合或包扎,以便排血引流。如有抗狂犬病免疫球蛋白或免疫血清,则应在伤口底部和周围行局部浸润注射。此外,尚需注意预防破伤风及细菌感染。

2. 全身治疗

(1) 免疫治疗:病毒暴露后于0、3、7、14、28日各注射一次狂犬病疫苗,共5针。严重咬伤如头、面、颈、上肢等部位的伤口,经彻底清创后,在伤口底部及其四周注射抗狂犬病免疫球蛋白,同时按上述方法全程接种狂犬病疫苗。可联合使用干扰素,以增强保护效果。

(2) 防治感染:使用破伤风抗毒素,必要时使用抗菌药物,防止伤口感染。

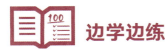

边学边练

情景模拟,为被狗咬伤的病人进行暴露后的预防处理。

【常见护理诊断/问题】

1. 有窒息的危险 与咽喉肌痉挛发作有关。
2. 体液不足 与水分摄入不足及丢失过多有关。
3. 皮肤完整性受损 与动物咬伤有关。
4. 知识缺乏:缺乏狂犬病的防治知识和预防疾病传播的知识。

【护理目标】

病人咽喉肌痉挛有所缓解;病人摄入足够的水分,缺水情况得到改善;病人伤口处理得当,有效缝合或引流通畅;病人能描述相关的疾病防治知识和预防疾病传播的知识。

 护理学而思

病人,男,30 岁。10 天前不慎被狗咬伤,没有重视,自行做了伤口简单冲洗,近 2 日出现头痛、低热、乏力、恐惧不安、烦躁失眠,对声、光、风等刺激敏感且有喉头紧缩感,遂由家属带到医院就诊。初步诊断为狂犬病。

请思考:
1. 该病人目前的主要护理诊断是什么?
2. 病人目前如何护理?

【护理措施】

(一)一般护理

1. 病人应严密隔离,由专人护理,保持病房安静,减少家属探视,室内悬挂深色窗帘,输液瓶用黑色塑料袋包裹,操作过程中不提及水字,减少不必要的刺激,如声、光、风、水等刺激。

2. 尽量把检查、治疗、护理操作安排在使用镇静剂后半小时内集中进行,动作轻快。用静脉留置针,避免病人烦躁时针头脱落;病人躁动不安时加床栏或适当约束,防止发生外伤或伤及他人。一旦发生痉挛,遵医嘱使用镇静药物如地西泮、苯巴比妥、氯丙嗪、异丙嗪等,并观察药物效果,做好记录。

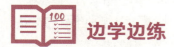 **边学边练**

角色扮演,为狂犬病病人做好隔离。

(二)心理护理

向病人和家属解释疾病相关知识,合理沟通,安慰病人,语言严谨,满足病人的身心要求,以减轻其恐惧心理。稳定家属情绪,叮嘱家属不要刺激病人。

(三)病情观察

密切观察病人的精神状态、生命体征、局部伤口情况,如出现神志改变,恐水等症状,应及早通知医生并协助处理。

(四)治疗配合

1. 维持有效呼吸 及时清除口腔及呼吸道分泌物,保持呼吸道通畅,做好气管插管和气管切开的准备。遵医嘱适时给予氧气吸入或机械辅助通气。

2. 补液和营养支持 发作期病人因多汗、流涎和不能饮水,出现缺水,必要时遵医嘱给予鼻饲或静脉补充营养。选择容易吞咽的软食,供给足够的热量、蛋白质和维生素,维持水电解质平衡。

3. 预防感染　遵医嘱应用抗菌药物,注意观察药物疗效。做好伤口护理,早期患肢下垂,保持伤口清洁,引流通畅。严格执行接触性隔离制度,接触病人时穿隔离衣,戴口罩和手套。

(五)健康指导

1. 疾病知识指导　宣传狂犬病的相关知识,如发病原因、发病特点、疾病过程、预防的重要性、伤口的处理方法等。向病人家属解释病人病情,避免刺激病人。

2. 疾病预防指导

（1）管理传染源：以犬的管理为主。捕杀野犬,管理和免疫家犬,并实行进出口动物检疫等措施。病死动物应予焚毁或深埋处理。

（2）切断传播途径：避免与病犬接触,被咬伤后应马上彻底规范处理伤口。

（3）预防接种

1）疫苗接种：可用于暴露前或暴露后预防。我国为狂犬病流行地区,暴露前预防主要用于高危人群,如兽医,山洞探险者,从事狂犬病毒研究的人员和动物管理人员。暴露后预防主要用于被犬咬伤者或被其他可疑动物咬伤、抓伤者,或皮肤破损处被狂犬病病人唾液污染时。暴露前预防：接种 3 次,每次 1ml,肌内注射,于 0、7、28 天进行；1～3 年加强注射一次。暴露后预防：接种 5 次,每次 2ml,肌内注射,于 0、3、7、14 和 28 天完成,如严重咬伤,可全程注射 10 针,于当天至第 6 天每天一针,随后于 10、14、30、90 天各注射一针。以下情况之一建议首剂狂犬病疫苗剂量加倍：①注射疫苗前 1 个月内注射过免疫球蛋白或抗血清者。②先天性或获得性免疫缺陷病人。③接受免疫抑制剂（包括抗疟疾药物）治疗的病人。④老年人及患慢性病者。⑤暴露后 48 小时或更长时间后才注射狂犬病疫苗的人员。

2）免疫球蛋白注射：包括人抗狂犬病毒免疫球蛋白和抗狂犬病马血清两种,以人抗狂犬病免疫球蛋白为佳。抗狂犬病马血清使用前应做皮肤过敏试验。

【护理评价】

病人咽喉肌痉挛是否缓解；病人是否摄入足够的水分,缺水情况是否得到改善；病人伤口处理是否得当,是否有效缝合或引流通畅；病人是否能描述相关的疾病防治知识和预防疾病传播的知识。

（黄丽萍）

第六节 流行性乙型脑炎病人的护理

 工作情景与任务

导入情景

患儿,女,5岁。4天前出现高热、头痛、嗜睡,3天前偶尔抽搐,6小时前昏睡不醒,患儿父母急送患儿入院。患儿父母经营养猪场,居住环境卫生差,蚊子多。经病原学检测,确诊为流行性乙型脑炎。

工作任务:

1. 评估患儿患流行性乙型脑炎的原因。
2. 请指导患儿父母预防感染流行性乙型脑炎。

流行性乙型脑炎简称乙脑,是由乙型脑炎病毒引起的以脑实质炎症为主要病变的中枢神经系统急性传染病,属乙类传染病。临床以高热、意识障碍、抽搐、病理反射及脑膜刺激征阳性为特征,严重者发生呼吸衰竭。该病病死率高,部分病人可留有严重后遗症。

(一)病原学

乙型脑炎病毒(简称乙脑病毒)属虫媒病毒乙组黄病毒科,呈球形,有包膜,核心为单股正链RNA。乙脑病毒易被常用消毒剂杀灭,不耐热,100℃ 2分钟或56℃ 30分钟即可灭活,但耐低温和干燥,用冷冻干燥法在4℃冰箱中可保存数年。

乙脑病毒为嗜神经病毒。带有病毒的蚊虫叮咬人后,病毒进入人体,先在单核-吞噬细胞系统内繁殖,随后进入血液循环,形成病毒血症。多数感染者只发生短暂的病毒血症,不侵入中枢神经系统,临床表现为隐性感染或者轻型病例,并获得终身免疫力;只有少数感染者(机体免疫力低下而病毒数量多、毒力强),病毒通过血脑屏障侵入中枢神经系统,引起脑实质病变。

(二)流行病学

1. **传染源** 乙脑是人畜共患的自然疫源性疾病,人与动物(猪、牛、马、羊、鸡、鸭、鹅等)都可以是本病的传染源,因猪的感染率高,且感染后血中病毒量多、病毒血症持续时间长,因此猪是本病主要的传染源。而人感染乙脑病毒后,血中病毒数量少、病毒血症期短,所以人不是本病的主要传染源。

2. **传播途径** 主要通过蚊虫叮咬而传播,三带喙库蚊为主要传播媒介。蚊子叮咬感染乙脑的动物(如猪)后,病毒进入蚊子体内繁殖,后移行入唾液腺,并在唾液中保持较高的浓度,经叮咬传播给其他动物和人。因蚊可携带病毒越冬和经卵传代,蚊成为病毒长期贮存宿主。

3. 人群易感性　人对乙脑病毒普遍易感,病例主要集中在10岁以下儿童,其中2～6岁儿童发病率高,以隐性感染常见,感染后可获得持久免疫力。

4. 流行特征　乙脑的主要流行区遍及东南亚和西太平洋地区,我国除东北、新疆、青海及西藏外均有本病流行,发病率农村高于城市。本病在我国具有明显的季节性,主要集中于7、8、9三个月,这与蚊虫繁殖、气候和雨量多等因素有关。

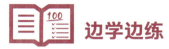

边学边练

请向患儿家属介绍乙脑的传播途径。

【护理评估】
(一)健康史
了解病人发病前是否有与乙脑病人接触史;是否接触过病畜、病禽,有无被蚊虫叮咬;是否到过乙脑流行疫区;是否有乙脑疫苗接种史;观察发病的季节特点和地域特点等。

(二)身体状况
本病潜伏期为4～21天,一般为10～14天。典型的临床过程分为4期。

1. 初期　病初1～3天。起病急,体温在1～2天内升至39～40℃,伴头痛、恶心、呕吐、精神倦怠或嗜睡,部分病人可有颈项强直和抽搐。

2. 极期　病程第4～10天。除初期症状加重外,主要表现为脑实质受损的症状。

(1) 持续高热:为乙脑病人常见的临床表现,体温常高达40℃以上,一般持续7～10天,多呈稽留热。热程越长,体温越高,则病情越重。

(2) 意识障碍:为乙脑病人的主要临床表现,表现为嗜睡、谵妄、定向力障碍、昏迷等不同程度的意识障碍。时间常持续1周,重者可长达1个月。昏迷程度、持续时间与病情的严重程度和预后成正相关。

(3) 惊厥或抽搐:为乙脑病人病情严重的表现,由高热、脑实质炎症及脑水肿等所致。可从面肌、眼肌的小抽搐,到单侧、双侧或四肢的肢体抽搐,严重者可为全身强直性抽搐,持续数分钟至数十分钟,伴有意识障碍。

(4) 呼吸衰竭:是乙脑严重的表现,多见于重症病人。主要为脑实质炎症、脑水肿、颅内高压、脑疝和低血钠脑病等所致的中枢性呼吸衰竭,表现为呼吸节律不规则及幅度不均,如呼吸表浅、双吸气、叹息样呼吸、潮式呼吸等,直至呼吸停止。此外,如脊髓病变导致呼吸肌瘫痪可发生周围性呼吸衰竭。

高热、抽搐和呼吸衰竭是乙脑极期的严重表现,三者互相影响,呼吸衰竭是乙脑病人死亡的主要原因。

(5) 其他神经系统表现:大多在病程的10天内出现,表现为浅反射减弱或消失,深反射先亢进后减弱或消失,病理反射阳性,可有脑膜刺激征,但婴幼儿因囟门未闭,脑膜刺激征可不明显,而有前囟隆起。大脑锥体束受损可有肢体强直性瘫痪、肌张力增强、巴宾斯基征阳性等。由于自主神经受累,深昏迷者可出现大小便失禁或者尿潴留。

(6) 循环衰竭:较少见,常与呼吸衰竭同时出现,表现为血压下降、脉搏细速、休克和胃肠道出血等。

3. 恢复期　多数病人于病程 8~11 天进入恢复期,体温逐渐下降,神经系统症状和体征日渐好转,一般于 2 周左右可完全恢复,但重型病人常需 1~6 个月才能逐渐恢复。

4. 后遗症期　患病 6 个月后尚未恢复,仍有精神、神经系统症状称为后遗症,5%~20% 重型乙脑病人留有后遗症。主要表现为意识障碍、痴呆、失语、肢体瘫痪、癫痫等,经积极治疗可有不同程度恢复。

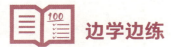

边学边练

评估本节"工作情景与任务"中患儿的突出临床表现,分析总结病情观察要点。

(三) 心理社会状况

病人及家属因起病突然、症状明显、担心病情恶化而出现焦躁、紧张等不良情绪,疾病后期因出现功能障碍或后遗症而产生抑郁、消极、悲观情绪。

(四) 辅助检查

1. 血常规检查　白细胞总数增高,一般在 $(10~20) \times 10^9/L$,中性粒细胞占 80% 以上,这有别于大多数病毒感染,部分病人血象始终正常。

2. 脑脊液检查　表现为压力增高,外观无色透明或微浑浊,白细胞多在 $(50~500) \times 10^6/L$,早期以中性粒细胞为主,随后淋巴细胞增多。蛋白轻度增高,糖正常或偏高,氯化物基本正常。

3. 血清学检查

(1) 特异性 IgM 抗体测定:该抗体在病程第 3~4 天即可出现,2 周达高峰,脑脊液中的特异性 IgM 抗体在病程第 2 天即可检测到,常作为早期诊断指标。

(2) 补体结合试验:补体结合抗体为 IgG 抗体,具有较高特异性,多在发病后 2 周出现,5~6 周达高峰,抗体水平可维持 1 年左右,不作为早期诊断指标,主要用于流行病学调查或回顾性诊断。

(3) 血凝抑制试验:血凝抑制抗体一般在病后 4~5 天出现,2 周时达高峰。该试验操作简便且阳性率高于补体结合试验,故常用于临床诊断及流行病学调查。

4. 病原学检查　①病毒分离:由于乙脑病毒主要存在于脑组织中,而在血液及脑脊液中浓度很低,故病程 1 周内死亡病人脑组织中可分离到病毒。②病毒抗原或核酸检测:在组织、血液或其他体液中可检测到乙脑病毒抗原或特异性核酸。

（五）治疗要点

目前尚无特效抗病毒药物，应采取积极的对症和支持治疗，重点处理好高热、惊厥和呼吸衰竭等危重症状，降低病死率和减少并发症的发生。

1. 高热　以物理降温为主，药物降温为辅，维持肛温在38℃左右。
2. 惊厥或抽搐　应去除病因同时给予镇静解痉治疗。高热者给予降温；脑水肿者给予脱水治疗；脑实质病变者应用镇静剂，如地西泮。
3. 呼吸衰竭　应根据病因进行相应治疗。①氧疗。②脑水肿：加强脱水治疗。③呼吸道阻塞：通畅气道。④中枢性呼吸衰竭：使用呼吸兴奋剂，首选盐酸洛贝林，亦可选用尼可刹米。⑤呼吸衰竭经上述治疗无效时，应及时建立人工气道，使用呼吸机辅助通气。
4. 恢复期和后遗症期处理　综合运用针灸、理疗、按摩、高压氧治疗及康复训练等。

 边学边练

角色扮演，向患儿家属介绍乙脑的主要治疗方法。

【常见护理诊断/问题】

1. 体温过高　与病毒血症或脑实质炎症有关。
2. 急性意识障碍　与脑实质损害、抽搐或惊厥有关。
3. 有受伤的危险　与惊厥或抽搐发作、病人伴有意识障碍有关。
4. 气体交换障碍　与发生呼吸衰竭有关。
5. 知识缺乏：缺乏乙脑的消毒隔离知识及防治知识。

【护理目标】

病人体温下降至正常；病人意识逐渐恢复；病人无外伤发生；病人呼吸衰竭得到有效防治；病人及家属能够理解乙脑的防治知识，遵守隔离措施，未发生疾病传播。

【护理措施】

（一）一般护理

1. 隔离与消毒　采取蚊虫隔离至病人体温正常。病室有防蚊设施，采取有效灭蚊措施。
2. 休息与活动　安置病人于防蚊病房隔离，控制室温在30℃以下。病房安静，光线柔和，有计划地集中安排各种检查、治疗和护理操作，减少对病人的刺激，以免诱发惊厥或抽搐。意识障碍者需专人看护，做好生活护理及皮肤护理，防止压力性损伤的发生。
3. 饮食护理　初期及极期给予清淡易消化的流质饮食，有吞咽困难或昏迷者可给予鼻饲或按医嘱静脉补充营养；恢复期病人应给予高蛋白、高热量、高维生素饮食。

（二）心理护理

主动与病人及家属交谈，关注其焦虑、恐惧、悲观等心理反应，鼓励病人及家属表达困扰,讲解疾病的病因、治疗、护理方法等,对恢复期病人应鼓励其积极参与康复锻炼,增强信心,促进疾病恢复。

(三) 病情观察

密切观察病人的生命体征,重点为体温、呼吸的变化,及时判断有无呼吸衰竭;观察意识障碍是否继续加重;观察惊厥与抽搐发作情况;观察颅内压增高及脑疝的先兆;准确记录24小时出入量;做好并发症的观察,如肺部感染及压力性损伤等。

(四) 治疗配合

1. 高热护理　①物理降温:包括局部冷敷、全身擦浴、冷盐水灌肠等,但降温不宜过快、过猛,禁用冰水擦浴,以免引起寒战和虚脱。②药物降温:物理降温效果欠佳时,遵医嘱应用退热药,但应防止药量过大致大量出汗引起脱水和循环衰竭。③亚冬眠疗法:对于持续高热伴反复抽搐者,按医嘱肌注盐酸氯丙嗪、盐酸异丙嗪,具有降温、镇静和解痉的作用。

2. 惊厥或抽搐的护理　病人置仰卧位,头偏向一侧,松解衣服和领口,保持呼吸道通畅。取下义齿,将压舌板(缠有纱布)或开口器置于病人上下臼齿之间,以防舌咬伤,必要时可用舌钳将舌拉出,及时吸痰。注意病人安全,拉起床挡,防止坠床等意外发生。

3. 呼吸衰竭的护理　①保持呼吸道通畅:协助病人翻身、拍背,痰液黏稠者给予雾化吸入,痰液堵塞者给予机械吸痰。②吸氧:选用鼻导管或面罩吸氧,氧流量4～5L/min,以改善脑缺氧。③遵医嘱用药:发生中枢性呼吸衰竭时遵医嘱应用呼吸中枢兴奋剂、脱水剂等。④以上处理无效,协助进行气管插管、气管切开,做好人工呼吸机机械通气的观察与护理。

4. 用药护理　遵医嘱使用降温药、镇静止痉药、脱水剂、呼吸兴奋剂等,注意观察药物疗效和不良反应。尼可刹米、盐酸洛贝林应用过量可引起血压升高、心动过速,甚至惊厥等,应密切观察。盐酸氯丙嗪、盐酸异丙嗪用药后应加强生命体征观察与记录。

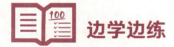

情景模拟,为高热患儿降温。

(五) 健康指导

1. 疾病知识指导　宣教乙脑的疾病知识和防治知识,使群众认识乙脑的临床特征,在乙脑流行季节有可疑病人能够及时送院诊治。如恢复期仍有瘫痪、失语、痴呆等神经精神症状,应鼓励病人坚持康复训练和治疗,教会家属切实可行的护理措施及康复疗法,如针灸、按摩、语言训练等,使残障降到最低程度

2. 疾病预防指导

(1) 管理传染源:加强对家畜尤其是幼猪的管理,流行季节前对猪等家畜、家禽进行

疫苗接种。做好动物饲养场所的环境卫生,消灭蚊虫孳生地,人畜居住地分开。

（2）切断传播途径:防蚊、灭蚊是预防乙脑传播的主要措施。流行季节做好防蚊、灭蚊工作。

（3）保护易感人群:预防接种是保护易感人群的根本措施。

【护理评价】

病人体温是否恢复至正常;病人意识是否清醒;病人有无外伤发生;病人呼吸功能是否有效改善;病人及家属是否了解乙脑的防治知识和预防乙脑传播的知识,积极配合治疗和隔离。

（战金霞）

第七节　流行性脑脊髓膜炎病人的护理

工作情景与任务

导入情景

李某,男,19岁,学生。高热、头痛伴频繁呕吐2天,来院就诊。自述无上腹部不适,所在学校也有类似表现的病例。查体:T 39.5℃,P 110次/min,R 22次/min,BP 120/80mmHg,急性病容,神志清楚,皮肤散在少量出血点,咽部充血发红,颈有抵抗,凯尔尼格征(+)。血液检查:Hb 125g/L,WBC 15.4×10^9/L,N 84%,L16%,PLT 210×10^9/L,其他未见异常。怀疑流行性脑脊髓膜炎。

工作任务:

1. 请指导李某做进一步检查。
2. 请向李某及家人宣教流行性脑脊髓膜炎的预防知识。

流行性脑脊髓膜炎简称流脑,是由脑膜炎奈瑟菌引起的急性化脓性脑膜炎,临床上以突发高热、剧烈头痛、频繁呕吐,以及皮肤黏膜瘀点、瘀斑,脑膜刺激征阳性为特征,严重时可发生败血症休克及脑实质损害,常危及生命,属于乙类传染病。

（一）病原学

脑膜炎奈瑟菌又称脑膜炎球菌,属奈瑟菌属,革兰氏阴性双球菌,有荚膜,无芽孢,不活动。脑膜炎球菌按其表面特异性荚膜多糖抗原的不同,可分为13个血清群,流行致病菌株主要为A、B、C三群。

本菌对外界抵抗力弱,对干燥、寒冷、湿热、紫外线及一般消毒剂均敏感,体外易自溶而死亡。脑膜炎球菌自鼻咽部侵入人体,细菌释放的内毒素是致病的重要因素。

(二)流行病学

1. 传染源　带菌者和流脑病人是本病的重要传染源,人是脑膜炎球菌唯一的天然宿主。本病隐性感染率高,带菌者因无症状不易被发现,被认为是重要的传染源。

2. 传播途径　主要通过飞沫由呼吸道直接传播,间接接触传播机会少,但密切接触如接吻、拥抱、同睡、哺乳等也可传播,对2岁以下婴幼儿有重要临床意义。

3. 人群易感性　普遍易感,儿童发病率高,尤其6个月~2岁婴幼儿多见,感染后可获得持久免疫力。

4. 流行特征　全年皆可发病,冬春季发病率高,从每年11月到次年5月为流行期。本病遍布全球,在温带地区可出现地方性流行。我国自1985年开展A群疫苗接种之后,发病率持续下降。但近几年疫情又有所回升,尤其是B群和C群菌引起的流行有增多趋势。

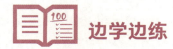

边学边练

角色扮演,请向本节"工作情景与任务"中的李某介绍流脑的流行病学特点。

【护理评估】

(一)健康史

重点询问有无流脑病人接触史;是否注射过流脑菌苗;是否到过流脑疫区。

(二)身体状况

流脑潜伏期为1~7天,平均为2~3天。根据病情特点分型如下:

1. 普通型　常见,约占发病病人的90%。典型病程分为4期:

(1)前驱期:又称上呼吸道感染期,多数病人无明显症状,部分病人可有上呼吸道感染的表现,如低热、咽痛、鼻塞、咳嗽等,持续1~2天。

(2)败血症期:起病后多迅速进入此期。表现为突发高热寒战,体温迅速升高达40℃以上,伴剧烈头痛、肌肉酸痛、食欲减退、精神萎靡等全身毒血症状。约70%以上病人有皮肤黏膜瘀点或瘀斑,常见于四肢、软腭、眼结膜及臀部等部位,开始呈鲜红色,随着病情进展,瘀点增多扩大成瘀斑,瘀斑中间呈紫黑色坏死或大疱,为本期特征性表现,持续1~2天后进入脑膜炎期。

(3)脑膜炎期:高热、毒血症状、瘀点瘀斑仍然存在的基础上出现剧烈头痛、频繁呕吐、烦躁不安、畏光、脑膜刺激征阳性等,严重者谵妄、抽搐和意识障碍。婴幼儿因中枢神经系统发育未成熟且囟门未闭,症状不典型,脑膜刺激征可能缺如。经积极治疗通常2~5天内进入恢复期。

(4)恢复期:体温逐渐恢复至正常,瘀点和瘀斑消失,症状好转,神志清醒,神经系统检查逐渐恢复正常。病人一般1~3周内痊愈。

2. 暴发型　多见于儿童,起病急骤,发展迅速,病势凶险,不及时有效治疗病人可在

24小时内死亡。根据临床特点分为3型：

（1）休克型：严重的毒血症状，重者体温不升，皮肤广泛瘀点瘀斑，并迅速增多融合成片。循环衰竭为本型的主要临床特点，表现为面色苍白、口唇及指端发绀、皮肤发花、四肢厥冷、脉搏细速、呼吸急促、血压下降甚至测不出、嗜睡、昏迷。脑膜刺激征和脑脊液改变不明显。

（2）脑膜脑炎型：主要表现为脑膜、脑实质损害。颅内高压为本型突出表现，表现为剧烈头痛、喷射性呕吐、意识障碍，重者可迅速陷入昏迷，常伴频繁惊厥，脑膜刺激征阳性。严重者可发生脑疝，致中枢性呼吸衰竭而死亡。

（3）混合型：具有上述2个类型的临床表现，病死率极高。

3. 轻型　多见于本病流行的后期，病变轻微，如有较轻的上呼吸道感染症状、皮肤少量出血点及脑膜刺激征阳性，脑脊液多无明显改变。

4. 慢性型　此型少见，成年病人居多，病程迁延数周至数月。表现为间歇性寒战发热、皮肤瘀点或皮疹，伴关节痛、脾大、白细胞增多、血培养阳性等。

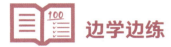
边学边练

判断本节"工作情景与任务"中李某的临床分型，说出该型的临床特点。

（三）心理社会状况

本病起病急，持续高热、广泛的皮肤黏膜瘀点瘀斑、严重的毒血症症状等致病人担心预后，病人易出现紧张、焦虑及恐惧等不良心理反应。

（四）辅助检查

1. 血常规检查　白细胞总数显著增多，多在$(10\sim20)\times10^9/L$，中性粒细胞增高可达80%以上，并发DIC时，血小板计数明显下降。

2. 脑脊液检查　是确诊的重要方法。典型脑膜炎期，压力明显增高，外观浑浊，呈米汤样或脓性，白细胞计数增至$1.0\times10^9/L$以上，以多核细胞为主，蛋白质显著增高，糖和氯化物明显减少。

3. 细菌学检查　是确诊的重要手段。应在使用抗菌药物之前进行，取皮肤瘀斑处的组织液、血液或脑脊液进行涂片或者培养，注意标本送检应及时、迅速。

4. 免疫学检查　脑膜炎球菌特异性抗原或特异性抗体检测主要用于早期诊断，阳性率达90%以上。

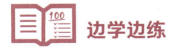
边学边练

角色扮演，请向本节"工作情景与任务"中的李某说明辅助检查的意义。

(五)治疗要点

流脑治疗以病原治疗和对症治疗为主。

1. 普通型治疗 其中重要的是病原治疗,应尽早、足量应用对脑膜炎球菌敏感的且能通过血脑屏障的抗菌药。

(1) 青霉素:青霉素 G 目前认为是治疗流脑高度敏感的杀菌药物,但其不易通过血脑屏障,故在使用时应加大剂量以达到有效治疗浓度。

(2) 头孢菌素类:对脑膜炎球菌抗菌活性强,容易通过血脑屏障,主要用于病情较重、青霉素过敏或疗效不佳者。

(3) 氯霉素:较易通过血脑屏障,有良好的抗菌活性,但有骨髓抑制现象和胃肠道反应,用于不能使用青霉素的病人。

2. 暴发型治疗 在应用抗菌药治疗的同时,积极对症治疗是暴发型流脑主要的治疗要点,如抗休克改善循环衰竭,减轻脑水肿防治脑疝及纠正呼吸衰竭等。

(1) 休克型的治疗:①积极补充血容量:如输注生理盐水、平衡盐溶液、低分子右旋糖酐等。②纠正酸中毒:酌情补充 5% 的碳酸氢钠。③应用血管活性药物。④糖皮质激素:必要时应用于临床症状严重的病人。⑤抗 DIC 治疗:应尽早使用肝素。⑥预防心衰等。

(2) 脑膜脑炎型的治疗:①防治脑水肿及脑疝:首选甘露醇。②预防呼吸衰竭:保持呼吸道通畅,必要时气管插管,应用呼吸机维持呼吸。

【常见护理诊断/问题】

1. 体温过高 与脑膜炎球菌感染有关。
2. 组织灌注量改变 与脑膜炎球菌产生的内毒素致微循环障碍有关。
3. 营养失调:低于机体需要量 与高热、呕吐导致营养摄入不足有关。
4. 有皮肤完整性受损的危险 与脑膜炎球菌产生的内毒素使皮肤血管受损以及意识障碍有关。
5. 潜在并发症:脑疝。
6. 知识缺乏:缺乏流脑的防治知识和预防流脑传播的知识。

【护理目标】

病人体温降至正常范围;病人血压稳定、休克得到纠正;病人配合治疗及饮食护理,体重没有明显下降;病人皮肤无破溃,瘀点、瘀斑消失;病人脑疝得到有效防治;病人熟悉流脑的防治知识,服从隔离管理。

【护理措施】

(一)一般护理

1. 隔离与消毒 按呼吸道隔离至临床症状消失后 3 天,不少于患病后 7 天。病人口、鼻及呼吸道分泌物消毒后处理。
2. 休息与体位 卧床休息,注意保暖,治疗护理操作集中进行。
3. 饮食护理 给予高热量、高蛋白、高维生素、营养丰富、易消化的流质或半流质饮食。鼓励病人少量、多次饮水，昏迷者给予鼻饲，必要时给予静脉营养。呕吐时头偏向一侧，以免误吸。

（二）心理护理

暴发性流脑病情危重、死亡率高，病人及家属易产生紧张、焦虑及恐惧心理。护理人员应多陪护病人，做好安慰和解释，增强病人及家属的治疗信心，使其与医护人员合作，共同战胜疾病。

（三）病情观察

密切观察生命体征，及时发现循环衰竭及呼吸衰竭；观察瘀点、瘀斑的部位、范围，有无破溃；观察病人意识状态，两侧瞳孔是否等大等圆，对光反应是否存在，若出现颅内高压症状或脑疝征象，立即报告医生，配合抢救。

（四）治疗配合

1. 对症护理 ①皮肤护理是护理的重点。剪短病人指甲，避免抓破皮肤瘀点、瘀斑；保持床铺整洁，内衣裤柔软宽松勤换洗，尽可能避免皮肤瘀点、瘀斑受压和摩擦。②昏迷病人应定时翻身、拍背，按摩受压部位，保持呼吸道通畅，预防压力性损伤的发生。③做好高热、休克的护理。

2. 药物护理 青霉素治疗用药前详细询问过敏史，用药中观察有无过敏反应；应用氯霉素治疗，定期查血常规，观察有无严重骨髓抑制；服用磺胺类药物，鼓励病人多饮水，每天至少饮水 2 000ml，且保证尿量在 1 000ml/d 以上，或遵医嘱使用碱性药物碱化尿液避免肾损害；应用甘露醇等脱水药时，要求快速静脉滴入；应用肝素等药物治疗 DIC 时，密切监测凝血时间，观察出血征象。

（五）健康指导

1. 疾病知识指导 向病人及家属介绍流脑的疾病特点、临床表现、治疗和护理措施，指导病人及家属正确认识疾病。如留有神经系统后遗症，指导病人和家属坚持切实可行的康复锻炼、按摩等，提高病人自我管理能力，提高生活质量。

2. 疾病预防指导

（1）控制传染源：对流脑病人就地隔离治疗至症状消失后 3 天，一般不少于病后 7 天，医学观察流脑密切接触者 7 天。

（2）切断传播途径：流脑流行季节易感人群应避免去密闭、人群密集的公共场所，外出戴口罩；医护人员在为流脑病人进行治疗护理时，注意职业防护，如戴口罩，必要时可穿隔离衣、戴手套。病人若需外出也应该戴外科口罩。

（3）保护易感人群：预防接种以 15 岁以下儿童为主要对象。对流脑密切接触者，除医学观察外，可预防性使用药物，如头孢曲松钠、氧氟沙星等口服。

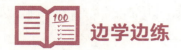 边学边练

角色扮演，对本节"工作情景与任务"中李某开展健康指导。

【护理评价】

病人体温是否降至正常范围；病人血压是否正常，休克是否纠正；病人能否配合治疗及积极饮食，保障营养供给；病人皮肤黏膜有无破溃，瘀点、瘀斑是否消失；病人脑疝是否得到有效防治；病人是否熟悉流脑的防治知识，是否服从隔离管理。

（战金霞）

第八节 细菌性痢疾病人的护理

 工作情景与任务

导入情景

小张，男，18岁，学生。凌晨因发热、腹痛、腹泻、黏液脓血便，来院急诊。经询问昨晚和同学一起到夜市吃小吃。查体：T 38.7℃，P 98次/min，R 21次/min，BP 120/80mmHg。血常规检查：白细胞 $19.4 \times 10^9/L$，中性粒细胞87%。

工作任务：

1. 判断小张可能患有何种疾病及通过什么途径感染。
2. 请给予小张合理的饮食指导和用药指导。

细菌性痢疾简称菌痢，是由志贺菌引起的肠道传染病，属于丙类传染病。其主要表现为乙状结肠、直肠的炎症、溃疡引起的腹痛、腹泻、黏液脓血便和里急后重，可伴有发热和全身毒血症状，严重者可出现感染性休克和/或中毒性脑病。本病一般为急性，少数迁延成慢性。

（一）病原学

志贺菌俗称痢疾杆菌，属于肠杆菌科志贺菌属，为革兰氏阴性杆菌，有菌毛，无鞭毛、荚膜和芽孢。志贺菌血清型繁多，目前分为4个血清群（即A群痢疾志贺菌、B群福氏志贺菌、C群鲍氏志贺菌、D群宋内志贺菌），共47个血清型或亚型。我国以B群福氏志贺菌和D群宋内志贺菌居多，A群痢疾志贺菌的毒力强，可引起严重症状。

痢疾杆菌存在于病人与带菌者的粪便中，抵抗力弱，对酸和一般化学消毒剂敏感，60℃加热10分钟、煮沸2分钟即被杀死，在粪便中数小时内死亡，但在污染的物品及瓜果、

蔬菜上可存活10~20天。

痢疾杆菌由口进入消化道,大多数被胃酸杀死,少数利用菌毛黏附在肠黏膜上皮细胞表面,侵入乙状结肠和直肠的上皮细胞和固有层中繁殖,释放毒素,引起肠黏膜炎症反应和小血管循环障碍,导致肠黏膜变性、坏死及溃疡,出现黏液脓血便,还可致肠功能紊乱、肠痉挛、肠蠕动增强而引起腹痛、腹泻。毒素入血后,可引起发热和毒血症,部分病人出现感染性休克、DIC及重要脏器功能障碍。

(二)流行病学

1. 传染源　急、慢性痢疾病人及带菌者是主要传染源,其中非典型病人、慢性菌痢病人及带菌者由于症状不典型易被忽略,流行病学意义更为重要。

2. 传播途径　主要经粪-口途径传播。病原菌随粪便排出污染食物、水、生活用具或手,经口感染;亦可经苍蝇而传播。

3. 人群易感性　人群普遍易感,以学龄前儿童和青壮年多见,病后可获得一定的免疫力,但免疫力短暂而不稳定,由于志贺菌各组及各血清型之间无交叉免疫,且病后免疫力差,故可反复感染。

4. 流行特征　主要集中在温带和亚热带地区,尤其是医疗条件差而水源不安全的地区,我国各地区终年散发;有明显季节性,好发于夏秋季,降水量多、苍蝇密度高以及进食生冷食品多的情况下易发生。

边学边练

角色扮演,对本节"工作情景与任务"中的小张开展流行病学调查。

【护理评估】

(一)健康史

了解病人近期是否有不洁饮食情况;发病前是否有与细菌性痢疾病人接触史;当地是否有细菌性痢疾流行等。

(二)身体状况

潜伏期一般为1~4天,短者数小时,长者可达7天。根据病程长短和临床表现分为:

1. 急性菌痢　根据毒血症状及肠道症状轻重分为4型。

(1)普通型(典型):起病急、畏寒、发热(体温可高达39℃以上),伴头痛、乏力、食欲减退等全身毒血症状;肠道局部症状表现为阵发性腹痛、腹泻和里急后重。早期稀便,后转变为黏液脓血便,排便每天10余次至数十次,量少。体检有右下腹压痛及肠鸣音亢进。持续1~2周缓解或自愈,少数转为慢性。

(2)轻型(非典型):全身毒血症状轻微,可无发热或仅低热。肠道局部症状也较轻,表现为急性腹泻,每天排便10次以内,粪便有黏液但无脓血,里急后重轻或缺如,有轻微腹痛及左下腹压痛。病程短，3～7天可痊愈，少数也可转为慢性。

（3）重型：多见于年老、体弱、营养不良病人。急起发热，腹泻每天30次以上，为稀水脓血便，偶尔排出片状假膜，甚至大便失禁，腹痛、里急后重明显。后期可出现严重腹胀、中毒性肠麻痹，常伴呕吐，严重失水可导致外周循环衰竭。部分以中毒性休克为突出表现的病人体温不升，常有酸中毒和水、电解质平衡失调。少数病人出现心、肾功能不全。

（4）中毒型：多见于2～7岁体质较好的儿童，成人偶发。起病急骤，突然畏寒、高热，体温高达40℃以上，全身中毒症状严重，可有惊厥、意识障碍，迅速发生循环衰竭和/或呼吸衰竭。肠道症状较轻或缺如，开始可无腹痛、腹泻，但发病24小时内可出现痢疾样粪便。根据病人的主要临床表现，分为3型。

1) 休克型（周围循环衰竭型）：较常见，以感染性休克为主要表现。重型病例不易逆转，可引起多脏器功能损伤和衰竭，危及生命。

2) 脑型（呼吸衰竭型）：严重，以中枢神经系统病变为主要表现。由于脑血管痉挛引起脑缺血、缺氧，发生脑水肿、颅内压增高甚至脑疝，严重者出现中枢性呼吸衰竭，病死率高。

3) 混合型：预后凶险，兼有休克型和脑型表现，发生包括呼吸系统、循环系统及中枢神经系统等多脏器功能损害和衰竭，病死率高达90%以上。

2. 慢性菌痢　病情反复发作或迁延不愈达2个月以上，即为慢性菌痢。根据临床表现可分为3型：

（1）慢性迁延型：急性菌痢发作后迁延不愈，时轻时重。长期腹泻可导致营养不良、贫血、乏力等。病人长期间歇排菌，是重要传染源。

（2）急性发作型：有慢性菌痢病史，常因进食生冷食物、受凉或过度劳累等因素诱发急性发作，出现腹痛、腹泻及脓血便，但发热等毒血症状常不明显。

（3）慢性隐匿型：有急性菌痢病史，无明显临床症状，但粪便培养可检出痢疾杆菌，结肠镜检可发现肠黏膜炎症或溃疡等病变。

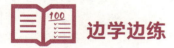
边学边练

判断本节"工作情景与任务"中小张的临床分型，说出典型临床表现。

（三）心理社会状况
病人常因急性起病，严重发热等全身毒血症状及腹痛、腹泻和里急后重等突出肠道症状而紧张和焦虑，并因担心疾病迁延不愈、发生家庭传播等出现烦躁不安等不良情绪。

（四）辅助检查
1. 血常规检查　急性期白细胞总数增高，多在(10～20)×10^9/L，以中性粒细胞增高为主；慢性病人可有贫血。

2. 粪便常规检查　外观多为黏液脓血便,镜检可见大量白细胞、脓细胞及少数红细胞,如发现巨噬细胞更有助于诊断。

3. 细菌培养　粪便培养出痢疾杆菌可确诊菌痢。在抗菌药物使用前采集新鲜粪便标本送检,取脓血部分及早期、多次送检有助于提高细菌培养阳性率。

4. 免疫学检查　与细菌培养相比,具有早期、快速诊断的优点,但因粪便中抗原成分复杂,易出现假阳性,故临床尚未广泛应用。

(五) 治疗要点

主要治疗措施为抗菌治疗和对症治疗。

1. 抗菌治疗　①急性菌痢:喹诺酮类药物因抗菌谱广、口服吸收好、不良反应小、耐药菌株相对较少,可作为首选药物,如环丙沙星,不能口服者可静脉滴注。但因其影响骨骼发育,儿童、孕妇及哺乳期妇女慎用。其他 WHO 推荐的二线用药包括头孢曲松钠、阿奇霉素等。盐酸小檗碱(黄连素)有减少肠道分泌的作用,可与抗菌药物同时使用。②中毒性菌痢:药物选择基本与急性菌痢相同,但应先采用静脉给药,病情好转后改为口服。③慢性菌痢:需根据病原菌药敏结果选用有效抗菌药,通常联用 2 种不同类型的药物,疗程需要适当延长,必要时给予多个疗程治疗,也可药物保留灌肠。

2. 对症治疗　①只要有水和电解质丢失,均应口服补液盐,只有对严重脱水者,才可考虑先静脉补液,然后尽快改为口服补液。②高热以物理降温为主,必要时结合药物降温;高热伴惊厥者,可采用亚冬眠疗法。③腹痛剧烈可用颠茄片或阿托品缓解。④严重毒血症状,可给予小剂量肾上腺糖皮质激素治疗。⑤脑型病人,快速滴注甘露醇;防治呼吸衰竭需保持呼吸道通畅、吸氧,如出现呼吸衰竭可使用盐酸洛贝林等药物,必要时可应用呼吸机。⑥休克型病人,给予抗休克治疗。

【常见护理诊断/问题】

1. 体温过高　与痢疾杆菌内毒素激活细胞释放内源性致热源有关。
2. 腹泻　与肠道炎症导致肠蠕动增强、肠痉挛有关。
3. 外周组织灌注无效　与中毒性菌痢导致微循环障碍有关。
4. 疼痛　与内毒素作用于肠壁自主神经导致肠痉挛有关。
5. 潜在并发症:中枢性呼吸衰竭。
6. 知识缺乏:缺乏细菌性痢疾的防治知识和预防疾病传播的知识。

【护理目标】

病人体温降至正常;病人排便次数和大便性状恢复正常;病人休克得到积极纠正,血压、尿量正常;病人腹痛减轻或消失;病人潜在并发症得到有效防治;病人熟悉细菌性痢疾防治知识,能够积极配合隔离和消毒。

【护理措施】

(一) 一般护理

1. 隔离与消毒　消化道隔离至临床症状消失,粪便培养连续 2 次阴性。对病人粪便、呕吐物及污染物进行严格消毒。

2. 休息与体位　急性期频繁腹泻、全身症状明显者应卧床休息；中毒型菌痢病人应绝对卧床休息，专人监护，安置病人于平卧位、头偏一侧或仰卧中凹卧位，注意保暖。

3. 饮食护理　给予高热量、高蛋白、高维生素、少渣、清淡易消化的流质或半流质饮食，避免生冷、多渣、油腻或刺激性食物。少量多餐，可饮糖盐水。但严重腹泻伴呕吐时暂禁食，遵医嘱静脉补充营养。

（二）心理护理

尊重病人，建立互信关系。向病人解释腹痛、腹泻、里急后重发生的原因、治疗措施及治疗效果，以消除病人的焦虑和烦躁等不良情绪。鼓励病人主动配合治疗和护理。

（三）病情观察

密切观察排便次数、量和性状；监测病人生命体征、神志、尿量、瞳孔反射等；记录24小时出入液量，注意有无脱水征象；观察病人有无呼吸衰竭、休克、脑水肿及脑疝征象，一旦出现，应立即报告医生并配合抢救。

（四）治疗配合

1. 对症护理

（1）腹痛：可用热水袋热敷缓解肠痉挛或遵医嘱使用阿托品或颠茄制剂等缓解腹痛。

（2）腹泻：①急性期腹泻频繁伴发热、疲乏无力、严重脱水者应协助病人床边排便，以减少体力消耗，避免跌倒等不良事件发生。②每次便后清洗肛周皮肤，并涂以润滑剂保护。伴明显里急后重者，嘱其勿用力排便，以防脱肛。③腹泻轻者可口服补液盐，腹泻严重者及时建立静脉通路迅速补液。④禁用止泻剂，慢性菌痢遵医嘱采取药物保留灌肠治疗。

2. 中毒性菌痢的抢救配合　是本病护理重点。

（1）休克型的抢救配合：①立即安置病人于平卧位或休克卧位，保暖。②迅速建立静脉通路，遵医嘱给予补充血容量、纠正酸中毒、改善微循环等抗休克治疗。③鼻导管给氧，氧流量2~4L/min。④监测生命体征，尤其加强血压、尿量的观察和记录。⑤遵医嘱应用抗菌药物控制肠道感染。

（2）脑膜脑炎型的抢救配合：①立即抬高头部15°~30°，头偏向一侧。②建立静脉通路，快速静脉滴注20%甘露醇。③保持呼吸道通畅，吸氧，防治呼吸衰竭。④监测生命体征，加强瞳孔等观察。

3. 用药护理　应用喹诺酮类药物时，观察有无胃肠道反应、肾毒性、头痛、头晕等。

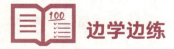
边学边练

角色扮演，请为本节"工作情景与任务"中的小张正确实施腹痛、腹泻的护理。

(五)健康指导

1. 疾病知识指导 指导病人遵医嘱按时、按量、按疗程坚持服药,争取急性期彻底治愈,以防转变为慢性菌痢。慢性菌痢病人可因进食生冷食物、暴饮暴食、过度紧张和劳累、受凉、情绪波动等因素诱发急性发作,生活中应注意避免。指导病人加强体育锻炼,保持生活规律,复发时及时就诊。

2. 疾病预防指导

(1)管理传染源:告知菌痢病人应及时隔离与治疗,粪便消毒对于传染源的控制极为重要,应向病人及家属说明。从事饮食业、托幼机构等岗位的工作人员应勤洗手,定期健康检查,发现带菌者要将其调离岗位。

(2)切断传染途径:加强对饮食、饮水和粪便的管理;做好个人和环境卫生,饭前便后要洗手,不饮生水,不食不洁食物;家庭防蝇、灭蝇、灭蟑螂。

(3)保护易感人群:在痢疾流行期间,易感者可口服多价痢疾减毒活菌苗进行预防。

【护理评价】

病人体温是否降至正常;病人排便次数和大便性状是否恢复正常;病人休克是否纠正,血压、尿量是否恢复正常;病人腹痛是否减轻或消失;病人潜在并发症是否得到有效防治;病人是否熟悉细菌性痢疾的防治知识和预防疾病传播的知识。

(战金霞)

第九节 伤寒病人的护理

 工作情景与任务

导入情景

刘先生,28岁,10天前无明显诱因出现发热,伴乏力、厌食、腹胀、腹泻。体温波动在39~40℃,腹泻每天4~6次,右下腹有轻压痛。自行治疗不见好转,到医院就诊。血培养:伤寒杆菌阳性,确诊伤寒。

工作任务:

1. 评估刘先生的典型临床表现。
2. 请向刘先生介绍主要治疗措施。

伤寒是由伤寒杆菌引起的一种急性肠道传染病,属于乙类传染病。临床特征为持续发热、表情淡漠、相对缓脉、玫瑰疹、肝脾大和白细胞减少等,肠出血和肠穿孔为其严重的并发症。

（一）病原体

伤寒杆菌属沙门菌属 D 组，革兰氏染色阴性，无芽孢，无荚膜，有鞭毛，能运动。伤寒杆菌不产生外毒素，内毒素是致病的重要因素。该细菌主要有菌体"O"抗原、鞭毛"H"抗原和表面"Vi"抗原，感染机体后诱生抗体，但均为保护性抗体。"O"抗体、"H"抗体可用于血清凝集试验（肥达反应），辅助临床诊断。

伤寒杆菌在自然界中生命力强，在普通培养基中即可生长，在含胆汁的培养基中生长更好；耐低温，在冰冻环境可维持数月，在干燥的污物、水和食物中可存活 2~3 周，在粪便中可存活 1~2 个月；对阳光、热、干燥抵抗力差，阳光直射数小时死亡，加热至 60℃ 15 分钟或煮沸后即可杀灭；对一般化学消毒剂敏感，5% 苯酚 5 分钟即可杀灭。

（二）流行病学

1. 传染源　带菌者或病人为伤寒的唯一传染源。病人从潜伏期即可由粪便排菌，发病后 2~4 周排菌量多，故传染性强，进入恢复期排菌量逐渐减少。少数病人排菌时间长达 3 个月以上，称慢性带菌者，是本病不断传播或流行的主要传染源。

2. 传播途径　本病通过粪-口途径传播。伤寒杆菌随粪便排出体外，经污染的水或食物、日常生活接触、苍蝇或蟑螂等携带而传播。水源被污染是本病重要的传播途径，常引起暴发流行；食物污染是伤寒传播的主要途径。

3. 人群易感性　人群普遍易感，病后可获得持久免疫力。伤寒和副伤寒之间没有交叉免疫。

4. 流行特征　世界各地均有发病，以热带、亚热带地区多见；以散发为主，常年发病，但流行多在夏秋季；多见于学龄期儿童和青壮年。

【护理评估】

（一）健康史

重点询问病人有无不洁饮食、饮水史；发病前是否有与伤寒病人接触史；当地是否有伤寒流行；是否到过伤寒疫区等。

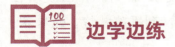
边学边练

角色扮演，分析本节"工作情景与任务"的刘先生可能的感染途径。

（二）身体状况

伤寒潜伏期波动范围为 3~60 天，一般为 7~14 天，其长短与伤寒杆菌的感染量及机体免疫状态有关。

1. 典型伤寒　自然病程为 4~5 周，临床经过分 4 期。

（1）初期：病程第 1 周。大多起病缓慢，最早出现的症状是发热，体温呈阶梯形上升，于 3~7 天后逐步达高峰 39~40℃，发热前有畏寒，同时可伴有头痛及四肢酸痛、乏力、干咳、食欲减退、恶心呕吐、腹痛、轻度腹泻或便秘等全身不适症状。右下腹可有轻压痛,部分病人能扪及增大的肝脏和脾脏。

（2）极期:病程第 2~3 周,出现伤寒特征性表现。①持续高热:体温达 39℃以上,持续 10~14 天,多呈稽留热。②神经系统症状:由于内毒素的致热和毒性作用,病人出现特殊的中毒面容（伤寒面容）,表情淡漠、呆滞、反应迟钝、耳鸣、听力减退,重者可有谵妄、颈项强直甚至昏迷。③相对缓脉:体温升高与脉搏增快不成正比,并发中毒性心肌炎时,相对缓脉不明显。④玫瑰疹:一半以上的病人出现,为直径 2~4mm 的淡红色小斑丘疹,压之褪色,可成批出现;主要分布于胸、腹、肩背部,四肢少见;病程第 7~14 天出现,2~4 天内消退。⑤消化系统症状:腹部隐痛、腹胀,以右下腹明显,多伴便秘,少数伴有腹泻,右下腹有深压痛。⑥肝脾大:大多数病人有轻度的肝脾大。⑦发生肠穿孔、肠出血等并发症。

（3）缓解期:病程第 4 周。体温逐渐下降,症状逐渐减轻,但仍可能出现肠穿孔、肠出血等并发症。

（4）恢复期:病程第 5 周。体温恢复正常,症状消失,肝脾恢复正常。

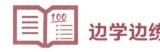 边学边练

讨论伤寒的典型表现。

2. 其他类型伤寒　除上述典型伤寒外,伤寒还有轻型、暴发型、迁延型、逍遥型等多种临床类型。

3. 再燃与复发　部分病人进入缓解期,体温未降至正常又重新升高,持续 5~7 天后退热,血培养阳性,称为再燃,可能与菌血症仍未完全控制有关。少数病人热退后 1~3 周,体温再次升高,临床症状再度出现,血培养阳性,称为复发。

4. 并发症

（1）肠出血:为伤寒病人较为常见的并发症,多见于病程第 2~3 周,由于肠壁病变侵蚀血管所致,常因饮食不当、活动过多、腹泻以及排便过度用力等诱发。症状视失血量而不同,大量出血可发生失血性休克。

（2）肠穿孔:为严重的并发症,多见于病程第 2~3 周,由于肠壁溃疡侵蚀浆膜所致,好发于回肠末段,常因滥用泻药、饮食不当、排便用力等诱发。

（3）其他:包括中毒性心肌炎、中毒性肝炎、支气管炎及肺炎、溶血性尿毒综合征等。

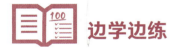 边学边练

角色扮演,向本节"工作情景与任务"中的刘先生介绍伤寒的常见并发症。

(三)心理社会状况

伤寒病人症状突出且严重,实施隔离,病人多有抑郁、孤独、焦虑及恐惧等心理反应。

(四)辅助检查

1. 一般检查 ①血常规:外周血白细胞数减少,一般在$(3\sim5)\times10^9/L$,伴中性粒细胞减少、嗜酸性粒细胞减少或消失,随病情好转逐渐恢复至正常,复发可再度减少或消失,对伤寒的诊断与病情评估有一定参考价值。②尿常规:可出现轻度蛋白尿和少量管型尿。③粪便检查:在腹泻病人粪便中可见少量白细胞,并发肠出血可出现粪便隐血试验阳性。

2. 细菌学检查 ①血培养:是本病常用的确诊方法。在病程第1~2周阳性率高,可达80%~90%,第2周后逐步下降。②骨髓培养:其阳性率高于血培养,且阳性出现早、持续时间长,适用于疑似伤寒但血培养阴性者。③粪便培养:第3~4周阳性率高,可达75%,常用于判断是否为伤寒带菌者。④尿培养:第3~4周阳性率较高,但仅为25%左右。

3. 免疫学检查 肥达试验又称为肥达反应,利用伤寒杆菌菌体"O"抗原、鞭毛"H"抗原等,通过血清凝集反应来检测病人血清中相应抗体的凝集效价检查,对伤寒有辅助诊断价值。对未经免疫者,若"O"抗体效价≥1:80、"H"抗体效价≥1:160时,可确定为阳性。每5~7天复检一次,观察效价的动态改变,若效价逐渐上升,诊断价值较大。

(五)治疗要点

治疗的关键是杀灭病原体,伤寒杆菌首选抗菌药物治疗,成人首选药物为第三代喹诺酮类药物,如左氧氟沙星等;儿童或孕妇宜首选第三代头孢菌素类药物,如头孢噻肟钠、头孢他啶等;慢性带菌者根据药敏试验选择治疗用药。

【常见护理诊断/问题】

1. 体温过高 与伤寒杆菌感染释放大量内源性致热源有关。
2. 营养失调:低于机体需要量 与高热、腹胀、腹泻有关。
3. 腹泻/便秘 与内毒素致中毒性肠麻痹、低钾、长期卧床等有关。
4. 潜在并发症:肠出血、肠穿孔。
5. 知识缺乏:缺乏伤寒防治知识及预防疾病传播的知识。

【护理目标】

病人体温恢复正常;病人营养状态良好;病人排便次数和大便性状正常;病人并发症得到有效防治;病人熟悉伤寒防治知识及预防疾病传播的知识。

【护理措施】

(一)一般护理

1. 隔离与消毒 采取消化道隔离,病人症状消失后,每隔5~7天进行粪便培养,连续两次阴性方可解除隔离。病人的食具和便器专用,粪便、尿液、呕吐物及污染物进行严格消毒。加强手卫生,避免院内感染。

2. 休息与活动 发热期病人卧床休息,退热后2~3天可床上稍坐,退热后1周才可由轻度活动逐渐过渡到正常活动量,以减少肠蠕动,避免肠道并发症。

3. 饮食护理　必须向病人说明,饮食不当可诱发肠出血或肠穿孔等并发症。选用高热量、高蛋白、易消化、富含维生素的营养丰富饮食。发热期给予清淡、营养丰富的流质或无渣半流质饮食;热退后以软食为主;热退后2周可逐渐恢复正常饮食。少量多餐,不可进食过饱。避免生、冷、硬、粗、辛辣刺激、多渣、产气的食物。鼓励病人多饮水,有利于毒素排出。

(二)心理护理

理解病人的感受,做好安慰、解释工作;向病人介绍疾病特点、治疗及预后,帮助其正确认识住院隔离、配合治疗、情绪稳定的意义,消除病人焦虑、孤独等情绪,鼓励病人积极配合治疗与护理。

(三)病情观察

观察病人生命体征、面部表情及意识状态的变化;观察发热的程度、热型及体温升降特点;密切观察腹痛、腹胀、便秘及腹泻的变化;观察粪便颜色、性状,有无粪便隐血阳性及腹痛、腹肌紧张等并发症表现,如有异常,立即报告医生并配合处理。

(四)治疗配合

1. 对症护理　高热者以物理降温为主,尽量避免应用药物退热,如阿司匹林等;擦浴时避免在腹部加压用力,防止肠出血或肠穿孔;便秘病人排便时切忌用力过度,必要时用开塞露或生理盐水低压灌肠,忌用泻药和高压灌肠。腹胀病人可用松节油热敷腹部,必要时肛管排气,但禁用新斯的明等促进肠蠕动的药物,以免肠蠕动明显加强而诱发肠出血或肠穿孔。评估腹泻的次数、量、持续时间及大便性状,遵医嘱补液,监测水、电解质、酸碱平衡状况。

2. 用药护理　遵医嘱应用抗菌药物并观察药物不良反应。发生谵妄、昏迷或休克等严重毒血症状的高危病人,在应用有效足量抗菌药物基础上,按医嘱应用肾上腺皮质激素可降低死亡率。

3. 并发症护理

(1) 肠出血:绝对卧床休息,保持安静,必要时使用镇静剂;严密观察血压、意识及便血情况;暂禁食,遵医嘱静脉补液,给予止血药物,必要时输血治疗;禁忌灌肠。内科治疗无效者,应采取手术治疗。

(2) 肠穿孔:禁食,胃肠减压,遵医嘱静脉补液,应用对肠道细菌敏感的抗菌药物控制腹膜炎,监测生命体征,做好手术准备。

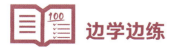
边学边练

情景模拟,指导伤寒病人合理休息和饮食。

（五）健康指导

1. 疾病知识指导　向病人和家属讲解本病的有关知识，强调休息和饮食控制的重要性。指导病人遵医嘱服药，痊愈后仍需检查粪便，以防成为带菌者，若有发热等不适，应及时就诊，以防止复发。若粪便或尿液培养持续阳性，不可从事饮食服务业，且仍需用抗生素治疗。对居家治疗的居所和临时隔离治疗点被污染的厕所、地面、食具、衣物、用品等实施随时消毒，对可能污染的物品可使用煮沸、焚烧、阳光照射、消毒液浸泡等方法消毒，病人排泄的粪、尿与漂白粉按4∶1比例或者与等量生石灰搅拌，静置2小时。

2. 疾病预防指导

（1）管理传染源：对病人实施消化道隔离，对慢性带菌者进行治疗、监控和管理，接触者进行医学观察15天。从事饮食业、托幼工作等岗位人员应定期进行粪便培养，发现带菌者安排其调离岗位。

（2）切断传播途径：是预防本病的关键措施。搞好"三管一灭"，即加强粪便、水源、饮食管理，消灭苍蝇、蟑螂。养成良好的卫生与饮食习惯，坚持饭前便后洗手，不饮生水，不吃不洁食物。

（3）保护易感人群：高危人群应定期普查、普治。与带菌者一起生活或进入伤寒流行区前，可以接受伤寒疫苗注射或应急性预防用药。重点人群可进行伤寒、副伤寒甲、乙三联菌苗预防接种或者口服减毒伤寒活菌苗，均有部分免疫保护作用。

【护理评价】

病人体温是否恢复正常；病人营养状态是否良好；病人排便次数和大便性状是否正常；病人并发症是否得到有效防治；病人是否熟悉伤寒防治知识及预防疾病传播的知识。

（战金霞）

第十节　肺结核病人的护理

 工作情景与任务

导入情景

李女士，54岁，因"低热伴咳嗽1个月余"就诊。病人于1个月前受凉后出现低热、咳嗽，咳白色黏液痰，体温最高不超过38℃，下午明显，偶有夜间出汗。自行服用感冒药物和止咳药物，症状未见明显好转。最近食欲缺乏、乏力感加重，遂来医院就诊。病人有糖尿病史8年，无支气管、肺疾病史，不吸烟，有肺结核病人接触史。初步诊断：肺结核。

工作任务：

1. 评估确诊病人病情需做的检查。
2. 列出病人目前存在的主要护理诊断。

肺结核是结核分枝杆菌引起的肺部慢性传染性疾病，属于乙类传染病。结核病是全球流行的传染性疾病之一，可累及全身多个脏器，以肺结核常见，占各器官结核病总数的80%～90%。

（一）病原学

结核病的病原菌为结核分枝杆菌复合群，分为人结核分枝杆菌、牛结核分枝杆菌、非洲分枝杆菌、田鼠分枝杆菌，其中人结核分枝杆菌为人类结核病的病原体。结核分枝杆菌细长而稍弯，两端微钝，无鞭毛和芽孢，不能运动，不易染色，但经品红加热染色后不能被酸性乙醇脱色，故称抗酸杆菌。结核分枝杆菌生长缓慢，为需氧菌，适宜生长的温度是37℃，对干燥、冷、酸、碱等抵抗力强，但对热、光照、紫外线和消毒液中的乙醇较敏感。烈日下暴晒2～7小时或煮沸100℃ 5分钟即可杀死，紫外线照射30分钟有明显杀菌作用，70%乙醇接触2分钟即可杀菌，将痰吐在纸上直接焚烧是简便有效的灭菌方法。

结核病是一种慢性病变，其基本病变包括：①渗出型病变，通常出现在结核炎症的早期或病灶恶化时，是病变组织内细菌量多、致敏淋巴细胞活力高和变态反应强的反映。②增生型病变，当病灶内细菌量少而致敏淋巴细胞数量多，则形成结核病的特征性病变——结核结节。结核性肉芽肿是弥漫性增生型病变的表现。③干酪样坏死，为病变进展的表现。干酪坏死组织发生液化经支气管排出形成空洞。上述三种基本病理改变可以互相转化、交错存在，很少单一病变独立存在，一般以某一种病变为主。

（二）流行病学

1. 传染源　开放性肺结核病人是结核传播的主要传染源。

2. 传播途径　呼吸道传播是重要的传播途径。病人咳嗽排出的结核分枝杆菌悬浮在飞沫核中，当被人吸入后即可引起感染。

3. 易感人群　生活贫困、居住拥挤、营养不良等因素是社会经济落后地区人群结核病高发的原因。免疫抑制状态病人尤其好发结核病。

4. 流行特征　我国是全球结核病流行严重的国家之一。结核病的疫情呈现高感染率、高患病率、高耐药率、死亡人数多和地区患病率差异大的特点，艾滋病与结核病共同感染以及耐药结核病是目前威胁全球结核病防控的两大主要问题。

【护理评估】

（一）健康史

询问病人有无与肺结核病人密切接触史、卡介苗接种史，以及既往结核病病史和治疗史；有无导致机体免疫功能降低的疾病，如糖尿病、艾滋病、硅沉着病（矽肺）及营养不良等；是否使用糖皮质激素、免疫抑制剂等药物；了解病人的生活环境、居住条件和家庭经济状况等。

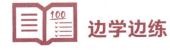

分析本节"工作情景与任务"中李女士患病的原因。

(二) 身体状况

1. 症状

（1）全身症状：发热为常见的全身中毒症状，多为长期午后低热，于午后或傍晚开始，次晨降至正常，伴乏力、盗汗、食欲减退、体重减轻等。育龄女性可有月经失调或闭经。若病灶急剧进展播散，可有中高度发热。

（2）呼吸系统症状：①咳嗽、咳痰：是肺结核常见症状。浸润性病灶咳嗽较轻，多为干咳或咳少量白色黏液痰；有空洞形成时，痰量增多；合并细菌感染者，痰量增多且呈脓性；合并气管、支气管结核者咳嗽加剧，多有刺激性咳嗽。②咯血：约 1/3～1/2 的病人有咯血，以小量咯血为主，少数严重者可大咯血。③病变累及胸膜时出现胸部针刺样疼痛，随呼吸和咳嗽加重。④干酪样肺炎、纤维空洞性肺结核或大量胸腔积液病人可伴有呼吸困难。

2. 体征 因病变范围、性质、部位而异。早期肺部体征不明显，病变范围小，可无异常体征，或仅在肩胛区闻及细湿啰音。渗出性病变范围较大或干酪性肺炎时可有肺实变体征。慢性纤维空洞性肺结核或胸膜粘连增厚时，可有胸廓塌陷，纵隔及气管向患侧移位。较大的空洞性病变听诊可闻及支气管呼吸音。结核性胸膜炎时早期有局限性胸膜摩擦音，后期出现典型的胸腔积液体征。

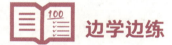 **边学边练**

角色扮演，评估肺结核病人的呼吸系统表现。

3. 分类 目前我国肺结核分类法（按病变部位）见表 13-2。

表 13-2 中国肺结核分类法（按病变部位）

代号	分类	分类标准
Ⅰ型	原发型肺结核	为原发结核感染所致的临床病症，包括原发综合征及胸内淋巴结结核
Ⅱ型	血行播散型肺结核	包括急性血型播散型肺结核（急性粟粒性肺结核）及亚急性、慢性血行播散型肺结核
Ⅲ型	继发型肺结核	是肺结核中的主要类型，包括浸润性肺结核、纤维空洞性肺结核及干酪性肺炎等
Ⅳ型	气管、支气管结核	包括气管、支气管黏膜及黏膜下层的结核病
Ⅴ型	结核性胸膜炎	临床上已排除其他原因引起的胸膜炎，包括结核性干性胸膜炎、结核性渗出性胸膜炎和结核性脓胸

(三)心理社会状况

肺结核病程长,具有传染性,住院隔离治疗使病人不能与家人或朋友有效交流,常有焦虑、孤独感;病人对疾病缺乏正确认识,担心患传染病后影响家庭生活、社交及工作,出现自卑、多虑,若治疗效果不明显,甚至有悲观情绪;当结核毒性症状明显或大咯血时,病人又会因此而出现紧张、恐惧心理。

(四)辅助检查

1. 痰结核菌检查　是确诊肺结核的特异方法,也是制订化疗方案、判断化疗效果的主要依据。通常初诊病人应留3份痰标本(即时痰、清晨痰和夜间痰)。复诊病人应每次送检2份痰标本(夜间痰和清晨痰)。临床上以直接痰涂片镜检常用,若抗酸杆菌阳性,肺结核诊断基本成立。痰结核菌培养的敏感性和特异性高于涂片法,常作为肺结核诊断的"金标准"。

2. 影像学检查　胸部X线检查可以早期发现肺结核,帮助判断病变的部位、范围、性质、有无空洞以及空洞大小和洞壁厚薄等。胸部X线表现因肺结核临床类型不同而异(图13-1)。CT比普通胸片能更早发现微小或隐蔽病灶,有助于结核病的诊断和肺部病变的鉴别。

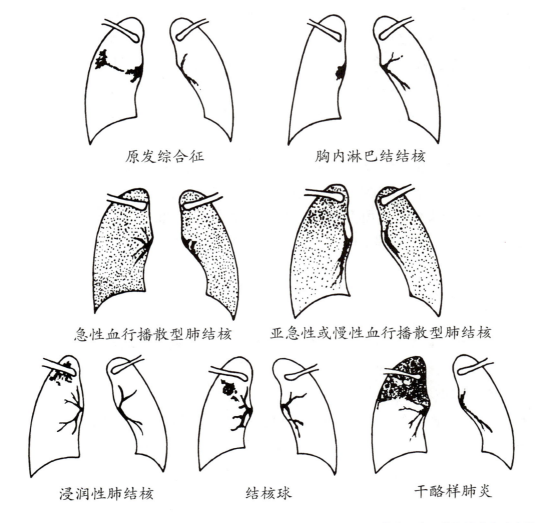

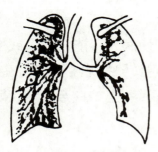
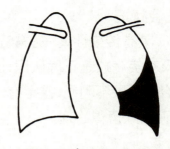

纤维空洞性肺结核　　　　结核性渗出性胸膜炎

图 13-1　肺结核胸部 X 线示意图

3. 结核菌素试验　广泛应用于检出结核分枝杆菌的感染,而非检出结核病,对儿童、青少年的结核病诊断有参考意义。由于许多国家和地区广泛推行卡介苗接种,结核菌素试验阳性不能区分是结核分枝杆菌的自然感染还是卡介苗接种的免疫反应,因此在卡介苗普遍接种的地区,结核菌素试验使结核分枝杆菌感染的检出受到很大限制。

目前 WHO 推荐使用的结核菌素为结核分枝杆菌纯蛋白衍化物(PPD)。在左前臂屈侧皮内注射 5IU（0.1ml）PPD,48～96 小时(一般 72 小时)后观察反应。结果判定以局部硬结直径为依据:<5mm 或无反应者为阴性,5～9mm 为一般阳性;10～19mm 为中度阳性;≥20mm 或不足 20mm 但局部出现水疱、坏死为强阳性。结核菌素试验阳性仅表示曾有结核分枝杆菌感染或接种过卡介苗,不一定患结核病。3 岁以下强阳性反应者,表示有新近感染的活动性结核。结核菌素试验阴性除表示未受过结核分枝杆菌感染外,还见于:①结核分枝杆菌感染后 4～8 周以内,处于变态反应前期。②免疫力下降或免疫反应受抑制,如严重营养不良、重症结核、应用糖皮质激素或免疫抑制剂、人免疫缺陷病毒(HIV)感染等。

4. γ- 干扰素释放实验　若人体感染结核杆菌,受到结核杆菌特异抗原刺激后,血液中 T 淋巴细胞会释放 γ- 干扰素。该检查比结核菌素实验有更高的敏感性和特异性。

5. 纤维支气管镜检查　可直接观察支气管黏膜炎症、增生和狭窄程度,也可抽吸分泌物、获取组织标本进行病理学检查等。

边学边练

角色扮演,请向本节"工作情景与任务"中的李女士介绍结核病辅助检查的临床意义。

（五）治疗要点

合理抗结核化学药物治疗(简称化疗)是治愈肺结核的主要方法,辅以适当休息、加强营养和对症治疗。化学药物治疗的原则是早期、联合、适量、规律、全程,达到早期杀菌、避免耐药、降低毒副作用、提高疗效和减少复发的目的。

整个化疗疗程分为强化期和巩固期。强化期旨在有效杀灭繁殖菌,迅速控制病情;巩固期的目的是杀灭生长缓慢的结核菌,以提高治愈率,减少复发。总疗程为6~8个月,其中初治为强化期2个月/巩固期4个月,复治为强化期2个月/巩固期4~6个月。

【常见护理诊断/问题】

1. 营养失调:低于机体需要量　与机体消耗增加、食欲减退有关。
2. 知识缺乏:缺乏预防结核病传播和治疗的知识。
3. 体温过高　与结核分枝杆菌感染有关。
4. 社交孤立　与隔离性治疗有关。
5. 潜在并发症:大咯血、窒息。

【护理目标】

病人能合理地摄取营养,体重增加;病人能获得有关结核病的防治知识,按医嘱规律用药,各种症状得到改善,疾病未发生传播;病人体温恢复正常;病人对疾病有正确认识,情绪稳定,治疗信心增强;病人未发生并发症或者并发症得到及时有效处理。

护理学而思

李女士,56岁,2年前曾因"肺结核"入院治疗,出院后医生要求李女士继续服用抗结核药物,定期复诊。李女士出院带药服完后,自觉没有不适,故未再继续用药和复诊。近半年来自觉体虚、乏力、进食少、睡眠差。2个月来,劳累后咳嗽加重,少量咯血伴低热、盗汗、胸闷,再次来院就诊。

请思考:
1. 请向李女士介绍长期按疗程规律用药的重要性。
2. 请向李女士及家属宣传预防结核病传播的知识。

【护理措施】

（一）一般护理

1. 隔离与消毒　痰菌检查阳性的肺结核病人需住院治疗,进行呼吸道隔离。室内保持良好通风,每天进行紫外线消毒,病人痰液、痰杯、餐具等均消毒后处理。

2. 休息与活动　合理休息可以调整新陈代谢,且使肺获得休息,有利于病灶愈合。休息的程度与期限决定于病人的代谢功能、病灶的性质与病变趋势。①结核毒性症状明显、咯血或大量胸腔积液者,应卧床休息。②轻症病人应避免劳累和重体力劳动,保证充足的睡眠和休息,做到劳逸结合。

3. 饮食护理　肺结核是慢性消耗性疾病,向病人及家属宣传饮食营养的重要性,使其认识到营养支持对促进疾病康复的意义。

（1）饮食原则:宜给予高热量、高蛋白、富含维生素的易消化饮食,建议成人每天蛋白质1.5~2.0g/kg,其中鱼、肉、蛋、牛奶等优质蛋白摄入量占一半以上,以增加机体的抗病能力和修复能力。多吃新鲜蔬菜和水果,以补充各种维生素。忌烟酒及辛辣刺激性食物。鼓励病人多饮水,每天不少于1 500~2 000ml,补充水分,促进体内毒素排出。

（2）增进食欲：了解病人营养状况及饮食喜好,尽量满足病人饮食喜好,增加膳食品种以增进病人的食欲;告知病人进餐时心情愉快,可促进食物的消化吸收;食欲减退者可少量多餐。

（3）监测体重：每周测量并记录体重1次,评估病人营养状况是否改善。

（二）心理护理

肺结核具有传染性,治疗具有长期性,常使病人感到悲观、孤独无助,甚至导致病人不配合治疗。医护人员应理解和尊重病人,向病人介绍结核病的有关知识,让其了解结核病是可防可治的,使病人树立战胜疾病的信心。指导病人进行自我心理调节,减少对疾病的关注,以最佳的心理状态接受治疗。告知病人家属和亲友,经有效抗结核治疗4周以上且痰涂片阴性,证明没有传染性或只有极低传染性,可以恢复正常的家庭和社会生活。家庭在做好消毒隔离同时,要关心爱护病人,给予病人精神和经济上的支持,减轻病人的社会隔离感和焦虑情绪。

（三）病情观察

注意病人咳嗽程度、痰量、痰液性状、痰中是否带血,正确留取痰标本;观察体温及热型变化,若有高热提示病情加重或出现并发症;观察咯血的量、颜色、性质及咯血的难易程度,注意生命体征和意识状态的变化。如发现呼吸衰竭、气胸、窒息等严重并发症,立即报告医生并协助处理。

（四）治疗配合

1. 对症护理

（1）全身毒性症状的护理：一般不需特殊处理。若伴有高热等严重结核毒性症状,遵医嘱在使用有效抗结核药物的基础上短期加用糖皮质激素,以减轻炎症和变态反应,同时按高热处理。夜间盗汗时,及时擦洗、擦干皮肤,及时更换衣服和被单。

（2）咯血的护理：咯血量较少时,嘱病人卧床休息（患侧卧位）,安慰病人,指导病人口服止血药。中等或大量咯血时病人应严格卧床休息,取患侧卧位,保证气道通畅,注意防止窒息,并配血备用。大量咯血病人遵医嘱用垂体后叶素静脉缓慢推注（15~20分钟）或静脉滴注,必要时可经支气管镜局部止血,或插入球囊导管压迫止血。咯血窒息是致死的主要原因,需严加防范和紧急抢救。

2. 用药护理

（1）坚持化疗原则,执行化疗方案。向病人及其家属反复强调化疗的重要性及意义,指导病人坚持按医嘱用药,提高治疗依从性。

（2）按医嘱用药,观察药物疗效和不良反应。向病人说明化疗药的用法、疗程、疗效、可能出现的不良反应及表现,督促病人定期检查肝功能及听力情况等,如出现巩膜黄染、肝区疼痛、胃肠不适、耳鸣、眩晕等不良反应要及时与医生联系,不要自行停药。常用抗结核药物的主要不良反应及注意事项见表13-3。

表13-3 常用抗结核药物的不良反应及注意事项

药名(缩写)	主要不良反应	注意事项
异烟肼(H,INH)	周围神经炎、中枢神经系统中毒,偶有肝功能损害	避免与抗酸药同服,以免影响异烟肼吸收;注意消化道反应、肢体远端感觉及精神状态;监测肝功能
利福平(R,RFP)	胃肠道不适、肝功能损害、过敏反应	体液及分泌物会呈橘黄色;注意监测肝功能和过敏反应;要注意药物相互作用:加速口服避孕药、降糖药、茶碱、抗凝药物等药物的排泄,使药效降低或失效
链霉素(S,SM)	听力障碍、眩晕、肾功能损害	注意听力变化和有无平衡失调,监测尿常规及肾功能变化
吡嗪酰胺(Z,PZA)	胃肠道不适、肝功能损害、高尿酸血症、关节痛	警惕肝脏毒性,监测肝功能;注意关节疼痛,监测血尿酸
乙胺丁醇(E,EMB)	球后视神经炎、过敏反应、药物性皮疹、皮肤黏膜损害等	用药前和用药后每1~2个月进行1次视力和辨色力检查;观察有无皮肤黏膜损害;幼儿禁用

 边学边练

向本节"工作情景与任务"中的李女士介绍常用抗结核药物及药物不良反应。

(五)健康指导

1. 疾病知识指导 嘱病人合理安排休息,恢复期逐渐增加活动,以提高机体免疫力;注意补充营养,戒烟酒;避免劳累、情绪波动和呼吸道感染。向病人反复强调早期、联合、适量、规律、全程用药的重要性,督促病人严格按医嘱用药,坚持完成全程化疗。嘱病人定期复查胸片和肝、肾功能,了解治疗效果、病情变化和药物不良反应。

2. 疾病预防指导

(1)控制传染源:是控制疾病传播的首要措施。早期发现病人并登记管理,及时给予合理的化学药物治疗,长期随访,掌握病人从发病、治疗到治愈的全过程。

(2)切断传播途径:①开窗通风,保持空气新鲜可有效减少结核病传播。②痰菌检查阳性肺结核病人住院治疗时需进行呼吸道隔离,每天紫外线消毒病室。③注意个人卫生,严禁随地吐痰。病人在咳嗽或打喷嚏时，用双层纸巾遮住口鼻，咳嗽时痰液也可吐到纸巾中，纸巾放入污物袋中焚烧处理。接触痰液后用流水清洗双手。④与他人同桌进餐时使用公筷，餐具煮沸消毒；寝具、书籍在烈日下暴晒6小时以上。⑤病人外出或探视病人均应戴口罩。

（3）保护易感人群：①卡介苗接种：接种对象主要为未受结核分枝杆菌感染的新生儿、儿童及青少年，使人体产生对结核分枝杆菌的获得性免疫力。②化学药物预防：对有肺结核密切接触史或结核分枝杆菌感染后易发病的高危人群（如人免疫缺陷病毒感染者、硅沉着病病人、糖尿病病人等），定期到医院检查，必要时遵医嘱预防性服用异烟肼和/或利福平以预防发病。

【护理评价】

病人营养状况是否改善，体重有无增加；病人能否获得结核病防治的有关知识，能否坚持全程化学治疗，合理用药；病人能否坚持隔离消毒措施，预防疾病传播；病人体温是否恢复正常；病人是否能正确认识隔离的意义，积极配合隔离和治疗；病人是否发生并发症或并发症是否得到及时、有效处理。

（战金霞）

> **本章小结**
>
> 本章学习重点是流行性感冒、病毒性肝炎、艾滋病、肾综合征出血热、狂犬病、流行性乙型脑炎、流行性脑脊髓膜炎、细菌性痢疾、伤寒、肺结核病人的流行病学特征，身体状况，常见护理诊断/问题，一般护理，病情观察，治疗配合及健康指导。学习难点为病毒性肝炎的临床特点、病原学检查意义及疾病预防指导；肾综合征出血热的分期表现及治疗配合；暴发型流脑的观察及抢救配合；中毒型菌痢抢救配合；肺结核化学药物治疗及护理。在学习过程中加强对各种传染病传染源、传播途径的认识，掌握管理传染源、切断传播途径的知识，通过学习深刻地理解各种传染病对人类社会的危害，体会传染病病人的痛苦，能够积极参与传染性疾病的防治及宣传教育工作。

思考与练习

1. 流行性感冒病人的评估要点有哪些？如何护理？
2. 病毒性肝炎的预防措施有哪些？
3. 艾滋病的传播途径有哪些？如何预防？
4. 肾综合征出血热病人的典型临床表现是什么？
5. 被病犬咬伤后，伤口如何进行处理？
6. 乙脑极期的表现有哪些？生活中如何预防乙脑？

7. 简述普通型流脑的分期及表现。
8. 简述细菌性痢疾的腹泻特点及护理措施。
9. 伤寒的典型临床表现有哪些？常见并发症是什么？如何预防并发症？
10. 肺结核的全身毒性症状和呼吸系统症状有哪些？化疗原则是什么？

附 录

教学大纲(参考)

一、课程性质

成人护理是中等卫生职业教育护理专业一门重要的专业核心课程。本课程是成人护理的内外科护理部分,主要内容是内科、外科、传染科常见疾病病人的护理。主要任务是紧密围绕高素质技能型紧缺护理人才的培养目标,在现代护理观的指导下,以人的健康为中心,以护理程序为框架,精选和优化组合教学内容。本课程详细阐述了成年人各系统常见疾病护理及健康指导,侧重解决临床护理中的实际问题,反映新理论、新方法和新技术。本课程的先修课程包括解剖学基础、生理学基础、药物学基础、健康评估等。同步和后续课程包括母婴护理、儿童护理、老年护理、社区护理、急救护理技术等。

二、课程目标

通过本课程的学习,学生能够达到下列要求:

(一)思政教育目标

1. 具有良好的职业道德和伦理观念,自觉尊重服务对象的人格,保护其隐私。
2. 具有良好的法律意识,自觉遵守医疗卫生的相关法律法规,依法实施整体护理。
3. 具有医疗安全、团队合作的职业意识。
4. 具有健康的心理和认真负责的职业态度,能给服务对象以人文关怀。

(二)专业知识目标

1. 了解成人常见病和多发病的病因、治疗要点。
2. 掌握成人常见病和多发病的护理评估、护理措施。
3. 熟悉成人常见病和多发病的主要护理诊断。

(三)实践技能目标

1. 能初步运用护理程序,发现和解决问题,评价护理结果。
2. 能进行成人常用专科护理技术操作。
3. 能正确使用常用器械、仪器和设备。
4. 能对病人、家属及社区人员进行健康教育。

三、教学时间分配

教学内容	参考学时
一、总论	20
二、循环系统疾病病人的护理	20
三、呼吸系统疾病病人的护理	16

续表

教学内容	参考学时
四、消化系统疾病病人的护理	26
五、泌尿系统疾病病人的护理	12
六、损伤病人的护理	14
七、肌肉骨骼系统疾病病人的护理	10
八、风湿性疾病病人的护理	4
九、肿瘤病人的护理	14
十、血液系统疾病病人的护理	8
十一、内分泌及代谢系统疾病病人的护理	10
十二、神经系统疾病病人的护理	12
十三、传染性疾病病人的护理	14
合计	180

四、教学内容和要求

单元	教学内容	教学要求	教学活动参考	参考学时
一、总论	（一）走进成人护理	熟悉	理论讲授	1
	（二）体液代谢失衡病人的护理		情境模拟	4
	1. 正常体液平衡	了解	角色扮演	
	2. 水和钠代谢失衡病人的护理	掌握	理实一体化教学	
	3. 钾代谢失衡病人的护理	掌握		
	4. 酸碱代谢失衡病人的护理	掌握		
	（三）休克病人的护理			3
	1. 护理评估	掌握		
	2. 常见护理诊断	熟悉		
	3. 护理措施	掌握		
	4. 健康教育	熟悉		
	（四）营养支持病人的护理			1
	1. 护理评估	掌握		
	2. 常见护理诊断	熟悉		
	3. 护理措施	掌握		
	4. 健康教育	熟悉		
	（五）麻醉病人的护理			3
	1. 麻醉的分类和方法	掌握		

续表

单元	教学内容	教学要求	教学活动参考	参考学时
	2. 麻醉前病人的护理	熟悉		
	3. 麻醉后病人的护理	掌握		
	（六）围手术期病人的护理			5
	1. 手术前病人的护理	掌握		
	2. 手术室护理工作	熟悉		
	3. 手术后病人的护理	掌握		
	（七）浅表软组织感染病人的护理			3
	1. 护理评估	掌握		
	2. 常见护理诊断	熟悉		
	3. 护理措施	掌握		
	4. 健康教育	熟悉		
二、循环系统疾病病人的护理	（一）心力衰竭病人的护理		案例导入 情境模拟 角色扮演 理实一体化教学	4
	1. 慢性心力衰竭病人的护理	掌握		
	2. 急性心力衰竭病人的护理	掌握		
	（二）心律失常病人的护理			1
	1. 护理评估	掌握		
	2. 常见护理诊断	熟悉		
	3. 护理措施	掌握		
	4. 健康教育	熟悉		
	（三）原发性高血压病人的护理			4
	1. 护理评估	掌握		
	2. 常见护理诊断	熟悉		
	3. 护理措施	掌握		
	4. 健康教育	熟悉		
	（四）冠状动脉粥样硬化性心脏病病人的护理			4
	1. 心绞痛病人的护理	掌握		
	2. 急性心肌梗死病人的护理	掌握		
	（五）心脏瓣膜病病人的护理			2
	1. 护理评估	掌握		
	2. 常见护理诊断	熟悉		
	3. 护理措施	掌握		

续表

单元	教学内容	教学要求	教学活动参考	参考学时
	4. 健康教育	熟悉		
	（六）感染性心内膜炎病人的护理			1
	1. 护理评估	掌握		
	2. 常见护理诊断	熟悉		
	3. 护理措施	掌握		
	4. 健康教育	熟悉		
	（七）心肌疾病病人的护理			1
	1. 护理评估	掌握		
	2. 常见护理诊断	熟悉		
	3. 护理措施	掌握		
	4. 健康教育	了解		
	（八）心包疾病病人的护理			1
	1. 护理评估	掌握		
	2. 常见护理诊断	熟悉		
	3. 护理措施	掌握		
	4. 健康教育	熟悉		
	（九）周围血管疾病病人的护理			2
	1. 原发性下肢静脉曲张病人的护理	掌握		
	2. 血栓闭塞性脉管炎病人的护理	掌握		
三、呼吸系统疾病病人的护理	（一）急性呼吸道感染病人的护理		案例引导 情境模拟 角色扮演 理实一体化教学	1
	1. 急性上呼吸道感染病人的护理	掌握		
	2. 急性气管-支气管炎病人的护理	熟悉		
	（二）慢性支气管炎和慢性阻塞性肺疾病病人的护理			2
	1. 慢性支气管炎病人的护理	掌握		
	2. 慢性阻塞性肺疾病病人的护理	熟悉		
	（三）慢性肺源性心脏病病人的护理			3
	1. 护理评估	掌握		
	2. 常见护理诊断	熟悉		
	3. 护理措施	掌握		
	4. 健康教育	熟悉		

续表

单元	教学内容	教学要求	教学活动参考	参考学时
	（四）支气管哮喘病人的护理			2
	1. 护理评估	掌握		
	2. 常见护理诊断	熟悉		
	3. 护理措施	掌握		
	4. 健康教育	熟悉		
	（五）支气管扩张症病人的护理			2
	1. 护理评估	掌握		
	2. 常见护理诊断	熟悉		
	3. 护理措施	掌握		
	4. 健康教育	熟悉		
	（六）肺炎病人的护理			2
	1. 护理评估	掌握		
	2. 常见护理诊断	熟悉		
	3. 护理措施	掌握		
	4. 健康教育	熟悉		
	（七）呼吸衰竭病人的护理			4
	1. 护理评估	掌握		
	2. 常见护理诊断	熟悉		
	3. 护理措施	掌握		
	4. 健康教育	熟悉		
四、消化系统疾病病人的护理	（一）胃炎病人的护理		案例引导	1
	1. 急性胃炎病人的护理	掌握	情境模拟	
	2. 慢性胃炎病人的护理	掌握	角色扮演	
	（二）消化性溃疡病人的护理		理实一体化教学	3
	1. 护理评估	掌握		
	2. 常见护理诊断	熟悉		
	3. 护理措施	掌握		
	4. 健康教育	熟悉		
	（三）肝硬化病人的护理			3
	1. 护理评估	掌握		
	2. 常见护理诊断	熟悉		
	3. 护理措施	掌握		

续表

单元	教学内容	教学要求	教学活动参考	参考学时
	4. 健康教育	熟悉		
	（四）肝性脑病病人的护理			1
	1. 护理评估	掌握		
	2. 常见护理诊断	熟悉		
	3. 护理措施	掌握		
	4. 健康教育	熟悉		
	（五）细菌性肝脓肿病人的护理			1
	1. 护理评估	掌握		
	2. 常见护理诊断	熟悉		
	3. 护理措施	熟悉		
	4. 健康教育	了解		
	（六）胆道疾病病人的护理			4
	1. 护理评估	掌握		
	2. 常见护理诊断	熟悉		
	3. 护理措施	掌握		
	4. 健康教育	熟悉		
	（七）急性胰腺炎病人的护理			2
	1. 护理评估	掌握		
	2. 常见护理诊断	熟悉		
	3. 护理措施	掌握		
	4. 健康教育	了解		
	（八）上消化道大出血病人的护理			1
	1. 护理评估	掌握		
	2. 常见护理诊断	熟悉		
	3. 护理措施	掌握		
	4. 健康教育	熟悉		
	（九）溃疡性结肠炎病人的护理			1
	1. 护理评估	掌握		
	2. 常见护理诊断	了解		
	3. 护理措施	掌握		
	4. 健康教育	熟悉		
	（十）急性阑尾炎病人的护理			2
	1. 护理评估	掌握		

单元	教学内容	教学要求	教学活动参考	参考学时
	2. 常见护理诊断	熟悉		
	3. 护理措施	掌握		
	4. 健康教育	熟悉		
	(十一)肠梗阻病人的护理			2
	1. 护理评估	掌握		
	2. 常见护理诊断	熟悉		
	3. 护理措施	掌握		
	4. 健康教育	熟悉		
	(十二)直肠肛管良性疾病病人的护理			2
	1. 护理评估	掌握		
	2. 常见护理诊断	熟悉		
	3. 护理措施	掌握		
	4. 健康教育	熟悉		
	(十三)腹外疝病人的护理			2
	1. 护理评估	掌握		
	2. 常见护理诊断	熟悉		
	3. 护理措施	掌握		
	4. 健康教育	熟悉		
	(十四)急腹症病人的护理			1
	1. 护理评估	掌握		
	2. 常见护理诊断	熟悉		
	3. 护理措施	掌握		
	4. 健康教育	熟悉		
五、泌尿系统疾病病人的护理	(一)尿路感染病人的护理		案例引导 情境模拟 角色扮演 理实一体化教学	1
	1. 护理评估	掌握		
	2. 常见护理诊断	熟悉		
	3. 护理措施	掌握		
	4. 健康教育	熟悉		
	(二)慢性肾小球肾炎病人的护理			2
	1. 护理评估	掌握		
	2. 常见护理诊断	熟悉		
	3. 护理措施	掌握		
	4. 健康教育	熟悉		

续表

单元	教学内容	教学要求	教学活动参考	参考学时
	（三）肾病综合征病人的护理			2
	1. 护理评估	掌握		
	2. 常见护理诊断	熟悉		
	3. 护理措施	掌握		
	4. 健康教育	熟悉		
	（四）慢性肾衰竭病人的护理			2
	1. 护理评估	掌握		
	2. 常见护理诊断	熟悉		
	3. 护理措施	掌握		
	4. 健康教育	熟悉		
	（五）泌尿系统结石病人的护理			2
	1. 护理评估	掌握		
	2. 常见护理诊断	熟悉		
	3. 护理措施	掌握		
	4. 健康教育	熟悉		
	（六）泌尿系统损伤病人的护理			2
	1. 肾损伤病人的护理	掌握		
	2. 膀胱损伤病人的护理	熟悉		
	3. 尿道损伤病人的护理	掌握		
	（七）良性前列腺增生病人的护理			1
	1. 护理评估	掌握		
	2. 常见护理诊断	熟悉		
	3. 护理措施	掌握		
	4. 健康教育	熟悉		
六、损伤病人的护理	（一）机械性损伤病人的护理		案例引导	2
	1. 护理评估	掌握	情境模拟	
	2. 常见护理诊断	熟悉	角色扮演	
	3. 护理措施	掌握	理实一体化教学	
	4. 健康教育	熟悉		
	（二）烧伤病人的护理			4
	1. 护理评估	掌握		
	2. 常见护理诊断	熟悉		
	3. 护理措施	掌握		

续表

单元	教学内容	教学要求	教学活动参考	参考学时
	4. 健康教育	熟悉		
	(三) 胸部损伤病人的护理			2
	1. 肋骨骨折病人的护理	掌握		
	2. 损伤性气胸病人的护理	熟悉		
	3. 损伤性血胸病人的护理	熟悉		
	(四) 腹部损伤病人的护理			2
	1. 护理评估	掌握		
	2. 常见护理诊断	熟悉		
	3. 护理措施	掌握		
	4. 健康教育	熟悉		
	(五) 颅脑损伤病人的护理			2
	1. 护理评估	掌握		
	2. 常见护理诊断	熟悉		
	3. 护理措施	熟悉		
	4. 健康教育	熟悉		
	(六) 破伤风病人的护理			2
	1. 护理评估	掌握		
	2. 常见护理诊断	熟悉		
	3. 护理措施	掌握		
	4. 健康教育	掌握		
七、肌肉骨骼系统疾病病人的护理	(一) 骨折病人的护理		案例引导 情境模拟 角色扮演 理实一体化教学	5
	1. 护理评估	掌握		
	2. 常见护理诊断	熟悉		
	3. 护理措施	掌握		
	4. 健康教育	熟悉		
	(二) 关节脱位病人的护理			2
	1. 护理评估	掌握		
	2. 常见护理诊断	熟悉		
	3. 护理措施	掌握		
	4. 健康教育	熟悉		
	(三) 颈肩痛和腰腿痛病人的护理			2
	1. 颈椎病病人的护理	掌握		

续表

单元	教学内容	教学要求	教学活动参考	参考学时
	2. 腰椎间盘突出症病人的护理	掌握		
	（四）化脓性骨髓炎病人的护理			1
	1. 护理评估	掌握		
	2. 常见护理诊断	熟悉		
	3. 护理措施	掌握		
	4. 健康教育	熟悉		
八、风湿性疾病病人的护理	（一）类风湿关节炎病人的护理		案例引导	2
	1. 护理评估	掌握	情境模拟	
	2. 常见护理诊断	熟悉	角色扮演	
	3. 护理措施	掌握	理实一体化教学	
	4. 健康教育	熟悉		
	（二）系统性红斑狼疮病人的护理			2
	1. 护理评估	掌握		
	2. 常见护理诊断	熟悉		
	3. 护理措施	掌握		
	4. 健康教育	熟悉		
九、肿瘤病人的护理	（一）概述		案例引导	2
	1. 护理评估	掌握	情境模拟	
	2. 常见护理诊断	熟悉	角色扮演	
	3. 护理措施	掌握	理实一体化教学	
	4. 健康教育	熟悉		
	（二）原发性支气管肺癌病人的护理			1
	1. 护理评估	掌握		
	2. 常见护理诊断	熟悉		
	3. 护理措施	掌握		
	4. 健康教育	熟悉		
	（三）食管癌病人的护理			1
	1. 护理评估	掌握		
	2. 常见护理诊断	熟悉		
	3. 护理措施	掌握		
	4. 健康教育	熟悉		

续表

单元	教学内容	教学要求	教学活动参考	参考学时
	（四）胃癌病人的护理			1
	1. 护理评估	掌握		
	2. 常见护理诊断	熟悉		
	3. 护理措施	掌握		
	4. 健康教育	熟悉		
	（五）原发性肝癌病人的护理			1
	1. 护理评估	掌握		
	2. 常见护理诊断	熟悉		
	3. 护理措施	掌握		
	4. 健康教育	熟悉		
	（六）胰腺癌病人的护理			1
	1. 护理评估	掌握		
	2. 常见护理诊断	熟悉		
	3. 护理措施	掌握		
	4. 健康教育	熟悉		
	（七）大肠癌病人的护理			2
	1. 护理评估	掌握		
	2. 常见护理诊断	熟悉		
	3. 护理措施	掌握		
	4. 健康教育	熟悉		
	（八）肾癌病人的护理			1
	1. 护理评估	掌握		
	2. 常见护理诊断	熟悉		
	3. 护理措施	掌握		
	4. 健康教育	熟悉		
	（九）膀胱癌病人的护理			1
	1. 护理评估	掌握		
	2. 常见护理诊断	熟悉		
	3. 护理措施	掌握		
	4. 健康教育	熟悉		
	（十）乳腺癌病人的护理			2
	1. 护理评估	掌握		

续表

单元	教学内容	教学要求	教学活动参考	参考学时
	2. 常见护理诊断	熟悉		
	3. 护理措施	掌握		
	4. 健康教育	熟悉		
	（十一）骨肿瘤病人的护理			1
	1. 护理评估	掌握		
	2. 常见护理诊断	熟悉		
	3. 护理措施	掌握		
	4. 健康教育	熟悉		
十、血液系统疾病病人的护理	（一）贫血病人的护理		案例引导	2
	1. 缺铁性贫血病人的护理	掌握	情境模拟	
	2. 再生障碍性贫血病人的护理	掌握	角色扮演	
	（二）白血病病人的护理		理实一体化教学	4
	1. 护理评估	掌握		
	2. 常见护理诊断	熟悉		
	3. 护理措施	掌握		
	4. 健康教育	熟悉		
	（三）出血性疾病病人的护理			2
	1. 原发免疫性血小板减少症病人的护理	掌握		
	2. 过敏性紫癜病人的护理	熟悉		
	3. 血友病病人的护理	了解		
十一、内分泌及代谢系统疾病病人的护理	（一）甲状腺疾病病人的护理		案例引导	4
	1. 单纯性甲状腺肿病人的护理	熟悉	情境模拟	
	2. 甲状腺功能亢进症病人的护理	掌握	角色扮演	
	3. 甲状腺功能减退症病人的护理	了解	理实一体化教学	
	（二）库欣综合征病人的护理			1
	1. 护理评估	掌握		
	2. 常见护理诊断	熟悉		
	3. 护理措施	掌握		
	4. 健康教育	熟悉		
	（三）糖尿病病人的护理			3
	1. 护理评估	掌握		
	2. 常见护理诊断	熟悉		

续表

单元	教学内容	教学要求	教学活动参考	参考学时
	3. 护理措施	掌握		
	4. 健康教育	熟悉		
	（四）骨质疏松症病人的护理			1
	1. 护理评估	掌握		
	2. 常见护理诊断	熟悉		
	3. 护理措施	掌握		
	4. 健康教育	熟悉		
	（五）痛风病人的护理			1
	1. 护理评估	掌握		
	2. 常见护理诊断	熟悉		
	3. 护理措施	掌握		
	4. 健康教育	熟悉		
十二、神经系统疾病病人的护理	（一）颅内压增高与脑疝病人的护理		案例引导 情境模拟 角色扮演 理实一体化教学	2
	1. 护理评估	掌握		
	2. 常见护理诊断	熟悉		
	3. 护理措施	掌握		
	4. 健康教育	熟悉		
	（二）颅内肿瘤病人的护理			1
	1. 护理评估	掌握		
	2. 常见护理诊断	熟悉		
	3. 护理措施	掌握		
	4. 健康教育	熟悉		
	（三）脑血管疾病病人的护理			4
	1. 短暂性脑缺血发作病人的护理	掌握		
	2. 脑梗死病人的护理	掌握		
	3. 脑出血病人的护理	掌握		
	4. 蛛网膜下腔出血病人的护理	了解		
	（四）三叉神经痛病人的护理			1
	1. 护理评估	掌握		
	2. 常见护理诊断	熟悉		
	3. 护理措施	掌握		
	4. 健康教育	熟悉		

续表

单元	教学内容	教学要求	教学活动参考	参考学时
	（五）急性炎症性脱髓鞘性多发性神经病病人的护理			1
	1. 护理评估	掌握		
	2. 常见护理诊断	熟悉		
	3. 护理措施	掌握		
	4. 健康教育	熟悉		
	（六）癫痫病人的护理			2
	1. 护理评估	掌握		
	2. 常见护理诊断	熟悉		
	3. 护理措施	掌握		
	4. 健康教育	熟悉		
	（七）帕金森病病人的护理			1
	1. 护理评估	掌握		
	2. 常见护理诊断	熟悉		
	3. 护理措施	掌握		
	4. 健康教育	熟悉		
十三、传染性疾病病人的护理	（一）流行性感冒病人的护理		案例引导 情境模拟 角色扮演 理实一体化教学	1
	1. 护理评估	掌握		
	2. 常见护理诊断	熟悉		
	3. 护理措施	掌握		
	4. 健康教育	熟悉		
	（二）病毒性肝炎病人的护理			2
	1. 护理评估	掌握		
	2. 常见护理诊断	熟悉		
	3. 护理措施	掌握		
	4. 健康教育	熟悉		
	（三）艾滋病病人的护理			2
	1. 护理评估	掌握		
	2. 常见护理诊断	熟悉		
	3. 护理措施	掌握		
	4. 健康教育	熟悉		
	（四）肾综合征出血热病人的护理			2
	1. 护理评估	掌握		

续表

单元	教学内容	教学要求	教学活动参考	参考学时
	2. 常见护理诊断	熟悉		
	3. 护理措施	掌握		
	4. 健康教育	熟悉		
	（五）狂犬病病人的护理			1
	1. 护理评估	掌握		
	2. 常见护理诊断	熟悉		
	3. 护理措施	掌握		
	4. 健康教育	熟悉		
	（六）流行性乙型脑炎病人的护理			1
	1. 护理评估	掌握		
	2. 常见护理诊断	熟悉		
	3. 护理措施	掌握		
	4. 健康教育	熟悉		
	（七）流行性脑脊髓膜炎病人的护理			1
	1. 护理评估	掌握		
	2. 常见护理诊断	熟悉		
	3. 护理措施	掌握		
	4. 健康教育	熟悉		
	（八）细菌性痢疾病人的护理			1
	1. 护理评估	掌握		
	2. 常见护理诊断	熟悉		
	3. 护理措施	掌握		
	4. 健康教育	熟悉		
	（九）伤寒病人的护理			1
	1. 护理评估	掌握		
	2. 常见护理诊断	熟悉		
	3. 护理措施	掌握		
	4. 健康教育	熟悉		
	（十）肺结核病人的护理			2
	1. 护理评估	掌握		
	2. 常见护理诊断	熟悉		
	3. 护理措施	掌握		
	4. 健康教育	熟悉		

五、说明

（一）教学安排

本教学大纲主要供中等卫生职业教育护理专业教学使用，第三、四学期开设，总学时为180学时，学分为10学分。建议采用现代化教学手段，开展理实一体化教学；或通过案例引导、情境模拟等方式增强实践教学，使实践教学时数达到教学总时数50%以上。

（二）教学要求

本课程重点突出以岗位胜任力为导向的教学理念，对教学要求分为掌握、熟悉、了解3个层次。掌握：指对基本知识、基本理论有较深刻的认识，并能综合、灵活地运用所学的知识解决实际问题；能独立、规范地解决成人常见病、多发病的护理评估、护理诊断、护理措施和健康指导，完成成人常用专科护理技术操作。熟悉：指能够领会概念、原理的基本含义，解释护理现象。了解：指对基本知识、基本理论能有一定的认识，能够记忆所学的知识要点。

（三）教学建议

1. 本课程依据临床护理岗位的工作任务、职业能力要求，强化理论实践一体化，突出"做中学、做中教"的职业教育特色，根据培养目标、教学内容和学生的学习特点以及职业资格考核要求，提倡项目教学、案例教学、任务教学、角色扮演、情境教学等方法，利用校内外实训基地，将学生的自主学习、合作学习和教师引导教学等教学组织形式有机结合。

2. 在教学过程中，可通过测验、观察记录、技能考核和理论考试等多种形式对学生的职业素养、专业知识和技能进行综合考评。应体现评价主体的多元化，评价过程的多元化，评价方式的多元化。评价内容不仅关注学生对知识的理解和技能的掌握，而且更要关注学生在临床工作实践中运用与解决实际问题的能力。

（阴　俊）

参 考 文 献

[1] 李俊华,曹文元. 成人护理(上册)——内外科护理 [M]. 北京:人民卫生出版社,2015.

[2] 张振香,蔡小红. 成人护理学 [M]. 3版. 北京:人民卫生出版社,2020.

[3] 李乐之,路潜. 外科护理学 [M]. 6版. 北京:人民卫生出版社,2017.

[4] 闵晓松,王起越. 外科护理 [M]. 北京:人民卫生出版社,2018.

[5] 李勇,俞宝明. 外科护理 [M]. 3版. 北京:人民卫生出版社,2015.

[6] 陈孝平,汪建平,赵继宗. 外科学 [M]. 9版. 北京:人民卫生出版社,2018.

[7] 熊云新,叶国英. 外科护理学 [M]. 4版. 北京:人民卫生出版社,2018.

[8] 葛均波,徐永健,王辰. 内科学 [M]. 9版. 北京:人民卫生出版社,2018.

[9] 尤黎明,吴瑛. 内科护理学 [M]. 6版. 北京:人民卫生出版社,2017.

[10] 高健群,王绍锋. 内科护理 [M]. 北京:人民卫生出版社,2015.

[11] 林梅英,朱启华. 内科护理 [M]. 3版. 北京:人民卫生出版社,2015.

[12] 李秀芹,李全恩. 内科护理 [M]. 北京:人民卫生出版社,2018.

[13] 李晓寒,尚少梅. 基础护理学 [M]. 6版. 北京:人民卫生出版社,2017.

[14] 杨宝峰,陈建国. 药理学 [M]. 9版. 北京:人民卫生出版社,2018.

[15] 陈璇. 传染病护理学 [M]. 3版. 北京:人民卫生出版社,2021.

[16] 李兰娟,任红. 传染病学 [M]. 9版. 北京:人民卫生出版社,2018.

[17] 罗先武,王冉. 2022全国护士执业资格考试轻松过 [M]. 北京:人民卫生出版社,2021.

[18] 支气管扩张症专家共识撰写协作组,中华医学会呼吸病学分会感染学组. 中国成人支气管扩张症诊断与治疗专家共识 [J]. 中华结核和呼吸杂志,2021,44(4):311-321.

[19] 中华医学会心血管病学分会. 中国心力衰竭诊断和治疗指南 [J]. 中华心血管病杂志,2018,46(10):760-789.

[20] 中华预防医学会感染性疾病防控分会,中华医学会感染病学分会. 肾综合征出血热防治专家共识(2020年版)[J]. 传染病信息,2021,34(3):193-212.